Oxford Textbook of Vertigo and Imbalance

眩晕与失衡
——牛津教科书

主　编　Adolfo M. Bronstein

主　译　金占国　杨　旭

副主译　常丽英　冯慧敏　凌　霞

河南科学技术出版社

·郑州·

内容提要

本书出自英国牛津大学出版社，由帝国理工学院查令十字医院神经耳科专家 Adolfo M. Bronstein 领衔，汇集欧美耳科、神经科、平衡医学研究单位及全科诸多眩晕专业顶级专家编著而成，是一部整合度高、内容精湛的治疗眩晕的医学著作。全书共 30 章。第 1—8 章对前庭基础理论进行了详细阐述，包括前庭生物物理学、前庭生理学、前庭系统解剖学、姿势控制、前庭代偿理论及前庭自主神经系统知识；第 9—18 章着重介绍了眩晕疾病的各种评价手段和方法、流行病学特征及疾病国际分类；第 19—30 章汇总了常见眩晕疾病的诊疗判别思路。译者团队紧扣原书内容整理了中英文对照专业词汇及缩写词等，希望能帮助读者更好地了解眩晕疾病的英文专业词汇。本书内容系统翔实，可供耳科、神经科、老年医学科、精神心理科等从事眩晕疾病诊疗的医务人员、技师及研究人员阅读参考。

图书在版编目（CIP）数据

眩晕与失衡：牛津教科书/（英）阿道夫·M. 布朗斯坦（Adolfo M. Bronstein）主编；金占国，杨旭主译. —郑州：河南科学技术出版社，2023.3
ISBN 978-7-5725-1130-1

Ⅰ.①眩… Ⅱ.①阿… ②金… ③杨… Ⅲ.①眩晕—诊疗 Ⅳ.①R764.34

中国国家版本馆 CIP 数据核字（2023）第 034199 号

Oxford Textbook of Vertigo and Imbalance was originally published in English in 2013. This translation is published by arrangement with Oxford University Press. Henan Science and Technology Press is solely responsible for this translation from the original work and Oxford University Press shall have no liability for any errors, omissions or inaccuracies or ambiguities in such translation or for any losses caused by reliance thereon.

豫著许可备字-2021-A-0228

出版发行：河南科学技术出版社
　　　　　北京名医世纪文化传媒有限公司
　　　　　地址：北京市丰台区万丰路 316 号万开基地 B 座 115 室　　邮编：100161
　　　　　电话：010-63863186　010-63863168
策划编辑：焦万田　刘英杰
文字编辑：郭春喜
责任审读：周晓洲
责任校对：龚利霞
封面设计：中通世奥
版式设计：崔刚工作室
责任印制：程晋荣
印　　刷：河南瑞之光印刷股份有限公司
经　　销：全国新华书店、医学书店、网店
开　　本：889 mm×1194 mm　1/16　　印张：27　　字数：688 千字
版　　次：2023 年 3 月第 1 版　　2023 年 3 月第 1 次印刷
定　　价：398.00 元

原著编者

Yuri Agrawal
约翰霍普金斯大学医学院耳鼻咽喉头颈外科学系,美国马里兰州巴尔的摩

John H. J. Allum
巴塞尔大学医院耳鼻咽喉科,瑞士巴塞尔

Kevin Barraclough
全科,霍洛兰医院,英国英格兰格洛斯特郡佩恩斯威克

Alexandre R. Bisdorff
埃米尔梅里拉斯医学中心神经内科,德国卢森堡

Thomas Brandt
路德维希-马克西米利安-慕尼黑大学临床神经科学研究所与眩晕,平衡和眼动障碍研究治疗综合中心(IFB^{LMU}),德国慕尼黑

Adolfo M. Bronstein
伦敦帝国学院神经耳科(神经科学中心),英国伦敦

Mark G. Carpenter
不列颠哥伦比亚大学运动功能学院,加拿大不列颠哥伦比亚省温哥华

Ian S. Curthoys
悉尼皇家阿尔弗雷德王子医院神经内科、悉尼大学心理学院前庭研究实验室,澳大利亚悉尼

Rosalyn A. Davies
国立神经病学和神经外科医院神经耳科,英国伦敦

Marianne Dieterich
路德维希-马克西米利安-慕尼黑大学神经科学研究所与眩晕,平衡和眼动障碍研究治疗综合中心(IFB^{LMU}),德国慕尼黑

Scott Eggers
梅奥诊所神经内科,美国明尼苏达州罗彻斯特

John F. Golding
威斯敏斯特大学心理学系,英国伦敦

Tracey D. Graves
Hinchingbrooke 医院、亨廷顿和阿登布鲁克医院神经内科,英国剑桥

Michael A. Gresty
帝国学院和查林十字医院神经耳科(神经科学中心),英国伦敦

G. Michael Halmagyi
皇家阿尔弗雷德王子医院神经内科,澳大利亚悉尼

Kristen Janky
Boys Town 国家研究医院听力科,美国内布拉斯加州奥马哈

Maurice Janssen
马斯特里赫特大学医学中心平衡障碍科、耳鼻咽喉头颈外科,荷兰马斯特里赫特

Joanna C. Jen
加州大学洛杉矶分校医学院神经内科学系,美国加州洛杉矶

Brian J. Jian
加州大学旧金山分校神经外科学系,美国加州洛杉矶

Ilan A. Kerman
阿拉巴马大学伯明翰分校精神病学和行为神经生物学系,美国亚拉巴马州伯明翰

Amir Kheradmand
约翰·霍普金斯医院神经内科,美国马里兰州巴尔的摩

Ji Soo Kim
首尔国立大学医学院、盆唐首尔大学医院神经内科,韩国京畿道

T. E. Kimber
皇家阿德莱德医院神经内科、阿德莱德大学医学部,澳大利亚阿德莱德

Herman Kingma
马斯特里赫特大学医学中心平衡障碍科、耳鼻咽喉头颈外科,荷兰马斯特里赫特

Hyung Lee
启明大学医学院神经科学系,韩国大邱

R. John Leigh
退伍军人事务和病案医疗中心神经内科,美国俄亥俄州克利夫兰

Thomas Lempert
Schlosspark-Klinik 医院神经内科、查理特大学医院前庭研究小组,德国柏林

Ke Liao
退伍军人事务和病案医疗中心神经内科,美国俄亥俄州克利夫兰

Lloyd B. Minor
约翰·霍普金斯医院神经内科,美国马里兰州巴尔的摩

Louisa J. Murdin
国家神经病学和神经外科医院、UCL 耳研究所,英国伦敦

Hannelore K. Neuhauser
柏林罗伯特·科赫研究所流行病学部;查理特大学医院神经内科、前庭研究小组,德国柏林

Di Newham
国王学院人类和航天生理科学中心,英国伦敦

David E. Newman-Toker
约翰·霍普金斯医院神经内科,美国马里兰州巴尔的摩

Daniele Nuti
锡耶纳医学院耳鼻喉科人类病理学和肿瘤学系,意大利锡耶纳

Marousa Pavlou
国王学院人类和航天生理科学中心,英国伦敦

M. Radon
神经放射学顾问,沃尔顿中心基金会信托基金,英国利物浦

Karim Salame
退伍军人事务和病案医疗中心神经内科,美国俄亥俄州克利夫兰

Barry Seemungal
帝国学院和查林十字医院神经耳科(神经科学中心),英国伦敦

Alessandro Serra
退伍军人事务和病案医疗中心神经内科,美国俄亥俄州克利夫兰

Neil Shepard
梅奥诊所耳鼻喉科,美国明尼苏达州罗彻斯特

Jeffrey P. Staab
梅奥诊所精神病学和心理学科,美国明尼苏达州罗彻斯特

Dominik Straumann
苏黎世大学医院神经内科,瑞士苏黎世

Michael Strupp
路德维希-马克西米利安-慕尼黑大学神经科学研究所与眩晕,平衡和眼动障碍研究治疗综合中心(IFB^{LMU}),德国慕尼黑

Alexander A. Tarnutzer

苏黎世大学医院神经内科,瑞士苏黎世

P. D. Thompson

皇家阿德莱德医院神经内科、阿德莱德大学医学部,澳大利亚阿德莱德

Michael von Brevern

Park-Klinik Weissensee 医院神经内科,德国柏林

Timothy D. Wilson

西安大略大学解剖学和细胞生物学系,加拿大安大略省伦敦

Bill J. Yates

匹兹堡大学耳鼻喉科和神经科学系,美国宾夕法尼亚州匹兹堡

T. A. Yousry

UCL 神经病学研究所神经放射学和神经物理学部神经放射学科,英国伦敦

David S. Zee

约翰·霍普金斯医院神经内科,美国马里兰州巴尔的摩

译校者名单

译者及审稿专家（以姓氏汉语拼音为序）

常丽英　湖北文理学院附属医院（襄阳市中心医院）神经内科

陈钢钢　山西医科大学第一医院耳鼻咽喉头颈外科

崔世磊　首都医科大学附属北京同仁医院神经内科

党梓怡　空军特色医学中心航空航天眩晕诊疗研究中心

刁明芳　解放军总医院耳鼻咽喉头颈外科医学部

董　顺　解放军第 95788 部队医院

方力群　哈尔滨医科大学附属第四医院神经内科

方　毅　湖北文理学院附属医院（襄阳市中心医院）神经内科

冯慧敏　空军特色医学中心航空航天眩晕诊疗研究中心

冯英秋　北京市海淀区八里庄社区卫生服务中心全科

冯宇菲　航天中心医院（北京大学航天临床医学院）神经内科

韩　鹏　西安交通大学附属第一医院耳鼻喉科

何小明　湖北文理学院附属医院（襄阳市中心医院）神经内科

洪　渊　北京大学首钢医院神经内科

黄　瑞　中国医科大学附属盛京医院神经内科

惠　振　江苏省南京市中医院脑病科

贾晨曦　空军特色医学中心航空航天眩晕诊疗研究中心

金占国　空军特色医学中心航空航天眩晕诊疗研究中心

金　迪　航天中心医院（北京大学航天临床医学院）神经内科

李　响　航天中心医院（北京大学航天临床医学院）神经内科

李　洋　北京燕化医院综合内科眩晕中心

李洪波　辽宁省沈阳市第四医院耳鼻咽喉头颈外科

李康之　北京大学首钢医院神经内科

李婷婷　河南省许昌市立医院神经内科

李新毅　山西白求恩医院山西医学科学院神经内科

李艺灵　空军特色医学中心航空航天眩晕诊疗研究中心

李远军　空军特色医学中心航空航天眩晕诊疗研究中心

李哲元　航天中心医院(北京大学航天临床医学院)神经内科

梁燕玲　广州医科大学附属第三医院神经内科

林　颖　空军军医大学第一附属医院耳鼻咽喉头颈外科

凌　霞　韩国首尔大学盆唐医院眩晕中心(博士在读)

刘　莹　河北医科大学第二医院神经内科

马小琦　沈阳市第一人民医院眩晕中心

毛　春　湖北文理学院附属医院(襄阳市中心医院)神经内科

毛永征　首都医科大学附属北京同仁医院影像中心

彭　璐　广西医科大学第二附属医院耳鼻咽喉头颈外科

祁晓嫒　河北省沧州市中心医院神经内科

秦文静　湖北文理学院附属医院(襄阳市中心医院)神经内科

芮汉臣　河北省沧州市中心医院神经内科

桑文文　聊城市人民医院神经内科

申　博　郑州大学第二附属医院神经内科

石　晶　济宁市第一人民医院神经内科眩晕诊疗中心

司丽红　山西白求恩医院山西医学科学院神经内科

宋　宁　航天中心医院(北京大学航天临床医学院)神经内科

宋亚敏　聊城市人民医院神经内科

孙　莉　吉林省中医药科学院眩晕诊疗中心

孙　勍　解放军总医院耳鼻咽喉头颈外科医学部

孙　葳　北京大学人民医院神经内科

唐颖馨　华中科技大学同济医学院附属同济医院神经内科

王　璟　复旦大学附属眼耳鼻喉科医院耳鼻咽喉头颈外科

王　蒙　空军特色医学中心航空航天眩晕诊疗研究中心

王翠翠　空军特色医学中心航空航天眩晕诊疗研究中心

王恩彤　北京电力医院耳鼻咽喉科眩晕科学研究院

王海涛　吉林大学第二医院耳鼻咽喉科

吴秀美　湖北文理学院附属医院(襄阳市中心医院)神经内科

吴月霞　航天中心医院(北京大学航天临床医学院)神经内科

邢　玥　航天中心医院(北京大学航天临床医学院)神经内科

熊　巍　空军特色医学中心航空航天眩晕诊疗研究中心

徐　姣　湖北文理学院附属医院(襄阳市中心医院)神经内科

徐梦怡　南京医科大学附属南京市第一医院神经内科

焉双梅　河北医科大学第一医院神经内科及眩晕中心

杨　旭　航天中心医院（北京大学航天临床医学院）神经内科

杨　怡　浙江大学医学院附属邵逸夫医院神经内科

杨本涛　首都医科大学附属北京同仁医院影像中心

严钢莉　武汉科技大学附属普仁医院神经内科

姚寿国　宁波大学医学院附属医院听觉与平衡医学中心

姚文林　河北省沧州市中心医院神经内科

余　菁　复旦大学附属眼耳鼻喉科医院耳鼻喉前庭功能室

于栋祯　上海交通大学附属第六人民医院耳鼻喉科

翟丽红　空军特色医学中心航空航天眩晕诊疗研究中心

章梦蝶　空军特色医学中心航空航天眩晕诊疗研究中心

张　欢　北京市房山区第一医院神经内科

张　珂　北京大学第三医院耳鼻喉科

张　赛　河北医科大学第一医院神经内科

张　雅　河南省许昌市立医院神经内科

张丽华　河北省沧州市中心医院神经内科

张梦迪　空军特色医学中心航空航天眩晕诊疗研究中心

张梦露　航天中心医院（北京大学航天临床医学院）神经内科

张淑静　北京燕化医院综合内科眩晕中心

张征宇　首都医科大学附属北京同仁医院影像中心

赵　静　航天中心医院（北京大学航天临床医学院）神经内科

赵丹阳　沈阳市第一人民医院神经内科

赵彤彤　航天中心医院（北京大学航天临床医学院）神经内科

朱艳含　湖北文理学院附属医院（襄阳市中心医院）神经内科

周玉娟　复旦大学附属眼耳鼻喉科医院耳鼻咽喉头颈外科

原版前言

在耳鼻咽喉科、神经科及老年医学科门诊患者中，以头晕、眩晕等平衡障碍就诊者高达30％，其中多数为内耳前庭系统功能障碍致病，少数由其他病因引起。本书颠覆传统临床思维，对内耳前庭系统疾病进行充分论证，并对大家熟知的前庭系统疾病（如梅尼埃病）、新出现的前庭系统疾病（如脑小血管-白质疾病）及一些不能明确病因的前庭疾病（如心因性眩晕）进行了充分鉴别和讨论，让大家了解脑白质疾病和心因性综合征是较常见的，而大家熟知的前庭疾病（如梅尼埃病）其实为数可能并不是很多。我们结合本书从多角度切入，充分认识和了解内耳前庭系统疾病。

本书由解释基础理论的导论部分（第1－8章）、阐述前庭系统疾病的临床部分（第9－18章）和以"头晕和不稳"为主诉的常见病部分（第19－30章）三大部分内容构成。

本书1－3章详细介绍了内耳前庭系统的生物物理学和生理学知识，对临床实践有重要的实用意义。通过阅读本书，将清楚掌握前庭-眼反射的基本功能——摇头时能清楚阅读，也将知晓为什么一侧前庭损伤会出现眩晕症状，以及一侧前庭受损后中枢神经系统通过重新调控进行代偿的相关知识（第6章）。然而，前庭系统不仅包括前庭-眼反射，还包括前庭系统（和本体系统）对姿势稳定性的调控（第4章）和前庭-自主神经反应（第5章），此反应远不止眩晕后的恶心症状，还会涉及心脏、肺和血压的调节。第7章详细介绍了前庭系统神经影像学知识，一个新兴领域，包括前庭和大脑视觉区域之间的功能关系及其在健康、疾病和中枢代偿过程中的相互作用。

临床部分，介绍了眩晕疾病诊疗的耳科医师应当了解哪些神经科知识（第9章）和神经科医师应该掌握哪些耳科知识（第10章），相互弥补不同执业领域所缺失相关知识。临床工作中，耳科医师不学习一些神经科学专业知识、神经科医师不掌握耳科学专业知识，都会造成诸多眩晕患者的漏诊。而且，眩晕患者临床评估在很大程度上有赖于眼球运动的检查，因此眩晕疾病诊疗的神经科和耳科医师也需要了解一些眼科知识（第12章）。多学科知识交叉可以了解前庭-眼反射的测试结果分析，如前庭神经元炎的头脉冲试验结果、位置性眩晕Hallpike试验眼震形式及鉴别非前庭疾病导致的异常眼球运动。第14章则讨论实验室前庭功能检查是不是必须要做，答案通常不是那么绝对，因为很多情况下，可能并不是必须要做，如前庭神经炎、良性阵发性位置性眩晕（BPPV）、小脑疾病、前庭偏头痛或一些步态障碍患者。本书同时总结了三种眩晕综合征的主要临床表现，包括急性眩晕/头晕（椎-基底动脉卒中、前庭神经炎），发作性或复发性眩晕/头晕（BPPV、偏头痛、梅尼埃病、体位性低血压、前庭阵发性），慢性眩晕/不稳（考虑双侧前庭功能障碍、神经性步态障碍、心因性眩晕）（第11章）。第15章总结了结构性成像在前庭疾病诊断中的进展和应用。第17章详细介绍了眩晕与失衡患者的前庭康复治疗方法。第18章介绍了每年大约有1/3的人发生眩晕的流行病学调查结果，同时为眩晕和失衡的严重性提供了理论证据。

在最后几个章节中，主要介绍眩晕常见疾病（如BPPV、前庭偏头痛、前庭神经炎、中风、梅尼埃病）不同情况下的临床症状，也介绍了影响平衡的小脑疾病、双侧前庭功能障碍及步态障碍和心理障碍。第29章讨论了经常使医师感到困惑的，跌倒患者的可能诊断，可考虑BPPV、癫痫、晕厥、自主神经紊乱和血管疾病（短暂性缺血发作和心律失常）；第 28 章阐述了运动病和驾驶员定向障碍头晕或眩晕症状的科学依据。

　　本书既不是神经科及耳科学的专业书，也不是听力学专著。本书对眩晕和失衡相关疾病进行了全面讨论，而没有讨论一些极少导致平衡障碍的神经系统疾病和耳科疾病（如脑桥-小脑角病变、听神经瘤），为临床医师遇到相同症状患者时应该怎么思考提供一定的判断依据。当然，随着不发达国家的发展和工业化社会人口的逐渐老龄化，临床医师将会遇到越来越多以"眩晕与失衡"为主诉的患者。

Adolfo M. Bronstein

译者前言

近十余年来，随着国家经济水平的迅速发展、社会生活水平快速提高及社会人口的逐步老龄化，以眩晕与失衡为主诉的患者越来越多，眩晕与失衡疾病的发病率越来越高，其病因复杂，涉及多个学科，耳鼻咽喉科、神经科及老年医学科就诊的眩晕、头晕患者高达 30％，因此头晕、眩晕疾病的诊治问题受到越来越多的关注。目前国内很多三级甲等医院成立了眩晕疾病诊疗机构，但从事眩晕疾病诊疗的医疗人员多属于耳科、神经内科或老年医学科，本学科的眩晕疾病专业知识尚可，而其他交叉学科的知识仍须提升。

本书针对上述问题，对眩晕和失衡相关疾病进行了全面阐述，既有耳神经科知识，也有神经科问题及听力学章节，从前庭物理学的逻辑推论出发，对前庭生理学知识进行了系统介绍。本书对前庭-眼反射的原理、姿势稳定性的形成、前庭自主神经系统的功能、前庭康复的机制及前庭系统临床解剖学等人体平衡系统的整体理论进行了由繁到简的系统说明，并告诉眩晕疾病诊疗队伍中的耳科医师应该掌握哪些神经科知识、神经科医师又应该了解哪些耳科学知识，相关知识如何交叉才能提高眩晕疾病的诊疗水平。本书深度介绍了眩晕、头晕患者可能出现的各种症状及可能与之相关的综合征、如何床旁查体、视觉-前庭觉症状和振动幻视表现形式如何、如何提高前庭功能评价技术的效能、眩晕疾病的影像学、国际前庭疾病的最新分类原则、眩晕及平衡障碍疾病康复治疗的规范及眩晕疾病的流行病学调查，并从多个角度对常见头晕、眩晕疾病的临床症状、辅助检查、诊断、鉴别诊断及治疗进行了描述。本书旨在对眩晕疾病进行系统性的介绍，为临床诊疗思路提供判断依据。

2019 年 8 月，在河南科学技术出版社的大力支持下，我们正式开始了本书的翻译工作。本书通过物理原理、数学公式推导等方式，让平常难以理解的前庭物理生理知识化繁为简，通过系统剖析展现了眩晕疾病各类相关知识的全貌，详细描述常见眩晕疾病临床特征、诊疗方法。故此，本书不失为一本集前庭物理生理学详解、眩晕相关知识的全方位归纳及临床眩晕疾病诊疗的入门提升级教材。在本书翻译过程中，对于原书中的图片说明、标识等进行了详细的翻译和描述，原书中少量有误的标识也进行了适当的删减和修正。

在本书付梓之际，我们对所有参与本书翻译、审校的同仁表示由衷的感谢。在此书的翻译过程中，青年医师冯慧敏、李远军等，审校专家凌霞、常丽英等逐字逐句、严谨审校才使本书的翻译工作顺利完成，在此一并感谢。鉴于英文水平所限，书中仍可能存在不足之处，望同道不吝指正，同时望本书的出版为眩晕疾病诊疗起到一定的推动作用。

金占国　杨　旭

2021 年 7 月于北京

目　录

第 1 章

前庭系统生物物理学

原文作者:Herman Kingma and Maurice Janssen
DOI:10.1093/med/9780199608997.003.0001
中文翻译:凌霞　审校:张珂　终审:金占国

目的

许多患者和医师发现,明确哪些症状和损伤仅与前庭迷路或中枢前庭通路功能障碍有关颇为困难,这与眼科和耳科疾患分别对视力和听力产生影响是不同的。传统观念认为,眩晕为一侧前庭迷路功能突发异常导致的外周前庭功能障碍所产生的主要前庭症状。外周前庭功能慢性损伤或双侧迷路同时同等程度受累时眩晕是很罕见的。尽管存在中枢代偿,但对于功能受损稳定后的前庭而言,在头部运动和头部方向检测过程中,空间定向功能的灵敏度和准确性都会降低,并产生较为频繁且持久的前庭症状,如主动平衡功能的永久性丧失、视觉稳定性的减退(动态视敏度降低)及空间主动定向功能的丧失等。本章讲述了前庭迷路的物理和功能的基础知识,使读者能够更好地理解前庭功能丧失患者所经历的多种多样的病并鼓励发展人工前庭植入技术。

前庭迷路概论

位于双侧颞骨中的前庭终末器官、前庭神经、前庭神经核团、前庭-小脑和前庭皮质构成了前庭系统的主体结构。本章内容重点介绍向中枢前庭系统进行信息传入的前庭终末器官。

人类利用视觉、本体觉(沿大血管走行的重力感受器)、听觉及前庭觉来检测机体在空间中的位置及运动方向。而前庭觉则利用位于头部的专属感受器来检测头部在空间中的角加速度(三维旋转)和线性加速度(三维空间中的平移和相对于重力矢量的倾斜)。在头部运动时,许多力作用于这些感受器且通常所有的感受器同时受到刺激:在地球上,头部运动总是在重力场内发生,通常由旋转和平移组成。按照物理学原理,前庭感受器在颅内的位置和方向与头部旋转的精确检测无关(图 1.1A),但对于检测额外的平移分量和离心力至关重要(图 1.1B)。

双侧骨迷路位于颞骨内(图 1.2A),膜迷路位于骨迷路中(图 1.2B),骨迷路和膜迷路之间是外淋巴,由蛛网膜下隙经蜗导水管传入。膜迷路内充满内淋巴,内淋巴由前庭膜迷路中的暗细胞及耳蜗血管纹分泌,经内淋巴囊吸收。膜迷路通过精细的纤维结缔组织网络固定在骨迷路中。

膜迷路分为三个功能单位:半规管、前庭和耳蜗(图 1.2B)。半规管和前庭构成了迷路的前庭部分。前庭包含耳石器、椭圆囊和球囊。半规管和耳石器对头部的低频运动及头倾斜较为敏感。耳蜗属于听觉部分被认为是系统发育过程中前庭部分的延伸,可感知高频运动和振动(声音),但此部分内容与本章节的主旨不符,因此在本章节中将不做过多赘述。半规管和耳石器功能互补,三个相互垂直的半规管(图 1.2C,D)感受角加速度运动,而耳石器则感受包括头部倾斜在内的线性加速度运动。

迷路中存在初级运动感受器,即毛细胞,为机械感受器细胞,它将机械位移转换成电能,这些毛

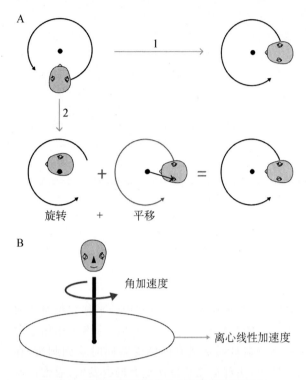

图 1.1 物体的运动通常为旋转和平移的总和

任何移动都可分为围绕某一旋转轴旋转及相应平面的平移。当头部围绕中间轴旋转时，迷路也同时进行平移和旋转运动（A：箭头 1），但是首先围绕着迷路轴旋转，然后再进行平移（A：箭头 2），也可以获得相同的结果。因此，无论旋转轴相对于迷路的位置如何，迷路的旋转分量是相同的，且双侧迷路的旋转分量也大体一致，因为平移附加分量取决于偏心旋转的偏心率（A）。偏心旋转总会导致非旋转轴上的任何结构产生额外的离心力和剪切力（B）。因此，在偏心旋转过程中，作用在双侧迷路上的离心力是不同的（左右侧椭圆囊和球囊受到的刺激不同）。

细胞在前庭器官和听觉器官中的作用高度相似，与该系统的发育特征相符。位于迷路内的半规管嵴帽、囊斑及耳蜗 Corti 器对旋转、倾斜及声音的敏感性并非依赖于毛细胞的类型，而是更多地取决于毛细胞在上述结构中的特定位置和运动方式。

前庭毛细胞（图 1.3）由一个细胞体和细胞顶部的一束纤毛组成，平均约 50 根静纤毛和 1 根动纤毛（青蛙的球囊）。毛细胞静纤毛形成一束纤毛，距离动纤毛越近，其长度越长。在它们的顶部，纤毛通过弹性顶部连接形成机械互连，顶部连接使得毛细胞上的所有纤毛在加速时一起移动，

并机械地开启和关闭静纤毛顶部的离子通道。动纤毛是最长的纤毛，也是半规管嵴帽及囊斑上所有毛细胞同步移动时偏转角度最大的纤毛，因为有顶部连接，所以动纤毛的灵敏度最高。

静息电位时毛细胞受体电位约为 -60mV，纤毛横向位移 $1\mu\text{m}$ 电位变化约为 20mV。毛细胞的传入神经纤维显示每秒约 100 个棘波的自发放电率。当毛细胞静纤毛向动纤毛移动时，受体电位降低，神经纤维放电率增加，反之亦然。在青蛙球囊的毛细胞中，静纤毛向动纤毛方向偏转引起受体电位的变化最大，静纤毛背离或朝向动纤毛偏转时的受体电位从 -1.8mV 到 $+7.0\text{mV}$，两者之间相差 4 倍之多，因此毛细胞是左右摆动敏感性不对称的机械感受器细胞（Ewald 第二定律）。

以毛细胞为机械感受器的双耳平衡器官各容纳五个主要感受器，用于检测头部在空间中的运动方式和方向，包括三对半规管和两个耳石器，三个半规管负责感受三维角加速度（旋转）运动；两个耳石器，即椭圆囊和球囊，感受三维运动中的线性加速度和头部相对于重力矢量的方向（即倾斜）。此外，在旋转过程中，球囊和椭圆囊还能感知到头部远离旋转轴运动所产生的离心力。半规管能够感受到 $>0.5°/\text{s}^2$ 的角加速度，耳石器可感受到 $>2\text{cm/s}^2$ 的线性加速度及相对于重力垂直线约 $0.5°$ 的头位倾斜。

半规管和耳石器的特定解剖学形态和结构决定了它们感知旋转、平移及倾斜的灵敏度的不同，而非毛细胞结构差异所决定的。

半规管

如图 1.2 所示，双侧前庭中三对半规管：水平半规管、后半规管和前半规管的直径略有不同，水平半规管直径约 $2.3\pm0.21\text{mm}$，后半规管直径约 $3.1\pm0.30\text{mm}$，前半规管直径约 $3.2\pm0.24\text{mm}$。单侧三个半规管基本上相互垂直（图 1.4），在健康受试者中，半规管的方向各不相同（标准差为 $4.1°\sim5.4°$）。半规管的内径为 $0.2\sim0.3\text{mm}$。

半规管的毛细胞位于嵴帽胶状物质的基底部，嵴帽从每个半规管的壶腹部向上延伸并形成封闭半规管的膜瓣，阻断内淋巴通过壶腹流入前庭（图 1.4）。纤毛从壶腹嵴延伸到嵴帽中。

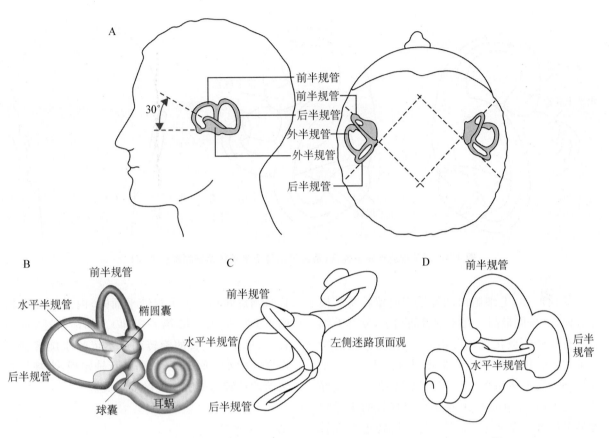

图 1.2　迷路

（A）两侧迷路在颅骨内的方位示意图。（B）右侧膜迷路示意图。（C）左侧迷路顶面观，两图是由 Jeffery 和 Spoor 修改后的示意图。前庭迷路在孕期的第 17—19 周发育完成。Jeffery 对人类迷路的大小进行了详细的定量描述。（D）头向左旋转 45°后左侧迷路的正面观。

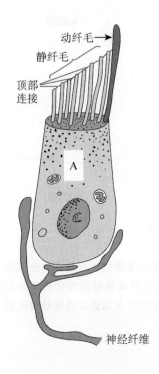

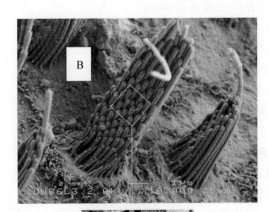

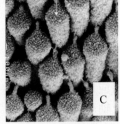

图 1.3　前庭毛细胞

（A）毛细胞示意图。（B）和（C）：前庭毛细胞顶部连接扫描电镜照片，图片合并和修改自 Valk。

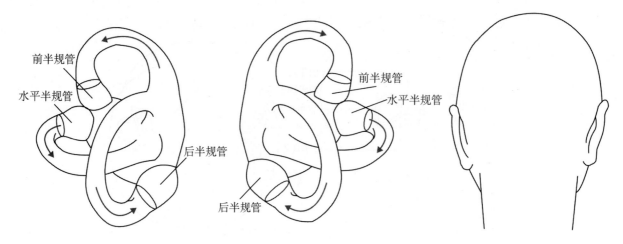

图 1.4　双侧前庭迷路背面观(箭头表示每个半规管偏好的旋转方向)

如前所述,毛细胞向动纤毛方向偏转是其极化方向,灵敏度最高。在半规管嵴帽上,所有毛细胞具有相同的极化排列方向。因此,在偏转时所有毛细胞受体电位同步降低或升高。但是,由于在极化方向上灵敏度最大,且嵴帽都有一个偏好的偏转方向,这就可以解释每个半规管的不对称性的灵敏度。事实上,每个半规管沿特定半规管方向上旋转时灵敏度最高(图 1.4)。

水平半规管嵴帽的毛细胞极化方向为朝向嵴帽的方向偏转(向壶腹),与头部旋转方向相反(如图 1.4,箭;见后面嵴帽偏转机制的解释)。后半规管嵴帽毛细胞的极化方向为背离嵴帽的方向,即在垂直方向旋转时,毛细胞极化方向与头部旋转方向相反(如图 1.4 的箭所示)。经验认为,每个半规管对垂直于该半规管平面轴并在该半规管平面旋转时受到旋转刺激时,敏感性也最大(如右侧水平半规管在头部向右旋转时最敏感)。

通过这种定向,我们得到了三对具有互补特性的半规管以保证对角加速度的最佳灵敏度(图 1.4):①左右水平半规管;②左前和右后半规管;③右前和左后半规管。半规管的灵敏度(增益)为在 0.5Hz 传入神经纤维产生接近 1 尖峰/s°/s。

当头部旋转时,半规管膜迷路中的内淋巴液由于惯性作用而滞后,从而对嵴帽产生相应的压力(图 1.5A,B),导致嵴帽弯曲。当旋转轴垂直于该半规管平面时,内淋巴液的移动幅度最大(图

1.6,当旋转轴位于半规管平面时,内淋巴和嵴帽则不会移动:Ewald 第一定律)。如前所述(见图 1.1),单个半规管的旋转刺激不依赖于旋转轴与半规管中心之间的距离,即平行轴定理:半规管在头部的位置与旋转的灵敏度无关。

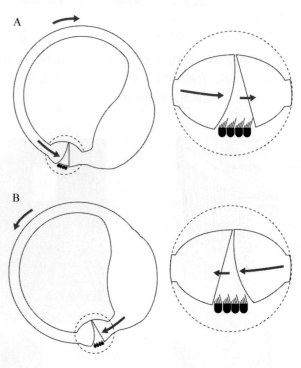

图 1.5　半规管以顺时针角加速度旋转导致内淋巴液向壶腹流动,使得嵴帽和具有相同极化方向的毛细胞的偏转(A);逆时针角加速度导致嵴帽向相反方向偏转(B)

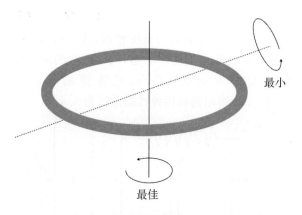

最小

最佳

图 1.6 Ewald 第一定律:围绕垂直于半规管所在平面的轴进行旋转时,嵴帽偏转最大;沿半规管所在平面的轴进行旋转时,嵴帽偏转最小

半规管物理学

没有嵴帽的半规管就类似于一个完全装满水(顶部没有空气)、固定在转盘上的封闭的瓶子。当转盘开始旋转时瓶子将立即跟着一起旋转。然而,由于质量的惯性,水的运动会滞后,只有在一段时间后,由于水与瓶壁的附着力及水分子间的内聚力,水才会开始旋转并最终达到与瓶子和转盘相同的角速度。如果没有这种摩擦力(附着力)和黏附力(内聚力),水就不会移动;如果摩擦力和黏附力越大,水将会很快地跟随瓶子一起移动。除了摩擦力和黏附力外,流体的总质量和质量密度或惯性也起着至关重要的作用:流体质量越大,移动水所需的力(加速度)就越大。摩擦力、黏附力、质量和加速度都决定了水在瓶子运动后的滞后程度及在水达到与瓶子相同的角速度前位移的角度。一旦转盘、瓶子和水以恒定的速度旋转时,将不再发生任何事情。水相对于瓶子旋转的角度与施加到瓶子上的角加速度成正比。一旦转盘停止,瓶子也会立刻停止,但瓶子里的水仍然会继续旋转。由于瓶壁和水之间的摩擦力,水的速度会随着时间的推移而逐渐减慢,直至最终完全静止。如果减速度与加速度相同,则水静止所需的时间相同,并且水会转动到与实验开始时相同的位置,即不存在相对位移。当加速和减速过程中的速度阶跃相反但幅度相同时,不需要相同的减速度和加速度,水也可以达到相同的位置。例如,让瓶子的速度阶跃相同,方向相反(120°/s 和 −120°/s),在

12s 内当以 $10°/s^2$ 加速到 120°/s 后再以 $60°/s^2$ 的减速度在 2s 内从 120°/s 减速到静止。因此,相对位移与速度阶跃成正比:即为加速度×T(加速度时间)。这一原理在临床上的应用体现速度阶跃广泛用于转椅试验中对前庭功能进行检查及诊断。

当我们将很轻的液体或气体(比重低)时(降低质量惯性)或对瓶壁具有很强黏附力的液体倒进瓶子中,移动瓶子的过程中,液体或气体相对于瓶壁的位移则可忽略不计。

因此,相对位移随质量及速度阶跃的增加而增加,随摩擦力增加(附着力和内聚力)而减小。因为水不会被压缩,所以转盘和瓶子的任何平移,水都不会移动,只有在旋转后水才会开始移动。

半规管内的情况稍复杂一些:在半规管内,嵴帽可以阻止内淋巴液的自由流动(见图 1.5A,B)。把嵴帽比作可向内外两个方向弯曲的弹性膜,当半规管开始旋转时,由于惯性作用,内淋巴的移动滞后。同样,半规管内的摩擦力越小,内淋巴的质量越大,内淋巴液的流动就越滞后,作用于嵴帽上的力就越强。然而,由于嵴帽本身的硬度特性使得它不能偏移过大,因此在几毫秒内,作用于嵴帽上的惯性力和嵴帽本身的弹力就会达到平衡。只要持续加速,上述平衡就会保持不变,导致嵴帽持续偏转,从而刺激嵴帽中的毛细胞。加速度越大,嵴帽偏移越多,嵴帽偏移的程度与实际加速度成正比。半规管硬度降低(高弹性)、内淋巴质量升高及摩擦力减小就会导致嵴帽更大的偏移(灵敏度更高)。当角速度恒定后,没有加速度的驱动力,嵴帽也会逐步回弹至中间位。然而,这一复位时间会比较长,因为这要嵴帽凭借自身的弹性力来对抗内淋巴流动时的质量摩擦力。嵴帽硬度降低(高弹性=低弹性阻力)、内淋巴质量增高和摩擦力增大会使嵴帽回到中间位的速度变慢。在病理改变和衰老的过程中,内淋巴的黏滞度(摩擦力)和嵴帽的硬度会发生改变,如良性阵发性位置性眩晕(benign paroxysmal positional vertigo,BPPV),内淋巴的质量(比重)就有可能会增加。综上所述:

◆ 增加嵴帽的硬度或内淋巴的黏滞度:半规管灵敏度降低且旋转后感知时间缩短。

◆ 增加内淋巴的绝对质量:半规管灵敏度升高且旋转后感知时间延长。

◆ 如果嵴帽相对于内淋巴的比重发生改变，半规管对重力及线性加速度的灵敏度就会增加。事实上，由于嵴帽和内淋巴的密度相同，半规管对线性加速度并不敏感。但如果两者之间的密度产生差异，半规管内的流体动力学就会变得更为复杂，且可能会使得重力矢量相对于半规管平面和旋转轴的方向依赖性及旋转轴和半规管中心之间的距离依赖性。和很多人饮酒后的体验一样，躺在床上会有旋转感，甚至会诱发出眼动，我们称之为位置性乙醇性眼震。这种现象在BPPV的诊疗过程中经常见碰到。实际上就BPPV而言，是由于耳石微颗粒出现在半规管，使半规管系统对重力方向和加速度的灵敏度增加所致（质量增加）。这些耳石颗粒如果附着在嵴帽上，称为嵴顶结石症，如果聚集并漂浮在半规管中，则称为管结石症。

半规管理论模型

Melvill-Jones 和 Groen 曾提出一个可以解释半规管精确运转的二阶数学模型，下面对其进行详细叙述。

在头部旋转时，由于质量惯性，内淋巴液的运动滞后于半规管的运动，产生黏性摩擦力。此外，偏转的壶腹也具有弹力属性。因此，可以使用惯性(I)、黏度(B)和弹性/刚度(K)作为物理参数，通过机械模拟原理对半规管建模（图1.7）。故此，会出现以下推论，当雷诺数低于1时，半规管

内的液体流动就会出现层流，内淋巴液的密度非常接近于1且和壶腹的密度相似，这种相似性使半规管对线性加速度不敏感，内淋巴液的动态黏滞度大约为 0.001 Pa/s，膜迷路的内径为 0.163mm，嵴帽的杨氏弹性模量约为5.4 Pa。

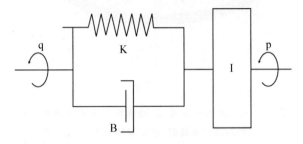

图 1.7　半规管机械模型

B. 黏性摩擦力；I. 内淋巴液的质量惯性；K. 嵴帽的弹性回缩力；p. 内淋巴的角位置；q. 头部的角位置；q-p. 嵴帽的偏斜角度。

惯性矩由 $I \cdot \bar{p}$ 表示，黏性摩擦矩由 $B \cdot \nu$ 表示，弹性矩由 $K \cdot \nu$ 表示，从而得出二阶微分方程：

$$I \cdot \bar{p} = B \cdot \nu + K \cdot \nu \tag{1}$$

设 $\bar{p}$ 为内淋巴角加速度，q 为头部角速度，ν 为壶腹角度，利用 $\nu = q - p$ 和 $I/B(T_1 \approx 3 \text{ ms})$ 远小于 $B/K(T_2 \approx 10 \text{ s})$ 的实际情况，传递函数方程可以写成：

$$\frac{v}{q}(s) = T_1 \cdot T_2 \frac{s}{(T_1 \cdot s + 1)(T_2 \cdot s + 1)} \tag{2}$$

其中头部角速度 q 作为输入项，壶腹角度 ν 作为输出项。该传递函数的形式可用图1.8来描述。

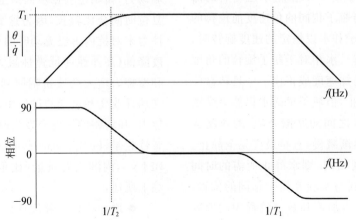

图 1.8　传递函数方程2中的频率响应 Bode 图，说明了半规管机械模型的动态响应方式。上面曲线示：振幅频谱（增益＝灵敏度）。下面曲线示：相位与频率函数

该模型预测最大内淋巴运动的数量级为 1°，速度阶跃为 500°/s。Grabherr 曾报道年轻成人的角速度阶跃感知阈值为 0.4°～2.8°/s（0.05～5Hz，2Hz 时的最低阈值为 0.4°/s）。Janssen 发现在不同刺激条件下，最低感知阈的 95% 置信区间在 1°～5.5°/s。该数量级意味着内淋巴位移大约 0.002° 就会被感知。以内淋巴质量惯性为驱动力，半规管就可感知到角加速度，但在头部运动的

生理频率（0.5～5 Hz）下，半规管可作为角加速度积分器：从传递函数在 0.5～10 Hz 的平坦响应可以看出，嵴帽的传入信号与头部角速度成正比（见图 1.8）。此外，如图 1.9 所示，补偿性眼动速度与头部速度成正比，但相位相反。在使用转椅进行前庭试验时的两种常见形式为恒定角加速度和短程角加速度（速度阶跃）刺激模式。图 1.10 则显示了嵴帽对上述刺激的反应。

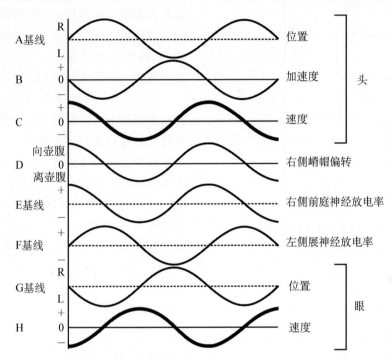

图 1.9 将头位（A）的正弦变化转换为幅度相等方向相反的眼位（G）变化的机制（另请参阅 [33]）。嵴帽的偏斜程度（D）和前庭神经放电率（E）成正比，并与头速（C）的相位相同。因为外直肌收缩需要位置编码信息，该信息则叠加于随意眼位的基线收缩基础上，故此动眼积分器所致的外展神经放电速率（F）就会滞后于嵴帽偏斜（D）90°。补偿性眼速（H）与头速（C）成正比，但相位相反

理论模型的临床解读

曲线中的增益反映半规管对旋转运动的灵敏度。曲线中的相位则反映头部和嵴帽同步运动的精确程度。为了准确检测实际的头部旋转，增益和相位都需要达到最佳状态。

在图 1.11A 和 B 图中，描述了嵴帽偏斜的增益和相位与头部加速度之间的函数关系。对于所有 <0.1 Hz 的运动，嵴帽的偏斜程度很明显与头部加速度成正比且相位相同（上两幅图）；曲线在

约 0.1 Hz 时较为平坦，但在较高频率时，灵敏度（增益）迅速下降，且相位开始滞后。

当我们描述头部速度与嵴帽偏斜程度的增益和相位之间的关系时（图 1.11C，D），曲线在中频至较高频率（0.1～10 Hz）时变得相对平坦，嵴帽偏斜程度与头速成正比且相位相同（下两幅图）。

在临床上，很难轻易通过客观且量化的办法测定半规管的频率依赖性。如图 1.11A，B 所示，温度试验可以评估水平半规管的低频功能。前庭转椅的正弦旋转试验（旋转摆动，正弦谐波加速度试验）则评估半规管的低中频功能（0.01～1Hz）。

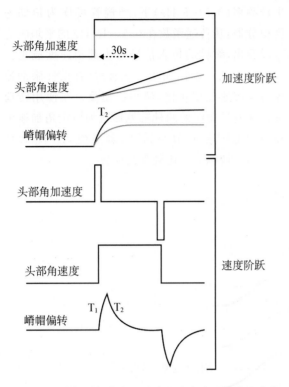

图 1.10　嵴帽对恒定角加速度和速度阶跃的响应曲线

当我们在临床中使用速度阶跃进行测试时，眼动速度在时间上的衰减反映了前面描述的数学模型中的时间常数 T2，当我们应用正弦旋转刺激时，可量化头部和眼动速度之间的相移，时间常数 T 在物理速度域上会与正弦刺激检测到的相移存在相关性，公式为 $\phi = 90° - \tan^{-1}\left[(2\pi fT)\right]$。

根据临床经验，时间常数被定义为增益降低到大约 37％ 时所用的时间（＝1/e，其中 e 是欧拉常数），在嵴帽偏斜接近 5％ 所需时间是达到此时间常数所用时间的 3 倍（嵴帽的时间常数通常约为 6s，嵴帽偏斜程度＜5％ 之前至少需要 18s，此时半规管内已无法检测到内淋巴液的旋转运动）。

因此，速度阶跃试验（即加速度脉冲响应试验），在理论上可以通过测量前庭眼反射直接量化半规管的增益和时间常数 T2。但是，中枢处理和认知过程也会极大地改变增益和相位的大小。由于加速期间信号储存于大脑中，使得速度阶跃响应（旋转后眼震和旋转感）的持续时间远长于迷路的机械响应时间，30～60s（在健康受试者中这一时间常数 11～26s），这限制了直接基于任何

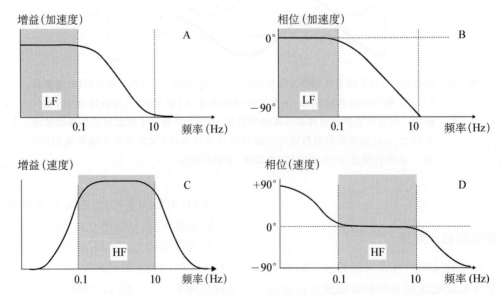

图 1.11　该图显示半规管与头部旋转频率在增益和相位间呈函数关系。基于二阶模型和半规管的各种已知或估计的常数，半规管在低频旋转和高频旋转时表现有所不同。低频旋转时，嵴帽偏斜程度与头部加速度成正比。而高频旋转时，嵴帽偏斜程度与头部速度成正比

旋转试验对外周半规管功能状态进行解释。同时，由于试验过程中双侧迷路同时受到刺激和数月后中枢代偿外周病变相当有效，因此很难通过旋转试验对病变半规管进行定侧诊断。

过去认为，旋转后眼震和旋转感持续时间的差异被认为是为了识别某些前庭疾病(崤帽敏度测量)。近些年来，国际上多个实验室开展多种前庭高频试验(前庭自旋转试验、摇头、高频液压摆动转椅等)，但由于前庭高频检测的局限性太多，其灵敏度及重复性有限，这些方法都没能像温度试验一样获得较为广泛的应用。被动头脉冲试验(快速低幅头部旋转)也被视为评价半规管高频功能的方法，在临床上是诱发性眼动和头部运动定量检测不可或缺的工具，它可以量化增益值及检测病理性显性和隐性扫视。但不幸的是，它不能同时检测前面所描述的时间常数。此外，半规管在保持视觉捕捉图像稳定性的生理功能，即头部运动期间的动态视敏度，也可以进行定量检测，动态视敏度虽然在临床上与半规管功能密切相关，但这种检测方法多不作为评估半规管功能的物理参数。

Muller 对脊椎动物迷路内淋巴液的流动进行详尽的数学描述，其理论与先前描述的简单"扭摆"原理的主要区别是将球囊和椭圆囊及与之相连的三个半规管作为一个整个系统进行描述，而非单个管道回路。目前，一种新的数学方法正在用于研究崤帽膜的特定形状，以及半规管的形状和方向。研究显示，半规管的形状、方向和大小与对角加速度的敏感性之间的关系比这里提出的基本二阶模型更为复杂。

耳石器

双侧前庭迷路都有两个耳石器官：即位于前庭膜迷路中的椭圆囊和球囊(见图 1.2B)。两个器官都含有感觉上皮，即椭圆囊斑和球囊斑。当人体在直立头位时，椭圆囊斑的表面处于水平平面，且朝向前部微微向上弯曲为 $20°\sim30°$。球囊斑面向球囊的内侧壁，并平行于矢状面，与椭圆囊斑垂直。椭圆囊与球囊中的毛细胞存在于囊斑中，纤毛埋植在耳石膜内。耳石膜为一块胶质板，内含耳石，主要由蛋白质和碳酸钙组成，比重大于内淋巴，因此惯性较大(图 1.12A)。比重较大的

碳酸钙晶体通过精细的胶原结缔纤维附着在该凝胶状物质的顶部，比重为 $2.95\ g/cm^3$、直径为 $3\sim30\mu m$ 的六边形晶体。椭圆囊斑中毛细胞极化方向朝向其表面中间的假想线，即弧形微纹(图 1.12B)。在椭圆囊斑弧形微纹处，耳石膜非常薄，毛细胞纤毛也比较短，椭圆囊球中的毛细胞极化方向朝向弧形微纹。球囊斑中毛细胞极化方向远离弧形微纹，在球囊斑弧形微纹处的耳石膜则相对较厚且毛细胞的纤毛也比较长。

耳石系统物理学

耳石膜就像一个带有天线的汽车，天线上戴着一个橘子(忽略空气摩擦力)。由于质量惯性，汽车向前加速时带有橘子的天线将向后弯曲，偏转角度与汽车加速度成比例。但是由于天线的弹性作用，一旦汽车达到恒定速度后天线将开始返回到与汽车垂直的方向。故此，天线的直立位置表示匀速或静止不动。反之，汽车减速时，由于橘子的质量惯性，天线会向前弯曲，天线的倾斜度与减速度成正比，当汽车停下后，天线将恢复到其垂直方向。当汽车倾斜时，天线将在倾斜方向上出现一个偏转角度，该角度与相对于重力矢量的倾斜角度成正比。倾斜和平移之间没有区别(与图 1.12C 比较)。

同样，由于质量惯性原理，耳石系统对线性加速度和倾斜比较敏感。头部在进行线性加速度时纤毛的运动方式如图 1.12C 所示。椭圆囊膜的下部紧随着头部运动(图 1.12A)，但膜上的耳石由于质量惯性则会相对滞后，从而使纤毛产生偏斜，纤毛的偏转方向决定着毛细胞去极化或超极化的产生。这与半规管崤帽上的毛细胞不同，囊斑上的毛细胞向各个方向极化。相对于重力矢量的倾斜，除了产生纤毛的偏斜外，耳石膜内也会产生剪切力。耳石器无法区分头部倾斜及平移的运动方式(如向前的加速度所引起的纤毛偏向和头部的向后倾斜类似，见图 1.12C)。1946 年，Jongkees 和 Groen 在论文中已经将上述原理阐述清楚。

让我们用爱因斯坦的相对论来阐述这一点，假设一个人被关在宇宙中超出任何天体引力范围内的一个笼子里，笼子相对于其他物质是没有加速度的，因此对这个人来说，重力就不存在。在这个笼子里，一切物体都在漂浮，耳石也不会对囊斑

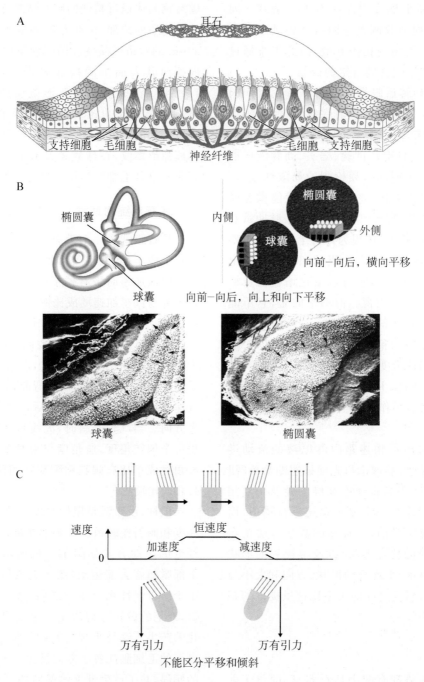

图 1.12 (A)耳石器示意图,囊斑为感觉上皮,即耳石膜。(B)迷路(左上图)和
头部(右上图)中的椭圆囊与球囊的空间方向;球囊斑(左下图)和椭圆
囊斑(右下图)中毛细胞的极化方向。(C)在水平移动及倾斜时毛细胞
纤毛的偏转模式示意图

施加任何压力。假设这个时候,我们给这个笼子一个 9.8m/s² 的加速度,这样就回到了我们认知的力学层面,和地球表面情况一样,物体会掉落,受试者会站在地板上,耳石也会对囊斑产生压力。爱因斯坦利用这一描述阐释了自己的理论,即地球重力场中的物体均处于 9.8m/s² 的加速度环境下。从力学角度看,物体在地球重力场中,或在重力场外以重力加速度大小的线性加速度运动是相同的,离心力特性也相同。当加速度与离心力加速度相等时,加速运动的作用在机械上与离心

力的作用相同。当然,重力或离心力加速度的转换方向是相反的。牛顿在力和加速度关系的惯性定理中也有相同描述。无论多么精准的测量设备,实际上都无法区分重力场(即由重力引起的力场)或离心力所引起的力场及其大小相同方向相反的加速度运动引起的(惯性)力场,这并非是设备精准度不够,而是三者本质上并无差别。同样,也很难利用设备在重力、离心力及线性加速运动引起的惯性力下对人体器官的位置进行精确测量。

头部旋转速度恒定时,半规管不受刺激。但是不管头部旋转速度是恒速还是变速,由于离心力的作用,耳石器系统始终受刺激,这种状态对半规管功能起到支持和调节作用。

耳石系统理论模型

当头部进行直线加速度运动或倾斜时,由于耳石的质量惯性而产生相对于囊斑的位移,引起和其运动方向相反的黏滞摩擦力和弹力。因此,可以使用惯性(I),黏度(B)和弹性(K)作为物理量,通过简单机械模拟方式对耳石器和半规管建模(见图 1.13)。惯性矩由 $I \cdot y$ 表示,黏滞摩擦力矩由 $B \cdot \delta$ 表示,而弹性矩则由 $K \cdot \delta$ 表示,以此推断出半规管二阶微分方程。对于耳石器而言,由于耳石沉浸在密度为 ρ_e 的内淋巴液中,任何线性加速度都会产生一个浮力,根据阿基米德定律,该浮力会在加速度的方向上产生,等于 $(\rho_e/\rho_o) \cdot I \cdot \bar{x}$,$\rho_o$ 为耳石的密度,因此耳石器的二阶微分方程为:

$$\left(1 - \frac{\rho_e}{\rho_o}\right) I \cdot \bar{x} = I \cdot \bar{\delta} + B \cdot \dot{\delta} + K \cdot \delta \quad (3)$$

$\bar{x}$ 为头部线性加速度,y 耳石线性加速度和 δ 耳石膜的相对位移,$\delta = x - y$,传递函数可以写成

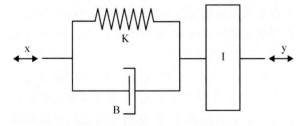

图 1.13　耳石器的机械模

B. 黏滞摩擦力;I. 耳石惯性力;K. 弹性回复力;x. 头部的位置;y. 耳石的位置;δ,$x - y$ = 耳石膜的相对位移。

$$\frac{\delta}{\bar{x}}(s) = \left(1 - \frac{\rho_e}{\rho_o}\right) \cdot \frac{I}{I \cdot s^2 + B \cdot s + K} \quad (4)$$

头部线性加速度 $\bar{x}$ 作为输入量,耳石膜的相对位移 δ 作为输出量。传递函数的形式可用图 1.14 表示,$I/B(T_1 \approx 0.1\text{ s})$ 小于 $B/K(T_2 \approx 1\text{ s})$。

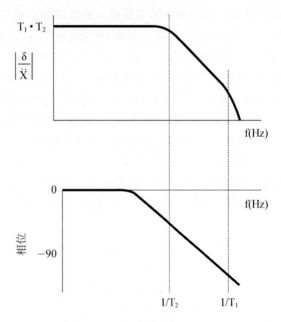

图 1.14　传递函数方程 4,频率响应 Bode 图模拟耳石器的机械动态响应模式,上部轨迹线:振幅谱(增益 = 灵敏度),下部轨迹线:相位与频率的函数

耳石器对恒定(0 Hz)和低频线性加速度敏感。如 Groen 所述,因为重力加速度和相应的线性加速度的物理作用等效(爱因斯坦的等效原理),所以耳石器无法区分单纯的头部平移及静态的头部倾斜运动的刺激。如图 1.12C 所示,在恒定线性加速度时耳石膜的位移 δ 与角加速度下崤帽的位移相似。

如上所述,由于崤帽的力学特性和大脑的中枢速度储存机制,在转椅急停后的 30～60 s 仍会出现旋转感。相比之下,耳石器的特征性力学在大脑中缺乏相应的记忆结构,因此在长期持续的线性运动突然停止时只会出现非常短暂且不到一秒的运动感。根据精密的离心试验,尽可能去除非前庭信息来进行倾斜感知试验,我们发现前庭静态倾斜感知阈值约为 2°,与使用滑车进行线性加减速运动时前后减速度 10～20 cm/s² 的感觉阈值相吻合。

从多感官角度分析半规管和耳石器灵敏度磨合在旋转、平移和倾斜运动时检测能力

半规管、囊斑、视觉和本体觉均有助于运动和倾斜感知。视觉和本体觉系统只能处理频率相对较慢的身体运动,且可运用低通传递函数进行建模,其截止频率约为 0.2 Hz,耳石器可检测到约 1 Hz 的低频线性加速度(平移和倾斜),半规管则可检测到 0.1~10 Hz 的角速度。根据上述物理原理,可对人类半规管和耳石器的频率依赖性进行推算,如图 1.15 所示,不过这些仅为基于物理原理的推测结果而已。由于现阶段前庭功能诊断性试验的局限性,无法对这些曲线进行详细验证,特别无法对迷路中 5 个组成部分的某一部分单独进行测试。同样,前庭反应的量化取决于诸多因素,包括认知(警觉性、指令等)及试验条件的精确程度(暗室还是光照下)。视觉和本体觉在恒定线性加速度及身体静态倾斜时对耳石器的功能提供辅助支持作用,而半规管则在区分真正的身体倾斜及 >0.1 Hz 频率的平移过程中对耳石器功能提供支持作用。如果平衡三联的不同感觉系统所提供的信息相互矛盾或信息量不足,则会阻碍重力方向的判断或不能正确区分环境运动与自身运动,就会出现人们常见的晕动病,尤其是对那些自主神经系统与前庭投射通路联系密切且反射活跃的个人而言更容易出现晕动病(自主神经系统敏感型)。据推测,晕动病敏感性较低的个体应该是因为前庭自主神经系统投射的活动性差或发育较差,并不是空间定向功能更强。

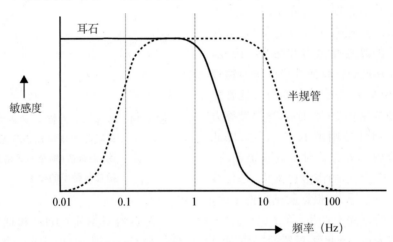

图 1.15 视觉、本体觉和前庭觉的不同传递函数示意图

尽管按物理原理来说,人在水中时耳石系统仍可检测到自身相对于重力矢量的方位,但潜水员在浑浊的水中或登山运动员雪崩后被完全覆盖时(此时缺乏视觉和本体觉信息)却无法感知他们的方位,即上下方向。假设在这些条件下,耳石系统对倾斜角度或恒定加速度的感知被忽略,只有通过视觉或本体觉进行确认后方能恢复对身体倾斜角度或恒定线加速度的感知。如果不是这样的话,倾斜角度可能会导致以不同的加速度持续下降的感觉,就如同入睡后人的警惕性下降一样。

病理

如果监测身体运动和倾斜的前庭感受器缺失,前庭平衡功能则会丧失,其他对高频运动不敏感的感受器也无法代偿(见图 1.15)。因此,当单侧或双侧外周前庭功能永久性丧失时,头部运动过程中视图的稳定性则会自然降低(振动幻视、动态视敏度降低),平衡能力丧失("走路时不再说话,专注于保持身体平衡"),且失去自控的空间定位功能(在视动刺激强烈的情况下,如交通繁忙和超市,会感到平衡功能更差)。继发于前庭功能丧失的主要问题是视觉、平衡及空间定向功能的维持会需要持续而强烈的额外认知负荷而导致快速疲劳。

与感音神经性听力损失(老年性聋)相似,随着年龄的增长,前庭敏感性的下降可能是老年人

动态视敏度下降、平衡功能下降和跌倒发生率较高的主要原因。除毛细胞退化变性外,衰老还可以影响到机体的柔韧性及人体的水合作用,因此也会影响到半规管及耳石器的物理特性。

- 刚度 K 增加就会增加较低的截止频率（K/B）,并使增益（I/K）降低到该截止频率以下。

- 黏度 B 的增加会降低较高的截止频率（B/I）,并使增益（I/B）降低至该截止频率以下。

图 1.16 和 1.17 体现了这些物理特性的改变。前庭系统作为一个整体也因此受到干扰,影响倾斜和平移之间的区分,因为半规管的最佳频率范围会向更高的频率转移。

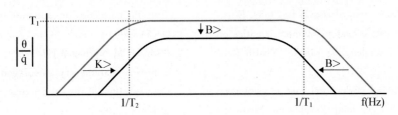

图 1.16　增加刚度 K 和黏度对半规管传递函数方程 2 和 4 的影响

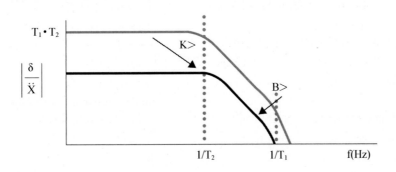

图 1.17　增加刚度 K 和黏度对耳石器传递函数方程式 2 和 4 的影响

参 考 文 献

[1] Janssen M (2011). Vestibular exploration on advanced diagnostics and therapy. Thesis, Maastricht University, the Netherlands.

[2] Janssen M, Pas R, Aarts J, et al. (2012). Clinical observational gait analysis to evaluate improvement of balance during gait with vibrotactile biofeedback. Physiother Res Int, 17(1), 4-11.

[3] van der Berg R, Guinand N, Stokroos RJ, Guyot JP, Kingma H (2011). The vestibular implant: quo vadis? Front Neurol, 2, 47.

[4] van der Berg R, Guinand N, Guyot JP, Kingma H, Stokroos RJ (2012). The modified ampullar approach for vestibular implant surgery: feasibility and its first application in a human with a longterm vestibular loss. Front Neurol, 3, 18.

[5] Guinand N, Guyot JP, Kingma H, Kos I, Pelizzone M (2011). Vestibular implants: the first steps in humans. Conf Proc IEEE Eng Med Biol Soc, 2011, 2262-4.

[6] Guinand N, Pijnenburg M, Janssen M, Kingma H (2012). Visual acuity while walking and oscillopsia severity in healthy subjects and patients with unilateral and bilateral vestibular function loss. Arch Otolaryngol Head Neck Surg, 138(3), 301-6.

[7] Hudspeth AJ, Corey DP (1977). Sensitivity, polarity, and conductance change in the response of vertebrate hair cells (the frog's sacculus) to controlled mechanical stimuli. Proc Natl Acad Sci USA, 74(6), 2407-11.

[8] Jeffery N, Spoor F (2004). Prenatal growth and development of the modern human labyrinth. J Anat, 71-92.

[9] Melvill Jones G (1979). Biophysics of the peripheral end organs. In Wilson VJ, Melvill-Jones G (Eds)

Mammalian Vestibular Physiology, pp. 41-76. New York:Plenum Press.

[10] Yang A, Hullar TE(2007). Relationship of semicircular canal size to vestibular-nerve afferent sensitivity in mammals. J Neurophysiol,98(6),3197-205.

[11] Feynman RP, Leighton RB, Sands ML(1989). The Feynman lectures on Physics(Commemorative ed). London:Addison Wesley Longman.

[12] Kondrachuk AV, Sirenko SP, Boyle R(2008). Effect of difference of cupula and endolymph densities on the dynamics of semicircular canal. J Vestib Res, 18,69-88.

[13] Goldberg L (1966). Behavioral and physiological effects of alcohol on man. Psychosom Med, 28, 570-95.

[14] Schuknecht HF(1962). Positional vertigo:clinical and experimental observations. Trans Am Acad Opthalmol Otol,66,319-31.

[15] Rajguru SM, Ifediba MA, Rabbitt, RD (2004). Three-dimensional biomechanical model of benign paroxysmal positional vertigo. Ann Biomed Eng, 32,831-46.

[16] Rajguru SM, Ifediba MA, Rabbitt RD(2005). Biomechanics of horizontal canal benign paroxysmal positional vertigo. J Vestib Res,15,203-14.

[17] Groen JJ, Lowenstein O, Vendrik AJH(1952). The mechanical analysis of the responses from the end-organs of the horizontal semicircular canal in the isolated elasmobranch labyrinth. J Physiol,117,329-46.

[18] Selva P, Oman CM, Stone HA(2009). Mechanical properties and motion of the cupula of the human semicircular canal. J Vestib Res,19(3-4),95-110.

[19] Grabherr L, Nicoucar K, Mast FW, Merfeld DM (2008). Vestibular thresholds for yaw rotation about an earth-vertical axis as a function of frequency. Exp Brain Res,186(4),677-81.

[20] Goldberg JM, Fernandez C(1971). Physiology of peripheral neurons innervating semicircular canals of the squirrel monkey. I. Resting discharge and response to constant angular accelerations. J Neurophysiol,34,635-60.

[21] Janssen M, Lauvenberg M, van der Ven W, Bloebaum T, Kingma H(2011). Perception threshold for tilt. Otol Neurotol,32(5),818-25.

[22] Boumans LJ, Rodenburg M, Maas AJ(1980). Statistical evaluation of nystagmus in cupulometry. ORL J Otorhinolaryngol Relat Spec,42(5),292-303.

[23] Huygen PL, Nicolasen MG(1985). Diagnostic value of velocity-step responses. ORL J Otorhinolaryngol Relat Spec,47(5),249-61.

[24] Egmond AA van, Groen JJ, Hulk J, Jongkees LBW (1949). The turning test with small regulable stimuli; deviations in the cupulogram; preliminary note on the pathology of cupulometry. J Laryngolotol,63 (5),306-10.

[25] Muller M, Verhagen JH(1988). A mathematical approach enabling the calculation of the total endolymph flow in the semicircular ducts. J Theor Biol, 134(4),503-29.

[26] David R, Berthoz A, Bennequin D(2011). Secret laws of the labyrinth. Conf Proc IEEE Eng Med Biol Soc,2011,2269-72.

[27] Jongkees LBW, Groen JJ. (1946). The nature of the vestibular stimulus. J Laryngol Otol,38,529-41.

[28] Vaugoyeau M, Viel S, Amblard B, Azulay JP, Assaiante C(2008). Proprioceptive contribution of postural control as assessed from very slow oscillations of the support in healthy humans. Gait Posture,27, 294-302.

[29] Green AM, Shaikh AG, Angelaki DE(2005). Sensory vestibular contributions to constructing internal models of self-motion. J Neural Eng,2,S164-79.

[30] Merfeld DM, Park S, Gianna-Poulin C, Black FO, Wood S(2005). Vestibular perception and action employ qualitatively different mechanisms. I. Frequency response of VOR and perceptual responses during translation and tilt. J Neurophysiol,94,186-98.

[31] Bles W, Bos JE, de Graaf B, Groen E, Wertheim AH (1998). Motion sickness:only one provocative conflict? Brain Res Bull,47,481-7.

[32] Valk WL, Oei ML, Segenhout JM, Dijk F, Stokroos I, Albers FW(2002). The glycocalyx and stereociliary interconnections of the vestibular sensory epithelia of the guinea pig. A freeze-fracture,low-voltage cryo-SEM, SEM and TEM study. ORL J Otorhinolaryngol Relat Spec,64(4),242-6.

[33] Baloh RW, Honrubia V(2001). Clinical Neurophysiology of the Vestibular System (3rd ed). New York:Oxford University Press.

第 2 章

前庭生理学：如何成为一名具有前庭生理学思维的临床医师

原文作者：Dominik Straumann
DOI：10.1093/med/9780199608997.003.0002
中文翻译：冯慧敏　　**审校：**凌霞　　**终审：**于栋祯　　杨旭

引言

　　基于对眼动的分析可以准确推断出前庭疾病的病理机制及解剖定位，这成为神经耳科学推动前庭生理学基础到临床思维的主要贡献之一。神经耳科学具有"诊断特权"的原因是前庭眼反射（vestibulo-ocular reflex，VOR）的存在，它通过极快的少突触脑干通路和较慢的前庭小脑的多突触通路将迷路与眼部肌肉连接起来。

　　正常的眼动行为是相对刻板的，可通过眼球动力学及运动学相关定律进行解释。通过了解这些规律或刻板特征，临床医师很容易地检测出异常表现，并推断出前庭和眼动系统内潜在的问题所在和位置。但并非所有定律都能很好地指导临床诊疗。例如，Ewald 第二定律对解释头脉冲试验具有重要的临床意义，而 Listing 定律却不能很好地鉴别眼偏斜与中枢性滑车神经麻痹。

　　想要在神经耳科学亚专业有所建树的神经科与耳鼻喉科医师，通常认为首先应该掌握外周前庭和中枢神经系统的功能结构，然后再将在床旁检查到的体征和症状与这些结构关联起来。通过这种方法，临床医师常常只能看到局部而非全局。学习神经耳科学的科学方法应基于现象学，尤其眼球运动。在临床诊疗过程中，首先预判眼动行为是否符合生物学规律，其次依据相关定律判断眼动行为是否异常，最后根据致病机制及神经解

剖结构做出临床诊断。

　　本章旨在讨论前庭诱发眼动的相关临床特征，希望借此规范眩晕专病临床医师在对眩晕或平衡障碍患者进行问诊及进行前庭功能检查时的前庭生理学思维，熟悉本章及贯穿全书的神经解剖结构。

角前庭-眼反射（VOR）的频率依赖性

　　VOR 的作用是稳定眼球在空间中的位置（图 2.1）。这种机制进而导致视觉世界在视网膜上的稳定投射。当头部向右旋转 15°时，为了凝视无限远的视觉目标，VOR 自然而然地使眼球向左旋转 15°（图 2.2）。换言之，凝视，就是眼球在空间中的位置保持不变，即眼球相对于头部的位置与头部相对于空间的位置呈镜像关系（图 2.3）。

　　在头部旋转过程中，眼动和头部运动之间的关系在速度域中描述得最好，因为旋转或角 VOR 不能控制眼球的绝对位置，但可以控制眼球的位移，这是稳定视网膜上视靶的关键因素。所谓增益 g 是由眼动速度系数 $\dot{E}$ 除以头动速度 $\dot{H}$ 所得。根据 VOR 原理，眼球和头部的运动方向相反，所以头部速度乘以（−1）。

$$g = \frac{\dot{E}}{-\dot{H}}$$

　　如果眼动速度与头动速度完全相同时，则整

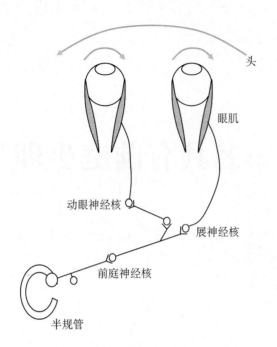

图 2.1　头部向左旋转时,左侧水平半规管到右侧外直肌(3个神经元)和左侧内直肌(4个神经元)的基本兴奋反射弧。眼球向头部运动相反的方向移动

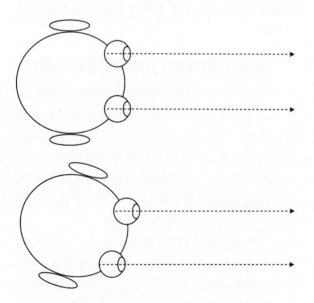

图 2.2　理想情况下,在观察无限远处的物体时,VOR 可实现凝视稳定性。视线与头部位置无关

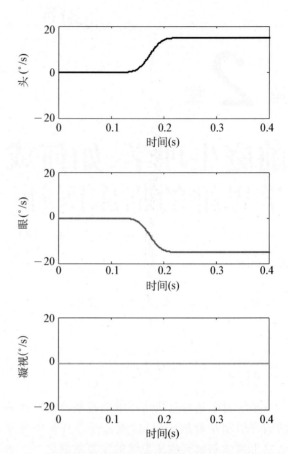

图 2.3　头部在空间(上行)、眼球在头部(中行)及凝视,即眼球在空间(下行)的位置轨迹,VOR 性能理想时不存在时间延迟

头部快速和慢速旋转时,VOR 增益不同,头部旋转的频率越高,VOR 增益越高。只有在头部旋转加速度非常大时才可检测到 VOR 增益降低。在完全黑暗的环境中或受试者戴着 Frenzel 镜的情况下做头部运动,才可在低频率下甄别出 VOR 增益的降低;在光照条件下,头部缓慢移动过程中,VOR 增益较低,导致视网膜上的相对视靶的滑移。这一信号可通过平稳跟踪和视动系统增加眼动速度,但眼球相对于空间几乎完全稳定。

在完全黑暗的环境下,可以利用一个转盘围绕地球垂直轴振动来证明 VOR 增益的频率依赖性(图 2.5)。试验时受试者坐在转盘上,旋转轴通过耳间线的中心。该试验观察到除增益减小外,还观察到随着频率减小的另一种现象,即眼动速度逐渐领先于头动速度,在比较眼动速度与头动速度达到峰值的时间,很容易观察到这一现

个头部运动过程中的增益 g 则为 1(图 2.4)。然而,这只在头动和眼动之间的潜伏期为零的情况下才成立。事实上,VOR 存在 10ms 左右的潜伏期。

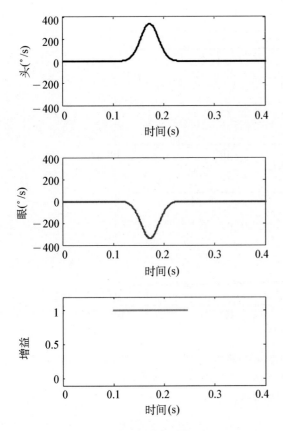

图 2.4　与图 2.3 相同的运动速度轨迹示意图。
理想情况下,VOR 的增益为 1

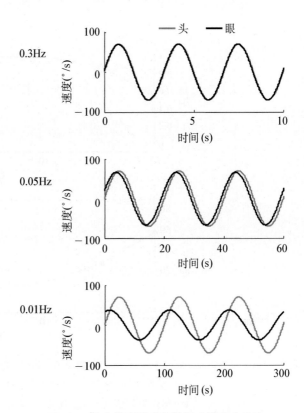

图 2.5　转盘绕地面垂直轴振动的速度轨迹

头部速度(=转盘速度)乘以(-1),便于观察。频率越低,增益越小,相位越高。

象。因此,减少前庭刺激频率会导致相位超前增加。

　　VOR 增益和相位的依赖性见 Bode 图(图 2.6),该图以其发明者 Henrik W. Bode(1905-1985)的名字命名。Bode 认为,每组轨迹具有一个固定频率,并决定增益(即眼动速度振幅除以转盘速度振幅)和相位(在弧度坐标系中,眼动速度和头动速度峰值之间的差异)。转盘摆动不仅诱发出 VOR,还可诱发出快速眼动,使眼球重新回至中央位置,导致眼震的产生。因此,在分析 VOR 之前,将眼震的快相(扫视)与慢相(VOR)分开是至关重要的,并通过插入或叠加多个眼动周期来填补缺失的空白。通常情况下,增益 g,相位 φ(用度数表示)和眼动速度偏移量 $\dot{E}_D$ 取决于频率 f,通过拟和正弦函数和眼动速度 $\dot{E}$ 作为时间函数。

$$\dot{E}(t) = g \cdot \sin\left(f \cdot 2\pi \cdot t + \varphi \cdot \frac{\pi}{180}\right) + \dot{E}_L$$

角速度阶跃

　　通过转盘试验为患者绘制 Bode 图,需要至少 4~6 个振荡频率,每个频率要有足够的振荡周期以确保稳定的正弦拟合曲线。因此,如果将该试验作为常规检查方法会比较耗时。一种通过一次试验就可以在很宽的频率范围内评估角 VOR 的有效性(增益和相位)的绝佳方法是使用速度阶跃试验,如通过将转盘从 $0°/s$ 快速加速到 $100°/s$(如 1s 内),然后继续以 $100°/s$ 的速度旋转(图 2.7)。

　　如果速度阶跃无限短,任何频率均可驱动 VOR,随着加速度相位持续时间逐渐增加,测试频率的上限相对减小,但是头脉冲试验用于评估高频 VOR,因此转盘速度阶跃加速时间段的确切持续时间并不那么关键。

　　转盘完成速度阶跃后,角速度阶跃引起的前庭性眼震的慢相会立即达到最大速度。因此,短暂的平台期后,眼动速度最大值 $\dot{E}_0$ 随着时间常数

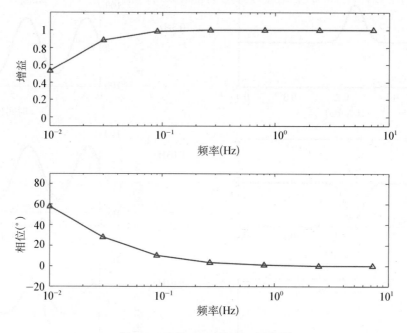

图2.6 正常 VOR 的 Bode 示意图

绘制头动(转盘速度)频率的对数函数来表示诱发出的眼动的增益(上行)和相位(下行)。频率越低,增益越小,相位越高。

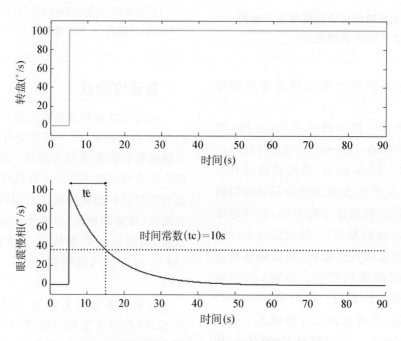

图2.7 速度阶跃中的转盘速度和眼震慢相的轨迹

当转盘速度恒定时,慢相眼动速度呈指数衰减,但其时间常数大于半规管峭帽的时间常数。

T 以指数方式逐渐递减到 0 或达到一个偏移速度 $\dot{E}_D$($\dot{E}_D$ 表示自发性眼震产生的偏移)。

$$\dot{E}(t) = \dot{E}_0 \cdot e^{-\frac{1}{T}} + \dot{E}_D$$

前庭阶跃反应的增益 g 通过最大眼动速度 $\dot{E}_0$ 与转盘速度阶跃 $\dot{T}_{step}$ 之比表示。

$$g = \frac{\dot{E}_0}{-\dot{T}_{step}}$$

在时间常数 T 之后,前庭刺激诱发出的眼动速度下降 63.2%。眼动速度下降到 50% 的时间为半衰期 $t_{1/2}$,计算公式如下:

$$t_{1/2} = \ln(2) \cdot T$$

转盘匀速旋转时,人为现象(如转盘滑环产生的信号噪声)可能会出现,但许多实验室重在分析旋转后眼震(转盘从匀速转动到停止引起的眼

震)。如果在黑暗环境中转盘恒速旋转的周期足够长,足以使眼震衰减到它的偏移水平,通常需要约 2min。这种减速,可以通过转盘停止来增强,相当于加速。

前庭转盘试验通常是在完全黑暗的环境中进行,试验前,受试者至少需要 10min 的暗适应,当检查者不能看见任何光亮时说明该黑暗环境足以进行前庭试验。

时间常数大于嵴帽测得的时间常数时(约 4s),表明在脑干和小脑之间存在中枢神经机制,即速度储存机制,它的作用是整合半规管的速度信号(图 2.8)。水平眼震正常速度储存的时间常数为 10～15s,速度储存的缺失(短时间常数)或异常强化(长时间常数)是异常现象,但是也存在很大的个体差异。在 Bode 图中,0.1 Hz 及其以下的频率,速度储存能提高增益而降低相位(图 2.9)。

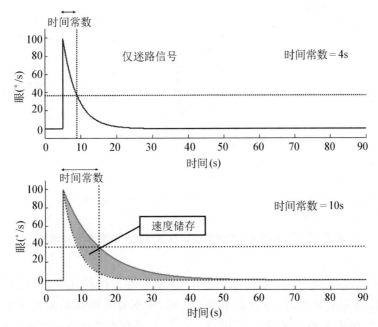

图 2.8　转盘速度阶跃后,慢相速度衰减图示。速度储存机制缺失时,眼震将在数秒内逐渐消失

从数学角度看,速度储存即可通过前馈漏电积分器获得,也可以通过负反馈获得(图 2.10)。然而,脑干和小脑中速度储存的具体机制尚不清楚。事实上,这些原始模型并不包括以下事实:速度储存取决于双侧内耳迷路发出的前庭信号,所以完全或部分性的外周前庭功能损伤会导致时间常数降低,小脑小结叶和悬雍垂损伤也会导致时

间常数增加。

前庭静息率

突发性外周前庭功能损伤导致自发性眼震(主要为水平眼震),并引起旋转感。这些现象可以通过以下事实来解释,即当头部不动时,两侧前庭神经元会产生紧张性放电。当头部静止时,两

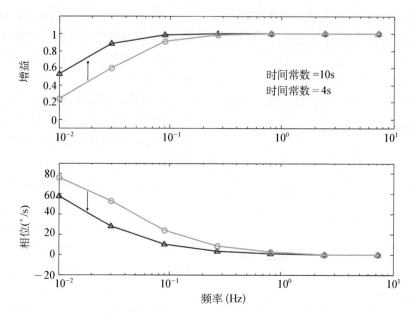

图 2.9　用 Bode 图描述转盘试验。在低频时,速度储存使 VOR 增益提高,相位降低

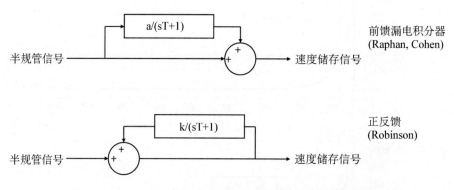

图 2.10　速度储存的两种模型。这两种模型的数学意义相同

侧前庭静息率相抵消,净静息率则为零(图2.11);而一侧前庭信号突然丢失时,净静息率则不为零(图 2.12)。这种不对称的前庭信号相当于头部持续向健侧旋转,从而导致代偿性眼球向患侧漂移,而纠正性扫视朝向健侧,也就产生了朝向健侧的自发性眼震。一般情况下,中枢代偿机制会导致自发性眼震在数天内减弱。1~2 周后大部分患者可以通过固视抑制观察到未代偿的自发性眼震。

Alexander 定律

急性外周性前庭神经损伤引起的自发性眼震符合 Alexander 定律。Alexander 定律认为,当向眼震快相方向凝视时,眼震的慢相速度增加。然而,该现象的确切机制尚不清楚,有假设认为速度-位置整合器会在前庭速度出现偏差时而改变,这一假设似乎有其合理性。

要理解速度-位置整合器在眼动控制中的作用,则需考虑两个最主要的物理特性,即弹性与黏性。为了产生快速眼动和将眼球维持在偏心位置,需要向收缩肌发送脉冲和阶跃神经信号,前者可以克服黏滞阻力以产生高速眼动,后者可以克服将眼球拉回眼球中央位的弹性回缩力(图 2.13 和图 2.14)。通常,阶跃信号是通过脉冲信号的数学积分来计算的,即速度-位置整合器(图 2.15)。

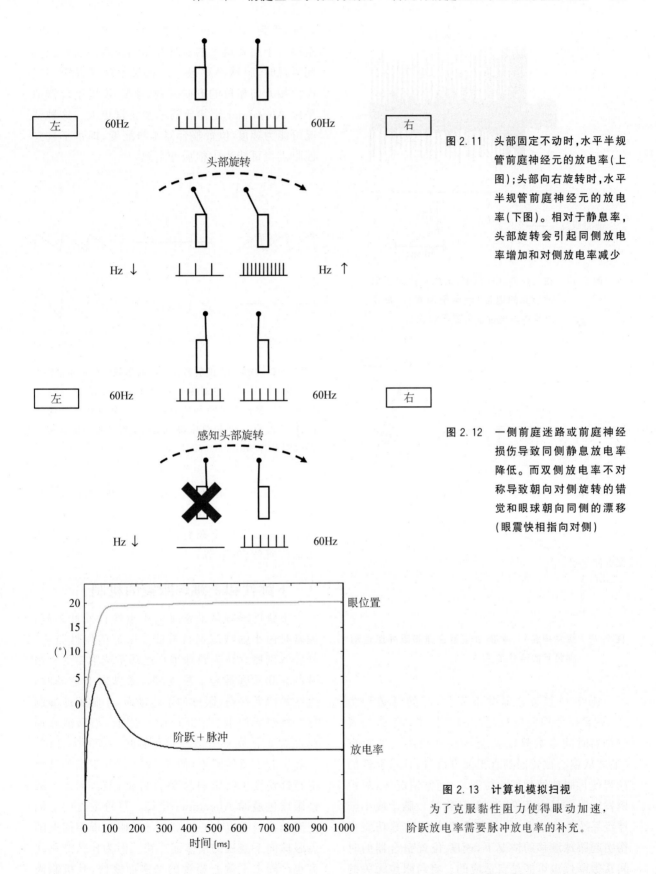

图 2.11　头部固定不动时,水平半规管前庭神经元的放电率(上图);头部向右旋转时,水平半规管前庭神经元的放电率(下图)。相对于静息率,头部旋转会引起同侧放电率增加和对侧放电率减少

图 2.12　一侧前庭迷路或前庭神经损伤导致同侧静息放电率降低。而双侧放电率不对称导致朝向对侧旋转的错觉和眼球朝向同侧的漂移(眼震快相指向对侧)

图 2.13　计算机模拟扫视

为了克服黏性阻力使得眼动加速,阶跃放电率需要脉冲放电率的补充。

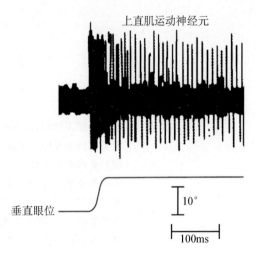

图 2.14　在扫视前、中、后期,记录到的上直肌神经元的电位(幼年恒河猴)。扫视过程中峰电位密度高于扫视后

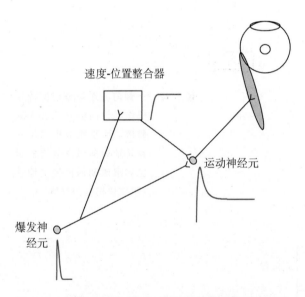

图 2.15　爆发神经元、速度-位置整合器和眼外肌运动神经元的信号路径

速度-位置整合器并不完美,时间常数约为 20s 就足以使得眼球稳定在偏心位置,速度-位置整合器时间常数降低就会导致凝视诱发性眼震(眼球从偏心位置回到直视前方位置,且重复性的扫视使得眼球回到偏心位置)。通常情况下,凝视诱发性眼震是由药物(酒精、药物等)、脑干或小脑神经系统病变引起的,但是急性单侧前庭功能损伤引起眼球漂移的情况下,速度-位置整合器的时间常数降低也可能是自适应的。将与眼位无关的前庭性眼球漂移与凝视诱发的向心性眼球漂移相

叠加,得到 Alexander 定律(图 2.16)。Alexander 定律对于患者最大的益处在于当患者向前庭损伤侧凝视时,眼球漂移最小。如果眼球漂移以与眼震快相方向相反的方向凝视,速度-位置整合器似乎比 Alexander 定律所需的泄露量更大。这种情况可能为速度-位置整合器本身病变,即水平自发性眼震很可能为中枢病变所致。

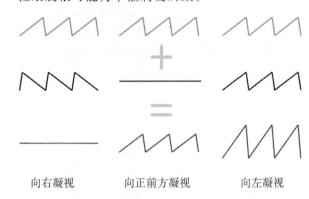

向右凝视　　　　向正前方凝视　　　　向左凝视

图 2.16　向右侧、正前方和左侧凝视眼位轨迹示意图

由于前庭神经不对称放电,眼球向右漂移(第一行)。速度-位置整合器时间常数的减小导致凝视诱发性向心漂移(中间行)。前庭性眼震与凝视诱发性眼震的叠加使得眼震符合 Alexander 定律。

Alexander 定律不仅限于急性单侧外周性和中枢性前庭神经损伤引起的水平自发性眼震,也可见于大多数的下跳性眼震,下跳性眼震多为中枢损伤所致(见下节)。

下跳性和上跳性眼震的机制

下跳性眼震是最常见的中枢性自发性眼震,通常是由小脑绒球退行性病变引起的慢性眼震。神经解剖概念认为眼球垂直运动系统主要受 y 组神经元和前庭神经上核支配。眼球向上运动时,这些神经元兴奋;眼球向下运动时,小脑绒球抑制这些神经元放电(图 2.17A)。因此,小脑绒球退行性病变导致 y 组神经元和前庭上核的失抑制,从而引起下跳性眼震(图 2.17B)。由于小脑绒球退行性病变也会影响速度-位置整合器,因此下跳性眼震也遵循 Alexander 定律。尽管垂直向上的速度偏差与垂直向心性漂移导致眼震慢相速度随着眼球向下凝视的增多而变快。但为什么漂移速度也会随水平偏心凝视的增多而变快,其机制尚不清楚。

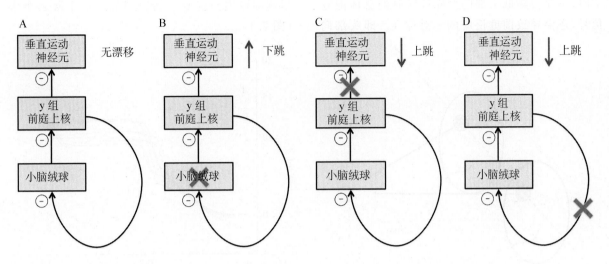

图 2.17　描述了稳定垂直眼位(A)、下跳性眼震(B)和上跳性眼震(C,D),详情见于本文

　　如果双侧脑桥被盖网状核及其传入纤维损伤,眼球垂直运动系统则不受 y 组神经元和前庭上核支配,Alexander 定律并不能解释上跳性眼震的发生(图 2.17C)。当双侧脑桥被盖病变导致垂直运动神经元与 y 组和前庭上核的连接中断时,仅靠该机制无法解释上跳性眼震的发生。推测当这些投射中断时,可能存在升肌运动神经元活动相对不足,导致眼球向下漂移,从而产生上跳性眼震。

　　延髓尾部损伤也会导致上跳性眼震。如果 y 组神经元和前庭上核到小脑绒球之间存在一条抑制通路,切断这条通路则会使小脑绒球神经元失抑制,也会导致眼球向下漂移和上跳性眼震。

　　一般来说,上跳性眼震持续时间较短,而下跳性眼震则会持续很长时间。正常的小脑绒球存在适应机制,通常会导致眼球向下漂移(即上跳性眼震)逐渐减少;反之,如果小脑绒球本身损伤,将无适应机制抑制眼球的向上漂移(即下跳性眼震)。

半规管的推拉式结构

　　6 个半规管构成 3 对角加速度感受器(图 2.18):①左水平半规管和右水平半规管;②右前半规管和左后半规管;③右后半规管和左前半规管。三对半规管以推拉方式相互作用,即当一侧半规管兴奋时对侧相应半规管抑制。兴奋(拉)和抑制(推)的半规管构成完整的前庭信号,双侧迷路前庭信号存在差异并与双侧眼外肌牵拉方向相吻合。因此,在半规管坐标系中,VOR 的三维试验主要包括三个平面:①水平面;②右前左后平面;③左前右后平面。

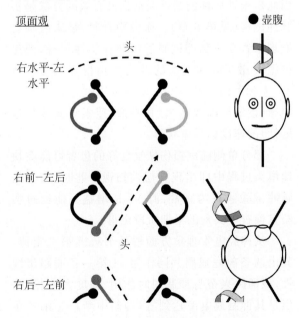

图 2.18　水平、前、后半规管推拉结构示意图

Ewald 第二定律

　　为了明确单侧外周性前庭神经病变侧别,需参考 Ewald 第二定律。Ewald 第二定律认为,前庭半规管的兴奋性刺激(拉)比抑制性刺激(推)更为有效。因此,当一侧半规管或前庭神经功能低

下时,不仅会降低头部向两侧旋转时的总体前庭信号,还会导致前庭反应的不对称性。即头部向

患侧旋转比向健侧旋转时前庭反应下降得更多(图2.19)。

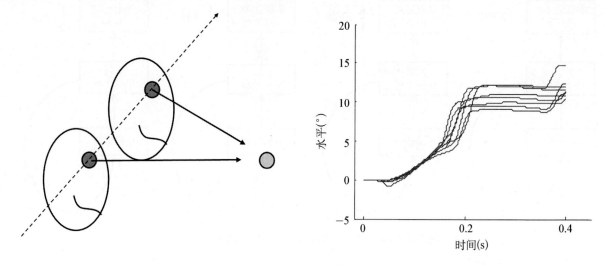

图2.19　描述了左侧水平头脉冲试验引起右向水平眼动
每次头部移动后,需要产生补偿性扫视以重新定位空间固定的视觉目标。

头部的加速度越大,这种不对称性就越明显,因此检查外周性前庭神经损伤最有效的方法是头脉冲试验(见第8章)。床旁检查时,临床医师会发现患者在头脉冲试验后出现补偿性扫视,向患侧甩头比向健侧甩头的补偿性扫视更明显。然而,头脉冲试验中VOR增益可以通过记录到的眼球(搜索线圈或视频)和头部(搜索线圈或加速度计)的速度信号来获得。

部分单侧前庭损伤恢复良好的患者可能在快速甩头过程中即出现补偿性扫视。此时,床旁头脉冲试验表现为正常,而VOR增益只能通过实验室检查中头动的早期阶段测得。

从神经电生理学方面解释Ewald第二定律,其由两条前庭通路共同作用:①第一条通路呈线性,该通路兴奋与抑制同时作用、强度大致相同,但是其抑制放电率达到零(抑制中断);②第二条通路呈非线性,该通路对高加速度更为敏感,被抑制时作用明显减小。

Ewald第一定律认为眼动平面与被刺激的半规管刺激平面大致相同。

倾斜-平移试验

受试者于直立位(坐位或站立)将头部沿耳间轴作平行移动,该动作对眼位具有两种影响。第

一,为了将视靶稳定在视网膜上,头动过程中,眼球向相反方向转动;头动时,线性VOR反应取决于视靶的距离(靶点无限远时无线性VOR,线性VOR随目标距离的减小而增大),在光线下线性VOR可通过补偿性扫视增强。第二,耳间轴的加速运动会导致双眼扭转,眼球上极向加速度矢量方向扭转;后一种眼动与头部向相反方向旋转倾斜时观察到眼动反应相同。因此,这种双眼扭转被称为眼球反向扭转。

Albert Einstein认为,虽然线性加速度感受器(如耳石器)不能区分重力加速度和线性加速度。但是即便在完全黑暗的环境下,大脑通过处理来自半规管的信号也能够构建适当的自身运动感知,例如,向左侧的线性加速度信号和向右侧的瞬时旋转信号的出现被正确地解释为头部向右侧的扭转倾斜。当然,这一机制不仅可以区分头部横移(沿耳间轴的加速度,也被很多学者称之为heave)和扭转倾斜(绕地面水平鼻枕轴旋转),而且还可区分沿鼻枕轴的加速度和绕地面水平耳间轴的旋转。但是,升降(上下)加速度则不会产生任何困扰,因为运动过程中只改变了重力矢量的大小,而没有改变其相对于头部的方向。头部横移和前后运动主要调节椭圆囊(囊斑在头部中的方向近似水平)感受器,而升降运动主要调节球囊

(囊斑在头部中的方向近似垂直)感受器。这些耳石结构都不是平面的,而是曲面的。

线性 VOR 增益的定义比角 VOR 增益的定义更为复杂,后者是通过比较眼球转动与头部旋转获得的。为量化线性 VOR,将眼球转动与头部平移进行比较。这通常可通过计算理想眼动速度 $\dot{E}_i$ 来完成,理想眼动速度是将视觉目标保持在中央凹上的眼位虚拟轨迹的导数。理想眼动速度取决于眼球距离目标的距离和头部运动。线性 VOR 增益 g 的定义为实际眼动速度 $\dot{E}$ 除以理想眼动速度 $\dot{E}_i$ 的系数。

$$g = \frac{\dot{E}}{\dot{E}_i}$$

在头部线性移动过程中,如果实际眼动速度与理想眼动速度一致,将眼动运动轨迹按潜伏期向后移动,则增益为 1。据报道,在人类中线性 VOR 的潜伏期比角 VOR 的潜伏期稍长,但这种差异是真实存在的还是在计算头部运动和眼球运动时人为原因造成的尚不清楚。线性 VOR 的增

益通常在 0.5 左右,即为了将视觉目标投射到中央凹上,眼动系统依赖于增强的平稳跟踪和补偿性扫视(图 2.19)。

多轴旋转试验

前庭系统不能同时正确感知多轴旋转,让受试者坐在办公椅上以近似恒定的角速度旋转,同时头部前后摆动(俯仰伴旋转)即可简单证明;此时受试者很快就会感到恶心,如果闭上眼睛,就会迷失方向。这一现象可通过下述试验进一步说明,在完全黑暗的环境中,让受试者侧躺在转盘上,使转盘绕地面垂直轴匀速旋转,1~2min 后,前庭信号消失,受试者感觉相对静止;然后,让患者沿鼻枕轴旋转至直立位,同时转盘继续绕地面垂直轴匀速旋转,因此相对于受试者的头部,旋转轴的方向从耳间轴变为头部垂直轴。这种动作代表围绕头部垂直轴的加速度和围绕头部耳间轴的减速度。而这两种信号共同作用就会出现一种自身旋转的感觉(图 2.20)和围绕头部冠状平面斜轴的相应眼震。

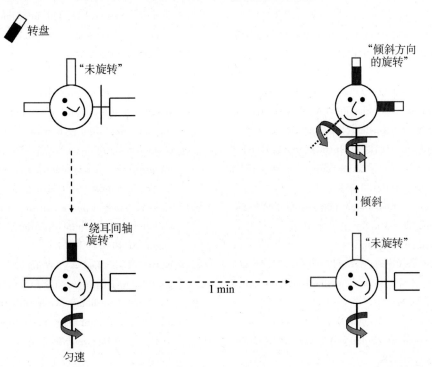

图 2.20　多轴旋转试验

前庭系统有两个角加速度感受器,一个检测头部垂直轴旋转,另一个检测耳间轴旋转。在初始位置(左上角),受试者绕地面垂直轴连续旋转,随后,当受试者直立旋转时(从右下角到右上角),会出现多轴旋转刺激。

当这个斜向旋转信号由于速度储存持续存在时，耳石器却显示是静止直立位，因此，受试者感觉是在绕着偏地面垂直斜轴旋转。上述信号的失匹配会引起恶心和定向障碍。多轴刺激试验，也称为 Coriolis 试验，尽管严格意义上 Coriolis 效应只适用于旋转系统中不同偏心率的运动，而不适用于旋转的组合。

参 考 文 献

[1] Lorente de Nó R(1933). Vestibulo-ocular reflex arc. Arch Neurol Psychiatry,30,245-91.

[2] Aw ST,Haslwanter T,Halmagyi GM,Curthoys IS, Yavor RA,Todd MJ(1996). Three-dimensional vector analysis of the human vestibuloocular reflex in response to high-acceleration head rotations. I. Responses in normal subjects. J Neurophysiol,76, 4009-20.

[3] Collewijn H,Smeets JB(2000). Early components of the human vestibulo-ocular response to head rotation:latency and gain. J Neurophysiol,84,376-89.

[4] Bockisch CJ,Straumann D,Haslwanter T(2005). Human 3-D aVOR with and without otolith stimulation. Exp Brain Res,161,358-67.

[5] Weber KP,Aw ST,Todd MJ,McGarvie LA, Curthoys IS,Halmagyi GM(2008). Head impulse test in unilateral vestibular loss:vestibulo-ocular reflex and catch-up saccades. Neurology,70,454-63.

[6] Van Valkenburg M(1984). In memoriam:Hendrik W. Bode (1905-1982). Automatic Control,IEEE Trans Automat Contr,29,193-4.

[7] Bárány R(1907). Physiologie und Pathologie(Funktions-Prufung)des Bogengang-Apparates beim Menschen. Leipzig:F. Deuticke.

[8] Dai M,Klein A,Cohen B,Raphan T(1999). Model-based study of the human cupular time constant. J Vestib Res,9,293-301.

[9] Raphan T,Matsuo V,Cohen B(1979). Velocity storage in the vestibulo-ocular reflex arc (VOR). Exp Brain Res,35,229-48.

[10] Robinson DA (1977). Vestibular and optokinetic symbiosis:an example of explaining by modelling. In Baker H,Berthoz A(Eds)Control of gaze by brainstem neurons,pp. 49-58.

[11] Fetter M,Zee DS(1988). Recovery from unilateral labyrinthectomy in rhesus monkey. J Neurophysiol, 59,370-93.

[12] Wade SW,Halmagyi GM,Black FO,McGarvie LA (1999). Time constant of nystagmus slowphase velocity to yaw-axis rotation as a function of the severity of unilateral caloric paresis. Am J Otol,20, 471-8.

[13] Waespe W,Cohen B,Raphan T(1985). Dynamic modification of the vestibulo-ocular reflexby the nodulus and uvula. Science,228,199-202.

[14] Goldberg JM,Fernandez C(1971). Physiology of peripheral neurons innervating semicircular canals of the squirrel monkey. I. Resting discharge and response to constant angular accelerations. J Neurophysiol,34,635-60.

[15] Alexander G,Schlossmann A (Eds) (1912). Die Ohrenkrankheiten im Kindesalter, pp. 84-96. Leipzig:Verlag von F. C. W. Vogel.

[16] Robinson DA,Zee DS,Hain TC,Holmes A,Rosenberg LF(1984). Alexander's law:its behavior and origin in the human vestibulo-ocular reflex. Ann Neurol,16,714-22.

[17] Robinson DA(1964). The mechanics of human saccadic eye movements. J Physiol,174,245-64.

[18] Robinson DA(1970). Oculomotor unit behavior in the monkey. J Neurophysiol,33,393-403.

[19] Cannon SC,Robinson DA,Shamma S(1983). A proposed neural network for the integrator of the oculomotor system. Biol Cybern,49,127-36.

[20] Cannon SC,Robinson DA(1987). Loss of the neural integrator of the oculomotor system from brain stem lesions in monkey. J Neurophysiol,57,1383-409.

[21] Hess K(1983). Counterdrifting of the eyes following unilateral labyrinthine disorders. Adv Otorhinolaryngol,30,46-9.

[22] Kattah JC,Talkad AV,Wang DZ,Hsieh YH,Newman-Toker DE(2009). HINTS to diagnose stroke in the acute vestibular syndrome:three-step bedside oculomotor examination more sensitive than early MRI diffusion-weighted imaging. Stroke,40, 3504-10.

[23] Straumann D,Zee DS,Solomon D(2000). Three-dimensional kinematics of ocular drift in humans with cerebellar atrophy. J Neurophysiol,83,1125-40.

[24] Kalla R,Deutschlander A,Hufner K,et al. (2006). Detection of floccular hypometabolism in downbeat

nystagmus by fMRI. Neurology,66,281-3.

[25] Zee DS,Yamazaki A,Butler PH,Gücer G(1981). Effects of ablation of flocculus and paraflocculus of eye movements in primate. J Neurophysiol,46, 878-99.

[26] Marti S,Straumann D,Büttner U,Glasauer S (2008). A model-based theory on the origin of downbeat nystagmus. Exp Brain Res,188,613-31.

[27] Glasauer S,Hoshi M,Kempermann U,Eggert T, Büttner U(2003). Three-dimensional eye position and slow phase velocity in humans with downbeat nystagmus. J Neurophysiol,89,338-54.

[28] Pierrot-Deseilligny C,Milea D(2005). Vertical nystagmus:clinical facts and hypotheses. Brain,128, 1237-46.

[29] Szentagothai J(1950). The elementary vestibulo-ocular reflex arc. J Neurophysiol,13,395-407.

[30] Ezure K,Graf W(1984). A quantitative analysis of the spatial organization of the vestibuloocular reflexes in lateral-and frontal-eyed animals—II. Neuronal networks underlying vestibulooculomotor coordination. Neuroscience,12,95-109.

[31] Ewald JR(1892). Physiologische Untersuchungen über das Endorgan des Nervus octavus. Wiesbeden: J. F. Bergmann.

[32] Baloh RW,Honrubia V,Konrad HR(1977). Ewald's second law re-evaluated. Acta Otolaryngol,83, 475-9.

[33] Lasker DM,Hullar TE,Minor LB(2000). Horizontal vestibuloocular reflex evoked by high-acceleration rotations in the squirrel monkey. III. Responses after labyrinthectomy. J Neurophysiol,83,2482-96.

[34] Halmagyi GM,Curthoys IS(1988). A clinical sign of canal paresis. Arch Neurol,45,737-9.

[35] Aw ST,Halmagyi GM,Haslwanter T,Curthoys IS, Yavor RA,Todd MJ(1996). Three-dimensional vector analysis of the human vestibuloocular reflex in response to high-acceleration head rotations. II. responses in subjects with unilateral vestibular loss and selective semicircular canal occlusion. J Neurophysiol,76,4021-30.

[36] MacDougall HG,Weber KP,McGarvie LA,Halmagyi GM,Curthoys IS(2009). The video head impulse test:diagnostic accuracy in peripheral vestibulopathy. Neurology,73,1134-41.

[37] Schwarz U,Busettini C,Miles FA(1989). Ocular responses to linear motion are inversely proportional to viewing distance. Science,245,1394-6.

[38] Ramat S,Zee DS(2003). Ocular motor responses to abrupt interaural head translation in normal humans. J Neurophysiol,90,887-902.

[39] Lichtenberg BK,Young LR,Arrott AP(1982). Human ocular counterrolling induced by varying linear accelerations. Exp Brain Res,48,127-36.

[40] Nagel A(1896). Ueber das Vorkommen von wahren Rollungen des Auges um die Gesichtslinie. Graefes Arch Clin Exp Ophthalmol,14,228-46.

[41] Einstein A(1907). Über das Relativitätsprinzip und die aus demselben gezogenen Folgerungen. Jahrbuch der Radioaktivität und Elektronik,4,411-62.

[42] Angelaki DE,Shaikh AG,Green AM,Dickman JD (2004). Neurons compute internal models of the physical laws of motion. Nature,430,560-4.

[43] Curthoys IS,Uzun-Coruhlu H,Wong CC,Jones AS, Bradshaw AP(2009). The configuration and attachment of the utricular and saccular maculae to the temporal bone. New evidence from microtomography-CT studies of the membranous labyrinth. Ann N Y Acad Sci,1164,13-8.

[44] Ramat S,Zee DS,Minor LB(2001). Translational vestibulo-ocular reflex evoked by a 'head heave' stimulus. Ann NY Acad Sci,942,95-113.

[45] Bronstein AM,Gresty MA(1988). Short latency compensatory eye movement responses to transient linear head acceleration:a specific function of the otolith-ocular reflex. Exp Brain Res,71,406-10.

[46] Brown EL,Hecht H,Young LR(2002). Sensorimotor aspects of high-speed artificial gravity:I. Sensory conflict in vestibular adaptation. J Vestib Res,12, 271-82.

[47] Raphan T,Cohen B,Suzuki J,Henn V(1983). Nystagmus generated by sinusoidal pitch while rotating. Brain Res,276,165-72.

[48] Bockisch CJ,Straumann D,Haslwanter T(2003). Eye movements during multi-axis whole-body rotations. J Neurophysiol,89,355-66.

第 3 章

眼动、视觉和前庭-眼反射

原文作者：Alessandro Serra，Karim Salame，Ke Liao and R. John Leigh
DOI：10.1093/med/9780199608997.003.0003

中文翻译：冯慧敏　朱艳舍　审校：孙勋　李洪波　终审：常丽英

引言

前庭-眼反射（vestibulo-ocular reflexes，VORs）是运动过程中保持清晰视力所必需的。氨基糖苷类药物毒性导致前庭功能损害而出现运动时的视觉反应可证明这一点。这个症状最初是被一个不知名的内科医师报告的，他描述说，"当散步时，周围环境中的画面有太多的运动，以至于我无法精细识别；并且，我必须站着不动才能看清标牌上的字母"。出现这些现象的原因是，在运动过程中，头部运动的主要频率范围为 0.5～5.0Hz，而视觉处理相对较慢（潜伏期＞70ms），无法在这种头部运动过程中稳定凝视。相反，角前庭-眼反射（angular vestibulo-ocular reflex，aVOR）的潜伏期＜15ms，不仅可以使眼球旋转以保持眼球盯住视靶，并可保证在运动过程中的视觉清晰。

目前 aVOR 在人体中的特征已经得到了很好的研究，人在运动过程中的头部运动包括线性运动（平移）和旋转。人体直立行走时会导致头部在垂直方向上发生平移（称为起伏或上下平移），也会产生左右平移。aVOR 相关几何学不同于线性或平移前庭-眼反射（translational vestibulo-ocular reflex，tVOR），如图 3.1 所示（本章节后面将进一步讨论），这里对 aVOR 和 tVOR 的不同特性进行了阐明。本章中，我们从每个反射如何通过产生眼球运动来响应视觉需求的角度，研究 aVOR 和 tVOR 的特性及相关测试。在评估 aVOR 和 tVOR 的过程中存在诸多困难。首先，

床旁检查时，相比于旋转，头颈平移更难诱发眼动，与 Halmagyi-Curthoys 的甩头试验一样；其次，尽管 aVOR 的目的和特性已经非常明确，但 tVOR 的目的和特性仍需进一步研究；第三，在自然条件下，头部旋转和平移通常同时发生，此时 aVOR 和 tVOR 的特性可能与单独测试时不同。这些问题正通过在移动平台上旋转和平移受试者，并精确测量他们的头动和眼动来解决。在描述这些最近的研究之前，本文先对床旁检查头部运动时的视觉评估进行阐述。

通过视力测试对 VORs 进行临床评估

VORs 的临床检查将会在第 12 章进行讨论，在这里我们通过检测其对视觉的影响来进行初步评估。aVOR 和 tVOR 的几何学原理不同，aVOR 在眼动时可以保持清晰视觉（即视敏度），而 tVOR 更注重优化与导航相关的重要视觉线索。

首先，aVOR 相关的视觉检测：患者的头部保持平稳，以 1～2Hz 的频率小角度动头，同时采用标准视力表检测视力（这超出了视觉系统的反应范围）。该试验发现正常人在动头时视力可能轻微下降，但前庭功能损害患者在动头时视力会显著下降。一种类似的客观的试验是先在患者头部静止时用检眼镜观察其视盘，然后以 1～2Hz 的频率小角度动头时再观察，结果发现正常受试者在动头时视盘仍保持静止，但是 aVOR 不足的患者在动头时视盘出现晃动。另一种方法是通过甩

头试验明确 aVOR 在转头时是否仍能将眼固定于目标上,试验发现正常受试者在转头时眼仍固定在目标上,但前庭功能损害患者会产生纠正性、反应性扫视。

床旁检查时,头部平移(从一侧到另一侧)比较困难,当受试者在 15cm 左右的距离阅读视力表时能够适当地上下动头,这时即使是健康受试者,动头时的视力与静止时相比也会有所下降。利用移动平面和一个视力表屏幕就可以证实,在健康受试者,与静止时视力相比,垂直平移时视敏度明显下降。此外,如果正常人的头部沿耳间方向突然平移,其眼动并不能将视线固定在视靶上,这一现象表明 tVOR 通常与头动诱发眼动以维持视力这一过程无关,也表明在床旁行 tVOR 检查时,尽管在一些受试者会出现双侧不对称,但利用手动头部运动来区分前庭功能正常与否不如角头脉冲试验可靠。当使用移动平台和精确的眼动测试对健康受试者和某种神经系统疾病患者进行检查时,aVOR 和 tVOR 之间的差异变得更加明显。这一试验方法可通过单纯平移和旋转,或者类似运动中发生的头部运动组合来进行。无论如何,我们需充分考虑几何学因素,它促进了两种VOR 不同特性的演化。

不同的视觉几何学如何决定 aVOR 和 tVOR 的不同特性

本节探讨了 aVOR 和 tVOR 潜在的几何学意义(见图 3.1)。一方面,aVOR 的作用是在转头时稳定整个视野中的图像,当望向无限远时仍可实现。然而,在观察近距离目标时,因头部旋转轴位于眼球旋转轴之后,所以眼球旋转角度可能较头部旋转角度大 30%。因此,在观察近距离目标时,位于视网膜中央凹的近距目标图像与位于视网膜外围的远距背景间存在少量的相对运动。另一方面,tVOR 只在观察近距离目标时发挥作用。当望向远距离目标时,头部平移并不会导致视网膜上视像滑移,所以 tVOR 在这一过程中并不发挥关键作用(见图 3.1B)。几何学研究表明,当观察 15cm 处近距离目标并将之固定在视网膜中央凹所需的眼球转动角度是观察 2m 处目标所需角度的 10 倍以上。因此,在头部平移时,近距

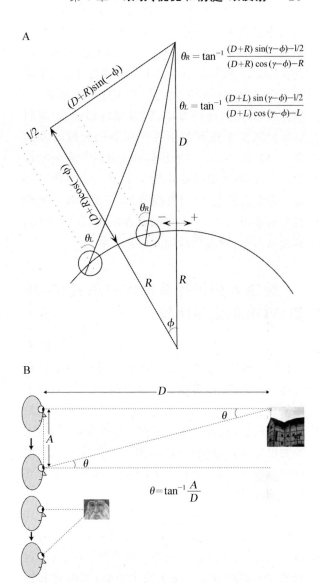

图 3.1　(A)aVOR 的几何学:包括头旋转角度(φ)、头旋转半径(R)、头旋转中心到目标的距离($R+D$)、两眼间的距离(l)、目标偏心率(γ)和右眼旋转角度(θ_R)。测试这些数值时需使眼固定于视靶。注意:由于眼并不位于头部的旋转中心,所以在近距离视物时,眼球的旋转幅度必须比头部大30%。(B)tVOR 的几何学:垂直方向头部平移(Z轴)时,眼球需做垂直运动才能将视线固定在目标上。将目标固定在视网膜中央凹所需的眼动幅度(θ)由下面的方程计算出,D 是眼球到目标的距离,A 是头部平移的幅度。注意:在近距离视物时,需要眼球旋转角度更大(10 倍或更多),可见 tVOR 无法产生使远距离目标和近距离目标图像同时保留在视网膜上的眼球旋转

和远距视像不能同时固定在视网膜上。然而,在早期关于 tVOR 的文献中,认为 tVOR 可将近距视像固定在视网膜中央凹上。但实际上,人类头部平移过程中 tVOR 的测量并未证实上述假设。因此,tVOR 的代偿增益(即眼球转动速度/将目标视像固定在视网膜中央凹所需的眼球转动速度)一般≤0.6。在头部旋转和平移的一系列动作中,tVOR 的代偿增益若为 0.6,并不能将眼球固定在近距目标上,并且有报道称,当受试者在跑步机上行走时,会产生大量的视像滑移(7°~14°/s)和振动幻视(即近距目标的错觉运动)。

健康人和神经系统疾病患者 aVOR 和 tVOR 的定量比较

在此,我们总结了一系列有关 aVOR 和 tVOR 的研究。最初,我们的研究目标是了解在自然光照条件下,健康受试者在运动过程中发生的平移和旋转特性,以及这些特性与视觉需求的关系。随后,我们又研究了神经系统疾病患者[主要为可能导致跌倒的疾病,如进行性核上性麻痹(progressive supranuclear palsy,PSP)和小脑共济失调]的 VORs。

研究 VORs 的方法在其他文献资料上有详细记录,在此简要总结。该试验是在普通环境光线下进行,目的是为了获得自然的视觉线索,如运动视差和相对大小。出于安全考虑,试验过程中需要一名检查人员在平台上指导保护受试者。在紧急情况下,检查人员可以启动紧急制动开关。在我们的研究中,受试者和患者坐在电动平面座椅上(6DOF2000E,美国 Moog 公司生产)(图3.2),该电动平面座椅能以 6°的角度在一定范围(+20°,+20cm)进行自由旋转和平移,其旋转加速度峰值为 400°/s²,线性加速度峰值为 5m/s²(0.5g)。试验中使用安全带固定保护受试者的身体,并用一个合适的滑板头盔固定保护受试者的头部。对座椅移动引起的头部运动进行检测。

利用两个主要的视觉目标,在自然环境光线下,比较 tVOR 的特性(垂荡 VS 垂荡-横摆组合),两个目标如下所述:①一个激光点投射到距离约为 2m 的墙上(远距目标),嘱受试者双眼观看;②在受试者左眼前面 17cm 处悬挂一直径为

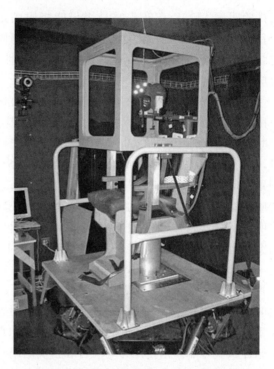

图3.2 用于测试的 Moog 平台照片

上方附加的立方体装置中有电磁线圈,当受试者佩戴巩膜电磁线圈时,可以测量眼球 3D 旋转角度。头盔的作用是固定受试者的头部及头上的反射器,通过受试者的面部可以检测头部旋转和平移。

1cm 的反光球(近距目标),嘱受试者双眼观看。所有 20 名健康受试者,包括高龄受试者,在不矫正屈光的情况下,都能轻松地看到这些视觉刺激。

为了确定聚散度角和观察距离的相对重要性,分别在距离受试者 2m、40cm、17cm 处放置视靶,让受试者先用双眼直接观察目标,然后在受试者的右眼前放置一个 15 或 10 屈光度的三棱镜。通过这种方法,双眼可在一个距离上对每一种视觉刺激用两个不同的角度进行观察。为了明确自然环境光线下的 tVOR 行为是否能通过平稳跟踪来解释,嘱受试者跟着一个移动的视觉刺激转动眼球,这个视觉刺激是 110cm 处网格屏幕上的中心点,以水平 25.6°和垂直 18.6°的角度移动。视觉刺激呈正弦轨迹,在垂直平面上,以 2.0Hz 的频率(峰值速度为 70°/s)+5.6°移动,或以 2.0Hz 的频率(峰值速度为 35°/s)+2.8°移动。

之前的研究表明,tVOR 并不能使视线固定于视靶上,但为了解释 VORs 的理想特性,我们首先以 0.2Hz 的频率(一般振幅为+5.6cm)进行

三个回合的垂直平移,停顿数秒后,以 0.2Hz 的频率(一般振幅为 +6.0°)进行三个回合的水平旋转。本试验在 0.2Hz 的频率刺激下进行,其原因是这一频率下眼球可通过平滑跟踪将视线持续固定在视靶上。

利用电磁线圈追踪技术检测 3D 眼球旋转,通过红外反射系统(动态捕捉撷取系统,洛杉矶,美国加州)检测座椅和受试者头部的线性平移和旋转运动。通过眼旋转速度/头旋转速度计算 aVOR 的增益。我们可运用两种方法检测 tVOR 的特性。首先,通过眼旋转速度(°/s)/头平移加速度(m/s^2)(输出/输入)计算 tVOR 的反应性。需要注意的是,aVOR 增益没有单位,tVOR 的反应性单位为°s/m。然后,通过计算眼球旋转速度和将视靶(远或近)固定在视网膜中央凹所需的眼球旋转速度之比,得到 tVOR 的代偿增益。tVOR 的代偿增益可将 tVOR 实际的反应性与理想的反应性(1.0)联系起来,并认为 tVOR 的主要作用是稳定注视视靶的视线。同时我们检测了 aVOR 的代偿增益。由此,我们通过研究验证了 aVOR 的代偿增益约等于 1.0 而 tVOR 的代偿增益不等于 1.0 的假设。

健康受试者 VORs 的研究

我们研究了 20 名健康受试者,年龄为 27—72 岁(中位数为 55 岁);其中女性 8 名。他们的代表性反应如图 3.3 A、B 所示,20 名受试者的结果汇总如图 3.4 所示。正如几何学研究所预测的那样(图 3.1B),tVOR 的反应性(眼速度/头部加速度)从远距离观察到近距离观察有明显的增加(中位数增加了 8.7 倍)(图 3.4A)。虽然相对于计算出来的理想反应性(即目标视线稳定在中心凹时)而言,实际反应值较低。但是,当我们计算代偿性增益时(图 3.4B),远距目标的中位数为 0.59,近距目标的中位数为 0.6。在自然环境光线下测试水平旋转和垂直平移,发现这些值与之前的研究大致相同。而单纯垂荡,垂荡-横摆(combined heave-yaw versus during simple heave)组合的代偿增益增加较少。这些研究结论显示,tVOR 并不能将近距视像固定在视网膜中央凹上。在提出替代假设之前,我们想明确是哪些视觉因素决定了 tVOR 的行为。首先,我们希望明确会聚角度和视距是否发挥决定性作用。6 名受试者用双眼观察三个不同距离的视靶,通过直接观察或在一

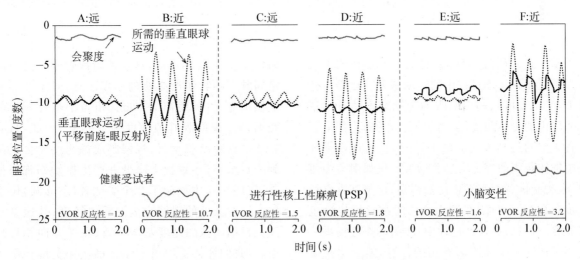

图 3.3 正常人(A,B)、PSP 患者(C,D)和小脑共济失调患者(E,F)的代表性记录

在每个面板底部以°s/m 表示 tVOR 的反应性(Resp)。除了会聚(灰线)外,个别轨迹已被错开,以提高显示的清晰度。正值表示向下和发散运动。注意:相比于远距视物(2m),正常人的 tVOR(垂直眼球旋转)在近距视物(17cm)时增加,但仍低于将目标视像(虚线)稳定在视网膜中央凹(视线)所需的眼球转动。PSP 患者在近距视物时缺乏会聚能力,tVOR 没有增加。小脑共济失调患者在近距视物时具有会聚能力,但 tVOR 的反应性没有显著提高。上述试验中所需的眼球转动是通过测量头部运动计算出来的。

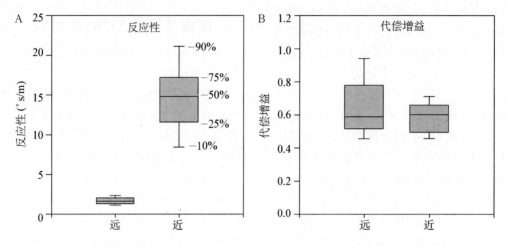

图 3.4 在三种主要观察条件下,总结概括了 20 名正常受试者 tVOR 反应性(A)和 tVOR 代偿增益(B)。数据以百分比值在箱形图中阐明

注意:虽然 tVOR 的反应性从远距到近距视物有了显著的提高,但是其代偿增益变化不大。

只眼前放置三棱镜(以诱导会聚)的方式观察。结果发现,在自然环境光线下,tVOR 的反应性由视距决定,而与会聚度无关。接着,我们研究了视觉跟踪如平稳跟踪在头部平移过程中对整体反应性的影响。同预期一样,我们发现大型视觉显示器以 2.0Hz 的频率垂直移动的平稳跟踪具有小增益和大相移(一般为 60°),这是 tVOR 的 3 倍。因此可见,视觉运动信息可决定 tVOR 的特性,而与平稳跟踪无关。

基于这一研究成果,我们提出 tVOR 的形成是为了优化在运动过程中的运动视差。在静止情况下,受试者可以利用双眼的视觉线索估计出视觉环境中的物体距离;然而,当受试者的头部沿着垂直于空间运动方向的轴平移时,其估计视觉环境中物体距离的能力会显著增加。正如引言中所说,人类受试者垂直平移比较明显,这与其直立行走步态有关。同样,在摆头动作时视觉反应性也较显著。可见,在运动过程中,转头动作可提供一些关于运动中物体距离有用的信息,然后提交给视觉系统,视觉系统对物体的运动图像进行处理。因为当图像运动速度低于 5°/s 时,人的视力敏锐度会得到优化,所以在较低的图像运动速度下,其视觉判断也会得到优化。因此,我们推测大脑会最大限度地减少所关注的近距物体和背景的图像运动,其中可能包含更远处的运动路径附近的物体。

通过对 20 名正常受试者头部平移的测量,可以计算出在一定距离范围内观察目标时的视网膜成像峰值速度。然后,将峰值速度曲线乘以(1−代偿增益)来估计实际的视网膜图像峰值速度。对于健康受试者,其代偿增益接近 0.6,峰值速度曲线见图 3.5。为了验证上述计算,我们直接测量了 3 名受试者在观看位于 17cm、40cm 或 200cm 的目标时的视网膜成像峰值速度,试验数据在图 3.5 的坐标中标绘。同时,在图 3.5 中绘制了一条对应于 5°/s 的虚线,这是清晰地看到具有较高空间频率的物像所必要的。需注意,对于 0.6 的代偿增益,目标距离＞90cm(相当于步行一步的距离)时,视网膜峰值速度则＜5°/s。因此,只有在非常近距离观察时,视网膜成像速度才会提高到一定水平,导致视力降低并产生振动幻视。另外,在图 3.5 中绘制了 3 个受试者(空心圆)位于 200cm 背景处的视网膜成像峰值速度;其速度与固定目标图像的速度基本一致(虽然方向相反)。最后,我们评估了如果 tVOR 确实完美地补偿了 3 个固定距离下视物的头部平移(补偿增益＝1.0),背景图像会发生怎样的运动。很明显,在近距视物时,背景图像运动速度(倒三角形)会超过 50°/s。鉴于这些因素,我们假设最小化近距离和远距离物体的视网膜图像运动可能有助于检测运动视差信号,而运动视差对于检测环境中的相对距离十分重要。假设该理论成立,那么人类 tVOR

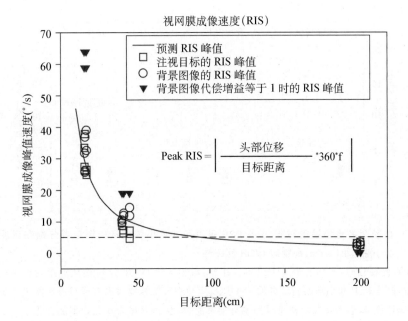

图 3.5 比较三个受试者视网膜成像峰值速度(RIS)随目标距离变化的几何预测值,并将其与所测得的 RIS 作比较

　　三个受试者头部垂直运动的平均位移为+1.5cm,平均代偿增益为 0.6,代偿增益由函数曲线相应地缩放了 0.4 倍。坐标中显示三个受试者在单纯垂直运动和与垂直-水平组合运动时,在每个目标距离所测得的固定目标 RIS 值。40cm 距离处观察目标时,由于代偿增益值较大,所测得的 RIS 峰值低于预测值,其余距离所测得的 RIS 值基本一致。空心圆表示 200cm 处背景图像的 RIS 值;虽然背景图像的运动方向与目标图像运动方向相反,但幅度相近。倒三角形表示当 tVOR 代偿增益=1.0 时,背景图像的 RIS 值;这在近距观察目标时显著增加。水平虚线对应的是 5°的 RIS,高于此速度,高空间频率的视力将会下降。

　　将代偿增益维持在 0.6 左右不是为了将目标固定在视网膜中央凹,而是为了优化运动过程中的运动视差。并且这个值也与优化函数的预测一致。优化函数用于明确近距目标和远距背景的图像运动,有助于检测两幅图像的相对运动,从而估计它们的相对距离。这也解释了为什么 tVOR(20~25ms)的潜伏期长于 aVOR(<15ms)。可见,相比于 aVOR 将运动视差最小化,tVOR 将两组或以上的图像运动视差(对应于多个深度平面)最小化不需要严格的反应性调节。

导致跌倒的神经系统疾病患者的 VORs 异常

　　在明确了正常受试者的 tVOR 反应范围后,我们就能进一步对神经系统疾病患者的 VORs 进行研究。我们的目标是识别经常跌倒患者的异常 tVOR。本研究选择了两种通常会导致行走困难的神经系统疾病:小脑共济失调和 PSP(进行性核上性麻痹)。

　　众所周知,小脑共济失调患者的 aVOR 表现并不一致,有时可能正常。先前有研究通过沿耳间轴的短暂平移对小脑共济失调患者的 tVOR 进行测试,结果发现患者在近距视物时无法增加其反应性。我们的研究中对 8 名患有不同小脑疾病的患者进行正弦垂直刺激,发现了类似的结果,其特异反应性结果见图 3.3E、F,各组结果汇总见图 3.6。虽然患者在近距视物时可以会聚,但是他们的 tVOR 反应性仅有小幅度增加。

　　PSP 是一种类帕金森疾病,以频繁跌倒、垂直扫视麻痹和吞咽困难为特征。即使在疾病晚期,转动患者头部仍然可以诱发眼动,这表明其 aVOR 相对保留。因此,这里似乎存在悖论:PSP 患者表现出明显的姿势不稳,提示疾病早期存在前庭脊髓反射异常,而部分 VOR 即使在疾病晚期仍存在。PSP 患者的会聚能力受损。我们对 9 名

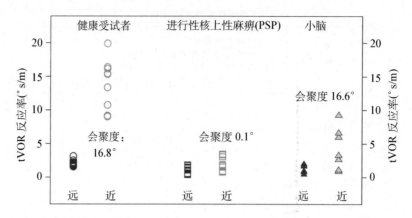

图 3.6　比较 9 名老年健康对照、9 名 PSP 患者和 8 名小脑共济失调患者分别在远距（200 cm）和近距（17cm）视物时 tVOR 反应性

在近距视物时，平均会聚度被设定。注意：对照组的 tVOR 反应性从远距到近距视物显著提高，但是 PSP 和小脑疾病患者的 tVOR 反应性在近距视物时没有或只有小幅度增加。对照组与小脑疾病患者在近距视物时均具有会聚能力，但 PSP 患者缺乏会聚能力。

PSP 患者的反应性进行了检测，并与 9 名年龄匹配的健康受试者进行比较。PSP 患者在近距视物时不能增加 tVOR 反应性。特异反应性的结果如图 3.3 C,D 所示，各组数据汇总见图 3.6。PSP 患者的眼球无法会聚，被认为是在近距视物时不能增加 tVOR 反应性的原因。然而，我们对健康受试者的研究显示，会聚度并不是近距视物时影响 tVOR 反应性的关键因素，而视距相对而言更重要。确切地说，PSP 患者无法将他们的视线聚焦在近距目标上可能与中脑受累相关，而且这种功能损害影响 tVOR 和会聚能力。研究表明，前庭诱发肌源性电位（vestibular-evoked myogenic potentials，VEMPs）在 PSP 患者中的反应性降低。结合 PSP 患者 tVOR 反应性降低，我们考虑其频发跌倒主要是中枢性耳石通路受损所致。垂直扫视、会聚和 tVOR 联合缺陷引发了一种假说，即 PSP 的这些缺陷反映了一种新进化的神经系统的参与，该神经系统与直立行走的人类的凝视转移的协调有关。

一方面，小脑疾病患者在近距离视物时可以会聚，但 tVOR 反应性并不增加；另一方面，PSP 患者在近距离视物时既不能会聚，也不能增加 tVOR 反应性。可见，脑干和小脑不同部位可能有助于为不同的视物距离调整适当的 tVOR。同时，小脑共济失调和 PSP 患者可能导致运动视差受损，从而导致运动过程中的物体定位困难，这在

一定程度上部分解释了这些患者跌倒的原因。我们的研究只在一个平面上使用简单的正弦刺激进行平移和旋转，目的是模拟头部运动。如果使用一系列不同频率和瞬时刺激进行更系统的研究，可能会进一步阐明 VORs 在正常活动中的作用。

小结

临床医师常规检查 aVOR，这些试验均基于头部旋转时眼球固定在目标上。以这种方式，图像在视网膜上的运动被最小化，并且视觉敏锐度被优化。相比而言，由于 tVOR 在床旁检查相对困难，且其视觉目的也不太清楚，临床医师很少检查 tVOR。我们总结的各类证据表明，tVOR 在线性头部运动（平移）过程中不会产生眼动使眼睛固定在目标上。相反，tVOR 的属性更适合于减少近距离和远距离目标的图像滑移，以利用目标环境中的视觉线索来辅助导航。异常的 aVOR 和 tVOR 可独立发生，也可与外周或中枢性前庭疾病合并出现。尚需要新的临床试验对 tVOR 进行进一步研究。

致谢

本研究由美国国立卫生研究院（NIH）、研究与发展办公室、医学研究服务部、退伍军人事务部、NASA/NSBRI NA00208 和 Evenor Armington 基金资助，项目编号：EY06717。

参 考 文 献

[1] (No authors listed)(1952). Living without a balancing mechanism. N Eng J Med,246,458-60.

[2] Grossman GE, Leigh RJ, Abel LA, Lanska DJ, Thurston SE(1988). Frequency and velocity of rotational head perturbations during locomotion. Exp Brain Res,70,470-76.

[3] Pozzo T,Berthoz A,Lefort L(1990). Head stabilization during various locomotor tasks inhumans. I. Normal subjects. Exp Brain Res,82,97-106.

[4] Maas EF, Huebner WP, Seidman SH, Leigh RJ (1989). Behavior of human horizontal vestibulo-ocular reflex in response to high-acceleration stimuli. Brain Res,499,153-6.

[5] Massaad F,Lejeune TM,Detrembleur C(2007). The up and down bobbing of human walking:a compromise between muscle work and efficiency. J Physiol, 582,789-99.

[6] Halmagyi GM,Curthoys,IS(1988). A clinical sign of canal paresis. Arch Neurol,45,737-39.

[7] Liao K,Walker MF,Joshi A,Reschke M,Leigh RJ (2008). Vestibulo-ocular responses to vertical translation in normal human subjects. Exp Brain Res, 185,553-62.

[8] Zee DS(1978). Ophthalmoscopy in examination of patients with vestibular disorders. Ann Neurol,3, 373-4.

[9] Cheng R,Walker MF(2011). Dynamic visual acuity during head translation. Soc Neurosci Abstr,700.

[10] Ramat S,Zee DS(2002). Translational VOR responses to abrupt interaural accelerations in normal humans. Ann N Y Acad Sci,956,551-4.

[11] Viirre E,Tweed D,Milner,K,Vilis,T(1986). A reexamination of the gain of the vestibuloocular reflex. J Neurophysiol,56,439-50.

[12] Ramat S,Zee,DS(2003). Ocular motor responses to abrupt interaural head translation in normal humans. J Neurophysiol,90,887-902.

[13] Ramat S,Straumann D,Zee DS(2005). The interaural translational VOR: suppression, enhancement and cognitive control. J Neurophysiol,94,2391-402.

[14] Howard IP,Rogers BJ (2002). Depth from motion parallax. In Howard IP,Rogers BJ (Eds) Seeing in Depth,volume 2,pp. 411-43. Toronto:I. Porteus.

[15] Demer JL, Amjadi F(1993). Dynamic visual acuity of normal subjects during vertical optotype and head motion. Invest Ophthalmol Vis Sci,34,1894-1906.

[16] Schwarz U, Miles FA(1991). Ocular responses to translation and their dependence on viewing distance. I. Motion of the observer. J Neurophysiol,66, 851-64.

[17] Carpenter RHS(1991). The visual origins of ocular motility. In Cronly-Dillon JR(Ed)Vision and Visual Function. Vol 8. Eye Movements,pp. 1-10. London: Macmillan Press.

[18] Leigh RJ, Zee DS(2006). The Neurology of Eye Movements (Book/DVD). Fourth Edition. New York:Oxford University Press.

[19] Wiest G,Tian JR,Baloh RW,Crane BT,Demer JL (2001). Otolith function in cerebellar ataxia due to mutations in the calcium channel gene CACNA1A. Brain,124,2407-16.

[20] Steele JC,Richardson JC,Olszewski J(1964). Progressive supranuclear palsy. A heterogeneous degeneration involving the brain stem,basal ganglia and cerebellum with vertical gaze and pseudobulbar palsy,nuchal dystonia and dementia. Arch Neurol,10, 333-59.

[21] Litvan I(2005). Progressive supranuclear palsy. In Litvan I(Ed)Atypical Parkinsonian Disorders. Clinical and Research Aspects,pp. 287-308. Totowa,NJ: Humana Press.

[22] Das VE,Leigh RJ(2000). Visual-vestibular interaction in progressive supranuclear palsy. Vision Res, 40,2077-81.

[23] Liao K,Wagner J,Joshi A,et al. (2008). Why do patients with PSP fall? Evidence for abnormal otolith responses. Neurology,70,802-9.

[24] Bronstein AM, Gresty MA (1988). Short latency compensatory eye movement responses to transient linear head acceleration:a specific function of the otolith-ocular reflex. Exp Brain Res,71,406-10.

[25] Israël I,Berthoz A(1989). Contribution of the otoliths to the calculation of linear displacement. J Neurophysiol,62,247-63.

[26] Paige GD(1989). The influence of target distance on eye movement responses during vertical linear motion. Exp Brain Res,77,585-93.

[27] Busettini C,Miles FA,Schwarz U,Carl JR(1994). Human ocular responses to translation of the ob-

server and of the scene: dependence on viewing distance. Exp Brain Res, 100, 484-94.

[28] Gianna CC, Gresty MA, Bronstein AM(2000). The human linear vestibulo-ocular reflex to transient accelerations: visual modulation of suppression and enhancement. J Vestib. Res, 10, 227-38.

[29] Paige GD, Telford L, Seidman SH, Barnes GR (1998). Human vestibuloocular reflex and its interactions with vision and fixation distance during linear and angular head movement. J Neurophysiol, 80, 2391-404.

[30] Tian JR, Mokuno E, Demer JL(2006). Vestibulo-ocular reflex to transient surge translation: complex geometric response ablated by normal aging. J Neurophysiol, 95, 2042-54.

[31] Crane BT, Demer JL(1997). Human gaze stabilization during natural activities: translation, rotation, magnification, and target distance effects. J Neurophysiol, 78, 2129-44.

[32] Moore ST, Hirasaki E, Cohen B, Raphan T(1999). Effect of viewing distance on the generation of vertical eye movements during locomotion. Exp Brain Res, 129, 347-61.

[33] Angelaki DE(2004). Eyes on target: what neurons must do for the vestibuloocular reflex during linear motion. J Neurophysiol, 92, 20-35.

第 4 章

姿势控制与前庭脊髓系统

原文作者:John H. J. Allum and Mark G. Carpenter
DOI:10.1093/med/9780199608997.003.0004
中文翻译:李康之　冯慧敏　**审校**:常丽英　**终审**:金占国

引言

前庭信息与本体感觉信息的依存性

众所周知,动物与人类腿部的本体感觉传入如何通过将肌肉牵引信息传递到腰部运动神经元来促进肌肉收缩反应。然而,对于前庭信息在此过程中发挥的作用我们知之甚少。虽然前庭脊髓束和网状脊髓束可以直接激活运动神经元,但是它们与运动神经元之间还存在广泛的间接通路。来自不同半规管和耳石器的传入信号经前庭脊髓束和网状脊髓束传递至脊髓运动神经元,进而引起颈部肌肉收缩,但不引起四肢肌肉反应,这些前庭信息来源于在冠状平面与矢状平面上缓慢和快速的倾斜、垂直加速度和平移。尽管有证据表明前庭脊髓束通过支配近端和远端肌肉活动来调节躯体平衡,但是在确定前庭脊髓束信息传入在通过肌肉收缩调控躯体姿势平衡中的独特作用之前,必须要解决许多分析问题。例如,与眼反射不同,在脊髓运动信号中并不能单独检测前庭传入信号的强度。其他感官信息,尤其是本体感受信号,在维持躯体平衡方面比在控制眼球运动方面发挥了更重要的作用。此外,这些本体感觉信息并不能像视觉传入信息一样可以被"屏蔽"。如果当本体感觉信息的一个信号来源(如踝关节)缺失时,其他信号来源(如膝关节或臀部)会代偿性增强,并变得更具"影响力"。因此,无论有无视觉信息传入,针对姿势平衡控制的研究都应该考虑前庭与本体感觉信息的相关性和依存性。

另一个需要关注的问题是,相较于前庭-眼反射(vestibulo-ocular reflexes,VORs),前庭-脊髓反射(vestibulospinal reflexes,VSRs)源于不同的前庭Ⅰ级神经元,并沿着不同的脑干传导通路到达脊髓中间神经元和运动神经元。因此,我们无法通过VORs反应的振幅预测前庭脊髓束在不同状态下(直立姿势、步态、从被打乱的平衡中恢复)对于姿势平衡控制的作用,也无法确定外周性前庭功能受损前庭代偿的时相。

躯体平衡的检查方法

躯体平衡调控分为静态平衡调控与动态平衡调控。静态平衡调控是指躯体在稳定的支撑面上通过克服重力维持直立姿势;动态平衡调控是指躯体通过克服外力的干扰(如动态姿势描记中支撑面的活动)或者随意运动产生的内力(预期姿势调控)的影响维持平衡状态。相似的分类方法同样适用于步态的平衡控制。

在既往研究中,通常应用两种技术评价静态平衡控制。其中,一种技术是通过压力板记录足部产生的力的大小。这种力是躯体在限制身体中心(centre of mass,CoM)移动的过程中产生的。假定躯体以倒摆锤样的形式运动,通过这些力的变化,我们可以估算出身体中心的移动。另一种技术则是通过在搭载穿戴式传感器的方式实现。通过传感器,我们可以定量分析躯体姿势摆动过程中整个身体中心或者身体各节段的实际位移。

穿戴式传感器还有一个额外的优点,我们可以借此评价步态中的平衡控制。为了测量平衡状态的复原,使用动态姿势描记系统从一个方向或多个方向干扰直立姿势。前庭信息传入在不同肌群平衡应答中的作用可以通过测试支撑面移动所致的姿势扰动实现。在测试过程中,程序化的移动支撑面,通过记录不同感觉状态下的肌肉反应及躯体运动来量化平衡控制。不同的感觉状态可以突出特定感觉信息对于姿势控制的贡献。例如,让受试者闭眼站立(屏蔽视觉信息传入),沿不同方向移动支撑面,或伺服控制支撑面以减小或增强踝关节本体感受信息传入。

在我们的研究中,我们通过穿戴式角速度传感器(安装在脊髓腰段 L_1-L_3 水平)记录人体在站立及步态任务期间躯干的摆动。这种传感器可量化双侧前庭受损(bilateral vestibular loss,BVL)的损害,并从追踪单侧前庭功能受损(unilateral vestibular loss,UVL)发病后前庭脊髓系统对于姿势控制的改善,并比较 UVL 站立和步态任务下姿势平衡的改善率。对于前庭功能受损的患者,我们建议应使用此类试验来量化评估患者在站立及步态任务期间步态偏离、平衡障碍和姿势稳定性的改变。

正如本章后续所述,穿戴式传感器为评估不同状态下(站立及步态任务期间)前庭功能受损对于姿势稳定性的影响提供了全面且具有临床指导意义的方法。而动态姿势描记可明确前庭功能受损对躯体节段运动和肌肉反应的影响,即前庭脊髓束系统如何调节肌肉反应维持躯体姿势。

前庭功能受损对姿势和步态控制的影响

单侧、双侧前庭功能受损如何影响姿势和步态的控制?

在静止状态下应用 Romberg 试验检测双侧前庭受损患者的平衡障碍的问题在于这些患者在睁眼状态下几乎均可以在坚实的地面上保持平衡,在某些情况下,闭眼集中注意力也可以保持平衡。为了更好地观察双侧前庭受损患者在平衡控制方面与健康受试者的差异,最好让患者闭眼站

在泡沫支撑面(图 4.1 和图 4.2)上。通常,在这种情况下患者会缓慢地向后摔倒,直到近乎跌倒时才意识到自身的平衡障碍(图 4.1C 轨迹中接近跌倒的标识),这是由于脚踝的本体感觉传入信号的有效性在泡沫支撑面较坚实支撑面差,尤其是在缺少视觉传入的情况下。正如 Weber 和 Cass 所报道那样,此试验对于评估前庭功能受损所致的平衡障碍具有较高的敏感性。尽管 Hegeman 等人的研究结果表明,在静止站立时前庭系统对于姿势稳定具有直接作用。但是在泡沫支撑面上的姿势不稳定性并不是 BVL 或 UVL 的特异表现,其他一些影响中枢神经系统(central nervous system,CNS)的疾病也会导致平衡障碍,在此试验中也可出现上述表现。在这些疾病中,脊髓小脑共济失调会影响到本体感觉信号和前庭信号在小脑的整合。此外,由于糖尿病患者本体感觉受损,糖尿病患者在泡沫支撑面闭眼站立时也会出现姿势不稳。如图 4.1 和图 4.2 所示,与健康者相比,BVL 患者和双下肢本体感觉缺失(proprioceptive loss,PL)的患者躯体中心摆动明显增加。为了建立 BVL 特异性诊断标准,应用其他测试将 BVL 与其他疾病相分开是非常必要的。例如,BVL 患者的姿势不稳仅出现在本体感受信息不可靠且缺少视觉传入信息时(闭眼站立于泡沫支持面上),而 PL 患者闭眼站立在坚实支撑面上,在侧倾和俯仰方向上会出现姿势不稳(图 4.1A、B 和图 4.2),这可能是由于他们的踝关节本体感觉信号缺失造成的。运用站立试验进行躯体平衡检查可区分前庭功能受损(vestibular loss,VL)、本体感觉缺失和健康者,其精确度 $>90\%$,再结合闭眼站立于泡沫支撑面上的躯体俯仰角和角速度权重则可区分 BVL 与健康者。这种检查方式凸显了 BVL 患者平衡病理学的独特性及 BVL 患者可以通过其他感觉信息(如踝关节本体感觉信息和视觉传入信息)进行代偿。

后续的章节中会详细描述如何使用旋转支撑面扰动平衡姿势,以此评估 BVL 患者站立时后方姿势平衡性。当支撑面是旋转支撑面时,BVL 患者会出现显著的姿势不稳,因为此时脚踝角度传入是"无效的"。泡沫支撑面试验显示,在这些状态下,姿势控制对前庭系统的高度依赖性。

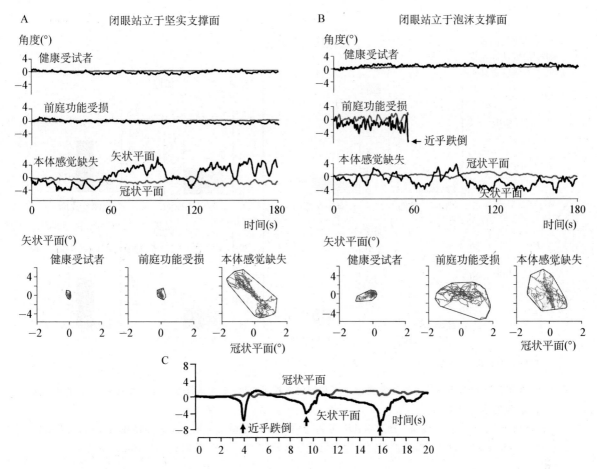

图 4.1　健康受试者、双侧前庭受损患者(BVL)和下肢本体感觉信号缺失患者(PL)闭眼站立于正常坚实平面(A)和泡沫支撑平面(B),出现骨盆倾斜和翻转摇摆

下面 A 图和 B 图中 3 个坐标图显示了同一受试者在冠状平面(X 轴)和矢状平面(Y 轴)角度的对比。C 图显示了 VL 患者在一段时间跨度范围内闭眼站立于泡沫支撑平面上的运动轨迹。数据引自 Horlings 等.

在步行试验中,BVL 患者也会出现姿势不稳。闭眼行走 3m 时,患者的俯仰运动较健康受试者更为显著;而在站立-步行试验中(从椅子上起立,并且行走 3m),患者的侧倾运动较健康人更为显著。

如图 4.3－图 4.5 所示,对于单侧前庭功能减退患者,虽然闭眼站立时患者的姿势不稳定性较健康人显著增加。但在其发病初期,患者在站立试验的姿势不稳定性小于双侧前庭受损患者,在步态试验中的姿势不稳定性大于双侧前庭受损患者。在步行过程中同时活动头部(头部上下旋转或左右旋转)或者闭眼时患者的姿势不稳定更加显著。

单侧前庭功能受损后姿势和步态恢复率的差异

BVL 的前庭代偿过程很难被追踪,因为临床上很少有患者会出现急性双侧前庭功能受损。通常情况下,一般先发生一侧前庭功能受损,之后再出现另一侧功能受损。因此,对于急性单侧前庭功能受损后功能恢复的研究可以为探讨其所涉及的前庭代偿过程提供一个非常好的模板。对于疑似前庭神经炎的 UVL 患者来说,在出现功能受损时、3 周后和 3 月后这三个时间节点对患者进行前庭功能评估是合理的。以下证据表明 3 周的时间间隔是合理的:此时患者姿势控制恢复正常、与代偿相关的生化改变已经完成、自发性眼震消失。第 3 个时间点(3 个月后),患者进行低加速度(低于 $100°/s^2$)旋转时,VOR 的对称性与增益已恢复正常。

如图 4.3 和图 4.4 所示,在前庭功能受损 3 周后,UVL 患者在双足站立试验(闭眼站立在泡

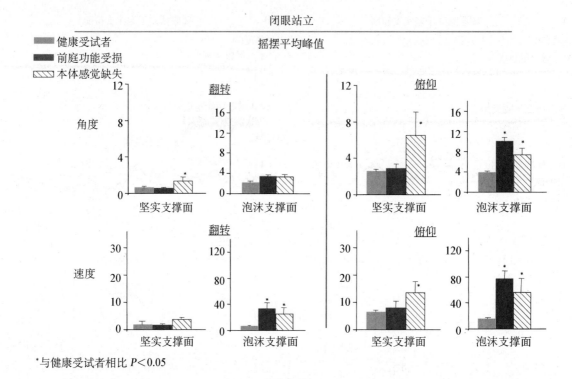

*与健康受试者相比 P<0.05

图 4.2 条形图描述了闭眼站立于固定支撑平面和泡沫支撑平面时,骨盆摇摆角度及矢状平面和冠状平面角速度的平均峰值

其纵轴表示平均值的标准误。通过对比 6 名 26 岁下肢本体感受传入缺失患者与健康对照组,以及对比 6 名 BVL 患者与健康对照组,发现两组之间存在统计学差异(P<0.05)。数据引自 Horlings 等.

沫支撑面)中的姿势稳定性迅速改善;在单足站立试验中,UVL 患者改善速度稍慢。具体来说,单足站立恢复稳定的时间需 3 个月以上;而对于简单的步行试验(如行走时转头或闭眼行走),躯体摇摆幅度在 3 个月即恢复正常。然而,对于更复杂的步行试验(如泡沫支撑平面上交叉步行走和上下楼梯)(见于图 4.5),躯体摇摆幅度在 3 个月内难以恢复正常。

图 4.3—图 4.5 所示的结果可得出很多结论。首先,对于单侧前庭功能减退,姿势控制的代偿快于步态的代偿。这表明,仅使用站立试验并不能准确地评估患者前庭功能受损后的代偿状态。其次,对于一些简单的步态任务,患者可以通过更缓慢的执行任务提高姿势稳定性,还可以通过增强对躯干的控制降低躯干摆动幅度。对比老年人与年轻人步态试验的结果,可以发现相似的代偿机制;最后,对于一些涉及姿势摆动控制及凝视稳定的步态任务,如交叉步行走或下楼梯,UVL 患者无法在 3 个月内将躯干摆动幅度控制

在正常范围内。与主要在矢状平面进行控制的简单任务姿势任务相比,这些复杂的步态任务表明躯干在冠状平面与矢状平面的控制具有不同的代偿速率。这些研究结果也表明:由于冠状和矢状平面生物力学的不同,中枢神经系统对于躯干侧倾及俯仰运动的调控也不同,尤其随着年龄增长,其差异性更加明显。

站立试验与步态试验不同的恢复速率是否与 VOR 功能的恢复速率相一致呢?虽然前庭脊髓通路与前庭眼动通路之间可能存在联系,但是在除前庭神经核水平以外,两者是截然不同的通路。此外,在凝视时前庭脊髓通路的功能缺陷需要通过增强前庭眼动通路的控制进行代偿,反之亦然。这表明可能存在两个同时进行但相互独立的代偿过程。例如,患者自发性眼震的强度和双腿姿势不稳的程度(见图 4.3 和图 4.4)在 3 周后都会有显著的好转,由此可见这两个代偿过程是相互关联的。此时,即使闭眼站立在泡沫支撑面上,患者的摇摆幅度<7°/s,大约与 UVL 急性期自发性眼

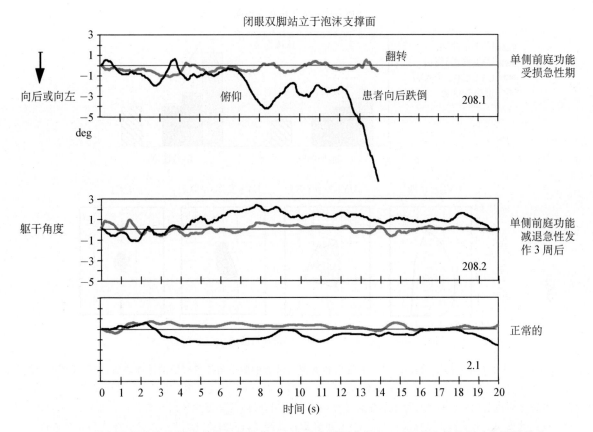

图 4.3　单侧外周前庭功能减退患者闭眼站立于泡沫支撑面背部(L1-3)翻转和俯仰运动的原始轨迹

最上面的轨迹记录了急性期(神经损伤 5d 之内),中间的轨迹为 3 周之后。这些轨迹均可与相同年龄与性别的健康者作比较。注意:8s 后几近向后摔倒,直到最后 13s 失去平衡控制,其他轨迹记录时间均持续 20s。数据引自 Allum 和 Adkin。

震的慢相角速度相当。自发性眼震的强度代表了 UVL 所致的双侧前庭神经传入的静态失衡,这种失衡增加了躯干摆动的幅度,也使检测与双腿姿势有关的微小摆动变得更加困难。

UVL 所致的静态失衡经代偿后,动态失衡在 VOR 中仍普遍存在,从而导致头部和躯体向患侧偏斜。由于诸多原因,很难将头部及躯体偏斜与 UVL 患者的步态不稳定性相互联系起来。尽管 UVL 患者在转椅试验中躯体摇摆的速度与 VOR 反射速度大致相等,但是对于 VOR 反射来说,不同平面的代偿速率不同,后半规管的代偿快于水平半规管。此外,与行走期间头部俯仰相比,行走期间水平转头的姿势不稳改善的速率更快,这与在后半规管平面代偿速率更快的结果相悖。这些发现之间的分歧表明,VOR 与前庭脊髓束系统的代偿速率可能不同。

VOR 与 VSR 的一个共同点是:相较于低频反应,高频反应的代偿欠佳。这表明,躯体(或头)动作更大、更快(可达到 100°/s)的步态试验,如上下楼梯试验(见图 4.5),可能导致残存前庭神经传入达到饱和状态,不足以进行精确地前庭脊髓反射控制。图 4.5 的结果表明,在发病 3 个月后,UVL 患者仍代偿不足。相似的,外科手术相关的 UVL 患者快速头动时的眼球运动在数月内仍不能代偿至正常状态。因此,需要在发病 3 个月后对 UVL 患者的前庭脊髓束系统进行检测,以了解其最终能否在复杂的步态运动中正常控制身体重心。

综上所述,外周前庭神经传入受损后,前庭脊髓束所调控的步态运动在冠状和矢状平面的恢复速率不同,并且与 VOR 反射的恢复速率也存在显著差异。

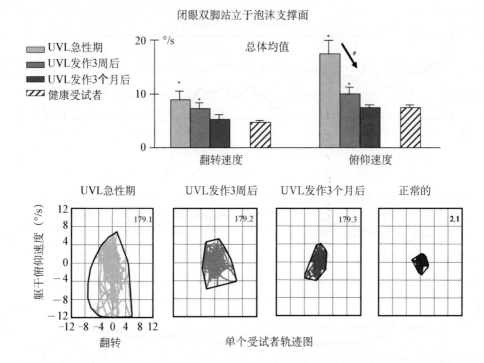

图 4.4 在闭眼站立泡沫支撑面试验中,UVL 急性期和健康受试者的躯干角速度峰值的总体均值(和平均值的标准误)

该平均值来自于 28 名 UVL 患者急性期,26 名患者发病第 3 周,20 名患者发病 3 个月。将这些患者与 100 名年龄和性别匹配的健康者进行比对。角速度峰值的显著差异用 * 来标记,时间的显著差异用 ♯ 来标记。注意:急性 UVL 患者发病第 1 周的速度大于对照组。坐标图显示了 UVL 患者翻转和俯仰速度的比对结果。数据引自 Allum 和 Adkin。

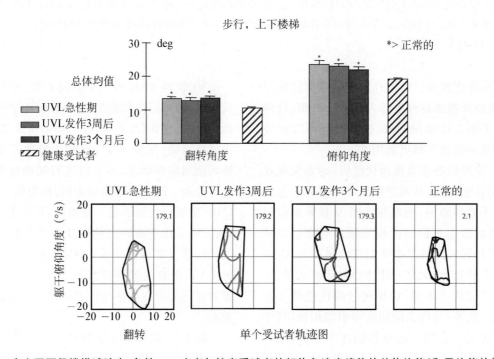

图 4.5 在上下两级楼梯试验中,急性 UVL 患者与健康受试者的躯体角速度峰值的总体均值(和平均值的标准误)

具体值见于图 4.4。注意:急性 UVL 患者发病 3 个月的角度偏差大于对照组。坐标图显示了 UVL 患者翻转和俯仰角度的比对结果(相同受试者见于图 4.4)。数据引自 Allum 和 Adkin 2003。

前庭系统对于平衡校正的指导作用

前庭功能受损后在冠状与矢状平面平衡校正的特性

前庭功能受损后,当身体重心受干扰向后倾斜和(或)翻转时会导致显著的姿势不稳。如图4.6与图4.7所示,让受试者站立在一个倾斜平面上,脚尖向上,随支撑平面的前后翻转,本质上身体是作为两个节段进行运动的。首先,腿部通过平台旋转而向后旋转,而躯干和骨盆一起略微向前旋转以抵消 COM 的向后位移。在倾斜面向后倾斜相同角度的情况下,相较于正常对照组,VL患者下肢向后旋转的幅度更大,并且随着躯体向后方移动所引起俯仰动作幅度的增加,躯体前屈的俯仰动作幅度也随之增加(见图 4.7)。躯干最终的向后倾斜会导致近乎跌倒。随着生物力学的改变,VL患者下肢肌肉(包括胫骨前肌和四头肌)活动减少,而这些肌肉活动是抵抗支撑面移动所致腿部向

后旋转所必需的。这与最初躯体屈肌活动(即腹肌)的增加,以及随后躯体伸肌活动(如椎旁肌;图4.7)增加有关。睁眼时,在最初的 400ms 两组受试者的反应差异很小。当存在视觉输入时,视觉传入信息所驱动的后续稳定动作可防止跌倒。

当支撑平面向左右倾斜时,一侧下肢抬高,对侧骨盆压低,由于关节耦合,躯体会向相反的方向进行倾斜。随着支撑平面的逐步倾斜,抬高的膝关节为了维持躯体稳定要进行快速屈曲,而另一侧下肢则快速伸展。与年龄相匹配的健康受试者相比,VL患者躯干与身体中心的下移更大(图4.8和图4.9)。这个过程中,以下三个潜在的生物力学因素会导致姿势不稳(图 4.8 至图 4.10):①抬高的膝关节屈曲程度不够;②另一侧压低的膝关节伸展程度不够(图 4.10);③抬高侧的躯体外斜肌反应过度使躯干呈外斜位,下压侧椎旁肌的拮抗作用使躯干向下翻转(图 4.9)。UVL患者的躯体肌群反应与 BVL 患者倾斜试验中的运动轨迹非常相似,即在第一次刺激时导致同侧躯

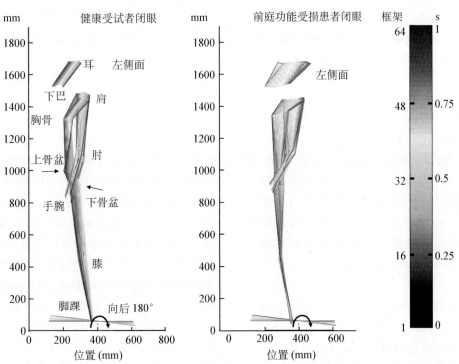

图 4.6　1名正常人和 1名 BVL 患者在支撑平面上闭眼站立并以 60°/s 的速度向后旋转 7.5°,观察两者的躯体运动方式

在 2 名受试者的身体上安装了 18 个红外运动检测装置,在旋转支架上安装了 3 个该装置,用于追踪运动模式。用颜色代码标记,1 秒 64 帧,蓝色帧为记录起始,红色帧为记录结束。平面翻转从第 6 帧开始,对 8 个相同刺激应答标记动作取平均值,然后将一个片段上的标记位置连接起来制图。注意:将 VL 患者的后移趋势与健康者的前倾动作进行比对。数据引自 Allum 等。

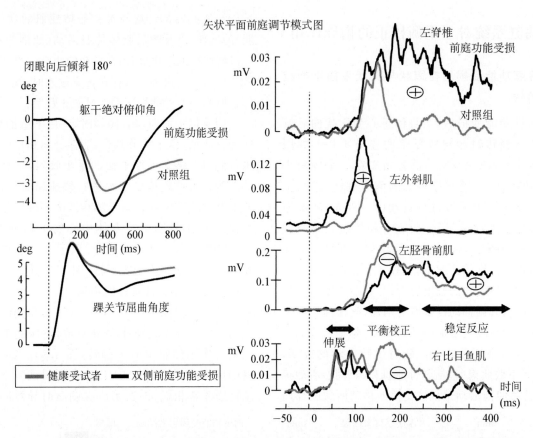

图 4.7 16 名健康者与 6 名 BVL 患者闭眼、脚尖向上站立于向后倾斜的支撑平面上,描记反应动作轨迹

　　其中,每个受试者的反应动作重复 8 次。在垂直虚线标记(即 0ms)处开始刺激(平面角速度的首次偏斜)。左图为 800ms 躯体俯仰角和踝关节背屈角的曲线图。注意:左图与图 4.6 的对应关系,躯干运动越大,其踝关节向后制动越容易失败。右图为 400ms 内一些下肢和躯干肌肉的反应,其总体反应差异被标记。注意:VL 患者的下肢肌肉振幅减小,而躯干肌肉反应增加。数据引自 Allum 等。

体过度运动,随即出现对侧躯体稳定性降低(图 4.9)。抬高侧下肢股四头肌过度运动会导致对侧膝关节屈曲障碍,从而拮抗膝关节的正常屈曲运动(图 4.9)。然而在有关上述姿势代偿相关文献中,并未报道膝关节屈曲活动减少的具体情况(见 Grüneberg 和 Allum2005 年未发表数据)。

　　有证据表明,在中枢神经系统中分别对翻转和俯仰干扰做出反应的部位并非位于同一脑区。在思考机体如何整合前庭信息和本体觉信息来校正翻转和俯仰运动以维持躯体平衡时,牢记这一点十分重要。通过比较图 4.7 与图 4.9 中的躯干运动轨迹可以发现,与俯仰运动相比较,外部刺激诱发的翻转运动仍为躯体应对支撑面倾斜干扰所产出的生物力学反应中的一部分,即使外部刺激混杂了翻转和俯仰运动。外部刺激所诱发的翻转

运动发生时间要早于俯仰运动,有些假设推测:在中枢神经系统平衡控制中心中,有关处理俯仰与翻转干扰的通路是相互独立的,最终对躯体在冠状平面与矢状平面的运动进行校正以维持躯体平衡。例如,只要有可靠的感觉信息,躯体首先会纠正翻转运动,因为翻转运动最先发生。然而实际上,躯体在矢状和冠状平面上的运动校正是在刺激后的 90~120ms 在身体不同节段同时发生的。因此,平衡控制中心可以在翻转运动产生后保持躯体在冠状平面的稳定,以利于躯体在不同阶段同时产生翻转和俯仰运动校正指令。然而,这也可能是 VL 患者在冠状平面的姿势不稳大于矢状平面的原因之一,但也有可能是因为平衡校正指令产生所需要的感觉信号涉及冠状平面与矢状平面上不同类型的处理。这些将在下面的章节进一步讨论。

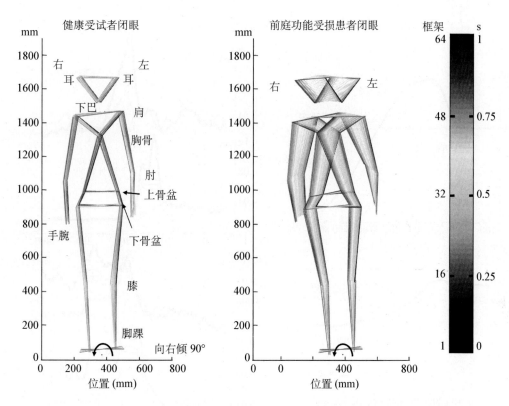

图 4.8　1 名 VL 患者和 1 名健康者闭眼站立于向右倾斜的支撑平面时部分躯体运动

详细数据见图 4.6。这些视图来自于受试者前方。注意:2 名受试者在倾斜试验前,胳膊与腿部的姿势相同,而 BVL 患者有向右摔倒趋势。数据引自 Allum 等。

前庭感觉信息的特征有助于平衡校正

为了明确那些最有可能为平衡校正提供感觉输入的信号,需要检测由踝关节、膝关节、臀部及骶腰关节产生的本体感受信号的时相和振幅,以及前庭系统可以感应到的头部在矢状平面和冠状平面上的加速度。对于探讨触发和调节矢状、冠状平面产生平衡校正信号所需的前庭信息及本体觉信息,此方法可以提供新的见解。关节旋转速度与跨越该关节肌肉的短潜伏期伸展反射活动存在显著的相关性,这意味着中枢平衡控制中心将从关节处接收本体感受信息,信息所传输的时间取决于Ⅰa 类神经纤维的传输速度。图 4.11 和图 4.12 分别展示了踝关节及躯体肌肉此类反应的示例。使用陀螺仪和线性加速度计算仪测量头加速度,得到头部垂直线性和头部翻转角加速度运动轨迹,从而获得前庭感觉系统的感知信息。如果本体感觉信息与前庭信息依次到达,并依次处理,这样的信号处理方式相比于并行处理而言,

缺失信号的替代(这里假设为前庭信号)可能会更容易。由此可知,需要信息进行并行处理的方向在前庭功能受损时是最不稳定的。

感觉信息的时相有助于导致冠状、矢状平面平衡校正

当直立姿势受到干扰时,以下问题需要思考:由干扰产生的感觉信息何时到达中枢神经系统;到达中枢神经系统的时间是否意味着感觉信息被顺序处理还是并行处理。

支撑平面的俯仰旋转以垂直线性加速度形式、延时 10ms 传递到头部(图 4.12)。在 6 种头部线性加速度与角加速度中,垂直线性加速度可以在俯仰运动的振幅及极性特性方面提供最佳的前庭感觉信息。相比之下,踝关节本体感觉信息传递至中枢神经系统的时间会更晚。从踝关节肌肉牵张反射起始,本体感觉信息到达中枢神经系统(假设信息经脊髓返回肌肉所需时间与到达 CNS 的时间相同)会延迟 46ms。躯干本体感觉

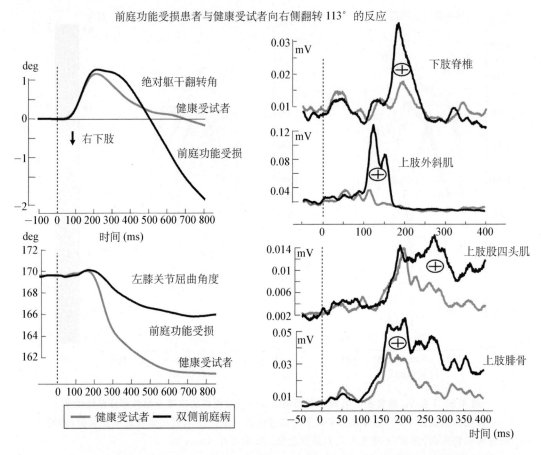

图 4.9　16 名健康者和 6 名 BVL 患者闭眼站立于向右倾斜(113°)的支撑平面上的躯体运动

　　其中,每个受试者的反应动作重复 8 次。在垂直虚线标记(即 0ms)处开始刺激(平面偏斜的初始角速度)。左图为 800ms 躯体俯仰角和踝关节背屈角的曲线图。注意:左图与图 4.8 的对应关系,躯干运动越大,其踝关节向后制动越容易失败。右图为 400ms 一些下肢和躯干肌肉的反应,其总体反应差异被标记。注意:VL 患者的下肢肌肉振幅减小,而躯体肌肉反应增加。数据来自 Grüneberg 和 Allum,2005 年未发表的研究。

信息比头部运动信息传递至中枢神经系统的时间更晚,因为躯干在约 50ms 后才开始向前或向后俯仰。根据感觉信息传导时间的差异特征,维持身体俯仰平衡过程中,中枢神经系统对感觉信息的处置方式可能是顺序进行的。

　　我们认为,在矢状平面上前庭信息与本体感觉信息是独立处理的。因此,VL 患者可通过本体感觉信息进行感觉替代以在矢状平面保持平稳。此类替代信息可能来自脊柱负荷感受器,该感受器可以记录支撑面在矢状位向上或向下的推力。一般情况下,前庭信息与本体感觉信息的传入时间存在相对较长的延迟,这表明,如果前庭信息缺失,躯体垂直加速度信息相关的替代信息更容易整合到踝关节的本体感觉信息中。然而,对于 VL 患者,即使使用本体感觉信号进行感觉替

代,患者的平衡调整能力依然不足(见图 4.7),在矢状平面的姿势控制依然很差。我们推测,VL患者倾向于增加踝关节信息传入的权重,但仍不足以完全弥补前庭信息缺失对平衡功能的影响。在缺少前庭抑制作用的情况下,需要减少躯体本体感觉信息的权重,否则中枢神经系统感受到的躯体运动要大于实际运动,并且会产生校正过度。这种情况所致的结果是躯体在相对于支撑面倾斜的方向偏转更大,而非直立位。也就是说 BVL 患者会像倒立的摆锤一样向后倾倒,而非屈曲髋关节。

　　本体感觉翻转信息几乎随前庭信息同时到达中枢神经系统,这是因为冠状平面干扰引起的头部运动较俯仰运动干扰相对延迟(对比图 4.11 和图 4.12 的轨迹图),头部翻转运动的加速度于

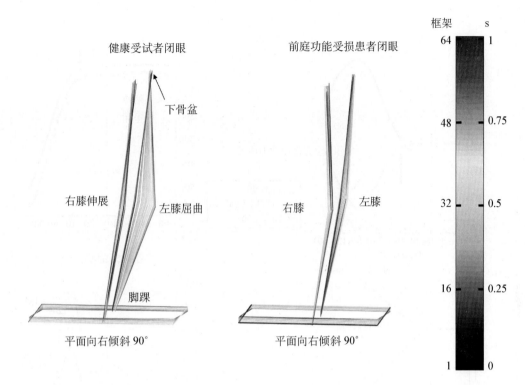

图 4.10　1 名健康者(左侧)与 1 名 BVL 患者闭眼站立于向右倾斜的支撑平面上的膝关节屈曲和伸展运动
视图数据分别来自于向前(8°)、向上(4°)和向右。注意:BVL 患者抬高膝关节的屈曲度和压低膝关节的伸展度均减少。同样,见图 4.9;详情见图 4.6。Data from Allum et al.

31ms 左右起始(见图 4.11),该信号为翻转干扰运动的振幅和极性等特性提供了最佳的前庭信息。同时,当一侧下肢抬高,一侧下肢压低,翻转倾斜信息会传递到骨盆,然后,骨盆随着下肢与躯体而发生倾斜,进而在 28ms 后引起臀中肌和椎旁肌发生伸展(见图 4.9 和图 4.11)。随后,腓骨肌也会发生伸展。相比于俯仰运动干扰,翻转运动干扰的本体感觉信息与前庭信息传入时间更短,仅为 3ms(见图 4.11);假设在翻转干扰时,中枢神经系统并行处理本体感觉信息和前庭信息进行翻转校正以维持平衡,那么这一微小差异可能导致在前庭功能受损的情况下 VL 患者前庭替代信息的来源相对受限。

在此基础上,当传入信息为整合信息时,翻转运动信息处理的方式才可被完全解释。基于本体感觉信号分布特性与翻转和俯仰刺激(踝关节俯仰,髋关节和腰骶关节翻转)的相关性,以及前庭对于翻转和俯仰运动时头部加速度反应的时相,对于前庭功能受损患者在矢状平面上的姿势不稳出现得更晚、程度更明显的可能的解释

是:在翻转和俯仰干扰运动时,感觉信息相互作用的时相不同。也就是说,对于翻转运动和俯仰运动,中枢神经系统平衡控制中心信息处理的方式可能不同。如果我们所记录的头部加速度表示前庭系统传递至平衡控制中心的信息,俯仰运动方向和振幅相关信息在刺激后 13ms 经前庭传入传至中枢神经系统,翻转信息则在 20ms 后到达(见图 4.1 和图 4.3)。如前所述,翻转运动姿势更加不稳的另一种解释是,尽管躯体对于翻转运动干扰比俯仰运动干扰的生物力学反应更早,但是机体同时对翻转运动与俯仰运动进行校正。所以在躯体恢复平衡之前会出现较大的身体翻转动作。

需要注意的是,我们对于前庭感觉系统对头部加速度感知的结论是基于在高采样率(1 kHz)下使用精密传感器直接记录的头部加速度的测量结果。基于低位置信号采样率($c. 100$ Hz)的头部位置信号,使用双微分对头部加速度进行解释时会受到低采样率和位置信号微分后的固有噪声的限制(如参见参考文献[50,51])。由于缺乏头部

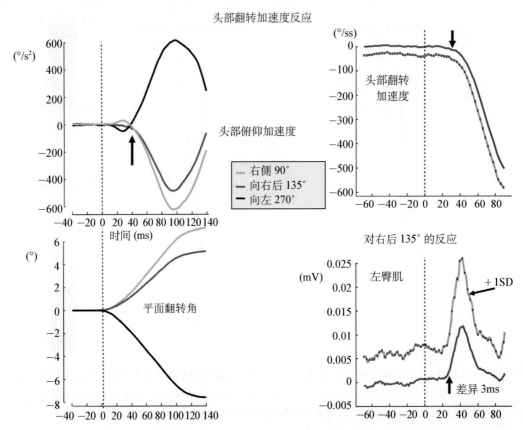

图 4.11 健康者静眼站立于倾斜支撑平面,向左(270°)、向右(90°)和向右后(135°,翻转和俯仰组合)的躯体运动

在垂直虚线标记(即 0ms)处开始刺激(平面偏斜的初始角速度)。右图为倾斜 135°的平均值和标准误,并与图 4.7 比对。135°方向产生臀中肌最大伸展反射反应,而对于平面翻转干扰,臀中肌反应是最大的伸展反射反应。头翻转加速度(用加速度计记录)的平均值(目测)被标记在轨迹上。而头翻转加速度的上升速度与头垂直线性加速度一致,并与支持平面翻转振幅相关。VL 患者为对照组的 1SD。注意:头翻转加速度上升速度低于图 4.7 所示的头垂直线性加速度,从而导致头翻转加速度与本体感受信息到达 CNS 基本一致,仅 3ms 差异。详情见图 4.7。数据引自 Allumd 等。

运动高频记录,早期关于维持矢状平面躯体姿势的研究集中于本体感受信息,而不是前庭信息。如图 4.11 和图 4.12 所示,在矢状支撑平面上直接测量头部加速度更加注重前庭信号传入,从而纠正了只能进行本体觉检测的弊端。

如图 4.13 所示,前庭信息的缺失将会导致躯体过度估计躯干需要倾斜的角度,低估以膝关节屈曲为主要形式的下肢运动幅度。正确预估躯干需要倾斜的角度对于维持躯体平衡至关重要。如图 4.13 所示,本体感觉信息是兴奋性的,前庭信息对下肢活动是兴奋性的,对躯干活动是抑制性的。当躯体对于干扰的幅度错误估计时,躯体在纠正倾斜方向上的反应及运动时膝关节不能完全

屈曲(或维持俯仰平衡时,踝关节的不完全制动)。研究表明,VL 猫动物模型在主动水平转头和支撑平面倾斜时也存在类似误判。此外,在翻转倾斜过程中,VOR 正常的脊髓小脑共济失调患者膝关节不能完全屈曲。后一种发现支持这样一种观点:躯体在冠状面姿势不稳的原因为感觉整合的缺陷而非感觉信息的缺失。

与动物实验的比较

将猫维持躯体平衡实验研究的方法应用于人时应该注意,猫是四肢站立,躯体和骨盆同时随支撑平面向倾斜方向旋转,而人的躯干和骨盆的移动方向相反。随年龄增长,人的躯干越来越僵硬,

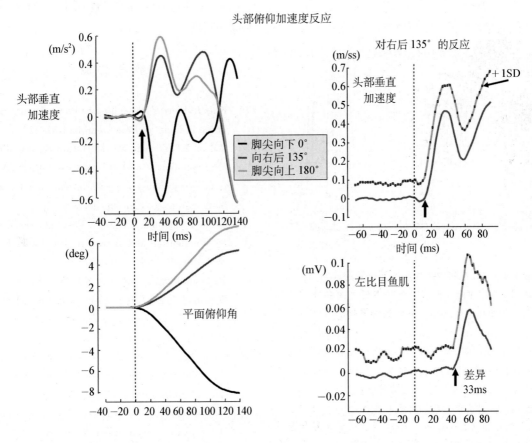

图 4.12　健康者在睁眼站立于倾斜支撑平面,脚尖向上(180°),脚尖向下(0°)和向右后(135°,翻转和俯仰组合)的躯体运动

　　支撑面倾斜差异如图所示。左图显示了 12 名健康者在这些方向的平均值,其中每个受试者的反应动作重复 8 次,在垂直虚线标记(即 0ms)处开始刺激(平面偏斜的初始角速度)。右图为倾斜 135° 的平均值和标准误,并与图 4.11 比对。这个方向产生的比目鱼肌拉伸反应略＜180°。而对于平面翻转干扰,比目鱼肌反应是最大的伸展反射反应。在 1024Hz 的频率下,将轨迹直接作为模拟信号进行采样。采样时间用圆圈在右侧轨迹图中标记。头垂直线性加速度(用加速度计记录)的平均值(目测)被标记在轨迹上。而头垂直线性加速度比头俯仰角加速度上升更快,并与支持平面翻转振幅相关。从 80~140ms 开始,不论受试者有无闭眼,VL 患者为对照组的 1SD。注意:踝关节本体感受信息到达 CNS 比头俯仰角加速度更快,差异为 33ms。数据引自 Allumd 等。

躯干才会随着骨盆向下移动。在缺乏相反证据的情况下,假设四肢脊椎动物的头部随着骨盆和躯体翻转,那么猫和人对同一倾斜刺激诱导的翻转加速度的方向不同(图 4.13)。然而,尽管猫和人的前庭脊髓束的极性相反,但抬高下肢的屈曲反应和压低下肢的伸展反应(见图 4.10)的作用相似。

　　大量实验研究了正常猫和前庭功能丧失猫对于支撑平面翻转倾斜的反应。通常认为,前庭脊髓束传入信息会引起明显的肌肉反应,即抬高的前肢和后肢屈曲,压低的肢体伸展。这些动物实验证实了慢性前庭功能丧失后肌肉活动不足。最

近,MacPherson 等的研究表明,上肢腿部肌肉对倾斜刺激的特征性反应为反应过度,并非是反应较弱。因此,他们认为四肢脊柱动物对倾斜刺激的反应是抬高肢体的主动伸展从而使动物整个躯体向下压低,来维持躯体平衡。如图 4.9 所示,膝关节肌群伸展属于过度反应;而图 4.10 则显示,人抬高的下肢进行屈曲反射和压低侧下肢进行伸展反应的发生率相对较少。如果感知到的倾斜小于实际倾斜只会产生适当的反应,则不会出现过度反应。如图 4.7 和图 4.9 所示,与腿部肌肉相比,人体躯干肌群的过度反应更为明显。

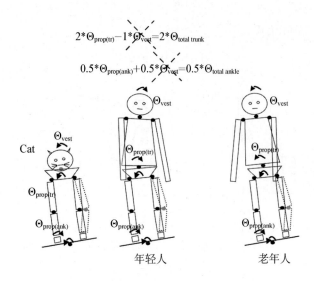

$$2*\Theta_{prop(tr)}-1*\Theta_{vest}=2*\Theta_{total\ trunk}$$

$$0.5*\Theta_{prop(ank)}+0.5*\Theta_{vest}=0.5*\Theta_{total\ ankle}$$

图 4.13　VL 患者对躯体和空间位置的误判

　　在倾斜支撑平面上,头部向倾斜相反方向翻转产生的前庭信号和躯体向倾斜相反方向翻转产生的本体感觉信号相整合得到了躯体倾斜信息。如上所述,假设下肢本体感觉信号以不同方式整合,VL 患者的前庭拮抗信号缺失,则其对下肢的兴奋性信号缺失。其他误判包括躯体翻转感觉信号比实际更大,踝关节翻转感觉信号更少。对俯仰运动的处理类似。猫的骨盆和躯体随着支撑平面倾斜,其头部向倾斜方向翻转。因此,前庭信号与躯体本体感觉信号具有不同的极性,并且本体感觉信号来自不同的肌肉。随年龄增长,人的躯体越来越僵硬,与猫的举止基本一致,或轻度向下旋转(如右图所示)。

　　综上所述,我们本章讨论了前庭脊髓束维持躯体平衡的两个方面。首先,对前庭功能丧失如何影响站立和步态进行了全面的临床研究;其次,探究了在不同方向扰动后躯体维持平衡过程中前庭输入对肌肉反应的贡献。文中的绘图显示了腿部生物力学反应不足导致对俯仰运动干扰反应不足,下肢拮抗肌反应增加导致对翻转运动的生物力学反应不足,以及前庭功能损害后躯体肌群过度反应,但仍需建模进一步研究肌肉反应与运动不稳定性的联系。未来我们需详细考虑前庭脊髓束反应的双重性,用来进行研究康复过程中肌肉的反应,并不断训练以弥补前庭受损患者跌倒的趋势。

致谢

　　该研究由瑞士国家研究基金资助,项目编号为 32/117950,资助对象为 J. H. J. Allum。M. G. Carpenter 的研究由加拿大自然科学和工程研究委员会资助。

参 考 文 献

[1]　Katz R,Pierrot-Deseilligny E(1999). Recurrent inhibition in humans. Prog Neurobiol,57,325-55.

[2]　Wilson VJ,Yoshida M(1969). Comparison of effects of stimulation of Dieters' nucleus and medial longitudinal fasciculus on neck,forelimb,and hindlimb motoneurons. J Neurophysiol,32,743-58.

[3]　Grillner S,Hongo T(1972). Vestibulo spinal effects on motoneurons and interneurons in the lumbosacral cord. Prog Brain Res,37,243-62.

[4]　Peterson BW,Fukushima K,Hirgi N,Schor RH,Wilson VJ(1980). Responses of vestibulospinal and recticulospinal neurons to sinusoidal vestibular stimulation. J Neurophysiol,43,1236-50.

[5]　Goldberg JM,Cullen KE(2011). Vestibular control of the head:possible functions of the vestibulocollic reflex. Exp Brain Res,210,331-45.

[6]　Wilson VJ,Schor RH(1999). The neural substrate of the vestibulo colic reflex. What needs to be learned. Exp Brain Res,129,483-93.

[7]　Pompeiano O(1984). Excitatory and inhibitory influences on the spinal cord during vestibular and neck reflexes. Acta Otolaryngol(Stockh)Suppl 406,5-9.

[8]　Anderson JH,Soechting JF,Terzuolo CA(1977). Dynamic relations between natural vestibular inputs and activity of forelimb extensor muscles in the decerebrate cat. I. motor output during sinusoidal linear accelerations. Brain Res,120,1-15.

[9]　Lacour M,Xerri C,Hugen M(1979). Compensation of postural reactions to fall in the vestibular neurectomized monkey. Role of remaining labyrinthic afferences. Exp Brain Res,37,563-50.

[10]　Inglis JT,Macpherson JM(1995). Bilateral labyrinthectomy in the cat:effects on the postural response to translation. J Neurophysiol,73,1181-91.

[11]　Allum JHJ and Honegger F(1998). Interactions between vestibular and proprioceptive signals in triggering and modulating human balance-correcting responses differ across muscles. Exp Brain Res,121,478-94.

[12]　Allum JHJ, Oude Nijhuis LB, Carpenter MG

(2008). Differences in coding provided by proprioceptive and vestibular sensory signals may contribute to alteral instability in vestibular loss subjects. Exp Brain Res,184,391-410.

[13] Carpenter MG, Allum JHJ, Honegger F (2001). Vestibular influences on human postural control in combination of pitch and roll planes reveal differences in spatio temporal processing. Exp Brain Res, 140,95-111.

[14] Bloem BR, Allum JHJ, Carpenter MG, Honegger F (2000). Is lower leg proprioception essential for triggering human balance corrections? Exp Brain Res,130,375-91.

[15] Bloem BR, Allum JHJ, Carpenter MG(2002). Triggering of balance corrections and compensatory strategies in a patient with total leg proprioceptive loss. Exp Brain Res,142,91-107.

[16] Allum JHJ, Shepard N(1999). An overview of the clinical use of dynamic posturograhy in the differential diagnosis of balance disorders. J Vest Res,9, 223-52.

[17] Nashner LM, Black FO, Wall C III(1982). Adaptation to altered support and visual conditions during stance in patients with vestibular deficits. J Neurosc,5,536-44.

[18] Nashner LM, Peters JF(1990). Dynamic posturography in the diagnosis and management of dizziness and balance disorders. Neurol Clin,8,331-49.

[19] Allum JHJ, Bloem BR, Carpenter MG, Honegger F (2001). Differential diagnosis of proprioceptive and vestibular deficits using dynamic support-surface posturography. Gait Posture,14,217-26.

[20] Allum JHJ, Carpenter MG(2005). A speedy solution for balance and gait analysis: angular velocity measured at the centre of mass. Curr Opin Neurol,18,15-21.

[21] Allum JHJ, Adkin AL (2003). Improvements in trunk sway observed for stance and gait tasks during recovery from an acute unilateral peripheral vestibular deficit. Audiol Neuro-Otol,8,286-302.

[22] Borello-France DF, Whitney SL, Herdman SJ, et al. (1994). Assessment of vestibular hypofunction. In Hardman SJ ed. Vestibular rehabilitation, pp. 247-86. Philadelphia,PA; FA Davis Co.

[23] O' Neill DE, Gill-Body KM, Krebs DE(1998). Posturography changes do not predict functional performance changes. Am J Otol,19,797-803.

[24] Hegeman J, Honegger F, Kupper M, Allum JHJ (2005). The balance control of bilateral vestibular loss subjects and its improvement with auditory prosthetic feedback. J Vest Res,15,1-9.

[25] Weber PC, Cass SP(1993). Clinical assessment of postural stability. Am J Otol,14(6),566-9.

[26] Horlings GC, Kueng UM, Honegger F, et al. (2008). Identifying deficits in balance control following vestibular or lower leg proprioceptive loss using posturographic analysis of stance tasks. Clin Neurophysiol,119,2338-346.

[27] Allum JHJ and Pfaltz CR(1985). Visual and vestibular contributions to pitch sway stabilization in the ankle muscles of normals and patients with bilateral peripheral vestibular deficits. Exp Brain Res,58,82-90.

[28] Fetter M, Diener HC, Dichgans J(1991). Recovery of postural control after an acute unilateral vestibular lesion in humans. J Vest Res,1,373-83.

[29] Lacour M, Barthemy J, Barel L, et al. (1997). Sensory strategies in human postural control before and after unilateral vestibular neurotomy. Exp Brain Res,115,301-10.

[30] Strupp M, Arbusow V, Maag KP, Gall C, Brandt T (1998). Vestibular exercises improve central vestibulospinal compensation after vestibular neuritis. Neurology,51,838-44.

[31] Li H, Godfrey DA, Rubin AM(1997). Quantitative autoradiography of 5-$[^3]$ 6-cyano-7-nitro-quinoxaline-2,3-dione and ($+$)-3-$[^3H]$dizocilpine maleate binding in rat vestibular nuclear complex after unilateral deafferentation, with comparison to cochlear nucleus. Neuroscience,77,473-84.

[32] Ryu JH(1993). Vestibular neuritis: an overview using a classical case. Acta Otolaryngol(Suppl),503, 25-30.

[33] Allum JHJ, Yamane M, Pfaltz CR (1988). Long-term modifications of vertical and horizontal vestibulo-ocular reflex dynamics in man. I. After acute unilateral peripheral vestibular paralysis. Acta Otolaryngol(Stockh),105,328-37.

[34] Allum JHJ, Ledin T(1999). Recovery of vestibulo-ocular function in subjects with acute peripheral vestibular loss. J Vest Res,9,135-44.

[35] Gill J, Allum JHJ, Carpenter MG, Held-Ziolkowska M, Honegger F, Pierchala K (2001). Trunk sway measures of postural stability during clinical balance

tests:effects of age. J Gerontol,56A,M438-M447.

[36] Goutier KTM, Janssen SL, Horlings CGC, Küng UM, Allum JHJ(2010). The influence of walking speed and gender on trunk sway for the healthy elderly and young. Age Aging,39,647-50.

[37] Grüneberg C, Duysens J, Honegger F, Allum JHJ (2005). Spatio-temporal separation of roll and pitch balance correcting commands in man. J Neurophysiol,94,3143-58.

[38] Allum JHJ, Carpenter MG, Bloem BR, Honegger F, Adkin AL(2002). Age-dependent variations in the directional sensitivity of balance corrections. J Physiol(Lond),542,643-63.

[39] Grüneberg C, Allum JHJ, Honegger F, Bloem BR (2004). The influence of artificially increased hip and trunk stiffness on balance control in the pitch and roll planes. Exp Brain Res,157,472-85.

[40] Curthoys IS and Halmagyi GM(1995). Vestibular compensation:a review of the oculomotor, neural, and clinical consequences of unilateral vestibular loss. J Vest Res,5,67-107.

[41] Halmagyi GM, Curthoys IS, Cremer PD, et al. (1990). The human horizontal vestibulo-ocular reflex in response to high acceleration stimuli before and after unilateral vestibular neurectomy. Exp Brain Res,81,479-90.

[42] Aw ST, Halmagyi GM, Haslwanter T, Curthoys IS, Yavor RA, Todd MJ(1996). Three dimensional vector analysis of the human vestibulo ocular reflex in response to high-acceleration head rotations II Responses in subjects with unilateral vestibular loss and selective semicircular canal occlusion. J Neurophysiol,76,4021-90.

[43] Allum JHJ, Honegger F, Schicks H(1993). Vestibular and proprioceptive modulation of postural synergies in normal subjects. J Vest Res,3,59-85.

[44] Keshner EA, Allum JHJ and Pfaltz CR(1987). Postural coactivation and adaptation in the sway stabilizing responses of normals and patients with bilateral vestibular deficit. Exp Brain Res,69,77-92.

[45] Carpenter MG, Allum JHJ, Honegger F(1999). Directional sensitivities of stretch reflexes and balance corrections for normal subjects in the roll and pitch planes. Exp Brain Res,129,93-113.

[46] Allum JHJ, Carpenter MG, Honegger F(2003). Directional aspects of balance corrections in man. IEEE Eng in Med Biol Mag,22,37-47.

[47] Diener HC, Horak FB, Nashner LM(1988). Influence of stimulus parameters on human postural responses. J Neurophysiol,59,1888-905.

[48] Dietz V(1998). Evidence for a load receptor contribution to the control of posture and locomotion. Neurosci Biobehav Rev,22,495-9.

[49] Peterka RJ, Loughlin PJ(2004). Dynamic regulation of sensorimotor integration in human postural control. J Neurophysiol,91,410-23.

[50] Forssberg H, Hirschfeld H(1994). Postural adjustments in sitting humans following external perturbations. Exp Brain Res,97,515-27.

[51] MacPherson JM, Everaert DG, Stapley PJ, Ting LH (2007). Bilateral vestibular loss in cats leads to active destabilization of balance during pitch and roll rotations of the support-surface. J Neurophysiol,97,4397-67.

[52] Runge CF, Shepert CL, Horak FB, Zajac FE(1998). Role of vestibular information in initiation of rapid postural responses. Exp Brain Res,122,403-12.

[53] Stapley PJ, Ting LH, Kuifu C, Everaert DG, MacPherson JM(2006). Bilateral vestibular loss leads to active destabilization of balance during voluntary head turns in the standing cat. J Neurophysiol,95,3783-97.

[54] Bakker M, Allum JH, Visser JE, et al. (2006). Postural responses to multidirectional stance perturbations in cerebellar ataxia. Exp Neurol,202(1),21-35.

[55] Lindsay KW, Roberts TD, Rosenberg JR (1976). Asymmetric tonic labyrinth reflexes in the decerebrate cat. J Physiol,261,583-601.

[56] Krutki P, Jankowska E, Edgley SA (2003). Are crossed actions of reticulospinal and vestibulospinal neurons on feline motoneurons mediated by the same or separate commissural neurons? J Neurosc,23,8041-50.

[57] Wilson VJ, Schor RH, Suzuki I, Parks BR(1986). Spatial organisation of neck and vestibular reflexes acting on the forelimbs of the decerebrate cat. J Neurophysiol,55,514-26.

第 5 章

前庭-自主神经系统

原文作者：Bill J. Yates, Ilan A. Kerman, Brian J. Jian and Timothy D. Wilson
DOI：10.1093/med/9780199608997.003.0005
中文翻译：张雅　邢玥　审校：刁明芳　张丽华　终审：常丽英

　　临床上，许多医师将"前庭-自主神经反应"与运动病画等号。虽然说运动病确实会出现面色苍白和出冷汗等自主神经系统功能紊乱的症状和体征，但过去 25 年的研究表明，前庭-自主神经反应的存在有助于机体在运动和姿势变化过程中维持平衡。这种维持稳态的前庭-自主神经反应系统是本章所要介绍的重点，尽管它们并不像运动病那样广为人知（见第 28 章），但这一系统功能障碍会产生临床症状。我们将特别讨论前庭系统在姿势改变期间对于调整体内血液分布的作用。前庭系统还参与改变运动期间呼吸肌的活动，以补偿重力负荷对肌肉的影响及空气流入和流出肺部产生的影响。虽然前庭-呼吸道和前庭-心血管反应有相似之处，但前者已在几篇文章中有详细阐述，这里不再讨论。

　　前庭在心血管调节方面的重要生理作用与某些姿势改变期间体内血液分布发生的显著变化有关。图 5.1 显示了意识清醒的猫在渐进式仰头倾斜期间出现后肢静脉回流减少。60°仰头倾斜导致股静脉血流量下降了约 70%（相对于动物俯卧位时），随着静脉收缩和骨骼肌泵血的发生进行补充，静脉回流量下降幅度逐渐变为仅 30%。Starling 心脏定律规定心输出量与静脉回流成正比：在体位姿势改变期间，为防止低血压，静脉回流的下降要求其他相应生理反应必须迅速发生。除心输出量外，全身动脉压的另一个主要决定因素是总外周阻力，或者说是由脉管系统提供的血流阻力。交感神经系统主要通过引起微动脉平滑肌收

缩来调节总外周阻力。图 5.1 的中图显示，在 60°仰头倾斜开始的 10s 内，后肢股动脉的血流量也减少了，并与后肢股静脉血流量的减少成比例。图 5.1 的下图显示了进出后肢的血流量是精确匹配的，因此肢体不会发生长期血液积聚。

　　血压降低刺激位于主动脉弓和颈动脉窦的压力感受器，引起压力感受器反射，增加心率、心肌收缩力和总外周阻力。但是，这种机制有两个不足之处：首先，引起压力感受器反射需要出现严重的低血压，而在血压发生显著变化之前就开始补偿姿势改变对心血管系统的影响，这是非常重要的。其次，压力感受器无法区分低血压是否为体位变化、低血容量或其他原因导致的结果，它只是揭示血压何时发生变化。控制交感神经系统活动的脑干通路通过整合前庭信号，可以在血压显著变化之前使外周血管收缩，也可以使位于心脏下方的身体部位中的血管收缩最大化，因为那里的静脉池是最大的。许多证据表明，前庭信号输入对于在姿势改变期间的心血管调节作用是必要的。

动物实验中由前庭刺激引起的心血管反应

前庭电刺激及温度刺激

　　早在一个世纪前，人们就认识到动物前庭感受器受刺激会引起交感神经系统兴奋和血压的变

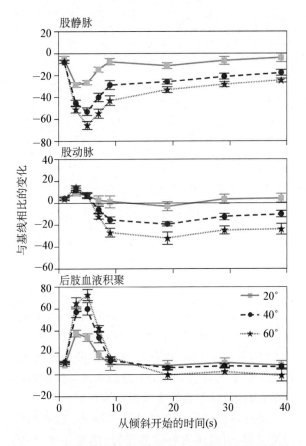

图 5.1 不同幅度的仰头倾斜对清醒猫的流进(后肢股动脉血流,中图)和流出(后肢股静脉血流,上图)后肢的平均血流量的影响

下图显示了在仰头倾斜期间,后肢发生的瞬时血液积累,通过将动脉血流与基线的百分比差异减去静脉血流与基线的百分比差异来确定。在仰头倾斜开始时,由于重力的影响,股静脉中的血流量急剧下降,但由于静脉收缩和骨骼肌泵血的作用而回升。由于血管收缩,股动脉流向后肢的血流量也同时减少,这种血管收缩的精确匹配平衡了静脉回流的减少,使得在约 10s 后,下半身没有额外的血液积累。数据引自参考文献[8]。

化。据报道,兔子迷路的温度刺激会引起血压下降;人为破坏前庭核则会消除这种反应,这表明它是因为刺激了迷路感受器而引起的。各种实验数据还证明,前庭传入的电刺激会引起交感神经系统兴奋及血压和外周血流量的变化(有关综述参见文献[14])。例如,图 5.2A 显示了通过对前庭神经进行一串短的(低频)电脉冲刺激而引发的肠系膜上神经和肾神经活动的变化,对比了血压正常时,与输注 α-受体激动药后引起外周血管收缩导致血压升高时的不同反应。当血压升高时,前

庭刺激引起的交感神经系统活动的变化被减弱或消除。通过血压升高刺激压力感受器,可选择性地使支配血管平滑肌的交感传出神经兴奋性降低,但并不能调节胃肠活动,也不具有其他功能。该观察结果表明,前庭传入的电刺激对与心血管调节相关的交感传出神经有非常强的作用。

前庭神经受电刺激后可以对交感传出神经的活动产生兴奋或抑制的双向作用,但是它一般是导致血压降低,如图 5.2B 所示。这可以通过以下观察部分地解释:由前庭电刺激引起的血流变化是模式化的,并且上半身和下半身之间不同;图 5.2B 显示迷路电脉冲刺激导致后肢血流增加,而与此同时前肢血流减少。前庭电刺激期间下半身血流量的增加是由于血管阻力的减少,而上半身的血管阻力是增加的,但下半身血管阻力减少的幅度远大于上半身血管阻力增加的幅度,这解释了前庭刺激期间血压下降的观察结果。

通过记录在面部、前肢和后肢中支配骨骼肌小动脉的交感传出纤维(肌肉缩血管神经纤维,muscle vasoconstrictor, MVC)的活性,可以证实:交感神经系统对前庭电刺激的反应在上半身和下半身之间不同。大多数后肢 MVC 纤维受到前庭传入神经电刺激表现为抑制,而前肢和面部 MVC 纤维则表现为早期、强烈的兴奋反应。交感传出神经的这种反应模式会引起后肢血流增加(因为血管平滑肌扩张)和前肢血流减少(因为血管平滑肌收缩),这是电脉冲作用于第Ⅷ对脑神经后观察到的现象。

选择性前庭刺激

选择性地激活前庭传入神经是确定迷路输入能否引起特定生理反应的有效措施。由于前庭电刺激是非生理性的,所以科研人员选择通过旋转动物头部来产生生理性前庭刺激。然而,因为头部在各个方向上运动时会同时产生多种刺激,可导致经上颈段背根、迷走神经和主动脉减压神经等神经的非迷路输入,导致呼吸和心血管系统发生相应改变。所以,在去大脑或麻醉的动物中选择性激活前庭传入神经的另一种方法是:在动物去神经后,将头部旋转到固定的位置,以消除由其他刺激引起的非迷路输入。去神经支配的方法包括:上颈段背根、迷走神经和主动脉减压神经的双

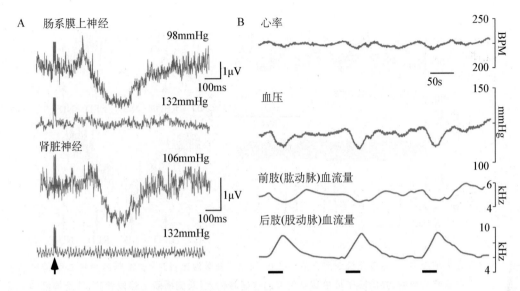

图 5.2　前庭传入神经受到电刺激后,心血管系统产生的反应

(A)研究前庭神经电刺激对猫交感神经活动的影响。在图片底部箭头所指的时间向前庭神经发放一串共五次电刺激,观察肠系膜上神经和肾神经对刺激呈现的平均反应;当血压接近正常时,以及当通过输注作用于外周的 α 受体激动药使血压升高时,获得数据。当血压高时,前庭刺激引发的交感神经反应减弱。(B)向前庭神经发放一串电刺激对心率、血压和到前肢(肱动脉)和后肢(股动脉)的血流量的影响:刺激产生的减压反应伴随着细微的心率变化;流向后肢的血流增加;流向前肢的血流减少。引自参考文献[23]。

侧横断,颈总动脉的结扎及使用钝性分离法和烧灼术使颈动脉窦去神经支配。图 5.3 显示了这种前庭刺激对去大脑猫的血压(图 5.3A)和交感神经系统活动(图 5.3B)的影响。50°的仰头倾斜(形成斜坡并保持)导致血压增加约 18mmHg;而耳向下倾斜血压几乎没有变化。在刺激的平台期后大约 1.4s 血压开始发生变化。颅内横断第Ⅷ对脑神经后,仰头倾斜的升压效应被消除,证实这种头部运动对血压的影响是由于迷路传入神经的激活而产生的。这些数据表明,仰头时的头部向上运动引起的前庭输入会迅速增加血压。然而,值得注意的是,实验动物的压力感受器已被去除神经支配,这可能导致对头部运动的心血管作用反应的夸大。

交感神经系统活动的变化可以通过相对较小的(10°~15°)头部运动产生的选择性前庭刺激引起。图 5.3B 说明了包含矢状平面和冠状平面的头倾斜对内脏神经(支配腹部脏器)活动的影响。上图中,头部沿顺时针方向旋转,移动顺序为先鼻尖向下,后右耳向下,再左耳向下,最后恢复鼻尖向下。下图中,头部沿逆时针方向旋转。在两种刺激期间,当仰头倾斜时,神经活动最强;而当头部向下倾斜时,神经活动最弱;耳向下倾斜对内脏神经活动几乎没有影响。当以不同频率进行旋转时,响应的增益保持相对恒定,并且响应与头部的位置而非刺激速度同相。这些反应动力学类似于耳石传入神经。因此,从内脏神经记录的前庭交感反应的特性来看,支持前庭系统参与补偿由身体仰头旋转引起的心血管调节的假设。

前庭系统病变后姿势改变期间体内血液分布调整缺陷

用于确定前庭系统是否有助于心血管调节的另一种方法,是通过比较去除前庭输入前后,改变姿势对体内血压和血液分布的影响。20 世纪 70 年代,Doba 和 Reis 首次使用这种方法,他比较了第Ⅷ对脑神经横断前后,麻醉猫仰头倾斜时的血压。据报道,在 60°仰头倾斜期间,前庭完整的猫血压保持稳定,但在去除迷路输入后的头部运动期间,血压下降约 50mmHg。随后用清醒猫重复该实验,该猫被装上仪器进行血压的遥测记录。与

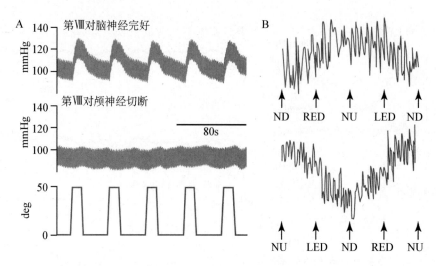

图 5.3　在去大脑猫中,心血管系统对经前庭传入的"自然"刺激做出反应,这种刺激是由去除神经后的头部旋转产生的,并消除了可由运动引起的非迷路输入(双侧横断上颈段背根、迷走神经和主动脉减压神经,颈总动脉的结扎及使用钝性分离法和烧灼术使颈动脉窦去神经支配)

　　(A)第Ⅷ对脑神经横断前后,由 50°仰头倾斜引起的血压变化。前庭输入引起仰头旋转期间血压增加约 30mmHg。(B)通过 15°"摇摆"头部[包括左右旋转(roll 平面)和俯仰(pitch 平面)]产生的交感神经(内脏神经)活动的变化。上图为顺时针摆动头部,头部开始的姿势为鼻尖朝下(nose down,ND),然后右耳向下(right ear down,RED),再鼻尖向上(NU),再左耳向下(left ear down,LED)。下图示给予逆时针旋转刺激。当头部向上倾斜时,内脏神经活动最强;当头部向下倾斜时,内脏神经活动最弱;耳向下倾斜对内脏神经活动几乎没有影响。引自参考文献[25]。

Doba 和 Reis 的研究结果一致,在清醒的、前庭完整的动物仰头倾斜期间,血压保持稳定;去除迷路输入后,血压不稳定;并且,在仰头倾斜开始时血压会短暂地明显升高或降低。这种姿势相关的血压不稳定性在约 1 周后消退。双侧外周前庭病变后直立期间血压不稳定的现象已在清醒大鼠的实验中得到证实,其中心血管系统的重力应激反应由仰头倾斜运动、线性加速度运动、自由落体运动及离心运动等诱发。

　　在清醒动物的研究中,还进一步探索了姿势变化和前庭病变对各种血管床血流量的影响。双侧迷路切除术后,头部的基础血流量增加大约 40%,而前肢和后肢的基础血流量相对不变。如前所述,由于后肢血管阻力增加,在仰头倾斜期间后肢血流量通常明显减少(在 60°旋转期间减少>20%)。双侧迷路切除术后,后肢血管阻力增加的幅度减少,如图 5.4 不同颜色的实线所示。然而,仰头旋转时,前肢血流和血管阻力的变化不受前庭输入的影响,如图 5.4 中不同颜色的虚线所示。同样,双侧外周前庭病变也不影响姿势改变期间

头部血流量的调整,即前庭输入消除后并不会使 60°仰头旋转时流向头部的血液减少,经实验证实,当动物处于俯卧位时头部的基础血液量急剧增加。这些数据表明,对于调节血液在身体不同部位的分布中,前庭输入具有重要的影响,并且符合前庭电刺激实验所产生的结果,而且,前庭交感反应对身体不同器官的影响不同。

神经通路对前庭交感反应至关重要

前庭神经核

　　前庭神经核复合体在哺乳动物中体积很大,从延髓下部延伸到脑桥的中部区域。毁损研究已经探索了前庭核复合体的特定区域是否介导前庭交感神经反应。局限于前庭神经内侧核及下核尾部的化学或电损伤消除了由前庭神经电刺激产生的交感神经系统活动的变化。此外,大鼠、兔和猫的解剖学研究表明,前庭核的尾部区域与参与控制自主神经功能的脑干区域相连,包括孤束核(nucleus tractus solitarius,NTS),延髓头端腹外

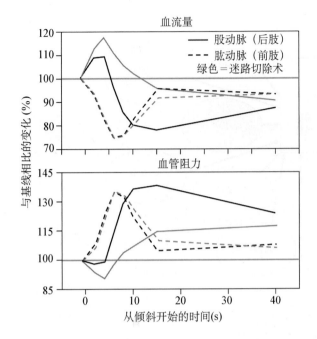

图 5.4　在清醒猫 60°仰头倾斜期间,去除双侧前庭输入后,对前肢(虚线)和后肢(实线)血流量(上图)及血管阻力(下图)的影响

黑线表示前庭输入完整时的反应,而绿线表示横断双侧第Ⅷ对脑神经后第 1 周的反应。去除迷路输入减弱了后肢血管阻力的增加和后肢血流量的下降,这通常发生在大幅度的仰头倾斜期间。然而,前肢血管对仰头倾斜实验的反应不受前庭病变的影响。引自参考文献[35]。

侧区(rostral ventrolateral medulla,RVLM),以及延髓尾部网状结构的外侧区域(其为 RVLM 提供输入)。尾部前庭核中的神经元还含有咪唑乙酸-核苷酸(一种参与血压调节的假定神经递质)。这些发现表明前庭核复合体的尾部参与交感神经反应的调节。

前庭核复合体的尾部区域接受来自耳石器官和半规管的大量信息输入。除此之外,大多数尾侧前庭神经核神经元的活动也受到来自前肢、后肢的肌肉和皮肤传入神经的刺激及内脏神经刺激的调节。将经逆向转运的示踪剂注入尾部前庭核之后,显示该区域接受来自神经系统的几个区域的直接输入,包括脊髓灰质、舌下神经前置核、脑桥延髓网状结构、下橄榄核、外侧网状核、延髓中缝核、脊髓和主要三叉神经核及面神经核,这些区域主要处理非迷路输入信息。注射经神经传递的病毒示踪剂后发现,尾部前庭核还接受来自孤束核、薄束核和楔束核的多突触输入。其他研究表

明,后小脑皮质(小叶Ⅸ～Ⅹ)和小脑顶端核也投射到尾侧前庭核。尾侧前庭核的输入总结在图 5.5 中。这些数据表明,尾部前庭核神经元对空间体位变化的反应可能是整合了来自前庭、本体感觉、皮肤和内脏输入的信息之后的结果。

延髓头端腹外侧区

延髓头端腹外侧区(RVLM)是位于延髓头端腹外侧表面的球状神经元纵柱,在控制血压方面起主导作用。RVLM 的刺激可以导致血压大幅增加,同时 RVLM 神经元的活性也可以被激活的压力感受器强有力地抑制。此外,破坏或抑制双侧 RVLM 会产生血压显著下降的现象,该现象类似于横切颈髓后的表现,并且还会消除压力感受器反射。

RVLM 在产生前庭交感反应中起关键作用。化学损伤双侧 RVLM 后,消除了由前庭传入神经刺激引起的交感神经活动的变化。此外,大约一半 RVLM 神经元的活动是通过垂直平面的中等幅度(≤10°)旋转来调节的。RVLM 神经元对垂直平面旋转反应的动态特性类似于交感神经和耳石传入神经。引起 RVLM 神经元活动最大调节的倾斜方向在细胞与细胞之间变化很大,一些细胞通过耳向下倾斜激活,而其他细胞对仰头旋转起反应。相反,交感神经活动通过矢状(俯仰)平面的旋转选择性地调节。这些发现表明,交感神经节前神经元对空间体位变化的反应并不是 RVLM 神经元活动的简单反应。相反,调节交感神经输出的脊髓神经元可能接收来自 RVLM 中多个细胞的汇聚输入,并且也许还接受其他有助于控制血管舒缩活动的脑干区域的输入。这些信号的整合产生了姿势改变期间个体的交感神经反应,该反应具有与单个延髓神经元反应不同的特性。

通过前庭神经的电刺激抑制了支配下肢血管的交感传出神经,这导致血流的区域性增加,如图 5.2B 所示。相反,支配上肢血管的交感传出神经对前庭电刺激的反应包括显著的兴奋,其诱导上身血流减少。因此,RVLM 神经元对前庭刺激的反应似乎会有所不同,这取决于细胞是投射到上胸髓节段(该脊髓节段在交感神经系统对上半身的影响中起作用),还是投射到下胸髓节段(该节

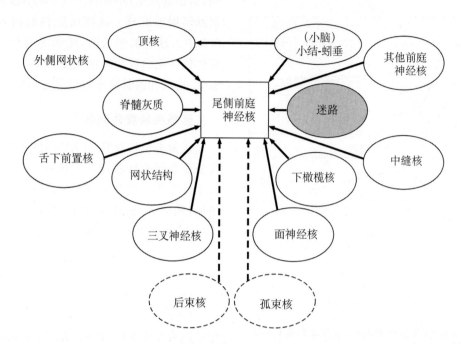

图 5.5　脑干和小脑的区域有纤维投射到前庭神经内侧核和下核的尾部（即尾部前庭核）
实线椭圆和线条表示直接输入,通过将逆向转运的示踪剂(霍乱毒素的 β 亚基)注射到雪貂的尾部前庭核而显示;虚线椭圆和线条表示间接输入,通过将跨突触的神经元示踪剂(伪狂犬病病毒)注射到雪貂的尾部前庭核而显示。脑干区域为尾部前庭核提供多种信息,包括迷路、本体感觉和视觉输入信息,这使得尾部前庭核可以接收反映身体空间位置的各种感觉信号。

段包含下半身交感神经节前神经元)。与此预期相反,大多数 RVLM 神经元受前庭刺激激发,尽管它们在脊髓中的投射水平不同。这些结果表明,RVLM 不仅仅是建立前庭-交感神经反应模式的原因。这种模式显然需要脊髓通路整合 RVLM 之外的脑干区域传递的迷路信号,这些信号可能来自延髓中缝核。解剖学研究表明,尾部延髓中缝核为调节血流的交感神经节前神经元提供输入。猫的 RVLM 和尾部延髓中缝核是唯一包含交感调节神经元的区域,这些神经元已被证明是形成参与心血管调节的交感传出神经的重要区域。此外,许多尾部延髓中缝神经元,包括与胸髓有投射联系的神经元,对前庭刺激反应强烈。需要进一步的实验来确定 RVLM 和尾部延髓中缝核在形成前庭交感神经反应模式中的相对作用。

脑干中间神经元

从前庭核复合体的尾部到 RVLM 存在直接

投射纤维,这可能介导了 RVLM 神经元对前庭传入神经电刺激的短潜伏期反应。然而,大多数 RVLM 神经元对前庭神经刺激的反应潜伏期超过 10ms,这表明前庭核和 RVLM 之间也存在多突触连接。尾部延髓网状结构的两个区域,外侧被盖区域和尾侧腹外侧区,包含可被 RVLM 内的刺激反向激活的神经元,对前庭神经刺激的反应比 RVLM 神经元的潜伏期短。消除脑干的这些区域也会减弱或消除前庭刺激对交感神经系统活动的影响,这表明它们参与产生前庭交感反应。然而,目前尚不清楚,迷路信号如何与非迷路输入整合,以及它们是如何在从尾部延髓网状结构的侧方区域到 RVLM 的过程中进行修改的。

总结

迷路输入有助于调节血压的最直接的中枢神经系统通路如图 5.6 中的红色所示。该最近通路包括从前庭核复合体的尾部到 RVLM 的投射连接,其是通过尾部延髓网状结构外侧部分的中间神经元进行了直接和间接投射。RVLM 中的延髓神经元又根据身体在空间中的位置,调节胸部和上腰部脊髓中交感神经节前神经元的活动。除

RVLM 之外的脑干区域,包括尾部延髓中缝核,也可能参与产生前庭交感反应;这些另外的通路由图 5.6 中的问号表示,因为它们目前尚属假说。

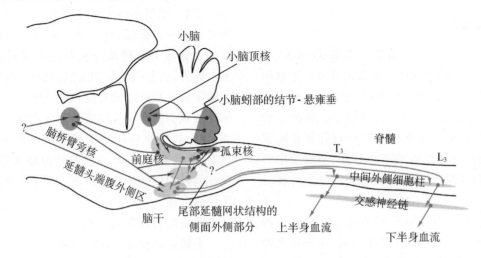

图 5.6　产生前庭交感神经反应的通路示意图(猫脑干和脊髓的矢状切面)

在产生这些反应中起主要作用的区域和连接用红色表示,调节这些反应的区域和连接用蓝色表示。内侧和下侧前庭核(vestibular nuclei,VN)的尾部区域介导前庭交感反应,其为延髓头端腹外侧区(RVLM)的延髓神经元提供直接输入信息,并通过尾部延髓网状结构的外侧部分(lateral portions of the caudal medullary reticular formation,LRF)传递间接输入信息。RVLM 在将前庭信号传递到中间外侧细胞柱(intermediolateral cell column,IML)中的交感神经节前神经元过程中起关键作用,该细胞柱横跨第 3 胸髓节段(T_3)到第 3 腰髓节段(L_3)。反过来,交感神经节前神经元为位于交感神经链中的交感神经节后细胞提供输入。前庭交感反应是模式化的,这从观察到前庭刺激在前肢和后肢血液中产生相反的变化就可以看出。尽管 RVLM 神经元在脊髓中的投射水平不同,但由于 RVLM 神经元对前庭刺激的反应相似,所以很有可能一些目前未被确定的脑干其他区域也参与了将前庭信号传递给交感神经节前神经元的过程。在清醒动物中,RVLM 神经元对前庭刺激的反应减弱,这表明该反应受到目前未被确定的更高级的脑区的调节。前庭神经元对心血管调节的下行影响也可以通过臂旁核(parabrachial nucleus,PBN)介导。尾侧小脑蚓部的结节-悬雍垂(nodulus-uvula,NU)区域的损伤也改变了前庭交感反应,该区域通过小脑顶核(fastigial nucleus,FN)中的连接直接和间接地影响尾部 VN 中神经元的活动。已有研究指出,NU 间接地影响孤束核中神经元的活动,可能是通过 PBN 或尾部 VN 的中继。这些连接可能参与了根据空间中的身体位置或行为背景来调节压力感受器反射的增益。

前庭-交感反应的调节

高级大脑中枢

最近的一项研究比较了 RVLM 神经元对清醒和去大脑猫在垂直平面全身旋转的反应。如前所述,大约 50% 的 RVLM 神经元对去大脑猫的中等幅度的垂直倾斜有反应。相反,在清醒动物中,<1% 的 RVLM 神经元的信号发射受到全身旋转的调节。这些数据表明,RVLM 神经元对空间体位的变化高度敏感,但是当神经系统完整时,它们对前庭输入的反应通常被高级中枢所抑制。这种抑制在生理学上是有益的,以避免前庭系统

在微小而不影响体内流体分布的运动期间做出强烈的响应。例如,头部位置偏差<5°就会使视力下降,除非前庭系统做出响应,即前庭-眼反射产生补偿性眼球运动。相比之下,<20°的运动不会影响身体的血液分布和血压,因此不需要调整交感神经活动。然而,去大脑猫15°仰头旋转就引起交感传出神经活动的强烈增加,这表明前庭系统对交感神经系统活动的影响在该反应链中被夸大了。需要进一步研究以确定抑制 RVLM 神经元对前庭刺激反应的神经系统区域的作用,可能涉及更高级的脑中枢。由于一些臂旁神经元将来自前脑的信号传递到调节血压的脑干区域,因此脑桥的臂旁核也可参与调节前庭交感反应的增益。

臂旁核另外接收前庭输入，这就提出了一种可能性，即该区域对前脑和迷路信号的整合对 RVLM 神经元的活动产生了复杂的调节影响。

后部小脑皮质

后部小脑皮质区域，特别是小结-悬雍垂（小叶 IX－X），参与调节血压。刺激结节会产生血压变化，通常是血压下降。此外，通过刺激这些小脑区域可改变 RVLM 神经元的放电率。麻醉后的压力感受器-去神经支配的猫的小脑后部皮质损伤改变了交感神经放电的节律特性，导致血压升高。据报道，小结-悬雍垂病变也会影响条件性心血管反应。

小结-悬雍垂中的浦肯野细胞投射到前庭神经内侧核和前庭神经下核尾部区域，介导自主神经反应。通过刺激悬雍垂引起的心血管反应也可以通过该区域与脑桥中的臂旁核的直接连接或间接通过顶端核引发。尽管如此，由于悬雍垂/小结与参与心血管调节的前庭核区域之间存在广泛联系，小脑的"自主区域"有可能参与调节前庭交感反射。

到目前为止，小脑蚓部下部在心血管调节中的作用尚不清楚。通过研究受该区域影响的其他反应，可能会对此区域有深入的了解。小结和悬雍垂的病变改变了前庭-眼反射的特征。一般来说，前庭小脑由绒球、小结和悬雍垂组成，它被认为与前庭-眼反射的适应性变化密切相关。这些发现提出了一种可能性，即小结-悬雍垂可能参与了前庭系统引起的心血管反应的适应性及可塑性的调节。

如前所述，双侧迷路切除术导致姿势改变期间血压不稳定，约一周后恢复正常。据推测，前庭病变后，姿势改变对代偿性心血管反应能力的恢复部分与中枢神经系统介导的前庭交感神经反应神经通路中用非迷路信号代替前庭输入的能力有关。如图 5.5 所示，前庭神经内侧核和下核尾部的神经元整合了各种非迷路信号输入，这些信息确定了身体在空间中的位置。例如，与肌肉拉伸相关的本体感觉输入，由内部器官移位引起的内脏输入，以及由体表的特定皮肤区域接触产生的体感信号，都提供了指示空间身体定向的线索。几个证据表明，尾部前庭核在内耳损伤后可用非

迷路信号替代前庭输入。位于前庭核复合体尾部的一些神经元在双侧迷路切除术后重新获得了对空间体位发生特定改变的反应能力。在双侧迷路切除术后，尾侧前庭神经元对躯体感觉和内脏刺激也变得更加敏感，这表明它们在去除前庭输入后的姿势相关反应部分依靠这些非迷路信号输入。此外，在双侧迷路切除的动物中，脊髓横切术消除了前庭核神经元对倾斜的反应。位于前庭核尾部的双侧病变导致在姿势改变期间调节血压功能障碍，其持续时间比双侧迷路切除术后要长。总之，这些数据显示，在去除迷路输入后，尾部前庭核的可塑性变化允许在该区域中用非迷路输入代替前庭输入，这至少在一定程度上有助于恢复体位改变时的血压调节能力。

小脑后部皮质的切除也减弱了心率和血压的调节能力，这种调节通常发生在清醒猫姿势变化期间。此外，具有后部小脑损伤的动物在随后去除前庭输入后会经历比小脑完整动物在双侧迷路切除术后更严重的直立性低血压。只有当病变累及小脑悬雍垂的背侧和腹侧区域时，才发现邻近小脑小结的病变对心血管调节无明显影响。小脑后部病变对心血管调节的影响与小脑促进神经通路中非迷路输入替代前庭输入这一观点是一致的，该神经通路介导内耳损伤后的前庭交感反应。然而，除了投射到前庭核外，小脑后部还与小脑后蚓部与脑桥中的臂旁核相连，而臂旁核又为调节血压的脑干区域包括 NTS 提供输入。据推测，小脑-臂旁-NTS 途径调节压力感受器反射的增益。最近的一项研究还表明，前庭病变后调节血压的能力恢复部分是由于 RVLM 神经元对于在姿势变化期间引起的压力感受器的输入的敏感性增加。需要进一步的实验来检验这种可能性，以及后部小脑皮质在失去迷路输入后调节压力感受器反射增益的作用。

孤束核（NTS）

NTS 接收压力感受器传入和其他内脏输入，并在产生压力感受器反射中起关键作用。此外，NTS 还接收来自前庭神经内侧核和前庭神经下核的尾侧部分的神经投射，这表明迷路输入影响了该区域的信号处理。在麻醉动物中，只有 20% 的 NTS 神经元对前庭神经电刺激有反应，其放电

与心动周期中的血压波动同步。从而得出结论，前庭核对 NTS 的投射在心血管调节中没有发挥明显的作用。这项研究的一个问题是，它没有考虑压力感受器输入较弱的 NTS 神经元，这些神经元的活动不受心脏相关的血压适度变化的调节。一种可能性是，前庭系统在可能影响血压的姿势变化期间增加这些细胞的兴奋性，从而使得它们对压力感受器输入的敏感性增加。如前所述，NTS 神经元似乎接收来自前庭小脑的信号，这些信号通过臂旁核传递；这条通路可能非常适合在压力感受器反应中提供姿势相关的自适应可塑性。因此，需要进一步的实验来确定从尾部前庭核和前庭小脑到 NTS 的连接的生理相关性。

其他区域

使用减毒伪狂犬病毒重组体进行逆行跨突触示踪的工作揭示了中枢躯体运动-交感神经回路的存在。这些脑通路由神经元组成，该神经元被称为躯体运动-交感神经元（somatomotor-sympathetic neurons，SMSNs），它们可以通过多突触调节躯体运动神经元和交感传出神经的活动。SMSNs 具有协调躯体运动和交感神经的激活或抑制的潜力，从而使体位变化时躯体处于恰当的位置。有趣的是，富含 SMSNs 的几个脑区域涉及需要整合运动和自主反应的各种反应。包括外侧下丘脑、内侧下丘脑和下丘脑室旁核，它们都与应激或逃避类型的反应有关。该回路中的其他突出节点包括延髓腹内侧区，一个复杂的整合区域，介导对疼痛和热刺激的运动和自主反应，以及腹外侧的导水管周围灰质，它介导对急性威胁的被动应对行为，以僵住和心动过速为特征。其他含有大量 SMSN 的区域包括蓝斑，Köllicker-Fuse 细胞核和 RVLM，所有这些区域都被证明与前庭系统相互作用。这些区域也可能有助于形成在各种情况下前庭诱发的反应。

总结

迷路输入调节血压的间接中枢神经系统连接在图 5.6 中显示。生理学研究表明，位于脑干嘴侧的神经元调节 RVLM 神经元对迷路输入的敏感性。这些影响可以是直接的或间接的，可能是通过脑桥臂旁核进行传递的。此外，部分前庭小脑参与心血管控制，可能通过增强非迷路输入对内耳损伤后血压调节的作用。NTS 接收来自前庭小脑的间接输入，通过臂旁核传递，可以参与根据身体在空间中的位置以及可能的行为背景来调节压力感受器反射的灵敏度。

前庭刺激对人类受试者的交感神经活动和血流的影响

大量实验证据表明，前庭系统参与了人体姿势改变期间的血压调节。在这些实验中，多种方法被用来刺激前庭系统，产生心率、血压和支配肌肉中血管的交感神经传出纤维（肌肉交感神经活动，muscle sympathetic nerve activity，MSNA）活动的变化。一些研究采用电刺激来激活前庭传入神经。正弦电流的前庭刺激被证明可以改变 MSNA，而 MSNA 部分与刺激的频率相关。用电流脉冲刺激内耳也会引起 MSNA 的瞬时增加。在维持血压稳定的条件下，电流前庭刺激也被证明可以产生改变心血管系统的反应。

激活耳石器官的各种不同的自然（运动）刺激也被证明会影响血压的调节。与动物研究不同，很多条件难以在人类身上进行对照，以证明运动刺激的效果是由前庭系统的激活所致。Essandoh 介绍了一种动作，称为头颈部屈曲（head-down neck flexion，HDNF），即让俯卧的受试者颈部延伸到检查床的末端，向下弯曲以刺激耳石器官。这种动作在前庭交感反应的研究中经常使用，因为它非常简单，并具有强大的刺激效果。Shortt 和 Ray 提供的证据表明，HDNF 增加了小腿肌肉组织中的血管阻力，与增强的 MSNA 相关。当仰卧或侧卧的受试者进行相同的头部运动时，MSNA 并没有发生改变。水平头部旋转也无法调节 MSNA。这些观察结果用来支持 HDNF 引起的交感神经活动变化是由于耳石器官的激活所致。此外，衰老减弱了交感神经系统对 HDNF 的反应，因为内耳毛细胞的丢失，以及随后发生的前庭功能减退。

有关 HDNF 的研究结果得到了以下证据的支持：在偏离垂直轴旋转（off-vertical axis rotation，OVAR）过程中对耳石器官的刺激也能调节人类的交感神经活动。另外，让受试者头部线性震荡或使头部短距离下降而产生的头部线性加速度改变了 MSNA、心率和血压。例如,图5.7显示了前向线性加速期间心率和血压的变化。一些迷路缺陷的受试者进行线性加速试验时,他们的心血管系统对加速度的反应与正常人不同。这些数据进一步证实了来自耳石器官的输入参与了人体的血压调节。

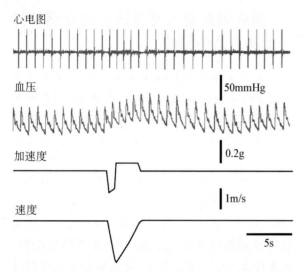

图5.7 头部固定于直立位置时向前线性加速期间心率和血压的变化

底部两条迹线分别显示刺激的加速度和刺激的速度。加速度引起心率和血压的短暂增加。引自参考文献[143]

在人体研究中,一些证据表明前庭交感反应是有固定模式的,正如前述动物实验中所观察到的。一项研究使用中度(−40mmHg)下肢负压并使用 HDNF 和头低颈伸展(head-down neck extension,HDNE,仰卧受试者的头部向下倾斜)的方法来刺激前庭感受器以纳入中心血容量的激发试验。该试验中的 HDNF 引起外周血管收缩并伴有代偿性脑动脉舒张,而 HDNE 不影响外周交感神经传出但会增加脑血管收缩。最近一项针对女性的研究也表明,在月经周期的某些阶段,上肢和下肢 MS-NA 对头部向下屈曲的反应不同;激素的变化尚未显示出会影响人类对其他刺激的反应模式。

前庭-自主神经系统:与临床医师的相关性

前庭系统功能障碍可能是由于内耳、第Ⅷ对脑神经或中枢神经系统中处理迷路信号的结构受

损所致。前庭系统可能发生血管和免疫损伤,但真正的孤立性中枢神经系统血管病变,以及迷路、第Ⅷ对脑神经或前庭核的双侧免疫攻击是罕见的。前庭神经鞘瘤等神经外科问题通常与前庭疾病的标志性症状头晕无关,患者很少出现头晕可能是由于肿瘤的惰性生长模式使中枢神经系统能够代偿。影响前庭系统的常见神经系统病变,如良性阵发性位置性眩晕(benign paroxysmal positional vertigo,BPPV)、梅尼埃病和前庭迷路炎常呈现急性,但会经历缓慢的慢性病理转变。症状通常在疾病发作时最严重,之后逐渐减轻。因此,前庭疾病患者通常不会诉说与血压调节相关的明显体征或症状,如直立不耐受。这并不奇怪,因为他们的问题通常是单侧的和(或)病情发展很缓慢足以发生代偿。例如,在一项回顾性研究中,56名患有外周前庭功能障碍(大多数患者为单侧和慢性)的患者中,发现神经心源性功能障碍的发生率为10.7%,但心血管反应异常和倾斜试验之间没有显著相关性。该研究的结论是,在温度试验异常和正常的患者中直立不耐受率没有差异。这些发现与动物研究期间收集的数据一致。如上所述,动物研究表明,姿势改变期间血压的波动仅在去除双侧前庭输入后第一周内普遍存在。

前庭传入神经的非生理性激活可引起生理学上适应不良的自主反应模式。例如,冷热刺激,视觉-前庭不匹配,以及前庭传入的电刺激均可导致恶心、呕吐、低血压、皮肤血管收缩或出汗等症状。仰头倾斜会触发前庭引起的下肢血液汇集减少并维持心输出量,与该具有生理意义的仰头倾斜相反,这种自主反应没有明确的适应性作用,并且它们的持续激活很可能被中枢神经系统解释为应激。大量文献指出,自主神经过度/异常激活、应激性自主反应与焦虑之间存在强烈的双向关系。这种关系被认为是由于持续激活应激或逃避反应,这种反应在直接危险时期起着重要的适应性作用,但当它被长期激活时,会产生有害的影响。由此产生的过度警觉和交感神经过度活跃导致焦虑和恐惧症的发展,而这些焦虑和恐惧症通常会泛化到非特异性触发因素。由交感神经过度激活引发的应激性内感受刺激因素在焦虑和恐惧反应中非常重要,通过过度换气、旋转或用吸管式呼吸的方式引起的内部感受器暴露可导致惊恐反应、

焦虑及易感人群对创伤记忆的再次体验。很可能在前庭损伤后的失代偿状态下,前庭传入的持续非生理性激活会引发自主反应,其充当内感受应激源并强化焦虑的出现。事实上,广场恐惧症和相关的焦虑症与前庭功能障碍密切相关,特别是在患有广场恐惧症的惊恐障碍患者中。这种关系可能是双向的,因为过度换气是惊恐障碍的常见表现,可能会对前庭功能产生负面影响。焦虑患者常表现出前庭功能检查异常,而已知平衡障碍的患者更容易出现焦虑。焦虑症患者最常表现为前庭-脊髓通路、前庭-眼通路或外周前庭功能障碍。此外,焦虑与偏头痛密切相关,并伴有头晕,这表明偏头痛焦虑性头晕(migraine anxiety dizziness,MARD)可能是一种独特的疾病而不仅是有随机相关性。虽然 MARD 的病理生理机制尚不明确,但 Furman 等研究表明,前庭神经内侧核和前庭神经下核的尾部在其中起着关键作用。由于这些区域都参与介导前庭交感神经相互作用(见前文),因此前庭交感功能障碍可能是 MARD 的病因之一。有趣的是,MARD 患者表现出视觉依赖性,可能是前庭功能障碍代偿性反应的一部分,因为去除视觉线索会损害前庭损伤动物的血压稳定性,这一临床观察表明 MARD 患者依赖视觉线索维持其心血管和自主神经功能,以防止偏头痛和焦虑的发展并保持姿势稳定。

鉴于这种复杂性,前庭功能障碍患者可以出现各种症状,主诉集中在心血管症状、头痛或平衡问题上。这些人通常由不同的医疗保健从业人员进行评估,包括初级保健医师、心脏病专家、耳鼻喉科医师、神经科医师和精神科医师。相关专业人员对这些系统的基本生理学和前庭功能障碍的潜在后果及自主神经变化和情绪改变的认识,对有效治疗这些疾病至关重要。

致谢

该研究由美国国立卫生研究院(NIH)(资金编号为 R01-DC00693,R01-DC03732 和 R00-MH081927)和脑与行为研究基金会(NARSAD)青年研究奖资助。

参 考 文 献

[1] Lackner JR,Dizio P(2006). Space motion sickness.

Exp Brain Res,175,377-99.

[2] Money KE(1970). Motion sickness. Physiol Rev,50,1-39.

[3] Yates BJ(2009). Motion Sickness. In Binder MD,Hirokawa N,Windhorst U(Eds) Encyclopedia of Neuroscience,pp. 2410-3. Heidelberg:Springer.

[4] Yates BJ,Wilson TD(2009). Vestibulo-autonomic responses. In Squire LR(Ed)Encyclopedia of Neuroscience,pp. 133-8. Oxford:Academic Press.

[5] Yates BJ,Bronstein AM(2005). The effects of vestibular system lesions on autonomic regulation:observations, mechanisms, and clinical implications. J Vestib Res,15,119-29.

[6] Yates BJ,Billig I,Cotter LA,Mori RL,Card JP(2002). Role of the vestibular system in regulating respiratory muscle activity during movement. Clin Exp Pharmacol Physiol,29,112-17.

[7] Balaban CD,Yates BJ(2004). Vestibulo-autonomic interactions:a teleologic perspective. In Highstein SM,Fay RR,Popper AN(Eds)Anatomy and Physiology of the Central and Peripheral Vestibular System,pp. 286-342. Heidelberg:Springer.

[8] Yavorcik KJ,Reighard DA,Misra SP,et al.(2009). Effects of postural changes and removal of vestibular inputs on blood flow to and from the hindlimb of conscious felines. Am J Physiol Regul Integr Comp Physiol,297,R1777-84.

[9] Starling EH(1918). The Linacre Lecture on the Law of the Heart. London:Longmans,Green.

[10] Hall JE(2011). Guyton and Hall Textbook of Medical Physiology(12th ed). Philadelphia, PA:Saunders.

[11] Rushmer RF(1976). Cardiovascular Dynamics(4th ed). Philadelphia,PA:Saunders.

[12] Spiegel EA(1946). Effect of labyrinthine reflexes on the vegetative nervous system. Arch Otolaryngol,44,61-72.

[13] Spiegel EA,Démétriades TD(1922). Der Einfluss des Vestibular-apparates auf das Gefässsystem. Pflügers Arch ges Physiol,196,185-8.

[14] Yates BJ(1992). Vestibular influences on the sympathetic nervous system. Brain Res Rev,17,51-9.

[15] Kerman IA,Yates BJ(1998). Regional and functional differences in the distribution of vestibulosympathetic reflexes. Am J Physiol Regul Integr Comp Physiol,275,R824-R35.

[16] Bahr R, Bartel B, Blumberg H, Janig W (1986). Functional characterization of preganglionic neurons projecting in the lumbar splanchnic nerves: vasoconstrictor neurons. J Autonom Nerv Syst, 15, 131-40.

[17] Bahr R, Blumberg H, Janig W (198). Do dichotomizing afferent fibers exist which supply visceral organs as well as somatic structures? A contribution to the problem or referred pain. Neurosci Lett, 24, 25-8.

[18] Janig W, McLachlan EM (1992). Characteristics of function-specific pathways in the sympathetic nervous system. Trends Neurosci, 15, 475-81.

[19] Ishikawa T, Miyazawa T (1980). Sympathetic responses evoked by vestibular stimulation and their interactions with somato-sympathetic reflexes. J Autonom Nerv Syst, 1, 243-54.

[20] Ishikawa T, Miyazawa T, Shimizu I, Tomita H (1979). Similarity between vestibulo-sympathetic response and supraspinal sympathetic reflex. Nihon Univ J Med, 21, 201-10.

[21] Tang PC, Gernandt BE (1969). Autonomic responses to vestibular stimulation. Exp Neurol, 24, 558-78.

[22] Uchino Y, Kudo N, Tsuda K, Iwamura Y (1970). Vestibular inhibition of sympathetic nerve activities. Brain Res, 22, 195-206.

[23] Kerman IA, Emanuel BA, Yates BJ (2000). Vestibular stimulation leads to distinct hemodynamic patterning. Am J Physiol Regul Integr Comp Physiol, 279, R118-25.

[24] Kerman IA, Yates BJ, McAllen RM (2000). Anatomic patterning in the expression of vestibulosympathetic reflexes. Am J Physiol Regul Integr Comp Physiol, 279, R109-17.

[25] Yates BJ, Miller AD (1994). Properties of sympathetic reflexes elicited by natural vestibular stimulation: implications for cardiovascular control. J Neurophysiol, 71, 2087-92.

[26] Woodring SF, Rossiter CD, Yates BJ (1997). Pressor response elicited by nose-up vestibular stimulation in cats. Exp Brain Res, 113, 165-8.

[27] Fernandez C, Goldberg JM (1976). Physiology of peripheral neurons innervating otolith organs of the squirrel monkey. III. Response dynamics. J Neurophysiol, 39, 996-1008.

[28] Doba N, Reis DJ (1974). Role of the cerebellum and vestibular apparatus in regulation of orthostatic reflexes in the cat. Circ Res, 34, 9-18.

[29] Jian BJ, Cotter LA, Emanuel BA, Cass SP, Yates BJ (1999). Effects of bilateral vestibular lesions on orthostatic tolerance in awake cats. J Appl Physiol, 86, 1552-60.

[30] Raffai G, Cseko C, Nadasy G, Monos E (2010). Vestibular control of intermediate-and long-term cardiovascular responses to experimental orthostasis. Physiol Res, 59, 43-51.

[31] Zhu H, Jordan JR, Hardy SP, et al. (2007). Linear acceleration-evoked cardiovascular responses in awake rats. J Appl Physiol, 103, 646-54.

[32] Abe C, Tanaka K, Awazu C, Morita H (2008). The vestibular system is integral in regulating plastic alterations in the pressor response to free drop mediated by the nonvestibular system. Neurosci Lett, 445, 149-52.

[33] Abe C, Tanaka K, Awazu C, Chen H, Morita H (2007). Plastic alteration of vestibulo-cardiovascular reflex induced by 2 weeks of 3-G load in conscious rats. Exp Brain Res, 181, 639-46.

[34] Wilson TD, Cotter LA, Draper JA, et al. (2006). Effects of postural changes and removal of vestibular inputs on blood flow to the head of conscious felines. J Appl Physiol, 100, 1475-82.

[35] Wilson TD, Cotter LA, Draper JA, et al. (2006). Vestibular inputs elicit patterned changes in limb blood flowin conscious cats. J Physiol, 575, 671-84.

[36] Goldberg JM, Fernández C (1984). The vestibular system. In Darian-Smith I (Ed) Handbook of Physiology Section I: The Nervous System Volume III, Sensory Processes, Part 2, pp. 977-1022. Bethesda, MD: American Physiological Society.

[37] Yates BJ, Jakus J, Miller AD (1993). Vestibular effects on respiratory outflow in the decerebrate cat. Brain Res, 629, 209-17.

[38] Balaban CD, Beryozkin G (1994). Vestibular nucleus projections to nucleus tractus solitarius and the dorsal motor nucleus of the vagus nerve: potential substrates for vestibulo-autonomic interactions. Exp Brain Res, 98, 200-12.

[39] Ruggiero DA, Mtui EP, Otake K, Anwar M (1996). Vestibular afferents to the dorsal vagal complex: substrate for vestibular-autonomic interactions in the rat. Brain Res, 743, 294-302.

[40] Yates BJ, Grelot L, Kerman IA, Balaban CD, Jakus

J, Miller AD(1994). Organization of vestibular inputs to nucleus tractus solitarius and adjacent structures in cat brain stem. Am J Physiol,267,R974-83.

[41] Porter JD, Balaban CD(1997). Connections between the vestibular nuclei and brain stem regions that mediate autonomic function in the rat. J Vestib Res,7, 63-76.

[42] Holstein GR, Friedrich VL, Jr, Kang T, Kukielka E, Martinelli GP (2011). Direct projections from the caudal vestibular nuclei to the ventrolateral medulla in the rat. Neuroscience,175,104-17.

[43] Stocker SD, Steinbacher BC, Balaban CD, Yates BJ (1997). Connections of the caudal ventrolateral medullary reticular formation in the cat brainstem. Exp Brain Res,116,270-82.

[44] Yates BJ, Balaban CD, Miller AD, Endo K, Yamaguchi Y (1995). Vestibular inputs to the lateral tegmental field of the cat: potential role in autonomic control. Brain Res,689,197-206.

[45] Martinelli GP, Friedrich VL, Jr, Prell GD, Holstein GR(2007). Vestibular neurons in the rat contain imidazoleacetic acid-ribotide, a putative neurotransmitter involved in blood pressure regulation. J Comp Neurol,501,568-81.

[46] Miller DM, Cotter LA, Gandhi NJ, et al. (2008). Responses of caudal vestibular nucleus neurons of conscious cats to rotations in vertical planes, before and after a bilateral vestibular neurectomy. Exp Brain Res,188,175-86.

[47] Jian BJ, Shintani T, Emanuel BA, Yates BJ(2002). Convergence of limb, visceral, and vertical semicircular canal or otolith inputs onto vestibular nucleus neurons. Exp Brain Res,144,247-57.

[48] Endo K, Thomson DB, Wilson VJ, Yamaguchi T, Yates BJ (1995). Vertical vestibular input to and projections from the caudal parts of the vestibular nuclei of the decerebrate cat. J Neurophysiol, 74, 428-36.

[49] Jian BJ, Acernese AW, Lorenzo J, Card JP, Yates BJ (2005). Afferent pathways to the region of the vestibular nuclei that participates in cardiovascular and respiratory control. Brain Res,1044,241-50.

[50] Paton JF, La Noce A, Sykes RM, et al. (1991). Efferent connections of lobule IX of the posterior cerebellar cortex in the rabbit—some functional considerations. J Auton Nerv Syst,36,209-24.

[51] Yates BJ, Miller DM(2009). Integration of nonlabyrinthine inputs by the vestibular system: role in compensation following bilateral damage to the inner ear. J Vestib Res,19,183-9.

[52] Dampney RA, Goodchild AK, McAllen RM(1987). Vasomotor control by subretrofacial neurones in the rostral ventrolateral medulla. Can J Physiol Pharmacol,65,1572-9.

[53] Dampney RAL(1990). The subretrofacial nucleus: its pivotal role in cardiovascular regulation. News Physiol Sci,5,63-7.

[54] Dampney RAL(1994). The subretrofacial vasomotor nucleus-anatomical, chemical and pharmacological properties and role in cardiovascular regulation. Prog Neurobiol,42,197-227.

[55] Dampney RA, Goodchild AK, Robertson LG, Montgomery W(1982). Role of ventrolateral medulla in vasomotor regulation: a correlative anatomical and physiological study. Brain Res,249,223-35.

[56] Barman SM, Gebber GL(1985). Axonal projection patterns of ventrolateral medullospinal sympathoexcitatory neurons. J Neurophysiol,53,1551-66.

[57] Dembowsky K, McAllen RM(1990). Baroreceptor inhibition of subretrofacial neurons: evidence from intracellular recordings in the cat. Neurosci Lett, 111,139-43.

[58] McAllen RM(1986). Identification and properties of sub-retrofacial bulbospinal neurones: a descending cardiovascular pathway in the cat. J Auton Nerv Syst,17,151-64.

[59] McAllen RM, Habler HJ, Michaelis M, Peters O, Janig W(1994). Monosynaptic excitation of preganglionic vasomotor neurons by subretrofacial neurons of the rostral ventrolateral medulla. Brain Res,634, 227-34.

[60] McAllen RM, May CN, Campos RR (1997). The supply of vasomotor drive to individual classes of sympathetic neuron. Clin Exp Hypertension, 19, 607-18.

[61] McAllen RM, Trevaks D, Allen AM(2001). Analysis of firing correlations between sympathetic premotor neuron pairs in anesthetized cats. J Neurophysiol,85,1697-708.

[62] Dean C, Coote JH(1986). A ventromedullary relay involved in the hypothalamic and chemoreceptor activation of sympathetic postganglionic neurones to

skeletal muscle, kidney and splanchnic area. Brain Res,377,279-85.

[63] Feldberg W,Guertzenstein PG(1976). Vasopressor effects obtained by drugs acting on the ventral surface of the brain stem. J Physiol,258,337-55.

[64] Stein RD,Weaver LC,Yardley CP(1989). Ventrolateral medullary neurones:effects on magnitude and rhythm of discharge of mesenteric and renal nerves in cats. J Physiol,408,571-86.

[65] Dampney RA(1981). Brain stem mechanisms in the control of arterial pressure. Clin Exp Hypertens,3, 379-91.

[66] Reis DJ,Ross CA,Ruggiero DA,Granata AR,Joh TH(1984). Role of adrenaline neurons of ventrolateral medulla(the C1 group)in the tonic and phasic control of arterial pressure. Clin Exp Hypertens A, 6,221-41.

[67] Granata AR,Ruggiero DA,Park DH,Joh TH,Reis DJ(1985). Brain stem area with C1 epinephrine neurons mediates baroreflex vasodepressor responses. Am J Physiol,248,H547-H67.

[68] Yates BJ,Siniaia MS,Miller AD(1995). Descending pathways necessary for vestibular influences on sympathetic and inspiratory outflow. Am J Physiol Regul Integr Comp Physiol,37,R1381-R5.

[69] Yates BJ,Goto T,Bolton PS(1993). Responses of neurons in the rostral ventrolateral medulla of the cat to natural vestibular stimulation. Brain Res,601, 255-64.

[70] Destefino VJ,Reighard DA,Sugiyama Y, et al. (2011). Responses of neurons in the rostral ventrolateral medulla (RVLM) to whole-body rotations: comparisons in decerebrate and conscious cats. J Appl Physiol,110,1699-707.

[71] Sugiyama Y,Suzuki T,Yates BJ(2011). Role of the rostral ventrolateral medulla(RVLM)in the patterning of vestibular system influences on sympathetic nervous system outflow to the upper and lower body. Exp Brain Res,210,515-27.

[72] Schramm LP,Strack AM,Platt KB,Loewy AD (1993). Peripheral and central pathways regulating the kidney-a study using pseudorabies virus. Brain Res,616,251-62.

[73] Lee TK,Lois JH,Troupe JH,Wilson TD,Yates BJ (2007). Transneuronal tracing of neural pathways that regulate hindlimb muscle blood flow. Am J

Physiol Regul Integr Comp Physiol,292,R1532-41.

[74] Barman SM,Gebber GL(1992). Rostral ventrolateral medullary and caudal medullary raphe neurons with activity correlated to the 10-Hz rhythm in sympathetic nerve discharge. J Neurophysiol, 68, 1535-47.

[75] Zhong S,Barman SM,Gebber GL(1992). Effects of brain stem lesions on 10-Hz and 2-to 6-Hz rhythms in sympathetic nerve discharge. Am J Physiol,262, R1015-24.

[76] Zhong S, Huang ZS, Gebber GL, Barman SM (1993). The 10-Hz sympathetic rhythm is dependent on raphe and rostral ventrolateral medullary neurons. Am J Physiol,264,R857-R66.

[77] Yates BJ,Goto T,Bolton PS(1992). Responses of neurons in the caudal medullary raphe nuclei of the cat to stimulation of the vestibular nerve. Exp Brain Res,89,323-32.

[78] Yates BJ,Goto T,Kerman I,Bolton PS(1993). Responses of caudal medullary raphe neurons to natural vestibular stimulation. J Neurophysiol, 70, 938-46.

[79] Yates BJ,Yamagata Y,Bolton PS(1991). The ventrolateral medulla of the cat mediates vestibulosympathetic reflexes. Brain Res,552,265-72.

[80] Steinbacher BC,Yates BJ(1996). Processing of vestibular and other inputs by the caudal ventrolateral medullary reticular formation. Am J Physiol Regul Integr Comp Physiol,271,R1070-R7.

[81] Steinbacher BC,Yates BJ(1996). Brainstem interneurons necessary for vestibular influences on sympathetic outflow. Brain Res,720,204-10.

[82] Demer JL,Honrubia V,Baloh RW(1994). Dynamic visual acuity:a test for oscillopsia and vestibulo-ocular reflex function. Am J Otol,15,340-7.

[83] Tian JR,Shubayev I,Demer JL(2002). Dynamic visual acuity during passive and self-generated transient head rotation in normal and unilaterally vestibulopathic humans. Exp Brain Res,142,486-95.

[84] Hayward LF (2007). Midbrain modulation of the cardiac baroreflex involves excitation of lateral parabrachial neurons in the rat. Brain Res,1145,117-27.

[85] Allen GV,Cechetto DF(1992). Functional and anatomical organization of cardiovascular pressor and depressor sites in the lateral hypothalamic area:I. Descending projections. J Comp Neurol, 315,

313-32.

[86] Cechetto DF, Calaresu FR(1983). Parabrachial units responding to stimuation of buffer nerves and forebrain in the cat. Am J Physiol, 245, R811-R9.

[87] Balaban CD(1996). Vestibular nucleus projections to the parabrachial nucleus in rabbits: implications for vestibular influences on the autonomic nervous system. Exp Brain Res, 108, 367-81.

[88] Bradley DJ, Ghelarducci B, Paton JF, Spyer KM (1987). The cardiovascular responses elicited from the posterior cerebellar cortex in the anaesthetized and decerebrate rabbit. J Physiol, 383, 537-50.

[89] Bradley DJ, Pascoe JP, Paton JF, Spyer KM(1987). Cardiovascular and respiratory responses evoked from the posterior cerebellar cortex and fastigial nucleus in the cat. J Physiol, 393, 107-21.

[90] Henry RT, Connor JD, Balaban CD(1989). Nodulus-uvula depressor response: central GABA-mediated inhibition of alpha-adrenergic out-flow. Am J Physiol, 256, H1601-H8.

[91] Silva-Carvalho L, Paton JF, Goldsmith GE, Spyer KM(1991). The effects of electrical stimulation of lobule IXb of the posterior cerebellar vermis on neurones within the rostral ventrolateral medulla in the anaesthetised cat. J Autonom Nerv Syst, 36, 97-106.

[92] Barman SM, Gebber GL(2009). The posterior vermis of the cerebellum selectively inhibits 10-Hz sympathetic nerve discharge in anesthetized cats. Am J Physiol Regul Integr Comp Physiol, 297, R210-7.

[93] Sebastiani L, La Noce A, Paton JF, Ghelarducci B (1992). Influence of the cerebellar posterior vermis on the acquisition of the classically conditioned bradycardic response in the rabbit. Exp Brain Res, 88, 193-8.

[94] Shojaku H, Sato Y, Ikarashi K, Kawasaki T(1987). Topographical distribution of Purkinje cells in the uvula and the nodulus projecting to the vestibular nuclei in cats. Brain Res, 416, 100-12.

[95] Angelaki DE, Hess BJ(1994). The cerebellar nodulus and ventral uvula control the torsional vestibulo-ocular reflex. J Neurophysiol, 72, 1443-7.

[96] Angelaki DE, Hess BJM(1995). Inertial representation of angular motion in the vestibular system of rhesus monkeys. 2. otolith-controlled transformation that depends on an intact cerebellar nodulus. J Neu-

rophysiol, 73, 1729-51.

[97] Angelaki DE, Hess BJ(1995). Lesion of the nodulus and ventral uvula abolish steady-state off-vertical axis otolith response. J Neurophysiol, 73, 1716-20.

[98] Solomon D, Cohen B(1994). Stimulation of the nodulus and uvula discharges velocity storage in the vestibulo-ocular reflex. Exp Brain Res, 102, 57-68.

[99] Wearne S, Raphan T, Waespe W, Cohen B(1997). Control of the three-dimensional dynamic characteristics of the angular vestibulo-ocular reflex by the nodulus and uvula. In Dezeeuw CI, Strata P, Voogd J (Eds) Cerebellum: from Structure to Control, pp. 321-34. Amsterdam: Elsevier.

[100] Wiest G, Deecke L, Trattnig S, Mueller C(1999). Abolished tilt suppression of the vestibulo-ocular reflex caused by a selective uvulo-nodular lesion. Neurology, 52, 417-9.

[101] Dulac S, Raymond JL, Sejnowski TJ, Lisberger SG (1995). Learning and memory in the vestibulo-ocular reflex. Annu Rev Neurosci, 18, 409-41.

[102] Lisberger SG(1988). The neural basis for learning of simple motor skills. Science, 242, 728-35.

[103] Miles FA, Lisberger SG (1981). Plasticity in the vestibulo-ocular reflex: a new hypothesis. Ann Rev Neurosci, 4, 273-99.

[104] Nagao S, Yoshioka N, Hensch T, et al. (1991). The role of cerebellar flocculus in adaptive gain control of ocular reflexes. Acta Oto-Laryngol Suppl, 481, 234-6.

[105] Yates BJ, Jian BJ, Cotter LA, Cass SP(2000). Responses of vestibular nucleus neurons to tilt following chronic bilateral removal of vestibular inputs. Exp Brain Res, 130, 151-8.

[106] Cotter LA, Arendt HE, Cass SP, et al. (2004). Effects of postural changes and vestibular lesions on genioglossal muscle activity in conscious cats. J Appl Physiol, 96, 923-30.

[107] Mori RL, Cotter LA, Arendt HE, Olsheski CJ, Yates BJ(2005). Effects of bilateral vestibular nucleus lesions on cardiovascular regulation in conscious cats. J Appl Physiol, 98, 526-33.

[108] Holmes MJ, Cotter LA, Arendt HE, Cass SP, Yates BJ(2002). Effects of lesions of the caudal cerebellar vermis on cardiovascular regulation in awake cats. Brain Res, 938, 62-72.

[109] Sadakane K, Kondo M, Nisimaru N(2000). Direct

projection from the cardiovascular control region of the cerebellar cortex, the lateral nodulus-uvula, to the brainstem in rabbits. Neurosci Res, 36, 15-26.

[110] Paton JFR, Silva-Carvalho L, Thompson CS, Spyer KM(1990). Nucleus tractus solitarius as mediator of evoked parabrachial cariovascular responses in the decerebrate rabbit. J Physiol, 428, 693-705.

[111] Smith JC, Morrison DE, Ellenberger HH, Otto MR, Feldman JL(1989). Brainstem projections to the major respiratory neuron populations in the medulla of the cat. J Comp Neurol, 281, 69-96.

[112] Fulwiler CE, Saper CB(1984). Subnuclear organization of the efferent connections of the parabrachial nucleus in the rat. Brain Res, 319, 229-59.

[113] Barman SM, Suzuki T, Sugiyama Y, et al. (2011). Cardiac-related and other rhythmic activity of neurons in the rostral ventrolateral medulla(RVLM) of conscious cats: effects of vestibular lesions. FASEB J, 25, 1027. 4.

[114] Lawrence AJ, Jarrott B (1996). Neurochemical modulation of cardiovascular control in the nucleus tractus solitarius. Prog Neurobiol, 48, 21-53.

[115] Loewy AD(1981). Descending pathways to sympathetic and parasympathetic preganglionic neurons. J Autonom Nerv Syst, 3, 265-75.

[116] Pilowsky PM, Goodchild AK(2002). Baroreceptor reflex pathways and neurotransmitters: 10 years on. J Hypertens, 20, 1675-88.

[117] Kerman IA(2008). Organization of brain somato-motor-sympathetic circuits. Exp Brain Res, 187, 1-16.

[118] Kerman IA, Akil H, Watson SJ(2006). Rostral elements of sympatho-motor circuitry: a virally mediated transsynaptic tracing study. J Neurosci, 26, 3423-33.

[119] Kerman IA, Bernard R, Rosenthal D, Beals J, Akil H, Watson SJ(2007). Distinct populations of presympathetic-premotor neurons express orexin or melanin-concentrating hormone in the rat lateral hypothalamus. J Comp Neurol, 505, 586-601.

[120] Kerman IA, Enquist LW, Watson SJ, Yates BJ (2003). Brainstem substrates of sympatho-motor circuitry identified using trans-synaptic tracing with pseudorabies virus recombinants. J Neurosci, 23, 4657-66.

[121] Krout KE, Mettenleiter TC, Loewy AD(2003).

Single CNS neurons link both central motor and cardiosympathetic systems: a double-virus tracing study. Neuroscience, 118, 853-66.

[122] Zhang Y, Kerman IA, Laque A, et al. (2011). Leptin-receptor-expressing neurons in the dorsomedial hypothalamus and median preoptic area regulate sympathetic brown adipose tissue circuits. J Neurosci, 31, 1873-84.

[123] Sonmez K, Zaveri NT, Kerman IA, et al. (2009). Evolutionary sequence modeling for discovery of peptide hormones. PLoS Comp Biol, 5, e1000258.

[124] Zhang W, Shimoyama M, Fukuda Y, Kuwaki T (2006). Multiple components of the defense response depend on orexin: evidence from orexin knockout mice and orexin neuron-ablated mice. Autonom Neurosci, 126-127, 139-45.

[125] Mason P(2005). Ventromedial medulla: pain modulation and beyond. J Comp Neurol, 493, 2-8.

[126] Johnson PL, Lightman SL, Lowry CA(2004). A functional subset of serotonergic neurons in the rat ventrolateral periaqueductal gray implicated in the inhibition of sympathoexcitation and panic. Ann N Y Acad Sci, 1018, 58-64.

[127] Bent LR, Bolton PS, Macefield VG(2006). Modulation of muscle sympathetic bursts by sinusoidal galvanic vestibular stimulation in human subjects. Exp Brain Res, 174, 701-11.

[128] Grewal T, James C, Macefield VG(2009). Frequency-dependent modulation of muscle sympathetic nerve activity by sinusoidal galvanic vestibular stimulation in human subjects. Exp Brain Res, 197, 379-86.

[129] James C, Macefield VG(2010). Competitive interactions between vestibular and cardiac rhythms in the modulation of muscle sympathetic nerve activity. Autonom Neurosci, 158, 127-31.

[130] James C, Stathis A, Macefield VG(2010). Vestibular and pulse-related modulation of skin sympathetic nerve activity during sinusoidal galvanic vestibular stimulation in human subjects. Exp Brain Res, 202, 291-8.

[131] Voustianiouk A, Kaufmann H, Diedrich A, et al. (2006). Electrical activation of the human vestibulo-sympathetic reflex. Exp Brain Res, 171, 251-61.

[132] Iwata C, Abe C, Tanaka K, Morita H(2011). Role of the vestibular system in the arterial pressure re-

sponse to parabolic-flight-induced gravitational changes in human subjects. Neurosci Lett, 495, 121-5.

[133] Tanaka K, Abe C, Awazu C, Morita H(2009). Vestibular system plays a significant role in arterial pressure control during head-up tilt in young subjects. Auton Neurosci, 148, 90-6.

[134] Essandoh LK, Duprez DA, Shepherd JT(1988). Reflex constriction of human resistance vessels to head-down neck flexion. Am J Physiol, 64, 767-70.

[135] Shortt TL, Ray CA(1997). Sympathetic and vascular responses to head-down neck flexion in humans. Am J Physiol, 272, H1780-4.

[136] Hume KM, Ray CA(1999). Sympathetic responses to head-down rotations in humans. J Appl Physiol, 86, 1971-6.

[137] Ray CA, Hume KM, Steele SL(1998). Sympathetic nerve activity during natural stimulation of horizontal semicircular canals in humans. Am J Physiol, 275, R1274-8.

[138] Ray CA, Monahan KD(2002). Aging attenuates the vestibulosympathetic reflex in humans. Circulation, 105, 956-61.

[139] Monahan KD, Ray CA(2002). Vestibulosympathetic reflex during orthostatic challenge in aging humans. Am J Physiol Regul Integr Comp Physiol, 283, R1027-32.

[140] Kaufmann H, Biaggioni I, Voustianiouk A, et al. (2002). Vestibular control of sympathetic activity. An otolith-sympathetic reflex in humans. Exp Brain Res, 143, 463-9.

[141] Cui J, Iwase S, Mano T, Katayama N, Mori S (2001). Muscle sympathetic outflow during horizontal linear acceleration in humans. Am J Physiol Regul Integr Comp Physiol, 281, R625-34.

[142] Cui JA, Iwase S, Mano T, Katayama N, Mori S (1999). Muscle sympathetic nerve response to vestibular stimulation by sinusoidal linear acceleration in humans. Neurosci Lett, 267, 181-4.

[143] Yates BJ, Aoki M, Burchill P, Bronstein AM, Gresty MA(1999). Cardiovascular responses elicited by linear acceleration in humans. Exp Brain Res, 125, 476-84.

[144] Radtke A, Popov K, Bronstein AM, Gresty MA (2000). Evidence for a vestibulo-cardiac reflex in man. Lancet, 356, 736-7.

[145] Radtke A, Popov K, Bronstein AM, Gresty MA (2003). Vestibulo-autonomic control in man: Short-and long-latency vestibular effects on cardiovascular function. J Vestib Res, 13, 25-37.

[146] Kerman IA, McAllen RM, Yates BJ(2000). Patterning of sympathetic nerve activity in response to vestibular stimulation. Brain Res Bul, 53, 11-6.

[147] Wilson TD, Serrador JM, Shoemaker JK(2003). Head position modifies cerebrovascular response to orthostatic stress. Brain Res, 961, 261-8.

[148] Lawrence JE, Klein JC, Carter JR(2010). Menstrual cycle elicits divergent forearm vascular responses to vestibular activation in humans. Auton Neurosci, 154, 89-93.

[149] Karatas M(2008). Central vertigo and dizziness: epidemiology, differential diagnosis, and common causes. Neurologist, 14, 355-64.

[150] Kentala E, Pyykko I(2001). Clinical picture of vestibular schwannoma. Auris, Nasus, Larynx, 28, 15-22.

[151] Furman JM, Cass SP(1999). Benign paroxysmal positional vertigo. New Engl J Med, 341, 1590-6.

[152] Charles J, Fahridin S, Britt H(2008). Vertiginous syndrome. Austr Fam Phys, 37, 299.

[153] Weber PC(1998). Vertigo: strategies for evaluating/treating the patient with dizziness or vertigo. J S Carolina Med Assoc, 94, 526-9.

[154] Heidenreich KD, Weisend S, Fouad-Tarazi FM, White JA(2009). The incidence of coexistent autonomic and vestibular dysfunction in patients with postural dizziness. Am J Otolaryngol, 30, 225-9.

[155] Bolton PS, Wardman DL, Macefield VG(2004). Absence of short-term vestibular modulation of muscle sympathetic outflow, assessed by brief galvanic vestibular stimulation in awake human subjects. Exp Brain Res, 154, 39-43.

[156] Yates BJ, Holmes MJ, Jian BJ, Kerman IA(2003). Vestibular influences on cardiovascular control during movement. In Luxon LM(Ed) Textbook of Audiological Medicine, pp. 691-700. London: Taylor and Francis.

[157] Dugas MJ, Gagnon F, Ladouceur R, Freeston MH (1998). Generalized anxiety disorder: a preliminary test of a conceptual model. Behav Res Ther, 36, 215-26.

[158] Jovanovic T, Ressler KJ(2010). How the neurocir-

cuitry and genetics of fear inhibition may inform our understanding of PTSD. Am J Psych, 167, 648-62.

[159] Ressler KJ (2010). Amygdala activity, fear, and anxiety: modulation by stress. Biol Psych, 67, 1117-9.

[160] Martin EI, Ressler KJ, Binder E, Nemeroff CB (2010). The neurobiology of anxiety disorders: brain imaging, genetics, and psychoneuroendocrinology. Clin Lab Med, 30, 865-91.

[161] Wald J, Taylor S(2008). Responses to interoceptive exposure in people with posttraumatic stress disorder(PTSD): a preliminary analysis of induced anxiety reactions and trauma memories and their relationship to anxiety sensitivity and PTSD symptom severity. Cog Behav Ther, 37, 90-100.

[162] Jacob RG, Redfern MS, Furman JM(2009). Space and motion discomfort and abnormal balance control in patients with anxiety disorders. J Neurol Neurosurg Psych, 80, 74-8.

[163] Park HJ, Shin JE, Lee YJ, Park MS, Kim JM, Na BR(2010). Hyperventilation-induced nystagmus in patients with vestibular neuritis in the acute and follow-up stages. Audiol Neuro-Otol, 16, 248-53.

[164] Jacob G, Biaggioni I(1999). Idiopathic orthostatic intolerance and postural tachycardia syndromes. Am J Med Sci, 317, 88-101.

[165] Furman JM, Balaban CD, Jacob RG, Marcus DA (2005). Migraine-anxiety related dizziness (MARD): a new disorder? J Neurol Neurosurg Psych, 76, 1-8.

[166] Staab JP(2006). Chronic dizziness: the interface between psychiatry and neuro-otology. Cur Opin Neurol, 19, 41-8.

第 **6** 章

多感觉交互作用与前庭代偿

原文作者：Ian S. Curthoys and G. Michael Halmagyi
DOI：10.1093/med/9780199608997.003.0006
中文翻译：李远军　李响　审校：李康之　孙勍　终审：杨旭　金占国

引言

本章节将对大量关于前庭代偿的文章进行概括梳理。截止至 2012 年 12 月 28 日，可在 Web of Science 上检索到关于前庭代偿这一主题的论著多达 1069 篇。它为何会受到人们如此的广泛关注？因为前庭感觉输入是一种基本的、影响广泛的躯体感觉，可以直接或间接地影响到身体的其他系统，不仅是运动系统，甚至会影响到认知系统，这是由于前庭信息投射到海马，进而影响到记忆与空间导航。在这一章节中，我们将对前庭代偿进行系统地梳理，以期更好地帮助读者将其应用于临床实践。

单侧前庭功能丧失后，患者会立即出现非常剧烈的症状：快速眼动（眼震）、眩晕、恶心、朝向患侧跌倒、共济失调等，以致患者丧失行动能力，即称之为单侧前庭功能障碍综合征（unilateral vestibular deafferentation，uVD）。尽管患者遭受如此严重的损伤，但是这些症状通常会在几天或几周内消失，而且大多数患者可以恢复正常的生活方式。前庭功能受损后功能恢复的过程，我们称之为"前庭代偿"。这种恢复看似为一种简单的机体功能改善，但仔细检查后发现情况又有所不同。

一只眼或耳的功能受损会导致部分感觉的丧失，但远没有单侧前庭功能丧失所造成的破坏性大。为什么 uVD 会引起这些症状？为什么这些症状不是永久性的？这些患者是如何恢复的？这些问题的答案并不简单。有些实用主义者可以毫不费力地指出，即使没有任何人为干预措施，uVD 患者也可以有效地恢复至正常，所以为什么需要担心呢？但是，研究人员想知道变化发生的原因，哪些神经发生了变化？哪些突触直接参与其中？涉及哪些触发点？这是一个研究神经可塑性的好模型吗？前庭恢复过程能加快吗？康复有帮助吗？最重要的是，为什么有些患者没有恢复至正常？

如图 6.1 中所示，脑干中的两个前庭神经核是多感觉统合的中枢，它们从许多不同的系统接收直接和间接的神经输入，包括内耳前庭感觉区、颈部肌肉的本体觉感受器、远端脊髓、视觉系统、自主神经功能核团及网状结构和小脑的输入。前庭核的功能输出多种多样，可以控制眼动和维持姿势，并产生感觉。最重要的是，两个前庭核"彼此对话"——在两个前庭核之间有功能性的抑制性连接，称为连合连接。

前庭系统看起来像是一个输入-输出系统，事实上远非如此。该系统的运转方式取决于前庭感觉输入是如何产生的。如果前庭输入是由"被动的"非自主头部运动引起的，那么会引发许多反射；如果是由个体"主动的"运动产生相同的前庭感觉输入，那么许多反射将被抑制。因此，滑冰者或杂技演员在主动旋转过程中，机体会抑制反射的代偿性反应；若是人们经历被动旋转时，这种代偿反应会被触发以防止跌倒。显然，这不仅仅是一些简单的信号传输系统。

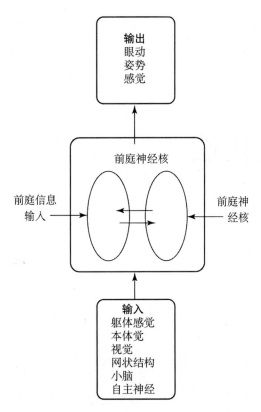

图 6.1　前庭代偿过程中多个神经系统相互作用的简单示意图

两个前庭核之间存在着功能抑制性互连。这些核团接受多种信息输入，输出信息传达到运动和感觉相关系统。

动物研究

哺乳动物拥有相似的迷路结构及功能：包括前庭器官对眼动的控制及姿势的维持。动物前庭功能丧失后的恢复过程与人类相似，不同点在于人类恢复过程比较慢（数天或数周），动物实验中猪的恢复进程快一些（数天），而金鱼的恢复时间最短（数小时）。鉴于物种间结构与功能的相似性，我们推测神经修复的过程是不同物种恢复的基础。因此，可以通过动物实验研究来间接探索人类前庭代偿过程及其神经基础。

前庭系统正常功能及其阻断

从以上示意图（图 6.1）可以看出，许多因素可以影响前庭信息的正常处理过程，同时这些因素也影响 uVD 的恢复。由于很多原因可以导致前庭功能障碍，因此人群中有大量的 uVD 患者。

动物实验中，通常将年幼健康动物单侧前庭感觉输入完全阻断，即将一侧迷路的五个前庭感觉器官同时毁损，另一侧迷路不做处理。对于临床工作而言，这并不是一种典型的动物模型，因为大多数 uVD 患者为中年人，一侧迷路为慢性进行性病变，而另一侧迷路受影响的程度未知。因此，根据动物实验结果推断人类的病变机制需要谨慎。对于大多数人来说，一侧前庭器官的功能突然全部丧失颇为罕见，较为常见的是一侧功能逐渐丧失，另一侧相对"健康"的前庭感觉输入受到的损伤较为轻微。前庭功能障碍的患者往往是从一侧部分功能障碍开始，如最开始仅是椭圆囊斑，后来进展为单侧所有前庭器官，最后为双侧前庭器官均受累。在这些情况下，健侧前庭功能状态对于最终病情转归至关重要。因此，明确前庭功能障碍的病因及对前庭功能状态的评估，将对理解临床工作中的前庭代偿有重要作用。

对于在前庭神经上缓慢增长的听神经鞘瘤，手术切除整个前庭神经患者并不会表现出 uVD 的症状。出现这种情况的原因可能是：手术前患者病变侧已经没有有效的前庭功能，因此术后不会出现 uVD 综合征，在手术后也不会有前庭代偿的发生，这一切都发生在手术前。如果临床医师不了解患者术前前庭功能的状态以及前庭代偿的机制，这些与典型 uVD 综合征不同的表现的确很让人费解。

前庭功能障碍的病因

许多原因均可导致外周前庭功能障碍，包括前庭神经炎、头颅外伤、听神经瘤切除手术及耳毒性药物等。

不同的病因导致不同的病理结果，有些患者前庭感觉输入完全丧失，有些患者部分前庭觉感受器病变，也有一些患者所有前庭感受器仍有活性，但其敏感度降低。

通过鼓膜向中耳腔内注射庆大霉素，是一种广泛应用且较为安全的用于治疗单侧外周前庭功能障碍的治疗方法；庆大霉素通过圆窗及前庭窗作用于内耳，选择性攻击前庭毛细胞受体，而对耳蜗毛细胞不产生影响。

如今，鼓室内注射庆大霉素的治疗方式比较成熟，以至于外科 uVD 手术变得越来越少。然而,庆大霉素注射后,个体最终的前庭功能转归尚不可知,而且不同个体对于同一剂量的庆大霉素反应也不相同,有的几乎会丧失全部前庭功能,有的仅损失一小部分。

低剂量庆大霉素会破坏前庭毛细胞纤毛,使其对日常前庭刺激的反应丧失,但对耳蜗感受器的影响较小,因此听力较少受影响。庆大霉素治疗过程中,前庭感受器的细胞可能会存活,并且这些前庭感受器细胞上的纤毛可以在治疗之后重新生长,前庭功能也可以恢复正常。因此,可能出现的"前庭代偿"实际上是外周前庭功能的恢复。类似的情况适用于前庭神经炎的患者,受影响的外周前庭传入神经元恢复,并开始再次发挥作用。这些不是关于前庭代偿的范例,而是前庭修复。因此,使用前庭神经炎患者的数据来分析前庭代偿结果需要谨慎。

单侧前庭功能障碍综合征

uVD 后有什么症状?患者会产生强烈的不平衡感,既有感觉又有运动的成分。反过来,这些临床表现可以被归类为静态或动态症状。静态症状是指当个体静止不动时也会出现的症状。动态症状发生在变化的刺激过程中,即在运动期间发生的症状。

静态症状

自发眼震

uVD 后立即出现的自发眼震,主要为水平方向。眼球背离患侧运动。通过记录眼球位置发现最初是朝向患侧的缓慢眼动(称为慢相),之后是背离患侧的快速眼动(称为快相)。观察者看到的是快相眼动,所以对其来说,患者的两只眼似乎都在背离患侧。由外周前庭病变引起的自发眼震可以被视觉刺激抑制,而中枢来源(如先天性眼震)的眼震则不能被视觉抑制。在暗室中进行检查,发现自发眼震在 uVD 后几天或几周内变弱,但对于某些患者在暗室中会始终出现非常微弱的自发眼震。

眩晕

uVD 后,患者会立即出现强烈的旋转感觉,称之为眩晕。眩晕是一种完全主观的感受,患者一般很难描述出来。在黑暗中或闭上眼,患者感觉到他们向患侧旋转。然而,如果存在视觉刺激时,他们往往主诉自身静止不动,而外界在围绕他们旋转(不过此时朝向相反的方向,朝向健侧旋转)。恶心通常伴随着眩晕出现。

耳石器症状

uVD 病变后,除了出现自发眼震和眩晕外,还存在由耳石器损伤导致的症状。

- 垂直眼位反向偏斜:患侧眼球位置较健侧眼球位置低。
- 共轭眼球向患侧扭转:两只眼形成新的眼位,即均向患侧转动,扭转眼位较正常眼位最高可偏转 15°。与眼位扭转相对应的是,患者在暗室中对于主观水平(或垂直)视觉的判断出现改变。在没有其他视觉线索的情况下,患者水平视觉的判断很大程度上取决于物体投影在视网膜的确切位置。

姿势症状

uVD 病变后,除了出现异常眼动症状外,还会出现姿势症状。在黑暗中,患者头部会朝向患侧小幅度的倾斜。患者在站立或试图行走时,会有一种朝向患侧跌倒的倾向。大多数患者主诉地面不平稳,就像站在一只摇摇晃晃的船上。

单侧前庭功能障碍为什么会发生?如何进行代偿?

静态症状

我们可以通过想象一个健康个体水平方向转动头部时前庭核中发生的情况,以更好地理解这些症状。当一个健康的受试者头部静止不动时,两侧前庭核的神经活动大致相等,即"平衡"。如果受试者在一个方向上受到水平角加速度刺激,如头部向左转,会导致两侧神经活动的不平衡:同侧(左)前庭核中的许多神经元增加其动作电位的放电率,而在对侧(右)前庭核中的神经元则减少动作电位的放电率,导致两个核之间的神经活动失衡。两个前庭核之间的功能性相互抑制作用增强了这种不平衡。前庭神经失衡会引起代偿性反应(前庭眼反射和前庭脊髓反射)并改变感知。

uVD 后监测动物神经的活动,发现脑干处的两个前庭核中神经活动发生巨大变化。uVD 导致患侧前庭核的前庭信息输入完全丧失,因此患侧前庭核的神经活动大幅减少。同时,健侧前庭核神经元的活性增加。而且两个核之间的抑制性连接作用进一步增强了这种不平衡性。如果健康个体一侧耳受到很大的角速度刺激,将会导致非常大的神经活动失衡,并出现相应的感受和机体反应。在短时间内(豚鼠 24～48h),患侧的局部前庭核开始恢复神经电活动,对侧前庭核中神经元开始降低其活跃程度。随着两个前庭核之间的不平衡开始减小,uVD 的主要症状相应地减轻,自发性眼震变弱,眼位扭转减轻。

因此,uVD 产生的神经活动失衡与自然头部转动所产生的失衡非常相似,但是以一种完全不同的方式——阻断一侧迷路的前庭信息输入。在自然的角加速度刺激和 uVD 两种情况下,个体产生的反应和感觉是相似的——个体均认为自己在旋转,伴有眼震,并有纠正性姿势反应以维持身体平衡。大多数现实生活中的角加速度刺激通常持续时间很短,并且前庭核的神经活动在加速结束后便恢复到平衡状态。但是在 uVD 之后,神经活动的失衡会持续数小时或数天。

在健康和有代偿能力的猫和豚鼠双侧前庭核的单神经元记录研究中,得出了两个前庭核之间的初始失衡和再平衡的证据。在 uVD 后制备不同阶段的动物模型脑切片,通过对切片中细胞研究令人们得以探索其机制,即两侧前庭神经核的神经活动是如何恢复平衡的? 神经元的适应是可能的机制之一,即随着时间的推移,活跃的神经元的放电率降低,因此它们对患侧的神经元施加的抑制减少。另一种可能的机制是健侧过度激活的抑制性神经元释放的抑制性递质对患侧突触内神经元的神经递质受体变得不那么敏感。最受人们关注的神经递质是 γ-氨基丁酸(gamma-aminobutyric acid,GABA)。GABA 受体有效性降低导致同侧神经元活性增加。人们称这种机制为"GABA 敏感度下调",这可能与两侧前庭核的平衡再恢复有部分关系。

中枢前庭神经元固有膜电位会发生改变,并伴随着来自颈部本体感受器和脊髓更强信息输入的突触连接重组。Kitahara 已经证实,小脑绒球神经元在前庭静态症状代偿的早期阶段起着重要作用。他提出绒球神经元可以抑制健侧前庭核过

度活跃的神经元,从而减轻对患侧前庭核神经元的抑制,最终恢复平衡。患有小脑病变的患者前庭"代偿"过程减慢。

当然上述几种可能的机制并不是互相排斥,几种机制、过程可能同时发生。

动态症状

前庭眼反射

半规管的一个主要功能是产生眼动,以纠正因头部运动引起的眼球偏离,从而在头部运动期间使视网膜上的图像保持稳定,这就是前庭眼反射(vestibulo-ocular reflex,VOR),它是半规管的重要功能之一。VOR 增益是动态反应半规管功能的指标,其定义为眼球速度与头速度的比率。如果 VOR 增益不是 1,眼动不能够补偿因头部运动引起的眼球偏离,外界物体不能固定地投影在视网膜上,患者便会主诉视物模糊、跳跃,并伴有恶心。测量头动过程中的眼动响应,可以在一定程度上反映半规管功能状态。理想情况下,眼动速度应该完全匹配头动速度(因此 VOR 增益应该是 1)。

被动刺激

现实生活中,低频(<1Hz)、低加速度、水平正弦旋转测试广泛应用于半规管功能的动态评估。然而,这样的测试结果并不完全准确,因为在低频和低加速度下,眼睛对加速度的响应不仅可以通过前庭激活来控制,还可以通过前庭系统之外的各种不同的感觉系统来控制。我们发现,由于手术导致两侧前庭功能丧失的患者会产生 0.2 Hz 左右的缓慢水平旋转眼动,其原因可能是本体觉信息介导的预测性跟踪功能。只有排除这些外源感觉系统对眼动的控制,动态前庭功能才有可能恢复。否则可能会出现前庭功能动态恢复的表现,行特定的前庭测试时,前庭功能可能并未恢复。低频正弦测试频率在现实生活中并不常见,举个简单的例子,你还记得你是否以每圈 10s/的速度转头吗? ——大多数自然的头动是非常短暂的且具有较高的加速度和频率。人的头部在行走或跑步期间具有高加速度(2000～3000°/s^2,甚至高达 8000°/s^2)和高频率(5～12 Hz)的特点,因此 uVD 患者在进行以上运动时会产生相应症状。当这些被动的、不可预测的、高加速的旋转刺激作

用于头部时,即头脉冲试验,可以看出 uVD 患者半规管动态功能的恢复程度很小。

主动刺激

如果要求 uVD 患者盯着墙上的视靶左右摇头,大多数患者可以很快学会这样做。然而高清眼动记录表明,uVD 患者在高速头动时会产生一个小扫视,以纠正 VOR 功能的不足。这表明在头部运动时,前庭功能障碍慢相侧会出现补偿性扫视。这种扫视的作用是尽量减少 uVD 患者永久性动态 VOR 功能障碍的影响——减少视网膜上视觉信息的滑脱。观察发现,一些 uVD 患者即便在头脉冲过程中,也可以产生这种扫视,称为隐性扫视。

影响恢复的因素

鉴于前庭核信息输入的来源具有多样性,我们可以理解许多不同的感觉传导可以影响 uVD 及康复率。

剥夺 uVD 患者的所有视觉信息后,将会延缓患者动态 VOR 的代偿和静态头倾斜的恢复。但是剥夺 uVD 患者的视觉不会导致自发眼震的减弱。视觉信息输入的确改善了 uVD 患者对于线性加速度反应及正位反应的不足。运动视觉的剥夺将导致患者运动平衡能力的延迟恢复。

本体觉信息输入的刺激似乎促进了动态姿势平衡的恢复,相反,剥夺了这样的信息输入可能会阻碍姿势平衡的恢复。因为颈椎本体觉信息可以减轻患者头偏斜及眼震的程度,所以本体觉的信息输入在静态代偿中或许起着非常重要的作用。躯体本体觉的剥夺可能会延缓静态代偿过程。

即使在前庭核内,不同功能的神经网络具有不同的基础结构,其恢复过程也不同,比如,眼动和姿势症状的恢复过程就有明显的不同。这一特点最近在猫的身上得到证实:在 uVD 后阻断猫前庭核内常见神经的修复对恢复姿势稳定性有显著的延迟作用,但对眼震的恢复没有影响。这些差异效应清楚地表明前庭眼和前庭脊髓通路的相关症状的不同恢复过程。

学习、替代与康复

在代偿过程中,患者可能学习到许多新的代偿策略,即使是一个非常简单的动作也非常有价值,如在被动的、不可预测的、高加速度的头动过程("头脉冲")中产生的扫视波。一些 uVD 患者甚至在向患侧做不可预测的被动甩头的过程中也能产生这些"隐性扫视"。为什么扫视会有如此重要的作用?因为它消除了头动期间由于 VOR 功能不足及扫视抑制(在扫视期间对视力的抑制)导致的视网膜影像模糊。因此,扫视和扫视抑制产生视觉刺激和视觉感知,以抵消视网膜上图像模糊效应。

如果人们能够在被动的、不可预测的甩头中学会产生这样的扫视,那么在主动的、完全可预测的甩头过程中会表现得更好吗?除了神经的修复外,患者还可以学习许多行为策略以尽量减轻前庭功能障碍所带来的影响。例如,眨眼、限制患者的头部运动,以及在头部运动期间进行纠正性的扫视训练。

基于一些眼震表现的经典前庭功能测试来评估 uVD 患者恢复机制,可能无法揭示人们在现实生活中使用的微妙而有效的代偿策略。只有通过使用高速、高分辨率的眼动记录仪器,我们才能在被动、高加速度的头动中检测到非常小的隐性扫视。

前庭康复的内涵

许多年前,Cawthorne 和 Cooksey 建议对前庭疾病的患者进行一些锻炼以促进其康复。这些锻炼与如今广泛使用的锻炼方式有些类似。如果患者前庭功能受损不明显或根本没有受损,那么这些锻炼方式对患者有益吗?患者如何改善前庭功能?正如我们所知,其他感觉系统的替代可以有效地掩盖前庭功能不足,从而保证患者在头动期间视网膜能够清晰成像。我们认为,进行前庭康复练习及其他类似练习的目的,是为了教患者如何利用其他感觉信息传入来掩盖和补偿他们前庭功能的损失。

我们认为,应将前庭康复视为其他非前庭感觉输入和认知行为疗法在恢复患者平衡中起着更加重要作用的一个过程。而不是将前庭康复视为恢复受损的前庭感觉信息输入的一种手段。它本质上是一种替代,而不是一种修复。前庭功能障碍后的处理过程更加类似于截肢后的康复过程,而不是骨折后的康复过程。

前庭代偿效果差的问题

大多数 uVD 患者的预后比较好,但是有些类似前庭功能障碍的患者恢复情况不是很理想。

对恢复良好与较差的 uVD 患者的前庭功能进行详细比较,尚无法确定两者之间的差异。为什么会出现这种代偿较差的情况?在某些情况下,如在进行 uVD 外科手术后的最初几天内发生诸如术后并发症之类的事件,对于前庭功能最终恢复程度有着很大影响。换句话说,uVD 病变后可能存在一个关键时期用于建立前庭代偿。当然,来自动物研究的神经和行为证据支持了前庭代偿的起始和维持阶段之间存在差异。

这些代偿不良的患者可能在 uVD 外科手术治疗之前就存在前庭功能不足,甚至中枢(如小脑)功能缺陷。因此,uVD 手术存在潜在危险,这就是为什么在进行该手术之前需要进行详细的术前检查的原因,以确保有足够的前庭功能残余并且除外中枢功能障碍,否则患者可能在其余生中都将遭受姿势失衡和步态共济失调的困扰。"前庭康复"具有很大的主观成分,并且一些患者可能期待会有更好的结果。

最后一个问题:他们快乐吗?

最后的结果是什么?大多数患者恢复到 uVD 之前相似的生活方式。一个迷路功能足够强大相当于两个正常时的功能状态。但这种说法在细节上经不起测试的推敲。

总结

前庭系统是一个非常基本的系统,它的活动影响到许多其他的感觉运动系统,其功能障碍影响深远。一些前庭依赖症状能够恢复正常,有些却不能。随着时间的推移,患者恢复了他们的生活方式,因为这种"拼凑"恢复,他们学会了各种新的行为。然而,如果规避一些"技巧"行适当的前庭功能测试,那么永久性前庭功能丧失就变得很明显了。

前庭代偿似乎是一个简单的功能恢复,然而有大量证据表明,许多不同的代偿活动发生在前庭康复间,不同代偿方式的恢复速度不尽相同,或在某些情况下,根本没有恢复,然而患者可以学习新的行为来代替失去的前庭功能。

致谢

本章由澳大利亚国家卫生与医学研究委员会和 Garnett Passe and Rodney Williams 基金会资助,感谢 Ann Burgess 对本章的校对。

参 考 文 献

[1] Curthoys IS, Halmagyi GM(1995). Vestibular compensation: a review of the oculomotor, neural, and clinical consequences of unilateral vestibular loss J Vestib Res, 5, 67-107.

[2] Dieringer N(1995). 'Vestibular compensation': neural plasticity and its relations to functional recovery after labyrinthine lesions in frogs and other vertebrates. ProgNeurobiol, 46, 97-129.

[3] Brandt T, Strupp M, Arbusow V, Dieringer N (1997). Plasticity of the vestibular system: central compensation and sensory substitution for vestibular deficits. AdvNeurol, 73, 297-309.

[4] Vidal PP, de Waele C, Vibert N, Muhlethaler M (1998). Vestibular compensation revisited. Otolaryngol Head Neck Surg, 119, 34-42.

[5] Curthoys IS, Halmagyi GM(1999). Vestibular compensation. Adv Otorhinolaryngol, 55, 82-110.

[6] Peusner K, Vidal PP, Minor L, et al. (2009). Vestibular compensation: new clinical and basic science perspectives. J Vestib Res, 19, 143-6.

[7] Dutia MB(2010). Mechanisms of vestibular compensation: recent advances. Curr Opin Otolaryngol Head Neck Surg, 18, 420-4.

[8] Horak FB(2010). Postural compensation for vestibular loss and implications for rehabilitation. RestorNeurol Neurosci, 28, 57-68.

[9] Allum JH(2012). Recovery of vestibular ocular reflex function and balance control after a unilateral peripheral vestibular deficit. Front Neurol, 3, 83.

[10] Peusner KD, Shao M, Reddaway R, Hirsch JC (2012) Basic concepts in understanding recovery of function in vestibular reflex networks during vestibular compensation. Front Neurol, 3, 17.

[11] Curthoys IS, Smith PF, Darlington CL(1988). Postural compensation in the guinea pig following unilateral labyrinthectomy. Prog Brain Res, 76, 375-84.

［12］Fetter M，Zee DS（1988）．Recovery from unilateral labyrinthectomy in rhesus monkey. J Neurophysiol，59，370-93.

［13］Strupp M，Brandt T（2009）．Vestibular neuritis. Semin Neurol，29，509-19.

［14］Manzari L，Burgess AM，MacDougall HG，Curthoys IS（2011）．Objective verification of full recovery of dynamic vestibular function after superior vestibular neuritis. Laryngoscope，121，2496-500.

［15］Curthoys IS，Dai MJ，Halmagyi GM（1991）．Human ocular torsional position before and after unilateral vestibular neurectomy. Exp Brain Res，85，218-25.

［16］Precht W，Shimazu H，Markham CH（1966）．A mechanism of central compensation of vestibular function following hemilabyrinthectomy. J Neurophysiol，29，996-1010.

［17］Bergquist F，Ludwig M，Dutia MB（2008）．Role of the commissural inhibitory system investibular compensation in the rat. J Physiol，586，4441-52.

［18］Kitahara T，Takeda N，Saika T，Kubo T，Kiyama H（1997）．Role of the flocculus in the development of vestibular compensation：immunohistochemical studies with retrograde tracing and flocculectomy using Fos expression as a marker in the rat brainstem. Neuroscience，76，571-80.

［19］Beraneck M，McKee JL，Aleisa M，Cullen KE（2008）．Asymmetric recovery in cerebellar-deficient mice following unilateral labyrinthectomy. J Neurophysiol，100，945-58.

［20］Furman JM，Balaban CD，Pollack IF（1997）．Vestibular compensation in a patient with a cerebellar infarction. Neurology，48，916-20.

［21］Halmagyi GM，Curthoys IS，Cremer PD，et al.（1990）．The human horizontal vestibulo-ocular reflex in response to high-acceleration stimulation before and after unilateral vestibular neurectomy. Exp Brain Res，81，479-90.

［22］Berthoz A（1988）．The role of gaze in compensation of vestibular disfunction：the gaze substitution hypothesis. Prog Brain Res，76，411-20.

［23］Weber KP，Aw ST，Todd MJ，McGarvie LA，Curthoys IS，Halmagyi GM（2008）．Head impulse test in unilateral vestibular loss：vestibulo-ocular reflex and catch-up saccades. Neurology，70，454-63.

［24］MacDougall HG，Weber KP，McGarvie LA，Halmagyi GM，Curthoys IS（2009）．The video head impulse test：diagnostic accuracy in peripheral vestibulopathy. Neurology，73，1134-41.

［25］Macdougall HG，Curthoys IS（2012）．Plasticity during Vestibular Compensation：The Role of Saccades. Front Neurol，3，21.

［26］Dutheil S，Brezun JM，Leonard J，Lacour M，Tighilet B（2009）．Neurogenesis and astrogenesis contribution to recovery of vestibular functions in the adult cat following unilateral vestibular neurectomy：cellular and behavioral evidence. Neuroscience，164，1444-56.

［27］Matin E（1974）．Saccadic suppression：a review and an analysis. Psychol Bull，81，899-917.

延 伸 阅 读

［1］Allum JH（2012）．Recovery of vestibular ocular reflex function and balance control after a unilateral peripheral vestibular deficit. Front Neurol，3，1-7.

［2］Dutia MB（2010）．Mechanisms of vestibular compensation：recent advances. CurrOpinOtolaryngol Head Neck Surg，18，420-24.

［3］Halmagyi GM，Weber KP，Curthoys IS（2010）．Vestibular function after acute vestibular neuritis. Restor Neurol Neurosci，28，37-46.

［4］Horak FB（2010）．Postural compensation for vestibular loss and implications for rehabilitation. RestorNeurolNeurosci，28，57-68.

［5］Lacour M，Tighilet B（2010）．Plastic events in the vestibular nuclei during vestibular compensation：the brain orchestration of a "deaff erentation" code. RestorNeurolNeurosci，28，19-35.

［6］Macdougall HG，Curthoys IS（2012）．Plasticity during vestibular compensation：the role of saccades. Front Neurol，3（21），1-9.

［7］Sadeghi SG，Minor LB，Cullen KE（2011）．Multimodal integration after unilateral labyrinthine lesion：single vestibular nuclei neuron responses and implications for postural compensation. J Neurophysiol，105，661-73.

［8］Saman Y，Bamiou DE，Gleeson M，Dutia MB（2012）．Interactions between stress and vestibular compensation—A Review. Front Neurol 3（116），1-8.

第7章

前庭系统功能成像

原文作者:Marianne Dieterich and Thomas Brandt
DOI:10.1093/med/9780199608997.003.0007

中文翻译:李婷婷 李响 **审校:**李哲元 韩鹏 **终审:**杨旭

引言

我们已经通过多种途径对人体前庭结构进行了深入探究。例如,我们应用温度试验和直流电刺激实验性地刺激完整的前庭系统,从而深入了解其结构和功能。目前,正电子发射断层扫描(positron emission tomography,PET)和功能磁共振成像(functional magnetic resonance imaging,fMRI)技术已经用于脑激活研究,这种技术可以对前庭系统与其他感觉系统的功能连接和相互作用进行成像。虽然这些方法对于确定皮质、皮质下及小脑的激活模式相对可靠,但在涉及脑干结构方面仍然受到限制。当前庭刺激与功能成像技术结合时,可以揭示出感觉系统中特定的皮质激活和去激活模式。具有外周和中枢前庭结构损伤的患者可表现出特定模式的改变。

本章节主要阐明了前庭结构之间的相互连接:包括它们的激活模式及其与其他感觉系统的相互作用,正常人的感知和运动功能的相关性,以及由单侧外周和中枢前庭损伤引起的前庭系统代偿策略改变。本章节首先描述正常受试者在单侧前庭刺激时的典型皮质激活模式,然后观察以上激活模式在不同类型疾病中的改变,如急性单侧和慢性双侧外周前庭病变的患者,以及中枢系统病变的患者(如前庭神经核病变、Wallenberg综合征和丘脑后外侧的急性病变)。

完整的前庭系统

最初,研究人员是在动物身上对前庭系统进行的研究,尤其是利用示踪剂和电生理技术对猴子进行试验,证实了存在几个独立且不同的皮质区域与前庭信息的处理相关。其中所涉及最关键的皮层结构是顶-岛前庭皮质(parieto-insular vestibular cortex,PIVC),后岛叶皮质中的视觉颞叶侧裂区(visual temporal sylvian,VTS),颞上回(superior temporal gyrus,STG),顶下小叶(inferior parietal lobule,IPL),前扣带回,海马及6a区域,以上全部属于多感觉(前庭)皮质环路。在猴子中,PIVC与同侧其他区域和对侧半球密切相关,似乎是一个占主导地位的多模态前庭皮质区域,被认为是这个网络中的"核心区域"(图7.1)。直到最近,

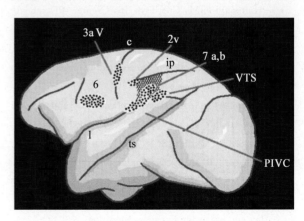

图7.1 猴脑多感觉皮质区域的示意图,以及其前庭刺激后的神经响应区域

研究人员才对这个区域的耳石器信息传入进行了详细的描述,进一步阐述了前庭皮质回路中的顶内沟腹侧区(ventral-intraparietal area,VIP)和额叶周围皮质的作用。在过去的 10 年中,前庭觉、本体觉和视觉刺激的功能成像研究表明,这种多感觉前庭皮质区域位于人体的部位相似,同时它们又相互存在连接。

外周前庭刺激后的皮质激活

研究人员在对健康受试者的水平半规管进行温度刺激、前庭神经进行电刺激及球囊耳石器进行声刺激过程中,发现一个主要位于两侧大脑半球颞-岛和颞-顶皮质中的复杂区域网络。人类的

这些激活区位于后岛叶(第一和第二长岛状回)、后岛区(对应于猴子的 PIVC 及其后部相邻的 VTS)、STG、部分 IPL、顶内沟深处(对应猴子的 VIP 区域)、中央后回和中央前回、前脑岛和邻近的额下回、前扣带回、楔前叶和海马(图 7.2)。有趣的是,这些激活的皮质网络在两侧大脑半球中并不对称(图 7.2)。健康人温度试验期间行 PET 发现,该激活模式由三个因素决定:①受试者的惯用手;②刺激耳的侧别;③诱发的前庭眼震的方向。研究人员发现,在非优势半球(右利手的右侧半球、左利手的左侧半球)、受刺激耳的同侧半球和温度刺激前庭眼震慢相侧的半球激活更强。

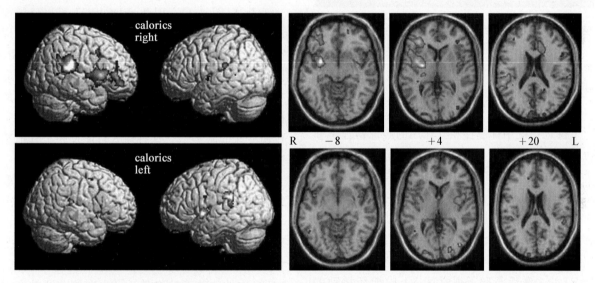

图 7.2　健康受试者单侧前庭刺激过程中正常激活-去激活模式的图示(黄色-红色激活,蓝色-去激活)

为了进行比较,给出了猴脑经过神经生理学研究,确定多感觉前庭区域 6、3aV、2v、7a、b、PIVC 和 VTS 示意图(图 7.1)。在对人进行前庭神经电刺激过程中,激活区域的位置(fMRI;左上方)与猴子相似。对健康右利手受试者右耳进行温水灌注时,激活(H_2^{15}O-PET)发生在两侧大脑半球的颞-顶-岛区域,但非优势的右侧大脑半球占主导地位(左图:左右大脑半球的表面视图;右图:横断面 Z=−10,+10,+20mm),去激活的区域位于两侧视觉皮质区域。引自参考文献[13]。

外周前庭刺激后的皮质去激活

在外周前庭刺激过程中,两侧大脑半球中视觉和本体感觉区域发生激活的同时,也有去激活反应,激活-去激活模式是彼此相反的。最初,这些模式是在视觉诱发的自我运动感知中发现的,如枕叶和顶叶视觉区域的激活与多感觉前庭皮质的去激活共同发生,如 PIVC(图 7.3)。由此推测,视觉和前庭系统的皮质之间存在相互抑制作

用。这种相互抑制作用可以将主要感觉的权重进行转移,从而解决了感觉信息输入之间的冲突。所以推测感觉系统之间的相互抑制作用可能是中枢神经系统的基本机制。这种相互作用也发生在其他不同感觉之间,如本体觉与痛觉、痛觉与前庭觉、触觉和视觉,以及视觉和听觉系统之间。通过高分辨率视觉心理意向和心理旋转任务的研究,揭示了这些交互作用的心理物理后果在健康受试者进行前庭温度刺激后显著受损。

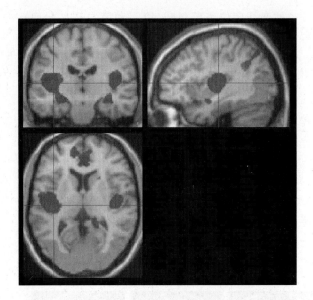

图 7.3　7 名健康受试者在视动刺激过程中的激活区域

尽管激活区域位于两侧的视觉皮质中,但在颞、岛和顶叶皮质区域以及前扣带回皮质中发现了 BOLD 信号减少的区域(激活 $P \leqslant 0.001$;去激活 $P \leqslant 0.0001$)。

视觉系统中抑制性相互作用的心理物理学和功能成像数据支持了以下推测:视觉系统中神经活动的去激活(由 fMRI 和 PET 测量)可能与感知运动和方向所需的敏感性的功能减退有关,这或许反映了两个大脑半球之间通过胼胝体进行注意力转移,即两个大脑半球之间存在所谓的"交互作用",以解决各感觉信息传递的冲突。事实上,fMRI 的去激活与猴子视觉区 V1 中神经活动的减少相关。总之,在 PET 和 fMRI 研究中发现正常受试者的去激活似乎代表了神经功能的下降。

非完整前庭系统

急性单侧前庭病变

如前庭神经炎等急性单侧前庭病变引起的两侧迷路之间的前庭张力失衡,会导致丘脑-皮质前庭系统内的神经活动的调节吗?如果是这样,这种激活模式的不对称能够反映出皮质水平上感知相关神经的张力失衡吗?为了回答这些问题,将单侧病变患者的皮质激活模式与健康受试者在单侧温度试验或直流电刺激时的功能成像数据进行比较。对一侧前庭进行刺激,或者单侧前庭器官感受器发生病变时,均会导致两侧前庭神经的张力失衡。然而,以上两种情况均发生在前庭系统的不同层面上。单侧前庭病变会减少静息放电率,而单侧前庭刺激会增加前庭末梢器官的静息放电率。

激活与去激活　在前庭神经炎的急性期(平均:症状出现后 6.6d),确实有可能证明中枢前庭系统在单侧前庭刺激时表现出与健康受试者先前描述的类似的视觉-前庭区域激活-去激活模式。右利手的右侧前庭神经炎患者在急性期和中枢前庭代偿 3 个月无症状后分别行氟代脱氧葡萄糖(FDG)-PET 检测,发现在多感觉前庭皮质和皮质下区域,如后脑岛的 PIVC、后外侧丘脑、前扣带回、脑桥-中脑脑干区域及海马区域葡萄糖代谢显著升高(图 7.4)。因此,FDG-PET 可以反映前庭系统的皮质激活模式,这种模式是由单侧外周前庭病变引起的,并且可能反映了两侧前庭失衡。同时,在视觉、本体感觉皮质及部分听觉皮质(颞横回)区域葡萄糖代谢显著降低。这种去激活的模式与健康受试者在前庭刺激时视觉和本体感觉皮质变化非常类似。这种模式可能反映了其他感觉区域对前庭皮质激活的非特异性抑制。

然而,这些细节也揭示了健康受试者在实验性的前庭刺激过程中激活-去激活模式的某些差异。在这些患者中,前庭皮质在后脑岛(PIVC)中不是右侧大脑半球占优势的双侧激活模式,而是以迷路病变(右)对侧(左)为主的单侧激活模式。PIVC 内的这种不对称激活可由右侧前庭神经炎抑制同侧占优势的上行纤维投射至右脑岛皮质这一假设来解释,因为没有了终末器官信号输入(静息放电)。另一种解释可能是,由于未受影响的左侧前庭核复合体拥有较高的静息放电率,前庭核水平的神经放电失衡模拟出了左侧前庭兴奋。这将与健康受试者的激活-去激活模式相一致,即脑桥、脑桥-中脑、左侧颞-岛前庭皮质区(同侧优势通路)的激活,以及视觉、本体感觉皮质区的同时去激活。

上述结果与近期在动物实验中的发现一致,即大鼠迷路破坏后的前庭代偿过程中前庭神经元兴奋性,以及前庭核神经和突触可塑性的分子机制。前庭内侧核神经元中 γ-氨基丁酸(GABA)受体效能的快速代偿性改变导致其在患侧的下调,同时健侧神经元的上调。此外,对正常和迷路切

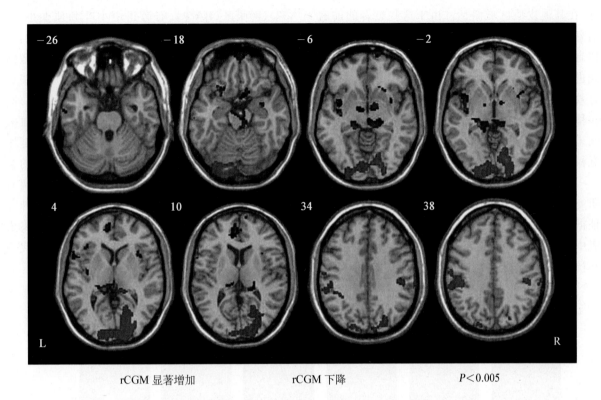

rCGM 显著增加 rCGM 下降 $P < 0.005$

图 7.4 对 3 个月后右侧前庭神经炎患者与对照组(闭眼,无刺激)进行统计学分析

在对侧(左侧)的前庭皮质、颞上回、海马及两侧丘脑可见局部脑葡萄糖代谢(rCGM)显著增加,在前扣带回也可见较明显的激活。同时,rCGM 降低的区域位于视觉和躯体感觉皮质($P \leqslant 0.005$,未校正)。

除大鼠前庭内侧核中 GABA 释放的组胺能和甘氨酸能调节进行的检测,显示在一侧迷路切除术后至少 3 周内,双侧 GABA 释放显著下调。对组胺 H(3)受体的刺激仅在健侧恢复正常。

此外,对前庭神经炎患者的相关性分析还表明,其他一些多感觉前庭皮质区域,如 STG、IPL 和楔前叶似乎与前庭功能或功能障碍的特殊性相关。首先,前庭神经炎急性期自发眼震与双侧颞上回[Brodmann 区(BA)22]及包括额叶在内的右侧额下回眼动区的葡萄糖代谢增加呈正相关(BA 9/44)。其次,衡量前庭功能衰竭的一个指标是双耳的温度试验结果不对称。其与左侧的 IPL(BA 40)中的一个区域呈正相关,已知该区域代表多感觉(前庭)皮质区域,该区域还参与前庭眼反射(vestibulo-ocular reflex,VOR)的增益和时间常数的调制。

慢性双侧前庭病

双侧前庭病变(bilateral vestibular failure,BVF)是一种罕见的迷路或第Ⅷ对脑神经慢性疾病,病因复杂(见第 26 章)。其主要症状是步态不稳,特别是在黑暗和不平整的地面上,以及由于视震荡引起的视物模糊。震荡幻视是视觉场景的虚幻运动,是由于 VOR 不足引起的非自主性视网膜上物像滑脱所致。BVF 患者通常不像前庭神经炎患者那样出现双侧前庭神经的张力失衡,他们的体征和症状只能由运动和头部运动引起。

激活与去激活 对于完全和不完全的右利手 BVF 患者,温度试验的差异性值得探讨。这些患者行温度试验时无前庭性眼震,也没有自主运动的幻觉或自主神经症状。它们在前庭温度刺激中的激活-去激活模式通常会减弱($H_2^{15}O$-PET)。尤其是在温度试验刺激的对侧 PIVC 区只有一小部分激活,并且在同侧没有显著的激活。相反,健康右利手的受试者有双侧激活,且右侧的激活更强。BVF 患者通常缺乏视觉皮质的双侧去激活,这表明双侧性取决于前庭皮质的"正常"激活;也没有证据表明常见的非前庭感觉(如听觉、本体感觉)在其他皮质区域激活。由于这些患者的前庭信息输入减少,导致前庭性眼震减少或缺失,同时伴有震荡幻视,因此可能不需要对视觉皮质的功能进行"保护性"的减少。一方面,由于无法生成有效的前庭信息,BVF 可能导致感觉权重永久地转移到视觉系统。另一方面,由于在前庭刺激期间未发现其他感觉皮质区域的信号改变,因此感觉权重并未向本体觉及听觉模式转移。

对 BVF 患者进行视动刺激任务的功能成像研究,为人们提供了视觉替代前庭缺失的第一个证据。与年龄匹配的健康对照组比较,在 BVF 患者中,视动刺激可诱导双侧初级视觉皮质(枕下回和枕中回,BA 17,18,19);颞中回和颞下回(BA 37)、额眼区(BA 8)、右旁正中小叶和顶上小叶,以及右侧梭状回和海马旁回的激活明显增强,激活簇较大(图 7.5)。从功能上说,这些区域激活的增强与视动刺激无关,因为患者的视动性眼震的平均慢相角速度与正常人无明显差异。此外,主要位于包含 PIVC 的右后岛叶的小范围血氧水平依赖性(BOLD)信号下降(去激活),与健康对照组相似。这些在视觉和眼动系统增强的激活表明,它们可能与在视跟踪中视敏度上调有关。脑功能成像技术弥补了心理物理学和神经生理学测试的不足,说明在一种类型的感觉丧失后可导致其他类型感觉的功能敏感性的替代性提高。

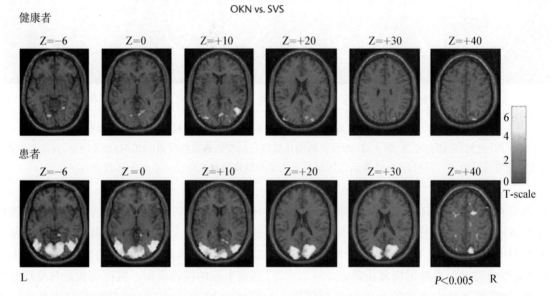

图 7.5　BVF 患者(下图)和年龄匹配的健康对照组(上图)在视动刺激(optokinetic nystagmus,OPK)和静止视觉刺激(stationary visual stimulus,SVS)两种条件下的脑功能成像进行比较(P<0.005,未校正)

上图在 Dieterich 等基础上修改。

急性单侧前庭神经核病变(延髓背外侧综合征)

由延髓背外侧急性梗死(Wallenberg 综合征)引起的前庭核损伤影响内侧和(或)上侧亚核,导致中枢性前庭功能障碍。该中枢前庭综合征的特征是静态前庭体征,如单眼或双眼同侧扭转(82%),同侧低位眼偏斜(44%),完全性眼偏斜反应(33%),多数患者出现主观视觉垂直线倾斜(94%)。动态前庭症状包括患侧眼及躯体向同侧偏移、扭转性眼震、视觉及躯体辨距不良。此外,床旁头脉冲试验通常可以区分急性中枢梗死和外周前庭病变。前庭症状还伴有其他神经功能障碍,如霍纳综合征、面部痛温觉障碍、咽喉肌麻痹并伴有吞咽困难和构音障碍,以及对侧躯干和肢体痛温觉障碍。

激活与去激活　与前庭神经炎患者一样,对 Wallenberg 综合征患者行温度试验可引起皮质水平的不对称激活。这些患者表现出急性单侧前庭功能病变的典型体征(即短暂的旋转性眩晕伴呕吐、患侧的躯体和眼球向同侧偏移、眼偏斜反应及主观视觉垂直线偏斜)。温水试验期间行

$H_2^{15}O$-PET 检查时,发现其激活模式通常与健康受试者不同。在病灶同侧的耳朵进行温度试验刺激时,对侧大脑半球没有激活或激活减少,而同侧大脑半球的激活模式为"正常"。这些结果与从前庭核(特别是前庭内侧亚核)到前庭皮质区域的双侧上行前庭通路一致,其中只有对侧传导束受到影响。这一新颖发现支持这样的假设:只有从前庭内侧亚核到对侧内侧纵束的纤维受到损伤,而通过前庭上核的同侧前庭丘脑-皮质投射不受影响。

最近有研究报道了患有急性单侧延髓梗死的右利手患者与前庭神经炎患者相比较的其他发现(FDG-PET)。在没有任何刺激的情况下对患者进行两次检查:①在急性期的第 7 天,即出现前庭症状后的平均天数;②在疾病康复后 6 个月再次接受检查(图 7.6)。发现不仅在双侧视觉皮质(BA17-19)区域,包括运动敏感区域MT/V5和

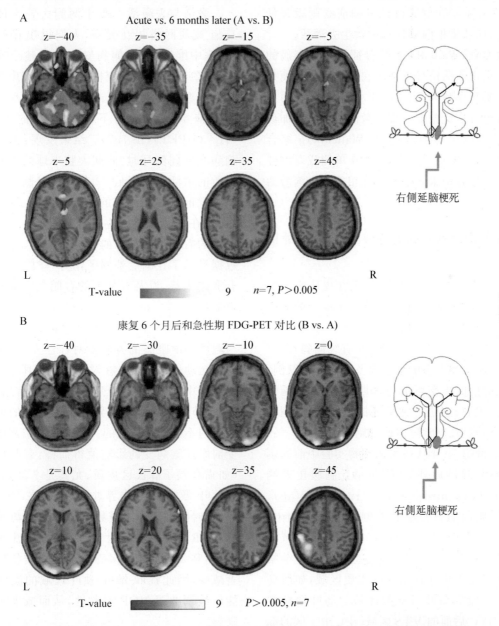

图 7.6 利用 FDG-PET 统计分析了 12 例急性延髓梗死(位于右侧脑干)患者引起的前庭功能障碍与恢复后 6 个月的扫描结果(对比 A 与 B)和反向对比(B 与 A)的关系

对比 A 与 B 主要显示小脑信号差异,而反向对比(PET B 与 A)显示视觉皮质(BA 17-19)中包括运动敏感区域 MT/V5(BA19/37)的双侧大脑半球广泛的信号变化,并与枕上小叶皮质(BA 19/39)和颞-顶区(GTm/s,LPi,BA 39/40)的次级视觉皮质相融合。

枕上小叶的次级视觉皮质区(BA 19/37)葡萄糖代谢普遍降低,而且在颞中回、颞上回和 IPL 的多感觉颞-顶叶区域的代谢也普遍降低。有趣的是,与前庭神经炎患者相比,皮质水平未见相关的激活。然而,在视觉皮质区域的去激活模式与前庭神经炎患者的数据相似。这意味着前庭和视觉系统之间的相互抑制作用会被某些中枢前庭病变所改变:某些皮质(如颞上回,superior temporal gyrus,GTS,IPL)在健康受试者的前庭刺激条件下会激活,而在中枢前庭疾病中发生去激活。

一般而言,Wallenberg 综合征患者在疾病的急性期会出现激活信号增强。它们主要位于梗死对侧的延髓和小脑脚,也可位于小脑蚓部,在两侧小脑半球也有广泛分布。皮质激活信号的增加似乎代表了单侧中枢前庭病变(Wallenberg 综合征)后中央代偿的重要环路,因为在单侧或双侧外周前庭病变患者中未观察到这种相关的小脑激活模式。

急性单侧前庭丘脑通路病变(丘脑后外侧部水平)

单侧丘脑后外侧的病变,以及在皮质水平的颞上回和岛叶(包括 PIVC)病变可导致双侧前庭张力失衡,通常不伴眼动症状。临床上,这些患者常伴空间感知障碍(如主观视觉垂直线偏斜)及姿势障碍,即姿势和步态的不平衡及易向患侧跌倒。这种类型的前庭失衡可能与早期所谓的"丘脑性站立不能"相同,这是一种不可抗拒的跌倒症状,不伴有肢体瘫痪、感觉障碍或小脑受损症状。

在 20 世纪 70 年代进行的动物实验中前庭刺激研究表明,丘脑后外侧区,包括丘脑腹尾外侧核、腹中间核(ventro-oralis intermedius,Vim)、背尾侧核、腹内侧核及腹后外侧核(ventroposterior lateralis,VPLo),是前庭多感觉皮质区域的传入中继站。在动物中,前庭信息通过该中继站的亚核到达几个独立且不同的皮质区域:如后岛叶的 PIVC、毗邻岛叶后部的区域和岛叶颗粒皮层区域、PIVC 后面的 VTS 区域、IPL 中 7 区的部分区域(BA 40)、顶内沟底部的 VIP、中央沟的 3aV 区域,以及可能位于顶内沟顶端的 2v 区域。在三种不同类型的急性单侧丘脑梗死的患者中,仅后外侧区病变会引起短暂的前庭症状,如同侧

或对侧主观视觉垂直线偏斜的感知障碍,相应的姿势和步态偏差,但不伴有眼动障碍。

丘脑病变的这些体征与人类早期在丘脑亚核 Vim 中进行的电刺激研究的结果一致。这种刺激引起受试者身体、头或眼睛在逆时针方向(更常见)或顺时针方向上旋转。在人类中发现的前庭丘脑病变与非灵长类动物丘脑后外侧区的电生理学研究结果一致。

激活与去激活　由于两侧大脑半球的前庭丘脑-皮质网络相互关联,人们提出丘脑后外侧"前庭中继站"的单侧病变将影响整个网路。因此,对急性丘脑后外侧梗死的右利手患者进行单侧前庭温度刺激(右耳或左耳注射温水),分析两侧大脑半球和皮质下激活模式的差异效应(H$_2$^{15}O-PET)(图 7.7)。结果发现:①当刺激丘脑病变的同侧耳时,同侧大脑半球的多感觉前庭皮质的激活显著降低;②刺激耳对侧的大脑半球多感觉前庭皮质区域的激活也降低了,但程度较小;③在右侧丘脑和左侧丘脑病变的患者中,右利手的右侧优势半球的功能被保留。因此,这些数据显示了丘脑后外侧区作为"守门人",同侧上升通路优势,以及右利手的右侧大脑半球功能的重要性。

温度试验期间这种不对称的皮质激活模式既与温度刺激眼震的方向不对称性无关,也与整个组的运动感知无关。在对病变对侧耳进行温度刺激过程中,眼震趋于增强,并且前庭信息输入(激活)调节显著的半球差异和患者轻微的前庭症状之间的不匹配是惊人的。温度刺激引起的眼震不受前庭丘脑病变的影响值得商榷:有些皮质区域(如猫和猴子薛氏区皮质,尤其是 7 区,对应于人类枕叶-颞叶-顶叶交界处的区域)在 VOR 增益、VOR 时间常数和眼震频率的方向优势等方面影响 VOR 的对称性。由于在温度刺激患侧耳过程中,同侧大脑半球的多感觉前庭皮质整体激活显著减少,因此枕叶-颞叶-顶叶区域的激活减弱可能已经调节了 VOR 对称性,从而减少了前庭性眼震。

健康受试者的前庭刺激不仅激活了前庭皮质区域,同时使双侧视觉皮质区域去激活。患有丘脑后外侧梗死的患者通常仅在一个大脑半球显示出视觉皮质区域的去激活,即在受刺激耳的对侧

患者 BS：左侧丘脑梗死

Calorics right   (H₂¹⁵O-PET)   Calorics left

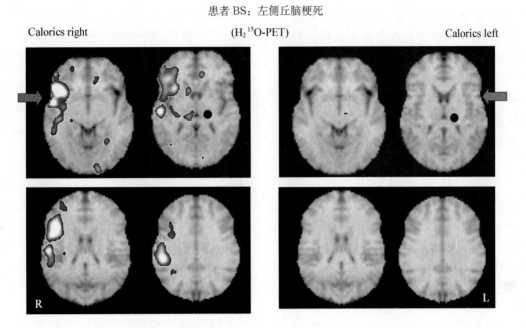

图 7.7 左侧丘脑后外侧梗死患者右耳或左耳温度刺激时的大脑激活区域（$P<0.001$）
左图：在右耳（健侧）行温度试验时，左侧病变的脑功能激活以大簇形式出现在右侧大脑半球的前岛叶、后岛叶、额下回、颞上回、顶下小叶及顶叶的上部、海马、旁正中丘脑、中脑、红核、核壳、额中回、额上回、小脑蚓部；左侧大脑半球激活区域仅有前扣带回和斜角回。右图：在左耳行温度试验时未见明显的脑功能激活区。

和激活的前庭皮质区域的对侧大脑半球内。这意味着交叉抑制作用，即前庭和视觉系统之间的正常相互作用（Brandt 等最先描述这种两侧大脑半球的相互抑制作用）在这些患者中受到干扰：他们的同侧大脑半球在功能上断开了。

总结

在确定健康受试者前庭、眼动和视觉信息处理中涉及的皮质区域及这些系统之间的皮质相互作用方面的研究已经取得了进展。这些区域在 fMRI 和 PET 中表现为激活或去激活的模式。正常受试者的前庭刺激期间的典型皮层激活-去激活模式在患者中发生了一定的改变。这些变化揭示了以下内容。

• 在患有急性单侧外周前庭病变的患者中，激活模式的改变很可能是由于健侧中枢前庭系统内的适应性替代或代偿所致。

• 前庭和视觉系统之间的相互抑制作用似乎在 BVF 患者中得以保留。但是在前庭刺激期间激活水平显著降低（即激活或去激活程度更小）。

然而，视觉皮质内的激活在视觉刺激期间得到增强，这可能是前庭功能障碍的视觉替代。

• 延髓梗死后急性期前庭失衡的中枢代偿过程主要发生在脑干-小脑环（上调）。在急性期，视觉皮质系统——初级视觉区域及次级视觉皮质区域，甚至多感觉（前庭）区域的皮质（葡萄糖代谢减少）发生去激活（可能下调）。

• 神经层面去激活的功能相关性尚不清楚，因为对视觉系统进行充分的心理物理学测试的情况很少见。

• 温度诱发的前庭性眼震似乎主要由丘脑以下-脑干 VOR 通路和前庭小脑介导，而不是由丘脑-皮质结构介导。前庭丘脑急性和亚急性病变患者缺乏自发性前庭眼震和旋转性眩晕。此外，他们的同侧大脑半球没有激活，对侧大脑半球也没有去激活。因此，视觉系统和前庭系统之间的抑制性相互作用可以通过跨半球的通路产生联系。

虽然我们已经了解到某些前庭和眼动障碍如何通过改变"正常"皮质激活-去激活模式来改变视觉-前庭相互作用,但旨在确定潜在疾病的功能影像学的神经基础研究仍处于早期阶段。一些前庭、眼动和小脑疾病仍需使用 fMRI 和 PET 进行进一步研究。这些研究有望帮助我们深入了解人体大脑的复杂神经网络及重要部位病变后代偿过程中皮质发生的变化。

参 考 文 献

[1] Dieterich M,Brandt T(2008). Functional imaging of peripheral and central vestibular disorders. Brain, 131,2538-52.

[2] Dieterich M,Brandt T(2010). Imaging cortical activity after vestibular lesions. Restor Neurol Neurosci,28(1),47-56.

[3] Guldin WO,Grüsser OJ(1996). The anatomy of the vestibular cortices of primates. In Collard M,Jeannerod M,Christen Y(Eds)Le cortex vestibulaire. Editions IRVINN,pp. 17-26. Paris:Ipsen.

[4] Chen A,DeAngelis GC,Angelaki DE(2010)Macaque parieto-insular vestibular cortex:responses to self-motion and optic flow. J Neurosci,30,3022-42.

[5] Bremmer F,Klam F,Duhamel J-R,Hamed SB,Graf W(2002). Visual-vestibular interactive responses in the macaque ventral intraparietal area(VIP). Eur J Neurosci,16,1569-86.

[6] Ebata S,Sugiuchi Y,Izawa Y,Shinomiya K,Shinoda Y(2004). Vestibular projection to the periarcuate cortex in the monkey. Neurosci Res,49,55-68.

[7] Schlack A,Sterbing-D'Angelo SJ,Hartung K,Hoffmann KP,Bremmer F(2005). Multisensory space representations in the macaque ventral intraparietal area. J Neurosci,25,4616-25.

[8] Bottini G,Sterzi R,Paulesu E,et al. (1994). Identification of the central vestibular projections in man:a positron emission tomography activation study. Exp Brain Res,99,164-9.

[9] Bottini G,Karnath HO,Vallar G,et al. (2001). Cerebral representations for egocentric space:functional-anatomical evidence from caloric vestibular stimulation and neck vibration. Brain,124,1182-96.

[10] Suzuki M,Kitano H,Ito R,et al. (2001). Cortical and subcortical vestibular response to caloric stimulation detected by functional magnetic resonance imaging. Brain Res Cogn Brain Res,12,441-9.

[11] Fasold O,von Brevern M,Kuhberg M,et al. (2002). Human vestibular cortex as identified with caloric stimulation in functional magnetic resonance imaging. NeuroImage,17,1384-93.

[12] Naito Y,Tateya I,Hirano S,et al. (2003). Cortical correlates of vestibulo-ocular refelx modulation:a PET study. Brain,126,1562-78.

[13] Dieterich M,Bense S,Lutz S,et al. (2003). Dominance for vestibular cortical function in the non-dominant hemisphere. Cerebral Cortex, 13, 994-1007.

[14] Emri M,Kisely M,Lengyel Z,et al. (2003). Cortical projection of peripheral vestibular signaling. J Neurophysiol,89,2639-46.

[15] Bucher SF,Dieterich M,Wiesmann M,et al. (1998). Cerebral functional MRI of vestibular,auditory,and nociceptive areas during galvanic stimulation. Ann Neurol,44,120-5.

[16] Lobel E,Kleine JF,Le Bihan D,Leroy-Willig A,Berthoz A(1998). Functiona lMRI of galvanic vestibular stimulation. J Neurophysiol,80,2699-709.

[17] Bense S,Stephan T,Yousry TA,Brandt T,Dieterich M(2001). Multisensory cortical signal increases and decreases during vestibular galvanic stimulation(fMRI). J Neurophysiol,85,886-99.

[18] Bremmer F,Schlack A,Duhamel J-R,Graf W,Fink GR(2001). Space coding in primate posterior parietal cortex. NeuroImage,14,46-51.

[19] Fink GR,Marshall JC,Weiss PH,et al. (2003). Performing allocentric visuospatial judgements with induced distortion of the egocentric reference frame:an fMRI study with clinical implications. NeuroImage,20,1505-17.

[20] Stephan T,Deutschländer A,Nolte A,et al. (2005). Functional MRI of galvanic vestibular stimulation with alternating currents at different frequencies. NeuroImage,26,721-32.

[21] Miyamato T,Fukushima K,Takada T,de Waele C,Vidal PP(2007). Saccular stimulation of the human cortex:a functional magnetic resonance imaging study. Neurosci Lett,423(1),68-72.

[22] Janzen J,Schlindwein P,Bense S,et al. (2008). Neural correlates of hemispheric dominance and ipsilaterality within the vestibular system. NeuroImage,42

（2），1508-18

[23] Schlindwein P，Mueller M，Bauermann T，Brandt T，Stoeter P，Dieterich M（2008）. Cortical representation of saccular vestibular stimulation：VEMPs in fMRI. NeuroImage，39（1），19-31

[24] Dieterich M，Bartenstein P，Spiegel S，Bense S，Schwaiger M，Brandt T（2005）. Thalamic infarctions cause side-specific suppression of vestibular cortex activations. Brain，128，2052-67.

[25] Bense S，Bartenstein P，Lutz S，et al.（2003）. Three determinants of vestibular hemispheric dominance during caloric stimulation. Ann N Y Acad Sci，1004，440-5.

[26] Wenzel R，Bartenstein P，Dieterich M，et al.（1996）. Deactivation of human visual cortex during involuntary ocular oscillations. A PET activation study. Brain，119，101-10.

[27] Brandt T，Bartenstein P，Janek A，Dieterich M（1998）. Reciprocal inhibitory visual-vestibular interaction：visual motion stimulation deactivates the parieto-insular vestibular cortex. Brain，121，1749-58.

[28] Brandt T，Dieterich M（1999）. The vestibular cortex. Its locations，functions，and disorders. Ann N Y Acad Sci，871，293-312.

[29] Laurienti PJ，Burdette JH，Wallace MT，Yen YF，Field AS，Stein BE（2002）. Deactivation of sensory-specific cortex by cross-modal stimuli. J Cogn Neurosci，14，420-9.

[30] Maihöfner C，Handwerker HO，Birklein F（2006）. Functional imaging of allodynia in complex regional pain syndrome. Neurology，66（5），711-17.

[31] Merabet LB，Swisher JD，McMains SA，et al.（2007）. Combined activation and deactivation of visual cortex during tactile sensory processing. J Neurophysiol，97，1633-41.

[32] Mast FW，Merfeld DM，Kosslyn SM（2006）. Visual mental imagery during caloric vestibular stimulation. Neuropsychologia，44（1），101-9.

[33] Brandt T，Stephan T，Bense S，Yousry TA，Dieterich M（2000）. Hemifield visual motion stimulation：an example of interhemispheric crosstalk. NeuroReport，11，2803-9.

[34] Brandt T，Marx E，Stephan T，Bense S Dieterich M（2003）. Inhibitory interhemispheric visuovisual interaction in motion perception. Ann NY Acad Sci，1004，283-8.

[35] Shmuel A，Augath M，Oeltermann A，Logothetis NK（2006）. Negative functional MRI response correlates with decreases in neuronal activity in monkey visual area V1. Nat Neurosci，9，569-77.

[36] Bense S，Bartenstein P，Lochmann M，Schlindwein P，Brandt T，Dieterich M（2004）. Metabolic changes in vestibular and visual cortices in acute vestibular neuritis. Ann Neurol，56，624-30.

[37] Yamanaka T，Him A，Cameron SA，Dutia MB（2000）. Rapid compensatory changes in GABA receptor efficacy in rat vestibular neurons after unilateral labyrinthectomy. J Physiol，523，413-24.

[38] Guilding C，Dutia MB（2005）. Early and late changes in vestibular neuronal excitability after deafferentation. Neuroreport，16，1415-18.

[39] Bergquist F，Ruthven A，Ludwig M，Dutia MB（2006）. Histaminergic and glycinergic modulation of GABA release in the vestibular nuclei of normal and labyrinthectomised rats. J Physiol，577，857-68.

[40] Ventre-Dominey J，Nighoghossian N，Denise P（2003）. Evidence for interacting cortical control of vestibular function and spatial representation in man. Neuropsychologia，41，1884-98.

[41] Bense S，Deutschländer A，Stephan T，Bartenstein P，Schwaiger M，Brandt T，Dieterich M（2004）. Preserved visual-vestibular interaction in patients with bilateral vestibular failure. Neurology，63，122-8.

[42] Dieterich M，Bauermann T，Best C，Stoeter P，Schlindwein P（2007）. Evidence for cortical visual substitution of chronic bilateral vestibular failure（an fMRI study）. Brain，130（Pt 8），2108-16.

[43] Bles W，Klören T，Büchele W，Brandt T（1983）. Somatosensory nystagmus：Physiological and clinical aspects. Adv Oto-Rhino-Laryngol，30，30-3.

[44] Bles W，de Jong JM，de Wit G（1984）. Somatosensory compensation for loss of labyrinthine function. Acta Otolaryngol（Stockh），97，213-21.

[45] Curthoys IS，Halmagyi GM（1994）. Vestibular compensation：a review of the oculomotor，neural，and clinical consequences of unilateral vestibular loss. J Vest Res，5，67-107.

[46] Dieterich M，Brandt T（1992）. Wallenberg's syndrome：Lateropulsion，cyclorotation，and subjective visual vertical in thirty-six patients. Ann Neurol，31，399-408.

[47] Dieterich M，Brandt T（1993）. Ocular torsion and tilt

of subjective visual vertical are sensitive brainstem signs. Ann Neurol,33,292-9.

[48] Kommerell G,Hoyt WF(1973). Lateropulsion of saccadic eye movements:electro-oculographic studies in a patient with Wallenberg's syndrome. Arch Neurol,28,313-18.

[49] Morrow MJ,Sharpe A(1988). Torsional nystagmus in the lateral medullary syndrome. Ann Neurol,24,390-8.

[50] Newman-Toker DE,Kattah JC,Alvernia JE,Wang DZ(2008). Normal head impulse test differentiates acute cerebellar strokes from vestibular neuritis. Neurology,70,2378-85.

[51] Dieterich M,Bense S,Stephan T,Schwaiger M,Bartenstein P,Brandt TH(2005). Medial vestibular nucleus lesions in Wallenberg's syndrome cause decreased activity of the contralateral vestibular cortex. Ann N Y Acad Sci,1039,1-16.

[52] Bense S,Buchholz H-G,Best C,Schlindwein P,et al. (2006). Compensation for central vestibular dysfunction in patients with acute medullary infarction (FDG-PET study). J Neurol,253(S2),33.

[53] Dieterich M,Brandt T(1993). Thalamic infarctions: Differential effects on vestibular function in the roll plane(35 patients). Neurology,43,1732-40.

[54] Brandt T,Dieterich M(1994). Vestibular syndromes in the roll plane:topographic diagnosis from brainstem to cortex. Ann Neurol,36,337-47.

[55] Masdeu JC,Gorelick PB(1988). Thalamic astasia: Inability to stand after unilateral thalamic lesions. Ann Neurol,23,596-602.

[56] Sans A,Raymond J,Marty R(1970). Response thalamiques et corticales a la stimulation electrique du nerf vestibulaire chez le chat. Exp Brain Res,10,265-75.

[57] Deecke L,Schwarz DWF,Fredrickson JM(1974). Nucleus ventroposterior inferior(VPI)as the thalamic relay in the rhesus monkey. I. Field potential investigation. Exp Brain Res,20,88-100.

[58] Büttner U,Henn V(1976). Thalamic unit activity in the alert monkey during natural vestibular stimulation. Brain Res,103,127-32.

[59] Grüsser OJ,Pause M,Schreiter U(1990). Localization and responses of neurons in the parieto-insular cortex of awake monkeys(Macaca fascicularis). J Physiol(Lond),430,537-57.

[60] Grüsser OJ,Pause M,Schreiter U(1990). Vestibular neurones in the parieto-insular cortex of monkeys (Macaca fascicularis):visual and neck receptor responses. J Physiol(Lond),430,559-83

[61] Ventre J(1985). Cortical control of oculomotor function. II. Vestibulo-ocular reflex and visual-vestibular interaction. Behav Brain Res,17,221-34.

[62] Faugier-Grimaud S,Ventre J(1989). Anatomic connections of inferior parietal cortex(Area 7)with subcortical structures related to vestibulo-ocular function in a monkey(Macaca fascicularis). J Compar Neurol,280,1-14.

[63] Klam F,Graf W(2003). Vestibular response kinematics in posterior parietal cortex neurons of macaque monkeys. Eur J Neurosci,18,995-1010.

[64] Klam F,Graf W(2003). Vestibular signals of posterior parietal cortex neurons during active and passive head movements in macaque monkeys. Ann N Y Acad Sci,1004,271-82.

[65] Schwarz DWF,Fredrickson JM(1971). Rhesus monkey vestibular cortex:a bimodal primary projection field. Science,172,280-1.

[66] Ödkvist LM,Schwarz DWF,Fredrickson JM,Hassler R(1974). Projection of the vestibular nerve to the area 3a arm field in the squirrel monkey(Saimiri sciureus). Exp Brain Res,21,97-105.

[67] Büttner U,Buettner UW(1978). Parietal cortex area 2 V neuronal activity in the alert monkey during natural vestibular and optokinetic stimulation. Brain Res,153,392-7.

[68] Hassler R(1959). Anatomy of the thalamus. In Schaltenbrand G,Bailey P(Eds)Introduction to stereotaxis with an atlas of the human brain,vol. 1,pp. 230-90. Stuttgart:Thieme.

[69] Tasker RR,Organ LW,Hawrylyshyn PA(1982). The thalamus and midbrain of man. A physiological atlas using electrical stimulation. Springfield, IL: Charles C Thomas.

[70] Tusa RJ,Demer JL,Herdman SJ(1989). Cortical areas involved in OKN and VOR in cats:cortical lesions. J Neurosci,9,1163-78.

第 8 章

前庭系统临床解剖与生理学

原文作者: G. Michael Halmagyi and Ian S. Curthoys
DOI:10.1093/med/9780199608997.003.0008

中文翻译: 吴月霞　李远军　**审校:** 焉双梅　孙勍　**终审:** 凌霞　杨旭

　　了解前庭系统基本结构和功能,包括内耳迷路,前庭神经节到脑干前庭神经核和眼外肌,到大脑皮质,到脊髓,然后到躯干及肢体肌肉的所有通路,是临床医师从原理及形式识别上诊断和治疗眩晕和失衡患者时所必需的。关于前庭生理学的专著,参阅 Goldberg 等所写著作。

为什么有迷路?

　　前庭系统感受头部的运动及头部在重力作用下的定位,这是通过毛细胞上极其灵敏的纤毛的惯性弯曲来实现的。毛细胞位于每侧内耳三个半规管的壶腹嵴和两个耳石器的囊斑上(图 8.1 和图 8.2)。壶腹嵴和囊斑位于内耳的内腔——膜迷路内,膜迷路内充满高钾的内淋巴液,而内耳的外腔则是高钠的外淋巴液,通过位于颞骨中的蜗导水管与脑脊液相延续(图 8.3)。

　　由于力等于质量乘以加速度,前庭毛细胞的纤毛仅可以被加速度而非速度导致弯曲(即移位)。每个半规管在结构上专门用于转换角加速度(即头部旋转),而每个耳石器在结构上专门用

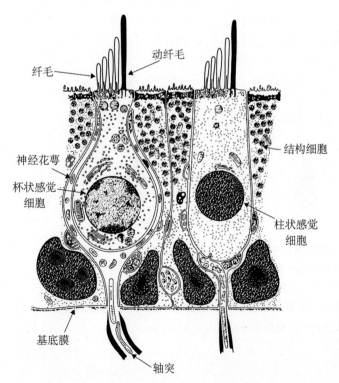

图中标注:动纤毛、纤毛、神经花萼、杯状感觉细胞、结构细胞、柱状感觉细胞、基底膜、轴突

图 8.1　前庭毛细胞

哺乳动物前庭系统的两种毛细胞感受器的图示。大的高脚杯样的毛细胞感受器称为 I 型细胞,传入神经末梢形成一个神经杯(或盏)包围大部分毛细胞。相比而言,II 型细胞呈圆柱状,传入神经末梢呈纽扣样终止于胞体上。这两种毛细胞存在于每一个前庭感受器官中,I 型细胞簇生于微纹和嵴顶上,而 II 型细胞则广泛分布于感觉区内。引自 Engstrom 等。

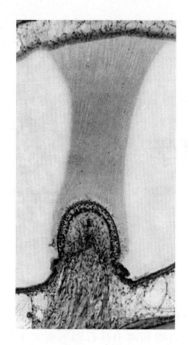

图 8.2 嵴帽

嵴帽从壶腹嵴的顶部延伸到半规管壶腹的顶部。感受器毛细胞的纤毛位于嵴帽内。每个壶腹嵴都被感受器毛细胞覆盖，每个细胞的动纤毛排列方向相同。角加速度引起半规管内的液体流动，并因此导致嵴帽微弱偏移，其内的毛细胞随之偏移，且根据偏移的方向不同，全部兴奋或全部被抑制。引自 Igarashi 和 Alford。

于感受线性加速度，其可以由头部运动（左右、上下，或前后平移）或头部偏斜（方位的改变）产生。每个半规管的结构和几何形状使其毛细胞感受的

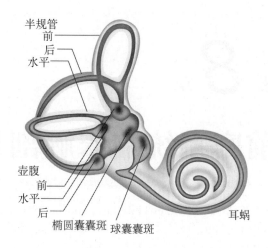

图 8.3 膜迷路示意图

膜迷路图示，显示了感觉区—每个半规管壶腹和椭圆囊囊斑及球囊囊斑耳石的相对位置。耳蜗也是膜迷路的一部分，但在空间上相分离，如图所示。

是头部的旋转而非平移，而耳石的存在则允许囊斑毛细胞感受头部的偏斜和平移。前庭毛细胞有一根动纤毛和 40～70 根静纤毛；当静纤毛朝向动纤毛弯曲时，细胞去极化，使其神经节细胞的兴奋性增高；当静纤毛背离动纤毛弯曲时，毛细胞超极化，使其神经节细胞的静息神经活性降低（图8.4）。每侧耳中的三个半规管相互成约 90°的角度，因此前庭系统能够获得三维各个平面角加速度的信息（图 8.5 和图 8.6）。

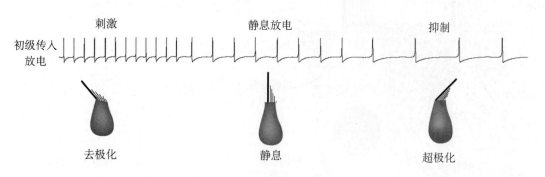

图 8.4 毛细胞激活的示意图

毛细胞去极化如何导致初级前庭传入神经放电变化的示意图。纤毛在静止时是直立的，存在静息放电。当纤毛偏向动纤毛（最长的纤毛）时，细胞去极化并且静息放电频率增加（兴奋）。当纤毛偏离动纤毛时，感受器超极化，静息放电频率下降。这种兴奋-抑制见于半规管细胞的双侧传入（对应于角加速度的两个方向）和耳石的传入（对应于线性加速度的两个相反方向）。

每侧耳中的两个耳石器也相互成约 90°角度：椭圆囊囊斑接近于水平（图 8.7），而球囊囊斑接近于垂直（图 8.8），因此前庭系统可以获得三维各个平面线性加速度的信息。来自迷路的信号通过前庭神经中 Scarpa 神经节细胞的轴突传递到前庭神经核：前管、水平半规管和椭圆囊受前庭上神经支配，后半规管和球囊由前庭下神经支配（图 8.9）。当然，正常人时刻能感受耳蜗毛细胞的功能；相反，却完全不能感受前庭毛细胞的功能，直到出现问题。

如何确定患者迷路功能异常

双侧前庭功能丧失的症状和体征很明显：失衡和视觉抖动（振动幻视），两者都只在行走时出现（见第 13 章和第 26 章）。患者坐着或躺下时则没有症状。这种失衡是由于前庭脊髓反射受损导致的，如果视觉和本体感觉（用于辅助人类保持直立的另外两种感觉形式）受到干扰，则会更加严重。黑暗中在柔软的表面（如夜晚的沙滩或田野）行走特别具有挑战性。失衡通过做 Romberg 试验便可以很容易地发现，首先在坚实的地板上可能可以完成，然后在厚的（10cm）泡沫垫上不可能完成。振动幻视是由于前庭眼反射（vestibulo-ocular reflex，VOR；图 8.10）受损导致的，这可以通过在快速（＞1 Hz）垂直摇头时患者的视力降至

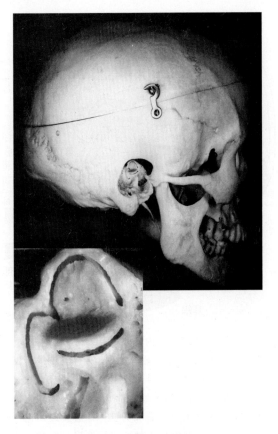

图 8.5　颅骨和骨迷路

三个半规管位于彼此大致相互垂直的平面内。水平管和前管的壶腹位于半规管的前端，而后管的壶腹则位于腹侧，远低于水平管。该图显示了半规管在颅骨中的位置，它们距头骨表面约 2.5cm。

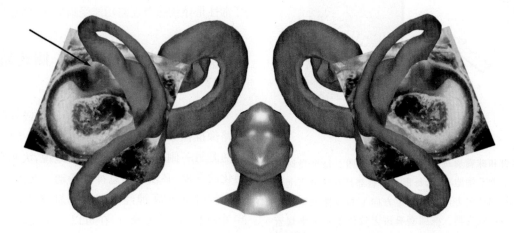

图 8.6　CT 骨迷路

头部一侧半规管大致平行于头部另一侧的半规管。这是从 CT 扫描中重建出来的半示意图（Andrew Bradshaw 提供）。迷路已经被放大并且彼此相平移靠近，但是半规管的空间关系不变。叠加在水平管上的是来自人体解剖标本的膜水平管和壶腹部的照片（按比例）。箭指示半规管壶腹嵴，大致位于头部正中平面。头部的视角为如图所示的奥斯卡头像型。当头部向左转动时，左侧的嵴帽向兴奋的方向偏转，同时右侧的嵴帽向抑制的方向偏转。脑干水平的神经回路利用神经传入中的对称和相反的变化的来增强系统的灵敏度（见图 8.16）。引自 Curthoys 等。

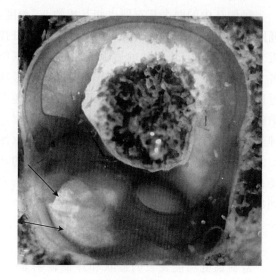

图 8.7　囊斑

垂直直接向下观察暴露的人水平半规管、壶腹和椭圆囊。椭圆囊的膜壁已经被打开以显露椭圆囊囊斑上的耳石(箭头所示)。大部分椭圆囊囊斑接近于水平半规管的平面。

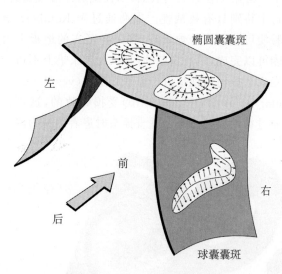

图 8.8　耳石平面

椭圆囊和球囊囊斑大致方位的示意图。每个囊斑都由一层感受器毛细胞覆盖,每根毛细胞都具有如囊斑上的小箭头所示的特定方向。在特定方向上的线性加速度能最佳地刺激该感受器。椭圆囊囊斑大致位于水平半规管的平面内(见图 8.7),球囊囊斑的长臂("柄")大致平行于水平管的平面。引自 Curthoys 和 Betts。

6/36 或更低(动态视敏度试验)得到证实。如果患者在检查者迅速将其头转向一侧时试图盯住任何一个固定目标,将出现明显的延迟补偿性快速眼球

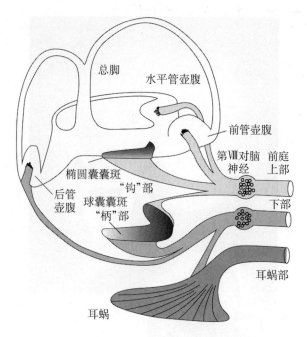

图 8.9　内耳的神经支配

第Ⅷ对脑神经的分支和感觉区神经支配的示意图(证据来自 de Burlet,1924)。前庭神经的上支包含来自水平和前管、椭圆囊囊斑和嘴部(球囊囊斑的"钩"部)的传入。下支包含来自后管和大部分球囊囊斑("柄"部)的传入。来自耳蜗的传入神经也在第Ⅷ对脑神经中走行。前庭神经内的小点为 Scarpa 神经节的细胞体。

运动(扫视),而不是立即的平滑的眼球运动(VOR);该试验为头脉冲试验(图 8.11)。庆大霉素耳毒性是导致患者迷路功能受损的常见原因之一。

如何确定患者只有一侧迷路功能正常?

不像其他配对的感觉器官,如眼或耳蜗,两个迷路像推拉系统一样工作;一侧的神经兴奋总是伴随着另一侧的神经抑制(严格地说,失易化)。失易化的前提,必须有静息神经活动。在源自猴子水平半规管的前庭神经节细胞的轴突中,每秒约有 40 个动作电位(尖峰)。在可以引起兴奋方向上的快速角加速度运动(例 10 000°/s²),将导致这种神经活动最高可达 800 尖峰/s,增加了 760 尖峰/s。在相反(抑制)方向上的相同加速度可以将神经活动降至 0 尖峰/s,这会使神经元沉默,减少了 40 尖峰/s,导致半规管双向反应中固有的("与生俱来的")不对称性(图 8.12 和图 8.13)。

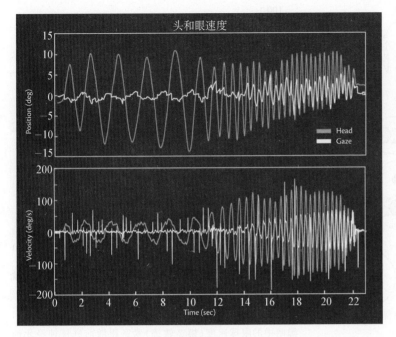

图 8.10　振动幻视的机制

庆大霉素毒性导致的双侧前庭功能丧失患者的水平头部和凝视位置（上图）及头部和凝视速度（下图）。凝视位置或速度是眼球相对于空间的位置或速度。患者主动左右摇头，频率从约 0.5Hz 增加到约 3Hz，峰值速度从 30°/s 增加到约 130°/s。在 0.5Hz 时，凝视是稳定的（速度接近 0°/s），因此没有振动幻视。在 3.0Hz 时，凝视速度达到 70°/s（相当于 VOR 增益仅为 0.3），并且患者出现极其明显的水平振动幻视，视力为 6/60。在一个正常的受试者中，3.0Hz 时 VOR 增益接近 1.0，凝视速度接近于 0，视力将接近 6/6，并且不会出现如 0.5Hz 时该患者一样的振动幻视。

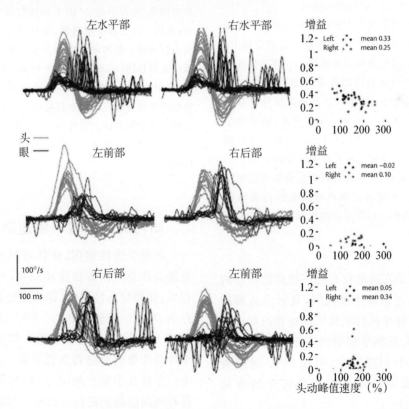

图 8.11　双侧前庭功能丧失的头脉冲试验

使用 GN Otometrics 视频眼震系统对双侧前庭功能丧失的患者进行水平和垂直头脉冲试验时的双侧前庭病变示例。头部旋转刺激以灰色显示（达到 250°/s 的峰值角速度和 2000°/s² 的角加速度）；眼动反应以黑色显示。水平头脉冲试验时，VOR 的最大增益在每个方向上均 <0.4（正常 >0.95），存在显性扫视。在个别后半规管的平面上进行垂直脉冲试验时，峰值 VOR 增益 <0.2（正常 >0.8），并且再次出现显性扫视。有关该方法的详细信息，请参阅 MacDougall 等。

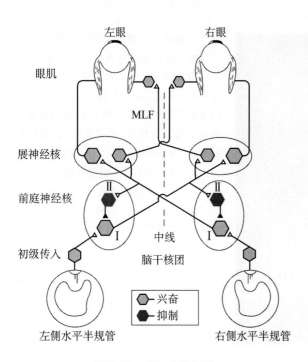

图 8.12 VOR 的神经元

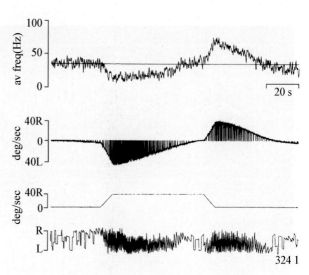

图 8.13 猴前庭神经核神经元对恒定的角加速度运动做出的 VOR 反应

在以 $6°/s^2$ 加速到 $40°/s$ 的恒定速度的过程中和之后，黑暗中的眼球速度（第 2 轨迹）紧密跟随前庭核神经元的放电频率（顶部轨迹）。由于半规管仅对角加速度做出反应，所以一旦达到恒定速度，眼球速度和神经放电率一起呈指数衰减。在抑制方向和兴奋方向上对加速度的神经反应大致相同（均改变了 20 个脉冲/s）。对于更高的加速度，抑制性反应将在零脉冲/秒处饱和，而在兴奋方向上的放电频率却可能已经增加到超过 $100/s$。这种抑制饱和是头脉冲试验的基础。转椅（＝头）速度为第 3 轨迹，眼球位置的轨迹记录在最下面，呈锯齿状眼震。引自 Waespe 和 Henn。

从水平半规管到眼肌基本投射的示意图。初级传入神经投射到前庭神经核和兴奋性神经元的突触上，后者投射到并兴奋对侧外展运动神经元。所以头部向左旋转将增加这些传入神经的放电，并因此导致对侧外展神经元的活动增加，进而外直肌被激活且眼球向右旋转以抵消头部的左向旋转。重要的是，前庭神经核的兴奋性神经元还兴奋抑制性神经元（Ⅱ），其抑制对侧前庭神经核中的神经元从而抑制左侧的外展神经元，保证了顺利的协同反应，即右侧外直肌的激活和左侧外直肌的抑制。外展神经核间神经元经内侧纵束（MLF）投射到内直肌。这里显示的所有连接都已经通过生理实验确证。

所以它应该是在远离仅有的一侧功能正常的水平半规管的快速角加速度期间，显示出这种抑制饱和。这是头脉冲试验依赖于检查者识别远离健侧半规管、朝向患侧半规管的头部快速被动旋转时出现的补偿性扫视反应（图 8.14）。迷路炎和前庭神经鞘瘤手术是单侧迷路病变的常见原因。

一侧迷路功能异常会影响正常功能：许多一侧迷路受损的患者与双侧迷路受损患者具有相同的症状：失衡、振动幻视、泡沫 Romberg 试验阳性和动态视敏度下降。前庭康复可能对此类患者有益（第 17 章）。

如何确定患者一侧迷路功能受损？

如果是慢性损伤，症状不明显。有一天患者可能会注意到失衡和振动幻视（见前面的部分）。相反，如果是急性损伤，症状则比较重：可怕的、不停的、疯狂的旋转伴恶心、干呕、出汗、呕吐（见第 13 章）。部分患者害怕死去。部分患者会出现完全性急性单侧前庭丧失综合征（在所有脊椎动物中存在且几乎完全相同）：3 度慢相朝向患侧的眼震和朝向患侧的眼偏斜反应（头偏斜，眼偏斜和眼球共轭扭转，图 8.15）。患侧的头脉冲试验阳性（图 8.14）。急性前庭综合征是由于患侧静息神经活动丧失，导致患侧前庭神经核神经元的静息神经活动减少（图 8.16）。健侧的前庭神经核静息活动比患侧的相对较高，患者出现正在向健

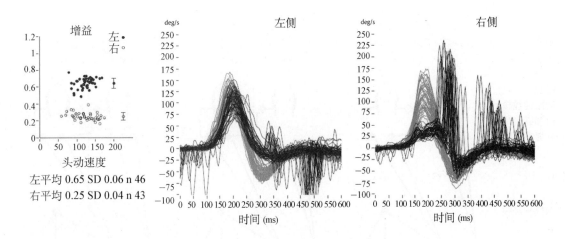

图 8.14　单侧前庭功能丧失的头脉冲试验

　　图中显示的是急性前庭上神经炎后右侧水平半规管功能严重丧失。头动速度为灰色,眼动(在头部中)速度为黑色。左侧头脉冲试验时,眼动速度非常接近头动速度,此时增益约为 0.6。右侧头脉冲试验时,眼动速度大约在 30°/s 处饱和,仅产生 0.25 的增益,并且随着头部停止移动而开始出现刻板的显性补偿性扫视。图中为 GN 尔听美视频眼震系统记录和测量的结果。

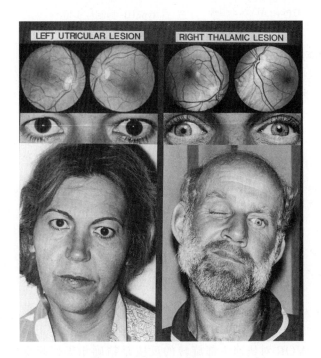

图 8.15　眼偏斜反应(OTR)

　　OTR 是一种包括头偏斜、眼球共轭扭转和由于反向偏斜引起的下斜视的三联征,均朝向一侧。OTR 提示同侧耳石器(椭圆囊)、前庭神经或前庭神经核病变,或对侧内侧纵束或间质核(位于下丘脑)病变。小脑病变可以是同侧或对侧。引自 Halmagyi 等。

侧旋转的感觉。但通过前庭代偿的建立(见第 6 章),奇迹总会出现:虽然迷路尚未恢复,但双侧前庭神经核的静息活动逐渐平衡,急性前庭综合征消退,旋转停止,患者通常在一周内得到治愈(豚鼠 2d)。急性单侧前庭丧失的最常见原因是前庭神经炎/迷路炎/神经迷路炎(第 19 章),但也可由内耳的外伤或手术损伤引起。

如何确定患者另一侧迷路受损?

　　这取决于损伤的时期,有三种可能性:①如果双侧迷路损伤的时间恰好相同,那么将不存在前庭不对称,将无急性前庭综合征,无眩晕,无眼震,无眼偏斜,仅突然出现失衡和振动幻视;②如果另一侧迷路受损在一侧损伤后不久出现(紧邻相继受损),那么不对称被消除,因此急性前庭综合征症状不出现,但失衡和振动幻视取而代之;③如果另一侧迷路在急性前庭综合征后受损,则眩晕、眼震和眼偏斜已经缓解(远隔相继丧失),然后第二个急性前庭综合征出现,与第一个方向相反,并且最终也会自发地缓解,也是通过代偿及由于迷路功能缺失而再次出现失衡和振动幻视。这些均由俄罗斯伟大的神经学家(和强直性脊柱炎的发现者)Vladimir Bechtererev 在 100 多年前进行了描述和解释。

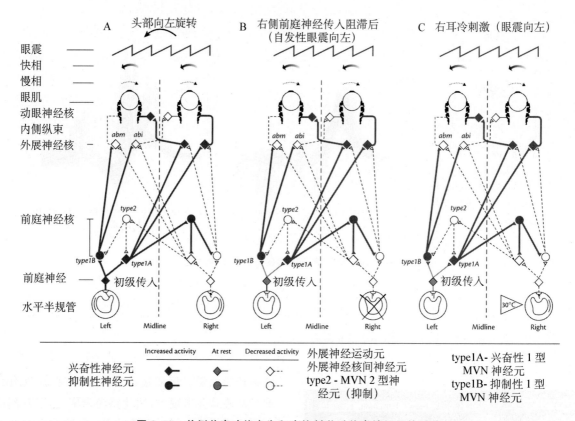

图 8.16　单侧前庭功能丧失和冷热刺激时前庭神经元的活动

　　脑干负责直接、双突触 VOR 的神经元示意图。显示神经元在(A)头部向左旋转时,(B)在右侧前庭神经传入阻滞后,和(C)在右耳冷刺激期间的活动。在所有三种情况下,均出现左向眼震,其是由两个前庭神经核中相同的神经激活和失活模式所产生的。

大脑在何处以及如何处理前庭信息?

　　来自迷路的神经冲动在前庭神经核水平转化为关于头部位置和运动的信息。虽然半规管只对角加速度而不是速度做出反应,但前庭神经节细胞轴突中的大部分神经编码等同于头部速度而不是加速度,表明某种形式的神经-数学整合发生在内耳自身内(见图 8.13)。这个信号上传到两侧的前庭神经核,它可以作为同侧前庭神经核的兴奋信号,以及对侧前庭神经核的交叉抑制信号(见图 8.12)。信号从前庭神经核通过丘脑到达大脑皮质,通过前庭脊髓束到达脊髓,并且主要通过内侧纵束到达脑干眼动神经核。异常前庭皮质信号导致的运动幻觉是前庭疾病患者的主诉;它们引起旋转幻觉(眩晕)、偏斜、上下摇晃(mal-de debarquement 综合征),这些症状都是无法测量的。异常的前庭脊髓信号引起失衡和不稳等常见主诉。临床上可以评价站立和行走,但结果可能是非特异性的,因为评价结果受前庭传入之外的许多变量的影响(参见第 4 章和第 26 章)。到达脑干自主神经核的前庭异常信号可能是患者症状的最大来源,患者可能能够忍受旋转症状,但无法忍受呕吐症状。自主神经反应也是非特异性的,不能在临床中准确评估(见第 5 章)。

　　到达眼动神经核的前庭异常信号仅产生一种症状,即振动幻视,但可以精确地进行测量。正常VOR 对快速头部旋转的反应是精确相等但相反的眼球旋转(图 8.14),有时仍被以奇怪的"洋娃娃头"或"洋娃娃眼"反射等旧称提及。

为什么眼动对前庭疾病的诊断很重要?

　　到平衡障碍诊所就诊的患者可能会说:"医生,我来看你是关于我的身体平衡的,我正在旋转,到处晃动,但你所做的只是看我的眼;你真的知道你在做什么吗?"有人可能会回答:"是的,我知道,你需要知道的是,眼是耳的速度计;从看你的眼怎样旋转我可以告诉你的耳是如何工作的。"通过使用视频 Frenzel 镜并记录检查结果呈现给患者及其同伴看可以使这个信息更具有说服力。

有四种完全不同的眼球运动系统:前庭性、视觉(跟踪/视动)性、聚散性和扫视性(见第 3 章)。只有通过引起眼动刺激的本质及眼动反应本身的动态特性,才有可能将它们彼此区分开来。眼球运动的潜伏期、峰速度和频率之间的差异可以将扫视及跟踪运动与前庭性眼动进行区分。视觉和前庭性眼球运动之间存在重要的相互作用:加性和减性作用。视觉和前庭性眼动的加性相互作用发生在日常生活中,当人观看固定或移动的目标时,即所谓的"视觉 VOR"。减法相互作用发生在特殊情况下,当人观看与头部相固定的目标时,视觉和前庭信号实际上处于相反方向,这称为 VOR 抑制。理解这些相互作用的关键是平稳跟踪(约 140 ms,80°/s,0.8 Hz)与前庭眼反射(约 7 ms, 800°/s,8 Hz)的潜伏期、峰速度和频率的差异。这些差异解释了为什么平稳跟踪与 VOR 的相互

作用只能是在低头部加速度时,而不是在头脉冲试验中使用的高加速度时(见图 8.11 和图 8.14)(见第 2 章),临床上依赖于能够识别提示 VOR 不足的补偿性扫视。

扫视性眼动具有振幅-速度-时长的关系,可以将它们与视觉或前庭性眼动区分开来。虽然随意性扫视是由皮质规划和触发的,尤其是在额叶眼区,但它们最终是在脑干中产生的:脑桥的水平扫视和中脑的垂直扫视。

前庭性眼震是如何发生的及为什么它对诊断很重要?

对前庭系统进行临床检查需要准确评估患者的自发性眼震及异常的诱发性眼震。对于临床医师来说,重要的不仅是识别形式,而且要了解各种外周性前庭眼震的机制(自发性和诱发性)及它们与各种类型的中枢性前庭疾病的区别。

前庭性眼震的快相是前庭刺激在脑干中诱发的扫视。例如,设想一个坐在黑暗中的患者以约 0.5Hz,50°/s 的峰速度左右被动旋转(图 8.17)。注意,如果患者以相同的频率和峰速度主动转动

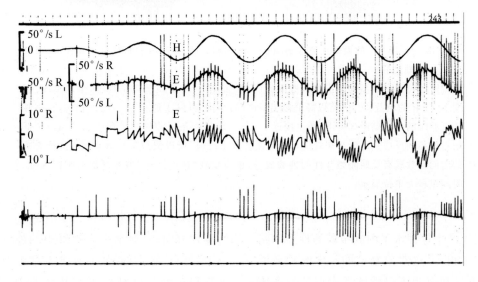

图 8.17　正弦旋转 VOR

在转椅上以 50°/s 峰速度、0.1Hz 频率做被动水平正弦角加速度转动时人的 VOR 反应。第二条轨迹是头部(=椅子)速度,反向显示以便于与第三条轨迹中的眼球速度进行比较。第四条轨迹是眼球位置,显示了典型的锯齿状眼震形态,慢相眼球运动远离头部运动方向而快相眼球运动与头部运动方向相同。底部轨迹是在较低增益时的眼球速度,以显示快相频率随着头部速度增加而增加。由于快相对于临床观察相对容易,习惯上将眼震的方向描述为快相跳动的方向。时间以秒为单位显示在顶部轨迹中。

自己的头部,会获得相同的结果。该刺激产生一种水平眼动形式,其包括远离旋转方向但与旋转速度相同的慢相成分,和与旋转方向相同约为10°强度和3000°/s的峰值速度的快相成分。这些是作为前庭眼震快相的扫视。注意,如果患者盯着一个地面固定的目标,前庭反应中会有慢相成分但没有快相成分,因为视觉会辅助VOR而产生视觉性VOR。另一方面,如果患者盯着与头部或椅子相固定的目标,则根本不会产生眼动,VOR

抑制通常在该刺激强度下完成。这些是加性和减性视觉-前庭相互作用的典型例子。

持续的加速刺激同样会产生前庭性眼震(图8.13和图8.18)。用低于或高于体温的水灌注耳道时,如果水平半规管处于垂直位置(患者仰卧头部抬高与水平面成约30°)时,将会在水平半规管的内淋巴液中建立对流。当然,这就是历史悠久的冷热试验,其中水平眼震的慢相速度被作为衡量水平半规管功能的标准(参见第14章)。

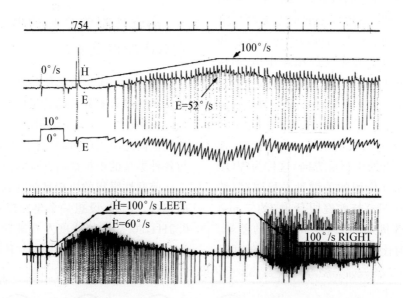

图8.18 以10°/s²的恒角加速度到100°/s期间和之后,黑暗中的眼球位置和速度(顶部轨迹)

眼球位置呈典型的锯齿状前庭眼震(第3轨迹)。由于在低频刺激(即角加速度)强度下VOR的增益<1.0,所以峰值慢相眼速(第2轨迹)仅达到52°/s。与之相比,在头脉冲试验时的高频刺激强度下,增益接近于1.0。底部两条轨迹显示了在压缩时间内较低增益的相同反应。由于半规管仅对角加速度做出反应,所以眼震呈指数衰减;这种衰减的时间常数既有反映嵴帽弹性的外周成分,也有反映"速度储存"神经过程的中枢成分。时间以秒为单位显示。

目前关于产生这种水平前庭眼震的神经回路已经被了解了很多,这对于繁忙的临床医师来说是太多了,不过却引起了仍然欣赏中枢神经系统精确性的人们的兴趣。

外周性前庭眼震的慢速或代偿成分在前庭和眼动神经核中产生(见图8.16)。设想患者以恒定加速度向左旋转产生左向眼震,慢相向右,而快相向左。左向加速度使两侧水平半规管壶腹嵴毛细胞的静纤毛向右移位(见图8.4)。由于毛细胞

的排列方向,左侧水平半规管中的静纤毛向右移位是朝向动纤毛的,从而导致毛细胞及其神经节细胞和左侧前庭神经内侧核1型神经元(兴奋性)、然后是脑桥右侧展神经核,以及经展核间神经元及内侧纵束在中脑的左侧动眼神经核的内直肌部分的神经元的静息放电速率增加。该激活过程引起前庭性眼震向右的慢相。然而,同时右侧水平半规管壶腹嵴毛细胞中的静纤毛向右移位远离动纤毛,因此是抑制性的,这将降低右侧前庭神

经中神经节细胞和右侧前庭内侧核中的 1 型神经元的神经放电速率。这些右侧前庭内侧核 1 型神经元将轴突发送到左侧前庭内侧核,在那里它们与抑制性(2 型)神经元形成突触,这些神经元转而与相邻的兴奋性(1 型)神经元-已经接受左侧水平半规管嵴帽的兴奋性输入的神经元形成突触。因此,左侧前庭内侧核抑制性神经元(2 型神经元)的激活减少,起到对侧去抑制(拉)到同侧兴奋(推动)的作用以来产生水平 VOR。

外周性前庭眼震的快相或反代偿成分是由脑桥中一系列神经元产生的(图 8.19)。向左旋转时,产生左向快相的终末爆发神经元都位于左侧前庭神经核的嘴侧,靠近左侧脑桥网状结构中的展神经核。它们本身是由右侧舌下前置核中的驱动神经元驱动的。左侧脑桥中的兴奋性爆发神经元也与左侧前庭核抑制性(2 型)神经元形成突触,然后向左侧兴奋性(1 型)前庭核神经元发送抑制性冲动,使得它们在眼震的左向快相期间保持沉默。

当遇到一个眩晕患者时,在考虑外周性前庭眼震的类型之前,回顾外周性前庭眼震的两大原则很重要:①外周性前庭眼震,特别是水平眼震,能被视觉抑制,所以如果临床医师没有在无注视的情况下检查眼睛的方法(最好使用视频 Frenzel 镜—神经-耳科医师的叩诊锤),她或他肯定每天都会错失重要的临床体征;②外周性前庭眼震旋转轴与受刺激半规管平面正交(成 90°)。

现在考虑一些常见类型的外周性前庭眼震。急性左侧迷路炎/前庭神经炎的患者表现为右向水平为主伴有微弱扭转成分(出现垂直成分——通常见于前半规管受累)的眼震。眼震在向右凝视时会变强,向左凝视时变弱(Alexander 定律),并且可能只有在使用 Frenzel 镜时才会明显,即在直接检查时无眼震。眼震在一周内就会变得不明显;在一个月之内就消失了,除非在剧烈的水平摇头后或在颈部振动特别是在患侧时可以重新短暂出现。左后半规管良性位置性眩晕的患者,在左侧 Dix-Hallpike 试验(第 20 章)时将引起位置性眼震,这种眼震是上跳伴左向扭转性的,即其旋转轴与受刺激的左后半规管的平面正交(图 8.20)。左前半规管裂的患者,声音和压力刺激产生下跳和左向扭转性眼震,即其旋转轴与受刺激

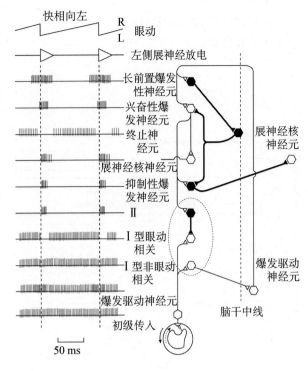

图 8.19　快相生成示意图

为了说明前庭性眼震的快相如何由脑干中的兴奋性和抑制性神经元网络产生的。在同侧加速期间,初级传入神经放电增加,而爆发驱动神经元(burster driver neuron,BDN)也放电增加。该神经元投射至抑制性神经元(long-lead burst neurons,LLBN),后者抑制终止神经元(PN)。PN 抑制的停止触发投射到同侧外直肌的兴奋性爆发神经元的爆发放电,从而产生快相。本回路中显示的突触已通过生理学研究证实,详情参见 Curthoys。

的前半规管的平面正交(图 8.21)。

总结

前庭系统的临床检查以生理学为基础。10 个标准临床试验(如下)中每一个试验发现的异常结果均存在相应的生理学基础。解释临床体征和前庭试验异常结果,需要对前庭解剖和生理有所了解。

- 自发性眼震,有或无固视(如使用 Frenzel 镜)。
- 凝视诱发性眼震。
- 摇头眼震。
- 声音/压力/振动/过度换气诱发的眼震。
- 位置性眼震。

- 头脉冲试验。
- 前庭性眼震的视觉抑制。
- 平稳跟踪。

- 站立；Romberg 试验（先在坚硬然后在泡沫表面）。
- 步行；Unterberger/Fukuda 试验。

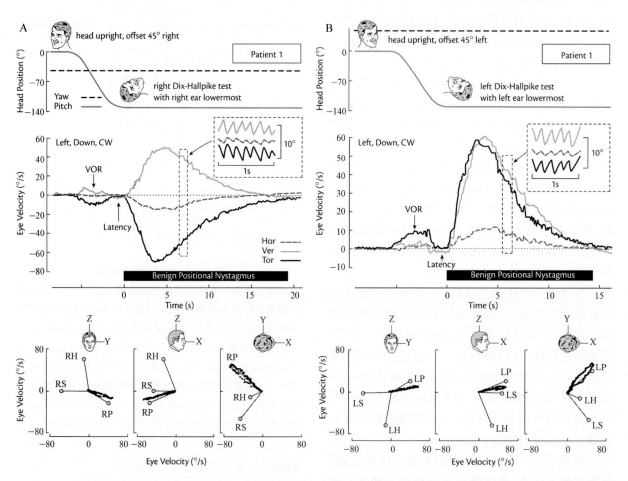

图 8.20　后管位置性眼震。双侧后半规管 BPV 患者在双轴全身旋转仪中行 Dix-Hallpike 试验时的良性位置性眼震（BPN）的三维记录和矢量分析

（A）右侧 Dix-Hallpike 试验诱发出 VOR，然后在 1.4s 的潜伏期后出现 BPN。当头部静止时，BPN 突然出现，3.5s 后达到峰值，19s 后衰退。BPN 呈上跳向地扭转朝向最下面的右耳（插图）。BPN 的峰值眼速包括大的逆时针扭转（−69°/s）伴向下（48°/s）的分量和小的向右（−15°/s）分量。在冠状面、矢状面和水平面显示的 BPN 旋转轴沿着右后半规管轴的方向，提示右后半规管 BPV。（B）左侧 Dix-Hallpike 试验引起 VOR，紧接着是 1.2s 的潜伏期。BPN 又是突然出现的，呈上跳向地扭转（插图）朝向最下面的左耳并在 14s 后衰减。BPN 的峰值眼速包括大的顺时针扭转（61°/s）伴向下（55°/s）的分量和小的左向（11°/s）分量。BPN 旋转轴沿着左后半规管轴的方向，提示左后半规管 BPV。右水平（Right horizontal，RH）、右上（right superior，RS）、右后（right posterior，RP）、左水平（left horizontal，LH）、左上（left superior，LS）、左后（left posterior，LP）半规管轴。引自 Aw 等。

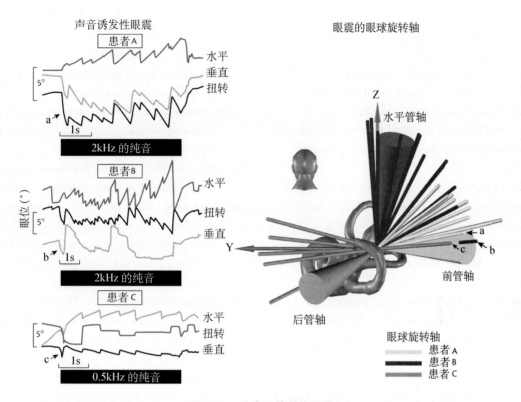

图 8.21 前半规管裂的眼震

通过高分辨颞骨计算机断层扫描成像证实的三个单侧前半规管裂患者的 3D 声诱发眼震图，该图包含水平、垂直和扭转性眼动。当用 0.5 或 2kHz 的纯音刺激时，患者过度敏感。计算出声音诱发性眼震每一个慢相跳动的眼球旋转轴，并与水平、前和后管的轴进行比较。每个患者眼震的初始慢相跳动标记为 a，b，c。这些例子表明，声音诱发性眼震的眼球旋转轴是可变的，并可以与三个半规管中的任一个相齐，在前半规管裂时过度敏感。引自 Aew 等。

参 考 文 献

[1] Goldberg JM, Wilson VJ, Cullen KE, Angelaki DE (2011). The Vestibular System: A Sixth Sense. New York: Oxford University Press.

[2] Fujimoto C, Murofushi T, Chihara Y, et al. (2009). Assessment of diagnostic accuracy of foam posturography for peripheral vestibular disorders: analysis of parameters related to visual and somatosensory dependence. Clin Neurophysiol, 120, 1408-14.

[3] Vital D, Hegemann SC, Straumann D, et al. (2010). A new dynamic visual acuity test to assess peripheral vestibular function. Arch Otolaryngol Head Neck Surg, 136, 686-91.

[4] Badaracco C, Labini FS, Meli A, Tufarelli D (2010). Oscillopsia in labyrinthine defective patients: comparison of objective and subjective measures. Am J Otolaryngol, 31, 399-403.

[5] Halmagyi GM, Fattore CM, Curthoys IS, Wade S (1994). Gentamicin vestibulotoxicity. Otolaryngol Head Neck Surg, 111, 571-4.

[6] Weber KP, Aw ST, Todd MJ, McGarvie LA, Curthoys IS, Halmagyi GM (2009). Horizontal head impulse test detects gentamicin vestibulotoxicity. Neurology, 72, 1417-24.

[7] Halmagyi GM, Curthoys IS (1988). A clinical sign of canal paresis. Arch Neurol, 45, 737-9.

[8] Weber KP, Aw ST, Todd MJ, McGarvie LA, Curthoys IS, Halmagyi GM (2008). Head impulse test in unilateral vestibular loss: vestibulo-ocular reflex and catch-up saccades. Neurology, 70 (6), 454-63.

[9] Reid C, Eisenberg R, Fagan PA, et al. (1996). The outcome of vestibular neurectomy-the patient's point of view. Laryngoscope, 106, 1553-6.

［10］Tufarelli D,Meli A,Labini FS,et al. (2007). Balance impairment after acoustic neuroma surgery. Otol Neurotol,28(6),814-21.

［11］Halmagyi GM,Weber KP,Curthoys IS(2010). Vestibular function after acute vestibular neuritis. Restor Neurol Neurosci,28(1),37-46.

［12］Zee DS,Preziosi TJ,Proctor LR(1982). Bechterew's phenomenon in a human patient. Ann Neurol,12,495-6.

［13］Malis DD,Guyot JP(2003). Room tilt illusion as a manifestation of peripheral vestibular disorders. Ann Otol Rhinol Laryngol,112(7),600-5.

［14］Clark BC,Quick A(2011). Exploring the pathophysiology of Mal de Debarquement. J Neurol,258,1166-8.

［15］MacDougall HG,Weber KP,McGarvie LA,Halmagyi GM,Curthoys IS(2009). The video head impulse test:diagnostic accuracy in peripheral vestibulopathy. Neurology,73(14),1134-41.

［16］Aw ST,Todd MJ,Aw GE,McGarvie LA,Halmagyi GM(2005)Benign positional nystagmus:a study of its three-dimensional spatio-temporal characteristics. Neurology,64,1897-905.

［17］Minor LB(2005)Clinical manifestations of superior semicircular canal dehiscence. Laryngoscope,115,1717-27.

［18］Halmagyi GM,Curthoys IS,Aw ST,Jenn JC (2004). Clinical applications of basic vestibular research. In Highstein SM,Fay RR,Popper AN(Eds) The Vestibular System,pp. 496-546. New York:Springer.

［19］Aw ST,Todd MJ,Curthoys IS,Halmagyi GM (2009). Vestibular responses to sound and electrical stimulation. In Eggers SD,Zee,DS(Eds)Vertigo and Imbalance. Clinical neurophysiology of the vestibular system. Amsterdam:Elsevier.

［20］Curthoys IS(2002). Generation of the quick phase of horizontal vestibular nystagmus. Exp Brain Res,143(4),397-405.

［21］Engström H(1967). The morphology of the normal sensory cells. Acta Otolaryngol,63(2,Suppl),5-19.

［22］Igarashi M,Alford BR(1969). Cupula,cupular zone of otolithic membrane,and tectorial membrane in the squirrel monkey. Acta Otolaryngol,68,420-6.

［23］De Burlet HM(1924). Zur Innervation der Macula sacculi bei Säugetieren. Anat Anzeig,58,26-32.

［24］Waespe W,Henn V(1979). The velocity response of vestibular nucleus neurons during vestibular,visual,and combined angular acceleration. Exp Brain Res,37,337-47.

［25］Curthoys IS,Uzun-Coruhlu H,Wong CC,Jones AS,Bradshaw AP(2009). The configuration and attachment of the utricular and saccular maculae to the temporal bone. New evidence from microCT studies of the membranous labyrinth. Ann N Y Acad Sci,1164,13-8.

［26］Curthoys IS,Betts GA(1997). The role of utricular stimulation in determining perceived postural rolltilt. Aust J Psych,49(3),134-8.

［27］Halmagyi GM,Curthoys IS,Brandt T,Dieterich M (1991). Ocular tilt reaction:clinical sign of vestibular lesion. Acta Otolaryngol Suppl 481,47-50.

第 **9** 章

耳科医师需要了解的神经内科知识

原文作者：Thomas Lempert
DOI：10.1093/med/9780199608997.003.0009
中文翻译：石晶　秦文静　**审校**：张赛　张丽华　**终审**：常丽英　金占国

引言

眩晕和头晕不仅限于内耳疾病，还涉及多个医学专业，给患者和医师均带来了困扰。因此，眩晕专家需掌握相关领域的技能和知识，以充分为患者服务。而接诊眩晕患者的非眩晕专家也应该对其专业领域以外的相关疾病有基本的了解。本章将对眩晕领域常见的神经病学问题进行讨论。

急性持续性眩晕——如何识别卒中

对于急诊耳科医师来说，在处理急性眩晕患者过程中漏诊后窝卒中是最危险的事情。大多数前庭卒中综合征是由小脑后下动脉（posterior inferior cerebellar artery，PICA）或小脑前下动脉（anterior inferior cerebellar artery，AICA）闭塞引起，当患者表现出全部的典型症状和体征时很容易识别，但仅有部分临床表现时往往鉴别困难，本节后面的内容将有助于临床医师进行诊断。

小脑后下动脉梗死

PICA 供应包括前庭神经核在内的延髓外侧和大部分的小脑尾部区域。PICA 梗死常由椎动脉夹层或闭塞引起，临床上表现出的眼震类型多样，最常见的是朝向健侧的自发水平扭转性眼震和朝向患侧的凝视诱发性眼震。朝向患侧的和交替性自发眼震也可发生。大约一半的患者会出现同侧眼向下偏斜。眼偏斜是指中枢源性的眼球垂直错位。与眼外肌麻痹引起的斜视不同，眼偏斜

在各个注视方向上均表现为相对稳定的斜视。最好对双眼进行交替遮盖检查，可发现眼球在垂直方向的重新校正。

PICA 卒中患侧的神经系统相关体征包括向患侧跌倒，扫视侧冲，视跟踪障碍，肢体共济失调，三叉神经痛温觉缺失，面神经麻痹，咽反射减弱，声带麻痹引起的声音嘶哑，吞咽困难，Horner 综合征和出汗减少；而健侧出现偏身痛温觉缺失。由于血管供血区域的个体差异和脑干或小脑血管分支的孤立性闭塞，不完全性 PICA 综合征较为常见。这些患者常表现为孤立性眩晕和自发性水平眼震，类似于急性前庭神经炎（图 9.1）。自发性眼震是由于患侧前庭神经核的活动增加导致中枢前庭神经元的不对称性放电所致，而前庭神经核在正常情况下是受到小脑尾部的抑制。头脉冲试验正常表明周围前庭系统未受损，被认为是小脑病变最可靠的标志。

小脑前下动脉梗死

AICA 供应三支动脉区域，这些结构均属于前庭系统：

- 迷路和第Ⅷ对脑神经。
- 桥脑外侧，包括第Ⅷ对脑神经根入脑干区。
- 前部和尾部小脑，包括部分前庭小脑。

因此，AICA 区域的完全性梗死可出现多种症状，包括外周和中枢混合性受损的前庭功能障碍。

- 朝向健侧的自发性水平扭转眼震、头脉冲

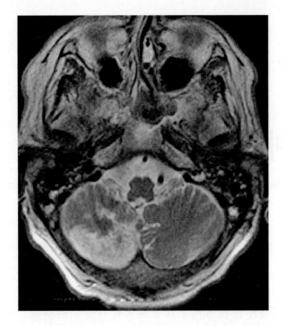

图 9.1　表现为急性眩晕的小脑卒中（部分 PICA 梗死）

磁共振成像显示病变累及小脑尾部和内侧，脑干外侧未受累。

试验异常，以及听力丧失，它常先于其他症状出现（迷路和第Ⅷ对脑神经）。

- Horner 综合征、面瘫、三叉神经区痛温觉障碍和交叉性偏身痛温觉障碍。前庭神经核的不同部位受累可导致错综复杂的自发性眼震（桥脑外侧）。

- 步态和肢体共济失调，以及向患侧注视时的凝视诱发性眼震（小脑）。

分支动脉闭塞可导致不全性 AICA 梗死，仅表现部分临床症状。第Ⅷ对脑神经根入脑干区的孤立性梗死可导致头脉冲试验异常，可能被认为是周围性病变。有时，双侧突聋是急性基底动脉血栓形成的首发症状。当 AICA 供应的小脑大部分梗死时，卒中进展可致小脑肿胀，进一步形成脑疝。因此，及早的影像学检查对采取适当的治疗至关重要。

识别 PICA 或 AICA 小卒中导致的孤立性眩晕

首次发作的急性持续性眩晕患者应全面检查有无眼球运动异常、脑神经功能障碍、小脑性共济失调和长束征。出现以下一个或多个特征时应向神经科转诊，并完善颅脑影像学检查。

- 年龄＞65 岁。
- 既往血管病病史。
- 存在血管病危险因素（吸烟、高血压、糖尿病、高胆固醇血症）。
- 头脉冲试验正常。
- 任何不能由急性前庭神经炎（表现为向患侧甩头试验异常，朝向健侧的自发性水平扭转性眼震）解释的神经系统体征。

最近的一项研究发现了三个眼球运动体征，在疾病的诊断中非常有用：头脉冲试验正常、与自发性眼震方向相反的凝视诱发眼震和眼偏斜。在 101 例患有急性前庭综合征且至少有一个血管病危险因素的老年患者中，一个或多个上述体征对识别卒中的敏感性为 100％，特异性为 96％。相比之下，最初的弥散加权磁共振成像（magnetic resonance imaging，MRI）漏诊了 12％的这类卒中患者。该研究的作者根据这三个体征的首字母缩写提出了"HINTS 组合"：即头脉冲（Head Impulse）、眼震（Nystagmus）和眼偏斜（Test-of-Skew）。

要点：卒中导致眩晕

- 小脑后动脉和小脑前动脉（PICA 和 AICA）为前庭系统供血。
- PICA 和 AICA 卒中的相关神经系统症状特征。
- PICA 和 AICA 小卒中可引起孤立性眩晕。
- 通过头脉冲试验、凝视诱发眼震及眼偏斜可进行识别。

复发性眩晕——何时应考虑椎-基底动脉短暂性脑缺血发作？

椎-基底动脉短暂性脑缺血发作（transient ischaemic attacks，TIAs；或过去称为"椎-基底动脉供血不足"）曾被视为复发性眩晕的常见原因，但在我们头晕门诊中仅占诊断的 1％（未发表的研究）。

典型的椎-基底动脉 TIA 所致眩晕患者的年龄在 55 岁以上，并伴有吸烟、高血压、糖尿病或高脂血症等血管病危险因素。心源性栓塞不是常见的危险因素，因为迷路或前庭核反复栓塞是不大可能的。发作通常伴有后循环区域的相关症状，如复视、视野缺损、跌倒发作、不稳感、共济失调、肢体无力、意识障碍、头痛或听力受损。10%～20%的患者有孤立性眩晕发作，但大多数孤立性眩晕患者同时有椎-基底动脉供血区的其他发作性症状。因此，当患者表现为长期（如 6 个月）反复发作的孤立性眩晕时，椎-基底动脉 TIA 诊断的可能性较小。

椎-基底动脉 TIA 导致的眩晕是自发的、突发起病的。TIA 持续时间常被限定在 24h 以内，然而大多数持续时间为数分钟或 1～2h。转颈或伸展颈部可因压迫同侧椎动脉导致缺血性眩晕（罕见）。但大多数颈部运动相关的眩晕实际上与头部运动有关，为前庭疾病如良性位置性眩晕或单侧前庭功能失代偿所致。

听力和前庭功能检查有助于证实患者迷路或（偶尔）中枢通路的永久性损伤。多普勒超声可检测颅内外大血管狭窄或闭塞，而磁共振血管成像可以显示中等大小的血管情况。

在治疗方面，医师和患者都应尽最大努力防治血管病危险因素。椎-基底动脉 TIA 患者的年脑梗死发病率约为 20%，抗血小板药物如阿司匹林或氯吡格雷可降低该风险。动脉粥样硬化导致的 TIAs 患者不需要口服抗凝剂。对筛选出的高危患者可采用椎-基底动脉血管成形术。

要点：椎-基底动脉 TIAs

- TIA 很少引起孤立性复发性眩晕。
- 患者多为老年人且有血管病危险因素。
- 大多数伴有后循环相关症状。
- 发作持续时间常少于 1h。

站立和行走过程中出现的头晕——神经系统相关的步态异常

临床上可能会遇到一些老年患者主诉"医生，我总是头晕"。当详细询问病史时，他们经常诉说坐着或躺着时感觉很好，一站起来和走动就开始出现头晕。他们描述的是一种持续性不稳感，而非旋转性眩晕。对小脑、感觉和运动功能进行简单的神经系统查体有助于诊断。常见疾病包括多发性神经病、脊髓疾病、小脑疾病、正常压力脑积

水、脑小血管病和帕金森病。这些疾病共病现象很常见，特别是在老年人中。患者在起床后出现短暂性头晕可能是体位性低血压所致，这将在下一节进行讨论。

多发性神经病

通常，多发性神经病的首发症状是足部刺痛或麻木感。然而，有些患者主诉为不稳感，在黑暗环境中加重，明显的末梢感觉缺失可能仅在临床查体中发现。使用 128Hz 或 256Hz 音叉检查出足趾和踝部的震动觉减退是周围神经病最敏感的指标。Romberg 征阳性表现为闭目后晃动感加重，该体征在周围神经病中同样常见，但不具有特异性。触觉、痛觉或关节位置觉减弱常出现在疾病的晚期。无力症状常始于足部，可呈进展性。电生理检查发现运动和感觉传导速度降低有助于明确诊断，但在疾病早期可能为阴性。约 70%的患者患有糖尿病，至少一半的患者酗酒。其他病因包括遗传性神经病、维生素缺乏（如维生素 B_1、B_6、B_{12}）、自身免疫性疾病（血管炎、风湿、副蛋白血症、吉兰-巴雷综合征、慢性炎症性脱髓鞘性多发性神经病）、肾衰竭、慢性肝病、副肿瘤性疾病（尤其是小细胞肺癌）、中毒（如有机溶剂）和药物（如长春新碱、顺铂、他克林）。初步检查应包括空腹血糖、糖化血红蛋白、肝肾功能检查、血常规、血沉、抗核抗体、免疫电泳和维生素 B_{12}。对于在数周内进展的亚急性神经病变患者，建议行包括抗神经元抗体在内的潜在性恶性肿瘤筛查。一旦明确神经病变的病因，针对性治疗（或清除毒素）可缓解神经病变，或至少延缓疾病进展。

脊髓疾病

急性脊髓疾病通常表现为弛缓性下肢瘫痪和感觉平面，而慢性脊髓疾病在出现明显的肢体无力和感觉功能障碍之前，常表现为进行性痉挛。因此，若患者主诉有下肢僵硬导致的步态问题，需进行神经系统检查，以发现病理征、腱反射增强、肌张力增高和（有时轻微的）下肢感觉障碍。在没有感觉平面的情况下，病变难以定位，可行颈、胸段脊髓 MRI 检查。手部受累（如手部肌肉萎缩或手指麻木）则提示病变节段位于颈髓。脊髓病的常见病因包括脊髓型颈椎病、维生素 B_{12} 缺乏、肿

瘤如脊膜瘤或低级别胶质瘤及仅表现为脊髓综合征的原发性进展型多发性硬化。在以头晕和不稳感为主要症状的人群中，脊髓型颈椎病是目前最常见的脊髓疾病，患者年龄一般在 70 岁左右，主诉步态异常和手指麻木、笨拙。MRI 显示颈椎椎管变窄，通常在 C_5/C_6 节段。脊髓受压平面 T2 高信号提示继发性、不可逆性缺血性损伤。症状较轻时可保守观察，而当症状为中重度和进展性时，通常建议手术治疗。

小脑疾病

小脑疾病的症状与小脑的三个亚区损伤相关：肢体共济失调反映小脑半球功能障碍；步态异常和躯干共济失调是由中线结构（小脑蚓部）受累所致；眼动体征如扫视追踪、凝视诱发眼震、前庭眼反射（vestibulo-ocular reflex，VOR）抑制受损和下跳性眼震提示小脑尾部（绒球和旁绒球）病变。神经系统疾病通常累及小脑的不同部位，因此多数患者表现为各种症状的组合。慢性小脑综合征的鉴别诊断包括遗传变性性病变、散发变性性疾病如小脑型多系统萎缩、Arnold-Chiari 畸形、多发性硬化、肿瘤如血管网状细胞瘤或脑膜瘤、酗酒、甲状腺功能减退和副肿瘤性小脑变性。需行 MRI 检查以明确小脑病变或萎缩，还可寻找其他相关病变，如多系统萎缩中的脑干萎缩或多发性硬化中的脑室周围脱髓鞘。为了确定近 30 种常染色体显性遗传性脊髓小脑变性中的某个亚型而进行详细的基因检测仅用于评估亲属和后代的患病风险。大多数小脑疾病的药物治疗效果欠佳。同样地，物理疗法对共济失调几乎没有效果，但可作为一种支持治疗措施。

下跳性眼震综合征

下跳性眼震综合征值得特别提出，因为在慢性头晕和不稳患者中很容易被漏诊。患者主诉轻微不稳感，有时有垂直方向的振动幻视。第一眼位下跳性眼震需近距离检查，有时需要通过检眼镜进行放大（记住，当通过检眼镜观察眼底时，会观察到眼球上跳，因为检眼镜观察的是眼球的后部）。下跳性眼震在向一侧凝视时增强，有时会叠加水平凝视诱发性眼震，形成斜向眼震；扫视追踪通常和 VOR 抑制障碍相关。行 Romberg 征检

查时，患者通常向后倾倒。其他小脑体征较少出现，但有些患者可同时出现双侧前庭功能缺失和（或）多发性神经病，这些可加重患者的平衡障碍。下跳性眼震被认为是前半规管 VOR 的去抑制导致，因为小脑尾部对前半规管信号的抑制作用强于对（与之相拮抗的）后半规管信号的抑制。一般说来，小脑变性、特发性变异、Arnold-Chiari 畸形和其他病因各占 1/4。治疗效果较差，但 4-氨基吡啶、氯硝西泮、巴氯芬和美金刚对个别患者的振动幻视有效。

正常压力脑积水

正常压力脑积水实际上是一个不恰当的名称，因为该情况下的脑室扩大是由于脑脊液（cerebrospinal fluid，CSF）压力的短暂而轻度的增加所致。临床上，这些老年患者表现为步态障碍、尿失禁和轻度痴呆。步态异常是最早也是最突出的症状，其特征是行动迟缓、笨拙，常伴有僵硬和宽步基及转身失衡。随着疾病进展，患者出现小碎步、易跌倒，最终行动不能。脑成像显示脑室扩大，而脑脊液外间隙正常或者甚至在颅顶变窄。此外，侧脑室前后角周围有白质改变（CT 上低密度或 MRI 上 T2 高信号），这是脑脊液压迫邻近白质所致。当腰椎穿刺抽取 50ml 脑脊液后 1～2d 步态障碍出现明显的改善时，可明确诊断。这可以通过比较穿刺前后行走一定距离（如 20m）所需的时间来评估。长期治疗方案包括反复腰椎穿刺或行脑室-腹腔或腰大池-腹腔脑脊液分流术，通过该方法也可改善认知和膀胱症状。

脑小血管病

当多发的脑室周围病变累及连接步态相关及下肢区域的皮质与丘脑、基底节、小脑和脊髓的感觉、运动纤维时，影响脑白质的脑小血管病可引起平衡功能障碍。典型临床表现为小碎步、阔基底步态，尤其是在转身时。严重患者可出现其他症状，如尿失禁、皮质下痴呆（注意：临床特征与正常压力脑积水非常相似）。多数患者有长期高血压病史，神经系统检查可能有局灶性体征，如偏瘫、痉挛或病理征。MRI 显示基底节和脑白质血管周围间隙扩大、腔隙性脑梗死，以及由血管性脱髓鞘导致的斑片状或融合成片的 T_2 高信号的白质

病变。脑白质病变的严重程度与跌倒史呈显著相关。这些病变反映了大脑永久性缺血性损伤,治疗手段有限。常规应用抗血小板药物(如阿司匹林和氯吡格雷),但无明确证据提示对脑小血管病的进展有效。应严格控制高血压,但对于已存在大脑低灌注的患者应注意避免体位性低血压的发生。通过步态和平衡训练的物理治疗,可以提高患者的残余功能。

帕金森病

帕金森病的早期诊断较困难。单侧肢体静止性震颤是帕金森病最典型的特征,然而超过一半的患者在疾病早期甚至整个疾病过程中缺乏这一特征。相反,患者可能会主诉不稳感、动作笨拙、声音嘶哑、肢体僵硬和肌肉疼痛。可以通过以下检查寻找运动功能减退的证据,如要求患者快速交替运动手部、从椅子上站起或在不超过六步的范围内转360°。单侧摆臂动作消失是另一早期体征,而特征性的缓慢小碎步和拖拽步态随后出现。当患者一侧进行握拳动作时,检查者被动移动其对侧上肢,能够更好地发现肌强直。单次服用125mg 或 250mg 左旋多巴(预先服用多潘立酮预防恶心)后症状改善是帕金森病的另一诊断标准。还有其他(较难治疗的)帕金森综合征,通常可以根据叠加症状和体征进行诊断。慢扫视和早期跌倒提示进行性核上性麻痹,自主神经症状如直立性低血压和勃起功能障碍提示多系统萎缩,而痴呆和急迫性尿失禁是正常压力脑积水和脑小血管病的典型症状。帕金森病的诊断不应被忽视,因为治疗帕金森病的药物(如左旋多巴和多巴胺受体激动药)可减轻约 70% 的症状,尽管在疾病后期需要增加药物剂量。

害怕跌倒和谨慎步态

对跌倒的恐惧不仅存在于跌倒者和有前庭功能障碍的患者中,也发生在那些从未跌倒且看起来正常的老年患者中。“谨慎步态”可能与这种恐惧有关,即步幅变小和步速减缓,甚至像“在冰上行走”一样在地板上滑动双脚,伸展双臂以寻求支撑。有时,谨慎步态使器质性步态障碍变得复杂,甚至先于后者。似乎在明显可以观察到的不稳前,患者感知到不稳并做出了预先反应。

要点:神经性步态障碍

- 神经系统检查通常能定位病灶。
- MRI、电生理检查和实验室检查有助于明确诊断。
- 注意寻找引起老年人失衡的多种原因。
- 与神经科医师多交流(以便讨论和必要时转诊)。

站立后即刻的短暂性头晕——直立性低血压

临床特点

直立性低血压导致的站立后头晕可能是最常见的头晕类型,其终身患病率为 12.5%。它可能会造成严重后果,有 19% 的患者发生晕厥,5% 的患者导致外伤。症状性直立性低血压患者表现为站立后不久出现头晕、注意力不集中、黑蒙或失明、耳鸣或双侧听力损失,最终出现晕厥。有时伴有面色苍白、出汗。整个过程可在数秒钟或 1~2min 发生。以上症状可在坐下或躺下后迅速缓解。当晕厥发生时,前驱头晕症状是非常明显的,但许多患者仅经历了直立性低血压的晕厥前阶段。有临床意义的直立性低血压随着年龄的增长而更加普遍。除了与年龄相关的自主神经系统退行性病变外,老年人还存在一些影响自主神经功能的特殊神经系统疾病,如单纯自主神经功能紊乱、多系统萎缩、帕金森病和糖尿病神经病。多种因素可加重直立性低血压,即使没有自主神经功能衰竭也可出现直立性症状,如卧床休息、发热、盐和血容量减少、高温和贫血。多种药物可进一步损害直立耐受性,包括利尿药、血管扩张药、抗高血压药、抗帕金森病药物和三环类抗抑郁药。

病理生理学

直立位时脑灌注的维持主要依赖于交感神经介导的外周血管收缩和大脑自动调节。随着年龄增长,这两种机制的有效性均下降。直立性低血压引起的头晕与迷路缺血无关,而与广泛的皮质低灌注相关。这导致空间定向的感觉信号处理受损,注意力和认知功能下降,最终失去意识。

调查

对于老年头晕患者和任何主诉直立性头晕或晕厥患者,测量仰卧位血压,然后站立 3min 后再重复测量应作为一种常规检查。直立后收缩压下降≥20 mmHg 或舒张压下降≥10mmHg 被认为是有意义的,尤其是在引起典型症状时。当测量血压的时间与患者经常出现症状的时间(通常在早晨或饭后)不一致时,直立性低血压可能无法被识别。静息状态下测得的高血压与直立性低血压的诊断并不相斥,相反,直立性低血压在进行高血压治疗的老年患者中很常见。此外,自主神经功能紊乱的患者常伴有卧位高血压。出乎意料的是,这些高血压患者在转诊到头晕门诊后又被诊断为直立性低血压。在直立位测试时观察心率变化可提供进一步的诊断线索,固定不变的心率提示自主神经系统潜在的功能障碍。一般不需要再进行其他自主神经测试。

鉴别诊断

根据患者的病史很容易诊断直立性头晕。它应该不难与位置性眩晕鉴别,后者取决于头部相对于重力的位置而不是身体姿势。因此,位置性眩晕可能由卧位坐起后出现,但保持头部直立由坐位站起则不会出现。此外,位置性眩晕通常于卧位时出现,而直立性低血压则在躺下后缓解(图9.2)。有直立性症状但直立时血压正常的患者可能为过度通气和体位性心动过速综合征所致。

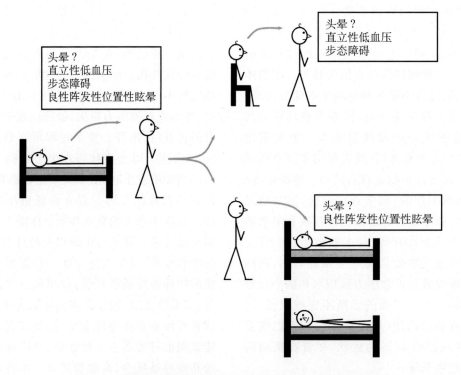

图 9.2 起床后头晕可能提示直立性低血压、步态障碍或 BPPV

如果头晕是由坐位变为站立位所诱发(图右上),更倾向于直立性低血压或步态障碍,而非良性阵发性位置性眩晕(benign paroxysmal positional vertigo,BPPV),因为在这种情况下头位相对于重力没有改变。相反,头晕在躺下或在床上翻身后出现(图右下)通常提示 BPPV。引自 Bronstein 和 Lempert。

治疗

第一步是减少或替换影响直立耐受性的药物。如果患者不存在高血压或心脏功能衰竭,增加盐(额外增加 3～6 g)和液体摄入量(每天 3000ml)同样重要。睡觉时将头部和躯干抬高30°～40°,如通过将电话簿放在床头的床腿下,可以防止仰卧位高血压和夜间压力性尿钠排泄,从而保持血浆容量。醒后立即饮用 400～500ml 床头柜上的水,可提高交感神经兴奋性,从而改善直立耐受性并维持数小时。等距腿部运动可改善肌肉张力,从而促进静脉血回流至心脏;应该避免洗热水澡。合并直立性低血压的高血压病患者应在白天保持直立,晚上服用降压药。餐后低血压的患者可以少食多餐和饮用咖啡。患者教育包括如何从床上起来:先坐起来,等 1min 再站起来行走。

只有当行为干预失败后才需要进行药物干预。α1 肾上腺素能激动药米多君(10mg,每日 2～3 次,从 2.5mg 起用,避免睡前服用)和氟氢可的松(起始剂量为每日 0.1mg,随后缓慢增加)都是有效的。

要点:直立性低血压

- 直立性低血压引起站立后非旋转性头晕。
- 晕厥、跌倒和创伤为常见并发症。
- 测量这些患者的卧立位血压(而不是等待其他人这么做)。
- 采取行为干预治疗,停用影响直立耐受性的药物。

参 考 文 献

[1] Bronstein A,Lempert T(2007). Dizziness. A practical approach to diagnosis and management. Cambridge:Cambridge University Press.

[2] Brandt T, Dieterich M(1991). Different types of skew deviation. J Neurol Neurosurg Psychiat,54,549-50.

[3] Duncan GW, Parker SW, Fisher CM(1975). Acute cerebellar infarction in the PICA territory. Arch Neurol,32,364-8.

[4] Dieterich M, Brandt T(1992). Wallenberg's syndrome:lateropulsion, cyclorotation, and subjective visual vertical in thirty-six patients. Ann Neurol,31(4),399-408.

[5] Lee H(2009). Neuro-otological aspects of cerebellar stroke syndrome. J Clin Neurol,5,65-73.

[6] Amarenco P,Hauww JJ(1990). Cerebellar infarction in the territory of the anterior inferior cerebellar artery. A clinicopathological study of 20 cases. Brain,113,139-55.

[7] Lee H,Kim JS,Chung EJ,et al. (2009). Infarction in the territory of anterior inferior cerebellar artery:

[8] Lee H,Cho YW(2003). Auditory disturbance as a prodrome of anterior inferior cerebellar artery infarction. J Neurol Neurosurg Psychiatry,74,1644-8.

[9] Bovo R,Ortore R,Ciorba A,Berto A,Martini A(2007). Bilateral sudden profound hearing loss and vertigo as a unique manifestation of bilateral symmetric inferior pontine infarctions. Ann Otol Rhinol Laryngol,116(6),407-10

[10] Toyoda K,Hirano T,Kumai Y,Fujii K,Kiritoshi S,Ibayashi S(2002). Bilateral deafness as a prodromal symptom of basilar artery occlusion. J Neurol Sci,193(2),147-50.

[11] Koh MG, Phan TG, Atkinson JL, Wijdicks EF(2000). Neuroimaging in deteriorating patients with cerebellar infarcts and mass effect. Stroke,31,2062-7.

[12] Halmagyi GM,Cuthoys IS(1988). A clinical sign of canal paresis. Arch Neurol,45,737-9.

[13] Baloh RW(2003). Clinical practice. Vestibular neuritis. N Engl J Med,348,1027-32.

[14] Kattah JC,Talkad AV,Wang DZ,et al. (2009). HINTS to diagnose stroke in acute vestibular syndrome:three step bedside oculomotor examination more sensitive than early MRI diffusion-weighted imaging. Stroke,40,3504-10.

[15] Grad A,Baloh RW(1989). Vertigo of vascular origin:clinical and electronystagmographic features in 84 cases. Arch Neurol,46,281-4.

[16] Ferbert A,Brückmann H,Drummen R(1990). Clinical features of proven basilar artery occlusion. Stroke,21(8),1135-42.

[17] Gomez CR,Cruz-Flores S,Malkoff MD,Sauer CM,Burch CM(1996). Isolated vertigo as a manifestation of vertebrobasilar ischemia. Neurology,47(1),94-7.

[18] Bulsara KR,Velez DA,Villavicencio A(2006). Rotational vertebral artery insufficiency resulting from cervical spondylosis:case report and review of the literature. Surg Neurol,65(6),625-7.

[19] Kerber KA,Rasmussen PA,Masaryk TJ,Baloh RW(2005). Recurrent vertigo attacks cured by stenting a basilar artery stenosis. Neurology,65(6),962.

[20] Overell-JR(2011). Peripheral neuropathy:pattern recognition for the pragmatist. Pract Neurol,11(2),62-70.

spectrum of audiovestibular loss. Stroke,40,3745-51.

[21] Rosenberg NR, Slotema CW, Hoogendijk JE, Vermeulen M(2005). Follow-up of patients with signs and symptoms of polyneuropathy not confirmed by electrophysiological studies. J Neurol Neurosurg Psychiatry,76(6),879-81.

[22] England JD,Gronseth GS,Franklin G,et al. (2009). Practice parameter: evaluation of distal symmetric polyneuropathy: role of laboratory and genetic testing(an evidence-based review). Neurology,72(2), 185-92.

[23] Tracy JA,Bartleson JD(2010). Cervical spondylotic myelopathy. Neurologist,16(3),176-87.

[24] Manto M,Marmolino D(2009). Cerebellar ataxias. Curr Opin Neurol,22(4),419-29.

[25] Bronstein AM(2004). Vision and vertigo. J Neurol Neurosurg Psychiatry,251(4),381-7.

[26] Wagner JN,Glaser M,Brandt T,Strupp M. (2008). Downbeat nystagmus: aetiology and comorbidity in 117 patients. J Neurol Neurosurg Psychiatry,79(6), 672-7.

[27] Huppert D,Strupp M,Mückter H,Brandt T(2011). Which medication do I need to manage dizzy patients? Acta Otolaryngol,131(3),228-41.

[28] Finney GR(2009). Normal pressure hydrocephalus. Int Rev Neurobiol,84,263-81.

[29] Pantoni L (2010). Cerebral small vessel disease: from pathogenesis and clinical characteristics to therapeutic challenges. Lancet Neurol, 9 (7), 689-701.

[30] Blahak C,Baezner H,Pantoni L,et al. (2009). Deep frontal and periventricular age related white matter changes but not basal ganglia and infratentorial hyperintensities are associated with falls: cross sectional results from the LADIS study. LADIS Study Group. J Neurol Neurosurg Psychiat,80,608-13.

[31] Lees AJ,Hardy J,Revesz T(2009)Parkinson's disease. Lancet,373(9680),2055-66.

[32] Lempert T,Brandt T,Dieterich M,Huppert D (1991). How to identify psychogenic disorders of stance and gait. A video study in 37 patients. J Neurol,238(3),140-6.

[33] Radtke A,Lempert T,von Brevern M,Feldmann M, Lezius F,Neuhauser H(2011). Prevalence and complications of orthostatic dizziness in the general population. Clin Auton Res,21,161-8.

[34] Goldstein DS,Sharabi Y(2009). Neurogenic orthostatic hypotension: a pathophysiological approach. Circulation,119(1),139-46.

[35] Kamaruzzaman S,Watt H,Carson C,Ebrahim S (2010). The association between orthostatic hypotension and medication use in the British Women's Heart and Health Study. Age Ageing,39(1),51-6.

[36] Moya A,Sutton R,Ammirati F,et al. Task Force for the Diagnosis and Management of Syncope (2009). Guidelines for the diagnosis and management of syncope(version 2009). Eur Heart J, 30 (21),2631-71.

[37] Lee T,Donegan C,Moore A(2005). Combined hypertension and orthostatic hypotension in older patients: a treatment dilemma for clinicians. Expert Rev Cardiovasc Ther,3(3),433-40.

[38] Goldstein DS,Pechnik S,Holmes C,Eldadah B, Sharabi Y(2003). Association between supine hypertension and orthostatic hypotension in autonomic failure. Hypertension,42(2),136-42.

[39] Low PA,Singer W(2008). Management of neurogenic orthostatic hypotension: an update. Lancet Neurol,7(5),451-8.

[40] May M,Jordan J(2011). The osmopressor response to water drinking. Am J Physiol Regul Integr Comp Physiol,300(1),R40-6.

[41] Figueroa JJ,Basford JR,Low PA(2010). Preventing and treating orthostatic hypotension: As easy as A, B,C. Cleve Clin J Med,77(5),298-306.

第 10 章

神经科医师需要了解的耳科知识

原文作者:Rosalyn A. Davies,Louisa J. Murdin
DOI:10.1093/med/9780199608997.003.0010

中文翻译:李远军 秦文静 **审校**:姚寿国 王翠翠 **终审**:金占国 熊巍

神经科医师的惯性思维是将耳视为通过脑神经向大脑传递听觉和平衡觉重要信息的终末器官。当患者诉说听力下降、耳鸣或耳道出现异常分泌物时,临床医师可能才想到耳科疾病。然而,由于听力和平衡的终末器官都位于迷路中,并且外周听觉和前庭通路在第Ⅷ对脑神经的近端伴行,因此对头晕患者的综合评估应包括耳部检查和听力评估。由于听觉系统的结构和功能之间存在复杂的相互关系,因此最好使用耳科和听力学信息进行耳科评估。

听力障碍可根据听觉通路的病变部位进行分类:听觉从外耳和中耳(传导性),通过内耳的耳蜗(耳蜗性),沿第Ⅷ对脑神经和脑干(蜗后性),最终到更高的听觉中枢(中枢性听觉处理障碍)。不同解剖部位的病变其临床表现、听觉测试的异常模式及可能的病因等各不相同(图 10.1),因此该分类对临床医师具有重要的价值。

本章的第一部分描述了耳部的检查,第二部分列出了听力障碍和特定情况下的听力学评估。

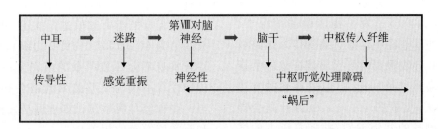

图 10.1 根据病变部位对听力障碍的分类

耳部的临床检查

首先是耳郭和外耳道(external auditory meatus,EAM)的检查。耳镜可以检查鼓膜(tympanic membrane,TM),鼓膜是一个进入中耳裂隙的窗口,可因大多数的中耳变化而受到影响。在进一步评估之前,先进行耳镜检查,需要注意两个常见问题:外耳道塌陷和盯聍阻塞,因为它们可能导致假性听力损失。听力学家需警惕前者,此时可使用仪器打开耳道进行听力测试。过多的盯聍应通过直视或冲洗去除,因盯聍阻塞不仅会导致疼痛,还会导致传导性听力损失。

外耳和外耳道

检查耳郭和耳后区是否有炎症、创伤及先天性畸形。大多数发育异常明显可辨,但必须仔细确认,因为它可能与中耳和内耳异常及可能的前庭发育不良有关。外耳道闭锁很可能是先天异常的一个特征,需进一步进行听力学评估。

鼓膜和中耳

耳部检查可以使用耳镜或头灯以便解放双手来清除耵聍或分泌物,双目显微镜也可使用。使用显微镜时患者需平躺在诊察床上或者坐于接近水平的位置。将耳镜尽可能轻柔地插入耳道,拇指和示指夹持耳郭,轻轻向后拉动以使弯曲的耳道变直。将小指放在脸颊上以稳定耳镜,防止耳镜进入耳道太深。

鼓膜的标志包括鼓膜的脐部和锤骨柄,鼓膜紧张部和松弛部之间的交界,以及透过鼓膜有可能看见砧骨长脚和镫骨肌腱。耳镜的方向应确保能够检查鼓膜的整个边缘和松弛部的顶部。正常的鼓膜具有珍珠母样外观,并在其前下象限可见因检查光的反射形成的光锥。中耳的先天性异常包括镫骨固定、缺乏镫骨肌腱及裸露或异常的面神经等。

根据穿孔的位置和鼓膜的边缘是否构成穿孔周边的一部分,将穿孔分为边缘型或中心型。大的穿孔通常伴随着较大的声压损失和更显著的传导性听力损失。上部的缺损,即松弛部穿孔,或大或小,当该部位看到角质碎屑时可能与胆脂瘤有关。

瘘管征是头晕患者评估中一个特别重要的部分,特别是在有由声音诱发平衡障碍的情况下。当气压变化从外耳道经中耳通过瘘管传入迷路引起内淋巴运动并导致眼震时可引出该征象。手指压迫耳屏可提高外耳道的压力,但更准确的方法是声导抗测量法(见框图10.4)。压力升高会导致眼球朝向对侧耳的共轭偏斜,并随着压力的维持,会进入校正的快相阶段,眼震将朝向患侧耳。如果瘘管穿过水平半规管,则为水平眼震。Hennebert征是指在鼓膜完整的情况下瘘管试验阳性。

听力和听力障碍评估

首先要对听力障碍的病史、听力损失对患者的影响、他们的社会状况及所有既往的康复治疗进行详细的描述(框图10.1)。

如图10.1所示,听力障碍是根据听觉通路上的病变部位进行分类的。根据其可能的病变部位

描述为传导性、蜗性、蜗后性或中枢性听觉处理障碍等,该分类也描述了病变测试部位。

框图10.1 病史

听力损失
- 发病日期
- 逐渐进展或突发起病
- 进行性、持续性或波动性
- 单侧或双侧
- 声源定位困难

相关症状
- 闷胀感、伴有分泌物、疼痛、眩晕、自听增强
- 耳鸣(音高、搏动性或咔嗒声)
- 复听(两耳之间的音感差异)、听觉过敏、声音失真

既往病史
- 噪声暴露、创伤、耳毒性药物、耳科手术、感染、心血管危险因素
- 出生史和新生儿病史
- 家族史,包括任何综合征/非综合征性听力损失的谱系疾病

严重影响声音传输的外耳和中耳疾病会导致传导性聋,多为单侧病变,也可为双侧。由于中耳未能放大声音,患者抱怨声音不够响亮,但声音失真不是主要特征。听力损失需根据纯音测听法(框图10.2)和声导抗测量法(框图10.3)测得的气导和骨导的听力阈值进行描述。传导性聋的最大阈值为60 dB HL(分贝听力级),这意味着传导性聋本身不会导致严重的或完全性的听力损失。传导性聋不仅与某些眩晕的潜在病因相关,而且与一些神经耳科学测试如前庭诱发性肌源性电位和听觉诱发电位相关。

传导性聋:评估

音叉测试

传统上使用256 Hz音叉识别单侧传导性聋。音叉测试依赖于两个基本原则:①内耳对气导声音比对骨导更敏感;②在纯传导性聋中,患耳受到较少的环境噪声影响并且对骨导声音更敏感。Rinne试验评估气导和骨导声音哪个更响亮,当耳前方听到的声音(通过空气传导)比通过乳突听到的声音(通过骨传导)低时,为Rinne试验阴性。当气骨导差≥15 dB时,提示存在传导性聋。Weber

---

框图 10.2　纯音测听

纯音测听(pure tone audiometry,PTA)是需要受试者配合的听力敏感性的心理声学测试,因此是听觉阈值的主观估计。它需要一个安静的测试环境,听力测试室专门设计以尽量减少外部噪声,特别是在低声级时的噪声。PTA 有两个主要目的:确定受试者的听力在特定频率范围内的敏感度;区分传导性聋与其他种类的听力损失。

步骤

纯音在 250Hz～8kHz 的频率范围内呈现,根据标准化程序[如英国听力学会(British Society of Audiology,BSA)协议 1]整合语音频率范围,旨在最大化地提高结果的可靠性。听力阈值被定义为在至少 50% 的场合仍可听到的最低音。该水平受到声强的呈现方式影响,即使用 5dB 步距,如果从上方接近(下降阈值),则表观阈值更低。在每个频率被指定为 0dB 的参考强度水平是一组听力正常的健康年轻男性中纯音的最小可听强度的平均值,对应于国际标准组织设置的声压级(图 10.2)。

左右耳分开测试。如在 BSA 系统中,听力受损按程度分为轻度(21～40dB HL)、中度(41～70dB HL)、重度(71～95 dB HL)或极重度(≥96dB HL)。任何程度的听力受损均可引起症状,但中度或更重的患者可能有某种程度的功能损害,特别是听力受损是近期或突然出现的。

病变部位

在测试过程中,音调可以通过耳机或耳塞的空气传导(air conduction,AC)或放置在乳突上的振动器经颅骨传导(bone conduction,BC)呈现。一旦声音已经穿过该侧的外耳和中耳,AC 刺激主要由同侧耳蜗感知。BC 刺激通过颅骨传到耳蜗,绕过外耳和中耳系统。因此,BC 阈值对应于听力更好的耳蜗的听觉阈值。在听力测试过程中,可以将白噪声呈现给非测试耳,以防止交叉听力现象(即呈现一侧的声音被对侧耳蜗获取)。这个过程被称为掩蔽,以测试音的频率为中心的窄频带噪音(1/3～1/2 倍频程)最有效。对掩蔽的需求由两侧的 AC 阈值与未掩蔽的 BC 阈值之间的差异程度来表示,如双耳未掩蔽的 AC 阈值之间的差值≥40dB 时露掩蔽。这意味着纯音测听可提供双耳 AC 和必要时进行掩蔽的 BC 阈值。

如果听力灵敏度正常,则掩蔽的 BC 阈值等于或稍微好于 AC 阈值。如果 AC 和 BC 阈值之间的差异超过 15dB,则称为气骨导差。气骨导差是传导性聋的指征,病变定位于外耳或中耳。

注意事项

纯音测听是需要受试者合作的行为测试,因此不能用于无意识者或不愿意或无法理解/遵循指示的人。当听力测试的阈值与真正的听力阈值明显不一致时,测试人员还需要警惕非器质性听力损失的可能性。识别需要 AC 或 BC 掩蔽的患者是必要的,并且如果需要的话,掩蔽应当进行,否则可能会遗漏单侧听力损失。这些说明意味着听力测定应始终由经过培训的人员在适当的隔音环境中进行。当获得的阈值不可靠时,应进行进一步的客观听力检测,测量声反射阈值(见框图 10.3)和(或)耳声发射(otoacoustic emissions,OAEs;见框图 10.4)。

框图 10.3　声导抗测量

声阻抗测量评估通过中耳传播或反射的声音量,并以耳道压力函数的方式给出中耳状态信息。

鼓室图

将探头组件插入外耳以形成气密封。此探头不仅能发出通常为 226Hz 的声音,而且还能测量压力从－400 到＋300daPa 变化时外耳道反射的声音。当外耳压力等于中耳压力时,传音量最大,此时产生的峰值。形成的图形可能有多种形状:如果中耳系统僵硬(即活动度降低),如耳硬化症,则峰值幅度减小(A_S 型)。中耳系统松弛(即传导系统变得松弛)则峰值升高(A_D 型),如由创伤引起的听骨链中断。当中耳充满液体时,使得外耳压力不能与中耳压力匹配,从而形成平坦的没有峰值的图形(B 型)。如果峰值在负压非常大时出现(C 型),即超过－50 daPa,则表明咽鼓管功能障碍,中耳通气不足并发展为中耳负压。

声反射阈值(acoustic reflex thresholds,ARTs)

可以通过声阻抗测量评估同侧和对侧的声反射。反射途经第Ⅷ对脑神经向颅内传递,经脑干的耳蜗核,最终通过同侧或对侧的第Ⅶ对脑神经到达效应器官。效应器官是镫骨肌时,其收缩会引起鼓膜位移和声阻抗突然变化。ARTs 被记录为给定频率下的最低声音强度,该频率可引起鼓膜的可测量和可重现的位移。声音刺激可以在记录侧或对侧,在有显著听力受损的一侧声音刺激通常没有声反射反应;在有显著中耳病变的声音记录侧也无声反射反应。有时可以看到重振(见"耳蜗听力受损"),即纯音 AC 阈值升高,而 ARTs 正常,提示耳蜗听力受损。

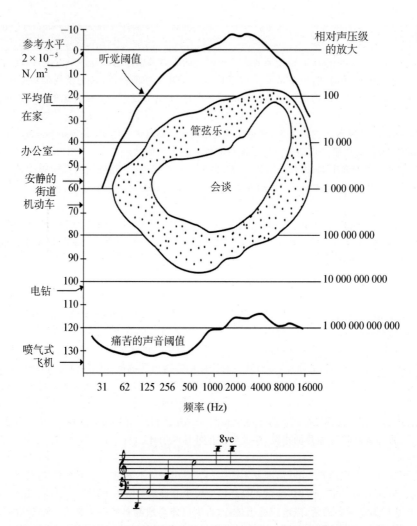

图 10.2 该图以日常声音和声压级的放大程度表示不同强度声音的相对响度

试验时,放置于头顶正中的音叉发出的声音在非对称性传导性耳聋中偏向于患侧,在纯感音性耳聋中偏向于健侧。表 10.1 总结了这些特点。如果声音失真或不清,则存在听力减退;如果双耳感知的声音是不同的音调,则为重听。经验丰富的医师进行音叉测试是有用的床边检查,但其灵敏度有限,当患者诉说听力障碍但音叉测试正常时,应进行规范的测听检查。音叉测试对轻至中度对称性感音性聋无诊断价值。

表 10.1 音叉试验的解读

	Rinne	Weber
正常听力	双侧阳性	无偏倚
单侧传导性聋	患侧阴性	声音偏向患侧
单侧感音性聋	双侧阳性	声音偏向健侧

传导性聋:病因

耵聍栓塞

传导性聋最常见的病因是外耳道耵聍栓塞。虽然少量耵聍通常不会影响听力,但在某些情况下,耵聍可能导致听力受损。这通常是由于患者尝试用棉签或类似形状的器械清洁外耳道并将耵聍推到外耳道的深处,也可能是由异物(如助听器的耳膜)堵塞外耳道。图 10.3 说明了耵聍栓塞及其清除对中高频感音神经性聋的影响。耵聍栓塞也因阻碍前庭测试中声音的传导如前庭诱发肌源性电位或温度试验中热能的传导,从而导致虚假结果。

中耳炎

中耳炎是指中耳内的炎症。当中耳内有阻碍声音传导的液体时,如中耳炎伴流脓时,鼓室图可

A

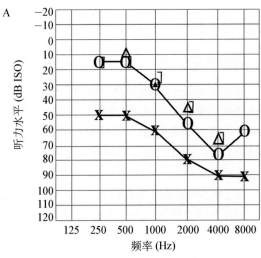

B

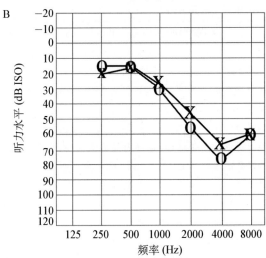

图 10.3 (A)耵聍会导致听力图上的气骨导差 [O 和 X 分别表示右耳和左耳的气导阈值,△ 是右耳无掩蔽的骨导(是右耳掩蔽骨导)];(B)显示清除耵聍后气骨导差消失

引自 Davies。

见特征性表现(B 型),没有正常的峰值反应(见框图 10.3)。中耳炎可以是急性的或慢性的。慢性化脓性中耳炎可分为咽鼓管-鼓室型和上鼓室-鼓窦病变型。咽鼓管鼓室疾病主要以鼓膜中心穿孔、听力受损和耳漏为主要特征,常不伴眩晕或第Ⅷ对脑神经症状。治疗目的是确保耳部干燥、避免反复感染及改善听力。上鼓室-鼓窦病变累及鼓膜的边缘(图 10.4),通常伴随包括第Ⅷ对脑神经在内的中耳腔结构的逐步破坏。此类型易患胆脂瘤,需要结合洗耳、局部和全身抗生素积极治

A

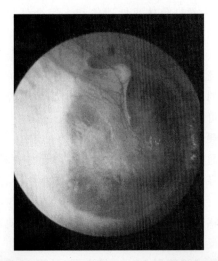

B

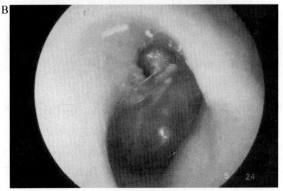

图 10.4 (A)正常左侧鼓膜的耳镜外观;(B)伴胆脂瘤的上鼓室-鼓窦病变

疗,必要时需行手术治疗。

胆脂瘤

胆脂瘤是一种由鳞状上皮组成的囊性肿物,可出现在长期中耳负压和感染的耳中,与鼓膜穿孔和恶臭味分泌物的病史有关。该病多起于上鼓室并延伸到中耳腔,通过侵蚀颅中窝或颅后窝的硬脑膜或进入横窦引起颅内并发症,导致脑膜炎或脑脓肿。也可侵蚀水平半规管,产生瘘管并引起眩晕(见前面"鼓膜和中耳"部分对瘘管的讨论)。耳镜检查常发现鼓膜异常,松弛部有角质碎屑。由于胆脂瘤的进展性和破坏性,建议手术治疗。

骨和关节疾病

耳硬化症是耳内的骨异常,其中成熟的板层骨逐渐被未成熟的海绵骨所替代。它可以影响听骨链,导致镫骨底板固定,也可累及骨迷路的其他部分,可伴随相关的前庭症状。它是一种遗传性

疾病,为常染色体显性遗传和不完全外显。常在孕期加重。可以通过在镫骨底板处行镫骨切除术和植入人工听骨来治疗。Paget 骨病也会导致传导性聋,可以通过治疗潜在的疾病来解决。听骨链内的关节是真正的滑膜关节,如类风湿关节炎时也可发生病变。

颞骨骨折

通常,引起纵向颞骨骨折的创伤与鼓膜出血、鼓膜穿孔伴出血性耳漏或者听小骨中断有关,其中任一种都可能与传导性耳聋相关。这与可导致完全感音神经性耳聋以及前庭损伤的横向颞骨骨折相反(见下文)。

前半规管裂-Minor 综合征(见第 15 章)

自发性、搏动性耳鸣和声音诱发的眩晕(Tullio 现象)是前半规管裂的特征性症状,其病因是前半规管顶部骨质覆盖不完整。之所以在这里讨论该综合征是因为在纯音测听中患侧可以出现气骨导差。听力阈值通常是正常的(尽管在一些疾病进展中发现低频感音神经性聋),骨导阈值低于正常值。目前认为,由于骨裂形成内耳第三窗,使骨导阈值有"增益"。因此,尽管存在气骨导差,但这不是真正的传导性聋,镫骨肌反射阈值是正常的。通过筛查具有异常低阈值的前庭诱发肌源性电位和颞骨冠状位薄层 CT 可进行诊断。

血管瘤

鼓室血管瘤可以被识别为鼓膜后面的血管团("落日"征),患者描述搏动性耳鸣的症状通常与鼓室血管搏动有关。

耳蜗性聋

在听觉的生理过程中,通过外耳和中耳传递机械声音的下一个阶段是将声能转换成耳蜗内的神经电活动。这种能量转换过程失败导致的听力损失可引起特殊症状,出现耳蜗性聋的异常听力测试结果。由于迷路和耳蜗在胚胎解剖学、生理学上和神经病学的关系,神经-耳科疾病通常与耳蜗性聋相关,因此耳蜗性聋可以提供有价值的诊断信息。

耳蜗性聋的严重程度从轻微到重度不等。由于信号传导受到影响,患者可能会诉听觉失真以及音量低,尽管这种失真不如蜗后聋显著。一般认为,耳蜗性聋也与响度重振相关,即与刺激强度增加不匹配的响度大幅度增强的异常情况。有耳蜗重振的患者可能会描述"太小声听不到"与"太大声不要吵"之间的声音强度区间缩小。

耳蜗性聋:评估

纯音测听显示为感音神经性聋。单纯的耳蜗性聋没有气骨导差。在声(镫骨肌)反射阈值测量中可以看到响度重振,其中声反射阈值和听力阈值之间的差值<60dB。也可以测量响度不适程度,然而这比声反射阈值更具主观性,并且对病变定位不太有用。此外,如果听力阈值为 40dB HL 或更高,则耳蜗性耳聋会导致 OAEs 丢失(见框图 10.4)。

框图 10.4　耳声发射

1978 年,瞬态诱发耳声发射(transient-evoked otoacoustic emissions,TEOAEs)首次被报道。OAEs 是外毛细胞活动的结果。在换能过程中,一些声能通过中耳和外耳逃逸回来,这可以通过放置在耳道内的麦克风探头获取。计算机处理能够将这些声发射与背景噪声区分开来。该测试虽不依赖受试者配合,但需要相当安静的记录条件,并且耳道要清洁完整,不能在躁动或活跃的个体中进行。OAEs 的存在表明外毛细胞功能正常。由于大多数耳蜗性聋似乎主要累及外毛细胞,OAEs 消失是耳蜗性聋的特征(图 10.5)。然而,在其他情况下也可能会出现 OAEs 消失,如传导性耳聋或阈值长时间>40dB HL 的任何原因造成的聋。使用 OAEs 可将耳蜗性聋与听神经病/去同步化(见后文)区分开来,因为在听神经病中,尽管存在中度或更严重的听力阈值,OAEs 仍被保留。

耳蜗性聋:病因

遗传

遗传性疾病可能导致传导性、耳蜗性和蜗后性聋。然而,大多数先天遗传性感音神经性聋是由于耳蜗外毛细胞功能障碍导致的耳蜗性聋。这一观察结果为使用 OAEs 作为筛查工具(在英国和其他国家)进行新生儿听力筛查计划奠定了基础。

遗传性耳蜗性聋分为综合征性或非综合征性。导致这两种疾病的基因数量正在迅速增加。在英国人群中,非综合征性遗传性耳聋最常见的病因是连接蛋白26基因(GJB2)的突变,占该类

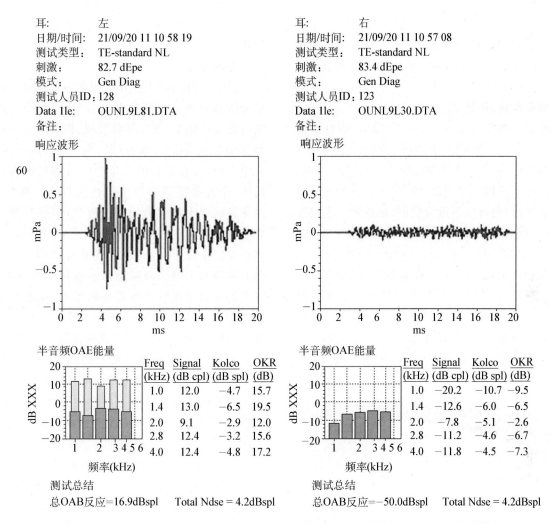

图 10.5　耳声发射

　　柱状图显示本底噪声(左图下部)上方出现的所有 OAE 信号(上部)。y 轴显示了对 x 轴整个频率范围的响应强度。请注意,在本例中,右耳没有记录到任何反应,但左耳的反应强烈,这符合突发右耳单侧聋的临床表现。

病例的 30%～60%。连接蛋白 26 是一种参与细胞间隙连接并以常染色体隐性方式遗传的蛋白质,连接蛋白 26 聋通常前庭功能正常。综合征性聋有许多病因,并且一些综合征如 I 型 Usher 综合征有显著的前庭功能障碍。

　　有文献记载,成年期发病的听力受损家系以常染色体显性遗传方式为主,与 COCH 基因的突变相关,其表现类似于内淋巴积水(梅尼埃病),伴有波动性或渐进性听力丧失和发作性眩晕。线粒体遗传性疾病也可能与听力受损有关,包括肌阵挛性癫痫伴破碎红纤维(myoclonic epilepsy with red ragged fibres,MERRF)、线粒体遗传性糖尿病和聋(mitochondrially inherited diabetes and deafness,MIDD)及尿崩症、糖尿病、视神经萎缩和聋(optic atrophy and deafness,DIDMOAD)。遗传代谢性疾病如黏多糖症也与听力受损有关。这种听力受损除了耳蜗病变之外,还与中枢和蜗后部分病变有关。

感染性疾病

　　腮腺炎、脊髓灰质炎、腺病毒、副流感病毒和麻疹病毒都可能与听力受损有关。疫苗接种率的降低及随后腮腺炎和麻疹的流行导致这些疾病的并发症相应增加,包括耳蜗性聋。细菌性脑膜炎可引起重度耳蜗性聋,需要人工耳蜗植入。因此,对患有细菌性脑膜炎的患者及时进行听力评估尤为重要。脑膜炎后可继发骨化性迷路炎,整个迷路在数周或数月内骨化,致使随后的人工耳蜗植入不易成功或甚至不可能。梅毒性中耳炎引起的耳蜗性聋较少见。

梅尼埃病(见第 22 章)

梅尼埃病被列在这里,因为它是耳蜗性聋的一个重要原因。它归因于内淋巴积水,是一种常见的内耳疾病,其特征为波动性听力下降、耳鸣、耳闷胀感及长期反复发作性眩晕。梅尼埃病通常是特发性的,也可以是继发性的,如继发于迷路炎症或创伤性损伤后,有时称为迟发性内淋巴积水。该病发病率约 21/100 000,发病年龄在 40－60 岁。诊断常采用美国耳鼻咽喉科学会 1995 年的标准,对初始症状不完全符合诊断标准的患者进行随访也很重要,因为完整的病情可能会随着时间的推移而进展。该病的机制被认为是内淋巴积水导致膜迷路变形,最终导致前庭膜破裂(图 10.6)。

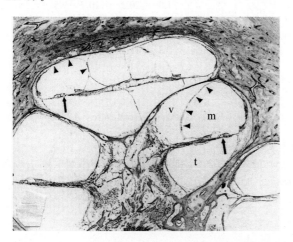

图 10.6　一名 79 岁男性梅尼埃病患者的颞骨切片
内淋巴积水伴膜迷路肿胀(箭头)和扩张的耳蜗管(m)替代了大部分前庭阶(v)。Corti 器(箭)和鼓阶(t)。引自 Andrews 和 Honrubia。

通常情况下,听力损失主要发生在前几年。在早期阶段,听力损失往往是可逆的,仅影响低频,但随着耳蜗病变加重,可以看到峰值听力图(最佳阈值 2000Hz),最终在大多数患者中出现平坦型听力受损。听力受损通常由声反射阈值确定(见框图 10.3)。一般而言,患者的随访时间越长,出现双侧病变的比例越高:15％在 2 年左右出

现双侧病变,20 年双侧病变的比例增至 30％～60％。在尸检中,梅尼埃病患者中 30％双侧颞骨受累。

免疫介导

耳蜗性聋和相关的外周前庭功能障碍是许多全身性自身免疫性疾病的特征(表 10.2)。这些疾病在流行病学、神经耳科表现、相关的自身抗体和其他系统受累方面有所不同。在 Cogan 综合征中,年轻人和年长的儿童会经历梅尼埃病样的发作,伴有眼部炎症和全身性血管炎。Wegener 肉芽肿病对中耳的影响大于内耳,但感音神经性聋也有报道。它也与鼻漏、鼻窦炎、肺和肾病的表现有关。系统性红斑狼疮、结节病、白塞病、类风湿关节炎和干燥综合征都与感音神经性聋有关,这种聋可以是亚急性或者亚临床的,只有在看似健康的耳中检测 OAEs 消失才被发现。在结节性多动脉炎中,耳蜗性聋可迅速进展。

也有认为,免疫介导的听力损失是内耳特有的。30 多年前,人们设想抗内耳抗原的自身抗体可能导致快速进展性或突发性的感音神经性聋。目前尚未确定自身免疫性内耳病的特异性或敏感性标记物。许多突发性聋的患者如要排除自身免疫性内耳病,需要完善全血细胞计数、血沉、C 反应蛋白、抗核抗体、抗心磷脂抗体、狼疮抗凝物、类风湿因子、抗中性粒细胞胞浆抗体、凝血因子和梅毒血清学等检查。许多临床医师使用口服类固醇治疗此类患者,但支持的证据不足。

外伤

头部创伤如颞骨横向骨折(图 10.7)可通过直接损伤迷路而导致耳蜗听力受损及外周前庭功能障碍。

有害噪声暴露是听力损失的一个主要原因,尤其是工业化国家的职业暴露,因此对不明原因耳蜗性聋的患者详细询问职业史很重要,包括在工业和军事环境中工作,也包括音乐等休闲行业。虽然健康和安全法规要求暴露于有害噪声的人员工作时必须佩戴防护设备,但常规提供和使用此类设备也只在最近。噪声暴露的听力图常在 4kHz 处具有典型的最差阈值,但也可以看到包括倾斜型高频受损等类型。

内分泌、代谢和毒性

糖尿病、甲亢、甲减和慢性肾衰竭是常见的导

表 10.2　听力受损的自身免疫疾病

疾病	神经耳科症状	相关表现	流行病学	实验室指标/诊断性检查
Cogan 综合征	梅尼埃病样的发作	眼部炎症(角膜炎、巩膜炎、结膜炎、葡萄膜炎、视网膜血管炎)系统性血管炎占 10%	年轻人和年长的儿童(平均 25 岁)	中性粒细胞增多,ESR/CRP 升高 前庭耳蜗结构的 MRI 增强
Vogt-Koyanagi-Harada 综合征	4 个阶段: 1. 前驱 2. 葡萄膜炎(耳鸣) 3. 恢复期 4. 慢性复发	脑膜脑炎、双眼葡萄膜炎、白癜风、脱发和白发	在日本更常见,见于儿童或年轻人	CSF 在第一阶段细胞数增多
Susac 综合征	SNHL、耳鸣和眩晕	脑病和视网膜病:视网膜分支动脉阻塞和象限盲	女性>男性成年人	MRI:胼胝体、小脑和其他部位的多发性病变;视网膜荧光素血管造影;中枢神经系统病变或肌肉活检;CSF 细胞增多和蛋白升高
结节病	急性、波动性或进展性听力受损,可为传导性、蜗性,或第Ⅷ对脑神经引起的脑膜炎	症状各异的全身性自身免疫性疾病,包括肺、皮肤、眼部和中枢神经系统	青年人最常见,女性多于男性	胸部 X 线:肺门淋巴结病变;支气管镜检查;血清血管紧张素转换酶;活检可显示非干酪样肉芽肿改变
Behçet 病	双侧耳蜗听力受损;前庭外周病变	口腔和生殖器溃疡;脓疱疹;眼睛炎症	常见于中东和亚洲	过敏反应;HLA B51
Wegener 肉芽肿病	传导性聋常伴有中耳炎;报道过 SNHL	流涕和鼻窦炎 肺、肾、关节表现 周围神经系统受累	40-50 岁 男性和女性患病率一样	ESR/CRP 升高 c-ANCA(蛋白酶 3)升高 MRI 显示肉芽肿浸润活检
结节性多动脉炎	快速 SNHL	系统性血管炎(肾、肠道、皮肤)全身症状;多发性单神经炎	男性>女性,年龄较大者发病	白细胞增多,ESR 升高,p-ANCA,内脏血管造影,器官/神经/肌肉活检
系统性红斑狼疮	亚急性 SNHL,单侧或双侧前庭功能障碍	皮肤、关节、肾、神经精神症状;全身症状	女性>男性(5:1);年龄 15-40 岁	ESR、ANA、dsDNA 抗体、抗磷脂抗体 Ab 升高,补体消耗
Sjögren 综合征	通常为亚临床性	眼干、口干、雷诺现象、关节、神经病变(轴突、感觉性共济失调、三叉神经)	女性>男性	ANA、Ro、La Schirmer 测试,唇部组织活检
类风湿关节炎	渐进性双侧耳蜗性耳聋 罕见滑膜性中耳病变	对称性变形性多关节病,多系统受累	女性>男性成年人	平片成像,类风湿因子;抗瓜氨酸蛋白抗体;炎症标志物升高

引自 Overell 等。

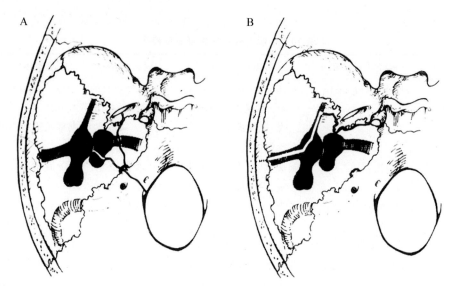

图 10.7　颞骨骨折
(A)横向骨折;(B)纵向骨折。引自 Hilger 等。

致耳蜗性聋的内分泌和代谢疾病,可伴有或不伴前庭功能障碍。已知一些常用药物通过作用于耳蜗外毛细胞和前庭毛细胞产生耳毒性。有些药物(如水杨酸盐)导致的损伤是可逆的,而其他药物(如铂类化疗药物)和氨基糖苷类抗生素可引起永久性损害。

血管性

迷路或"耳"卒中可导致突发性单侧听力受损和外周前庭功能障碍。大多数情况下,小脑前下动脉(anterior inferior cerebellar artery,AICA)通过内听动脉(internal auditory artery,IAA)供应内耳血供,IAA 闭塞根据闭塞远端的血供区域不同会造成不同程度的听力受损和(或)外周前庭功能障碍。患有更广泛的 AICA 闭塞性疾病的患者也可出现中枢性前庭功能障碍,引起脑干和小脑症状和体征。

蜗后性聋

近几十年来,"蜗后性聋"一词已被用于界定比耳蜗更接近大脑的结构损伤引起的听力受损,即第Ⅷ对脑神经(一级耳蜗神经元)、脑干(二级耳蜗神经元)或从脑干到听觉中枢的上行通路受损。然而最近,听神经病/听神经失同步化谱系疾病(AN/AD)被提出以描述第Ⅷ对脑神经受损的听力障碍,其主要的组织病理学是初级耳蜗神经元

病变。定位检测的最新进展,如 TEOAE 记录及其对对侧噪声的抑制(见框图 10.5),使我们能够将这些第Ⅷ对脑神经病变与神经前性聋区分开来。从电生理角度来看,耳蜗内毛细胞的功能是耳蜗前庭神经的一部分。

框图 10.5　蜗后性聋:相关检查

基线听力测试
- 纯音听力图(阈值可以正常或明显下降)
- 鼓室图(正常)
- 镫骨肌反射阈值(同侧和对侧记录时通常消失)
- 电生理测试
- 脑干听觉诱发反应(异常或缺失)
- 耳蜗微音电位(出现)
- TEOAEs(通常在发病早期出现,但随着病程的延长而消失)
- 对侧抑制 TEOAEs(抑制可能会缺失)
- 畸变产物 OAEs(通常存在)
- 中潜伏期反应(可能缺失)

行为听觉测试
- 言语识别测试(纯音阈值不成比例地受损)
- 排除 CAPD 的其他中枢性听觉测试,如频率模式测试、时间间隔测量

蜗后性聋:临床特征

听神经病患者的共同临床特征是听力障碍,

在说话时比在简单的环境声音中更明显,特别是使用电话时。患者诉说可以听到声响,但无法理解词义。在有多种声音的嘈杂环境中,听力障碍更加明显。听神经病多被认为是造成了声音的"时间延迟"。听力障碍的严重程度多样,可以表现为短暂的、间歇的、稳定的或恶化的。

蜗后性聋:评估

通常,AN/AD 患者的纯音测听阈值相对保存良好,但言语阈值明显受损,声音信号的同步化不足,引起脑干听觉诱发电位(acoustic brainstem evoked response,ABR),或镫骨肌反射消失,或对侧抑制 OAEs 消失。

蜗后性聋:病因

蜗后性聋的病因很多,包括第Ⅷ对脑神经和脑干的内在和外在原因。表 10.3 和表 10.4 分别总结了出生时和成年后出现蜗后性聋的病因。

表 10.3　蜗后性聋的遗传及先天性病因

遗传	非综合征	Otoferlin 基因突变导致的非综合征性隐性听神经病
		听觉通路的延迟发育
	综合征	退行性病变:伴周围神经病
		遗传性感觉运动神经病(HSMN),即腓骨肌萎缩症
		Friedreich 共济失调
		Roma(吉卜赛)家族染色体 8q24 突变
		神经纤维瘤病 2 型
		Refsum 病
		不伴周围神经病
		Arnold-Chiari 畸形
		Usher 综合征
		线粒体肌病:
		• MELAS
		• 慢性进行性眼外肌麻痹
		• Mohr-Tranebjaerg 综合征"耳聋/肌张力障碍"
		骨骼综合征
		• 鳃-耳-肾综合征
		• Wildervanck 综合征
		骨发育不良:
		• 骨硬化病
		• 颅骨增生
		• Cammurati-Engelmann 病
		Gaucher 病
先天性	中毒/代谢	围产期危险因素
		• 窒息
		• 呼吸窘迫综合征
		• 低出生体重
		• 脑瘫
		• 高胆红素血症
		沙利度胺

引自 Davies。

表 10.4　蜗后性聋的后天性病因

感染	病毒	带状疱疹/单纯疱疹
		Ramsay Hunt 综合征
		Bell 麻痹
		巨细胞病毒
		HIV/AIDS
	细菌	脑膜炎
		• 肺炎球菌
		• 脑膜炎球菌
		• 嗜血杆菌
		• 结核
	真菌	• 隐球菌病
		• 球霉菌症
	螺旋体	• 梅毒
		• 疏螺旋体属
免疫介导	感染后	吉兰-巴雷综合征
	肉芽肿/血管炎	神经结节病,白塞病
脱髓鞘		多发性硬化累及:
		• 第Ⅷ对脑神经
		• 脑干
肿瘤/肿瘤相关		前庭神经鞘瘤
		脑膜瘤
		其他脑桥小脑角病变
		癌症
		放疗引起
代谢/中毒		尿毒症
		Paget 病
		有机汞
		顺铂
		含铁血黄素沉着症
血管性		小脑前下动脉(AICA)梗死累及内听动脉
		大血管
		• 颅后窝动脉瘤
		• 动静脉畸形
		• 血管环压迫第Ⅷ对脑神经

引自 Davies。

听神经病伴周围神经病

　　脱髓鞘的轴突传递神经冲动的能力受损,这解释了 AN/AD 患者中镫骨肌反射消失和对侧 OAE 对侧抑制缺失的原因。脱髓鞘的轴突也可能表现出纤维之间的"串音"(神经元间接触传递),即一个兴奋的纤维在相邻的纤维中引发神经冲动,这可能与听觉系统中语言转换的失真相关。然而,在轴突神经病中,由于功能轴突数目减少而导致的神经动作电位减小可能影响听力图上的低频,因为最长的耳蜗纤维延伸至耳蜗的顶端。

　　在最近的一项研究中,70 例听神经病患者,40% 没有发现病因,9 例患者(来自三个家族)为遗传性感觉运动神经病(HSMN)。听神经病通常是双侧的,男女均可受累。通常认为,听神经病与周围神经病很少相关,且比其他脑神经病如视神经、三叉神经和面神经病变少见。然而,在临床评估踝反射、足部 128Hz 振动觉、神经传导测试和腓肠/腓总神经活检后,26%的病例发现了周围神经病变。

　　HSMN 可能出现在几种不同的遗传疾病中,斯洛文尼亚的一个 Roma 家族显示在染色体8q24 上有突变。在这些患者中,首先发生周围神经病变,腓肠神经活检显示混合轴突和退行性神经病变,而听力受损仅在后期出现。这些病例也有双侧前庭功能障碍,可能是第Ⅷ对脑神经受累所致,表现为隐性遗传。

　　Charcot-Marie-Tooth(CMT)Ⅰ型相关的神经病变以脱髓鞘为特征,而 CMT Ⅱ型以轴突病变为特征。轴突神经病变理论上不应该影响第Ⅷ对脑神经的神经同步性。然而,由于轴突与髓鞘关系密切,相互依存,且轴突病变通常继发脱髓鞘现象,如上所述,这可能会影响神经同步化。

多发性硬化

　　多发性硬化(multiple sclerosis,MS)的临床诊断取决于在中枢神经系统发现两个或多个脱髓鞘病灶。脑干听觉诱发电位(ABR)已用于疑似MS 的单一病灶患者中,以检测其他部位的脱髓鞘。ABR 曲线上的 V 波是 MS 患者中最一致的异常波,大约一半 MS 患者存在 ABR 异常而没有脑干 MS 的临床症状。多发性硬化伴急性听力损失很少见,报告仅占 1%~3.5%。脱髓鞘病变可位于第Ⅷ对脑神经(图 10.8)、神经根入脑干区/耳蜗核和脑桥。

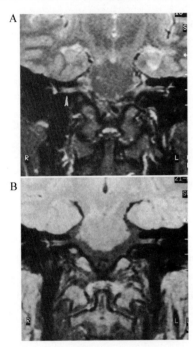

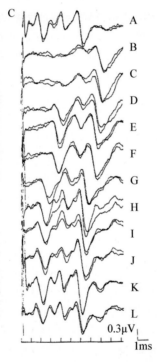

图 10.8　(A)冠状位 T2 加权 MRI:内听道内右侧第Ⅷ对脑神经轻度增粗,呈点状高信号(箭头);(B)冠状位 T2 加权 MRI:右侧第Ⅷ对脑神经未见病变;(C)在(A)之前和(B-L)之后,右侧突聋的 ABR[疏波短声、65 dBSL(感觉级)强度,22.1Hz 频率,Cz-A2电极]

桥小脑角原发性和转移性肿瘤

　　有许多桥小脑角(cerebellopontine angle,CPA)肿瘤可表现为蜗后性聋,并且可因第Ⅷ对脑神经受累导致前庭功能障碍:前庭神经鞘瘤(图10.9)、小脑髓母细胞瘤、神经瘤、脑膜瘤、胆脂瘤、室管膜瘤、颈静脉球瘤和转移瘤。一般来说,影像学检查可以鉴别这些肿瘤,如果是转移瘤,脑脊液(cerebrospinal fluid,CSF)腰椎穿刺细胞学检查,或血清学查找抗神经元抗体(抗 ro、抗 la、抗RNP、抗 Jo-1、抗 SCL-70)可以帮助诊断。小脑髓母细胞瘤在儿童时期特别常见(占所有颅内肿瘤的 25%),往往靠近中线,但在成年期多位于外侧,可表现为 CPA 损害症状。

听觉中枢处理障碍

　　听觉中枢处理障碍(central auditory processing disorders,CAPDs)是神经性疾病,超出了本章关于耳科学内容的范围,但也是听力障碍鉴别诊断的重要部分。尽管存在正常的听力阈值,但在儿童和成人中表现出对单词、环境声音或音乐的识别困难,对于听到的内容不确定。患者可能在嘈杂或交谈的人群中表现出听力困难,难以

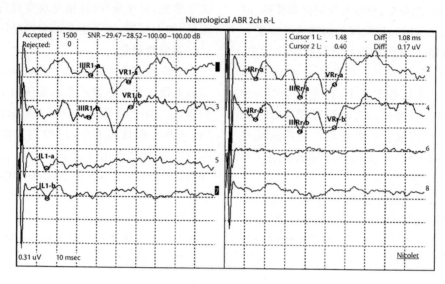

图 10.9　左侧前庭神经鞘瘤患者的异常 ABR

右侧同侧和对侧记录的 ABR 显示正常波形，具有正常的Ⅴ波潜伏期和Ⅰ～Ⅴ波
间隔。在左侧，在同侧记录Ⅰ波以外的波形缺失，在对侧没有记录到可再现的波形。

理解快速或不明晰的语言，听从口头指示、定位声
音或感知音乐的能力下降。他们也可能患有语言
和其他障碍、专业和学习困难及行为、情感、社交
和其他困难。现在公认的一组专业的中枢听觉测
试可以帮助鉴别诊断，这些测试可以帮助进一步
确定病变部位。

总结

神经科医师面对主诉神经耳科症状的患者
时，必须完善详细的耳科病史、临床评估和听力学
测试。本章为耳科评估提供了一个框架。基于解
剖学的分类可以用作参考，因为临床表现、听力学
测试的异常结果及可能的病因，都因病变的解剖
部位而异。对于详细的评估和更复杂的患者，可
以寻求听觉前庭医师、耳鼻咽喉科医师或其他对
听觉前庭测试感兴趣并能进行测试的临床医师的
帮助。

参 考 文 献

［1］ British Society of Audiology(1981). Recommended procedures for pure tone audiometry using a manually operated instrument. Br J Audiol,15,213-16.

［2］ Davies RA(2003). Clinical assessment of hearing. In Luxon L(Ed)Textbook of Audiological Medicine,
pp. 349-72. London：Martin Dunitz.

［3］ Kemp DT(1978). Stimulated acoustic emissions from within the human auditory system. J Acoust Soc Am,64(5),1386-91.

［4］ Van Camp G,Smith R(2011). Hereditary Hearing Loss Homepage.［Online］Available at http://hereditaryhearingloss. org.

［5］ Revised AAO-HNS guidelines(1995). Committee on Hearing and Equilibrium guidelines for the diagnosis and evaluation of therapy in Meniere's disease. Otolaryngology Head and Neck Surgery,113, 181-5.

［6］ Andrews JC,Honrubia V(1996). Meniere's disease. In Baloh RW(Ed)Disorders of the Vestibular System,pp. 300-17. New York：Oxford University Press.

［7］ Overell J,Lindhall AA(2004). Neuro-otological syndromes for the neurologist. J Neurol Neurosurg Psychiatry,75(suppl IV),53-9.

［8］ Mccabe BF(1979). Auto-immune sensorineural hearing-loss. Ann Otol Rhinol Laryngol,88(5),585-9.

［9］ Schreiber BE, Agrup C, Haskard DO, Luxon LM (2010). Sudden sensorineural hearing loss. Lancet, 375(9721),1203-11.

［10］ Hilger P,Paparella M, and Anderson RG(1984). Conductive hearing loss. In Meyerhoff WL(Ed)Diagnosis and Management of Hearing Loss,pp. 1-19.

Philadelphia,PA:WB Saunders.

[11] Davies RA(2004). Retrocochlear hearing disorders. In Gleeson M(Ed)Scott Brown's Otolaryngology (7th ed). London:Hodder.

[12] Starr A,Sininger Y(2001). Preface. In Sininger Y, Starr A(Eds)Auditory Neuropathy:A New Perspective on Hearing Disorders,pp. ix-x. San Diego, CA:Singular.

[13] Butinar D,Zidar J,Leonardis L,Popovic M,Kalaydjieva L,Angelicheva D,et al. Hereditary auditory, vestibular,motor and sensory neuropathy in a Slovenian Roma(Gypsy)kindred. Ann Neurol,46,36-44.

[14] Bergamaschi R,Romani R,Zapoli,F,Versino M,Cosi C(1997). MRI and brainstem auditory evoked potential evidence of eighth cranial nerve involvement in multiple sclerosis. Neurology,48,270-2.

[15] Ludman H(1998). Basic acoustics and hearing tests. In Ludman H,Wright T(Eds)Diseases of the Ear(6th ed),pp. 58-86. London:Arnold.

第 11 章

头晕或不稳患者的症状与综合征

原文作者：Adolfo M. Bronstein and Thomas Lempert
DOI：10. 1093/med/9780199608997. 003. 0011
中文翻译：宋亚敏　惠振　审校：常丽英　熊巍　终审：何小明

平衡障碍患者的症状（要点见表 11.1）

对于头晕和不稳的患者，完整的病史采集对诊断非常重要。例如，良性阵发性位置性眩晕（benign paroxysmal positional vertigo，BPPV）、前庭神经炎、前庭性偏头痛（原文为 migrainous vertigo，偏头痛性眩晕）、梅尼埃病、椎-基底动脉系统短暂性脑缺血发作（transient ischaemic attacks，TIA）、晕厥发作等，这些疾病的诊断基本都依赖于病史。临床和实验室检查往往是为了进一步确定诊断。如果辅助检查与临床病史不相符，也无法依据检查做出疾病诊断。神经系统步态异常也可表现为不稳或头晕，如小脑病变和帕金森综合征，也可以从病史中推断出来。这些疾病的具体症状可以在本书的专门章节中找到。在这里，我们将介绍一些常见的迷路病变和神经系统疾病的表现及它们之间的鉴别方法。在本章的后半部分，将对常见的前庭综合征做一概述，包括单次急性眩晕、发作性眩晕或头晕（包括位置性眩晕）及慢性头晕或不稳。

表 11.1　头晕患者的症状

症状	说明
旋转性眩晕	半规管或其中枢连接通路
头晕-眩晕	前庭、心血管、代谢或心理障碍
持续时间	数秒：BPPV、心律失常
	数分钟：TIA、惊恐发作
	数小时：前庭性偏头痛、梅尼埃病
	数天：前庭神经炎
头晕表现（见表 11.2 至表 11.5）	单次发作
	复发性头晕或眩晕
	慢性头晕
头晕诱发因素	站立：直立性低血压
	躺下和在床上翻身：BPPV
	失眠：前庭性偏头痛
	情景触发：（超市，拥挤环境）—视觉性眩晕、惊恐发作

（续　表）

症状	说明
其他及相关症状	波动性耳闷、耳鸣：梅尼埃病
	听力丧失：迷路炎、AICA（anterior inferior cerebellar artery）梗死（伴共济失调）、梅尼埃病
	偏头痛特征：前庭性偏头痛、基底型偏头痛
	第 V、VI、VII 对脑神经及长束症状：脑干病变如 TIA，脱髓鞘
	下肢无力/不协调：神经系统步态障碍（如小脑性）
	振动幻视（见第 13 章）
	活动诱发：双侧前庭障碍
	自发性：中枢性眼震（如下跳眼震）
	意识丧失：心律失常、血管迷走性晕厥

引自 Bronstein 和 Lempert。

眩晕与头晕

眩晕是一种运动幻觉，呈旋转感，或称为"真性"眩晕，提示半规管或其中枢联络通路病变。眩晕患者自诉他们感觉自己或房间旋转，当患者看到外界事物旋转时，很可能在眩晕中伴有眼球震颤（眼震）。虽然一些临床医师对患者自诉"在头部里面旋转"较少重视，但是那些公认的前庭疾病如 BPPV 的患者常用这种方式来描述他们的眩晕。"真性"眩晕患者通常伴有失衡、不稳或步态异常及恶心呕吐等症状。

医师和患者都很难准确地定义头晕和眩晕，有些患者会描述为头重脚轻、失衡感、摇晃感、踩棉花感。这些描述可能提示前庭系统的疾病，特别是在非急性期；但也可能是内科疾病（如贫血、低血糖、心脏疾病）或心因性疾病。让患者尝试将症状与他们日常生活中所经历的事情进行比较对医师的诊断是有用的。患者经常用以下表达描述真性眩晕或前庭症状，如"就像喝醉躺下后的感觉"，或者"像从旋转木马上下来"，或"在汹涌的海面上坐船"或"晕车"感。通常，头晕是在急性前庭发作和完全恢复之间出现的一种过渡状态。

诊断通常不是根据症状的类型（如真性眩晕或头晕），而在于其持续时间、发病形式、触发因素和伴随症状。

持续时间：眩晕持续时间通常 BPPV 为数秒，梅尼埃病和一些前庭性偏头痛患者为数小时，前庭神经炎为数天。重要的是，这些时间指的是

实际旋转感的持续时间，而患者诉说的往往会包括眩晕后的恶心、不适等残留症状的时间。这就是为什么许多典型的 BPPV 患者坚称他们的症状持续了半个小时。

发作形式：对眩晕患者，首先要确定是哪种发作形式：①单次眩晕急性发作；②复发或发作性眩晕；③慢性头晕或不稳感。单次眩晕发作最常见的原因是前庭神经炎，其他原因包括外伤性、感染性、耳毒性或血管性（外周或中枢）病变。还需要排除后循环卒中。反复发作性眩晕最常见的原因是 BPPV 和前庭性偏头痛；其次是梅尼埃病、前庭阵发症、椎-基底动脉 TIA 和发作性共济失调。慢性头晕可以从任何一个难以完全恢复的单次眩晕发作或复发性眩晕发展而来，其他原因包括全身性疾病、神经性步态障碍或精神性头晕。

诱发因素：在所有可能的诱发因素中，头位对于诊断是最有用的，而头部位置的改变对诊断更有价值。考虑到头部出现新位置的唯一方法是移动它，前庭系统是专门感知头部运动的系统，所以头部位置的任何改变都会加重前庭症状就不足为奇了。从这一点我们可以得出结论，在头部运动后头晕恶化很可能是前庭起源的。而位置性眩晕并不是指任何头部运动都会感到眩晕。

特定体位诱发对于诊断位置性眩晕特别是 BPPV 很有帮助，它涉及头部相对于重力向量的重新定向，如仰头向上、低头向下看，从仰卧位站起。然而，对诊断 BPPV 最有用的诱发动作是躺下或者在床上翻身。直立性低血压或神经性步态

障碍患者站起时会出现头晕,躺下或者在床上翻身时却不晕。相反,他们躺在床上会感觉更好。患者从坐位到站立位时出现头晕提示体位性低血压的可能性远大于位置性眩晕,因为从坐位到站立头部不会因重力而改变定向(图 11.1)。

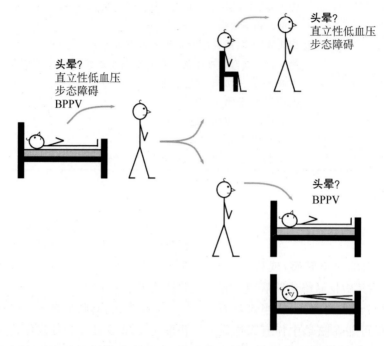

图 11.1　通过起床体位变化鉴别三种引起头晕或不稳感的常见综合征:步态障碍,直立性低血压和 BPPV

引自 Bronstein 和 Lempert。

一个常见的误区是主诉头部运动引起头晕的患者被诊断为"椎-基底动脉供血不足"或"颈性眩晕"。由于头部运动是通过颈部运动来完成的,加之上面两段所述的原因,大多数前庭症状在颈部运动时更加明显。事实上,大多数前庭疾病患者在转诊到专科眩晕诊所之前被诊断为"椎-基底动脉供血不足"或"颈性眩晕"。然而,也有少数个案报告显示,在转颈时引起椎动脉闭塞导致缺血性眩晕,这种情况通常存在对侧椎动脉先天性发育不全。症状往往发生在直立位头部旋转时(与BPPV 不同),还伴有与之相关的听觉或脑干症状的出现。需要行详细的磁共振(magnetic resonance imaging,MRI)血管检查和(或)在颈部运动时进行血管造影检查进一步明确诊断。椎动脉缺血性眩晕病例较为罕见,在一个专科研究中心的 2000 余例 BPPV 患者中发现有 15 例。

还有其他的诱发因素非常具有特异性,但很少见,因为这些因素诱发的疾病是罕见的。在上半规管裂综合征患者中,强声和 Valsalva 动作可以诱发出包括眼侧倾和振动幻视在内的前庭症状(Tullio 现象,见参考文献[5]);淋巴瘘可继发于头部外伤或强烈的 Valsalva 动作(如抬举重物或咳嗽),导致急性眩晕和单侧聋。乙醇或运动可诱发发作性共济失调患者的眩晕症状。

其他一些诱发因素也经常见到,但没有特异性。对于患有慢性头晕(继发于既往或复发性前庭疾病)的患者,在有重复视觉刺激或视觉运动的环境下会加重或诱发头晕,有时称之为"视觉性眩晕"或视觉诱发头晕。在心因性疾病患者中,某些社交场合或特定环境(电梯、小房间、机舱)会引起惊恐发作和头晕。最后,应该询问患者有无常见的诱发偏头痛的因素,如特定的食物(巧克力或红酒)摄入,失眠,月经期等。

不稳

发作期的眩晕患者常感觉明显不稳,在急性发作期有不可抗拒的向一侧倾倒感。例如,BPPV 发作期患者在突然站起来(挂晾衣服)时;前庭神经炎的第一天；梅尼埃病的发作期及延髓背外侧（Wallenberg）综合征患者中。通常情况下，身体倾倒向前庭神经或前庭神经核活动下降的一侧，但请记住，BPPV 和梅尼埃病发作的初期身体偏斜向前庭功能活跃的一侧。如患者感到极度不稳，无法下床去厕所，则更提示急性后循环卒中。

在大多数单侧外周前庭疾病的慢性阶段，一种挥之不去的不稳感可能持续存在。然而，在具体的询问中，大多数患者承认这只是主观感觉，朋友、亲戚或同事从未注意到任何异常。在双侧前庭病变患者中，全部或大部分患者（见第 26 章）会诉说当在不平的地面或黑暗中行走时有不稳感。注意，双侧前庭功能减退可能是隐匿的和特发的，因此遇到一个不明原因步态不稳的患者，要询问其在黑暗中的平衡感和行走时有无振动幻视（见后面的章节，以及第 13 章和第 26 章）。各种非前庭性神经功能障碍的患者会主诉不稳，有时轻绊就会跌倒。神经科专家熟悉这些疾病，但耳鼻咽喉科专家未必熟悉。除了小脑疾病，小脑-前庭之间的神经联络纤维异常也可能引起头晕。但大多数患者述说没有"头"晕，问题在"腿"。因此，特别要询问下肢是否感觉无力、笨拙、麻木或针刺感（见第 9 章）。另外，其他症状如括约肌功能障碍、记忆减退、反复跌倒、血管危险因素或家族史等支持神经系统疾病的诊断。

听觉症状

必须强调的是，许多常见的眩晕疾病不会产生听觉症状（如 BPPV、前庭神经炎、前庭性偏头痛）。除梅尼埃病外，临床上听觉症状对疾病诊断有帮助的情况并不常见。由于转诊模式的原因，有听觉症状的患者通常在耳鼻喉科比在神经科更多见。

在急诊或急诊入院时，首次眩晕发作的患者伴有严重单侧聋时应特别重视。严重突聋患者会伴有眩晕，许多专家主张急性期给予类固醇治疗，因此早期诊断很重要。这也同样适用于病毒性迷路炎，病因可能明确（如腮腺炎）或未知。如果听力和前庭症状在用力后出现，淋巴瘘基本可肯定，这在中耳检查后可被进一步证实，这些情况需紧急处理，因可能导致听力丧失。后循环缺血事件会引起急性单侧聋，如小脑前下动脉（AICA）卒

中可能危及生命。这些血管事件通常会出现特征性的脑干症状（如复视、共济失调、麻木），但是因为患者眩晕严重，这些脑干症状容易被掩盖，聋或面部刺痛也容易被忽视。

梅尼埃病患者常表现为波动性耳闷、耳鸣和听力损失。然而，必须强调的是，在日常临床工作中，梅尼埃病是较少见的。反复发作的椎-基底动脉 TIA 患者可能有耳鸣或听力损失及其他脑干症状。畏光畏声有助于前庭性偏头痛的诊断。虽然听神经瘤和其他肿瘤通常不会导致眩晕或严重不稳，但单侧进行性耳鸣和聋的出现应该是一个危险信号。

在一般人群中，轻微的及与年龄相关的听觉症状非常普遍。患者诉说"我的妻子/丈夫说我把电视放得声音太大""是的，当我静静地躺在床上时，我能听到耳里发出嘶嘶声"。这些患者的听力学检查往往没有异常发现（结果通常是可靠的）。眩晕和一些类似老年性聋的听觉症状常被贴上梅尼埃病的标签，因此在专业的检查完善之前应谨慎诊断梅尼埃病。

少见症状：失衡、振动幻视、脑干症状和意识丧失

失衡

平衡障碍患者有客观的（看起来不稳）和主观的（他们自己感觉不稳）不稳感。具有残余前庭症状或精神性头晕的患者有主观不稳的感觉，但医师、亲属或同事没有证据证明这种感觉。一些中枢神经系统疾病导致的客观平衡问题的患者可能会把他们的失衡症状简单地描述为"头晕"。然而，更常见的情况是，客观不稳的患者会否认头晕、眩晕或"快要晕倒"等"头部"感觉，当被问到"问题是出在头部还是腿部"时，失衡患者倾向于后者。他们可能有步态的障碍，包括无力、痉挛、麻木、迟缓、震颤或者腿部活动不协调，这些症状可由周围或中枢神经系统任何部位的病变所导致，如多发性神经病，脊髓、脑干、小脑或半球损伤，脑积水，小血管白质病变，帕金森病或其他运动障碍。跌倒在失衡患者中比前庭疾病患者中更常见。神经科和神经耳科检查（特别是异常眼球

运动和步态)通常可确定非外周前庭起源的疾病
(见第 12 章)。本质上,如果患者有正常的步态
(包括睁闭眼、脚尖对脚跟的行走)和正常的眼球
运动,那么他/她的不稳不太可能是由神经疾病引
起的。一些引起失衡和跌倒的神经系统疾病的回
顾见第 9 章。

视觉症状

与平衡障碍有关的主要视觉症状有复视、振
动幻视、畏光和偏头痛。此外,一些前庭疾病患者
在复杂的视觉环境中会加重或引发眩晕,这种现
象称为视觉性眩晕或视觉诱发的头晕(见第 13
章)。眩晕患者的复视是令人担忧的,特别是当急
性起病时,因为眩晕和复视同时存在强烈提示脑
干疾病,应进行 MRI 扫描。根据病程,从急性发
病到慢性进展可能的诊断是:后循环卒中,炎性疾
病(脱髓鞘,血管炎,病毒性脑炎),巨大听神经瘤
和脑干内肿瘤。有时急性单侧前庭病变的患者可
能会由于眼偏斜而报告有复视,但诊断必须排除
脑干病变。

振动幻视是看到外界事物在移动或震荡的错
觉。感觉环境旋转的错觉通常被称为眩晕(或"客
观性眩晕"),而自我旋转的错觉被称为"主观性眩
晕"。但在德语国家,环境的旋转可能被称为"振
动幻视"。在本书第 13 章中,列出了一种鉴别振
动幻视的方法:由头部运动引起的振动幻觉显示
前庭眼反射(vestibulo-ocular reflex,VOR)存在
问题,而静息时的振动幻视是由于不同形式的眼
震引起。因此,要仔细询问患者振动幻视是在什
么情况下出现。

畏光和偏头痛症状

偏头痛患者会被大的声音、强烈的气味、自身
和视野中的运动所困扰,另外尤其对明亮的灯光
敏感。这种畏光症通常让患者待在卧室,拉上窗
帘,静静地躺在黑暗中。这些"恐惧症"被认为是
感觉刺激引起的皮质过度兴奋,在偏头痛发作时
出现,非发作期也会有皮质的兴奋,只是程度较
轻,这也能解释偏头痛患者晕动病敏感性增加这
一现象。

视觉先兆在偏头痛发作之前比较常见,众所
周知的特征有视物呈锯齿形线,看东西有闪烁的

邻光、闪烁的暗点,这些视觉先兆通常持续时间为
5~60min。

在所有复发性眩晕或头晕的患者中,医师应
积极询问有无视觉先兆、畏光和其他感觉性恐惧
症的存在。这是诊断偏头痛的一个重要指标。前
庭性偏头痛是复发性前庭综合征里最常见的疾
病,然而必须记住,眩晕也可以触发易感患者的偏
头痛,由于结构性前庭疾病引起的眩晕使患者的
偏头痛和畏光加重也是常见的。因此,重要的是
明确头痛、畏光和头晕的关系,因为这可能是解释
偏头痛引起眩晕还是眩晕引起偏头痛的关键。最
后,被称为基底动脉型偏头痛的患者有更多脑干-
枕叶的症状,包括眩晕、复视、面部感觉异常、双侧
视力减退和嗜睡。

脑干症状

眩晕或失衡患者出现脑干和小脑症状是由于
后循环卒中、TIA、多发性硬化或肿瘤引起的,症
状还包括复视、言语不利、肢体或步态共济失调、
吞咽困难和面部麻木或无力。发作时间及临床症
状与疾病相关:TIA 呈短暂性发作,多发性硬化
为缓解-复发,肿瘤呈进展性,卒中为急性起病。
虽然在这些症状和体征使之与前庭障碍混淆不太
可能,但第Ⅷ对脑神经入颅处、前庭神经核或小脑
急性小病灶可出现与前庭神经炎类似的表现。前
庭神经炎患者会出现眼震和眼侧倾。此外,如果
眼动检查有异常,或者有任何其他的怀疑时,神经
影像检查是必要的。

意识丧失与晕厥

意识丧失在头晕患者中是罕见的,除非有血
流动力学的异常。由于心律失常、血管迷走反射
或自主神经系统疾病伴体位性低血压(单纯自主
神经功能衰竭、多系统萎缩、多发性神经病)引起
的晕厥患者常常在晕厥之前出现头晕或眩晕。询
问患者的既往心脏病史及心悸和胸闷症状有助于
心脏病的诊断。颈动脉窦敏感的患者颈部旋转或
压迫会导致晕厥。出现这些症状首先应进行心脏
病学检查而不是神经科、眼科检查。当然,不要忘
记心脏病和前庭疾病都是非常常见的,患者可以
兼而有之。

血管迷走性晕厥和直立性低血压的患者会出

现出汗,身体发热或发冷的感觉,双手湿冷,双侧耳鸣和视觉"黑蒙"。目击者会诉说患者在晕厥期间脸色苍白或发红。通常情况下,当脑灌注恢复,患者在跌倒或躺下的几秒钟内恢复知觉。由于反复发作,许多患者学会了识别诱发的情况,为了防止摔倒他们躺下或坐着把头放低在两腿之间。诱发因素还包括在闷热的房间,场景的触发(如见血),疼痛,快速站起或长时间站立。许多患者仅诉头晕和上面描述的伴随症状,而没有晕厥。即使有正式的自主功能测试,这些晕厥前综合征也难以诊断。临床医师应该积极询问诱发情况,既往晕厥发作病史,以及躺下是否好转。

糖尿病患者用降糖药物引起的低血糖或更少见的胰岛素分泌性肿瘤,也可能引起头晕和失去意识。大多数糖尿病患者会认识到这一点,并可通过适当饮食预防意识丧失的发生。大多数有意识丧失的患者被送往医院急救并进行血糖测量,但如对结果有疑问可再次测量。

前庭性癫痫是尚未明确定义的疾病。Penfield对清醒患者进行皮质直接电刺激,让我们知道刺激颞叶可引起旋转性眩晕。还有急性颞叶皮质血管病变导致眩晕,以及癫痫患者的先兆表现为短暂眩晕的个别病例报道。然而,如果没有其他的癫痫表现,复发性眩晕不太可能由癫痫引起。前庭发作或前庭阵发症(见第 19 章)是由于前庭神经或脑干前庭神经核受到刺激导致眩晕和(或)振动幻视的短暂发作,但这些患者没有失去意识。

一些前庭神经炎或梅尼埃病的患者偶尔会报告说,在急性期剧烈眩晕时,他们认为自己昏过去了。很难确切地知道在这些情况下发生了什么,但是人们怀疑,如果发生了呕吐,可能会加剧恐慌或脱水,或者患者出现晕厥。当有目击者时,他们通常会描述与患者的交流是不确定的,但可以进行,表明患者没有完全丧失意识。

前庭综合征概述与综述

见表 11.1 至表 11.6。

常见眩晕和头晕综合征

下面我们将根据临床表现对眩晕和头晕综合征进行描述。这种方法就像临床推理,根据表现特征将鉴别诊断范围缩小为少数常见疾病。解剖学综合征的诊断(如单侧前庭功能丧失或小脑综合征)代表了在眩晕疾病诊断上更进一步,我们将在本书各章中详细讨论。

急性持续性眩晕

这种情况通常是在急诊室遇到。大多数患者为首次出现眩晕,症状在检查时仍然存在。在这种情况下,决策既困难又重要,因为既没有以前的病史做依据,又必须把良性疾病(如前庭神经炎和前庭性偏头痛)和严重疾病(如脑干或小脑卒中)鉴别开来。细致的检查,特别是床旁 VOR 检查、凝视诱发眼震和眼偏斜等体征将有助于鉴别(见第 23 章)。急性持续性眩晕最常见的原因列于表 11.2。

急性持续性眩晕的其他原因:外淋巴瘘、迷路梗死、细菌性迷路炎、药物/乙醇中毒。

表 11.2　急性持续性眩晕

疾病	主要症状
前庭神经炎	急性眩晕、恶心和失衡。自发眼震朝向健侧;头脉冲试验显示单侧 VOR 缺失;向患侧跌倒。需要几天到几周改善
急性脑干或小脑病变(如脑卒中、脱髓鞘)	眩晕伴脑干或小脑体征,特别是眼动异常。多变的病程。MRI 通常显示有影响中枢前庭通路的病变
前庭性偏头痛首次发作	急性眩晕可能持续数天。主要是中枢性眼震和共济失调。有偏头痛史,发作时偏头痛特征
梅尼埃病首次发作	眩晕持续数小时可能是早期梅尼埃病的孤立症状。其他症状有听力丧失、耳鸣、耳闷

复发性眩晕和头晕

复发性眩晕和头晕患者通常在无症状间期来就诊。因此，临床检查和前庭功能检查通常为阴性。诊断依赖于准确的病史，包括发作持续时间和频率、诱发因素和伴随症状。我们将复发性眩晕和头晕分开讨论，因为它们通常可以根据患者的描述进行区分，并反映不同的病理生理机制。

前庭症状国际分类将眩晕定义为当没有自身运动发生时的自身运动感或视景旋转或摇晃的虚假感觉。相比之下，头晕被定义为空间定向能力受损，没有运动的虚假或扭曲的感觉（见第 16 章）。如前所述，通常眩晕反映前庭疾病而头晕为非前庭疾病。但是，也有许多例外，如轻度前庭障碍导致头晕而不是旋转感。表 11.3 和表 11.4 列出了复发性眩晕和复发性头晕常见原因的鉴别诊断。

表 11.3　复发性眩晕的鉴别诊断

疾病	主要症状
前庭性偏头痛	持续数分钟至数天的自发性或位置性眩晕，偏头痛病史，眩晕期间偏头痛症状，偏头痛引发的眩晕
梅尼埃病	眩晕发作持续 20min 至数小时，同时伴有听力下降、耳鸣和耳闷，进展性听力减退超过几年
椎-基底动脉 TIA	眩晕持续数分钟，常伴有共济失调、构音障碍、复视或视野缺损，多见于有血管病危险因素的老年患者
前庭阵发症（血管压迫第Ⅷ对脑神经）	每天有数次眩晕发作，发作时间数秒，伴或不伴有耳蜗症状，卡马西平治疗有效
外淋巴瘘	眩晕发生在头部外伤、气压伤、镫骨切除术后，或被咳嗽、打喷嚏、紧张或大的声音诱发，持续时间不定

表 11-4　复发性头晕的鉴别诊断

疾病	主要症状
直立性低血压	站起时出现短暂的头晕，持续几秒到几分钟，坐下或躺下后缓解，站立后收缩压下降≥20mmHg
心律失常	头晕持续数秒钟，可能伴有心悸，可由心动过缓（<40/min）或心动过速（>170/min）引起
精神性头晕	头晕持续时间从数分钟到永久性不等，通常与焦虑或抑郁有关。常由特定情景诱发：如离开家，乘坐公共汽车，驾驶，登高，拥挤人群，乘电梯等。伴有窒息、心悸、震颤、发热和焦虑感
药物引起的头晕	根据药理作用机制不同，临床表现各异：镇静，前庭抑制，耳毒性，小脑毒性，体位性低血压，低血糖等

复发性眩晕的其他原因：自身免疫性内耳疾病、内耳梅毒、第Ⅷ对脑神经鞘瘤、前庭性癫痫、单侧前庭功能失代偿、耳硬化症、Paget 病、发作性共济失调 2 型。

复发性头晕的其他原因：睡醉（sleep drunkenness）、高血压、代谢紊乱、高处眩晕。

位置性眩晕

当患者描述典型的位置变化，如躺下、在床上翻身、起床或抬头取物时出现眩晕，我们能从病史上直接判断为位置性眩晕（见第 20 章）。然而，当老年患者对症状描述不准确时，医师可能会忽视位置性眩晕的诊断。此外，位置性眩晕可以是其他眩晕疾病中的一种表现，如前庭性偏头痛或前庭神经炎患者伴发 BPPV 而使病情复杂化。表 11.5 列出了导致位置性眩晕的常见疾病。

位置性眩晕的其他原因：位置性乙醇性眩晕和眼震、外淋巴瘘、巨球蛋白血症、胺碘酮中毒。

表 11.5　引起位置性眩晕的疾病

疾病	主要症状
后半规管 BPPV（PC-BPPV）（占所有位置性眩晕的比例＞70%）	短暂眩晕发作（＜30s），由床上翻身、躺下、坐起、头部过伸或过屈诱发。症状发作数周至数月，缓解期为数年。当头部侧悬位时出现旋转向地性眼震
水平管 BPPV（占所有位置性眩晕的 20%）	主要是在床上翻身时诱发，通常与 PC-BPPV 交替发作。头部向双侧卧位时均出现短暂向地性水平眼震（少见的类型为背地性眼震）
前庭性偏头痛	可以主要表现为位置性眩晕；偏头痛病史；眩晕期间有偏头痛；症状发作时间从几分钟到几天不等；几乎任何类型的眼震都是可能的
中枢性位置性眩晕	发作持续时间、诱发位置和眼震变化不一；其他的脑干或小脑体征；可以与 BPPV 的某个特征类似，但不完全相同
前庭阵发症；第Ⅷ对脑神经血管压迫	每天多次短暂发作（数秒到数分钟）的位置性/自发性眩晕，服用卡马西平可缓解

慢性头晕

很少有疾病导致真正的慢性头晕，因为大多数前庭疾病表现为发作性，并且即使是迷路的永久性损伤也可通过大脑机制实现中枢代偿。影响平衡的神经系统疾病会在患者站立或行走时出现症状，而不是坐着或躺着时。当患者主诉为"医生，我总是头晕"时，需要进行澄清。慢性不稳主要影响老年患者，可通过标准的神经系统查体（第 9 章）及 VOR 检查来发现双侧前庭病变。CT 或 MRI 扫描可用于确诊正常颅压脑积水，脑小血管病或脊髓型颈椎病（见第 24 章）。表 11.6 中列出了慢性头晕和不稳的原因。

表 11.6　慢性头晕和不稳的原因

疾病	主要症状
精神性头晕	持续的迟钝或漂浮感，主要发生于抑郁症、广泛性焦虑症或疑病症患者，可能与前庭疾病叠加。老人跌倒后可能会由于害怕跌倒而出现步态障碍
慢性前庭性偏头痛	除了自发性和位置性眩晕发作外，持久地对头部运动或视觉运动的敏感性增加，伴发精神疾病常见
药物引起的头晕	由各种机制引起的永久性、波动性或发作性头晕；镇静、前庭抑制、耳毒性、小脑毒性、体位性低血压、低血糖
生理老化的影响	与年龄有关的前庭、本体觉、视觉和运动功能减退引起的慢性头晕和失衡
神经系统疾病	当感觉和运动系统受到影响时可能导致头晕和失衡，如多发性神经病，脊髓病，帕金森病，小脑疾病，脑小血管疾病，正常压力脑积水
双侧前庭病	头部运动时的振动幻视、黑暗中的失衡、头脉冲试验中双侧 VOR 功能减低
骨科疾病	术前和术后髋关节、膝关节和足部问题

参 考 文 献

[1] Kattah JC, Talkad AV, Wang DZ, et al. (2009). HINTS to diagnose stroke in acute vestibular syndrome: three-step bedside oculomotor examination more sensitive than early MRI diffusion-weighted imaging. Stroke, 40, 3504-10.

[2] Bronstein AM, Lempert T (2007). Dizziness: A Practical Approach to Diagnosis and Management (Cambridge Clinical Guides). Cambridge: Cambridge University Press.

[3] Brandt T, Baloh RW (2005). Rotational vertebral artery occlusion: a clinical entity or various syndromes? Neurology, 65(8), 1156-7.

[4] Noh Y, Kwon OK, Kim HJ, Kim JS (2011). Rota-

tional vertebral artery syndrome due to compression of nondominant vertebral artery terminating in posterior inferior cerebellar artery. J Neurol,258(10),1775-80.

[5] Kaski D,Davies R,Luxon L,Bronstein AM,Rudge P(2012). The Tullio phenomenon:a neurologically neglected presentation. J Neurol,259,4-21.

[6] Bronstein AM(1995). Visual vertigo syndrome:clinical and posturography findings. J Neurol Neurosurg Psychiatry,59(5),472-6.

[7] Bisdorff A,Von Brevern M,Lempert T,Newman-Toker DE(2009). Classification of vestibular symptoms:towards an international classification of vestibular disorders. J Vestib Res,19(1-2),1-13.

[8] Labus J,Breil J,Stützer H,Michel O(2012). Meta-analysis for the effect of medical therapy vs. placebo on recovery of idiopathic sudden hearing loss. Laryngoscope,120(9),1863-71.

[9] Mort DJ,Bronstein AM(2006). Sudden deafness. Curr Opin Neurol,19(1),1-3.

[10] Alexander TH,Harris JP(2012). Current epidemiology of Meniere's syndrome. Otolaryngol Clin North Am,43(5),965-70.

[11] Bronstein AM(2002). Under-rated neuro-otological symptoms:Hoffman and Brookler 1978 revisited. Br Med Bull,63,213-21.

[12] van der Kamp W,Maassen VanDenBrink A,Ferrari MD,van Dijk JG(1996). Interictal cortical hyperexcitability in migraine patients demonstrated with transcranial magnetic stimulation. J Neurol Sci,139,106-10.

[13] Murdin L,Davies RA,Bronstein AM(2009). Vertigo as a migraine trigger. Neurology,73(8),638-42.

[14] Francis DA,Bronstein AM,Rudge P,du Boulay EP(1992). The site of brainstem lesions causing semicircular canal paresis:an MRI study. J Neurol Neurosurg Psychiatry,55(6),446-9.

[15] Kim HA,Lee H(2012). Isolated vestibular nucleus infarction mimicking acute peripheral vestibulopathy. Stroke,41(7),1558-60.

第 *12* 章

床旁查体

原文作者：Amir Kheradmand，Adolfo Bronstein and David S. Zee
DOI：10.1093/med/9780199608997.003.0012
中文翻译：惠振　祁晓媛　审校：桑文文　芮汉臣　终审：凌霞　杨旭

对患有头晕和失衡患者的检查评估总是具有挑战性，且经常令患者和医师感到困难重重，但是最近关于床边和实验室检查的研究进展使得检查结果更加可靠和令人满意。在本章中，我们强调如何将最新的生理学进展应用到床旁检查技术中，这些技术使我们能够检测迷路内各个组成部分的功能。当把检测球囊功能的颈性前庭诱发肌源性电位（cervical vestibular-evoked myogenic potentials，cVEMPs），检测椭圆囊功能的眼性前庭诱发肌源性电位（ocular vestibular-evoked myogenic potentials，oVEMPs）和检测水平半规管功能的温度试验相结合时，可以实现对每个前庭终末器官功能的单独评价。

第11章详细介绍了头晕患者病史采集。这里我们讨论几个基本点，并提醒读者，就像床旁检查一样，病史提供了头晕或失衡患者的症状特征，而头晕和失衡与保持清晰视觉和稳定姿势的前庭反射功能相关。

头晕是一个模糊的概念，对于不同的人定义不同。它可以描述一种前庭系统损伤造成的通常与运动有关的错觉。但头晕也被用来描述由非前庭原因，如心脏、代谢和精神障碍引起的昏厥前状态、头昏、不稳、失忆、焦虑或其他令人不适的感觉。同样，视觉和本体感觉输入的改变及感觉中枢整合障碍也可导致头晕。最近的研究强调，患者关于头晕的主诉对于诊断来说，不如触发或加剧其异常感觉的因素和持续时间更可靠，头晕患者的病史和体格检查应首先确定以下几个问题。

- 头晕是否反映了前庭系统异常，包括接收和处理迷路信息的大脑中枢区域，或一种较为普通的内科疾病的原因，如：①由于体位性低血压或心律失常引起的灌注不足；②代谢性原因，如低血糖、缺氧或高碳酸血症等；③药物的不良反应；④精神心理因素，要么是原发性因素，如躯体化或惊恐发作，要么是继发性因素，如长期前庭功能障碍引起的恐惧、焦虑、抑郁症。
- 如果症状是前庭源性的，需进一步确定是由于外周迷路或前庭神经的问题，还是前庭神经核、前庭小脑或处理前庭信息的其他部分的中枢问题。
- 如果病因分析症状属于外周性，那么这些症状是否反映了半规管（semicircular canals，SCC）信息处理的异常，使得患者产生自身或周围环境的旋转感；或者来自耳石器官信息处理的异常，表现为倾斜感、平移感或垂直复视。

体格检查

仔细的"床旁"检查对于头晕或失衡患者病变的定位及诊断至关重要，尤其对于症状描述不清或不容易进行简单分类的患者。全面检查包括评估视觉、前庭和眼动功能以及协调性、步态和平衡等内容。

在本章中，床旁的眼动和前庭检查将按其可以实施的有效性顺序列出（表12.1）。虽然这里没有进行赘述，但在评估头晕或失衡患者时，必须进行一般查体和神经系统查体，尤其注意所有脑神经检查。由于头晕是体位性低血压的常见症状，因此测量每个患者的卧立位血压也是必要的。

表 12.1 眼检查推荐顺序

视力
矫正视力（单眼和双眼）
摇头动态视敏度
瞳孔大小和对光反射
视野
色觉，特别是怀疑视神经损伤时
双眼立体视觉，特别是如果有复视或眼球错位
主观垂直视觉（桶法）

检眼镜检查
眼震（避光检眼镜检查）
眼球扭转
VOR

双眼一致性检查
运动范围
角膜反射对称性检查（Hirschberg 测试）
遮盖试验
红玻璃试验或 Maddox 杆试验

凝视维持
正前方固视
闭眼
偏心固视（水平和垂直）

眼动
会聚
扫视（水平，垂直，斜型）
跟踪和 VOR 取消（水平，垂直）
OKN（水平，垂直）
头部慢速被动旋转 VOR（水平，垂直）
快速头脉冲旋转 VOR：水平和垂直（RALP，LARP）
平移 VOR 或头平动试验

诱发动作（Frenzel 目镜下）
按压耳屏
Valsalva 动作（闭合声门，捏鼻孔）
摇头
振荡（乳突，头顶）
过度通气（30～60s）
变位试验

LARP（left anterior，right posterior canals），左前、右后半规管；RALP（right anterior，left posterior canals），右前、左后半规管。

床旁检查的生理学原理

首先我们回顾一些重要的对于指导检查有帮助的生理学知识。

- 两个基本反射可确保头部运动时视觉清晰。旋转前庭眼反射（vestibulo-ocular reflex，VOR）可产生慢速眼动以补偿头部的旋转。当头围绕水平（yaw）、扭转（roll）或垂直（pitch）轴旋转时，VOR 使得眼球保持凝视稳定。平移前庭眼反射（translational VOR，tVOR）产生眼动慢相，以补偿头部水平移动。当头部沿着左右（耳间）、前后或上下（垂直）轴平移时，tVOR 使得眼球保持凝视固定。通过检查相对于头动，眼动的幅度和方向的变化来评估 VOR 和 tVOR。幅度和方向是根据头部运动期间或之后眼球为保持视觉稳定出现的纠正性扫视及其方向来评估的。

- 当健康者的头部静止时，左右前庭神经及其投射到前庭核团的神经元的静息电位是相同的。头向一侧运动时，同侧迷路兴奋，对侧迷路抑制。如果一侧静电活动相对较弱，如自然发生的病变或类似于冷水刺激时模拟的病变，自发眼震慢相朝向"患侧"，快相背离"患侧"。

- 眼震的强度通常取决于眼球在眶内的位置。外周性前庭病变引起的眼震更强烈（慢相速度更高，通常快相频率更高），或者仅在向快相方向凝视时眼震才明显（Alexander 定律）。对于中枢性前庭疾病，如小脑或脑干病变，可能出现相反的情况。

- 前庭对静态头偏斜的反应在正常人类中是不明显的，很大程度上是因为人类的眼睛有中央凹且前置，这对于保持高中心视敏度和立体视觉是最佳的。例如，中央凹的方向几乎不受静态头倾斜（耳朝向肩部）的影响，并且在低头或抬头时，眼球可以通过扫视重新调整视线。然而，耳石通路障碍，如在 Wallenberg 综合征或核间性眼肌麻痹（internuclear ophthalmoplegia，INO）中，可能出现一种原始的眼倾斜反应。在侧眼动物中，对身体侧向倾斜的反应是"翻

正反射"，包括头部向对侧（较高）耳的补偿性倾斜及眼球垂直排列的重新调整（生理偏斜偏差）。在这种情况下，位置相对较低的（下耳）的眼球升高，而较高（上耳）的眼球下降。在人类耳石平衡功能病变时，会出现眼倾斜反应（ocular tilt reaction，OTR），就像是对头部侧向倾斜产生的代偿性反应。OTR 类似于当两侧迷路半规管不平衡时产生的慢相反应。OTR 包括侧向头倾斜，眼偏斜（高位眼偏斜更高）和眼扭转（双眼朝向下位眼旋转），最终导致主观垂直视觉倾斜。

- 前庭疾病还可能导致头部旋转或平移期间的动态不平衡，使得头部运动期间产生方向不对称，并叠加在任何前庭通路的不平衡上（表 12.2）。例如，Ewald 第二定律：兴奋性刺激比抑制性刺激产生相对更强烈的前庭反应。这就能更好地理解高加速度、高速度和高频率刺激。因此，在单侧前庭功能障碍的情况下，朝向健侧旋转比朝向患侧将会引起更大的刺激反应。这种异常可以通过简便的、高加速度床旁检查——头脉冲试验进行检测。类似地，动态耳石器不平衡可以通过简便的、高加速度头部平移进行检查，称为 head heaves 检查（上述两种检查都将在本章稍后讨论）。

表 12.2　前庭功能异常

静态前庭不平衡	
半规管-眼反射	自发性眼震
耳石器-眼反射	眼偏斜
动态前庭不平衡	
半规管-眼反射（旋转）或耳石器-眼反射（平移）VOR	振幅或方向异常

- 前庭神经核的一个重要特性是提高大脑感知低频头部运动的能力。例如，当旋转时间较长并且速度相对不变的情况。换句话说，前庭神经核改善了固有的不可靠的低频 VOR 反应，其由壶腹嵴和内淋巴液的物理特性决定。这种中枢现象称为"速度存储"，扩展了大脑准确感知头部运动模式

的范围。速度存储对于理解摇头后眼震的意义和机制非常重要，这将在本章后面讨论。

一般特征

患者的一般情况可能提供诊断信息。急性眩晕的患者通常朝向健侧卧位，这个姿势增加了对健侧耳耳石器的抑制性作用，减弱由每侧迷路的水平半规管之间的张力不平衡引起的任何自发性水平眼震。坐位时头部的异常倾斜表明 OTR 反映了耳石通路的不平衡。根据病变的位置，头部倾斜可以朝向或背离患侧。周围前庭损伤或延髓、低位脑桥的损伤（特别是包括前庭神经核）导致头部偏向患侧，而在上位脑桥和中脑的损伤[通常在内侧纵束（medial longitudinal fasciculus，MLF）]引起头偏向健侧。患有滑车神经麻痹的患者通常也会出现头部倾斜，通常偏向健侧。其他一般性特征包括眼睑眼震（如延髓病变），睁眼失用（如进行性核上性麻痹）及面神经病变后异常再生而引起的面部联觉。上睑下垂和瞳孔缩小是交感神经受损（如 Wallenberg 综合征，在昏暗环境下瞳孔不等大更明显）或副交感神经受损（如动眼神经麻痹，在明亮环境下瞳孔不等大更明显）。

视觉

前庭和视觉系统协同作用，才能保持聚焦并使物体在视网膜上稳定成像（第 13 章）。视觉功能不同方面的变化，包括视敏度、视野、色觉和立体视觉的改变，可以为头晕患者的主要症状来源提供有用的线索。最佳的距离矫正视力（矫正镜片或针孔的）是对每一只眼单独用一个视力表来测量的。尽管不敏感，通过对比测试视野是对视野缺陷的快速筛查方法。双眼视觉可以使用立体视敏度与 Titmus 光学立体飞行测试或 Randot strereo 测试进行评估，特别是在疾病早期时。色觉可以用 Hardy-Rand-Rittler 板评估，以筛查视神经病变（如 INO 或单眼病变或不对称的摆动性眼震的患者）。

对于头晕患者，头部运动期间的视力测量[动态视敏度（dynamic visual acuity，DVA）]是必不可少的。事实上，VOR 存在的意义是在运动时维持清晰的视觉。患者可能会主诉振动幻视，是一

种视觉运动错觉,通常被描述为视物模糊、跳跃或摇晃。当通过头部运动引起或加剧振动幻视时,通常涉及前庭系统病变。DVA是通过患者头部移动期间阅读视力表的视标来测量。检查者首先测量头部静止时的视敏度(通常要求双眼观察目标,除非存在单侧眼病变),然后在水平、垂直和从耳到肩膀的旋转(roll)平面以相对较高的频率摇头,频率大概2 Hz。在该频率下,视觉跟踪系统太迟钝而不能有效维持凝视稳定性,因此可以单独评估VOR的功能。在摆动头部时,要求患者在转折点不能停止或减慢太多来"偷"看视力表。正常人可能会因头部旋转视力下降一行,而前庭异常的患者视力通常会下降两行以上。头部由耳到肩部的旋转运动不会使视靶的中央凹移位,因此即使前庭功能完全丧失,不会导致视敏度变化较大。这种分离现象可以帮助检测是否真的患病。与远距离视物相比,DVA在近距离处视物受头部运动的影响更大,并且随着年龄的增长而退化,尤其是在垂直平面。

主观视觉垂直线(subjective visual vertical,SVV)倾斜是耳石-眼动通路受损的敏感体征。耳石作为重力惯性力感受器,有助于感知垂直和直立感觉。SVV是检测知觉和真实(重力)垂直线

之间的角度。在完全黑暗的环境下,正常人可以将视觉线性标记放置在真正垂直线方向的2°范围内。然而,患有急性外周或中枢前庭病变的患者的值可能与真实垂直方向偏离几度。大多数急性前庭神经炎患者SVV向同侧偏斜。脑干的低位脑桥和高位延髓背盖部损伤导致SVV向同侧倾斜,高位脑桥和低位中脑的损伤导致SVV向对侧倾斜。单侧丘脑或前庭皮质病变既可以出现SVV同侧偏斜,也可以出现SVV对侧偏斜。

使用桶法可以在床旁快速准确地测量SVV(图12.1)。在该测试中,检查者随机将桶底部黑线旋转到右侧或左侧,受试者试着将桶底部的黑线与估计的垂直线对齐。此时患者的视野应完全被桶的边缘覆盖。在外面,桶的底部有一条铅垂线,它的一端系在半圆的中心,量角器固定在半圆上,对半圆进行分度,量角器的零线与桶内的黑线平行。检查者记录每次受试者偏离真实垂线的偏差。测量十次,取平均值作为最终的SVV值。桶法还可用于评估由于眼偏斜或眼动性麻痹引起的垂直复视患者的视觉扭转。外周性眼动神经病变(如滑车神经麻痹)的患者可能具有单眼的SVV倾斜(通常在用麻痹眼观察时),但是双眼观察时SVV正常。

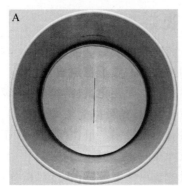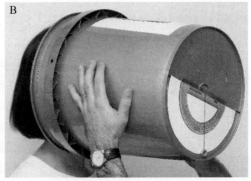

图12.1 主观视觉垂直线(SVV)床旁评估

检查者随机将桶底部黑线旋转到右侧或左侧(B),受试者在直立位试着将桶底部的黑线与估计的垂直线对齐(A)。在外面,桶的底部有一条铅垂线和一个量角器,后者可将桶内的黑线的位置调整为量角器中的零度。检查者记录每次受试者偏离真实垂直线的角度。测量十次,取平均值作为最终的SVV值。

检眼镜检查

检眼镜检查可以检测微弱的眼震和视振荡。例如,检眼镜可以检测微扑动的小振幅扫视振荡。在去固视下(如交替遮盖和揭开一只眼)观察去固

视后是否导致或加重视盘(或视网膜)的漂移是很重要的。用检眼镜观察眼底时,任何水平或垂直的眼球转动方向都与视盘的运动方向相反,因为视盘位于球体旋转轴的后方。然而,对于扭转性眼动,其以视线为轴进行旋转,当观察视网膜的不

同部分时,眼动方向将有所改变。例如,对于扭转性眼震,当人们比较左右眼底运动时,将会观察到垂直运动方向改变。当比较眼底的顶部与底部的运动时,将观察到水平运动方向改变。如果眼扭转幅度足够大,也可以通过黄斑和视盘连线的倾斜度进行评估。

VOR 可以用检眼镜观察视神经盘相对于头部的运动来评估,患者盯住远处的视靶并以大约每秒 2 个周期或更高的频率水平或垂直摇头。在此频率下,单独的视觉跟踪系统无法维持视网膜上成像稳定,凝视稳定主要依赖于 VOR;或者,可以在摇头期间遮盖眼睛以防止跟踪目标,指示患者想象他们仍在看着他们面前的目标。如果 VOR 是完整的,视盘则不会移动,因为眼球相对于观察者的位置不变,眼球移动与头部移动方向相反,幅度相同。如果视盘移动方向与头部移动方向相反,提示 VOR 低下,如果视盘移动方向与头部移动方向相同,提示 VOR 亢进。如果不管头部移动方向如何,视盘始终向一个方向上漂移,则是由前庭不平衡引起的优势偏向。注意,如果一个人习惯佩戴远视镜或近视镜(不包括隐形眼镜,因为它们随着眼球移动),VOR 的幅度会增加或减少,以适应眼镜放大系数对视力稳定的新要求。如果是这种情况,可以推断出 VOR 的自适应能力至少部分完整。

双眼一致性

在头晕患者中经常忽略双眼一致性检查,但它可以提供关于耳石-眼动通路或小脑参与调节的重要信息。检查者首先确定双眼视野范围,如果怀疑有双眼不一致,则单独确定每只眼的视野范围。筛查双眼是否一致的一种简单方法是观察两只眼角膜光反射的对称性(Hirschberg 试验)。进一步主观的评估方法是用红色玻璃或 Maddox 杆,客观评估方法是遮盖试验。红色玻璃法,在一只眼前面放一个红色镜片(通常是右眼),患者于不同的凝视位置注视小手电筒的光线。如果存在垂直不对称,将会观察到红光和白光,其中一个在另一个上面。位于较高的光线属于较低位眼,反之亦然。

Maddox 杆原理类似于红色玻璃,它将点光源转换成一条细线,使患者能够更容易地说出两个单独图像的水平和垂直分量的相对位置。Maddox 杆由红色小玻璃棒组成,小玻璃棒垂直于眼前,光源则会变成水平红线。通过比较白光和水平红线的位置来观察是否存在垂直偏斜(图 12.2)。将 Maddox 杆旋转 90°使红线垂直,可用于记录水平偏斜。双 Maddox 杆,一个红色和一个白色,可用于观察两眼之间扭转的差异(图 12.3C,D)。

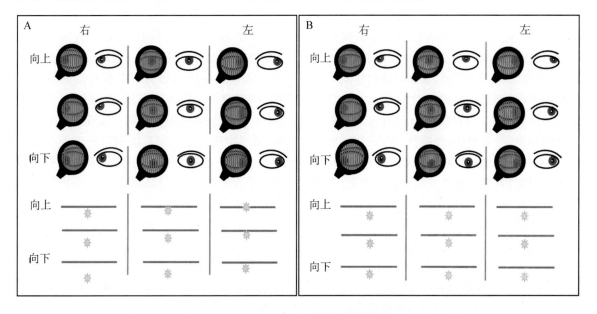

图 12.2 用 Maddox 杆评价眼垂直偏差

上图显示了左眼上斜视,Maddox 杆在垂直于右眼前面,并且比较白光(左眼)和水平红线(右眼)的位置,评估垂直偏斜。上斜肌麻痹引起的上斜视是非协同性垂直偏斜,在向下和远离患侧眼看时垂直偏斜更明显(A)。共同的眼球反向偏斜引起的垂直偏斜,在不同的凝视方向下垂直偏斜不会改变(B)。

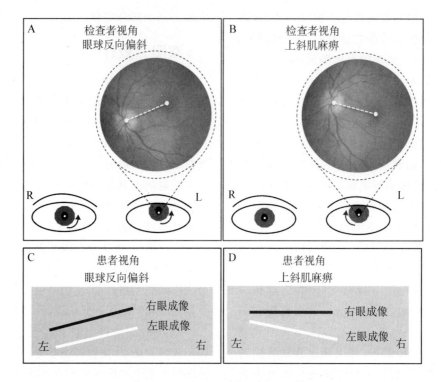

图 12.3 上斜肌麻痹与眼球反向偏斜

图示为左眼上斜视,从检查者的视角看,高位眼扭转的相对方向(黄斑和视神经盘之间的白色虚线):眼反向偏斜患者的是内旋(A)和上斜肌麻痹患者是外旋(B)。患者描述每侧眼看到的图像相对位置(双 Maddox 杆):眼球反向偏斜患者,没有或很小的扭转复视(C)。上斜肌麻痹患者,存在扭转复视,图像指向麻痹侧眼(D)。

遮盖试验需要患者配合的很少,患者只需要盯住光线;眼震或者扫视侵扰会干扰检查,结果可能不太准确。遮盖一只眼,然后快速切换到另一只眼(交替遮盖测试),或者在同一只眼遮盖,然后去遮盖(遮盖/去遮盖试验),观察眼球的移动。遮盖试验中单眼偏斜提示隐斜视。当遮盖从一只眼切换到另一只眼时,每只眼都会去固视。在水平面上的隐斜视,外斜视(向外偏斜)或内斜视(向内偏斜)通常是正常的,但垂直平面上斜视(一只眼高于另一只眼)通常是病理性的。通过遮盖/去遮盖试验观察到双眼不一致是斜视。当遮盖物移动到另一只眼前时,受检眼出现矫正运动,表明被检查者眼没有固定在目标上,提示存在斜视。例如,如果左眼存在上斜视,交替遮盖试验中,遮盖右眼,左眼去遮盖时,左眼向下移动,遮盖左眼,右眼去遮盖时,右眼向上移动。例如,左眼优先固视的左上斜视时,遮盖/去遮盖试验显示如下:遮盖左眼时,右眼向上移动,左眼去遮盖时,左眼向下移动。当单纯遮盖和去遮盖右眼时,左眼不移动,因

为左眼一直固视目标。因此,必须始终对双眼进行遮盖/去遮盖试验以发现是否存在斜视。

当眼球存在垂直偏斜时,需要鉴别是在上斜肌麻痹还是眼球反向偏斜。眼球反向偏斜是由于耳石-眼动通路静态张力不平衡导致的眼垂直偏斜。可以使用 Bielschowsky 头倾斜三步法进一步区分垂直偏斜的原因。第一步确定哪个是高位眼,第二步确定向左或右凝视时是否垂直分离程度更大。第三步确定头向左或右偏斜时垂直分离程度是否增加。上斜肌麻痹的标志是两眼非协同性垂直偏斜,即垂直偏斜的程度随凝视方向而改变。患侧眼眼位较高,且内收和下视时垂直偏斜程度最大。当头部朝向高位眼一侧(朝向患侧)倾斜时,偏斜程度更大。与上斜肌麻痹相反,眼球反向偏斜通常是协同性的,在这种情况下,垂直偏斜程度随着不同的凝视方向变化很小,并且不受头倾斜的影响(图 12.2)。如果眼球反向偏斜的垂直偏差是非协同性的(如前庭通路的不对称),特别是如果偏斜症状类似于单个眼肌麻痹,则可能

难以与垂直眼外肌麻痹鉴别。在这些情况下,高位眼扭转方向(眼球反向偏斜时出现眼内旋,上斜肌麻痹时出现眼外旋)有助于诊断(图 12.3A, B)。扭转方向可以通过用检眼镜检查眼底,用桶法检测每只眼的 SVV,或用视野透视法检测盲点相对于黄斑中央凹的位置来确定。同时通过直立位和仰卧位测量眼扭转,因为仰卧位时眼球反向偏斜可能减小,而上斜肌麻痹不会。眼球反向偏斜的垂直偏斜也会随着水平凝视方向改变而改变(如右侧凝视时右上斜视和左侧凝视时左上斜视),小脑疾病中很常见。

眼动检查

凝视维持

评估凝定稳定性的方法,通常是让患者保持头部不动并固视前方目标(通常是检查者的鼻或铅笔尖),然后注视各偏心 30°方向。凝视正前方,观察患者有无异常眼动,如病理性眼震和扫视侵扰。眼震和扫视侵扰之间的区别在于使视线远离目标的最初的眼动。对于眼震,初始运动是使眼球远离目标的缓慢漂移的"慢相",如果存在纠正并使眼球直视前方的快相,则被称为急跳性眼震(表 12.3)。如果初始眼动是一个随意的扫视将眼睛移到偏心位置,则被称为扫视侵扰。

表 12.3　自发性眼震的评估

眼震波形(急跳或摆动)
眼震方向(水平,垂直,扭转,混合,周期交替性,椭圆形)
每只眼的运动模式(两只眼之间的眼震分离)
去固视影响(检眼镜,Frenzel 镜)
会聚影响
眼球在眼眶和头部位置的影响
诱发因素的影响(Valsalva 动作,外耳道压力,摇头,振荡,过度换气和位置变化)

自发急跳性眼震是双侧迷路半规管传入的前庭张力不平衡的表现。眼震慢相指向张力弱的一侧,快相则相反。外周性眼震的特征性表现是去除固视时眼震明显或增强。可以让患者轻轻闭眼,观察角膜运动或通过感触眼动来检测。扫视震荡(如眼阵挛)也可以通过闭眼诱发或增强。还

可通过观察患者睁闭眼时眼球的纠正运动来确定闭眼时眼球的位置。例如,在 Wallenberg 综合征中,闭眼时眼偏向患侧,睁眼时,会出现回至前方直视位置的纠正性扫视。

因为闭眼本身可能会影响眼震,所以最好使用 Frenzel 眼罩去除固视的影响,或者闭合一只眼,用检眼镜观察另一只眼是否出现漂移或眼震幅度增加。Frenzel 镜内部有放大(+20 屈光度)和照明系统。在暗室环境中,Frenzel 镜除了良好照明和放大眼睛外,还有助于消除固视,此时患者无法专注于任何固定目标(参见后面的"诱发试验"部分,图 12.6A)。也可以单独使用一个小的 +20 矫正镜片,将镜片放在一只眼睛的前面并覆盖另一只眼睛以消除固视,但这种方法不如使用 Frenzel 镜效果好。注意,人类扭转固视机制相对较差,因此相对于水平或垂直性眼震,固视对眼震扭转成分的抑制作用较小。因此,前庭性眼震的向量仅在去除固视的情况下才能确定。

掌握迷路内半规管的解剖学基础,有助于我们更容易地定位和理解眼震的类型(图 12.4)。刺激单个半规管出现慢相眼动,眼动所在平面与受刺激半规管平面相同;刺激水平半规管,主要是水平眼动;刺激后半规管,可以出现垂直-扭转混合性眼动。水平-扭转混合性眼震通常提示外周性病变。另一方面,纯垂直性眼震通常提示中枢

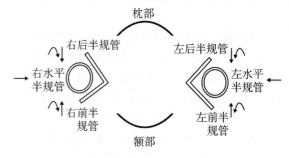

图 12.4　眼震的慢相方向与刺激半规管(上图)和相关半规管组合(如下右迷路所示)

纯垂直眼震只能是同时累及两个前半规管或两个后半规管,纯扭转只能是一侧迷路中前后半规管的同时受损。一侧迷路三个半规管损伤,眼震慢相出现混合性水平加旋转。由 Leigh 和 Zee 修订。

性病变,因为外周性病变很少仅同时累及双侧前半规管或双侧后半规管。同样,纯扭转性眼震一般是中枢源性,因为单侧外周性病变很少仅累及前后半规管而不累及水平半规管(表 12.4)。注意前半规管、水平半规管、椭圆囊受前庭上神经支配,后半规管和球囊受前庭下神经支配。

表 12.4　外周性和中枢性眼震的特征

外周性眼震

水平-扭转混合性眼震

快相远离病变侧

慢相速度恒定

去除固视后眼震增强

向快相方向凝视眼震增强(亚历山大定律)

头位改变可能有特征性眼震模式(例如后半规管 BP-PV)

中枢性眼震

水平,纯扭转或纯垂直(下跳,上跳)

方向改变(凝视诱发,周期性交替性眼震,反跳性眼震或向心性眼震)

不能被固视抑制

慢相速度可呈恒速型、增速型或减速型

背离快相方向凝视时眼震可增强

双眼会聚可改变方向

双眼分离性眼震(例如核间性眼肌麻痹)

眼位和头位变化可改变眼震方向或强度

极度偏心凝视性眼震是一种常见的发现,但并非总是异常的。正常人中凝视诱发的"生理性"眼震不伴有其他眼动或神经系统异常。通常持续时间短暂,当眼睛稍朝向中心移动时眼震也会消失,此时双眼都可以看到目标(鼻梁不再遮挡)。在一些正常人中,凝视诱发性眼震可能具有轻微的扭转成分。当偏心凝视诱发的水平眼震出现眼震强度高、持续时间长、即使眼睛稍向中心移动也会持续通常提示病理性眼震(表 12.5)。当水平眼震仅在一个偏心凝视方向出现时,可能是单侧外周性前庭病变(参见前面讨论的亚历山大定律)。凝视出现强烈下跳成分时提示中枢前庭受损或小脑功能障碍,正常人偶尔在偏心水平凝视和向下凝视时也会出现轻微的下跳成分。许多镇静药、镇定药和抗惊厥药的常见不良反应就是凝视诱发性眼震。

长时间偏心凝视,当眼球返回到直视前方原始位置时,出现短暂的眼球反跳,慢相指向先前偏心位置的方向。通常提示小脑绒球或副绒球(扁桃体)功能受损。如直视前方存在自发眼震,应观察各方向眼震的变化。周期交替性眼震每隔几分钟改变一次方向,提示小脑小结叶功能受损。凝视维持机制部分取决于前庭神经核和前庭小脑,因此脑干或小脑病变引起的病理性凝视眼震多伴有前庭失衡的表现。向病灶侧凝视时出现低频、大幅度的眼震(凝视维持异常)和向健侧凝视出现高频、小幅度的眼震(前庭失衡),称为 Bruns 眼震,通常见于较大的桥小脑角肿瘤。

眼动可以分为不同类型,各个类型都需要单独检查(见表 12.1),包括聚散、扫视、跟踪、视动性眼震和前庭眼动。会聚可以使某些中枢性前庭眼震暴露、加剧或改变方向。会聚时,先天性眼震常减弱,获得性下跳性眼震常增强,而上跳性眼震可能会变为下跳性眼震。

表 12.5　生理性及病理性凝视性眼震的特征

	生理性末位眼震	病理性凝视诱发性眼震
振幅	低	高
频率	低	高
持续性	非持续性	持续性
方向	水平凝视出现水平眼震 向上凝视出现上跳眼震	水平凝视时出现垂直眼震
反跳性眼震	无	存在
眼动检查	正常	可能受损

扫视

扫视是最快的眼动类型,在大幅度扫视运动时,峰值速度高达 $600°/s$。眼震快相是不自主的,直接通过脑干扫视前启动中枢产生。扫视最好的检查方法是指导患者根据指令来回注视两个靶点,如以笔尖为一个靶点,检查者的鼻为另一个靶点。垂直扫视和水平扫视都要检查,并注意观察扫视的潜伏期、速度、准确度和双眼的共轭情况。眼动范围正常的慢扫视通常见于脑干功能异常。选择性水平慢扫视提示脑桥病变(脑桥旁正中网状结构),而选择性垂直慢扫视提示上位中脑功能障碍[MLF 嘴侧间质核(rostral interstitial nucleus of the MLF, riMLF)]。单眼慢扫视(如内收眼)可见于 INO。如果慢扫视仅发生在一个平面(水平或垂直),当患者在对角线靶点之间进行扫视时,就很容易观察到。当眼球在一个平面中的运动比在另一平面中的运动提前完成时,这将导致扫视轨迹弯曲并且有时看起来呈 L 形。

扫视辨距不良可以通过观察眼球最终到达目标所需的纠正性扫视的方向和幅度来推断。正常人在进行大幅度扫视时可能会出现几度的欠冲,在进行向心扫视和尤其是向下扫视时可能会出现过冲。这种"正常"的辨距不良通常在相同的视靶间重复注视时消失。小脑损伤部位不同,患者可能表现出各种类型的辨距不良、欠冲、过冲或定向不恰当的扫视。小脑背蚓部病变表现为欠冲,双侧顶状核后部病变表现为过冲。扫视潜伏期延长通常是由于"高级"的大脑皮质功能障碍导致的眼动失用,在这种失用症中,更多的反射性扫视类型(如眼震快相)通常被保留。人们可以通过条纹图案诱发视动性眼震(optokinetic nystagmus, OKN)的快相阶段来检查患者反射性扫视的能力(也参见视动性眼震部分)。OKN 是连续引出多个扫视的一种方便实用的方式,如在眼动范围不受限,仅内收扫视速度变慢的较早期迹象时,它可以更容易检测出 INO 患者细微的非共轭性。

视跟踪

平稳跟踪运动使人可以看清视野内移动的物体。要求患者跟踪缓慢移动的小目标(大约 $10°/s$),如铅笔尖,置于患者眼前 0.5m 左右。当眼球的速度与物体移动的速度一致时,视跟踪正常。当患者眼动速度慢于目标速度时,患者会出现纠正性"追赶"性扫视;相反,则会出现纠正性"后退"扫视(如,前庭眼震慢相阶段叠加)。视跟踪异常提示中枢功能障碍,但需要注意的是,视跟踪需要注意力,视跟踪会随着年龄的增长而下降,并且特别容易受药物影响。像扫视一样,视跟踪异常可以是特定平面的(水平或垂直)或特定方向的(右或左)。例如,一侧小脑背蚓部病变主要损害同侧跟踪。

在头-眼同时移动跟踪目标时,必须抑制 VOR 以保证对目标的平稳跟踪。VOR 抑制与平稳跟踪机制非常相似。VOR 取消检查需要患者跟踪一个与头部相对固定的、缓慢移动的目标(如固定在患者咬着的压舌板末端的目标或固定在患者头上的长指针),或者头部和躯干一起旋转(手臂、头部和身体)时,让患者盯住自己的拇指。操作过程中,眼球保持不动并凝视目标。如果 VOR 取消功能正常,但视跟踪异常,应该考虑 VOR 的功能减退。

视动反射

OKN 代表了平稳跟踪系统和视动系统的综合反应。检查时,可以在床旁要求患者跟随手持式视动鼓或带状布上移动的条纹,甚至一个人的手指都可以用作视动刺激视靶。要求患者观察每个移动的目标,通常会产生一个在目标移动方向上的慢相眼震。视动反应可用于检测跟踪(OKN 的慢相)或扫视(OKN 的快相)的不对称性。单侧外周前庭病变,特别是在急性期,也可能出现 OKN(和视跟踪)的优势偏向,当刺激靶点向病变侧移动时反应更明显。OKN 还可用于检测动眼神经麻痹后的异常再生,如对于水平移动的条纹,健侧眼将正确地形成水平眼震,但患侧眼将产生异常的垂直眼震。

VOR 检测

理想的 VOR 下眼动与头动方向相反,幅度相同。让患者盯住目标(如检查者的鼻),首先应以相对低频率(每秒 0.5 个周期)在水平(yaw)和垂直(pitch)平面转动头部,观察眼动范围进行 VOR 测试。出现与头部旋转方向相反的纠正性扫视提示 VOR 减退。与动态视敏度一样,当头部旋转频率相对较低时,平稳跟踪可以弥补有缺陷的 VOR,但是当前庭功能的损失很严重时,即使在有光线的低速转头时也会看到一些追赶性扫视。VOR 的异常高振幅(如小脑病变)可能导致过快的慢相,需要在头部旋转方向上进行纠正性后退性扫视。当眼球处于极端凝视状态时,叠加的凝视诱发眼震可能致 VOR 难以评估。使头部围绕前后轴(耳到肩膀)旋转,可以通过观察扭转快相来评估扭转 VOR,这可通过观察角膜缘附近结膜中的血管的运动来明确。单侧中脑病变涉及 riMLF,头部朝向病变侧倾斜时,扭转性眼震的快相会消失。

短暂、高加速度的"头脉冲"是用于检测迷路功能丧失的最简单的床旁检查方法。指示患者固视目标,通常是检查者的鼻,同时头部水平或垂直地从一个位置快速转动到另一个位置。应首先建立一个舒适的头部旋转范围,缓慢旋转,任何患有颈椎病的患者,尤其是老年人,都必须谨慎。旋转角度不需要很大(<15°),但应该是突然的并且具有高加速度。检查者的手施加在患者头部的两侧,力量通过手掌底部传递到患者的太阳穴上(图12.5)。头脉冲测试基于 Ewald 第二定律,该定律表明,与抑制性刺激相比,兴奋性刺激反应更强。对于水平半规管,头部脉冲是水平施加的,对于后半规管,通过向右或向左转动头部30°~45°然后旋转以刺激同平面的半规管:右前左后(RALP)或左前右后(LARP)(视频 12.1 至12.3)。纠正性追赶性扫视的出现(横向为水平管,垂直为垂直管)是 VOR 功能下降的标志。

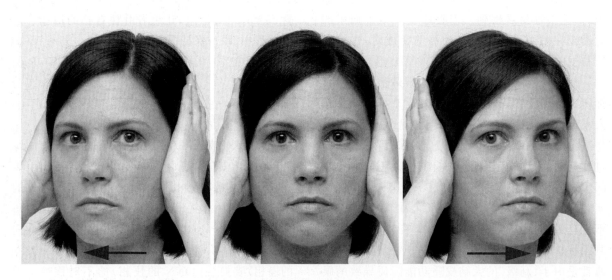

图 12.5　水平头脉冲试验评估水平半规管功能

患者注视检查者的鼻子,检查者双手从两侧抱住患者头部两侧,通过手掌用力。每个方向的旋转幅度不用太大,但必须是突然的且高加速度的。在正常受试者中,VOR 的慢相补偿头部旋转,因此眼球保持在目标上。在 VOR 功能减退的患者中,会出现与头部旋转方向相反的纠正性追赶扫视。

部分中枢病变,通常是小脑病变,VOR 过度活跃,慢相速度过快,因此纠正性扫视方向与慢相方向相反。在一些患者中,VOR 反应可能有"异常"的表现,如水平头脉冲时出现一个慢相向上的眼震,然后伴随一个向下的纠正性扫视,这种征象在小脑病变中很常见,反映了 VOR 的所谓"交叉耦合"。对于急性前庭症状和自发性眼震的患者,头部冲动试验正常提示中枢病变,然而异常头脉冲在外周和中枢病变均可出现。

涉及水平管的迷路功能完全丧失时,头脉冲试验一致为阳性。然而,对于部分功能丧失的患者,头脉冲试验可能是阳性的。一些正常受试者在进行向上头脉冲试验时,由于向下的慢相可能略微有减退,需要产生向下纠正性扫视。类似地,许多其他正常的老年人经常表现出轻微的 VOR 减退,尤其是高加速头脉冲时,他们可能在左右水

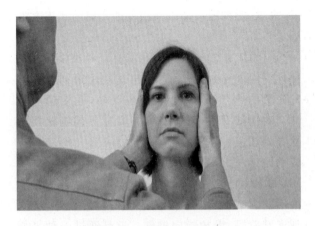

视频 12.1　水平头脉冲试验

对于水平半规管,头脉冲从中心和偏心凝视位置开始水平施加,同时指示受试者盯住检查者的鼻。

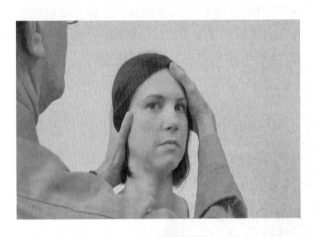

视频 12.2　垂直头脉冲试验(RALP)

对于右前和左后半规管,通过将头部向左转 30°然后在相应平面内旋转来施加头部脉冲,同时指示受试者盯住检查者的鼻。

平方向上都出现追赶性扫视。慢性双侧前庭功能完全丧失的患者以及长期单侧前庭功能丧失的患者可能表现为头脉冲正常,因为他们已经学会触发预编程的代偿性扫视,其机制可能是通过感受自颈部本体感受器的信息。在适应良好的患者中,这些纠正性"隐性"扫视产生得很早,以至于它们嵌入在头部旋转期间并且在头部停止移动时完成,使得纠正扫视难以被辨别。纠正性扫视可能很容易被看到,并可以通过使头脉冲的时间和幅度变得不可预测而变得"明显"。再次提醒,在高加速度下,引起纠正性扫视所需的头部偏移幅度不需要也不应该很大。

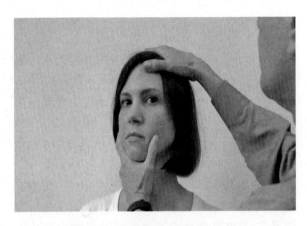

视频 12.3　垂直头脉冲试验(LARP)

对于左前和右后半规管,通过将头部向右转 30°然后在相应的平面中旋转来施加头部脉冲,同时指示受试者看着检查者的鼻。

头部平移试验,类似于头脉冲试验,用于评估 tVOR,进而评估椭圆囊的功能。在该测试中,嘱患者盯住检查者的鼻,施加头部的突然的、高加速度的横向运动(视频 12.4)。纠正性追赶扫视提示 tVOR 功能不足。由于正常人通常在头部运动的两个方向上都显示出 tVOR 减弱并且可能需要纠正性扫视,所以发现对水平平移的不对称,对于识别异常更有价值。与头脉冲试验不同的是,前庭功能完全损伤出现头脉冲持续阳性,头部平移试验不对称通常会迅速得到代偿,因此仅在单侧前庭功能丧失后的最初几天才会明显。然而,头部平移试验阳性预示着前庭功能延迟恢复或恢复不完全。

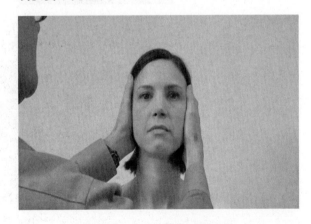

视频 12.4　水平头平移试验

为了评估平移 VOR,在指示受试者观察检查者的鼻时,施加头部以突然、高加速度的横向运动。

诱发测试

可以在床旁进行一系列检查以诱发或改变眼震。最好佩戴 Frenzel 眼罩消除固视对眼震的影响(图 12.6A),通常消除固视抑制后外周前庭眼震会更明显。

Valsalva 动作可以通过增加颅内压(用力对抗闭合的声门呼气,如举重时)或通过增加中耳压力(捏鼻子鼓气)来诱发眼震(图 12.6B)。在患有梅尼埃病、颅底畸形如 Arnold-Chiari 畸形、听骨链异常、外淋巴瘘或前半规管裂的患者中可诱发出眼震。在一些患者中,颈静脉压迫可以通过增加颅内压来诱发眼震。压迫耳屏也可以通过改变中耳压力诱发眼震(Hennebert 的征兆)。然而,增加中耳的压力最好用鼓气耳镜完成。

摇头眼震(head-shaking induced nystagmus, HSN)是动态前庭功能失衡的重要的体征。摇头试验首先确定舒适的头部运动范围并佩戴 Fren-zel 眼罩,患者的头部以大约每秒 3 周的频率左右摇晃头部持续约 10s(视频 12.5),之后立即观察是否有诱发眼震。正常人可能有一两次眼震。单侧前庭功能受损时,通常会出现一个最初慢相指向患侧的剧烈眼震,然后相位反转,慢相朝向健侧。对于前庭失衡的患者,在高速头部旋转期间存在外周信号输入不对称(Ewald 第二定律),导致前庭神经核中枢速度储存机制活动的不对称积累,摇头后,摇头眼震的初始阶段是速度存储机制内活动衰减而出现的。如果时间足够长,则会出现逆转阶段,慢相指向健侧。这是通过一种平衡初始眼震的短期适应机制来实现的。HSN 也可以在垂直和旋转平面诱发(视频 12.5)。对于单侧外周前庭病变,垂直头部晃动可能导致小幅度水平眼震,其慢相指向健侧耳。这种方向相反的响应可能反映了在垂直摇头期间后半规管激发对水平 VOR 的正常作用的不对称性。

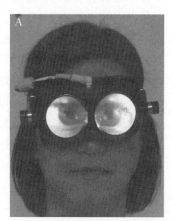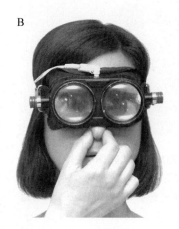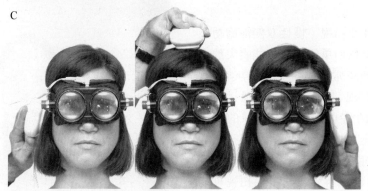

图 12.6　眼震的评估最好在暗室中进行,受试者佩戴 Frenzel 眼罩以消除固视影响(A)。捏鼻鼓气 Valsalva 动作(B)。在乳突和头顶振荡诱发眼震(C)

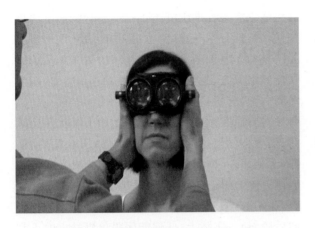

视频 12.5　摇头动作：水平、垂直和环形

当环形摇头（用下巴画圆圈）时，正常人出现扭转性眼震，类似于受试者在绕 roll 平面（围绕鼻枕轴）旋转出现的旋转后眼震。环形摇头是确认前庭功能是否存在严重丧失的便捷方式。双侧前庭功能丧失患者的反应减弱或消失。在单侧迷路功能丧失的急性期，可能没有水平 HSN，这是由于急性前庭失衡时速度储存机制的临时脱离导致的。这种现象类似于单侧迷路功能丧失后最初几天健侧的温度敏感性丧失（参见"床旁温度试验"部分）。

一些外周前庭病变的患者可能表现出水平 HSN，其慢相远离患侧。该机制可能与"恢复性"眼震有关，该眼震是损伤侧前庭功能恢复的表现。单侧病变后前庭张力发生适应性再平衡，随着外周功能的恢复，来自病变侧前庭张力突然恢复，相对于中枢代偿，患侧的自发活动水平变得过度，导致新的不平衡，出现自发性眼震，慢相指向健侧。然而，大脑很快察觉并重新平衡前庭张力以消除"恢复"的眼震。HSN 的方向在梅尼埃病中的表现尤其令人困惑，因为它可能与迷路的兴奋期、麻痹期或恢复期相关。最后，HSN 可能在中枢病变中出现，通常病变在延髓和小脑。交叉耦合的 HSN（如水平摇头后的垂直眼震）通常都是中枢异常的标志。

单侧前庭功能丧失的患者或其他情况如前半规管裂的患者，乳突震荡可诱发出现眼震。单侧功能丧失的患者，乳突或头顶的震荡可引起慢相向患耳的眼震（图 12.6C）。这种眼震方向通常与刺激部位无关，因为震动脉冲几乎同样地通过颅骨传递到两个迷路。由于这种对称性，正常人表现出很少或没有震荡诱发震颤。对于单侧迷路功能丧失的患者，使用震动器刺激与健侧耳热水刺激相当。当震动引起垂直眼震时，应怀疑中枢病变。

对于焦虑和恐惧症患者，过度通气可诱发一系列症状，但通常不会产生眼震。因肿瘤（例如听神经瘤）或小血管（微血管）压迫或前庭中枢通路脱髓鞘（如多发性硬化）而出现前庭神经脱髓鞘患者，过度通气可能会出现诱发眼震。过度通气 30～60s 引起的碱中毒和钙离子的变化可以改善脱髓鞘轴突的传导，出现恢复性眼震（眼震慢相指向健侧耳）。过度通气可能会导致患有迷路炎病史的患者出现眼震（慢相通常指向患侧耳），这可能反映了前庭张力重新平衡的失代偿。过度通气还可以增强小脑病变患者的自发性下跳眼震，这可能是由于浦肯野细胞钙通道代谢障碍导致。此外，过度通气可能通过改变颅颈交界异常患者的颅内压或蛛网膜下腔与内耳之间的异常连接而引起眼震，如外淋巴瘘。

位置试验

对于所有主诉头晕的患者，位置试验是重要的前庭检查。Nuti 和 Zee 在第 20 章详细介绍了检查方法。这里我们简要回顾一下位置试验的顺序。患者首先从坐位到 Hallpike 位置（头部向左转 45°然后向后躺下）以刺激左后半规管并寻找后管位置性眼震，再次回到坐位。然后用右耳向下重复此操作以刺激右后半规管。之后，将头部置于深悬头位以寻找垂直眼震。最后，将患者在仰卧位向左转 90°至左耳向下，然后右转 180°致右耳向下以刺激水平半规管。

床旁温度试验

床旁温度试验通常有助于确定外周前庭病变的侧别。首先确认鼓膜完整，用少量冰水（约 0.3ml）来评估每侧耳水平半规管的功能。卧位时患者的头部应相对于地面水平抬高 30°，以将水平半规管置于垂直位置。应使用 Frenzel 眼罩或检眼镜来消除固视。如果初始刺激没有引起反应，可以使用更大量的冰水（最多约 10ml）。在前庭功能急性丧失的患者中，健侧的温度刺激可以出现短暂减弱,类似于患侧。这是由于适应性机制通过抑制健侧前庭神经核活动和恢复患侧前庭核的活动来重新建立平衡。作为低频刺激的温度试验有时可以检测到在高频头脉冲测试期间可能不明显的前庭损伤。

听力检测

所有头晕患者都应评估听力。床边可以使用简单的方法来筛查的听力损失不对称,如搓动拇指或轻声耳语。可以在距患者耳不同距离处重复这些测试,以比较每侧的听力阈值。如果检测到听力损失,则可以使用 256 Hz 或 512 Hz 音叉进一步分类。通常气导大于骨导,这是 Rinne 试验的基础,振动音叉首先放在乳突骨上,然后放在外耳道旁边。传导性听力损失患者骨导大于气导,而感音神经性听力损失患者则相反。在 Weber 试验中,振动音叉放置在前额、下巴的中间或与双耳等距的头顶上,单侧传导性听力损失的患者患耳听到音叉的声音更大;单侧感音性听力损伤的患者健侧耳听到音叉更响;前半规管裂患者能听到音叉放置在踝关节上的声音(踝征)。注意,床旁听力检查是相对不敏感的筛查测试,即使患者没有主观听力下降,应该对每个有听力症状的患者和所有未确诊的头晕患者行听力筛查(见第 10 章)。

梅尼埃病、第 Ⅷ 对脑神经的炎症、缺血、压迫性病变可伴有感音性听力下降,与缺血和炎症相关的听力丧失通常是高频受损,而对于梅尼埃病和某些炎性病变,如 Susac 综合征和 Cogan 综合征,听力丧失通常是低频受损。耳硬化症或破坏性中耳疾病(胆脂瘤)出现头晕伴传导性听力下降。

姿势、步态和前庭脊髓反射

大部分前庭疾病可出现不稳和失衡。对于头晕患者,该检查可评估前庭脊髓反射潜在的静态或动态不平衡。测试由水平管介导的静态不平衡,让患者在双眼睁开和闭合的情况下行走,或者通过 Unterberger-Fukuda 原地踏步 20~30 s,明显偏向一侧提示存在失衡。垂直管的静态不平衡可通过 Romberg 方法的各种排列进行测试,Romberg 试验阳性表现为向一侧倾倒。外周前

庭疾病患者急性期 Romberg 试验阳性,通常向患侧倾倒。Romberg 阳性也可见于脊髓后索损伤及严重的多发性周围神经病患者。对于单侧前庭功能减退患者,患者双脚前后成一直线站立(脚尖对脚后跟)更敏感,观察当患者闭眼(屏蔽视觉)、脚尖对脚后跟站立或站在泡沫塑料上干扰深感觉时,是否会发生过度的前倾或后倾(矢状面)或侧向(冠状面)摇摆。有明显功能减退的患者向患侧倾倒。侧倾(向一侧倾倒)可见单侧脑干-小脑病变,而小脑-脑干的中线部位病变可出现后倾(即向后倾斜)。实际上,任何能闭眼单脚站立的人都不太可能出现客观的姿势平衡问题。

耳石-脊髓反射的静态不平衡也可出现姿势不稳(如椭圆囊-脊髓不平衡出现头和身体倾斜)和踏步时出现侧移。手臂(或脚)过指试验阳性也是前庭脊髓失衡的一个表现。手臂过指试验最好是让患者双手抬高过头,将示指伸直,闭眼下落指向检查者放在腰部水平的手指(不实际接触它们)。

动态前庭脊髓功能可以通过观察快速转弯时的姿势不稳或观察患者对检查者施加的外部扰动的反应(例如轻柔地向前,向后或向侧面推患者)来评估。这时应站在患者身后以防止患者预判检查者推动肩部的时间和方向。观察患者走路时,先让患者睁眼行走后闭眼行走对于诊断是非常有帮助的。许多外周和中枢神经系统疾病患者睁眼步态异常,大多数前庭疾病患者是正常的,除非处于急性眩晕阶段。一些平衡障碍患者表现出谨慎或过于谨慎的步态。步态谨慎患者的手臂伸展开来,仿佛期待着摔倒,并伴有显然不必要的谨慎担心,给人一种"冰上行走"的感觉。虽然谨慎的步态可能是精神心理性步态障碍的一部分,但也可能是前庭发作的表现,有时这是老年患者的唯一症状。双侧前庭功能丧失患者闭眼直线行走可发现早期不明显的不稳或谨慎步态。在躯体感觉性共济失调中,如脊髓结核或严重的多发性神经病中,闭眼直线行走是不可能的。在单侧前庭病变中,特别是在急性期,患者会偏向患侧。如 VOR 一样,耳屏施压或 Valsalva 动作可加重迷路瘘综合征患者姿势不稳。

当然,完整的神经系统检查对任何患有视振荡、眩晕、头晕或失衡患者的评估都是必不可少

的。除脑神经外,检查还应包括肌力、协调性、深反射和感觉评估。双腿力弱可以通过要求患者脚尖对脚后跟直线站立或行走,或蹲下后起立来确定。判断踝伸肌的功能状态是至关重要的,因为这些肌肉在步态周期的摆动阶段负责脚间隙。腱反射在锥体束疾病中增强,在神经根或周围神经疾病却被抑制或减弱。可以通过针刺刺激,音叉和下肢关节位置感来评估深感觉。

参 考 文 献

[1] Newman-Toker DE, Cannon LM, Stofferahn ME, Rothman RE, Hsieh YH, Zee DS(2007). Imprecision in patient reports of dizziness symptom quality: a cross-sectional study conducted in an acute care setting. Mayo Clin Proc, 82(11), 1329-40.

[2] Fluur E, Mellstrom A(1970). Utricular stimulation and oculomotor reactions. Laryngoscope, 80(11), 1701-12.

[3] Fluur E, Mellstrom A(1970). Saccular stimulation and oculomotor reactions. Laryngoscope, 80(11), 1713-21.

[4] Brandt T, Dieterich M(1993). Skew deviation with ocular torsion: a vestibular brainstem sign of topographic diagnostic value. Ann Neurol, 33(5), 528-34.

[5] Peters BT, Bloomberg JJ(2005). Dynamic visual acuity using 'far' and 'near' targets. Acta Otolaryngol, 125(4), 353-7.

[6] Schubert MC, Herdman SJ, Tusa RJ(2002). Vertical dynamic visual acuity in normal subjects and patients with vestibular hypofunction. Otolo Neurotol, 23(3), 372-7.

[7] Long GM, Crambert RF(1990). The nature and basis of age-related changes in dynamic visual acuity. Psychol Aging, 5(1), 138-43.

[8] Dieterich M, Brandt T(1993). Ocular torsion and tilt of subjective visual vertical are sensitive brainstem signs. Ann Neurol, 33(3), 292-9.

[9] Friedmann G(1970). The judgment of the visual vertical and horizontal with peripheral and central vestibular lesions. Brain, 93(2), 313-28.

[10] Bohmer A, Rickenmann J(1995). The subjective visual vertical as a clinical parameter of vestibular function in peripheral vestibular disease. J Vestib Res, 5(1), 35-45.

[11] Brandt T, Dieterich M(1994). Vestibular syndromes in the roll plane: topographic diagnosis from brainstem to cortex. Ann Neurol, 36(3), 337-47.

[12] Dieterich M, Brandt T(1993). Thalamic infarctions: Differential effects on vestibular function in the roll plane(35 patients). Neurology, 43(9), 1732-43.

[13] Brandt T, Dieterich M, Danek A(1994). Vestibular cortex lesions affect the perception of verticality. Ann Neurol, 35(4), 403-12.

[14] Zwergal A, Rettinger N, Frenzel C, Dieterich M, Brandt T, Strupp M(2009). A bucket of static vestibular function. Neurology, 72(19), 1689-92.

[15] Dieterich M, Brandt T(1993). Ocular torsion and perceived vertical in oculomotor, trochlear and abducens nerve palsies. Brain, 116(5), 1095-104.

[16] Ashe J, Hain T, Zee D, Schatz N(1991). Microsaccadic flutter. Brain, 114(1), 461-72.

[17] Shaikh AG, Miura K, Optican LM, Ramat S, Leigh RJ, Zee DS(2007). A new familial disease of saccadic oscillations and limb tremor provides clues to mechanisms of common tremor disorders. Brain, 130(11), 3020-31.

[18] Cannon SC, Leigh RJ, Zee DS, Abel LA(1985). The effect of the rotational magnification of corrective spectacles on the quantitative evaluation of the VOR. Acta Otolaryngol, 100(1-2), 81-8.

[19] Demer JL, Porter FI, Goldberg J, Jenkins HA, Schmidt K(1989). Adaptation to telescopic spectacles: vestibulo-ocular reflex plasticity. Invest Ophthalmol Vis Sci, 30(1), 159-70.

[20] Donahue SP, Lavin PJ, Hamed LM(1999). Tonic ocular tilt reaction simulating a superior oblique palsy: diagnostic confusion with the 3-step test. Arch Ophthalmol, 117(3), 347-52.

[21] Donahue SP, Lavin PJ, Mohney B, Hamed L(2001). Skew deviation and inferior oblique palsy. Am J Ophthalmol, 132(5), 751-6.

[22] Versino M, Newman-Toker DE(2010). Blind spot heterotopia by automated static perimetry to assess static ocular torsion: centro-cecal axis rotation in normals. J Neurol, 257(2), 291-3.

[23] Wong AMF(2010). Understanding skew deviation and a new clinical test to differentiate it from trochlear nerve palsy. J AAPOS, 14(1), 61-7.

[24] Zee D(1996). Considerations on the mechanisms of

alternating skew deviation in patients with cerebellar lesions. J Vestib Res,6(6),395-401.

[25] Brodsky MC,Donahue SP,Vaphiades M,Brandt T (2006). Skew deviation revisited. Surv Ophthalmol, 51(2),105-28.

[26] Wagner JN,Glaser M,Brandt T,Strupp M(2008). Downbeat nystagmus:aetiology and comorbidity in 117 patients. J Neurol Neurosurg Psychiatry, 79 (6),672-7.

[27] Bondar RL,Sharpe JA,Lewis AJ(1984). Rebound nystagmus in olivocerebellar atrophy:a clinicopathological correlation. Ann Neurol,15(5),474-7.

[28] Lin CY,Young YH(1999). Clinical significance of rebound nystagmus. Laryngoscope, 109 (11), 1803-5.

[29] Kennard C,Barger G,Hoyt W(1981). The association of periodic alternating nystagmus with periodic alternating gaze:a case report. J Clin Neuroophthalmol,1(3),191-3.

[30] Waespe W,Cohen B,Raphan T (1985). Dynamic modification of the vestibulo-ocular reflex by the nodulus and uvula. Science,228(4696),199-202.

[31] Lloyd SK,Baguley DM,Butler K,Donnelly N,Moffat DA(2009). Bruns' Nystagmus in patients with vestibular schwannoma. Otolo Neurotol, 30 (5), 625-8.

[32] Croxson G,Moffat D,Baguley D(1988). Bruns bidirectional nystagmus in cerebellopontine angle tumors. Clin Otolaryngol Allied Sci,13(2),153-7.

[33] Cox TA,Corbett JJ,Thompson HS,Lennarson L (1981). Upbeat nystagmus changing to downbeat nystagmus with convergence. Neurology, 31 (7), 891-2.

[34] Dickinson CM(1986). The elucidation and use of the effect of near fixation in congenital nystagmus. Ophthalmic Physiol Opt,6(3),303-11.

[35] Versino M,Hurko O,Zee DS(1996). Disorders of binocular control of eye movements in patients with cerebellar dysfunction. Brain,119(6),1933-50.

[36] Dehaene I,Lammens M(1991). Acquired ocular motor apraxia: A clinico-pathological study. Neuro-Ophthalmology,11(2),117.

[37] Yee RD,Purvin VA(2007). Acquired ocular motor apraxia after aortic surgery. Trans Am Ophthalmol Soc,105,152-8.

[38] Sharpe JA,Johnston JL(1989). Ocular motor paresis versus apraxia. Ann Neurol,25(2),209-10.

[39] Ohtsuka K,Enoki T(1998). Transcranial magnetic stimulation over the posterior cerebellum during smooth pursuit eye movements in man. Brain, 121 (3),429-35.

[40] Thurston SE, Leigh RJ, Abel LA, Dell'Osso LF (1987). Hyperactive vestibulo-ocular reflex in cerebellar degeneration. Neurology,37(1),53-7.

[41] Helmchen C,Glasauer S,Bartl K,Buttner U(1996). Contralesionally beating torsional nystagmus in a unilateral rostral midbrain lesion. Neurology,47(2), 482-6.

[42] Halmagyi G,Curthoys I(1988). A clinical sign of canal paresis. Arch Neurol,45(7),737-9.

[43] Walker MF,Zee DS(2005). Cerebellar disease alters the axis of the high-acceleration vestibuloocular reflex. J Neurophysiol,94(5),3417-29.

[44] Newman-Toker DE,Kattah JC,Alvernia JE,Wang DZ(2008). Normal head impulse test differentiates acute cerebellar strokes from vestibular neuritis. Neurology,70(24),2378-85.

[45] Weber K,Aw S,Todd M,McGarvie L,Curthoys I, Halmagyi G(2008). Head impulse test in unilateral vestibular loss. Neurology,70(6),454-63.

[46] Mandalà M,Nuti D,Broman AT,Zee DS(2008). Effectiveness of careful bedside examination in assessment,diagnosis, and prognosis of vestibular neuritis. Arch Otolaryngol Head Neck Surg, 134 (2), 164-9.

[47] Hain TC,Spindler J(1993). Head-shaking nystagmus. In Sharpe JA,Barber HO(Eds). The Vestibulo-Ocular Reflex and Vertigo, pp. 217-28. New York:Raven Press.

[48] Katsarkas A,Smith H,Galiana H(2000). Head-shaking nystagmus(HSN):the theoretical explanation and the experimental proof. Acta Otolaryngol, 120 (2),177-81.

[49] Hain T,Fetter M,Zee D(1987). Head-shaking nystagmus in patients with unilateral peripheral vestibular lesions. Am J Otolaryngol,8(1),36-47.

[50] Haslwanter T,Minor L(1999). Nystagmus induced by circular head shaking in normal human subjects. Exp Brain Res,124(1),25-32.

[51] Choi KD,Oh SY,Park SH,Kim JH,Koo JW,Kim J (2007). Head-shaking nystagmus in lateral medullary infarction. Neurology,68(17),1337-44.

［52］ Minagar A，Sheremata WA，Tusa RJ（2001）. Perverted head-shaking nystagmus：a possible mechanism. Neurology，57（5），887-9.

［53］ Hamann KF，Schuster EM（2000）. Vibration-induced nystagmus-a sign of unilateral vestibular deficit. ORL J Otorhinolaryngol Relat Spec，61（2），74-9.

［54］ White JA，Hughes GB，Ruggieri PN（2007）. Vibration-induced nystagmus as an office procedure for the diagnosis of superior semicircular canal dehiscence. Otolo Neurotol，28（7），911-16.

［55］ Perez N（2003）. Vibration induced nystagmus in normal subjects and in patients with dizziness. A videonystagmography study. Rev Laryngol Otol Rhinol，124（2），85-90.

［56］ Leigh RJ，Zee DS（2006）. The neurology of eye movements（4th ed）. New York：Oxford University Press.

［57］ Minor LB，Haslwanter T，Straumann D，Zee DS（1999）. Hyperventilation-induced nystagmus in patients with vestibular schwannoma. Neurology，53（9），2158-68.

［58］ Choi K，Kim J，Kim HJ，et al.（2007）. Hyperventilation-induced nystagmus in peripheral vestibulopathy and cerebellopontine angle tumor. Neurology，69（10），1050-9.

［59］ Park HJ，Shin J，Lee Y，Park M，Kim J，Na B（2010）. Hyperventilation-induced nystagmus in patients with vestibular neuritis in the acute and follow-up stages. Audiol Neurotol，16（4），248-53.

［60］ Walker MF，Zee DS（1999）. The effect of hyperventilation on downbeat nystagmus in cerebellar disorders. Neurology，53（7），1576-9.

［61］ Nelson JR（1969）. The minimal ice water caloric test. Neurology，19（6），577-85.

［62］ Torres-Russotto D，Landau W，Harding G，Bohne B，Sun K，Sinatra P（2009）. Calibrated finger rub auditory screening test（CALFRAST）. Neurology，72（18），1595-600.

［63］ Pirozzo S，Papinczak T，Glasziou P（2003）. Whispered voice test for screening for hearing impairment in adults and children：systematic review. BMJ，327（7421），967-71.

［64］ Halmagyi GM，Aw ST，McGarvie LA，et al.（2003）. Superior semicircular canal dehiscence simulating otosclerosis. J Laryngol Otol，117（7），553-7.

第 *13* 章

振动幻视与视觉-前庭症状

原文作者：Adolfo M. Bronstein
DOI：10.1093/med/9780199608997.003.0013

中文翻译：惠振　李洋　**审校**：崔世磊　**终审**：凌霞　杨旭

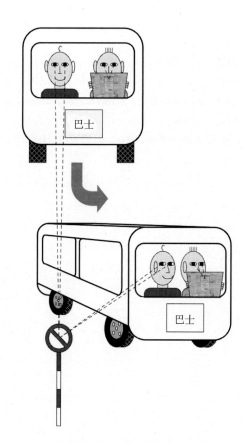

为了获得清晰的视力，投射到视网膜上的物体必须是静止的，否则就会导致视觉模糊。前庭和视觉系统在引发慢相眼动过程中相互配合，从而使运动的图像稳定投射在视网膜上。跟踪-视动性眼动由视觉运动诱发，而前庭性眼动（前庭眼反射，vestibulo-ocular reflex，VOR）由头部运动诱发。当人在旋转过程中睁眼凝视周围环境时，视觉系统和前庭系统会协同工作，如坐在巴士上的乘客在车辆转弯时向窗外看（图 13.1，上图）。然而，当人所注视的视觉目标与自身一起旋转时，就会出现"视觉-前庭"系统冲突，如坐在巴士上看书的乘客（图 13.1，下图），此时的视觉输入实际上抑制了VOR（VOR 抑制），而不是与 VOR 协作。

前庭和视觉输入在病理情况下（前庭病变）也能相互作用。图 13.2 显示，对抗前庭病变引起的病理性眼震的第一道防线是 VOR 抑制机制，以便可以部分恢复视觉稳定性（图 13.2）。类似地，先天性眼震或眼外肌麻痹患者因视觉输入缺少或改变也会引起前庭功能和知觉变化。因此，前庭病变引起视觉症状、视觉输入影响前庭症状并不奇怪。本章主要回顾一些与视觉-前庭交互作用突出的相关临床综合征。包括：①前庭病变中的复视；②振动幻视症状，或视觉场景的运动错觉；③"视觉性眩晕"综合征，即前庭功能障碍患者主诉的视觉运动刺激导致症状加重的现象（视觉诱发的头晕）。最后简要评述听觉诱发的视觉-前庭症状。

图 13.1 在车辆转弯时，注视车窗外固定路标的乘客，其前庭（VOR）和视觉（平稳跟踪）机制协同作用从而将眼球视轴稳定在路标上；而看报纸的乘客，其 VOR 驱动眼球离开报纸，但跟踪性眼动则抑制 VOR。在后面这种情境中，视觉和前庭输入信号是相冲突的（引自 Bronstein 和 Lempert）。

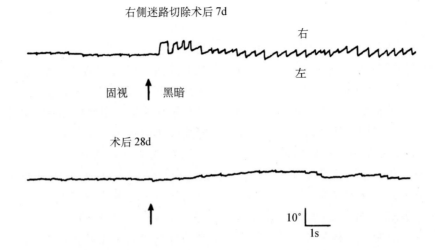

图 13.2 一例迷路切除患者术后 7d(上)和术后 1 个月(下)的眼震电图水平眼动记录
急性期几乎只能在黑暗中观察到眼震,这种被固视抑制的眼震类似于正常的 VOR 抑制。

前庭功能障碍中的复视

当物体的影像落在双侧视网膜的非对应点时,就会出现复视。原则上讲,认为导致复视的病变位于第Ⅲ、第Ⅳ或第Ⅵ对脑神经或神经核,或神经肌肉接头(即核性或核下性病变)是比较谨慎的,然而,有时垂直和倾斜("歪斜")复视可能是由核前性或核上性眼动障碍引起的眼球反向偏斜所致。

前庭系统参与眼动的核上性控制机制。头部向一侧耳倾斜(即冠状面)诱发扭转 VOR。在双眼分别位于头部两侧、无黄斑中央凹的动物中,如兔子,扭转 VOR 反应包括非常明显的眼球垂直偏离成分,即低位耳一侧的眼球向上运动,而高位

耳一侧的眼球向下运动。这种反射性眼动部分由耳石器(重力)和前、后半规管输入介导,有助于维持视觉与地球水平面的一致性(图 13.3)。单侧前庭病变可引起以上机制严重失衡,进而导致这些动物出现明显的垂直性眼位失调。据推测,灵长类动物单侧前庭神经核损伤后出现的垂直性眼位失调,是由"退化残留"的类似机制失衡导致的。通过旋转刺激垂直(即前和后)半规管可引起眼球的生理性反向偏斜,提示人体中确实存在这种机制的退化残留。尽管在人体中,正常的反向偏斜源于耳石器的成分(重力作用)小于源于半规管的成分,但介导该反应的通路仍有时被笼统地称为"重力感知"通路。

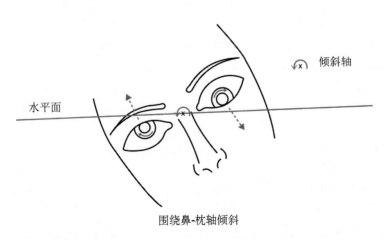

图 13.3 人类双眼反向偏斜的可能生理机制
头向右侧耳倾斜时,双眼向相反方向扭转且垂直分离,从而保持双眼与地球水平面的一致。这种眼动存在于人类,但是刺激后半规管所引起反应程度明显强于耳石器介导的静态倾斜。引自 Lopez 等。

理论上,涉及人体扭转 VOR 系统的任何病变都可能导致眼球反向偏斜。然而,临床上明显的反向偏斜往往是由涉及脑干前庭通路的损伤引起的。病变累及延髓前庭神经核区域时,患侧眼为低位眼,而病变累及中脑 Cajal 间质核时,患侧眼为高位眼。以上现象提示介导扭转和偏斜机制的神经通路在脑桥中上部中线处交叉。小脑病变也可导致扭转偏斜,可能是由于小脑对前庭神经核的控制活动受到干扰。

累及前庭器官或神经的外周病变,包括鼓室内注射庆大霉素治疗梅尼埃病后,也可引起复视和眼球反向偏斜。尽管眼位偏斜非常明显且易于观察,但外周前庭疾变患者的反向偏斜程度多较轻。具有相同前庭病变(如前庭神经切除术)的患者,有些会出现复视和反向偏斜,有些则不会,目前尚不清楚其确切机制。有人提出,术前存在亚临床斜视或眼外肌不平衡的患者更可能发生反向偏斜,但一项前庭神经切除术前、后的对照研究未能证实以上假说。相反,术后反向偏斜的出现反而与前庭不平衡导致的眼球扭转程度有关,如反向偏斜更可能发生于术前温度试验正常的患者。一般来说,术后复视仅持续数天,并且仅见于约 1/3 的患者。

其他特征通常与反向偏斜有关,包括扭转性眼位的变化(眼球向低位眼方向的倾斜或扭转)和主观垂直视觉向眼倾斜方向的倾斜,快相朝向低眼位对侧的扭转性眼震也很常见。此外,患者经常伴有身体侧冲,易于跌倒,有时伴头向低眼位侧倾斜。原则上讲,由于前庭眼动和前庭脊髓系统的病理性偏斜扭转,眼球和身体向相同的方向倾斜。

以上眼部特征的临床检查细节详见第 12 章内容。值得注意的是交替遮盖试验的价值,该方法可以发现轻微的垂直反向偏斜。获得性反向偏斜的常见鉴别诊断为第 Ⅲ 对脑神经核性/核下性麻痹,或为更常见的第 Ⅳ 对脑神经麻痹。以上眼征从根本上说是前庭功能障碍的征象,因此反向偏斜可见于严重姿势失衡和眩晕的患者。此外,反向偏斜通常是共同性的(即眼在不同的凝视眼位扭转的程度相对恒定),而第 Ⅳ 对脑神经麻痹则是非共同性斜视(在麻痹眼外肌运动平面上凝视偏斜的程度最大,如左侧第 Ⅳ 对脑神经麻痹时,向右下方凝视时双眼垂直分离程度最大)。但非常

可惜,这一规律在临床中并不严格如此,因为有些偏斜是部分非共同性的,而有些滑车神经麻痹可进展为继发性共同性斜视。而且还应记住,能够导致这些表现的中枢性病变(如卒中、脱髓鞘、脑干胶质瘤、头部损伤)可以同时累及核性、核下性及核前性结构。眼底照相或单眼主观垂直视觉测量所提供的双眼眼位扭转的证据,强烈提示核前性病变,即真正的偏斜(第 12 章)。先天性斜视、重症肌无力、慢性进行性眼外肌麻痹和眼眶疾病也可导致垂直眼位非共轭,但以上疾病通常缺乏前庭和脑干症状,将这些疾病与反向偏斜进行鉴别的详细内容可见其他内容(见第 12 章;参考文献[6]和[19])。

反向偏斜的治疗即是对潜在疾病和复视的治疗。外周前庭疾病导致的复视通常是短暂的,多无须治疗。脑干病变导致的扭转偏斜多较明显,并且会有不同程度的后遗症,此时可尝试利用垂直棱镜进行调整,尤其是双眼显著共同性偏斜的患者。但是由于患者可能随着神经康复有一定好转,所以可先选择眼罩遮挡一只眼的方法。个别患者可行斜视手术,以长期改善临床症状。

振动幻视

视觉环境移动或振荡的错觉被称为振动幻视。振动幻视患者的主诉多种多样,因此医师应对患者的症状,如视物模糊、聚焦困难、闪烁感等,进行仔细的检查,并直接询问是否存在视景移动、摆动、跳跃或摇摆不定的现象。

为了确定振动幻视的病因,切实可行的方案是基于患者对以下特定问题的回答,将引起振动幻视的各综合征进行分类,尤其是症状在什么情况下出现:在头部运动过程中出现?是由某个特定头部运动诱发?是否会在静态时出现?见表 13.1,根据参考文献[21]稍改动。

表 13.1 振动幻视的诊断思路。振动幻视何时出现?

1. 头部运动过程中
   → VOR 功能丧失:双侧前庭功能丧失
   脑膜炎后
   耳毒性药物
   先天性
   混合性原因

（续　表）

2. 头部运动诱发

　→位置性眼震：脑干小脑疾病

3. 静息时出现（与运动无明显相关）

　阵发性

　　声音诱发：Tullio 现象（前半规管裂）

　　前庭发作

　　　第Ⅷ对脑神经：前庭阵发症

　　　前庭神经核病变

　　眼球扑动

　　微扑动

　　随意性眼震

　　单眼：上斜肌肌纤维颤搐

　连续性

　　眼震（脑干-小脑病变）

　　摆动性

　　下跳性或上跳性

　　扭转性

　　其他

　假性眼震（头部震颤＋VOR 缺失）

头部运动过程中的振动幻视

通常，前庭功能丧失的患者会主诉在行走、跑步或开车时无法识别物体，如道路标志或邻居的脸。患者一般会描述其所说的视物模糊实际上是图像的上下跳动。如果患者停止活动，那么他们就能看清楚，并且振动幻视会消失。类似以上特征的病史提示双侧前庭功能严重减退。由头部（或全身）运动引起的振动幻视强烈提示 VOR 功能丧失。

临床上有几种方法可以识别双侧前庭功能丧失（见第 12 章）。一般原则是，在 VOR 功能丧失的情况下，头部运动期间产生的慢相补偿性眼动将缺失或不足。用检眼镜进行检查时会发现，这些患者为了维持对视靶的注视，当头部被医师转动时，会产生追赶性扫视。当然，在强迫头部快速运动（甩头试验或头脉冲试验）时也可直接观察到追赶性扫视。动态视敏度是不依赖于眼动专业知识的临床检查技术，其原理是比较头部晃动和静止时患者视力的变化（第 14 章）。怀疑双侧前庭功能丧失的患者应接受旋转试验或温度试验进行客观评估。

双侧前庭功能丧失的常见原因是脑膜炎、耳毒性药物（主要是庆大霉素）、特发性和其他原因（脑神经病变、退行性病变、严重头部外伤）。需要特别注意的是，虽然特发性双侧前庭功能丧失的发病率高（可高达 50％），但是由于患者很少主诉不稳，且没有听力下降和神经系统检查的明显异常，因此常被临床神经病学家忽视。步态不稳（尤其是闭眼或踵-趾直线行走时）、双侧甩头试验阳性（或玩偶头试验眼动异常）及动态视敏度丧失（见前段）可能是仅有的发现。因此，对于患者任何无法解释的不稳感（特别是在黑暗中）或运动过程中无法解释的视觉症状，需要考虑以上情况，并进行规范的前庭功能检查。该综合征的详细内容详见第 26 章。

由特定头部位置/位置变化诱发的振动幻视

这些患者通常描述当头部处于特定位置时，周围世界似乎在跳跃或抖动，似乎"像电视机的帧同步功能消失了一样"。患者可以坐着阅读报纸，而躺下时却不能，也可能是相反的情况（较罕见）。具有这种类型临床病史的患者通常具有位置性眼震，通常是中枢起源，因为外周性位置性眼震（良性阵发性位置性眩晕）产生眩晕而不是振动幻视。在所有这些情况下，应当对患者进行变位试验，如 Hallpike 试验检查。如果特定头部位置是特定患者的触发因素，在临床上通过仔细观察眼球应该可对其进行重复（如一些患者俯卧面朝下体位时眼震更强烈）。

最常见的中枢性位置性眼震是下跳性眼震，但仅小部分患者受与其相关的位置性振动幻视困扰，且振动幻视通常短暂，多持续数秒钟（似乎更像"变位性"而非位置性）。在一项包括 50 名位置性下跳性眼震患者的研究中，小脑退行性疾病（包括多系统萎缩）是最常见的原因，其次是血管性、脱髓鞘性和其他各种疾病。有趣的是，尽管 Arnold-Chiari 畸形是传统的下跳性眼震（即直立头位时存在眼震）的常见原因之一，但是在 50 名位置性下跳性眼震的患者中，并未发现 Arnold-Chiari 畸形。

静止时的振动幻视

如果患者主诉振动幻视与运动、位置无关，那么下一个重要问题是确定振动幻视是阵发性的还是持续性的(见表13.1)。

阵发性振动幻视

阵发性振动幻视通常提示短暂的阵发性眼震或眼球振荡。患者通常仅主诉持续数秒钟的视景抖动,但可能发作非常频繁。前庭神经受压可引起伴或不伴眩晕的阵发性振动幻视。这一"前庭阵发症"并不罕见,但很多患者找不到明确病因。卡马西平是一种有效的治疗方法,如果患者有类似病史,则应进行试验性治疗。

Tullio现象,即由声音诱发的(外部声音或患者自己的声音)阵发性振动幻视和不稳感,这是由声音刺激诱发的前庭兴奋,通常(但不总是)由前半规管内瘘(即前半规管裂综合征)引起,可以用高分辨颞骨CT检测到。

许多脑干内的刺激性病变可导致阵发性眼震和振动幻视,如动静脉畸形、肿瘤、血管或炎性病变的后遗症。眼球扑动是一种扫视性的眼球振荡,可见于小脑或脑干疾病,是一种与视性眼阵挛有关的疾病。眼球扑动是眼球在水平面往复扫视运动,通常为发作性;而眼阵挛是在三个平面中各个方向上的持续性扫视运动。微小扑动或微扫视振荡可导致阵发性振动幻视,可在眼底镜检查或高分辨率眼动图中观察到,通常与神经系统疾病无关。

或许,阵发性振动幻视最常见原因是"随意性眼震"(voluntary nystagmus,VN),表现为水平快速扫视振荡(10~20Hz),有时伴心因性的眼动异常,如会聚痉挛。许多正常人可通过自主的努力会聚动作产生VN(高达8%)。VN与眼球扑动的鉴别非常困难,必须借助其他神经系统和心理状况检查才能做出诊断。

最后,单眼的阵发性振动幻视的病因几乎肯定是上斜肌颤搐,通常认为其病因为血管襻压迫第Ⅳ对脑神经,但具体到特定患者的病因常常难以确定。

持续性振动幻视

如果患者存在持续性振动幻视,应该注意患者可能在第一眼位有自发性眼震,包括下跳性眼震、上跳性眼震、摆动性眼震和扭转性眼震。导致这些类型眼震的大多数疾病都伴有其他眼动异常和神经系统体征,多可通过磁共振成像来诊断,如

小脑萎缩、Arnold-Chiari畸形、脑干或小脑病变(主要是多发性硬化、卒中、炎症和肿瘤)。对视觉功能影响最大的是摆动性眼震,可导致患者无法阅读或看电视。

有时眼震的幅度非常小(<0.5°),只有在检眼镜下才能看到。然而需要注意的是,大约1/4的正常人也存在微小的上跳性眼震,并且可以在检眼镜下观察到(注意:检眼镜观察的是眼球后部,因此所看到眼动方向是相反的)。

还有一种并不常见的"摆动性假性眼震",但可造成明显的临床症状。患者通常主诉相对持续的振动幻视,可因压力大而加重,休息或平卧后可缓解。该综合征的病因是患者同时伴有双侧前庭功能丧失和头部震颤,因为VOR功能丧失,头部震颤可引起影像在视网膜上滑动,造成周围视景的高频振荡(4~6Hz)。神经系统检查可见轻至中度姿势不稳(源于双侧前庭功能丧失)和几乎难以察觉的头部震颤。眼动检查可见摆动性眼震(但仅在检眼镜检查时)和双侧甩头试验阳性。如果患者头部被强制固定(如检查者帮助或者平卧并固定头部),检眼镜下的眼底震荡和振动幻视的症状可消失。

振动幻视的治疗

双侧前庭功能丧失的患者可通过前庭康复和头眼协调训练得到改善。如果头部震颤使症状加重(摆动性假性眼震综合征),普萘洛尔或其他治疗震颤的药物(包括肉毒杆菌毒素)可能会有所帮助。

有关眼震和振动幻视的治疗可见已经发表的相关综述,但由于缺乏双盲临床试验,目前所有的治疗推荐都是C级证据。因前庭神经或前庭神经核刺激性病变引起的阵发性振动幻视患者,应首选卡马西平。有时低剂量(100mg,每日3次)就可产生良好的效果。对于持续性的振动幻视(如摆动性眼震),可尝试加巴喷丁、氯硝西泮、丙戊酸盐、抗胆碱能抗帕金森病药物(如比哌立登、奥芬那君)和美金刚。不同患者对不同药物的反应不同,建议首先尝试单药治疗,但最终可以尝试联合用药,但疗效通常并不明显。3,4-二氨基吡啶(3,4DAP)和4-氨基吡啶(4AP)可能对下跳性眼震有效,笔者认为,约1/3的患者对治疗有反

应,而 4AP 效果较好可能是由于其更持久的药代动力学特性。

视觉性眩晕(visual vertigo)

目前巴拉尼协会国际前庭障碍委员会将视觉诱发的头晕综合征定义为:某些视觉环境诱发或恶化的前庭症状。这些患者讨厌移动的视觉环境,如交通场景、人群、迪斯科灯光和电影中的汽车追逐场景。比较典型的表现是,患者在诸如超市过道这种复杂的视觉环境中行走时会出现这种症状。其实很早以前就发现有些前庭疾病的患者会出现此种类型的前庭症状,并先后被命名为视觉-前庭不匹配、空间和运动不适或视觉性眩晕。不能将该综合征与振动幻视相混淆:在振动幻视中存在视觉振荡,症状是视觉的;在视觉性眩晕中,视觉是诱因,但症状是前庭性的,如头晕、眩晕、空间定向障碍和不稳。

视觉性眩晕的症状通常在前庭损伤后出现。典型的患者通常是以下情况:既往无症状的患者罹患急性外周前庭疾病(如前庭神经炎),在几周的恢复期过后,发现头晕症状未能完全消失;此外,注视移动或重复的图像会加重头晕。患者可因症状未能完全消失或医师忽视该综合征,而出现焦虑或抑郁。

前庭疾病患者中视觉性眩晕症状的起源和加重一直是研究的主题。我们知道倾斜的或移动的视觉环境可显著影响患者的垂直觉和平衡感,这些影响已经无法用其潜在的前庭损伤解释,目前将这种对视觉刺激的过度反应称为"视觉依赖"。患有中枢性前庭功能障碍的患者,或前庭功能障碍的患者同时伴先天性斜视/斜视手术的,也可能主诉视觉性眩晕,并表现出视觉-姿势反应增强。

总体而言,研究提示患者同时存在前庭疾病和视觉依赖是导致视觉眩晕综合征的原因,但是目前并不知道为何有些前庭功能障碍的患者会出现这种视觉依赖。这些患者经常伴有的焦虑抑郁现象,究竟是原发还是继发也尚不清楚(见第 30 章)。目前有限的证据并未表明视觉性眩晕患者的焦虑或抑郁水平高于头晕门诊的其他患者。

然而,这些患者最重要的鉴别诊断是单纯的心理障碍或惊恐发作,目前尚无用于区分心因性和前庭症状的公认标准(见第 30 章)。如果患者没有明确的前庭疾病史,前庭检查无异常发现,且仅限于单一特定环境(如仅超市)诱发视觉性眩晕,则更可能为原发性心理障碍;相反,既往无心理障碍的患者,在前庭损伤后开车时出现汽车倾斜的错觉,或者注视移动的视景(交通、人群、电影)时出现头晕,则更可能为视觉性眩晕综合征。Furman 等曾对包括偏头痛、头晕、焦虑和视觉依赖的综合征及其可能的解剖学基础进行了综述和探讨。

视觉性眩晕的治疗

视觉性眩晕综合征患者的治疗包括三个方面。

第一,是对潜在的前庭疾病的治疗,如 Ménière 病、良性阵发性位置性眩晕、偏头痛等,详见本书其他章节。然而,许多慢性头晕患者无法明确具体的病因。

其次,患者可获益于前庭康复训练,这些前庭康复需要经过专业培训的听力学家或理疗师指导。这些基于训练的康复方案可以是通用性的,如 Cawthorne-Cooksey 方法,或者最好是根据患者需求定制的个体化方案。所有训练方案都采用渐进的方式依次对眼球、头部和全身运动(弯腰,转动)及步态进行练习。

最后,应在康复计划中引入一些具体方法以减轻患者对运动视觉的高敏感性,其目的是促进脱敏和增加对视觉刺激、视觉-前庭冲突的耐受能力。因此,通过投影屏幕、头戴式虚拟系统、视频显示器、星像仪或视动旋转系统模拟视动刺激,让患者在前庭物理治疗师的指导下暴露于视动刺激中。由最初的坐着观察,渐进到站立、行走;由最初头部保持固定,逐渐开始头部运动(图 13.4)。最近的研究表明,患者可以从这些重复和渐进的视觉运动训练中获益,相较传统的前庭康复训练,患者的头晕和相关的心理症状均可获得更多改善。

不常见的听觉-视觉-前庭症状

有时,一些患者会主诉他们可以"听到"自己的眼球在运动。有两种综合征可能出现这种情况。第一个是凝视诱发的耳鸣,发生在桥小脑角手术后患者中,当朝向手术侧注视时出现耳鸣,患者主诉通过不同离心注视可"演奏曲调"。这种凝

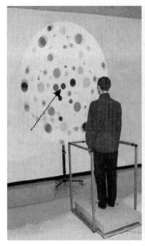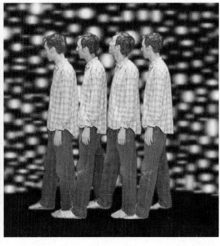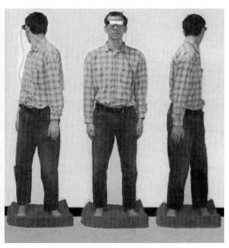

图 13.4　视觉性眩晕患者的运动视觉脱敏治疗

左：冠状面旋转的视动盘；中间：在星像仪投影的运动光点环境中行走；右：由 Eye-Trek 视频眼镜或头戴式视频系统提供运动视觉刺激，后期让患者站在橡胶软垫上并移动头部和躯干。

视诱发的耳鸣起初被认为非常罕见，但通过仔细的病史采集发现竟非常常见（一项有关前庭神经鞘瘤切除术的研究中，其出现率为 19%～36%），也可见于桥小脑角区脑膜瘤、恶性黑色素瘤脑膜转移和突发性感音神经性聋的患者。该症状可能在术后几个月出现，并且通常是眼球朝向患耳侧注视时听到。确切的机制尚不清楚，推测可能是单侧前庭传入障碍导致神经可塑性机制激活，进而引起控制眼动的神经结构与中枢听觉系统之间发生相互干扰。功能成像研究显示外侧脑桥听觉结构和听觉皮质的异常激活。

除了能够"听到"自己的眼球运动，患者还会主诉能够听到自己的心脏跳动、骨骼摩擦和脚步声，其潜在的病因可能是前半规管裂。这些患者还可因强声刺激激惹前庭，表现为 Tullio 现象。此时可出现骨传导阈值超常，或所谓的"传导性听觉过敏"。骨间裂隙可作为声能的另一种低阻抗通路，使这些患者能够听到自己的眼球在眼眶内运动。

参 考 文 献

[1] Seemungal BM, Glasauer S, Gresty MA, Bronstein AM. (2007). Vestibular perception and navigation in the congenitally blind. J Neurophysiol, 97(6), 4341-56.

[2] Okada T, Grunfeld E, Shallo-Hoffmann J, Bronstein AM. (1999). Vestibular perception of angular velocity in normal subjects and in patients with congenital nystagmus. Brain, 122, 1293-303.

[3] Grunfeld EA, Shallo-Hoffmann JA, Cassidy L, et al. (2003). Vestibular perception in patients with acquired ophthalmoplegia. Neurology, 60, 1993-5.

[4] Bisdorff A, Von Brevern M, Lempert T, Newman-Toker DE(2009). Classification of vestibular symptoms: towards an international classification of vestibular disorders. J Vestib Res, 19, 1-13.

[5] Halmagyi GM, Gresty MA, Gibson WP. (1979). Ocular tilt reaction with peripheral vestibular lesion. Ann Neurol, 6(1), 80-3.

[6] Brodsky MC, Donahue SP, Vaphiades M, Brandt T. (2006). Skew deviation revisited. Surv Ophthalmol, 51(2), 105-28.

[7] Vibert D, Hausler R, Safran AB, Koerner F. (1996). Diplopia from skew deviation in unilateral peripheral vestibular lesions. Acta Otolaryngol, 116(2), 170-6.

[8] Ng D, Fouladvand M, Lalwani AK(2011). Skew deviation after intratympanic gentamicin therapy. Laryngoscope, 121, 492-4.

[9] Barmack NH. (1981). A comparison of the horizontal and vertical vestibulo-ocular reflexes of the rabbit. J Physiol, 314, 547-64.

[10] Magnus R(1924). Korperstellung. Berlin: Verlag-Springer.

[11] Jauregui-Renaud K, Faldon M, Clarke A, Bronstein

AM,Gresty MA(1996). Skew deviation of the eyes in normal human subjects induced by semicircular canal stimulation. Neurosci Lett,23,205(2),135-7.

[12] Jauregui-Renaud K,Faldon M,Clarke AH,Bronstein AM,Gresty MA. (1998). Otolith and semicircular canal contributions to the human binocular response to roll oscillation. Acta Otolaryngol,118(2),170-6.

[13] Jauregui-Renaud K,Faldon ME,Gresty MA,Bronstein AM. (2001). Horizontal ocular vergence and the three-dimensional response to whole-body roll motion. Exp Brain Res,136(1),79-92.

[14] Brandt T,Dieterich M. (1994). Vestibular syndromes in the roll plane:topographic diagnosis from brainstem to cortex. Ann Neurol,36(3),337-47.

[15] Wong AM,Sharpe JA. (2005)Cerebellar skew deviation and the torsional vestibuloocular reflex. Neurology,65,412-19.

[16] Mossman S,Halmagyi GM. (1997). Partial ocular tilt reaction due to unilateral cerebellar lesion. Neurology,49(2),491-3.

[17] Riordan-Eva P,Harcourt JP,Faldon M,Brookes GB,Gresty MA. (1997). Skew deviation following vestibular nerve surgery. Ann Neurol,41(1),94-9.

[18] Lopez L,Bronstein AM,Gresty MA,Rudge P,du Boulay EP(1992). Torsional nystagmus. A neurootological and MRI study of thirty-five cases. Brain, 115,1107-24.

[19] Leigh RJ,Zee D(1999). The neurology of eye movements (3rd ed). New York:Oxford University Press.

[20] Bender MB(1965). Oscillopsia. Arch Neurol,13, 204-13.

[21] Bronstein AM(2004). Vision and vertigo. Some visual aspects of vestibular disorders. J Neurol,251, 381-87.

[22] Bronstein AM(2003). Vestibular reflexes and positional manoeuvres. J Neurol Neurosurg Psychiatry, 74,289-93.

[23] Zee DS(1978)Ophthalmoscopy in examination of patients with vestibular disorders. Ann Neurol,3, 373-4.

[24] Halmagyi GM,Curthoys IS(1988). A clinical sign of canal paresis. Arch Neurol,45,737-9.

[25] Cremer PD,Halmagyi GM,Aw ST,et al. (1998). Semicircular canal plane head impulses detect absent function of individual semicircular canals.

Brain,121,699-716.

[26] Longridge NS,Mallinson AI(1987). The dynamic illegible E-test. A technique for assessing the vestibule-ocular reflex. Acta Otolaryngol,103,273-9.

[27] Rinne T,Bronstein AM,Rudge P,Gresty MA,Luxon LM(1995)Bilateral loss of vestibular function. Acta Otolaryngol Suppl,520,247-50.

[28] Brandt T(1996). Phobic postural vertigo. Neurology,46,1515-9.

[29] Fisher A,Gresty MA,Chambers B,Rudge P(1983). Primary position upbeating nystagmus. A variety of central positional nystagmus. Brain,106,949-64.

[30] Bertholon P,Bronstein AM,Davies RA,Rudge P, Thilo KV(2002). Positional down beating nystagmus in 50 patients:cerebellar disorders and possible anterior semicircular canalithiasis. J Neurol Neurosurg Psychiatry,72,366-72.

[31] Bronstein AM,Miller DH,Rudge P,Kendall BE (1987). Downbeating nystagmus: magnetic resonances imaging and neuro-otological findings. J Neurol Sci,81,173-84.

[32] Halmagyi GM,Rudge P,Gresty MA,Sanders MD (1983). Downbeating nystagmus. A review of 62 cases. Arch Neurol,40,777-84.

[33] Brandt T,Dieterich M(1994). Vestibular paroxysmia: vascular compression of the eighth nerve? Lancet,343,798-9.

[34] Kaski D,Davies R,Luxon L,Bronstein AM,Rudge P. (2012). The Tullio phenomenon:a neurologically neglected presentation. J Neurol,259(1),4-21.

[35] Minor LB,Cremer PD,Carey JP,Della Santina CC, Streubel SO,Weg N(2001)Symptoms and signs in superior canal dehiscence syndrome. Ann N Y Acad Sci,942,259-73.

[36] Bronstein AM,Pérennou DA,Guerraz M,Playford D,Rudge P(2003).Dissociation of visual and haptic vertical in two patients with vestibular nuclear lesions. Neurology,61,1260-2

[37] Lawden MC,Bronstein AM,Kennard C(1995). Repetitive paroxysmal nystagmus and vertigo. Neurology,45,276-80.

[38] Radtke A,Bronstein AM,Gresty MA,et al. (2001) Paroxysmal alternating skew deviation and nystagmus after partial destruction of the uvula. J Neurol Neurosurg Psychiatry,70,790-3.

[39] Ashe J,Hain TC,Zee DS,Schatz NJ(1991). Micro-

saccadic flutter. Brain,114,461-72.

[40] Hotson JR(1984). Clinical detection of acute vestibulocerebellar disorder. West J Med,140,910-3.

[41] Zahn JR(1978). Incidence and characteristics of voluntary nystagmus. J Neurol Neurosurg Psychiatry, 41,617-23.

[42] Yousry I, Dieterich M, Naidich TP, Schmid UD, Yousry TA(2002)Superior oblique myokymia: magnetic resonance imaging support for the neurovascular compression hypothesis. Ann Neurol,51,361-8.

[43] Hashimoto M,Ohtsuka K,Hoyt WF(2001). Vascular compression as a cause of superior oblique myokymia disclosed by thin-slice magnetic resonance imaging. Am J Ophthalmol,131,676-7.

[44] Lopez LI,Bronstein AM,Gresty MA,du Boulay EP, Rudge P(1996). Clinical and MRI correlates in 27 patients with acquired pendular nystagmus. Brain, 119,465-72.

[45] Bisdorff AR,Sancovic S,Debatisse D,Bentley C, Gresty MA,Bronstein AM(2000). Positional nystagmus in the dark in normal subjects. Neuro-ophthalmology,24,283-90.

[46] Bronstein AM,Gresty MA,Mossman SS(1992). Pendular pseudonystagmus arising as a combination of head tremor and vestibular failure. Neurology, 42,1527-31.

[47] Yen MT,Herdman SJ,Tusa RJ(1999)Oscillopsia and pseudonystagmus in kidney transplant patients. Am J Ophthalmol,128,768-70.

[48] Telian SA,Shepard NT,Smith-Wheelock M,Hoberg M(1991)Bilateral vestibular paresis: diagnosis and treatment. Otolaryngol Head Neck Surg, 104, 67-71.

[49] Straube A,Leigh RJ,Bronstein A,et al.(2004) EFNS task force—therapy of nystagmus and oscillopsia. Eur J Neurol,11,1-7.

[50] Strupp M,Schuler O,Krafczyk S,et al.(2003) Treatment of downbeat nystagmus with 3,4-diaminopyridine: A placebo-controlled study. Neurology,61,165-70.

[51] Hoffman RA,Brookler KH(1978). Underrated neurotologic symptoms. Laryngoscope,88,1127-38.

[52] Hood JD(1980). Unsteadiness of cerebellar origin: an investigation into its cause. J Laryngol Otol,94, 865-76.

[53] Bronstein AM(2002). Under-rated neuro-otological symptoms: Hoffman and Brookler 1978 revisited. Brit Med Bull,63,213-21.

[54] Longridge NS,Mallinson AI,Denton A(2002). Visual vestibular mismatch in patients treated with intratympanic gentamicin for Meniere's disease. J Otolaryngol,31,5-8.

[55] Jacob RG(1988). Panic disorder and the vestibular system. Psychiatr Clin North Am,11,361-74.

[56] Bronstein AM(1995). Visual vertigo syndrome: clinical and posturography findings. J Neurol Neurosurgery Psychiatry,59,472-76.

[57] Guerraz M,Yardley L,Bertholon P,et al.(2001). Visual vertigo: symptom assessment, spatial orientation and postural control. Brain,124,1646-56.

[58] Pavlou M,Davies RA,Bronstein AM.(2006). The assessment of increased sensitivity to visual stimuli in patients with chronic dizziness. J Vestibular Res, 16,223-31.

[59] Furman JM,Jacob RG(1997). Psychiatric dizziness. Neurology,48,1161-6.

[60] Bronstein AM,Gresty MA,Luxon LM,Ron MA, Rudge P,Yardley L(1996). Phobic postural vertigo. Neurology,46,1515-9.

[61] Page NG,Gresty MA.(1985). Motorist's vestibular disorientation syndrome. J Neurol Neurosurg Psychiatry,48,729-35.

[62] Furman JM,Balaban CD,Jacob RG,Marcus DA (2005). Migraine-anxiety related dizziness (MARD): a new disorder? J Neurol Neurosurg Psychiatry,76,1-8.

[63] Cawthorne T(1952). The rationale of physiotherapy in vertigo and facial palsy. Physiotherapy, 38, 237-41.

[64] Black FO,Pesznecker SC(2003). Vestibular adaptation and rehabilitation. Curr Opin Otolaryngol Head Neck Surg,11,355-60.

[65] Pavlou M,Shummway-Cook A,Horak F,Yardley L,Bronstein AM(2004). Rehabilitation of balance disorders in the patient with vestibular pathology. In Bronstein AM, Brandt T, Woollacott M, Nutt J (Eds)Clinical disorders of balance,posture and gait, pp. 317-43. London:Edward Arnold Publishers.

[66] Bronstein AM,Lempert T(2007). Dizziness:a practical approach to diagnosis and management. Cambridge Clinical Guides. Cambridge:Cambridge University Press,Cambridge.

［67］ Vitte E,Semont A,Berthoz A(1994). Repeated op-
tokinetic stimulation in conditions of active standing
facilitates recovery from vestibular deficits. Exp
Brain Res,102,141-8.

［68］ Pavlou M,Lingeswaran A,Davies RA,Gresty MA,
Bronstein AM. (2004). Simulator based rehabilita-
tion in refractory dizziness. J Neurol,251,983-95.

［69］ Pavlou M,Bronstein AM,Davies RA(2012). Ran-
domized Trial of Supervised Versus Unsupervised
Optokinetic Exercise in Persons With Peripheral
Vestibular Disorders. Neurorehabil Neural Repair,
Oct 16,2012.

［70］ Albuquerque W,Bronstein AM(2004). 'Doctor,I
can hear my eyes':report of two cases with differ-
ent mechanisms. J Neurol Neurosurg Psychiatry,

75,1363-4.

［71］ Whittaker CK. (1982). Letter to the editor. Am J
Otol,4,188.

［72］ Biggs NDW,Ramsden RT. (2002). Gaze-evoked tin-
nitus following acoustic neuroma resection:a de-af-
ferentation plasticity phenomenon? Clin Otolaryn-
gol,27,338-43.

［73］ Lockwood AH,Wack MA,Burkard RF,et al.
(2001). The functional anatomy of gaze-evoked tin-
nitus and sustained lateral gaze. Neurology, 56,
472-80.

［74］ Colebatch JG,Day DL,Bronstein AM,et al. (1998).
Vestibular hypersensitivity to clicks is characteristic
of Tullio phenomenon. J Neurol Neurosurg Psychia-
try,65,670-8.

第 14 章

前庭评价技术

原文作者：Neil Shepard，Kristen Janky and Scott Eggers
DOI：10.1093/med/9780199608997.003.0014
中文翻译：惠振　李洪波　**审校**：司丽红　翟丽红　**终审**：凌霞

引言

为了保持一致性，本章中使用的术语将遵循国际前庭疾病分类建议的眩晕、头晕和不稳的定义，统称为前庭症状（详见第 16 章）。

对眩晕患者的评估应遵循做出初始诊治和后续康复管理决策所需的信息。对于急性眩晕患者和具有长期症状的患者，评估的目的明显不同。在急性患者中，主要目的是排除显著的心血管和神经系统疾病，并确定诊断。急性患者通常不需要进行广泛的实验室检查，因为急性症状和实验室检查将主要指导初始诊治决策。在慢性病患者（定义为间歇性或持续性超过 2 个月的症状）中主要解决为什么中枢代偿不显著，并建立精确的诊断和治疗方案。虽然眼震视图（videonystagmography，VNG），特别是温度试验，可以在急性患者中使用，但仅是例外。因此，出于本章的目的，讨论将仅限于对慢性患者的评估。

对于慢性患者，详细的神经耳科病史以及全面的前庭功能检查与急性患者同样重要。读者可参阅第 11 章和第 12 章了解有关病史、症状及实验室检查的讨论，以及第 10 章的社会学方面的讨论。在慢性患者中，详细的预评估问卷结合重点病史，可以促进选择适当的实验室检查并指导检查者确定核心系列之外的辅助检查。这种分阶段测试流程的使用允许临床医师在问诊之后和检查之前收集信息，以便之后可以对患者的病史和症状进行集中分析。

前庭实验室检查的作用是什么？

1. 确定外周和中枢前庭系统病变的程度和部位。

2. 确定静态和动态姿势控制能力（这可能与步态异常直接相关）和前庭眼反射（vestibulo-ocular reflex，VOR）功能。

3. 评估代偿状态。

4. 结合患者的症状，有助于疾病诊断和制定前庭功能及平衡能力的康复策略。

综合临床资料通常用于确认可疑病变部位和明确诊断，这些均来自患者的病史和前庭功能及听力评估。这并不是为了说明实验室检查与问诊的优先顺序，因为对于慢性头晕患者，在医师问诊之前先进行实验室检查评估分类是非常有用的。

医师单纯依赖实验室检查是不现实的。一个常见的误解是，这些结果提供特定的诊断或至少推动问诊导向，并帮助确定残疾程度。然而，当列出这些与日常生活中高水平相关的检查结果时，与慢性头晕患者几乎没有显著的关系。检查评估病变的程度和部位，如眼震电图（electronystagmography，ENG）或 VNG，转椅，以及姿势控制评估中的特定方案，这些检查给出的结果并不能用于判断症状分型，以及具体某一个患者的严重程度或残疾程度。相反地，患者会抱怨这些检查不能判断预后。在有限的情况下，更多功能导向的评估工具，如计算机动态姿势图（computerized dynamic posturography，CDP）和动态视敏度（dynamic visual acuity，DVA）检查，提供检查结果、患者症状和功能障碍之间的相关性。通过增加特定检查或问卷调查，如眩晕残障量表，改进了对残障程度的预测评估，但仍有很大的局限性。检查结果与功能性残障和症状主诉应区别对待，原因是检查无法充分显示中枢前庭代偿的状态。在许多情况下，实验室检查证实了病史和体格检查后得出的印象。此外，实验室检查很少确定特定的病因诊断。因此，前庭实验室检查不能替代详细的神经耳科学病史和体格检查，应与病史和体格检查结合使用。

总而言之，以下是为慢性头晕患者制定管理决策所需的要素：详细的神经耳科病史，诊室前庭功能检查、内科查体及常规的听力检查（鉴于外周听觉和前庭系统之间紧密的解剖关系）。实验室前庭和平衡功能检查，神经放射学评估和血清学检查的作用都是以临床背景为指导的。重要的是要意识到，对于这些后面检查中任何一项检查的意外发现将会完全改变诊断或增加最初未考虑的疾病选项。

要确定如何利用前庭和平衡功能检查来协助诊断和治疗，并帮助患者选择最有用的检查。每项检查的特征原理以及检查目的在以下部分呈现。各种检查的缩写描述、测试方法和详细解释可以参考 Jacobson 和 Shepard。

外周和中枢前庭系统功能常规测试——ENG/VNG

眼动检查

眼动检查包括跟踪、扫视、视动和凝视检查。总的来说，这些检查提供了对中枢前庭眼动和中枢眼动控制功能的评估。检查使用的是计算机驱动的光靶或 LCD 投影仪进行视觉刺激，视频或电极记录眼球在眶内的位置（图 14.1）。有关此检查的详细描述，可参考 Leigh 和 Zee。

跟踪试验

跟踪试验的目的是评估前庭小脑，进而评估延伸到小脑以上的各种中枢眼动控制通路。传统上通过要求患者跟踪移动的目标来完成。目标以 0.2～0.7Hz 的可变频率来回振荡，目标通常通过计算机系统生成。主要结果参数是增益，其通过

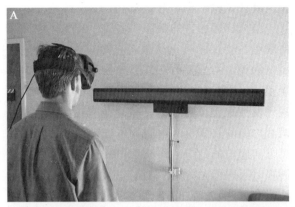

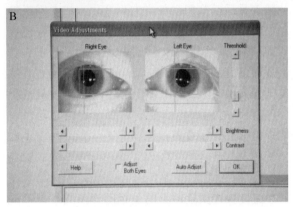

图 14.1　该技术用于视频记录跟踪、扫视和凝视稳定试验的眼动

（A）显示了受试者佩戴眼罩在计算机控制下观察壁挂式灯条上的移动目标；（B）显示了受试者眼睛的视频图像，由计算机系统监测和量化眼球在水平和垂直平面中的运动位置。

将眼动速度除以目标移动速度来计算。在所有的眼动检查中，跟踪试验被证明是对中枢前庭系统异常最敏感的测试指标；然而，与其他的眼动检查相比，不提供病变定位参考。

扫视试验

有多种模式来评估扫视，然而，最广泛使用的是随机扫视试验。随机扫视试验的主要结果参数是目标运动后眼球开始运动的潜伏期、眼动的速度及准确度。一般来说，扫视精确度取决于小脑背侧蚓部和小脑顶核，眼动速度受脑桥旁正中网状结构（水平）和内侧纵束侧间质核（垂直）的运动前爆发神经元的影响，潜伏期由额叶和顶叶眼动中枢决定。因为这些结果参数是由不同的部位控制，所以扫视潜伏期、速度和准确性的异常有助于进一步定位诊断。

凝视试验

凝视试验的目的是评估在偏心凝视时是否存在眼震。凝视试验是让患者直接在中心位置,然后在偏离中心位置的右、左、上和下各 20°～30°处凝视,之后在移除固视情况下重复上述动作。凝视诱发性眼震可见于外周或中枢前庭系统病变,两者之间的临床表现不同。外周起源的眼震通常是方向固定的,在向眼震快相方向凝视时和移除固视时眼震增强,如果眼震随着凝视方向的改变而改变方向,或者出现反跳性眼震(眼震的快相成分随着最后一次眼动的方向而变化),或者固视抑制失败,通常认为是中枢起源的。在极少数情况下,眼震可以是外周和中枢同时累及的,如来自单侧外周前庭和小脑病变的 Bruns 眼震。还有一些其他异常的表现,如先天性眼震和各种扫视侵扰(凝视目标时出现不能控制的眼球扫视运动),表明中枢前庭系统受累。

过度换气试验

过度换气试验的目的是帮助诊断或发现外周前庭系统和(或)第Ⅷ对脑神经损伤。其次,该试验可以通过没有眼震的先兆症状提示可能的焦虑状态。过度换气试验首先通过 Frenzel 眼镜或红外护目镜去除固视,然后让患者每秒进行一次呼吸,持续 30～90s 来完成。如果诱发眼震持续超过 5s 且慢相峰速度 3～4°/s,除外自发性眼震影响,则该诱发眼震是有意义的。如果没有引起眼震,但患者在最初的 20～30s 出现症状,则怀疑焦虑问题。

过度换气引起的眼震可以是向患侧的(快相向患侧)或背离患侧的(快相向健侧)。一般来说,外周前庭病变时过度通气引起的眼震向健侧,第Ⅷ对脑神经或蜗后病变诱发眼震朝向患侧,但这并不是完全绝对的。

摇头试验

摇头试验有助于发现外周和中枢前庭系统功能的不对称性,显示中枢动态代偿水平。摇头试验在消除固视下完成,患者低头 20°～30°,在水平面以 2～4Hz 的频率摇头 10～15s。如果摇头结束后出现至少 3～5 次连续的急跳性眼震,并且在去除自发性眼震后慢相峰速度 3～4°/s 时,摇头眼震才有临床意义。垂直和水平摇头试验都应该检查。

摇头试验的敏感性相对较低(30%～35%),但在外周前庭疾病的特异性较高(90%～95%),摇头后眼震与温度试验的半规管瘫痪程度呈正比。在多达 50% 的正常人和水平管良性阵发性位置性眩晕患者中也可观察到摇头眼震。

水平摇头后出现垂直眼震被称为"交叉耦合性眼震",常见于中枢前庭眼动异常。

良性阵发性位置性眩晕的检查

Dix-Hallpike 和 Roll 试验是 VNG 检查的一部分。然而,最常见的后管良性阵发性位置性眩晕因眼震是扭转的,因此无法通过典型的二维记录系统打印输出。因此,实际上该试验诱发眼震在诊室主要由检查者直接观察和报告。视频记录 Dix-Hallpike 或 Roll 试验的眼球运动是非常有用的。

静态位置试验

静态位置试验的目的是检查位置改变对耳石重力系统的影响。静态位置试验通常在坐位、仰卧、右侧卧位、左侧卧位和仰卧头抬高 30°的位置。另外,坐位时左右转头、仰卧位和悬头位置检查颈部位置对眼动的影响。位置性眼震分为方向固定的(如在所有位置均为右向)或方向改变(如在某些位置右向和在其他位置左向)的眼震。变向眼震可以进一步分类为向地性(向地跳动的眼震)或背地性(眼震远离地面)。位置性眼震是 VNG/ENG 中最常见的异常结果,且通常不能明确定位,需要结合眼动检查结果进行解释。纯垂直性眼震和固定头位出现的变向眼震提示中枢病变。

温度试验

温度试验是对水平半规管和前庭上神经的评估。温度试验的一个好处可以外源性地单独刺激水平半规管。温度试验可以通过空气或水刺激完成(图 14.2),使用任何一种方法,将冷(抑制)和热(兴奋)刺激传递到每侧耳。据报道,温度试验用气刺激的敏感性和特异性分别为 82% 和 82%,而水刺激约为 84% 和 84%。在检测极低频水平管功能时没有比冷热刺激更敏感的检查方法(参见后面关于头脉冲试验的说明),因此温度试验是该类研究的首选。

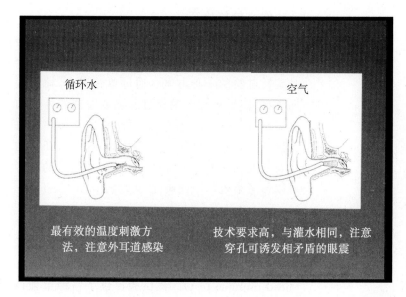

循环水

空气

最有效的温度刺激方法，注意外耳道感染

技术要求高，与灌水相同，注意穿孔可诱发相矛盾的眼震

图 14.2　温度试验的两种刺激方法：水（左侧）和气（右侧）

　　如图所示，与气相比，虽然灌注水需要一个收集循环水的装置，但注水时温度传导效率更高，且对操作技术要求较低。同时，灌注气试验时如果鼓膜穿孔＞20%，可以看到相矛盾的眼震。即热气时诱发的初始眼震与冷气方向一致。这是由于空气吹过中耳湿润的内侧壁时，即使热气也会产生冷刺激的效果。一旦内耳变暖，则热气传导刺激水平半规管，则出现与初始方向相反的眼震，与热刺激的眼震相吻合。

前庭诱发肌源性电位

　　前庭诱发肌源性电位（vestibular-evoked myogenic potentials，VEMPs）检查的目的是评价第Ⅷ对脑神经和耳石器功能，并可对前庭上神经和前庭下神经，包括椭圆囊或球囊功能进行评估。与温度试验一样，VEMPs 能提供特定耳的功能信息。有两种类型的 VEMPs 反应：颈性前庭诱发肌源性电位（cervical VEMPs，cVEMPs）和眼性前庭诱发肌源性电位（ocular VEMPs，oVEMPs）。cVEMPs 在胸锁乳突肌测试，是由同侧球囊介导的同侧前庭脊髓反射的反映（图 14.3），oVEMPs 是在对侧眼下斜肌（在眼睛直下方）测试，评价是由椭圆囊介导的 VOR 功能。VEMPs 已被证实在各种条件下辅助诊断的有效性。最值得注意的是，VEMPs 是诊断前半规管裂综合征和其他第三窗疾病的标准检查项目。

非常规前庭评价技术

　　以下检查设备可见于高度亚专科的地方，适用于不同的头晕和平衡障碍患者。

前庭转椅检查

　　该检查是通过自然头部运动并结合三个结果参数来评估外周前庭系统及其中枢投射功能：①眼动和稳态之间的时间关系（正弦旋转）或瞬时头部运动（阶跃试验）；②前庭系统对刺激的整体反应；

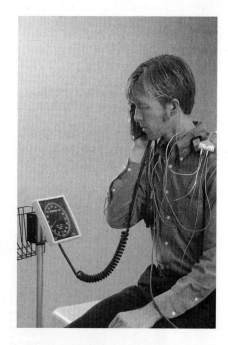

图 14.3　所示为一种置于左侧胸锁乳突肌记录颈性VEMPs 的装置

　　肌肉收缩强度通过肌电图活动监测，同时使用血压袖带向患者反馈以保持肌肉收缩恒定，并从右到左达到相同的收缩水平。表面皮肤电极连接在左侧和右侧胸锁乳突肌上（在该照片中没有很好地可视化）。该技术被用于在图 14.6 中研究 VEMPs 反应阈值曲线。

③向右和向左旋转时的反应。这种方式扩展了外周前庭检测频率（超过温度试验刺激的频率）。这是证实和评价双侧外周前庭功能下降程度的唯一

方法。该检查让患者坐在装有电机的转椅上,以正弦或固定的速度绕垂直轴旋转(图 14.4)。

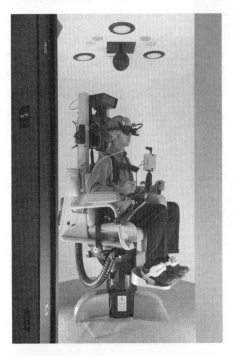

图 14.4　照片显示了带有视频眼罩的转椅系统,便于记录眼动

转椅周围不透光(照片是在门口拍摄)。这个特殊的系统能够在驱动电机上移动椅子,以改变旋转轴方向,如图 14.5 所示。

偏心转椅检查

已经开发出一类用于评估耳石器官的离轴旋转试验。单侧离心是用旋转椅设备进行的离轴全身旋转试验的一种方案。通过单侧离心,椅子横向平移,使垂直旋转轴穿过右侧或左侧的外周前庭器官(图 14.5)。该试验的目的是单独评估每个椭圆囊。截至目前的研究显示,对手术证实的耳石病变患者进行了可靠的检测。感兴趣的读者可以参考最近的一项研究。

头脉冲试验

从用于床旁甩头试验开始(见第 12 章),该试验已经扩展到与设备一起使用,并被称为 HIT(head impulse test)。该试验提供了一种单独评估左右水平半规管 VOR 功能的方法。它还可以单独评估前和后半规管。头脉冲试验评估的前庭频率与温度试验不同,但温度试验与头脉冲试验结果之间存在合理的相关性。

最近在高速视频记录装置和计算机分析联合应用后,已经改进了用于识别和检测六个单独半规管功能的灵敏度。这种改进在于能够计算特定头动时眼动的实际增益。这种技术避免了因中枢代偿活动而使 VOR 功能下降时头动继发的眼球矫正性扫视难以被识别。

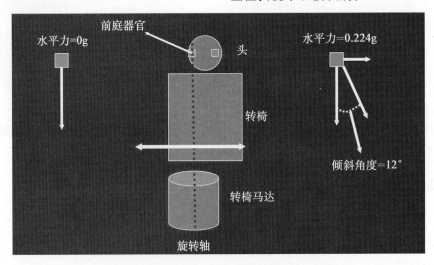

图 14.5　线图说明了文中讨论的单侧离心技术

驱动电机上的椅子向左移动,使垂直旋转轴线与右前庭终末器官对齐。在该示例中,在旋转期间作用于右侧椭圆囊的力仅是如图所示的垂直重力。左侧椭圆囊上的力是重力和旋转轴半径大约 8cm,角速度为 300°/s 相关的水平力的组合。这两个力使得合力与左侧成一定角度,并且受试者将具有在该等效角度向左倾斜的感觉,从而导致眼球的反向转动,这些可以使用视频眼罩和主观垂直感觉的改变来测量。感觉的变化可以用主观视觉垂直试验来检测。

VEMPs 阈值反应曲线

如前所述的 cVEMPs 提供了对球囊状态的评估。球囊的功能随频率而变化。当跨频率绘制 VEMPs 阈值时,球囊显示出具有 500Hz 最敏感频率的特定调谐特性(图 14.6)。有人提出,在像梅尼埃综合征一样的内淋巴状态下,最敏感的频率上调。因此,阈值反应曲线的使用被提议作为一项独立的检测,可能有助于诊断梅尼埃病,或其他的内淋巴积水病变。使用这种方法的初步研究显示,它对于梅尼埃病的识别灵敏度和特异度分别为 48%~50% 和 79%~88%,这表明,虽然阴性试验没有价值,但频率上调的表现可能表明病变已经存在。

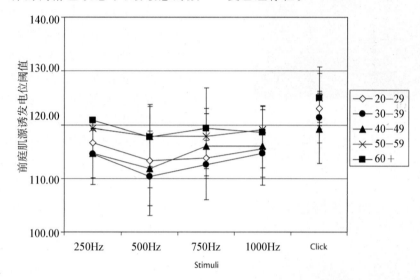

图 14.6　该图显示不同年龄范围内的声音刺激频率,以 dB SPL 峰值表示 VEMPs 响应的阈值
该图显示了文本中讨论的调谐特性,最敏感的频率为 500 Hz。还说明了随着受试者群体年龄的增长调谐特性下降。

动态视敏度和凝视稳定性试验

目前讨论的所有检查工具都将被归类为病变范围和病变部位研究。然而,动态视敏度(DVA)和凝视稳定性试验(gaze stabilization test,GST)是提供 VOR 功能使用信息的检查。即使存在 VOR 异常(即温度试验功能减退),这些检查也可能是正常的,这表明生理异常对功能影响不足。两项检查均评估头部运动时的视力清晰度。对于 DVA,头部运动速度是固定的,并且视觉目标大小有序的改变,而对于 GST,目标大小是固定的,而头部速度是变化的。这些研究主要针对前庭和平衡障碍康复计划的制定,以帮助确定需要康复的重点和监测进展。然而,在有症状的个体中,这些检查已被证明在识别涉及外周系统时具有一定的灵敏度(64%~71%)和特异度(88%~93%)。这些检查的另一个目的是提供患者对振动幻视的客观量化。

姿势控制评估

对于给定的实验室设备,研究的目的将从严格的基于功能到基于病变部位,这取决于所实施方案和设备的多功能性。在大多数商业设备中,存在类似通过改变感觉输入维持直立姿势稳定性的评估——感觉统合试验(sensory organization test,SOT)(图 14.7)。结果测量(独立于单个制造商分析的细节)身体在二维空间的摇摆。SOT 的目的是确定个体利用视觉、本体觉和前庭觉保持静态姿势的能力。该测试是通过系统地操纵视觉和脚下支撑面来减少或消除视觉提示,迫使依赖于其他正常的感觉组合。检查的结果与患者维持姿势的能力有关,因为感觉输入是变化的。该检查信息可用于优化治疗方案和疗效监测。该结果信息是非诊断性的,因此 SOT 不用于病变部位的诊断。

在姿势控制评估中使用了四个其他主要程

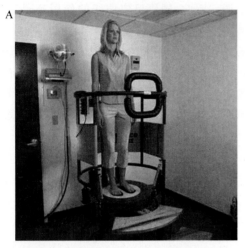

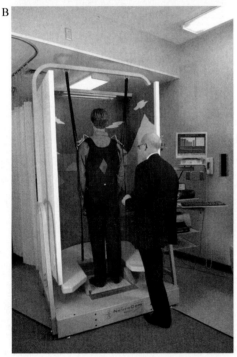

图 14.7　上述照片显示了两种不同技术的系统，用于干扰足底支撑面和视觉信息

两者都使用具有测量参数底板反作用力的力板系统。在（A）中，力板由弹簧悬挂，而在（B）中，力板通过电机在前/后平面中移动。虽然对记录信息进行了不同的分析，但两个系统都提供了进行感觉统合分析的方法。

序，所有这些都属于病变程度和部位研究的范畴，但第 2 项除外：①通过倾斜或线性对身体重心意外干扰做出反应的能力；②确定个体适应表面定向变化的能力；③记录突然脚趾绕踝轴向上或向下活动时下肢远端肌肉的反应；④量化个体对外

耳道气压变化的摇摆反应，重点研究外淋巴瘘，包括半规管裂。这些检查的细节超出了本章的范围，读者可参考 Shepard 和 Janky 的讨论以获得具体描述和文献资料。

案例

前面部分为读者简要概述了可以对头晕患者进行的实验室检查。引言为实验室检查的优先问题奠定了基础。显然，并非所有患者都需要进行所有检查，根据指南制定具体方案，以确定何时需要开展进一步检查。关于分阶段方案的展开讨论超出了本章的范围，可以在参考文献中找到。下面的案例提供了实验室检查如何为患者诊断提供指引，以及在病史和体格检查背景下确证的实例。

案例 1

病史　一名 68 岁女性，发作性头晕 1 年。既往有发作性无先兆偏头痛史（伴有恶心、呕吐、畏光、畏声和恐嗅），53 岁绝经后明显改善，无癫痫发作危险因素，无心血管疾病及昏厥病史。

8 个月前发现左耳听力减退，随后的听力图显示左侧低中频感音神经性听力损失。5 个月前，她出现强烈的头晕，并伴有恶心和呕吐，3 小时后症状消失。没有伴随眩晕、失衡、头痛或其他神经或耳科症状，如波动性耳闷胀感或耳鸣。她随后开始每周多次发作，发作时"头晕"3～4h，特别是在头部运动期间，如翻身、装衣物或在商店货架上寻找商品。另外，症状在体位变化及躺下时不会缓解。尽管一再询问，但她在发作期从未出现过自我或周围环境的运动幻觉（没有眩晕）或不稳感。在此之前，已行脑部磁共振成像（magnetic resonance imaging，MRI）及高分辨率内听道成像、颈部磁共振血管造影、头部计算机断层扫描血管造影（computed tomography angiography，CTA）、心电图、经胸超声心动图及发泡试验，以及其他抽血检查均未见特殊异常。

体格检查　脉搏 67/min，律齐，血压正常，无直立性低血压。神经系统检查包括 tandem 步态和 tandem Romberg 试验都正常。耳镜和一般耳鼻咽喉科检查正常。详细的眼动检查和前庭检查包括头脉冲检查也是正常的。Frenzel 眼罩显示左侧乳突震荡时出现轻度右向眼震。过度通气

30s 产生缓慢左向眼震,持续 1min,无摇头或 Valsalva 动作诱发眼震。

实验室检查　诊室检查后 1 周行 VNG 检查发现轻度自发性右向眼震,检眼镜或 Frenzel 眼罩下眼震不明显。温度试验显示 51% 的左侧减弱和 43% 的眼震右侧优势偏向。正弦转椅试验显示 0.01~0.16Hz 之间出现异常相位超前,左侧大于右侧,慢相速度不对称,与温度试验结果一致。计算机化平台姿势图显示前庭模式,SOT 出现条件 5 和条件 6 异常。VEMPs 阈值反应曲线显示左耳最敏感的频率上移。

讨论

诊断:依据前庭检查结果和听力图,该患者被诊断为梅尼埃病。

虽然详细的病史和仔细的体格检查通常是指导神经耳科诊断的最重要因素,但本病例说明前庭实验室检查在病史不明确且体格检查尚无定论时的效用。虽然发作性"头晕"一般不会提示前庭疾病,但该患者并发恶心、运动不耐受和相关的低频听力损失引起了医师的怀疑。偏头痛病史也可能会考虑前庭性偏头痛,但前庭性偏头痛不会导致听力丧失或前庭功能减退。乳突震荡和过度换气诱发眼震提示可能左侧前庭病变。

眼动检查:在这种情况下,在几个凝视位置和头部位置存在自发右向眼震,表明前庭系统存在无代偿的不对称(左侧功能下降或右侧功能亢进)。扫视、平稳跟踪、反扫视和 VOR 取消正常提示不支持中枢神经系统(central nervous system,CNS)损伤。

温度试验:显著的单侧温度反应减弱在几个方面对于诊断是有帮助的。它提供了外周前庭功能障碍的证据,即使床旁头脉冲试验正常。温度试验和头脉冲试验结果的不一致反映了两个检查评估不同的频率范围(温度试验评价的是低频,而头脉冲试验评价的是高频)。在这种情况下,左侧温度试验减退与右向自发性和乳突震荡诱发的眼震一致,证实了无代偿的左侧前庭病变。

转椅检查:相位超前为外周功能障碍提供了额外的支持。相位超前的严重程度及不对称程度可以帮助区分单侧和双侧前庭功能减退,特别是当温度试验结果反应处于临界低水平时。

计算机姿势描记图:虽然不能精确定位病变部位,但计算机姿势描记图在这里可用于证明特定的前庭不平衡模式。虽然在 SOT 的第 1 至第 4 测试状态下正常,但在第 5 和第 6 测试状态下(干扰本体感和视觉,以测试使用前庭输入维持平衡的能力),出现异常和倾倒反应。

VEMPs:cVEMPs 是评估球囊功能的方法。在该检查中,确定 VEMPs 阈值响应曲线以便测量刺激每只耳朵的最敏感频率。如前所述,最敏感频率的升高与内淋巴积水和梅尼埃病相关。

总结

虽然在临床中有相应临床表现而前庭功能检查正常患者不能排除梅尼埃病,但是这个案例说明了当病史和体格检查不清楚时,实验室检查中的几个组成部分如何能够揭示特征性异常以支持梅尼埃病的诊断。

案例 2

病史　一名 16 岁的女孩,从 10 岁时开始出现几乎每日枕部头痛,CT 检查正常。上述头痛症状在 13 岁时因青春期而改善,但有时仍会使她疼醒。她主诉在过去一年中出现轻微的平衡和协调障碍,但可以继续在网球队中打球。当她扔掉网球并将头转回时,她突然感觉到身体在摇晃,让她觉得不稳。然后她可能有一分钟的时间,很难集中视力。当从两侧向远处观望时,她也会偶尔出现振动幻视。她否认任何耳鸣或其他耳科或神经系统症状。

体格检查和实验室检查　仔细的诊室检查和视频眼动检查显示在向侧方(下跳为主合并左向和右向水平眼震)和向下凝视时出现中度水平凝视诱发性眼震。回到原位注视时出现反跳性眼震。跟踪性眼球运动在各个方向上出现中度损害,VOR 取消同样不稳定。视动性眼震形成不良。原位注视、扫视运动、温度试验、变位试验和其他诱发试验都正常。头脉冲试验正常,眼位正常。其余的神经系统检查仅有 tandem 步态和 tandem Romberg 试验的轻度困难。平衡感觉统合试验正常。转椅试验显示所有频率的相位超前增加,这一发现与中枢前庭系统受累或双侧外周受累相关。

讨论

诊断:根据她的症状和实验室检查结果,脑部

MRI 发现颅后窝存在 3cm 的 Chiari 畸形伴基底内陷,导致小脑扁桃体受压并在颈延髓交界处扭结。

眼动检查:除了仔细的诊室查体外,前庭实验室检查可能有助于识别中枢神经系统功能障碍的迹象。该患者的眼动异常提示 CNS 病变,典型小脑表现,功能障碍包括凝视诱发性眼震和反跳性眼震、平稳跟踪受损、VOR 取消失败和视动性眼震异常。

眼动图可以发现许多 CNS 体征。异常的扫视侵扰,如巨方波急跳、眼球扑动和眼阵挛可被识别。提示中枢神经系统病变的眼震类型包括原位出现单纯垂直或扭转性眼震、摆性眼震、周期性交替性眼震、跷跷板样眼震、倒错性眼震(如水平摇头后出现下跳性眼震)、先天性眼震波形或变位试验出现纯垂直性眼震。

大多数前庭实验室在水平随机扫视中分析双眼扫视运动,测量潜伏期、速度和准确性。因此,中枢异常时可出现扫视准确度异常(欠冲、过冲或侧冲)、速度异常(共轭性速度减慢、核间性眼肌麻痹导致内收减慢),或者潜伏期延长。

案例 3

病史 一名患有慢性噪声性聋的 57 岁男子,30 多岁时开始出现缓慢进展性听力损失。在 37 岁时,他在机动车事故中长期丧失意识,但完全康复。在过去的 5 年里,他出现慢性进行性失衡,特别是在黑暗或不平坦的表面上,但步行不需要辅助。他还说,他的视力下降,世界似乎在他走路或骑车时在跳动,因此他可能不得不停止移动以恢复正常视力。他的听力损失在过去 5 年中已经大大恶化。他的嗅觉也减退了。

体格检查 步态轻快没有宽基,但轻微的共济失调,偶尔会出现磕磕绊绊,tandem 步态严重受损。Romberg 试验只产生了轻微的摇摆。视力为 20/20,但在以 2 Hz 的频率被动垂直或水平摇头期间下降至 20/200。眼动检查是正常的,包括眼位、固视、凝视维持、扫视、跟踪、会聚、视动反应、VOR 取消和慢速头眼检查。头脉冲试验在所有六个半规管平面及头部侧向平移中会产生中等大小的追赶性扫视,其余的检查是正常的。

实验室检查 视频眼动图显示正常的固视、凝视维持、扫视、跟踪和变位试验。双侧冷热水试验提示双侧前庭功能减退,在任何刺激下产生的眼震不超过 2°/s。转椅试验提示所有正弦频率的相位超前和增益下降。计算机描记的姿势图异常,SOT 综合评分为 40 分(正常＞70 分),条件 3 至 6 出现异常,条件 5 和 6 出现一致的跌倒反应,cVEMPs 正常。

讨论

诊断:基于先前创伤后的进行性共济失调、听力丧失和嗅觉减退,脑 MRI 证明在脑干、小脑小叶和外侧裂表面上存在含铁血黄素沉积和表面铁沉积症。脑脊液黄变,进一步的评估显示在陈旧性颈椎外伤手术后部位出现脊膜突出。

进行性步态共济失调而没有眩晕的患者通常需神经科医师进行评估。该患者被认为患有进行性小脑性共济失调。然而,他的头部运动引发振动幻视,头脉冲和眼动评估支持前庭而不是小脑来源。Romberg 试验在检测感觉性共济失调时不敏感。前庭检查证实了严重的双侧前庭功能减退,尽管小脑铁沉积,但没有显示小脑或其他中枢神经系统功能障碍的任何眼动异常。

眼动检查:如果该患者有明显的小脑功能障碍,预计眼动评估将显示以下一项或多项:方波急跳,下跳眼震,凝视诱发眼震,跟踪受损,扫视辨距不良,VOR 取消受损或视动眼震受损。

与双侧外周功能减退一致,DVA 检查显示头部运动状态下无法稳定视觉目标,但头部保持静止时视觉稳定是正常的。

温度试验:冷热刺激几乎不产生反应,表明严重双侧前庭功能减退。在这种情况下,冰水试验也可以用作更强的刺激以试图诱发前庭反应。

转椅试验:作为生理性双侧刺激,转椅试验对于评估可疑的双侧前庭功能障碍特别有用,因为温度试验反应个体差异较大,会对双侧前庭病变的病例提供损伤程度的误导结果。

VEMPs:这个病例的 VEMPs 正常,提示从球囊到前庭下神经再到脑干的通路完整,尽管头脉冲试验和实验室检查显示所有半规管功能严重受损。

对于双侧功能减退的患者,SOT 试验多数条件是异常的,其中高度依赖前庭系统的两个条件(5 和 6)将是缺陷的。然而,我们发现双侧功能减退患者通常会有更多的困扰，直到他们开始进行具体的前庭和平衡康复治疗时。

总结

总的来说，作者认为，特别是对于患有慢性头晕和平衡障碍的患者，前庭实验室检查有助于确定诊断和治疗方法。除了所讨论的案例之外，还有一些例子，其中常规实验室检查是必不可少的。首先，在高分辨率 CT 上确定的是否存在半规管裂，是一种可能导致患者症状的开放性瘘管。在这种情况下，除了在正常中耳功能外，听力图上可能存在低频气骨导分离，使用 oVEMPs 或 cVEMPs 对提供客观量化指标非常重要。其次，怀疑患有慢性主观头晕综合征，视觉性眩晕或姿势恐惧性眩晕的患者（见第 13 章和第 30 章）需要充分利用前面提到的检查，包括评估耳石功能，以排除那些有活动性和进行性症状的神经病学基础疾病。

在诊疗中应用各种实验室检查的关键是这些检查所能提供的现实需求，以及对实验室检查结果的解读，各项检查要互相配合使用，而非孤立的，并且是在完整、细致的病史背景下开展检查。

参 考 文 献

[1] Bisdorff A, Von Brevern M, Lempert T, Newman-Toker DE(2009). Classification of vestibular symptoms: Towards an international classification of vestibular disorders. J Vestib Res, 19(1-2), 1-13.

[2] Ruckenstein MJ, Shepard NT(2000). Balance function testing-a rational approach. Oto-Laryngol Clin North Am, 33, 507-18.

[3] Stephens SD, Hogan S, Meredith R(1991). The dissynchrony between complaints and signs of vestibular disorders. Acta Oto-Laryngol, 111, 188-92.

[4] Shepard NT, Gavies S, Goldenrod N, et al. (1997). Assessment of activities of daily living in balance disorder patients—comparison to routine balance function studies and patient perceptions. Abstract midwinter ARO meeting, St Petersburg Beach, FL.

[5] Handelsman JA, Shepard NT(2008). Electronystagmography and videonystagmography, In Goebel J (Ed) Practical management of the dizzy patient (2nd ed), pp. 137-52. Philadelphia, PA: Lippincott Wil-

liams & Wilkins.

[6] Handelsman JA, Shepard NT (2008). Rotational chair testing. In Goebel J(Ed)Practical management of the dizzy patient (2nd ed), pp. 137-52. Philadelphia, PA: Lippincott Williams & Wilkins.

[7] Shepard NT (2000). Clinical utility of the motor control test (MCT) and postural evoked responses (PER). A NeuroCom® Publication Rev, 8, 3-19.

[8] Monsell EM, Furman JM, Herdman SJ, et al. (1997). Technology assessment: Computerized dynamic platform posturography, Otolaryngol Head Neck Surg, 117, 394-8.

[9] Herdman SJ, Tusa RJ, Blatt P, et al. (1998). Computerized dynamic visual acuity test in the assessment of vestibular deficits, Am J Otol, 19, 790.

[10] Jacobson GP, Newman CW, Hunter L, Balzer G (1991). Balance function test correlates of the dizziness handicap inventory, J Am Acad Audiol, 2, 253-60.

[11] Robertson DD, Ireland DJ(1995). Dizziness handicap inventory correlates of computerized dynamic Posturography, Otolaryngol Head Neck Surg, 24, 118-24.

[12] Jacobson GP, Newman CW(1990). The development of the dizziness handicap inventory, Arch Otolaryngol Head Neck Surg, 116, 424-7.

[13] Shepard NT, Telian SA (1996). Practical management of the balance disorder patient. San Diego, CA: Singular Publishing Group, Inc.

[14] Zee DS(2000). Vestibular Adaptation. In Herdman SJ(Ed)Vestibular rehabilitation, pp. 77-90. Philadelphia, PA: FA Davis Co.

[15] Jacobson GP, Shepard NT (2008). Balance function assessment and management. San Diego, CA: Plural.

[16] Leigh R, Zee D(2006). The Neurology of Eye Movements. New York: Oxford University Press.

[17] Shepard NT, Schubert M(2008). Interpretation and usefulness of ocular motility testing. In Jacobson GP, Shepard NT(Eds)Balance function assessment and management, pp. 147-70. San Diego, CA: Plural.

[18] Robichaud J, DesRoches H, Bance M(2002). Is hyperventilation-induced nystagmus more common in retrocochlear vestibular disease than in end-organ vestibular disease? J Otolaryngol, 31, 140-3.

[19] Park HJ, Shin JE, Lee YJ, et al. (2010). Hyperventi-

lation-induced nystagmus in patients with vestibular neuritis in the acute and follow-up stages. Audiol Neurootol,16,248-53.

[20] Choi KD,Kim JS,Kim HJ,et al. (2007). Hyperventilation-induced nystagmus in peripheral vestibulopathy and cerebellopontine angle tumor. Neurology, 69,1050-9.

[21] Cherchi M,Hain TC(2010). Provocative maneuvers for vestibular disorders. In Eggers DZ,Zee DS(Eds) Vertigo and imbalance:Clinical neurophysiology of the vestibular system, pp. 111-34. New York: Elsevier.

[22] Papp LA,Klein DF,Gorman JM(1993). Carbon dioxide hypersensitivity,hyperventilation, and panic disorder. Am J Psychiatry,150(8),1149-57.

[23] Minor LB, Haslwanter T, Straumann D, et al. (1999). Hyperventilation-induced nystagmus in patients with vestibular schwannoma. Neurology,53, 2158-68.

[24] Bance ML,O'Driscoll M,Patel N,et al. (1998). Vestibular disease unmasked by hyperventilation. Laryngoscope,108,610-14.

[25] Harvey SA,Wood DJ,Feroah TR(1997). Relationship of the head impulse test and head-shake nystagmus in reference to caloric testing. Am J Otol, 18,207-13.

[26] Perez P,Llorente JL,Gomez JR,et al. (2004). Functional significance of peripheral head-shaking nystagmus. Laryngoscope,114,1078-84.

[27] Angeli SI, Velandia S, Snapp H(2011). Head-shaking nystagmus predicts greater disability in unilateral peripheral vestibulopathy. Am J Otolaryngol, 32,522-7.

[28] Hall SF,Laird ME(1992). Is head-shaking nystagmus a sign of vestibular dysfunction? J Otolaryngol,21,209-12.

[29] Mandala M,Nuti D,Broman AT(2008). Effectiveness of careful bedside examination in assessment, diagnosis,and prognosis of vestibular neuritis. Arch Otolaryngol Head Neck Surg,134,164-9.

[30] Iwasaki S,Ito K,Abbey K(2004). Prediction of canal paresis using head-shaking nystagmus test. Acta Otolaryngol,124,803-6.

[31] Gananca FF,Gananca CF,Caovilla HH(2009). Active head rotation in benign positional paroxysmal vertigo. Braz J Otorhinolaryngol,75,586-92.

[32] Lee JY,Lee WW,Kim JS(2009). Perverted head-shaking and positional downbeat nystagmus in patients with multiple system atrophy. Mov Disord, 24,1290-5.

[33] Walker MF,Zee DS(1999). Directional abnormalities of vestibular and optokinetic responses in cerebellar disease. Ann N Y Acad Sci,871,205-20.

[34] Zapala DA,Olsholt KF,Lundy LB(2008). A comparison of water and air caloric responses and their ability to distinguish between patients with normal and impaired ears. Ear Hear,29,585-600.

[35] Maes L,Dhooge I,De VE(2007). Water irrigation versus air insufflation:a comparison of two caloric test protocols. Int J Audiol,46,263-9.

[36] Zangemeister WH,Bock O(1980). Air versus water caloric test. Clin Otolaryngol Allied Sci,5,379-87.

[37] Manzari L,Tedesco A,Burgess AM(2010). Ocular vestibular-evoked myogenic potentials to bone-conducted vibration in superior vestibular neuritis show utricular function. Otolaryngol Head Neck Surg, 143,274-80.

[38] Curthoys IS, Iwasaki S, Chihara Y, et al. (2011). The ocular vestibular-evoked myogenic potential to air-conducted sound: probable superior vestibular nerve origin. Clin Neurophysiol,122,611-16.

[39] Colebatch JG,Halmagyi GM(1992). Vestibular evoked potentials in human neck muscles before and after unilateral vestibular deafferentation. Neurology,42,1635-6.

[40] Welgampola MS, Myrie OA, Minor LB, et al. (2008). Vestibular-evoked myogenic potential thresholds normalize on plugging superior canal dehiscence. Neurology,70,464-72.

[41] Brantberg K,Bergenius J,Tribukait A(1999). Vestibular-evoked myogenic potentials in patients with dehiscence of the superior semicircular canal. Acta Otolaryngol,119,633-40.

[42] Brey RH,McPherson JL(2008). Technique, interpretation and usefulness of whole body rotational testing. In Jacobson GP,Shepard NT(Eds)Balance function assessment and management,pp. 281-317. San Diego,CA:Plural.

[43] Furman JM(2010). Rotational testing:background, technique and interpretation. In Eggers DZ,Zee DS (Eds)Vertigo and imbalance:Clinical neurophysiology of the vestibular system, pp. 141-9. Elsevier,

New York.

［44］ Janky K，Shepard NT(2011). ▨ ateral centrifugation：Protocol comparison. Otol ▨▨ otol，32(1)，116-21.

［45］ Aw ST，Todd MJ，Halmagyi MG(2010). Head impulse testing：angular vestibulo-ocular reflex (VOR). In Eggers DZ，Zee DS(Eds)Vertigo and imbalance：Clinical neurophysiology of the vestibular system，pp. 150-64. Elsevier，New York.

［46］ Shepard NT(1998). Caloric weakness needed to achieve a positive head thrust test. XX Barany Society Meeting，Wurzburg，Germany.

［47］ Perez N，Rama-Lopez J(2003). Head-impulse and caloric tests in patients with dizziness. Otol Neurotol，24，913-17.

［48］ Schubert MC，Migliaccio AA，Della Santina CC (2006). Modification of compensatory saccades after aVOR gain recovery. J Vestib Res，16，285-91.

［49］ Janky KL，Shepard NT(2010). Vestibular evoked myogenic potential (VEMP) testing：Normative threshold response curves and effects of age. J Am Acad Audiol，20，514-22.

［50］ Rauch SD，Zhou G，Kujawa SG，Guinan JJ，Herrmann BS(2004). Vestibular evoked myogenic potentials show altered tuning in patients with Meniere's disease. Otol Neurol，25，333-8.

［51］ Shepard NT，McPherson JP(2011). Sensitivity/specificity performance of VEMP threshold response curves in identification of Ménière's syndrome. Oral presentation，American Balance Society Annual Meeting，March，Scottsdale，AZ.

［52］ Goebel JA，Tungsiripat N，Sinks B，Carmody J (2006). Gaze stabilization test：A new clinical test of unilateral vestibular dysfunction. Otol Neurol，28，68-73.

［53］ Allum JHJ，Shepard NT(1999). An overview of the clinical use of dynamic posturography in the differential diagnosis of balance disorders. J Vestib Res，9，223-52.

［54］ Shepard NT(2008). Interpretation and usefulness of computerized dynamic posturography. In Jacobson GP，Shepard NT(Eds)Balance function assessment and management，pp. 359-78. San Diego，CA：Plural.

［55］ Shepard NT，Janky K(2008). Background and technique of computerized dynamic posturography. In Jacobson GP，Shepard NT(Eds)Balance function assessment and management，pp. 339-57. San Diego，CA：Plural.

［56］ Shepard NT，Telian SA，Niparko JK，Kemink JL，Fujita S(1992). Platform pressure test in identification of perilymphatic fistula. Am J Otol，13(1)，49-54.

［57］ Staab JP，Ruckenstein MJ(2007). Expanding the differential diagnosis of chronic dizziness. Arch Otolaryngol Head Neck Surg，133，170-6.

第 **15** 章

眩晕及迷路疾病影像学

原文作者: M. Radon and T. A. Yousry
DOI:10.1093/med/9780199608997.003.0015
中文翻译: 张征宇　毛永征　张梦露　**审校:** 祁晓媛　王海涛　**终审:** 杨本涛

引言

眩晕是一种常见的症状,急性眩晕的终身患病率约为 7%,其中需要紧急治疗的病例约占 3.5%。由于其误诊率相对较高并且存在严重的潜在疾病(卒中)的风险,因此需要临床和影像学的仔细评估。

影像学技术

用于迷路结构成像的技术主要包括计算机断层扫描(computed tomography,CT)和磁共振成像(magnetic resonance imaging,MRI)。实际上,这两种影像方法是互补的,而非相互替代。CT 的优势在于对骨迷路的评价,且空间分辨率非常高。现代多层螺旋 CT 可常规提供亚毫米各向同性图像,适用于进行多平面重建。由于 CT 可清晰显示骨质细节,因此成为评价中耳病变的首选检查方法。然而,虽然 CT 能清晰显示骨质细节,但其软组织显影不足。尤其是在面神经和前庭蜗神经病变的诊断中,由于这些神经结构不能被直接显示,因此 CT 的作用有限,但可以通过关注内听道管径的改变,从而对神经进行间接评价,如缓慢生长的肿瘤可造成内听道管径增宽,神经的发育不良可表现为内听道管径狭窄。

MRI 的优势在于对软组织的评价,尤其是前庭蜗神经和脑干。用于脑干成像的最佳序列是高分辨 T2 快速自旋回波序列或 T2 * 加权序列(梯度序列)。在前庭蜗神经和迷路结构的成像中,通常使用脑脊液对比分辨率高的三维(three-dimensional,3D)序列成像方法。Casselman 等最早使用了三维稳态构成干扰序列(constructive interference in the steady state,CISS),使得对前庭蜗神经的观察效果有了显著的提升。此后,一系列类似于 CISS 的序列陆续出现,如驱动平衡序列和快速稳态进动平衡序列(fast imaging employing steady state acquisition,FIESTA)。这些序列提供了良好的对比度和空间分辨率(3T 扫描仪甚至达到 0.5mm),使得对面神经和前庭蜗神经脑池段及迷路的观察效果达到最佳,也使得这一检查方法成为当前评估第Ⅲ-Ⅶ对脑神经的标准。尽管如此,对微小迷路结构的成像要求很高,需要选择最合适的设备,与 1.5T 磁共振相比,3.0T 的设备可提供更高的信噪比,显著提高图像质量,可获得半规管、耳蜗蜗轴及第Ⅶ/Ⅷ对脑神经的清晰影像。由于膜迷路结构微小,对其内部结构进行直接成像几乎不可能,大部分成像方法均不能显示内淋巴囊的液体信号。但使用合适的序列,3T 扫描仪,可能显示椭圆囊斑。

有报道,包括三维液体衰减反转恢复序列(3D fluid attenuated inversion recovery,3D-FLAIR)在内的其他序列在血-迷路屏障损害的评价中伪影较少,敏感度较高。

虽然高分辨率技术适用于评价周围性眩晕,但在怀疑中枢性眩晕时不能忽略对脑实质的评价。在急性眩晕中,椎-基底动脉卒中是重要的鉴别诊断。如果临床怀疑中枢性疾病,应进行颅脑

CT 和（或）MRI 检查。对怀疑有脑梗死的病例，具有高敏感度的 MRI 弥散加权成像（diffusion-weighted imaging，DWI）是首选方法。

尽管神经影像学可检查出与眩晕有关的多种病变，但正如研究所示，影像检查的临床价值依赖于患者的选择及所怀疑的临床诊断。除急性眩晕患者伴有较高血管性风险、出现相关听力下降或其他临床怀疑存在如脑神经受损等中枢神经系统或侵袭性病变外，对于大多数的眩晕病例，影像学并不是常规推荐的方法。然而，即使参照指南进行影像学筛查，影像检查的获益率仍然很低（大约为现代标准的 2%）。考虑到高质量成像技术，特别是 MRI 不会造成电离辐射的危害，以及目前缺乏其他类似的精确诊断方法，这一诊断结果尚可被接受。

前庭系统影像解剖

概述

前庭系统起自外周迷路，内包含初级感觉上皮及其感觉毛细胞，前庭神经从此处发出进入脑干，终止于前庭核团。前庭核团与小脑及其他脑干核团间有复杂的联系。并且，它们还存在上升传出纤维投射至丘脑腹后核复合体，然后投射至顶-岛叶皮质。为了对此通路的每一部分进行恰当的检查，需要复杂的技术。

迷路

迷路可分为膜迷路和骨迷路。膜迷路为内淋巴液充填的结构，形成许多相互连通的空腔，其内包含感觉上皮。膜迷路被外淋巴液包绕，外淋巴液位于骨迷路内，其为与膜迷路对应的一套管腔。

迷路包含三个主要区域：前庭、半规管和耳蜗。前庭为中心结构，位于中耳腔内侧。三个半规管分别在两端与前庭相通。水平、后及前半规管互相垂直排列，位于前庭外上方。高分辨多层螺旋 CT 可清晰显示主要结构（图 15.1）。

目前，对内淋巴及外淋巴直接成像的影像技术还不能满足临床需要。使用三倍剂量的钆-对比增强剂可使外淋巴显像，通过鼓室内注射造影剂可使内淋巴成像。然而随着对大剂量钆-造影剂的不良反应的日益认识，以及鼓室注射为有创性检查，使其不能进行临床常规应用。

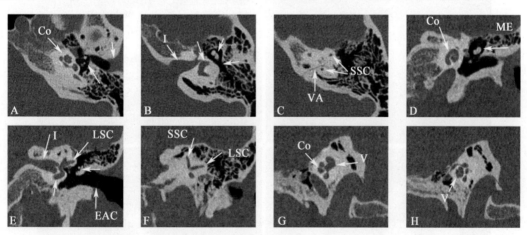

图 15.1　横断面（A-C）、冠状面（D-F）、矢状面（G、H）为左侧颞骨岩部
　Co. 耳蜗；EAC. 外耳道；I. 内听道；LSC. 水平半规管；ME. 中耳腔；SSC. 前半规管；V. 前庭；VA. 前庭导水管。

前庭神经

初级前庭神经元为双极神经元，细胞体位于内耳道内的 Scarpa 神经节。Scarpa 神经节包含两部分，二者被狭窄的峡部分隔，分别形成前庭神经的上、下支。前庭神经上支接受来自前半规管及水平半规管的信号传入，下支接受来自后半规管的传入。两个分支均位于内听道（internal auditory canal，IAC）后部，随后与蜗神经融合形成前庭蜗神经，进入脑干。

IAC 内的神经在 MRI 水成像序列上显示最佳,如 CISS 3D 技术(图 15.2)。由于 3T MRI 高空间分辨率有助于区分神经分支,因此其成像优于 1.5T(图 15.3)。

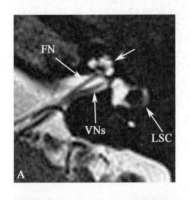
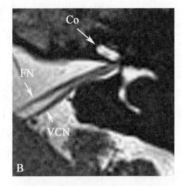
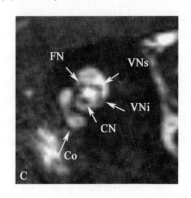
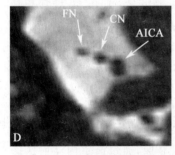
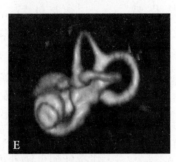

图 15.2　左侧内听道 3T 磁共振 3D CISS 序列,横断面(A,B),矢状面(C,D),原始数据重建 3D VR 显示了膜迷路的形态(E)

AICA. 小脑下前动脉;Co. 耳蜗;CN. 蜗神经;FN. 面神经(Ⅶ);LSC. 水平半规管;VCN. 前庭蜗神经(Ⅷ);VNi. 前庭神经下支;VNs. 前庭神经上支。

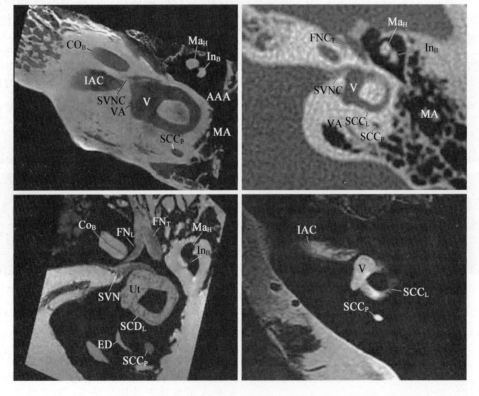

图 15.3　这些不同设备横断面图像可清晰显示前庭(V)和椭圆囊(Ut)与内听道及前庭上神经(SVN)/前庭上神经管(SVNC)间的关系

上左—体外微型 CT。上右—活体多层螺旋 CT。下左—体外 9.4T 显微 MR。下右—活体 3T MR。图片引自 Lane 和 Witte。

脑干核团及神经束

脑干核团

前庭神经轴突主要终止于脑干内的内、下及上前庭核。前庭外侧核只接收一小部分初级传入纤维；因此，它之前一直被描述为小脑功能核团。少量神经纤维通过前庭小脑束直接投射至小脑绒球小结叶（flocculonodular lobe，FNL）。前庭核团同时也接收来自小脑（主要为 FNL 和顶核）、脑干其他不同核团、脊髓及中脑核团的传入。

前庭神经核位于第四脑室底部的脑桥-延髓连接区，其中较大的前庭外侧核向上延伸进脑桥。在 1.5T 及 3T 设备上不能直接观察到前庭神经核。可推测前庭区位于下橄榄核水平延髓至第四脑室的一个膨胀性投射区。然而，高场强 MRI 对尸体标本的显微成像可以显示前庭神经核（图15.4）。

在临床工作中，T2 加权快速自旋回波序列亦可对脑干进行成像。应该注意的是水成像序列，如 CISS 3D，对脑实质显示不佳。

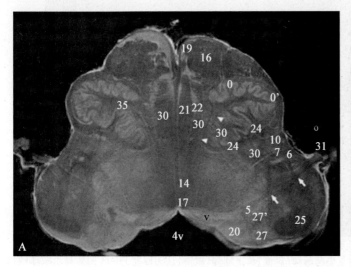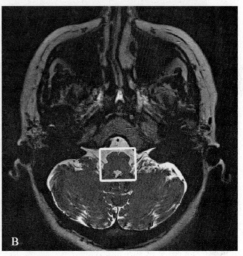

图 15.4 经延髓中部背侧副橄榄核及前庭核团水平的横断面图像

（A）尸体标本（来自 Naidich 等）9.4T MRI 图像；26. 前庭内侧核；27. 前庭外侧核；4v. 第四脑室；17. 内侧纵束。（B）使用 3T 临床设备（3D CISS）的同一层面。方框区内显示的为图 A 中的区域。前庭核团的显示范围局限于延髓背侧的隆突区。

神经束

脑干内包含一系列与不同脑干核团、小脑、中脑及脊髓相连的白质神经束，其中一部分与前庭系统有关。内侧纵束（medial longitudinal fasciculus，MLF）为一对白质神经束，位于脑干中央，其内包含多条的独立的传导通路，这些传导通路连接眼球运动神经核（第Ⅲ、Ⅳ、Ⅵ对脑神经）及其他的脑干、脊髓及小脑众多核团。MLF 内包含前庭-眼球运动纤维束，将前庭核团的神经信号传至眼球运动核团，形成前庭-眼反射。内侧纵束另外还包含来自小脑绒球小结叶及头颈部本体感受器的纤维束，其传入信号共同完成凝视运动。MLF 损伤的典型表现为核间性眼肌麻痹（internuclear opthalmoplegia，INO），原因是与眼球运动核团相关的传导通路中断。该病变的特征性表现为由于同

侧眼内收功能受损导致共轭凝视紊乱及对侧分离性眼震。这种症状的出现是提示存在中枢性病变的有价值征象。脑干内 MLF 位于接近脑桥背侧中线区，自脑桥基底部延伸至被盖区（见图 15.4）。同前庭神经核一样，MLF 在常规影像检查中不能单独识别，其位置需从大体解剖中进行推测。

前庭丘脑投射系起自前庭神经核，投射至丘脑腹后内侧核及外侧膝状体（lateral geniculate nucleus，LGN）。LGN 是视觉通路的主要中转站，这种多模态感觉整合也许可以解释有意识的知觉性眩晕的某些方面。

小脑

前庭小脑由 FNL 和小脑蚓部（小舌和蚓垂）共同构成。从生物进化角度，小脑的这一区域最

为古老。它通过对近端肌肉及肢体伸展的控制使身体保持平衡。

　　FNL接受来自前庭迷路的直接传入,同时传出至前庭核团。在图像上很容易观察到FNL,尤其是其外侧绒球部分,表现为小脑向桥小脑角(cerebellopontine angle,CPA)的小突起(图15.5)。

　　小脑蚓部接收通过脊髓传导的来自躯干和颈

部的本体感觉输入、视觉输入(通过皮质-脑桥-小脑通路)、来自眼运动核团的眼外肌输入及前庭神经核输入。小脑蚓部的这种整合功能确保了眼球运动的平稳跟踪。小脑蚓部传出纤维通过顶核,投射至前庭神经核(自此达前庭脊髓束通路)、网状脊髓通路、丘脑的上下丘、腹后外侧核及腹外侧核。蚓部可被看作为小脑中线区的独立区域(图15.5)。

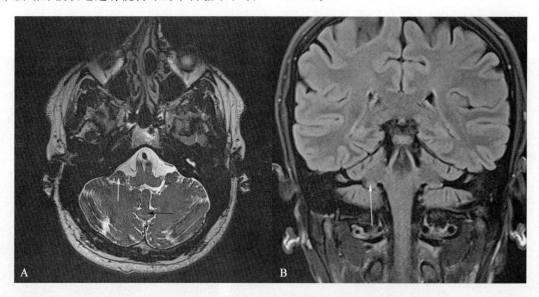

图 15.5　(A)经延髓及小脑的横断 CISS 图像,显示了小脑绒球(白箭)及下蚓部(黑箭);(B)冠状 FLAIR 图像显示绒球(箭)

皮质区

　　初级前庭皮质首先在非人类灵长类动物中被描述。临床研究以患有急性病变表现为前庭症状的患者为基础,为人类具有一个类似的区域提供了最初的证明。早期核素功能成像研究提供了确切证据。最近,Eickhoff 等进行了一项详细的功能磁共振成像(functional MRI,fMRI)和细胞结构学分析,将初级前庭皮质定位于顶盖后区(图15.6)。

影像病理学

影像技术的选择

　　影像技术的选择依赖于临床需求及病变所在的可能区域。在周围性病变中,影像学重点关注迷路及前庭神经。如果病变可能与骨质有关,如已知的中耳病变,如感染、胆脂瘤、外伤或骨原发

病变,CT 是首选检查方法。然而在有眩晕症状的人群中,这些病变只是占少数。针对原因不明的眩晕患者,通常首选的检查方法为 MRI,因为高分辨 MRI 对神经及膜迷路能清楚显示。在中枢性病变中,需要对全脑进行成像,推荐使用 MRI。

周围性病变

迷路

　　先天畸形:眩晕及感音神经性聋(sensorineural hearing loss,SNHL)是迷路先天畸形的常见症状。通常在儿童期发病,轻者可一直到青年才出现症状。

　　大前庭导水管综合征是最常见的先天畸形,通常表现为进行性 SNHL 伴前庭功能障碍,也常伴发迷路的其他畸形。在 CT 和 MRI(3D CISS 或平衡序列)图像上易于辨认(图15.7)。根据高分辨率CT正常人群测量数值,前庭导水管中点

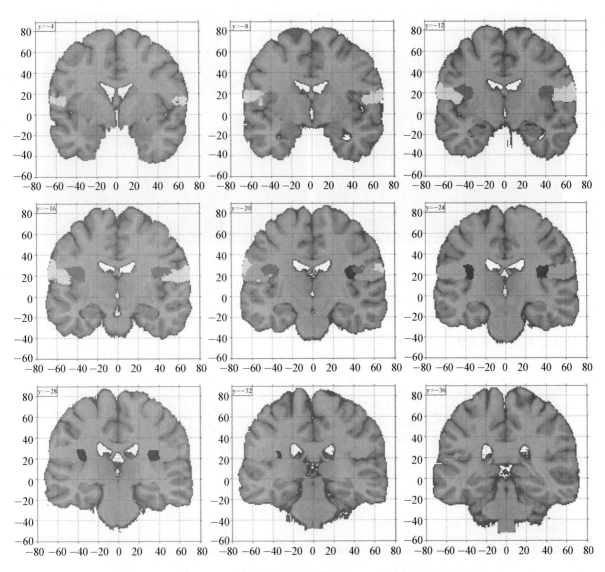

图 15.6　细胞结构最大概率图显示顶盖区四处细胞结构区的位置

标为蓝色的 OP2 区已确认为与初级前庭皮质定位最密切的区域。图片引自 Eickhoff 等。

处直径＞1mm 或开口处直径＞2mm 即可提示扩大。后半规管与前庭导水管直径相近，也可作为便捷的参考依据。

内淋巴积水：在内淋巴积水中，由于内淋巴囊内的内淋巴液吸收障碍导致内淋巴系统压力增高，随后导致内淋巴间隙增宽。分为先天性、获得性及特发性三型。先天性迷路及耳蜗畸形，一些获得性因素，如外伤、感染，可通过 CT 及 MRI 进行评价。然而众所周知的特发性类型-梅尼埃病却没有特异的影像异常表现，因此影像学检查的作用在于排除诊断。偶尔可观察到内淋巴囊强化，可能与潜在的炎性过程有关，尤其是病毒感染。

半规管裂及外淋巴瘘：管裂指前庭系统与周围结构间存在异常连接，连接区存在骨质缺损，通常位于前半规管（图 15.8）。这种异常沟通破坏了内耳正常的液体动力学，尤其是异常的压力传导，导致由噪声（Tullio 现象）、耳腔内压力改变或 Valsalva 动作引发阵发性眩晕、振动幻视的典型临床表现。虽然前半规管裂一般在成年期出现症状，但被认为是一种发育异常状态，因为这种改变直到硬脑膜或残存骨质异常足可引起压力的传导前，可一直保持无症状。水平半规管裂较少见，一般和慢性中耳炎及胆脂瘤有关。后半规管裂十分

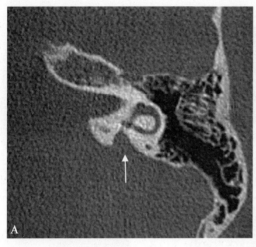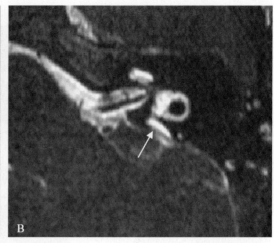

图 15.7　大前庭导水管综合征

（A）左侧颞骨岩部横断面 CT 显示前庭导水管扩大；（B）另一患者左侧颞骨岩部横断面 MRI CISS 图像，证实前庭导水管内存在液体信号（箭）。CT 可提供骨结构高分辨率图像，既可诊断管裂，亦可诊断外淋巴瘘（图 15.8）。其敏感性及特异性主要依赖于设备性能。0.5mm 层厚可获得较好的诊断信息，层厚 1mm 阳性预测值较低。

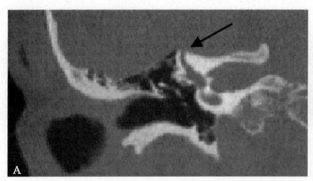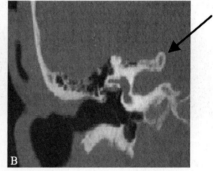

图 15.8　前半规管裂—右岩骨冠状面 CT

（A）可看到前半规管达岩骨上缘（箭）；（B）前半规管表现为骨内浅凹陷，无骨质覆盖（箭）。

罕见，可与前半规管裂同时存在。外淋巴瘘是外淋巴间隙与中耳间存在异常沟通，可导致类似于管裂的临床症状。病因包括外伤、胆脂瘤及中耳手术史，也包括更微小的异常，如镫骨底板异常及气泡。

迷路炎：迷路炎指累及膜迷路的炎性过程。病毒感染最为常见，也可由细菌感染、自身免疫性改变及外伤后并发症造成。可继发于胆脂瘤的外淋巴瘘，瘘管为感染进入迷路提供了潜在通路。因此，在中耳病变可能存在并发症时，CT 起到一定作用。

在 MRI 上，迷路炎可表现为 T1WI 信号略高于脑脊液，T2WI 信号低于脑脊液，在 FLAIR 上呈高信号。急性期增强后可见迷路强化。这些影像表现可提示迷路炎，但无特异性。炎性病变的后遗症为纤维化和钙化，称为骨化性迷路炎（图 15.9）。如果存在骨化性迷路炎，由于迷路液体的消失而被纤维化或钙化组织替代，增强后无强化，FLAIR 信号变为正常。用于诊断迷路炎的 MRI 成像序列应包括高分辨 T1WI（增强/不增强）及 T2WI、以 IAC 为中心的 3D CISS 序列。

迷路肿瘤：迷路内神经鞘瘤是起源于迷路（通常为耳蜗）的良性肿瘤（图 15.10）。迷路内神经鞘瘤一直被认为十分罕见，准确发病率不清。然

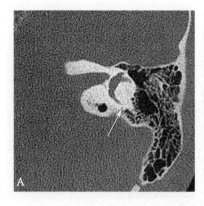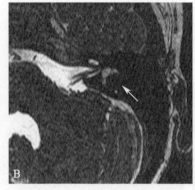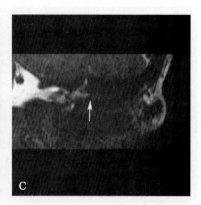

图 15.9　骨化性迷路炎

（A）CT 横断面显示水平半规管被高密度钙化物质替代。横断面 3D CISS（B）和冠状面重建（C）显示水平半规管正常液体信号消失（箭）。

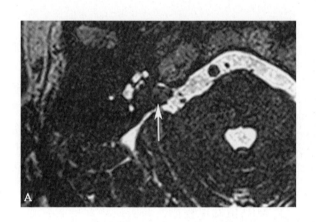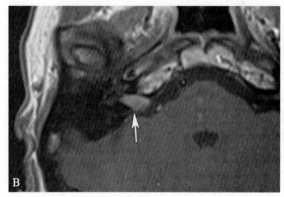

图 15.10　管内段前庭神经鞘瘤

（A）横断面 3D CISS。IAC 内正常脑脊液信号消失（箭），符合肿瘤表现；（B）增强后横断面 T1WI。IAC 内软组织可见强化，可更准确评价病变大小。

而，在高分辨率图像中其检出明显增加，有统计基于 MRI 其发生率达 0.4％。迷路内神经鞘瘤在 MRI 上显示清晰，表现为 T2WI 或 CISS 序列上膜迷路内充盈缺损。和其他神经鞘瘤一样，增强后明显强化。MRI 检查序列应包括以 IAC 为中心的 3D CISS 序列及高分辨 T1WI（增强/不增强）。

桥小脑角区

多种病变会累及 CPA，肿瘤、肉芽肿、炎性病变、血肿、胆固醇性肉芽肿及淋巴和血管畸形都常有报道。

CPA 病变绝大多数为前庭神经鞘瘤，然后依次为脑膜瘤（6％）和表皮样囊肿（5％）。

前庭神经鞘瘤：前庭神经鞘瘤是起自于 IAC 的最常见肿瘤，常常也叫作听神经瘤，不过这里用词不当，因为绝大多数起源于前庭神经。40 岁以上好发，年发生率大约 1/100 000 人。

MRI 对于这些病变的发现和随访非常有价值，高分辨 3D CISS 能发现小的管内病变，并辨别小肿瘤起源于哪根神经。增强 T1WI 是影像检查的金标准。由于它能清楚显示病变的边界和评估大小，所以对于病变的随访尤其重要。

此外，影像学对于制订手术计划也同样重要；若肿瘤与耳蜗明显分开，外科医师可采用保听力的术式；对于有较高风险术后耳聋的患者，外科医师应选择经迷路的术式（图 15.11）。

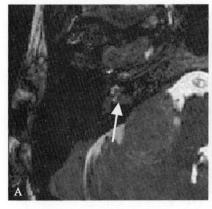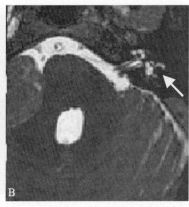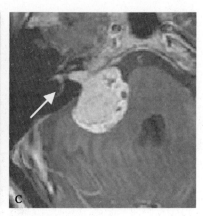

图 15.11　前庭神经鞘瘤累及迷路

（A）右岩骨层面轴位 CISS。CPA 可见一大前庭神经鞘瘤。但是，在膜迷路内，包括前庭和耳蜗基底周，未见正常的液性信号（箭）。（B）同一患者左岩骨层面轴位 CISS 做对比。膜迷路内可见正常液性信号。（C）增强后轴位 T1WI 显示外侧半规管内强化的软组织影，符合迷路内肿瘤。

由于该病发病率低，在 SNHL 患者中筛查前庭神经鞘瘤时，单独使用 CISS 或等效序列，花费更低，可能同样有效。

脑膜瘤：起源于蛛网膜颗粒的帽状细胞。绝大多数为良性（WHO 1 级），5%～7% 为良性非典型，1%～3% 表现明显恶性。大约 2% 的脑膜瘤累及 CPA。

CISS 和增强后 T1WI 都容易发现脑膜瘤，由于脑膜瘤通常明显强化，增强后影像会更敏感，因此增强后 T1 对于其随访同神经鞘瘤一样是理想序列。脑膜瘤确实有好几个便于识别的影像特征：肿瘤附着于脑膜，因而与岩骨表面形成钝角，强化的脑膜尾征；钙化（见于 CT）；富血供（瘤内多发血管流空影）。

表皮样囊肿：是先天性病变，起源于包含复层扁平上皮的外胚层的残留组织。尽管为先天性病变，但其发病高峰年龄为 20—50 岁。

MRI 对于颅内表皮样囊肿的诊断非常准确。病变特征为 T1WI 低信号，T2WI 等或稍高于脑脊液信号，其内也可包含一些其他结构，尤其 FLAIR 序列呈现为不均匀信号。这些表现同蛛网膜囊肿相似。但是，明显不同的是 DWI 为高信号，反映弥散受限，在大多数病例中为其唯一特征性征象。这一特征在影像随访中也是有用的。

CPA 肿瘤 MRI 检查方案除了常规颅脑序列（T1W，T2W/FLAIR），还应包括高分辨 T1W（±增强），T2W；若病变小，还应有 CPA 为中心的 3D CISS 序列。若怀疑表皮样囊肿，还应该增加 DWI，增强 T1W 没有必要。

表面铁沉积征：这种罕见综合征是由于中枢神经系统实质表面的慢性铁沉积所致。最多报道的原因是由于动静脉畸形，硬脑膜动静脉瘘，外伤或医源性静脉结构损伤所致的慢性蛛网膜下腔出血。该综合征包括几个关键的症状，最多见的 SNHL，共济失调，锥体束征。

MRI 能发现特征性脑实质表面的含铁血黄素所致 T2WI 低信号环。尤其需要强调，使用 T2＊WI 或 SWI（磁敏感加权像）会显著增加上述特征性征象的敏感性（图 15.12）。MRI 是常用的诊断方法，甚至在脑脊液检查正常情况下。影像检查方案应包括脑 T1W，T2W，和 T2＊W 或 SWI。

炎性和肉芽肿性病变：多种肉芽肿性病变可以累及 CPA。岩骨尖炎（Gradenigo 综合征）能引起局部脑膜炎，MRI 表现为脑膜的增厚和强化。若累及 IAC，可导致听觉或前庭症状。

一些病原微生物会直接累及前庭蜗神经，尤其带状疱疹（Ramsay-Hunt 综合征），梅毒，莱姆病。常见影像表现为脑膜和（或）第 Ⅶ／Ⅷ 对神经的局部强化，尽管迷路强化在 Ramsay-Hunt 综合征也有报道。

影像检查方案包括脑 T1WI（±增强），T2WI/FLAIR 序列和 CPA 的专用序列。

血管压迫：近年来，人们对前庭阵发症的认识逐渐加深，表现为阵发性眩晕，运动不耐受，耳聋，

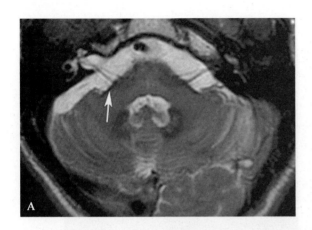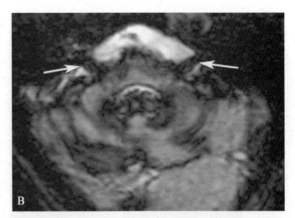

图 15.12　一位 80 岁表面铁沉积症男性患者,表现为进行性不稳,共济失调不平衡,双侧感音神经性聋
(A)轴位 T2WI 示小脑中脚上的铁沉积环(箭)。(B)轴位 T2 * WI 对含铁血黄素显示更敏感。低信号铁沉积在小脑中脚和小脑镰显示非常清楚。也证实Ⅶ/Ⅷ神经复合体受累(箭)。

常对抗惊厥治疗反应良好,原因在于神经血管压迫,与三叉神经痛、舌咽神经痛、偏侧面肌痉挛的神经血管压迫诊断相同。偶尔,也有报道类似症状是由其他病变压迫神经所致,比如蛛网膜囊肿。

最近有研究报道了该病的 MRI 典型表现,ICA 内显示血管环。但是,应该指出的是,血管环在 30%的健康对照组人群中也可被发现。该征象在 3D CISS 序列显示最好。

中枢疾病

卒中

眩晕是小脑卒中的一个常见症状,有研究报道,高达 87%小脑半球卒中的患者出现眩晕。

颅内动脉主干或大分支阻塞,通常引起一组典型临床综合征。然而,小的、非分水岭区小脑梗死也能引起包括眩晕在内严重症状,但或许并不包括已知一系列典型临床症状。

椎-基底动脉卒中影像学:若怀疑卒中,应尽可能快地行影像学检查。由于 CT 检查比较方便,在大多数中心首选 CT 检查。尽管 CT 对排除急性颅内出血非常好,但其对颅后窝,尤其小的梗死的敏感性较低。由于颅底致密骨所致的伪影,颅后窝 CT 图像质量有时较差。

CTA 作为 CT 平扫的补充,能显示颅外动脉和颅内动脉大分支,包括小脑后下动脉(posterior inferior cerebellar arteries,PICA)、小脑前下动脉(anterior inferior cerebellar arteries,AICA)和小脑上动脉(superior cerebellar arteries,SCA)主干。但那些更小动脉的分支常因为太小而显示不清。

MRI 对发现梗死非常敏感,尤其是 DWI;DWI 能显示 30min 内发生的梗死,接近 100%的敏感度。DWI 在现代设备上能很快(<60s)完成,因此不会增加 MRI 检查的花费和资源需求。对于血管的评价,磁共振血管成像(MR angiography,MRA)是 CTA 的替代方法。虽然 CT 可用性强,常作为最初的影像检查方法,但对于临床怀疑卒中而 CT 显示阴性的患者,MRI 应作为补充的检查方法。

眩晕可以见于几种典型的后颅窝血管综合征;特别是由于 PICA 所致的延髓外侧综合征和 AICA 区域的梗死。

在 PICA 梗死病例,眩晕可能是由脑干前庭神经核受损所致(图 15.13),也可能由 FNL 梗死所致。在这些情况下,可能发生"假-急性外周前庭病"现象,被认为是由于中枢前庭通路非常早期的损伤所致。

出血性卒中:颅后窝出血大约占颅内出血的 10%,常常表现有眩晕。在这种可能威胁生命的情况下,首选 CT 检查。

血管炎综合征:常累及前庭的炎性综合征包括 Cogan 和 Susac 综合征。

Cogan 综合征常累及眼和听觉前庭,眼部发生间质性角膜炎,有时伴有结膜炎,结膜下出血,虹膜炎;耳部表现 6 个月内进行性听力下降;偶尔

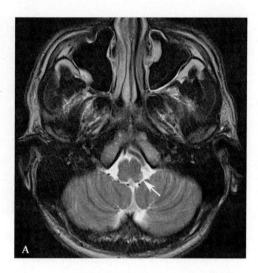
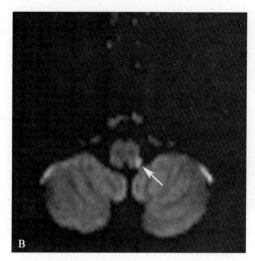

图 15.13 (A)怀疑梗死引起突发性眩晕患者的 T2WI MRI,延髓左侧可见高信号(箭);(B)DWI 显示左侧
延髓高信号(箭),与图 B 相对应的病变部位,ADC 图上显示弥散受限(未提供图片)

伴心血管系统受累。该病急性期,MRI 表现为膜迷路的异常强化,慢性期显示迷路腔骨化。

Susac 综合征(视网膜耳蜗脑病相关微血管病)是一种罕见血管炎,累及视网膜、耳蜗和脑的小动脉。该病呈现一个复发-缓解的过程,从而引起不同症状,包括视力丧失、听力丧失和脑病。其特征性 MRI 表现为幕上脑白质病变,累及胼胝体、深部灰质和颅后窝。除了累及胼胝体中心而不是其隔界面,其他表现与脱髓鞘相似。

此外,许多系统性炎性综合征与听觉前庭综合征有关,如系统性红斑狼疮、白塞病、变应性肉芽肿性血管炎、韦格纳肉芽肿及巨细胞性动脉炎。

偏头痛性眩晕:眩晕是偏头痛患者的常见症状,据报道高达 77%。但是,其发生的病理生理学机制尚不明确。偏头痛性眩晕的诊断标准包括反复发作的中或重度的前庭症状,已确诊偏头痛,偏头痛和眩晕同时发生,排除其他诊断。

大多数偏头痛患者神经影像学表现正常。有文献报道在 MRI 上脑白质高信号病变的发生率增加,小脑梗死的发生率也增加。

其他中枢疾病:除了已经描述的相对特定综合征;由于其位置的原因,任何累及前庭通路、小脑或岛叶皮质的中枢神经系统疾病都会引起眩晕症状。更多系统性炎性疾病、脱髓鞘、肿瘤性疾病(原发和继发),以及种种其他疾病都是潜在原因(图 15.14)。

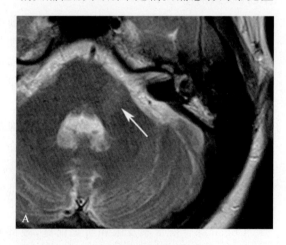
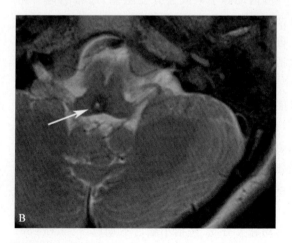

图 15.14 (A)一位多发性硬化患者显示左侧小脑中脚脱髓鞘病变(箭);(B)另一位延髓海绵状血管瘤患者显示特征性的低信号含铁血黄素环和中央高信号(箭)

特定的临床症状及相关影像检查方案

急性眩晕

急性眩晕(尤其突发性眩晕)可能是由中枢缺血引起,即使缺乏梗死的其他临床表现,也应该检查中枢疾病。外周的原因包括迷路炎、前庭神经炎,但是急性表现可以来自于几乎所有原因,包括CPA 疾病。

对于孤立性急性眩晕患者,应该做全脑(T2WI,T1WI,DWI),IAC 和 CPA(3D CISS 或类似序列)的影像学检查。

中枢性眼震

下跳性眼震(downbeat nystagmus,DBN)是最常见的原位凝视性眼震,被认为 FNL 损伤所致,多见于 Chiari 畸形、小脑变性,而较少见于多发性硬化。因此,MRI 检查方案如下:除了常规脑序列(T1WI、T2WI 和 FLAIR)外,还应包括矢状和(或)冠状位相关序列,以评价小脑的位置和体积。

位置性眼震和眩晕

良性阵发性位置眩晕(benign paroxysmal positional vertigo,BPPV)是最常见的体位性眩晕综合征。BPPV 影像学上通常无异常发现,因此检查目的主要用来排除其他疾病。但是,一项研究表明,很大一部分难治性 BPPV 患者显示半规管异常(狭窄和闭塞)。

前庭阵发症

前庭阵发症是一种少见原因的体位性眩晕。3D CISS 或类似序列能显示神经血管压迫-血管环。

体位性 DBN 是原位凝视时无眼震的一种偶发 DBN 表现,中枢神经系统异常多见,尤其是多系统萎缩和小脑变性,但 Chiari 畸形不常见。但是,在一项研究中发现 25％病例是特发性,尽管有些患者有中耳和迷路异常。

双侧前庭功能障碍

双侧前庭功能障碍(BVF)是一种相对少见的失衡、失稳和振动幻视的原因。文献报道的病因包括抗生素毒性、自身肿瘤性病变(双侧听神经瘤、颅底肿瘤、柔脑膜转移)、小脑变性、脑神经或外周神经病变、脑膜炎后遗症。影像学检查方案除了包括颅脑常规方案(T1WI,T2WI,FLAIR)及矢状位 T1WI,还应包括 IAC/CPA 方案(3D CISS 或类似序列)。

结论

目前高分辨 CT 和 MRI 能清晰地显示迷路、CPA 和中枢神经系统解剖,并能识别多种疾病。尽管大多数眩晕患者影像学表现正常,但是影像学在许多疾病诊断和随访中确实发挥着不可替代的作用

参 考 文 献

[1] Neuhauser HK, von Brevern M, Radtke A, et al. (2005). Epidemiology of vestibular vertigo: A neurotologic survey of the general population. Neurology,65(6),898-904.

[2] Crespi V(2004). Dizziness and vertigo: an epidemiological survey and patient management in the emergency room. Neurol Sci,25(Suppl 1),S24-25.

[3] Lawson J, Johnson I, Bamiou DE, Newton JL (2005). Benign paroxysmal positional vertigo: clinical characteristics of dizzy patients referred to a falls and syncope unit. OJM,98,357-64.

[4] Salzman KL,Davidson HC,Harnsberger HR,et al. (2002). Dumbell schwannomas of the internal auditory canal. AJNR Am J Neuroradiol,22,1368-76.

[5] Casselman JW, Kuweide R, Deimling M, et al. (1993). Constructive interference in steady state-3DFT MR imaging of the inner ear and cerebellopontine angle. AJNR Am J Neuroradiol, 14, 47-57.

[6] Yousry I,Camelio S,Schmid UD,et al. (2000). Visualization of cranial nerves I-XII: value of 3D CISS and T2-weighted FSE sequences. Eur Radiol, 10(7),1061-7.

[7] Lane JI,Ward H,Witte RJ,et al. (2004). 3-T ima-

ging of the cochlear nerve and labyrinth in cochlear-implant candidates:3D fast recovery fast spin-echo versus 3-D constructive interference in the steady state techniques. AJNR Am J Neuroradiol,25,618-22.

[8] Lane J,Witte RJ,Bolster B,et al. (2008). State of the art:3T Imaging of the membranous labyrinth. AJNR Am J Neuroradiol,29,1436-40.

[9] Naganawa S,Nakashima T(2009). Cutting edge of inner ear MRI. Acta Oto-Laryngol,2009 129:15-21.

[10] Gizzi M,Riley E,Molinari S(1996). The diagnostic value of imaging the patient with dizziness. A Bayesian approach. Arch Neurol,53(12),1299-304.

[11] Vandervelde C,Connor SEJ(2009). Diagnostic yield of MRI for audiovestibular dysfunction using contemporary referral criteria:correlation with presenting symptoms and impact on clinical management. Clin Radiol,64(2),156-63.

[12] Naganawa S,Koshikawa T,Nakamura T,Fukatsu H,Ishigaki T,Aoki I(2003). High-resolution T1-weighted 3D real IR imaging of the temporal bone using triple-dose contrast material. Eur Radiol,13,2650-8.

[13] Fiorino F,Pizzini FB,Beltramello A,Barbieri F (2011). MRI performed after intratympanic gadolinium administration in patients with Meniere's disease:correlation with signs and symptoms. Eur Arch Otorhinolaryngol,268(2),181-7.

[14] Thomsen H(2009). Nephrogenic systemic fibrosis: history and epidemiology. Radiol Clin North Am,47 (5),827-31.

[15] Nieuwenhuys R,Voogd J,van Huijzen C(2008). The Human Central Nervous System. New York: Springer.

[16] Fisbach F,Müller M,Bruhn H(2009). High-resolution depiction of the cranial nerves in the posterior fossa(N III-N XII) with 2D fast spin echo and 3D gradient echo sequences at 3. 0 T. Clin Imaging,33 (3),169-74.

[17] Lopez C,Blanke O(2011). The thalamocortical vestibular system in animals and humans, Brain Research Reviews,67(1-2),119-46.

[18] Brandt T,Dietrich M. The vestibular cortex. Its locations,functions and disorders. Ann NY Acad Sci 1999. 871:297-312.

[19] Eickhoff SB,Weiss PH,Amunts K,Fink GR,Zilles K(2006). Identifying human parieto-insular vestibular cortex using fMRI and cytoarchitechnoic mapping. Hum Brain Mapp,27(7),611-21.

[20] Madden C,Halsted M,Benton C,et al. (2003). Enlarged vestibular aqueduct syndrome in the pediatric population. Otol Neurotol,24,625-32.

[21] Berrettini S,Forli F,Bogazzi F,et al. (2005). Large vestibular aqueduct syndrome:audiological, radiological,clinical,and genetic features. Am J Otoaryngol,26,363-71.

[22] Vijayasekaran S et al. (2007). When is the vestibular aqueduct enlarged? A statistical analysis of the normative distribution of vestibular aqueduct size. AJNR,28:1133-8.

[23] Schuknecht HF,Gulya AJ (1983). Endolymphatic hydrops. An overview and classification. Ann Otol Rhinol Laryngol Suppl,106,1-20.

[24] Hauser R,et al. (1996). Meniere's disease in children Am J Otol,17,724-9.

[25] Fitzgerald DC,Mark AS (1996). Endolymphatic duct/sac enhancement on gadolinium magnetic resonance imaging of the inner ear:preliminary observations and case reports. Am J Otol,17,603-606.

[26] Minor LB,Solomon D,Zinreich JS,Zee DS(1998). Sound-and/or pressure-induced vertigo due to bone dehiscence of the superior semicircular canal. Arch Otolaryngol Head Neck Surg,124,249-58.

[27] Dubrulle F,Kohler R,Vincent C,Puech P,Ernst O (2010). Differential diagnosis and prognosis of T1-weighted post-gadolinium intralabyrinthine hyperintensities. Eur Radiol,20(11),2628-36.

[28] Deux JF,Marsot-Dupuch K,Ouayoun M,et al. (1998). Slow-growing labyrinthine masses:contribution of MRI to diagnosis,follow-up and treatment. Neuroradiology,40,684-9.

[29] Moffat DA,Ballagh RH(1995). Rare tumours of the cerebellopontine angle. Clin Oncol,7,28-41.

[30] Gal T,Shinn J,Huang B(2010). Current epidemiology and management trends in acoustic neuroma. Otolaryngol Head Neck Surg,142(5),677-81.

[31] Sidman JD,Carrasco VN,Whaley RA,Pillsbury HC 3rd(1989). Gadolinium. The new gold standard for diagnosing cerebellopontine angle tumors. Arch Otolaryngol Head Neck Surg,115(10),1244-7.

[32] Fortnum H,O'Neill C,Taylor R,et al. (2009). The role of magnetic resonance imaging in the identifica-

tion of suspected acoustic neuroma:a systematic review of clinical and cost effectiveness and natural history. Health Technol Assess,13(18),1-176.

[33] Louis DN,Scheithauer BW,Budka H,et al. (2000). World Health Organization Classification of Tumours. Pathology and Genetics of Tumours of the Nervous System. Lyon:IARC Press.

[34] Osborn A,Preece M(2006). Intracranial cysts:Radiologic-pathologic correlation and imaging approach. Radiology,239,650-64.

[35] Hu XY,Hu CH,Fang XM,Cui L,Zhang QH (2008). Intraparenchymal epidermoid cysts in the brain:diagnostic value of MR diffusion-weighted imaging. Clin Radiol,63(7),813-18.

[36] Fearnley JM,Stevens JM,Rudge P(1995). Superficial siderosis of the central nervous system. Brain, 118,1051-66.

[37] Wang J,Gong X(2011). Superficial siderosis of the central nervous system:MR findings with susceptibility-weighted imaging. Clin Imaging, 35 (3), 217-21.

[38] Martin-Duverneuil N,Sola-Martínez MT,Miaux Y, et al. (1997). Contrast enhancement of the facial nerve on MRI:normal or pathological? Neuroradiology,39,207-12.

[39] Jannetta PJ(1975). Neurovascular cross-compression in patients with hyperactive dysfunction symptoms of the eighth cranial nerve. Surg Forum,26, 467-9.

[40] Hufner K,Barresi D,Glaser M,et al. (2008). Vestibular paroxysmia:Diagnostic features and medical treatments. Neurology,71,1006-14.

[41] Brackmann DE,Kesser BW,Day JD(2001). Microvascular decompression of the vestibulocochlear nerve for disabling positional vertigo:the House ear clinic experience. Otol Neurotol,22,882-7.

[42] De Carpentier J,Lynch N,Fisher A,Hughes D,Willatt D(1996). MR imaged neurovascular relationships at the cerebellopontine angle. Clin Otolaryngol Allied Sci 21(4),312-16.

[43] Ye BS,Kim YD,Nam HS,et al. (2010). Clinical manifestations of cerebellar infarction according to specific lobular involvement. Cerebellum, 9 (4), 571-9.

[44] Kim HA,Lee H(2010). Isolated vestibular nucleus infarction mimicking acute peripheral vestibulopa-

thy. Stroke,41(7),1558-60.

[45] Helmchen C,Jäger L,Büttner U,Reiser M,Brandt T(1998). Cogan's syndrome. High resolution MRI indicators of activity. J Vestib Res,8,155-67.

[46] Susac JO,Murtagh FR,Egan RA,et al. (2003). MRI findings in Susac's syndrome. Neurology,61(12), 1783-87.

[47] Kayan A,Hood JD(1984). Neuro-otological manifestations of migraine. Brain,107(4),1123-42.

[48] Furman JM,Marcus DA,Balaban CD(2003). Migrainous vertigo:development of a pathogenetic model and structured diagnostic interview. Curr Opin Neurol,16,5-13.

[49] Swartz RH,Kern RZ(2004). Migraine is associated with magnetic resonance imaging white matter abnormalities:a meta-analysis. Arch Neurol,61(9), 1366-8.

[50] Kruit MC,van Buchem MA,Hofman PA,et al. (2004). Migraine as a risk factor for subclinical brain lesions. JAMA,291(4),427-34.

[51] Zhang Y,Chen X,Wang X,et al. (2011). A clinical epidemiological study in 187 patients with vertigo. Cell Biochem Biophys,59(2),109-12.

[52] Pierrot-Deseilligny C,Milea D(2005). Vertical nystagmus:clinical facts and hypotheses. Brain,128 (6),1237-46.

[53] Halmagyi G,Rudge P,Gresty MA,Sanders MD (1983). Downbeating nystagmus. A review of 62 cases. Arch Neurol,40(13),777-84.

[54] Bronstein A,Miller DH,Rudge P,Kendall BE (1987). Down beating nystagmus:magnetic resonance imaging and neuro-otological findings. J Neurol Sci,81(2-3),173-84.

[55] Horii A,Kitahara T,Osaki Y,et al. (2010). Intractable benign paroxysmal positioning vertigo:long-term follow-up and inner ear abnormality detected by three-dimensional magnetic resonance imaging. Otol Neurotol,31(2),250-5.

[56] Naraghi R et al. (2007). Classification of neurovascular compression in typical hemifacial spasm:three-dimensional visualization of the facial and the vestibulocochlear nerves. J Neurosurg, 107 (6), 1154-63.

[57] Bertholon P,Bronstein AM,Davies RA,Rudge P, Thilo KV(2002). Positional down beating nystagmus in 50 patients:cerebellar disorders and possible

anterior semicircular canalithiasis. J Neurol Neuro-surg Psychiatry, 72, 366-72.

[58] Rinne T, Bronstein AM, Rudge P, Gresty MA, Luxon LM(1998). Bilateral loss of vestibular function: clinical findings in 53 patients. J Neurol, 245, 314-21.

[59] Lane J, Witte R(2010). The Temporal Bone: An Imaging Atlas. New York: Springer.

[60] Naidich TP, Duvernoy HM, Delman BN, Sorensen AG, Kollias SS, Haacke EM(Eds)(2009). Duver-noy's Atlas of the Human Brain Stem and Cerebellum. Berlin: Springer.

[61] Eickhoff SB, Amunts K, Mohlberg H, Zilles K (2006). The human parietal operculum. II. Stereotaxic maps and correlation with functional imaging results. Cerebral Cortex, 16, 268-79.

[62] Belden CJ, Weg N, Minor LB, Zinreich SJ(2003). CT evaluation of bone dehiscence of the superior semicircular canal as a cause of sound-and/or pressure-induced vertigo. Radiology, 226, 337-43.

第 16 章

前庭症状、平衡及相关疾病：如何分类

原文作者：Alexandre R. Bisdorff, Jeffrey P. Staab and David E. Newman-Toker
DOI：10.1093/med/9780199608997.003.0016
中文翻译：张欢　唐颖馨　馬双梅　**审校**：毛春　常丽英　**终审**：杨旭　金占国

引言

早期对前庭疾病进行分类的尝试可以追溯到 Paracelsus（出生于霍恩海姆，1493－1541），以及后来的瑞典博物学家卡洛斯·林奈（1707－1778），最著名的是他的植物分类，包括他的专著《菌根属》。与同时代的 François Bossier de Lacroix（1706－1777）相比，Sauvages 更广为人知，他在《疾病分类方法论》上首次尝试系统分类前庭病。19 世纪后期是疾病统计报告的一个变化时期。1900 年，法国政府召开了第一次国际会议，修订和推广了 Bertillon 的《国际死因分类》。随后，连续召开会议继续标准化和发展一系列分类。1946 年，国际卫生组织会议委托世界卫生组织（World Health Organization，WHO）负责疾病和死因分类的第六次修订工作，并扩大分类，分类纳入了非致命性疾病。

症状和疾病的定义是临床、研究和公共卫生机构进行专业交流的基本前提。世界卫生组织的《国际疾病分类（International Classification of Diseases，ICD）》影响了许多与卫生保健有关的政策。许多医学学科已经发展了自己的、更详细的 ICD，如国际肿瘤疾病分类（International Classification of Diseases for Oncology，ICD-O）、国际外伤疾病分类（International Classification of External Causes of Injuries，ICECI）、国际初级保健分类（International Classification of Primary Care，ICPC）和 ICD-10 精神疾病及行为障碍分类。

不同学科对于构建形式化分类系统、统一定义或明确诊断的标准有所不同。一些在很大程度上依赖症状综合征诊断的学科，如精神病学和头痛，对流行病学、诊断和治疗研究的结构化标准的需求更为明显，而这些学科目前还没有组织病理学、放射学、生理学或其他确证诊断的检测。然而，诊断标准和分类在其他医学领域也至关重要，如癫痫和风湿病学，在这些领域，虽然确实存在确证性检测，但各综合征的临床特征或生物标记物存在大量重叠。有趣的是，在由美国精神病学学会和国际头痛学会（International Headache Society，IHS）分别推出《精神疾病诊断和统计手册》（Diagnostic and Statistical Manual of Mental Disorders，DSM），国际头痛疾病分类（International Classification of Headache Disorders，ICHD）后，不仅在科学和治疗方面取得进步，公众对精神疾病和头痛疾病的认识也大大提高了。

虽然前庭系统的基础研究在过去的几十年里取得了许多进展，但越来越多的证据表明，该领域的进展可能因缺乏明确和统一的描述症状、综合征和临床疾病的标准而受到阻碍。前庭命名法仍处于起步阶段。除了由美国耳鼻咽喉-头颈外科学会（American Academy of Otolaryngology-Head and Neck Surgery，AAOHNS）定义的梅尼埃病和西班牙鼻咽喉科协会定义的外周前庭疾病分类，在 Bárány 学会目前的倡议之前，似乎没有系统性的工作来创建广泛接受的分类标准。一份来自国家耳聋与交流障碍研究院（National Institute for Deafness and Communication Disorders，NIDCD）2005 年的专家总结指出，国家卫生研究院（National Institutes of Health，NIH）的疾病术语和分类缺乏一致性是前庭疾病相关的人群水平流行病学研究的主要障碍。

在流行病学研究中，平衡和前庭领域明显滞后于其他 NIDCD 部分。为了继续研究，需要发展具有流行病学意义的通用语言来描述前庭症状。尤其是眩晕、失衡和晕厥前的区别在标准的美国医学会现行程序术语（Current Procedural Terminology，CPT®）中常常被忽略，CPT® 代码基于基础的人群流行病学，但它对于了解症状至关重要，因为在人群设置上，他们可能与器官系统和疾病过程密切相关。因此，标准化的定义是必要的，以共享和比较数据之间的研究，验证工作需要这些定义的完成。

具体的例子包括关于"前庭性偏头痛"和"梅尼埃病"之间区别的争论，或医学文献中的术语"前庭神经炎""耳蜗前庭神经炎""迷路炎""耳蜗前庭炎"和"急性周围性前庭病"的各种用法。在描述核心前庭症状（如头晕和眩晕）的术语方面仍然存在问题。即使是在一个只讲英语的国家进行研究，"眩晕"一词对患者、全科医师，甚至是耳科医师也有不同的含义。作为国际前庭疾病分类（International Classification of Vestibular Disorders，ICVD）倡议的一部分，我们描述了前庭和平衡障碍标准化术语的最新进展。

ICVD 倡议的目标和范围

ICVD 倡议的目标是通过以下方法加强前庭和平衡疾病患者的研究和提高临床护理质量：①建立前庭症状、体征、综合征和疾病的可靠定义；②建立前庭疾病诊断确定性、病因和功能结果的报告标准；③促进国际术语的一致性。发展 ICVD 需要一个逐步的、分阶段的过程（表 16.1）。实现这些目标需要许多专家的共同努力，大量的跨学科互动（特别是与制定相关术语标准的团体），最终需要强有力的宣传（如使临床收费和编码程序与新的疾病术语相一致）。预计第一版的 ICVD 将主要用于指导开展面向临床的前庭研究。我们希望，随着时间的推移，完善的研究标准将逐渐推广到临床领域，就像在头痛疾病等其他

领域所做的一样。要做的工作非常多，建立 ICVD 的第一个完整草案需要数年时间。预计部分内容将在完成和审查后发布。

表 16.1　ICVD-I 的阶段工作计划

阶段	名称	描述
I	分类	创建 ICVD-I
I A	症状	明确前庭症状定义
I B	疾病分类	建立前庭疾病分类的标准
I C	疾病	确定前庭疾病或综合征的诊断标准
I D	协调	将诊断标准统一为连贯的纲要（ICVD-I）
II	宣传	为研究目的颁布使用这些标准（如出版、认可有关专业团体）
III	更新	建立知识维护机制，并根据不断发展的科学知识定期更新标准

"前庭疾病"是指源于前庭系统的疾病，但前庭系统分为广义和狭义两种。脑内前庭信息广泛参与了诸如步态、姿势、运动、平衡、视觉、空间定位、导航和空间记忆等的调节，任何原因导致上述前庭信息的受损，无论是原发还是继发都可能影响平衡功能，因此必须对 ICVD 中"前庭疾病"分类的范围进行限制。

ICVD 包括影响迷路的内耳疾病，迷路与脑干、小脑、皮质下结构和前庭皮层连接的病变引起的疾病。对于这些"前庭"疾病，ICVD 有望成为症状、体征、综合征、疾病和原因标准化定义的主要参考。ICVD 也将包括主要是其他专科的疾病，但产生类似前庭疾病的症状。ICVD 将聚焦于这些疾病的前庭表现，但对原发的非前庭疾病不进行重新定义或分类，如已经被定义的晕厥、癫痫发作、卒中、头痛、小脑共济失调综合征、锥体外系运动功能失调和行为功能失调等。分类还将包括具有争议的和新的病种，如颈性眩晕，希望 ICVD 的推出，能促进目前相关研究的进展并填补某些空白。

ICVD 倡议的起源和 Bárány 学会的关键作用

Bárány 学会成立于 1960 年，由 C. S. Hallpike

博士和 C. O. Nylen 教授建立，为了纪念 Robert Bárány，他于 1926—1936 年任瑞典乌普萨拉大学耳鼻咽喉科学教授。Bárány 教授在 1915 年被授予诺贝尔生理学或医学奖，以表彰他在前庭生理学和病理学方面的贡献。Bárány 学会是一个国际性、跨学科的协会，汇集了对前庭疾病感兴趣的临床医师和基础科学家。

2006 年，前庭疾病分类委员会在瑞典乌普萨拉举办的 Bárány 学会第 24 届半年度会议上成立。它的职责是促进可执行的 ICVD 的发展。建立 ICVD 目前是 Bárány 学会在其两年一次的会议期间的主要活动。分类委员会计划在每次协会会议上举行专门会议，以更新 ICVD 的进展情况，并讨论正在进行的工作。第一次会议是 2010 年在 Reykjavik 举行的第二十六届大会。

为了实现建立一个被广泛接受的 ICVD 的目标，Bárány 学会正在积极征求来自其他前庭疾病相关学会成员的意见，为了达到这一目标，Bárány 学会积极地从其他有关前庭疾病的协会中寻找成员，如欧洲的国际耳鼻咽喉科协会、西班牙耳鼻咽喉科协会、美国耳鼻咽喉-头颈外科学会、日本平衡学会、韩国平衡学会及其他国际前庭组织的科学家和临床专家。为此，Bárány 学会的网站有一个关于分类相关具体话题的在线讨论论坛。除了与前庭专业相关的个人和组织进行合作外，如果疾病的某些重要方面涉及超出了前庭专业的范畴，Bárány 学会将寻求与所涉及学科的科学协会进一步进行合作以达成共识。比如，前庭性偏头痛，它被认为是一个重要的前庭疾病，但没有包括在 ICHD 当前版本内。IHS 正在修订 ICHD 的第二版，并正在讨论以寻找一种双方都能接受的方法来定义偏头痛和发作性前庭症状。

建立 ICVD 的方法和过程

2006 年，Bárány 学会分类委员会召开第一届会议，着手制定建立 ICVD 的流程和规则。人们很早就认识到，最初的定义必须依赖专家的共识意见，因为大多数前庭疾病缺乏"金标准"检测。该小组需要制定一个概念性的框架，一份初步议题的清单及一个建立共识的过程。定义前庭疾病时，将"术语一致性"作为 ICVD 的一部分，首先定义关键的前庭症状，并围绕这些正式定义达成共

识。这一初步工作的成果已经发表。ICVD 的概念框架和结构将在下一节中描述。根据前庭疾病的发病率和重要性选择了初始议题，如梅尼埃病、前庭性偏头痛和良性阵发性位置性眩晕。

特定问题将委派给委员会的分支机构，并依据已定的准则进行处理，分支机构必须有指定的负责人，并且是 Bárány 学会的成员，该负责人负责组建下属委员会，其中必须包含来自三个不同大洲的成员，包含至少 1 名耳鼻咽喉科医师和 1 名神经科医师。来自其他领域的临床医师和科学家也包括在内，这是基于委员会对其他专业知识的需求。工作组的每个成员都应该为小组做出贡献，以确保他或她有资格成为小组成果的作者。

工作流程是按一系列步骤进行的。每个工作组的任务是审查其指定领域的相关文献，以熟悉世界各地现有的命名法。这些小组然后准备标准化定义和诊断标准的书面草案，将它们最初提交给分类委员会和 Bárány 学会会员。这些小组根据分类委员会和普通会员的反馈来修改草案，然后通过 Bárány 学会网站上的互联网论坛向世界各地的其他专业协会和个人专家征求意见。在最终成果在国际期刊上发表之前，这些反馈用于准备定义和诊断标准的最终修订，并由分类委员会批准。

分类委员会希望 ICVD 与已建立的国际诊断术语及 ICD、ICHD 和 DSM 的最新版本兼容一致。ICD、ICHD 和 DSM 目前正在修订中。因此，受影响的小组委员会应及时了解拟议的变化，并在可能的情况下，与其他学会的各自工作组在为《世界卫生组织》撰写内容时交换信息。

ICVD 结构

人们认识到，一个概念框架对于发展一个强大的 ICVD 至关重要。发展这一框架的指导原则如下：①方法要有效、直观、可用；②应尽量减少使用新术语和偏离当前临床或研究实践的术语；③与其他分类系统（ICD、ICHD、DSM 等）一致或兼容；④必须涵盖与前庭疾病相关的临床和研究问题的全部范围，并认识到科学的成熟度因话题而异；⑤它应该留有扩展、修正和发展新科学的空间，允许严格科学验证的灵活性。

ICVD 的拟议结构包括 4 层：第 I 层：症状和

体征;第Ⅱ层:临床综合征;第ⅢA层:疾病和功能障碍;第ⅢB层:病理生理机制(图16.1)。每一层所包含的元素(如具体的症状或疾病)本身很重要,它们与其他元素之间的连接也很重要。

清晰地定义 ICVD 的结构,有助于描述每个层次内元素和跨层元素之间在概念上的联系。目前对这些连接的了解尚不全面,某些连接存在跳层现象。

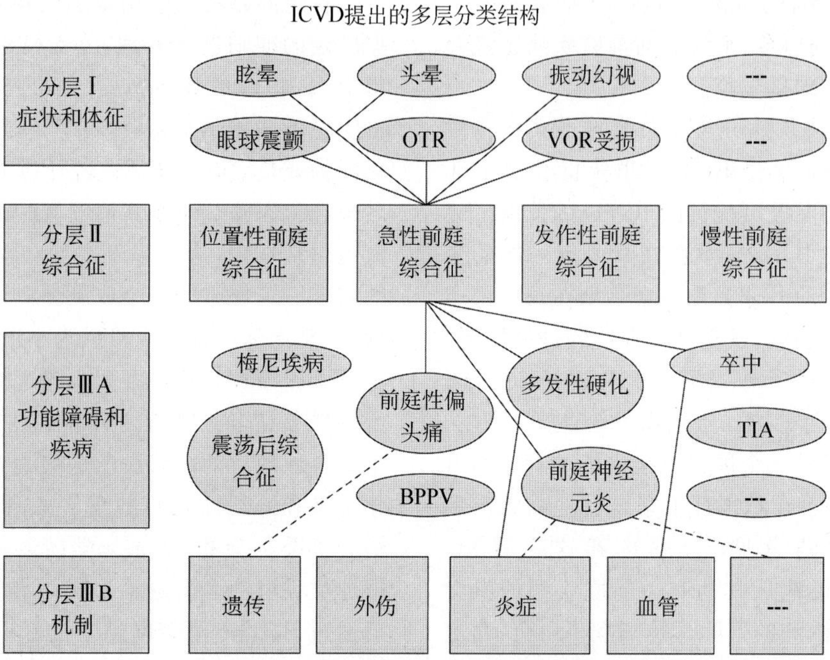

ICVD提出的多层分类结构

图 16.1　图中概述了 ICVD 的四层架构

图上显示的是每层之间的关系。ICVD 用于单个临床综合征(急性前庭综合征)的具体实例,可用于临床护理或诊断研究。实线代表确定的关系,虚线代表关系不明确。

多层方法对于目前和将来临床和研究工作是必要的。一些研究须从症状和体征入手,而另一些研究须把重点放在特定疾病或病理生理机制上。虽然关注的焦点因临床或研究应用而异(如个案制定、开发诊断护理路径或研究新的基于机制的治疗),但需求是普遍的。例如,临床定义对于那些在科学上的追求也至关重要(如寻找前庭性偏头痛患者的基因多态性,前庭性偏头痛的精确定义在很大程度上决定了"病例"的来源,而不是"对照组",并最终决定了科学结果)。

结构的设计意图是,当从层次中的任何起点开始时,同样有用。例如,临床流行病学家在研究一般人群中前庭体征和症状的相关性时,可能会关注眩晕和头晕(第Ⅰ层),以确定发作性前庭综合征与慢性前庭综合征之间的关系(第Ⅱ层)。寻求改善前庭疾病患者急诊护理的临床管理人员可以围绕单一综合征[如急性前庭综合征(第Ⅱ层)]制定计划,以确保临床医师评估相关的症状和体

征(第Ⅰ层),从而有效地诊断急诊科的危重病症(第ⅢA层)。相比之下,前庭遗传学家可能关注与单一基因型(第ⅢB层)相关的表型变异(第Ⅰ、Ⅱ、ⅢA层)。

ICVD 第Ⅰ层——症状和体征

ICVD 的第Ⅰ层,前庭症状的定义已经完成并发表。它被放在第Ⅰ层,是因为它是所有后续定义发展的基础。症状学定义大部分基于临床现象,它决定这项工作的范围限制在所界定的主要前庭症状内,其代表的主要临床症状通常由前庭疾病引起。继发性症状如恶心、疲劳或焦虑,即使经常作为前庭疾病患者的伴随症状,也不包括在前庭症状内。当它们出现在结构性综合征和疾病定义中时,可能会增加其他术语。一个工作组未来将为个别临床体征制定技术规范。

对前庭症状的定义遵循下述原则。

◇ 前庭症状本身不具备完全特异的定位和疾

病分类学含义,前庭症状的发生机制可能没有完全认识清楚。

◇ 症状定义应尽可能是纯粹现象描述,不特指前庭疾病病理生理的具体理论。

◇ 症状定义最好没有重叠和分层,一个患者可同时具有一个或多个症状。

◇ 英语将是 ICVD 的主要语言,但考虑到目前的词汇使用模式,应该考虑术语的选择,以便于翻译成英语以外的语言。

ICVD 将前庭核心症状分为四大类:①眩晕;②头晕;③前庭视觉症状;④姿势症状。每个核心症状包括几个亚型(表 16.2)。这种新的命名方法可以区分眩晕(一种运动的错觉,旋转或不旋转)和头晕(空间定向能力受损,没有运动的错觉)。这与美国将眩晕与晕厥前、不稳和其他"非特异性"感觉作为头晕的一种亚型的分类方法有很大的不同。它将眩晕的亚型定义为"旋转"或"非旋转",澄清了内部运动感知(内在性眩晕)和外部世界运动视觉感知(外在性眩晕)之间的区别。在通常情况下,使用术语"眩晕"如果没有特殊说明,是指内在性眩晕。

表 16.2　前庭症状的 ICVD 定义概述

症状	定义	类型
眩晕	没有运动时的自我运动感觉或运动发生时的自我运动感觉改变。运动感觉可以是旋转、平移或倾斜。类似的环境运动感觉是前庭视觉症状(外在性眩晕)	自发性眩晕 触发性眩晕 • 位置性眩晕 • 头部动作诱发性眩晕 • 视觉诱发性眩晕 • 声音诱发性眩晕 • Valsalva 诱发性眩晕 • 直立性眩晕 • 其他因素引起的眩晕
头晕	空间定向受损,但没有虚假的运动错觉	自发性头晕 触发性头晕 • 位置性头晕 • 头部动作诱发性眩晕 • 视觉诱发性头晕 • 声音诱发性头晕 • Valsalva 诱发性头晕 • 直立性头晕 • 其他因素引起的头晕
前庭视觉症状	视觉症状是由前庭疾病或视觉-前庭相互作用引起。眼部疾病导致的症状不包括在内	外部眩晕 振动幻视 视觉延迟 视觉倾斜 运动诱发视觉模糊
姿势症状	直立姿势时出现的与平衡相关的症状。不稳是指在坐、站或走的时候摇摆或摇晃的感觉。仅在改变体位(如从坐位站起来)时出现的症状被归类为直立症状,而非姿势症状	不稳感 方向性倾倒感 平衡相关的近乎跌倒感 平衡相关的跌倒感

虽然眩晕和头晕是相互区别的,但两者都不被认为与潜在的前庭病理有关。这两种症状在前庭性或非前庭性疾病患者中都很常见,无论是急性还是慢性。眩晕和头晕分别分为自发发作和诱发发作两类。两个症状列出的诱发因素是相同的(表16.2)。头部运动性眩晕/头晕和位置性眩晕/头晕之间有一个重要的区别。头部运动眩晕/头晕发生在头部运动过程中,而位置性眩晕/头晕是由于头部相对于重力的空间位置改变而诱发。

前庭功能障碍会导致一定程度的视觉功能异常,前庭视觉症状独立列入眩晕症状的亚类。在某种程度上,把这些症状归为一类是为了提高人们对这一问题的认识。内在眩晕和外在眩晕在临床上有时是分离的(如伴有眼震的患者,睁眼时有旋转感,而闭眼时无旋转感),所以"视觉运动感"不能简单地被纳入到眩晕的定义中,"外在性眩晕"一词被列为前庭视觉症状之一。尽管这类外在性眩晕在此前的研究中被称为"振动幻视";但"振动幻视"应仅限于描述一个双向的、摆动的包括诸如"跳跃性"或"反弹性"的视觉运动。其他术语如"客观性眩晕""视觉性眩晕"被提出,但被否决了,大家更支持"外在性眩晕"这一术语。

ICVD对姿势平衡症状的定义使用不稳作为直立姿势不稳定(坐姿、站立或行走时)的首选描述术语,舍去目前经常使用但语言学上含糊其词的"不平衡"或"失衡"。如果"不稳"有定向性,则使用"方向性倾倒"(如向右侧倾斜)这一术语。

这些定义需要一些临床判断才能正确地应用,特别是在英语之外的其他语言中。一旦临床医师适应了新的分类术语,他们将对患者的症状进行分类,对患者的病史进行必要的修改,并酌情使用当地语言或方言询问病史。正如DSM那样,未来有望开发出有效的、结构化的面谈工具,通过直接的患者面谈来识别特定的症状或症状群。

ICVD 第Ⅱ层——综合征

综合征分类是中间层,是症状体征(如眩晕、恶心、呕吐、头部运动不耐受、步态不稳及"急性前庭综合征"中的眼震)和潜在原因(如前庭神经炎或急性小脑梗死)之间的桥梁。目前提出的4种特定综合征包括所有前庭症状的大部分:①位置性前庭综合征[如良性阵发性位置性眩晕(benign paroxysmal positional vertigo,BPPV)、中枢位置性综合征];②急性前庭综合征(如前庭神经炎或急性卒中);③发作性前庭综合征(如由梅尼埃病、前庭性偏头痛或短暂性脑缺血发作引起);④慢性前庭综合征(如双侧前庭功能减退或小脑变性)。分层Ⅱ的重点是规范诊断准确性研究的纳入标准,有利于建立临床诊治路径。最近成立了一个综合征定义工作组来完成这些定义。

ICVD 第Ⅲ层——功能障碍和疾病

分层ⅢA试图包含全部前庭疾病和功能障碍。ICVD对前庭疾病和功能障碍尽量使用现有的术语进行描述,只有以往分类中没有的,或因为多个名称与ICVD的命名相矛盾时才使用新的术语描述。如果现有若干术语描述同一种情况,委员会选择其中一个最佳的进入ICVD分类系统,而未采用的定为"该系统命名不使用的术语"。

大多数前庭疾病没有单一的能够确定诊断的有效检查。因此,应该给出症状维度(如类型、时间、诱因)或症状群,以及辅助检查结果等临床实用的参考标准。标准包括支持标准和否定标准。将标准分级从"确诊"(清楚和确定)到"可能的"(不太清楚和确定);前者有更多的限制(更具有特异性),后者包含更多(更具有敏感性)。指明诊断确定性的程度对于临床诊治和研究都很重要。例如,临床医师可能仅对确诊的患者采用高风险的治疗手段(如前庭神经切除术),而对可能诊断的患者采用低风险的治疗方法(如改变饮食习惯)。同样,最高程度的诊断确定性如对于探索性、早期诊断或治疗性研究,"确定的"是必要的,而对于旨在扩大人群或大规模传播以最大限度地提高公共卫生影响的后期调查,更倾向于较少的确定性(如"确定的或可能的")。

分类委员会首次建立了4个以疾病为导向的下属委员会,分别是梅尼埃病、良性阵发性位置性眩晕、前庭性偏头痛和行为神经耳科学疾病委员会,来解决目前多发且有争议的疾病的定义和诊断标准问题。梅尼埃病委员会以美国头颈外科学会(AAO-HNS)听力级标准为基础,制定了梅尼埃病的定义,该定义自1995年发布以来已被世界广泛采用。良性阵发性位置性眩晕委员会对目前在医学文献中描述的所有种类的管型耳石症和嵴帽型耳石症的症状和体征已经提出了详细的定义，这些定义已经成熟，将被发布在 Bárány 学会的网站上，供会员和非会员在线评论。一旦最终确定，这些标准将成为所有 BPPV 形式的现成参考，包括该疾病罕见和新出现的类型。前庭性偏头痛和行为障碍组面临着更大的挑战，因为他们的任务是制定临床疾病的定义，而这些定义在术语上没有共识，没有能够确定诊断的症状或体征，也没有实验室或神经影像及生物标志物。此外，这些疾病必须与现有的分类（ICHD 和 DSM）相一致。

前庭性偏头痛工作组开始选择"前庭性偏头痛"作为首选术语，而不是"偏头痛性眩晕""偏头痛相关眩晕""偏头痛相关头晕"及其他类似的术语。前庭性偏头痛强调前庭症状（无论是眩晕，头晕或其他前庭症状）可能是偏头痛的主要表现，应该被视为偏头痛的一个特殊的亚类别，类似于视网膜型偏头痛。草案标准是基于 Neuhauser 等在 2001 年首次提出的明确性和可能性前庭性偏头痛的定义，后来由 Furman 等正式确定。明确的前庭性偏头痛可能需要 5 个而不是 2 个前庭症状伴有偏头痛发作。前庭性偏头痛的诊断标准（即前庭性症状的反复发作——伴有偏头痛的特征、诱因或治疗反应）可能变化不大。前庭性偏头痛可能会被添加到先前的标准中。更多详情见第 21 章。

行为委员会是当前工作小组中最后成立的，于 2010 年 8 月在 Reykjavik 第 26 届 Bárány 学会会议上首次开始启动工作。小组委员会目前正在起草神经耳科中常见的行为标准草案。该委员会的目标是为耳科医师和神经耳科医师确定少数最重要的行为现象，并进行定义，以使在精神病学方面培训或经验很少的临床医师和研究人员易于应用。因为《精神疾病诊断和统计手册》（Diagnostic and Statistical Manual of Mental Disorders，DSM-Ⅳ-TR）中目前的精神病学术语正在进行修订（DSM-5，计划于 2013 年出版），这使行为小组的定义工作变得复杂。最适用于耳科和神经耳科的部分之一——躯体形式障碍部分正在 DSM-5 中被重新修订。幸运的是，较现有的

DSM-Ⅳ-TR 相比，所提出的这些改变似乎与当前 ICVD 的思路是一致的，新的和改进的精神病学诊断比现有的 DSM-Ⅳ-TR 更适合行为神经耳科，更多信息见第 30 章。

ICVD 第ⅢB 层——发病机制

ⅢB 层包括前庭疾病的病理解剖学、病理生理学和病因学机制。这一部分预计最后完成，也是第一版 ICVD 解释中最不完全、最有待发展的部分。但随着未来的科学发现，这一层将得到最大的扩展和增长。这一层的创建是基于这样一种认识，即临床现象（即症状和体征）最终可能与发病机制理解（如基因突变）直接联系在一起，以用于诊断和治疗，跳过中间步骤诊断过程，而这些中间步骤目前是不可避免的（如诊断梅尼埃病）。

ICVD 功能结局

最后，我们认识到前庭和平衡障碍的功能影响是巨大的，需要一个残疾或障碍的标准化评估模式。2005 年，NIDCD 总结包括以下陈述："该领域还需要开发前庭和平衡相关的生活质量工具，这些工具对变化敏感，以便评估患者在前庭和平衡障碍治疗后的改善情况（如果有的话）"。诊断本身并不能提供有关受影响个体的功能后果的信息。按照 DSM 的规定，与 ICVD 相关的诊断实体的编码需要辅以常规的残疾或障碍评估。世界卫生组织创建了国际功能分类，《残疾与健康》描述了疾病对日常活动的不利影响，并使各种疾病在这方面具有可比性。一些组织已经开始着手解决这个问题。随着 ICVD 的发展，这方面的分类预计将并行发展。

结论

在 Bárány 学会前庭疾病分类委员会的倡导下，目前正在制定前庭症状、综合征、疾病、病因和功能后果的全面分类结构和正式定义。ICVD 倡议的成功将取决于科学家、临床医师、患者、决策者和普通公众之间交流的能力。可以设想，ICVD 的成功将会引领 ICVD 结构、术语和定义持续的更新，这也将刺激相关研究，而相关研究的进步反过来也会促进 ICVD 结构的完善。

参 考 文 献

[1] History of ICD:http://www. who. int/classifica-tions/icd(accessed 1 May,2011).

[2] American Psychiatric Association(2000). Diagnostic and Statistical Manual of Mental Disorders,4th ed,Text Revision. Washington,DC:American Psychi-atric Association.

[3] Headache Classification Committee(2004). The In-ternational Classification of Headache Disorders. Cephalagia,24(Suppl 1),9-160.

[4] Monsell EM,Balkany TA,Gates GA,Goldenberg RA,Meyerhoff W,House JW(1995). Committee on Hearing and Equilibrium guidelines for the diagno-sis and evaluation of therapy in Meniere's disease. Otolaryngol Head Neck Surg,113,181-5.

[5] Morera C,Pérez H,Pérez N,Soto A(2008). Periph-eral Vertigo Classification. Consensus Document. Otoneurology Committee of the Spanish Otorhino-laryngology Society(2003-2006). Acta Otorrinolar-ingol Esp,59(2),76-9.

[6] National Institute of Deafness and other Communi-cation Disorders. NIDCD Workshop on Epidemiolo-gy of Communication Disorders. 25-30 March,2005, Bethseda, MD. http://www. nidcd. nih. gov/funding/programs/ep/Pages/episummary. as-px

[7] Boyev KP(2005). Meniere's disease or migraine? The clinical significance of fluctuating hearing loss with vertigo,Arch Otolaryngol Head Neck Surg,131(5),457-9.

[8] Newman-Toker DE,Cannon LM,Stofferahn ME,Rothman RE,Hsieh YH,Zee DS(2007). Impre-cision in patient reports of dizziness symptom quali-ty:a cross-sectional study conducted in an acute-care setting,Mayo Clin Proc,82(11),1329-40.

[9] Stanton VA,Hsieh YH,Camargo CA Jr,et al.(2007). Overreliance on symptom quality in diag-nosing dizziness:results of a multicenter survey of emergency physicians. Mayo Clin Proc, 82 (11),1319-28.

[10] Blakley BW,Goebel J(2001). The meaning of the word 'vertigo'. Otolaryngol Head Neck Surg,125(3),147-150.

[11] Brandt T,Bronstein AM(2001). Nosological enti-ties?:Cervical vertigo. J Neurol Neurosurg Psychia-try,71,8-12.

[12] Bárány Society website:http://www. baranysoci-ety. nl(accessed 1 May,2011).

[13] Bisdorff A,von Brevern M,Lempert T,Newman-Toker DE(2009). Classification of vestibular symp-toms:towards an international classification of ves-tibular disorders. J Vestib Res,19(1-2),1-13.

[14] World Health Organization. International Statistical Classification of Diseases and Related Health Prob-lems,10th Revision,Version for 2007. Available at:http://apps. who. int/classifications/apps/icd/icd10online/(accessed 1 May,2011).

[15] Staab J,Newman Toker DE,Bisdorff A(in press). Progress in the development of an international classification of vestibular disorders. Otol Neurotol.

[16] Newman-Toker DE,Dy FJ,Stanton VA,Zee DS,Calkins H,Robinson KA(2008). How often is diz-ziness from primary cardiovascular disease true ver-tigo? A systematic review. J Gen Intern Med,23(12),2087-94.

[17] Neuhauser HK,von Brevern M,Radtke A,et al.(2005). Epidemiology of vestibular vertigo:a neu-rotologic survey of the general population. Neurolo-gy 65(6),898-904. Erratum in:Neurology,2006,67(8),1528.

[18] Neuhauser H,Leopold M,von Brevern M,Arnold G,Lempert T (2001). The interrelations of mi-graine,vertigo,and migrainous vertigo. Neurology,56,436-41.

[19] Furman J,Marcus DA,Balaban CD(2003). Migrain-ous vertigo:development of a pathogenetic model and structured diagnostic interview. Curr Opin Neurol,16(1),5-13.

[20] American Psychiatric Association. Proposed Draft Revisions to DSM Disorders and Criteria. Available at:http://www. dsm5. org (accessed 6 March,2011).

[21] Grill E,Cieza A. Functioning and quality of life in verti-go and balance disorders. http://www. klinikum. uni-muenchen. de/IFB-Schwindel/en/Research _ projects/Full _ research _ projects/index. html (ac-cessed 1 May,2011).

第 17 章

平衡治疗与康复原则

原文作者：Marousa Pavlou and Di Newham
DOI：10.1093/med/9780199608997.003.0017
中文翻译：周玉娟　余菁　邢玥　宋宁　**审校**：方力群　严钢莉　**终审**：王璟　金占国

引言

本章节旨在桥接神经科、耳鼻咽喉科专科医师和理疗师之间罅隙。目的是：①通过平衡功能评估指导平衡康复；②根据缺损症状制定个体化平衡锻炼方式；③简要回顾特定患者群体平衡康复训练的依据。

平衡的生理机制

平衡评估和康复的关键在于正确理解肌肉骨骼系统和神经系统的交互作用引起姿势控制和空间定位相互关联。为了能在外界环境制约下执行任务时维持平衡，各系统会有序结合。中枢调节空间定位和姿势控制的过程主要依赖于视觉、本体觉及前庭系统的外周感觉输入。下面将对平衡功能做简要的概述，如需深入了解，请阅读第 4 章和第 7 章。

前庭系统检测头部的角运动（半规管）和线性运动（耳石器官：球囊和椭圆囊）。这些信号传至中枢，通过以下几种方式控制平衡：①低级反射如前庭脊髓反射或前庭眼反射（vestibulo-ocular reflex，VOR）；②与自主运动控制相互作用的高级运动反应；③头部方向和运动的意识产生。

肌梭肌腱伸张感受器、关节感受器和皮肤机械感受器等躯体感觉感受器遍布全身，能提供有关身体各部位间的相对位置信息及相对支撑面的体位和运动信息。相较于外周前庭受损甚至是双侧前庭减退的患者，躯体感觉减退的患者表现为

更严重更持久的姿势障碍。然而，躯体感觉减退的患者可通过增加其他替代感觉输入的敏感性，选择适应性策略如用更僵硬的姿势来代偿。

视觉系统通过与周围物体对比，提供自身的身体运动和姿势晃动信息，并按照周围环境提供的垂直参照标准调整姿势。此外，视觉系统还有一种独特的性能，相当于远距离感受器，可用于预测、回避障碍和导航等。视觉之所以能减少姿势摇摆，是因为摇头产生的光流可激发自动、潜意识的姿势纠正，如当身体向左侧摇摆，视网膜上图像的运动会激发向右的姿势纠正。认知过程在调节这些原始反应中起了非常重要的作用。通常情况下，前庭、本体感觉和视觉信号输入后能产生协调的姿势反应，当人处于直立位被向前推，头部加速度（前庭介导），比目鱼肌的拉伸（本体介导）和视觉输入会指示身体向前运动，从而综合产生一个反方向的纠正性姿势反应。

骨骼肌维持平衡需要足够的肌力、关节活动度和肌张力。肌张力取决于牵张反射的激活及肌肉的内在硬度等神经和非神经成分。肌张力主要指的是分布在四肢、躯干和颈部的抗重力肌的紧张性活动，这取决于肌肉牵张反射、迷路紧张反射、紧张性颈反射等姿势反射。当支撑面超出稳定极限时，需要有足够的肌力和关节活动度启动肌肉活动，来抵抗重力作用和预防跌倒。

很多其他的特性，如感觉输入的权重调整，也促进了机体对环境和任务条件变化的适应能力及外周或中枢病变后的神经系统重塑过程。当某一

项感觉输入减少、缺失或不可靠时,中枢会相应地上调其他感觉输入,从而产生了感觉输入的权重调整。例如,当人在黑暗中站立在不稳的地面上时,前庭觉效能增加,而缺失的视觉和不可靠的本体觉效能下调。前庭疾病患者对视动刺激的知觉和姿势反应会增加。姿势控制系统的适应性和可塑性决定了生理代偿和临床康复过程。然而,在姿势控制中介导感觉权重改变的机制仍有待于研究。

高级平衡调控机制还包括姿势预调整——自主运动开始前触发,用以抵消自主运动对稳定性的影响。例如,在迈第一步前,人体会预先向前和侧方移动重心。很多研究结果表明,姿势控制和运动系统中还普遍存在着动作的学习和适应。

平衡评估

该部分讲述平衡障碍患者所需的康复评估内容,包括①功能受限;②影响平衡控制的潜在损伤;③症状。

功能评估

功能评估用于评价患者在执行有平衡要求的多种任务时所需的客观感知能力。客观评估内容包括床旁检查(如闭目难立试验、步态评估)。通过观察患者完成连续或双重任务的动作(如持一杯水行走),使用客观评估量表对跌倒风险进行评估和计时的评价方法会更有效。功能评估能够确定患者功能状态和功能极限,提供了对行为的定量测量基线。

Berg 平衡量表是应用最广泛的量表之一,设计之初用来评估社区老年人的平衡和跌倒风险。随后,其又相继被应用于中风、帕金森病(Parkinson's disease,PD)和多发性硬化(multiple sclerosis,MS)患者,该量表还能评价亨廷顿病患者有

无跌倒风险。有研究显示,外周前庭疾病的患者Berg 量表得分正常,其效度还有待考量。Cohen和 Kimball 建议,如果没有动态姿势描记仪,将Berg 量表与常用的步态试验(如动态步态指数)相结合,可能会增加对前庭损伤的检测敏感性。对一些条件受限或缺乏专业医师的医疗场所,这样的检查组合不失为一种有效的初步筛查工具。

其他常用的检查包括:有/无计时的起立-行走试验、Tinetti 平衡和移动量表、功能性伸展试验或多方向伸展试验。其他检查如动态步态指数、交谈时停止行走试验、功能步态评估等检查,评价的是更高级的步态控制,包括不同级别的多任务处理(详见"认知"章节),以及依照环境及任务需求修改和调整步态的能力。

对于老年人及前庭疾病患者,动态步态指数和功能性步态评估均为可靠的跌倒风险预测手段。前者已在 MS、PD 及中风患者中被证实;但对前庭疾病患者,后者的评估内容涵括更具挑战性的任务及明确的得分规则,避免了动态步态指数评估的天花板效应,结合笔者的临床经验,功能步态评估是前庭疾病患者步态评估的更优选择。其他特定患者的平衡评估方法也在不断涌现,如中风患者使用的姿势评估量表。

自评量表可定量评价患者感知的平衡问题对日常活动的影响。活动平衡信心量表是常用的测试方法,评估患者完成 16 项日常生活活动(如室内和户外行走、定向运动等)不失衡的信心。这一量表也在老年社区人群、前庭疾病、中风、多发性硬化及帕金森病等部分患者中得以证实。适用于特定人群的日常生活活动量表也已经在研制中,如前庭疾病日常生活活动能力量表(activities of daily living,ADL)。表 17.1 罗列了常用的主观和客观测试。

表 17.1 常用的平衡评估的主观和客观试验

类型	评价工具	目的
自我感觉量表	特定活动平衡信心量表(Powell and Myers,1995)	量化患者完成多种任务时的平衡信心
	跌倒功效量表(Tinetti et al,1990)	量化对跌倒的恐惧
	前庭疾病的日常生活活动量表(Cohen and Kimball,2000)	量化头晕所致的日常活动障碍
	头晕残障量表(Jacobson,Newman,1990)	量化因头晕或姿势不稳所致的障碍

（续　表）

类型	评价工具	目的
	眩晕症状量表（Yardley et al,1992）	量化前庭和自主症状的出现频率
	情境特征调查问卷（Jacob et al,1994；Guerraz et al,2001）	量化视觉眩晕的严重程度
平衡和步态评估	计时"起立-行走"（Posdiadlo and Richardson,1991）	功能性步态和跌倒风险评估
	目的执行活动能力评估量表 POMA（Tinetti et al,1996）	功能性步态、平衡和跌倒风险评估
	动态步态指数（Shumway-Cook et al,1997）	功能性步态和跌倒风险评估
	功能步态评估（Wrisley et al,2004）	功能性步态和跌倒风险评估
	Berg 平衡量表（Berg et al,1995）	多因素的平衡评估
	五次坐立试验（Csuka and McCarty,1985）	平衡和力量的功能评估
感觉输入信号的处理	计算机化动态姿势描记仪的感觉整合试验（Nashner,1982）	评估立位平衡的感觉信息处理能力
	感觉交互与平衡的临床测试（Shumway-Cook and Horak,1986）	评估立位平衡的感觉信息处理能力
多重受损检查	平衡评价系统测试（BEST）	多方面评估平衡系统
	简化生理概况评估	通过明确主要生理指标受损情况来量化跌倒风险

平衡评估量表具有较好的可行性，能提供有意义的信息。测定功能极限时，应根据患者的能力和敏感性选择相应的测试方法，以避免天花板或地板效应。如前所述，首先提供一个行为的基线定量测量方法，然后评估干预的必要性和有效性。然而，这些评估对治疗无明确指导意义，其只是为了筛查潜在的平衡问题和预测跌倒风险，并不能识别潜在的平衡障碍。其他常用的神经系统、前庭系统和（或）肌肉骨骼系统的检查可以帮助我们发现功能障碍的潜在损害以指导治疗。

功能障碍评估

运动功能

评估内容包括姿势调控能力及维持平衡所需的多关节运动和协调能力。垂直线上感知改变会引起身体部位相对于其他部位和支撑面的异常姿势调整。应在坐位和站位观察垂直方向上相关身体部位的姿势调整，借助照片或视频使用铅直线和网格进行量化校准。治疗师可以通过破坏患者直立位状态并要求患者自行重新调整至直立位来评估患者主观垂直状态。站立位下，可使用姿势描记仪或两个体重秤来测量压力中心和评估两侧对称性。

维持身体平衡和方向有赖于运动系统的协调，即全身肌肉组织协调运动策略。前/后和侧向平衡的主要策略是踝关节策略、髋关节策略和迈步策略（图 17.1）。健康者受到前/后方向的微干扰时会产生以踝为主的摆动反应，受到侧向干扰会产生髋关节的外展/内收。身体向后摇摆时应该关注踝关节策略中双下肢胫骨前肌活动；出现补偿性踝摇摆运动时，膝和髋的运动则会很小。立位位移越大引起的髋和躯干反应越明显，如当受试者试图将身体重心维持在支持面内时，会使用髋关节策略；位移更大且更迅速时则会引起迈步反应（图 17.1）。

根据环境和任务不同，以及自身生物力学和神经系统因素的差别，如关节活动度、肌力、注意力和感觉输入的有效性和准确性等，可组合使用这些策略。多样化的临床方案能够评估运动模式是否恰当，包括内驱动或外驱动的姿势摇摆、在潜在不稳的肢体运动（如拎重物）时出现的预期姿势调整。

中枢神经系统疾病患者姿势控制运动策略出现不同步不协调，如过度屈膝、不对称的肢体运动、躯干或手臂的过度运动等，不属于踝、髋或迈步策略。外周前庭疾病患者下肢协调和躯干肌肉活动正常，但姿势反应不足或过度引起颈部和躯干肌异常同步收缩，导致关节僵硬。运动策略的选择与年龄相关，即便比较适合用踝策略，老年人也往往会采取髋策略。这种改变可能的原因是老

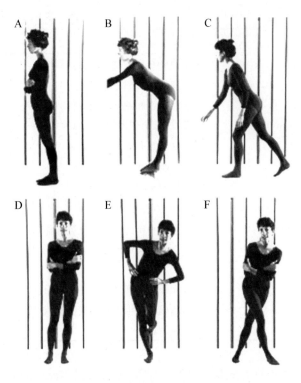

图 17.1　恢复平衡的 3 种运动策略：前/后方向（上）和侧向（下）的踝、髋和迈步策略

躯干的直立状态通过踝策略得以维持，但在使用髋关节策略时，髋或胸腰椎的活动会移动身体重心，从而影响直立体位状态。在迈步策略中，为防止跌倒，身体支撑面会发生变化。

年人的前庭、躯体感觉、肌肉骨骼功能及中枢整合和执行功能都有所减退。已证实，随着年龄增长，姿势控制和活动所需要的感觉运动功能均会出现渐进性退化，这也是跌倒的主要危险因素。有关老年人群的很多文献以女性为主，但男性的肌肉骨骼功能、平衡、反应时间和 60 秒一般活动能力也同样减退，这些改变通常是其意识到衰老之前出现。任何年龄都能出现平衡疾病，而有些疾病更常见于老年人（如帕金森、脑卒中）或随年龄增长患病率增高（如外周前庭疾病）。因此，治疗师在评估过程中必须考虑衰老的正常影响。

感觉功能评估

感觉功能评估首先评估姿势控制中起重要作用的个体感觉。下肢的躯体感觉通常用振动和关节位置觉测试来评估。前庭功能检查在"症状评估"小节中简单讨论；深入了解，请阅读第 12、14 和 15 章。

即便是感觉功能正常的人，姿势控制所用到的信息类型和程度也是多种多样的。一个人可能会过于依赖某一种特定的感觉来维持平衡，即使这种感觉失用或不够准确仍然会继续信赖它。例如，过于依赖本体觉信息（依赖于支撑平面）会导致在不平坦、柔软的表面或在不同类型支撑面上切换时出现行走困难。通过指导患者站立或行走于不稳或柔软的支持平面上（如分别站在倾斜板和泡沫垫）进行本体觉依赖的评估。

慢性前庭疾病、脑卒中和老年跌倒者会过度依赖视觉，常常在视觉复杂的环境下（如在超市、繁忙的道路上）有不适感、相关症状加重和姿势不稳，称为视觉诱发性头晕。通过询问症状相关诱发因素可诊断本病；简版情境特征量表可客观定量评估疾病严重程度（表 17.2）。然而，增加视觉依赖对帕金森患者及周围神经、后根或后索损害所致本体感觉受损的患者有益，是应鼓励的。

计算机化动态姿势描记仪中的感觉整合试验及改良的感觉交互和平衡的临床测试是两个发展成熟的评估平衡功能的方法：在变化的支撑面和（或）视觉环境下，这两种测试可量化受试者维持平衡使用和重新权重各感觉信息的能力。通过客观测量（步态速度、双足/单足站立等）或主观测量（问卷形式）比较外周前庭疾病患者的动态姿势描记图得分与功能能力之间的相关性，有各种不同的研究结果，从正相关到弱相关再到不相关不等。许多前庭康复研究将感觉整合试验作为一个功能状态的疗效判定指标。它能可靠评估治疗前后立位的平衡功能，若总分超过 10 分以上认为疗效有显著临床差异，它能将诈病者、伪装后在诉讼中的继发获益者（如工伤赔偿）与其他真正有功能障碍的患者鉴别开来。同时，它还能鉴别 2 型糖尿病患者有无周围神经病变，伴周围神经病变患者平衡总体得分和本体感觉系统单项得分会更低。然而，大约有 30% 的外周前庭疾病患者得分正常。

重力垂直感知

外周前庭、躯体感觉和（或）中枢神经系统的病变会影响重力信号输入的监测和处理能力，导致双侧反射不对称，如前庭眼反射、前庭脊髓反射或垂直感知受损。人体以重力惯性力的定位过程称为行为垂直，是指在静态时相对于人体纵轴方向的垂直，也是垂直用于平衡控制的隐式表达。临

表 17.2　情境特征问卷

测试视觉诱发性头晕症状出现的频率。在 0～4 选择合适的分数,得分总和除以 19 等于 0.7～4 分为异常得分。头晕用以描述患者定向异常、眼花目眩、头重脚轻或不稳感。请圈出以下所列情境诱发或加重头晕的程度所代表的数字。如果你从未体验过某一情境,请选择"从未体验"

0	1	2	3		4		从未体验
从未有过	非常轻微	有点	相当多		非常多		从未体验
乘坐在行驶于笔直平坦道路的汽车上				0	1	2	3	4	从未体验
乘坐在行驶于弯曲颠簸道路的汽车上				0	1	2	3	4	从未体验
沿着超市廊道行走				0	1	2	3	4	从未体验
当电梯停止时				0	1	2	3	4	从未体验
当电梯以一个稳定速度启动时				0	1	2	3	4	从未体验
以一个稳定速度驾车时				0	1	2	3	4	从未体验
启动或是停车时				0	1	2	3	4	从未体验
站立于一个空旷环境的正中间时(大片旷野或是广场)				0	1	2	3	4	从未体验
坐在公交车上				0	1	2	3	4	从未体验
站在公交车上				0	1	2	3	4	从未体验
有一定高度				0	1	2	3	4	从未体验
在影院或者电视上观看移动画面				0	1	2	3	4	从未体验
乘坐自动扶梯				0	1	2	3	4	从未体验
看到条纹状或是移动的表面时(如窗帘、活动的百叶窗、流水)				0	1	2	3	4	从未体验
看到滚动的电脑屏幕或微缩胶片时				0	1	2	3	4	从未体验
经过隧道时望着一侧灯光				0	1	2	3	4	从未体验
经过隧道时望着尽头的灯光				0	1	2	3	4	从未体验
在山坡、转弯处或空旷场地驾车行驶				0	1	2	3	4	从未体验
观察行驶的车流或火车(如试图横穿马路或在火车站站台)				0	1	2	3	4	从未体验

床上能观察到行为垂直,也能通过运动分析系统测量。此外,有些感觉通道能传入相对独立的重力输入信号,这些信号能分别进行测量,如主观视觉垂直(subjective visual vertical,SVV)、触觉垂直(源自接触的感觉)和姿势垂直(相对于真正垂直线的头位或体位),从而提供更多有用信息。

主观视觉垂直评估需在黑暗环境中完成的,以消除环境中垂直视觉信息的影响(如建筑物、墙壁和站立的人),受试者将视野中的亮线调整至自认为的垂直状态,正常情况下误差在 1°之内(图 17.2A)。触觉垂直评估通过触觉感受将手中条棒直立(图 17.2B)。姿势垂直评估时,受试者坐在一个倾斜的椅子上,反向转动后指出自我感觉是垂直状态的位置(图 17.2C)。SVV 检查已在前庭疾病和脑卒中患者广泛应用。在脑卒中患者中,身体纵轴方向与 SVV 倾斜相关性较强,这说明中风后重力感受的不平衡不仅仅来自运动系统功能减退、躯体感觉障碍、肌张力不对称,同时也是空间认知障碍问题。提示身体纵轴的康复也许有益于针对重力感受不对称的再训练,可以先从仰卧位开始,并给予适当的感觉刺激(如前庭刺激)。

认知

很多日常活动除维持平衡外还要同时进行其他至少一项任务,如站立或行走时进行交谈,这需要在维持姿势控制和认知行为上合理分配注意力。在日常生活中,双重任务的姿势控制很常见。研究结果一致发现,年轻人能有效地完成双项任务,但老年人的执行力会降低。这可能是老年人的中枢处理器竞争加剧所致。由于年龄、疾病或

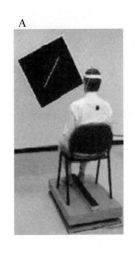
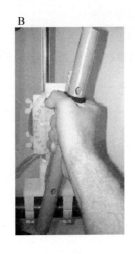
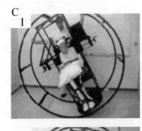
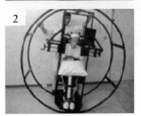
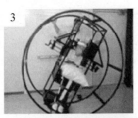
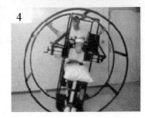

图 17.2　3 种垂直感知的形式，主观视觉(A)，触觉(B)和姿势(C)

　　C 图是一个测试垂直姿势转椅的范例，受试者随机倾斜至任一边 15°～45°的任一角度，然后转椅立即反向转动直至受试者报告说已到达垂直位置。图 C1、C2 显示了右大脑半球中风的患者，图 C3、C4 显示的是左半球中风。图 C1 从右侧位开始，在图 C2 位置时患者觉得垂直，图 C3 从左侧位开始，在图 C4 位置时患者感觉垂直。

两者的原因，认知障碍会影响记忆力、注意力和执行力，完成第二任务的反应时间增加、双重任务时步态速度减慢、步长变小，且与跌倒风险增加有关。最常用的测试手段是比较完成单个任务时的基线表现与同时完成两个任务时的表现。次要任务可以是运动类(搬运物品)、认知类(如停止行走回答问题)或两者结合。认知评估结果会随任务类型和难度不同各异，所以应对多种双任务情境进行评估。

评估受损的临床手段

　　如前所述，姿势控制的过程涉及很多系统和子系统。近年来，系统性评估多个子系统潜在平衡障碍的技术手段蓬勃发展。平衡评价系统测试的设计初衷是为了评估六类平衡的范畴，包括生物力学限制、稳定极限/垂直度、预期姿势调整、姿势反应、感觉定位和步态稳定性。涵括其中 4 类的另一简化版本也已被研发出来。两个版本都能鉴别出帕金森患者中跌倒风险的人群。

　　简化的生理概况评估通过主要生理指标损伤情况的测定(边缘对比敏感度、手部反应时间、膝关节本体感受、股四头肌最大等长收缩肌力和姿势摇摆)来量化老年人的跌倒风险，这些测试结果可以成为多次跌倒风险的预测因素。然而，部分能完成姿势摇摆测试的人比不能完成者跌倒风险分数更高，这个评估方法的临床效度还有待考证。

症状评估

　　床旁的前庭功能评估包括自发性、凝视诱发和位置性眼震的观察及甩头试验。病史能提供有关症状严重程度、频率、持续时间和诱因等信息，分析可能的病因。经验证的问卷能量化这些信息(表 17.1)。若要设计一种合适的训练计划，需要确定诱发症状的眼、头和身体的运动或位置及具有挑战性的环境，如复杂或不稳定的视觉环境、站立于软的支撑面等。

　　20%～40%的眩晕患者患有良性阵发性位置性眩晕(benign paroxysmal positional vertigo, BPPV)，其中最常见的类型是后半规管 BPPV，占 85%～95%。有关 BPPV 类型、介绍和治疗的详细信息请参考第 20 章。BPPV 缓解后常残留平衡问题和头晕症状，许多耳石复位后的患者能从平衡康复中获益。一些没有位置性眩晕的患者可能有潜在的迷路疾病，需要全面的前庭和听力检查，前庭康复对这些患者的治疗亦有帮助。

可能影响疗效的其他因素

　　许多伴有神经受损、外周前庭疾病患者及老年跌倒者焦虑、抑郁和跌倒恐惧增加，影响患者接受康复治疗的依从性，阻碍临床恢复过程，导致活动水平降低、时空步态参数变化减小，进一步增加今后的跌倒风险。必须尽量明确存在的消极因素并采取积极措施,必要时建议患者咨询精神科医师和(或)接受精神科药物治疗。

表 17.3 罗列了其他可能延缓前庭代偿和平衡康复的因素,如直立位低血压。在此简述视觉运动症状对康复疗效的可能影响。振动幻视(视野"摇晃")可由单侧前庭功能障碍引起,但更常见于双侧前庭功能受损,这类患者的主要治疗手段是眼球-头部运动的前庭康复方法。中枢系统疾病引起的振动幻视往往伴有眼震,常需药物治疗。近期,来自英国国立神经科和神经外科医院的眼科学系和神经耳科系的试验数据表明,有双眼视觉异常和外周前庭疾病的患者在前庭康复后,会有更严重的主观症状(前庭和视觉诱发的眩晕、精神状态的变化)、更低的客观平衡测试得分(姿势描记图、功能性步态评估)和更差的预后。眼球异常和前庭康复结果之间的关系有待进一步的研究来明确。

表 17.3　可能延缓前庭代偿的因素

波动性前庭疾病(如梅尼埃病)
其他疾病:
中枢神经系统
周围神经
颈椎
视觉[视敏度下降,光学矫正(如白内障手术),斜视,复视]
年龄
移动能力不足(骨科问题,被迫卧床休息,心理/恐惧)
药物治疗(抗眩晕药)
社会心理因素
"视觉性眩晕"

平衡康复

平衡康复基于损伤和症状。旨在:①解决、减少受损或预防损伤的发生;②制定有效的策略来恢复功能,尽管仍可能存在永久性损害;③在各种环境背景下的功能任务再训练;④改善症状。

姿势调整和运动策略再训练

姿势调整再训练的目标是寻找一个稳定性最高的初始位置,该位置适用于特定的任务,且高度符合肌肉活动的要求。通过语言和手势提示、镜子及动力学或力学反馈装置来辅助进行垂直姿势的再训练。患者在难度逐渐增加的任务中学习保持直立姿势,包括闭眼站在柔软平面上(如泡沫垫),通过逐渐减少位置的反馈信息进行训练。

运动策略再训练的目标是成功训练患者在稳固的支撑面上移动重心维持平衡(踝策略或髋策略),超出重心范围时改变支撑面来维持平衡(跨步策略)。协调运用踝策略或髋策略的再训练,包括练习在不跨步的情况下随意前后和侧向的摆动。与踝关节策略相比,髋关节策略的位移更快、更大,包括脚跟接脚尖站立或单腿站立等姿势训练。外力诱发的姿势反应再训练,包括在髋部或肩部施加的各种幅度、速度和方向的推拉活动,或者训练患者在突然移动的表面上站立。

跨步策略可以通过以下方法来训练:将患者重心转移到一侧,然后快速使重心回到未负重的腿上;或者训练对前后或侧向大幅度扰动的反应,也可以进行多方向跨步训练、在视靶下跨步训练或跨越障碍物训练等。帕金森病患者使用节奏性听觉刺激来训练多方向跨步可以改善步态和平衡功能。

有些活动在自主运动之前需对重心进行微调整,如伸手够物品、抬举和投掷,这些活动可以帮助患者训练预期姿势控制策略。应采用分级任务进行训练,因为预测姿势活动的水平与速度、努力程度、外部支持度和任务复杂性直接相关,如训练用一只手扶椅子时将脚放到凳子上这个动作,外部支持应逐渐减少,同时应增加移动的速度和任务的复杂性(如患者做训练时可同时端一杯水;请参阅"认知策略再训练"部分)。

由于肌肉骨骼的损伤可能影响姿势调整和运动策略的有效使用,所以应该进行适当的渐进性阻力加强练习、拉伸训练及被动和主动的关节活动来治疗肌肉骨骼的损伤,也可以使用诸如热疗、生物反馈和超声波等方法来进行治疗。

感觉策略再训练

感觉策略再训练的目的是帮助患者学习在不同环境中有效地选择适当的感觉信息来维持平衡状态。治疗的重点是在难度逐渐增加的静态和动态平衡训练中保持平衡,这时感觉输入的有效性及准确性都会发生系统性变化。

躯体感觉过度依赖患者会在以下情况感到困难,如在不平坦的路面上行走、在不同类型的地板表面之间变换、在干扰躯体感觉信息的平面(如柔软的泡沫、移动平台或倾斜板)坐站走。视觉依赖患者应该在视觉信息缺失(闭眼)、减少(戴有色眼镜或眼罩)或不准确(戴上用凡士林涂抹的眼镜)的状态下练习定位。进阶训练包括在视动刺激下或移动房间内训练。快速变动的动态图像(如隧

道或小船场景;图 17.3A,B)、一些电脑游戏,具有垂直或水平线的移动纸板海报或临床设备中具有视觉刺激 DVD,如神经-耳科的视动试验。视觉场景训练应循序渐进。我们发现,许多视觉依赖患者在行走时将注意力集中在地面。对此,初始训练时应该加上步态训练,指导患者注视地平线而不是地面。为了增加前庭信息的使用,需指导患者在视觉和本体觉信息缺乏和(或)不准确状态下进行练习,如闭眼站在泡沫上。

A 水平方位下轮船移动的场景

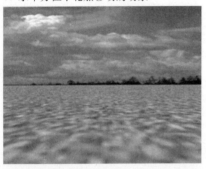

B 顺时针倾斜方位下轮船移动的场景

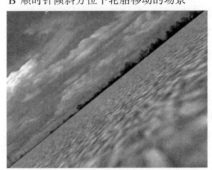

C 移动隧道场景

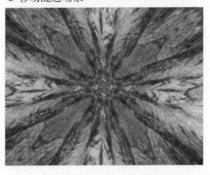

图 17.3 "复杂"视觉运动场景示例

真实的视觉运动刺激是彩色的,训练时让患者集中注意力观察运动场景的中心,可以在头部静止时练习,或者在坐位、站立或行走时垂直或水平动头的同时练习。

学习对变化场景的适应策略

平衡功能的独立性需要根据环境和任务不同调整感觉和运动策略。通过训练提高姿势稳定性后,逐步增加训练的复杂性和难度系数,让患者在不同条件下练习,以便于在面对新的或不断变化的环境和任务时能够保持身体平衡。采用对姿势平衡需求愈来愈高的不同层级任务来培养患者的适应能力,包括减少支撑面维持平衡,同时改变头部和躯干方向和(或)增加上肢活动来增加难度。

认知策略再训练

双重任务的训练包括渐进性平衡训练,如脚尖接脚跟站立或行走(可伴或不伴上肢活动)同时进行第二项任务,如做数字减 3 运算或讲述日常活动内容等。在训练过程中,要求患者将注意力同时集中在两项任务上,或集中在其中一项任务上。

运动、感觉和认知策略的再训练应该同步进行而不是按照顺序进行。平衡训练时必须要注意安全,如站在双杠中间训练,或让患者站在墙边或

角落,并在患者面前放一把椅子,起码在最初训练时要这样保护。

前庭训练

前庭康复基于诱发患者症状的眼动(即图 17.4A 中的"凝视转移")、头动和姿势动作训练。结合凝视稳定和头部运动的适应性训练(图 17.4B)及姿势训练,能够促进患者前庭眼反射和前庭脊髓反射功能的恢复。由于前庭眼反射的增益随着目标距离的变化而变化,较近的目标需要较高的增益,因此以不同的目标距离(2m,1m,0.5m)分别来进行凝视稳定性训练。凝视稳定性训练应用于有振动幻觉和(或)前庭眼反射增益降低的患者,最常见于外周前庭疾病。表 17.4 罗列了常用的训练方案,也可以在 DVD 上观看。总

共 4 或 5 个训练,每个训练 1~2 分钟,最初以缓慢的速度,每天 2 次,随症状改善逐渐增加训练速度。

根据我们治疗偏头痛相关头晕患者的经验,在使用预防性药物治疗偏头痛之前,初始训练计划采用较少运动量(即最多 3 项)将帮助患者更好地耐受训练并遵守训练方案。这些训练项目每天只锻炼 1 次,逐渐增加到每天 2 次。随着症状和耐受性改善,每日锻炼的次数和总持续时间可逐渐增加。

外周前庭疾病或偏头痛相关头晕(外周和中枢前庭均可受累)中有视觉诱发头晕的患者,在进行更进一步的视动刺激等训练之前,需明确原先训练效果已有所提高(如表 17.4 中的练习)。

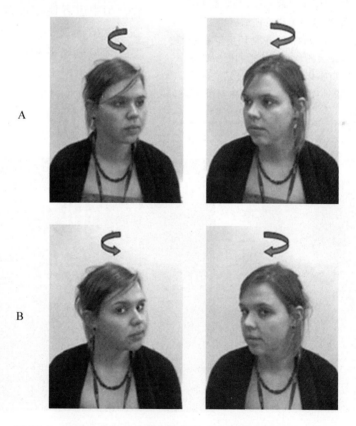

图 17.4 凝视转移和适应训练均涵盖在前庭康复计划中

(A)"凝视转移"训练,练习正常的头部运动和眼球运动,以实现从一个物体的凝视转移到另一个物体上。最初可以先保持头部不动进行练习,物体放置在和眼球同一水平相距约 40cm 的位置。(B)适应训练,刺激的是对固定物体维持凝视稳定的前庭眼反射(VOR)通路,训练时可逐步增加头动速度。

表 17.4　前庭康复常用训练方案

头部训练	（分别在睁眼、闭眼时训练） 头上下转动训练 头左右转动训练
眼球运动训练	头固定不动，眼球跟着手指左右/上下移动 头固定不动，在两个目标之间来回看 头部运动时重复该动作
视觉固视训练	盯着固定的视靶进行头部训练 盯着移动的视靶进行头部训练
位置改变训练	（分别在睁眼、闭眼时训练） 坐位，弯下身去接触地板 坐位，转动头部去看两侧肩膀 弯下身体，头部转向一侧，然后转向另一侧 躺下，从一侧翻身到另一侧 仰卧位，分别从两侧坐起
姿势训练	（睁眼训练；闭眼时需监护） 静态姿势训练，分别做 n 型转圈、转弯、上 　坡、爬楼梯、绕过障碍物训练 在变化的支撑面和（或）视觉环境下站立和 　行走，伴或者不伴头部运动和固视训练 单腿站立训练，以及脚跟接脚趾站立训练 站立到行走过程中反复做头部和固视训练 走路训练

前庭康复应有特异性、重复性和渐进性。同时需进行患者教育，如告知训练初期症状可能恶化、症状改善程度不同、已基本消失的症状在压力、疲劳或疾病期间可能会短暂地再次出现等。如果出现颈部疼痛、意识丧失、视力丧失、麻木感、面部或肢体无力或刺痛，或偏头痛发作更加频繁，应建议患者停止锻炼并向医师寻求建议。

新兴辅助技术

很多学者已经讨论过虚拟现实设备治疗眩晕的潜在收益，它可以改善患者姿势的稳定性及与日常生活环境（如超市过道，拥挤的广场）密切相关的症状（图 17.5A，B）。有两项研究使用了头戴式限定视野的虚拟现实设备，结果显示，外周前庭疾病患者的 VOR 增益和症状均得到改善。卒中患者使用虚拟现实技术改善平衡和步态功能的证据不多，在帕金森病患者中，虚拟现实技术与常规平衡训练对功能的改善没有显著差异。虚拟现实是一种新型技术，在平衡康复方面具有潜在的前景，但需要更多的研究去证明其临床疗效。

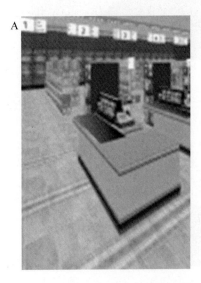 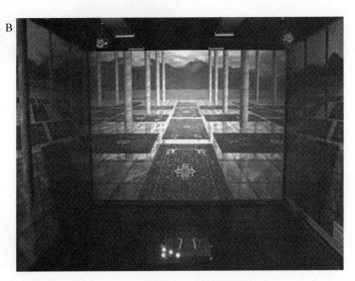

图 17.5　虚拟现实运动场景示例，沉浸式体验一个包含背景结构和视觉流的真实环境
（A）匹兹堡大学设计的平衡虚拟环境，描绘了一个超市的场景，可以"导航"患者在超市的过道中行走，并寻找货架上的指定物品。（B）来自天普大学设计的带导航功能的虚拟现实环境，训练者可以同时看到复杂的地板图案和远处的风景。患者可以站立不动，或在跑步机传送带上行走，或者在全景虚拟现实环境中实时走动，也可以使用限定视野的虚拟现实头戴式装置。

全身振动（whole-body vibration，WBV；图17.6）是一种相对较新的技术，目前在商业健身房中很流行。尽管很多人提出它可以增加肌肉力量，但只有增加骨强度有确切的相关证据。尽管相关研究较少，但全身振动似乎存在年龄相关的平衡效应，在健康年轻人中全身振动几乎对平衡没有改善；而在老年人中，难度不高的平衡功能几乎无变化，但在更具挑战性及包含动态平衡的任务中功能有所改进。在所有含适当对照的研究中发现，5%～35%的患者仅在单腿站立和动态平衡测试中有所改善。改善程度的较大差异可能是由不同的振动频率、幅度及研究所持续的时间不同所致。全身振动对那些初始平衡能力较差的患者有较大的作用。目前证据表明，该方法对年龄较大和未受过训练的患者最有益。迄今为止，尚缺乏特定针对前庭疾病患者的研究。

平衡能力的提高也可能是由于站在平台上保持稳定姿势所需的学习效应，而不是振动对中枢神经系统的直接作用。人体有效的减震减弱了振动从脚部向身体各部位的传递，即使在最高频率处，膝盖以上的部位几乎没什么振动了；尽管视觉干扰明显，但头部实际上是没有振动的。

其他令人鼓舞的研究进展包括使用平衡假体，其通过传递到躯干（图17.7）、头部或舌部的振动触觉神经来提供关于头部和（或）身体方位的相关信息。这种假体的原理是将前庭系统感知的信息转换成本体感觉信号，然后与其余的感觉信息整合进行姿势控制。但研究显示的结果并不相同，一些研究证实能够改善前庭疾病或卒中后患者站立时的平衡和步态功能、降低跌倒风险，而部分研究则显示无效。大多数研究都有使用该设备的简短培训课程，但没有统一的质控标准，也没有对不佩戴触觉装置时平衡功能是否改善进行评估。因此，目前缺乏随机对照试验来证实平衡假体的临床实用性。

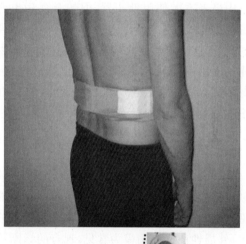

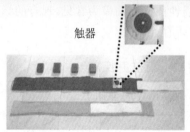

触器

图17.7 平衡假体（平衡带）示例，可提供人体在前后和左右方向上振动触觉的倾斜反馈

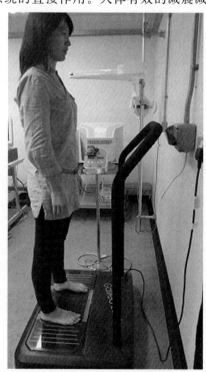

图17.6 全身振动设备（伦敦国王学院，人类和航空航天生理科学中心）

训练者站在平台上，采用不同的振动频率和幅度，可静止站立或逐渐增加难度执行各种平衡任务，并改变支撑平面。

预防跌倒

神经系统和（或）前庭疾病患者跌倒风险增加。对于跌倒患者，一定要了解其跌倒的频率、情况、地点，跌倒前症状（如头晕、受伤、"久卧"）及跌倒后重新站起来的能力。应指导患者跌倒后重新站起来的适当技巧和（或）提供警报器以便提醒进行急救服务。需教育患者了解常见的跌倒风险，如松软的地毯、潮湿的树叶之类的环境及在家赤脚或穿着袜子或不合适的拖鞋走路。还要进行家庭环境危害评估并建议适当修整，如按照专业治疗师的建议清除环境中的障碍物，安装扶手等，但患者依从性只有50%左右。

跌倒高风险患者可选择使用辅助设备（如手杖或助行器）。它们有辅助作用，但不能替代运动训练。治疗师根据个人需要提供最合适的助行器对预防患者跌倒非常有益。脑卒中患者的下肢不能承受超过其体重40%的重量，使用手杖则对他们有帮助。与单支点手杖相比，四个支点的手杖可以增加中重度偏瘫患者站立时的稳定性，并且重心向助行器转移时不会影响瘫痪肢体的负重。脑卒中患者不太使用助步器，但帕金森病患者可考虑使用轮式助步器。无轮助步器需要一系列连续的动作，这对于帕金森病患者来说很困难，因此不建议帕金森病患者使用无轮助步器。同理，手杖对帕金森病患者通常只能提供很少帮助，并可能干扰双重任务的执行。

神经系统疾病平衡康复疗效

本节总结了最常见的平衡障碍的文献（某些文献可能被忽视）；多发性硬化症患者中眩晕的最常见病因为BPPV。在年龄较大和运动较少的人群中，外周性前庭疾病极为常见，现有的诊断可能无法解释所有症状。

外周和中枢前庭疾病

前庭康复是目前外周前庭疾病患者的标准治疗，包括适当的运动和感觉暴露（在"平衡康复"一节中讨论）。无论患者年龄大小、病情长短，制定个性化方案在主观症状、动态视敏度、步态和姿势稳定性的改善上要比普通方案（Cawthome-Cooksey）更优。

一些研究发现，前庭康复对外周、中枢和混合病变患者治疗效果相似，但另一些研究则认为后两组患者的疗效较差。不同的结论可能与个体治疗持续时间的差异（估计中枢缺陷者需要更长的时间来改善）、中枢受损的程度和位置及是否伴有其他认知或神经肌肉缺陷有关。小脑和血管疾病、偏头痛和创伤性脑损伤（包括脑震荡）是与头晕相关的中枢前庭疾病的常见病因。脑震荡后的前庭康复可以改善头晕、步态和姿势稳定性。若伴有小脑功能障碍则可能会减弱康复的效果。前庭性偏头痛患者可从前庭康复训练中明显获益，尤其是在使用抗偏头痛药物时。患有前庭偏头痛或偏头痛病史及外周前庭疾病的患者可以耐受个性化前庭康复训练方案，包括视动训练，可使这些患者明显受益；令人惊讶的是，与非偏头痛患者相比，偏头痛患者视觉诱发性头晕的改善程度更大。药物可能有助于控制偏头痛患者视觉诱发的头晕症状，使他们能够更好地耐受运动训练引起的不适，从而得到更好改善。

卒中

指南指出，卒中后遗留严重平衡障碍的患者应该接受加强、渐进性的平衡康复治疗，尽管许多患者会接受传统治疗，但这种治疗不太可能产生活跃的日常活动中所需的动态平衡反应。不同卒中患者的结局差别很大，这和病变的大小和位置有关，产生感觉运动主要的不良后果是由受影响的神经功能引起的。如果影响基本反射（如Wallenberg综合征的前庭脊髓通路）、小脑协调运动、肌肉力量、锥体外系机制、感觉和高级感知（忽略，"推动"）机制，则可能使平衡功能受损。如果继发引起肌肉痉挛或松弛，平衡功能则会进一步受损。

累及单侧大脑半球的慢性脑卒中，影响平衡的主要问题是视觉过度依赖和感觉运动组织缺陷。平衡康复应侧重于运动策略再训练、减少视觉依赖、改善感觉整合等方面，并且需要逐渐增加难度，如功能性和双重任务的活动训练（参见"平衡康复"部分）。近期研究显示，平衡康复有较满意的效果，但最佳的训练类型、训练量或训练效果维持的时长仍有待研究。

多发性神经病

患有多发性神经病（polyneuropathies，PN）的老年人在不平坦表面和暗光条件下会出现一定的平衡问题，因此他们需要接受有关跌倒风险的教育，学习在具有挑战性的环境中使用不同的运动策略。PN患者通常会采用各种适应性平衡控制策略,需要和外周前庭疾病一样仔细的评估。轻触觉训练、视觉依赖训练、辅助器械和主动矫正器械可能会有所帮助,但还需要进一步研究才能对这些设备或其他平衡康复干预措施提出明确的推荐建议。

对于糖尿病相关的多发性神经病患者来说,负重运动似乎是安全的。加强腿部力量和(或)平衡功能训练能改善身体功能,一项研究发现,太极拳能显著改善老年人的足底感觉和重心不稳。

帕金森病和其他运动障碍

随着帕金森病进展,平衡和步态往往受损。医师经常同时给予药物和运动训练来改善患者的活动能力。对于轻至中度的 PD 患者,结合肌肉力量训练、耐力训练和平衡训练的组合策略对患者的步行速度、重心转移和平衡有更好的改善作用。

平衡训练侧重于对运动和感觉策略的优化(参见"姿势调整和运动策略再训练"和"感觉策略再训练"部分)。练习逐步挑战对动态平衡和步态的感觉运动控制可能会延迟运动障碍。训练的进展包括运动速度和幅度的变化、双重任务及学习如何根据环境的变化采用不同适应性策略,如在狭小的空间中快速改变方向(请参见"学习对变化场景的适应策略"和"认知策略再训练")。针对性的活动(如跳探戈舞和拳击)会对平衡功能、日常生活活动能力和步态功能有所改善。

严重 PD 或步态冻结的患者表现出多次侧向预期性姿势调整以响应向后平移的运动,导致迈步潜伏期减慢、步长缩短及恢复平衡的步数增加,跌倒风险增加。通过训练可以避免补偿性迈步从而改善步态;然而,传统的姿势重心转移训练(参见"姿势调整和运动策略再训练"部分)可能对这个患者群体没有帮助。这些患者应该学会迅速跨步和大步幅来应对姿势干扰,而不应在移动最初阶段先训练重心偏移,这会影响正常的迈步能力。

在疾病不同阶段,长期维持增益、最佳运动量和训练内容,以及训练在其他运动障碍中的作用仍然未知。尽管缺乏证据,仍建议亨廷顿病和进行性核上性麻痹患者进行平衡训练以减少跌倒风险。

深部脑刺激(deep-brain stimulation,DBS)对姿势和步态的影响尚不清楚。最近的一项 meta 分析显示,与单纯药物治疗相比,深部脑刺激加药物治疗可以更大限度地改善姿势和步态。然而,在对丘脑底核的深部脑刺激比苍白球的深部脑刺激长期预后更差。

多发性硬化

对于复发缓解型或继发进展型多发性硬化患者,研究显示,进行性前庭训练、感觉运动策略再训练和双重任务训练可以提供其平衡能力("平衡康复"部分)。与接受力量和耐力训练或常规治疗的对照组相比,个性化前庭康复方案可以改善由不稳和(或)头晕而导致的疲劳、平衡和感知障碍。这些结果并不令人惊讶,因为一项研究报道,除了 1 名患者外,其他所有的多发性硬化患者(占 86%)均存在外周前庭病变。

平衡训练是安全的,少量训练就可以改善由小脑病变引起的共济失调,但效果可能是短暂的。只进行强化训练是无效的。对使用有氧训练、强化训练和柔韧性训练的研究进行 meta 分析显示,患者步行能力仅有小幅改善,因此仍然建议为患者定制个性化康复训练方案,对此需要进一步的研究证实。

小脑疾病

小脑损伤可以进行运动学习;旨在促进神经可塑性的运动可能是有益的。小脑疾病中共济失调和头晕的平衡康复在"外周和中枢前庭疾病"和"多发性硬化"部分讨论。练习挑战静态和动态平衡,促进感觉整合和再训练运动策略可以改善步态速度、姿势摆动和活动限制(参见"姿势调整和运动策略再训练"和"感觉策略再训练"),尽管证据有限,但应谨慎解释。

结论

平衡障碍在外周或中枢神经系统病变的患者中很常见。随着患者姿势稳定性、日常生活活动和头晕的改善,需进行平衡康复的评估、进一步调整个性化方案。关于中枢神经系统病变后的神经可塑性和恢复、最佳干预和长期疗效及新技术(即虚拟现实)的潜在有效性,仍需要进一步的研究。

参 考 文 献

[1] Münchau A, Corna S, Gresty MA, et al. (2001). Abnormal interaction between vestibular and voluntary head control in patients with spasmodic torticollis. Brain, 24(Part 1), 47-59.

[2] Horak FB, Nashner LM, Diener HC(1990). Postural strategies associated with somatosensory and vestibular loss. Exp Brain Res, 82(1), 167-77.

[3] Bloem BR, Allum JH, Carpenter MG, Verschuuren JJ, Honegger F(2002). Triggering of balance corrections and compensatory strategies in a patient with total leg proprioceptive loss. Exp Brain Res, 142(1), 91-107.

[4] Horak FB, Hlavacka F(2002). Vestibular stimulation affects medium latency postural muscle responses. Exp Brain Res, 144(1), 95-102.

[5] Stål F, Fransson PA, Magnusson M, Karlberg M (2003). Effects of hypothermic anesthesia of the feet on vibration-induced body sway and adaptation. J Vestib Res, 13(1), 39-52.

[6] Guerraz M, Gianna CC, Burchill PM, Gresty MA, Bronstein AM(2001). Effect of visual surrounding motion on body sway in a three-dimensional environment. Percept Psychophys, 63(1), 47-58.

[7] Basmajian JV, De Luca CJ(1985). Muscles alive: their function revealed by electromyography (5th ed). Baltimore, MD: Williams and Wilkins.

[8] Horak FB(1987). Clinical measurement of postural control in adults. Phys Ther, 67(12), 1881-5.

[9] Guerraz M, Yardley L, Bertholon P, et al. (2001). Visual vertigo: symptom assessment, spatial orientation and postural control. Brain, 124(Pt. 8), 646-56.

[10] Mahboobin A, Loughlin PJ, Redfern MS, Sparto PJ (2005). Sensory re-weighting in human postural control during moving-scene perturbations. Exp Brain Res 167(2), 260-7.

[11] Horak FB, Diener HC(1994). Cerebellar control of postural scaling and central set in stance. J Neurophysiol, 72(2), 479-93.

[12] Fransson P-A, Magnusson M, Johansson R(1998). Analysis of adaptation in anteroposterior dynamics of human postural control. Gait Posture, 7 (1), 64-74.

[13] Ivey FM, Hafer-Macko CE, Macko RF(2008). Task-oriented treadmill exercise training in chronic hemiparetic stroke. J Rehabil Res Dev, 45(2), 249-59.

[14] Berg KO, Wood-Dauphinee SL, Williams JI, Maki B (1992). Measuring balance in the elderly: validation of an instrument. Can J Public Health, 83(Suppl 2), 7-11.

[15] Blum L, Korner-Bitensky N(2008). Usefulness of the Berg Balance Scale in stroke rehabilitation: a systematic review. Phys Ther, 88(5), 559-66.

[16] Landers MR, Backlund A, Davenport J, et al. (2008). Postural instability in idiopathic Parkinson's disease: discriminating fallers from nonfallers based on standardized clinical measures. J Neurol Phys Ther, 32, 56-61.

[17] Cattaneo D, Jonsdottir J, Repetti S(2007). Reliability of four scales on balance disorders in persons with multiple sclerosis. Disabil Rehabil, 29(24), 1920-5.

[18] Busse ME, Wiles CM, Rosser AE(2009). Mobility and falls in people with Huntington's disease. J Neurol Neurosurg Psychiatry, 80(1), 88-90.

[19] Cohen HS, Kimball KT(2008). Usefulness of some current balance tests for identifying individuals with disequilibrium due to vestibular impairments. J Vestib Res, 18(5-6), 295-303.

[20] Pavlou M, Lingeswaran A, Davies RA, Gresty MA, Bronstein AM(2004). Simulator based rehabilitation in refractory dizziness. J Neurol, 251(8), 983-95.

[21] Mathias S, Nayak U, Issacs B(1986). Balance in elderly patients: the 'Get-up and Go' test. Arch Phys Med Rehabil, 67(6), 387-9.

[22] Podsiadlo D, Richardson S(1991). The timed 'Up &Go': a test of basic functional mobility for frail elderly persons. J Am Geriatr Soc, 39(2), 142-8.

[23] Tinetti ME (1986). Performance-oriented assessment of mobility problems in elderly patients. J Am Geriatr Soc, 34(2), 119-26.

[24] Duncan PW, Weiner DK, Chandler J, Studenski S (1990). Functional reach: a new clinical measure of balance. J Gerontol, 45(6), 192-95.

[25] Newton RA(2001). Validity of the multi-directional reach test: a practical measure for limits of stability in older adults. J Gerontol A Biol Sci Med Sci, 56 (4), 248-52.

[26] Shumway-Cook A, Woollacott MH (2007). Motor control: Translating research into clinical practice (3rd ed). Philadelphia, PA: Lippincott, Williams, and

Wilkins.

[27] Lundin-Olsson L, Nyberg L, Gustafson Y(1997). 'Stops walking when talking' as a predictor of falls in elderly people. Lancet,349(9052),617.

[28] Wrisley DM, Marchetti GF, Kuharsky DK, Whitney SL(2004). Reliability, internal consistency, and validity of data obtained with the functional gait assessment. Phys Ther,84(10),906-18.

[29] Whitney SL, Hudak MT, Marchetti GF(2000a). The dynamic gait index relates to self-reported fall history in individuals with vestibular dysfunction. J Vestib Res,10(2),99-105.

[30] Wrisley DM, Kumar NA(2010). Functional gait assessment: concurrent, discriminative, and predictive validity in community-dwelling older adults. Phys Ther,90(5),761-73.

[31] McConvey J, Bennett SE(2005). Reliability of the Dynamic Gait Index in individuals with multiple sclerosis. Arch Phys Med Rehabil,86(1),130-3.

[32] Dibble LE, Lange M(2006). Predicting falls in individuals with Parkinson disease: a reconsideration of clinical balance measures. J Neurol Phys Ther, 30(2),60-7.

[33] Jonsdottir J, Cattaneo D(2007). Reliability and validity of the dynamic gait index in persons with chronic stroke. Arch Phys Med Rehabil, 88 (11), 1410-5.

[34] Benaim C, Pérennou DA, Villy J, Rousseaux M, Pelissier JY(1999). Validation of a standardized assessment of postural control in stroke patients: the Postural Assessment Scale for Stroke Patients (PASS). Stroke,30(9),1862-8.

[35] Powell LE, Myers AM(1995). The activities-specific balance confidence(ABC)scale. J Gerontol,50A(1), M28-M34.

[36] Myers AM, Fletcher PC, Myers AH, Sherk W (1998). Discriminative and evaluative properties of the activities-specific balance confidence (ABC) scale. J Gerontol,53(4),M287-94.

[37] Whitney SL, Hudak MT, Marchetti GF(1999). The activities-specific balance confidence scale and the dizziness handicap inventory: a comparison. J Vestib Res,9(4),253-9.

[38] Botner EM, Miller WC, Eng JJ(2005). Measurement properties of the Activities-specific Balance Confidence Scale among individuals with stroke. Disabil Rehabil,27(4),156-63.

[39] Salbach NM, Mayo NE, Hanley JA, Richards CL, Wood-Dauphinee S(2006). Psychometric evaluation of the original and Canadian French version of the activities-specific balance confidence scale among people with stroke. Arch Phys Med Rehabil, 87 (12),1597-604.

[40] Peretz C, Herman T, Hausdorff JM, Giladi N (2006). Assessing fear of falling: Can a short version of the Activities-specific Balance Confidence scale be useful? Mov Disord,21(12),2101-5.

[41] Cohen HS, Kimball KT(2000). Development of the vestibular disorders activities of daily living scale. Arch Otolaryngol Head Neck Surg,126(7),881-7.

[42] Shumway-Cook A, Horak F(1986). Assessing the influence of sensory interaction on balance. Phys Ther,66(10),1548-50.

[43] Nashner LM(1976). Adapting reflexes controlling the human posture. Exp Brain Res,26(1),59-72.

[44] Horak F, Nashner L(1986). Central programming of postural movements: Adaptation to altered support surface configurations. J Neurophysiol, 55 (6), 1369-81.

[45] Brown LA, Shumway-Cook A, Woollacott MH (1999). Attentional demands and postural recovery: the effects of aging. J Gerontol A BiolSci Med Sci,54(4),M165-71.

[46] Di Fabio RP, Badke MB, McEvoy A, Ogden E (1990). Kinematic properties of voluntary postural sway in patients with unilateral primary hemispheric lesions. Brain Res,513(2),248-54.

[47] Horak FB, Shupert CL, Dietz V, Horstmann G (1994). Vestibular and somatosensory contributions to responses to head and body displacements in stance. Exp Brain Res,100(1),93-106.

[48] Allum JH, Bloem BR, Carpenter MG, Honneger F (2001). Differential diagnosis of proprioceptive and vestibular deficits using dynamic support-surface posturography. Gait Posture,14(3),217-26.

[49] Carpenter MG, Allum JH, Honegger F(2001). Vestibular influences on human postural control in combinations of pitch and roll planes reveal differences in spatiotemporal processing. Exp Brain Res, 140 (1),95-111.

[50] Mackey DC, Robinovitch SN(2005). Postural steadiness during quiet stance does not associate with abil-

ity to recover balance in older women. ClinBiomech, 20(8),776-83.

[51] Okada S, Hirakawa K, Takada Y, Kinoshita H (2001). Age-related differences in postural control in humans in response to a sudden deceleration generated by postural disturbance. Eur J Appl Physiol, 85(1-2),10-8.

[52] Lord SR, Lloyd D, Sek Keung LI (1996). Sensorimotor function, gait patterns and falls in community-dwelling women. Age Ageing,25(4),292-9.

[53] Lord SR, Rogers MW, Howland A, Fitzpatrick R (1999). Lateral stability, sensorimotor function and falls in older people. J Am Geriatr Soc, 47 (9), 1077-81.

[54] Isles RC, Low Choy NL, Steer M, Nitz JC(2004). Normal values of balance tests in women aged 20-80. J Am Geriatr Soc,52(8),1367-72.

[55] Low Choy NL, Brauer SG, Nitz JC(2007). Age-related changes in strength and somatosenstaion during midlife rationale for targeted preventive intervention programs. Ann N Y Acad Sci,1114,180-93.

[56] Nolan M, Nitz J, Choy NL, Illing S(2010). Age-related changes in musculoskeletal function, balance and mobility measures in men aged 30-80 years. Aging Male,13(3),194-201.

[57] Agrawal Y, Carey JP, Della Santina CC, Schubert MC, Minor LB(2009). Disorders of balance and vestibular function in US adults: data from the National Health and Nutrition Examination Survey, 2001-2004. Arch Intern Med,169(10),938-44.

[58] Redfern MS, Furman JM(1994). Postural sway of patient with vestibular disorders during optic flow. J Vestib Res,4(3),221-30.

[59] Sundermier L, Woollacott MH, Jensen JL, Moore S (1996). Postural sensitivity to visual flow in aging adults with and without balance problems. J Gerontol,51(2),M45-52.

[60] Bonan IV, Colle FM, Guichard JP, et al. (2004). Reliance on visual information after stroke. Part I: balance on dynamic posturography. Arch Phys Med Rehabil,85(2),268-73.

[61] Bisdorff A, Von Brevern M, Lempert T, Newman-Toker DE(2009). Classification of vestibular symptoms: towards an international classification of vestibular disorders. J Vestib Res,19(1-2),1-13.

[62] Pavlou M, Davies RA, Bronstein AM(2006). The as-sessment of increased sensitivity to visual stimuli in patients with chronic dizziness. J Vestib Res,16(4-5),223-31.

[63] Lewis GN, Byblow WB, Walt SE (2000). Stride length regulation in Parkinson's disease: the use of extrinsic, visual cues. Brain,123(Pt 10),2077-90.

[64] vanWegen E, Lim I, de Goede C, et al. (2006). The effects of visual rhythms and optic flow on stride patterns of patients with Parkinson's disease. Parkinsonism Relat Disord,12(1),21-7.

[65] Nashner LM (1982). Adaptation of human movement to altered environments. Trends Neurosci, 5, 358-61.

[66] El-Kashlan HK, Shepard NT, Asher AM, Smith-Wheelock M, Telian SA(1998). Evaluation of clinical measures of equilibrium. Laryngoscope,108(3), 311-19.

[67] O'Neill DE, Gill-Body KM, Krebs DE(1998). Posturography changes do not predict functional performance changes. Am JOtol,19(6),797-803.

[68] Gill-Body KM, Beninato M, Krebs DE(2000) Relationships among balance impairments, functional performance, and disability in people with peripheral vestibular dysfunction. Phys Ther,80(8),748-58.

[69] Horak F, Jones-Rycewicz C, Black FO, Shumway-Cook A(1992). Effects of vestibular rehabilitation on dizziness and imbalance. Otolaryngol Head Neck Surg,106(2),175-80.

[70] Gillespie MB, Minor LB(1999). Prognosis in bilateral vestibular hypofunction. Laryngoscope, 109 (1), 35-41.

[71] Black FO, Angel CR, Peszecker SC, Gianna C (2000). Outcome analysis of individualized vestibular rehabilitation protocols. Am J Otol, 21 (4), 543-51.

[72] Pavlou M, Bronstein AM, Davies RA (2009). Advances in vestibular rehabilitation: high-tech vs. low-tech optokinetic stimulation and the role of supervision and migraine on outcome(abstract). In: Program and Abstracts of the 19th conference of the international Society for Posture and Gait Research; Bologna, Italy, p. 107.

[73] Broglio SP, Ferrara MS, Sopiarz K, Kelly MS (2008). Reliable change of the sensory organization test. Clin J Sport Med,18(2),148-54.

[74] Goebel, JA, Sataloff, RT, Hanson, JM. Nashner LM,

Hirshout DS, Sokolow CC (1997). Posturographic evidence of nonorganic sway patterns in normal subjects, patients, and suspected malingerers. Otolaryngol Head Neck Surg, 117(4)293-302.

[75] Krempl GA, Dobie RA(1998). Evaluation of posturography in the detection of malingering subjects. Am J Otol, 19(5), 619-27.

[76] Gianoli G, McWilliams S, Soileau J, Belafsky P (2000). Posturographic performance in patients with the potential for secondary gain. Otolaryngol Head Neck Surg, 122(1), 11-18.

[77] Emam AA, Gad AM, Ahmed MM, Assal HS, Mousa SG(2009). Quantitative assessment of posture stability using computerised dynamic posturography in type 2 diabetic patients with neuropathy and its relation to glycaemic control. Singapore Med J, 50(6), 614-18.

[78] Luyat M, Ohlmann T, Barraud PA(1997). Subjective vertical and postural activity. Acta Psychol, 95 (2), 181-93.

[79] Pérennou DA, Amblard B, Laassel el M, Benaim C, Hérisson C, Pélissier J (2002). Understanding the pusher behavior of some stroke patients with spatial deficits: a pilot study. Arch Phys Med Rehabil, 83 (4), 570-5.

[80] Mann C, Berthelot-Berry N, Dauterive H (1949). The perception of the vertical: Ⅰ. Visual and non-labyrinthine cues. J Exp Psychol, 39(4), 538-47.

[81] Bauermeister M, Werner H, Wapner S(1964). The effect of body tilt on tactual-kinesthetic perception of verticality. Am J Psychol, 77, 451-6.

[82] Witkin HA, Asch SE(1948). Studies in space orientation. Ⅲ. Perception of the upright in the absence of a visual field. J Exp Psychol, 38(5), 603-14.

[83] Bisdorff AR, Wolsley CJ, Anastasopoulos D, Bronstein AM, Gresty MA (1996). The perception of body verticality (subjective postural vertical) in peripheral and central vestibular disorders. Brain, 119 (Pt 5), 1523-34.

[84] Brandt T, Dieterich M, Danek A(1994). Vestibular cortex lesions affect the perception of verticality. Ann Neurol, 35(4), 403-12.

[85] Kerkhoff G, Zoelch C(1998). Disorders of visuospatial orientation in the frontal plane in patients with visual neglect following right or left parietal lesions. Exp Brain Res, 122(1), 108-20.

[86] Anastasopoulos D, Bronstein AM(1999). A case of thalamic syndrome: somatosensory influences on visual orientation. J Neurol Neurosurg Psychiatry, 67(3), 390-4.

[87] Yelnik AP, Kassouha A, Bonan IV, et al. (2006). Postural visual dependence after recent stroke: assessment by optokinetic stimulation. Gait Posture, 24(3), 262-9.

[88] Barra J, Oujamaa L, Chauvineau V, Rougier P, Pérennou D(2009). Asymmetric standing posture after stroke is related to a biased egocentric coordinate system. Neurology, 72(18), 1582-7.

[89] Maylor EA, Wing AM(1996). Age differences in postural stability are increased by additional cognitive demands. J Gerontol B Psychol Sci Soc Sci, 51 (3), 143-54.

[90] Li KZ, Krampe RTH, Bondar A(2005). An ecological approach to studying aging and dual-task performance. In Engle RW, Sedek G, von Hecker U, McIntosh DN (Eds) Cognitive limitations in aging and psychopathology, pp. 190-218. Cambridge: Cambridge University Press.

[91] Yardley L, Papo D, Bronstein A, et al. (2002). Attentional demands of continuously monitoring orientation using vestibular information. Neuropsychologia, 40(4), 373-83.

[92] Rochester L, Hetherington V, Jones D, et al. (2004). Attending to the task: interference effects of functional tasks on walking in Parkinson's disease and the roles of cognition, depression, fatigue, and balance. Arch Phys Med Rehabil, 85(10), 1578-85.

[93] Parker TM, Osternig LR, Lee HJ, Donkelaar P, Chou LS(2005). The effect of divided attention on gait stability following concussion. Clin Biomech, 20 (4), 389-95.

[94] Plummer-D'Amato P, Altmann LJ, Saracino D, et al. (2008). Interactions between cognitive tasks and gait after stroke: a dual task study. Gait Posture, 27 (4), 683-8.

[95] Paul L, Ellis BM, Leese GP, McFadyen AK, McMurray B(2009). The effect of a cognitive or motor task on gait parameters of diabetic patients, with and without neuropathy. Diabet Med, 26(3), 234-9.

[96] Kalron A, Dvir Z, Achiron A(2010). Walking while talking-difficulties incurred during the initial stages of multiple sclerosis disease process. Gait Posture,

32(3),332-5.

[97] Plummer-D'Amato P,Altmann LJ(2012). Relationships between motor function and gait-related dual-task interference after stroke: A pilot study. Gait Posture,35(1),170-2.

[98] Horak FB,Wrisley DM,Frank J(2009). The Balance Evaluation Systems Test(BESTest) to differentiate balance deficits. Phys Ther,89(5),484-98.

[99] Franchignoni F,Horak F,Godi M,Nardone A,Giordano A(2010). Using psychometric techniques to improve the Balance Evaluation Systems Test: the mini-BESTest. J Rehabil Med,42(4),323-31.

[100] Leddy AL,Crowner BE,Earhart GM(2011). Utility of the Mini-BESTest, BESTest, and BESTest sections for balance assessments in individuals with Parkinson disease. J Neurol Phys Ther,35,90-7.

[101] Lord SR,Menz HB, and Tiedemann A(2003). A physiological profile approach to falls risk assessment and prevention. Phys Ther,83,237-52.

[102] Lord SR,Sambrook PN,Gilbert C,et al.(1994). Postural stability,falls and fractures in the elderly: results from the Dubbo Osteoporosis Epidemiology Study. Med J Aust,160,684-5,688-91.

[103] Lord,SR,Clark RD,Webster IW(1991)Physiological factors associated with falls in an elderly population. J Am Geriatr Soc,39(12),1194-200.

[104] Liston, M, Pavlou, M, Martin FVM(2008). 'An exploratory investigation of the Physiological Profile Assessment data from the Southwark and Lambeth falls clinics.' Poster presentation at British Geriatric Society,9th International Conference on Falls and Postural stability,York,UK.

[105] Bronstein AM(2003). Vestibular reflexes and positional manoeuvres. J Neurol Neurosurg Psychiatry,74(3),289-93.

[106] Bronstein AM, Lempert T(2007). Dizziness: a practical approach to diagnosis and management, Cambridge Clinical Guides. Cambridge: Cambridge University Press.

[107] Parnes LS,Agrawal SK,Atlas J(2003). Diagnosis and management of benign paroxysmal positional vertigo(BPPV). CMAJ,169(7),681-93.

[108] Blatt PJ,Georgakakis GA,Herdman SJ,Clendaniel RA,Tusa RJ(2000). The effect of the canalith repositioning maneuver on resolving postural instability in patients with benign paroxysmal positional

vertigo. Am J Otol,21(3),356-63.

[109] Gillen R,Tennen H,McKee TE,Gernert-Dott P,Affleck G(2001). Depressive symptoms and history of depression predict rehabilitation efficiency in stroke patients. Arch Phys Med Rehabil,82(12),1645-9.

[110] Chamberlin ME,Fulwider BD,Sanders SL,Medeiros JM(2005). Does fear of falling influence spatial and temporal gait parameters in elderly persons beyond changes associated with normal aging? J Gerontol A BiolSci Med Sci,60(9),1163-7.

[111] Straube A,Leigh RJ,Bronstein A,et al.(2004). EFNS task force-therapy of nystagmus and oscillopsia. Eur J Neurol,11(2),83-9.

[112] Kadivar Z,Corcos DM,Foto J,Hondzinski JM(2011). Effect of step training and rhythmic auditory stimulation on functional performance in Parkinson patients. Neurorehabil Neural Repair,25(7),626-35.

[113] Shumway-Cook A,Horak F(1990). Rehabilitation strategies for patients with vestibular deficits. Neurol Clin,8(2),441-57.

[114] Wrisley DM,Pavlou M(2005). Physical therapy for balance disorders. Neurol Clin,23(3),855-74,vii-viii.

[115] Silsupadol P,Shumway-Cook A,Lugade V,et al.(2009). Effects of single-task versus dual-task training on balance performance in older adults: a double-blind, randomized controlled trial. Arch Phys Med Rehabil,90(3),381-7.

[116] Tusa RJ,Herdman SJ(1983). Vertigo and disequilibrium. In Johnson R,Griffin J(Eds)Current therapy in neurological disease(4th ed),p. 12. St Louis,MO:Mosby Yearbook.

[117] Crane BT,Demer JL(1998). Gaze stabilization during dynamic posturography in normal and vestibulopathic humans. Exp Brain Res,122(2),235-46.

[118] von Brevern M,Zeise D,Neuhauser H,Clarke AH,Lempert T(2005). Acute migrainous vertigo:clinical and oculographic findings. Brain,128(Pt 2),365-74.

[119] Whitney SL,Sparto PJ,Hodges LF,Babu SV,Furman JM,Redfern MS(2006). Responses to a virtual reality grocery store in persons with and without vestibular dysfunction. Cyberpsychol Behav,9(2),152-6.

［120］ Keshner EA,Kenyon RV(2009). Postural and spatial orientation driven by virtual reality. Stud Health Technol Inform,145,209-28.

［121］ Viirre E,Draper M,Gailey C,Miller D,Furness T (1998). Adaptation of the VOR in patients with low VOR gains. J Vestib Res,8(4),331-4.

［122］ Viirre E,Sitarz R(2002). Vestibular rehabilitation using visual displays: preliminary study. Laryngoscope,112(3),500-3.

［123］ Kim JH,Jang SH,Kim CS,Jung JH,You JH (2009). Use of virtual reality to enhance balance and ambulation in chronic stroke: a double-blind, randomized controlled study. Am J Phys Med Rehabil,88(9),693-701.

［124］ Walker ML,Ringleb SI,Maihafer GC,et al. (2010). Virtual reality-enhanced partial body weight-supported treadmill training poststroke: feasibility and effectiveness in 6 subjects. Arch Phys Med Rehabil,91(1),115-22.

［125］ Yen CY,Lin KH,Hu MH,Wu RM,Lu TW,Lin CH(2011). Effects of virtual reality-augmented balance training on sensory organization and attentional demand for postural control in people with Parkinson disease: a randomized controlled trial. Phys Ther,91(6),862-74.

［126］ Rittweger J(2010). Vibration as an exercise modality:how it may work,and what its potential might be. Eur J Appl Physiol,108(5),877-904.

［127］ Verschueren SMP,Roelants M,Delecluse C,Swinnen S,Vanderschueren D,Boonen S(2004). Effect of 6-month whole body vibration training on hip density,muscle strength,and postural control in postmenopausal women: A randomized controlled pilot study. J Bone Miner Res,19(3),352-9.

［128］ Torvinen S,Kannus P,Sievanen H,et al. (2003). Effect of 8-month vertical whole body vibration on bone,muscle performance,and body balance: A randomized controlled study. J Bone Miner Res,18 (5),876-84.

［129］ Bautmans I,Van Hees E,Lemper J-C,Mets T (2005). The feasibility of whole body vibration in institutionalised elderly persons and its influence on muscle performance,balance and mobility: a randomised controlled trial［ISRCTN62535013］. BMC Geriatr,5,17.

［130］ Bruyere O,Wuidart MA,Di Palma E,et al. (2005). Controlled whole body vibration to decrease fall risk and improve health-related quality of life of nursing home residents. Arch Phys Med Rehabil,86(2),303-7.

［131］ Cheung WH,Mok HW,Qin L,Sze PC,Lee KM, Leung KS(2007). High-frequency whole-body vibration improves balancing ability in elderly women. Arch Phys Med and Rehabil,88(7),852-7.

［132］ Furness TP,Maschette WE(2009). Influence of whole body vibration platform frequency on neuromuscular performance of community-dwelling older adults. J Strength Cond Res,23(5),1508-13.

［133］ Kawanabe K,Kawashima A,Sashimoto I,Takeda T,Sato Y,Iwamoto J(2007). Effect of whole-body vibration exercise and muscle strengthening,balance,and walking exercises on walking ability in the elderly. Keio J Med,56(1),28-33.

［134］ Rees SS,Murphy AJ,Watsford ML(2009). Effects of whole body vibration on postural steadiness in an older population. J Sci Med Sport,12(4),440-4.

［135］ Rehn B,Lidstrom J,Skoglund J,Lindstrom B (2007). Effects on leg muscular performance from whole-body vibration exercise:a systematic review. Scand J Med Sci Sports,17(1),2-11.

［136］ Schuhfried O,Mittermaier C,Jovanovic T,Pieber K,Paternostro-Sluga T (2005). Effects of whole-body vibration in patients with multiple sclerosis:a pilot study. Clin Rehabil,19(8),834-42.

［137］ Pollock RD Woledge RC,Mills KR,Martin FC,Newham DJ(2010). Muscle activity and acceleration during whole body vibration: effect of frequency and amplitude. Clin Biomech,25(8),840-6.

［138］ Wall C Ⅲ,Weinberg MS(2003). Balance prostheses for postural control. IEEE Eng Med Biol Mag, 22(5),84-90.

［139］ Peterka RJ,Wall C Ⅲ,Kentala E(2006). Determining the effectiveness of a vibrotactile balance prosthesis. J Vestib Res,16(1-2),45-56.

［140］ Goebel JA,Sinks BC,Parker BE Jr,Richardson NT,Olowin AB,Cholewiak RW(2009). Effectiveness of head-mounted vibrotactile stimulation in subjects with bilateral vestibular loss:a phase 1 clinical trial. OtolNeurotol,30(2),210-16.

［141］ Danilov YP,Tyler ME,Skinner KL,Hogle RA, Bach-y-Rita P(2007). Efficacy of electrotactile vestibular substitution in patients with peripheral and

central vestibular loss. J Vestib Res, 17 (2-3),
119-30.

[142] Badke MB, Sherman J, Boyne P, Page S, Dunning K
(2011). Tongue-based biofeedback for balance in
stroke; results of an 8-week pilot study. Arch Phys
Med Rehabil, 92(9), 1364-70.

[143] Asseman F, Bronstein AM, Gresty MA(2007). U-
sing vibrotactile feedback of instability to trigger a
forward compensatory stepping response. J Neu-
rol, 254(11), 1555-61.

[144] Herdman SJ, Blatt P, Schubert MC, Tusa RJ
(2000). Falls in patients with vestibular deficits.
Am J Otol, 21(6), 847-51.

[145] Thurman DJ, Stevens JA, Rao JK(2008). Practice
parameter; Assessing patients in a neurology prac-
tice for risk of falls(an evidence-based review); re-
port of the Quality Standards Subcommittee of the
American Academy of Neurology. Neurology, 70
(6), 473-9.

[146] Menz HB, Morris ME, Lord SR(2006). Footwear
characteristics and risk of indoor and outdoor falls
in older people. Gerontology, 52(3), 174-80.

[147] Cumming RG, Thomas M, Szonyi G, et al. (1999).
Home visits by an occupational therapist for as-
sessment and modification of environmental haz-
ards; a randomized trial of falls prevention. J Am
Geriatr Soc, 47(12), 1397-402.

[148] Guillebastre B, Rougier PR, Sibille B, Chrispin A,
Detante O, Pérennou DA(2012). When might a
cane be necessary for walking following a stroke?
Neurorehabil Neural Repair, 26(2), 173-7.

[149] Laufer Y(2003). The effect of walking aids on bal-
ance and weight-bearing patterns of patients with
hemiparesis in various stance positions. Phys Ther,
83(2), 112-22.

[150] Morris ME(2006). Locomotor training in people
with Parkinson disease. Phys Ther, 86 (10),
1426-35.

[151] Frohman EM, Zhang H, Dewey RB, Hawker KS,
Racke MK, Frohman TC(2000). Vertigo in MS; u-
tility of positional and particle repositioning ma-
neuvers. Neurology, 55(10), 1566-9.

[152] Brown KE, Whitney SL, Wrisley DM, Furman JM
(2001). Physical therapy outcomes for persons
with bilateral vestibular loss. Laryngoscope, 111
(10), 1812-17.

[153] Whitney SL, Wrisley DM, Marchetti GF, Furman
JM(2002). The effect of age on vestibular rehabili-
tation outcomes. Laryngoscope, 112(10), 1785-90.

[154] McGibbon CA, Krebs DE, Parker SW, Scarborough
DM, Wayne PM, Wolf SL(2005). Tai Chi and ves-
tibular rehabilitation improve vestibulopathic gait
via different neuromuscular mechanisms; prelimi-
nary report. BMC Neurol, 5(1), 3.

[155] Schubert MC, Migliaccio AA, Clendaniel RA, Allak
A, Carey JP(2008). Mechanism of dynamic visual
acuity recovery with vestibular rehabilitation. Arch
Phys Med Rehabil, 89(3), 500-7.

[156] Gill-Body KM, Popat RA, Parker SW, Krebs DE
(1997). Rehabilitation of balance in two patients
with cerebellar dysfunction. Phys Ther, 77(5), 534-
52.

[157] Gurr B, Moffat N(2001). Psychological conse-
quences of vertigo and the effectiveness of vestibu-
lar rehabilitation for brain injury patients. Brain
Inj, 15(5), 387-400.

[158] Brown KE, Whitney SL, Marchetti GF, Wrisley
DM, Furman JM(2006). Physical therapy for cen-
tral vestibular dysfunction. Arch Phys Med Reha-
bil, 87(1) 76-81.

[159] Alsalaheen BA, Mucha A, Morris LO(2010). Ves-
tibular rehabilitation for dizziness and balance dis-
orders after concussion. J Neurol Phys Ther, 34
(2), 87-93.

[160] Whitney, SL, Wrisley, DM, Brown, KE, Furman JM
(2000b). Physical therapy for migrainerelated ves-
tibulopathy and vestibular dysfunction with history
of migraine. Laryngoscope, 110(9), 1528-34.

[161] Johnson GD(1988). Medical management of mi-
graine-related dizziness and vertigo. Laryngoscope,
108(1 Pt2), 1-28.

[162] Royal College of Physicians(2008). National Clini-
cal Guidelines for Stroke (3rd ed). London: RCP.

[163] Smania N, Picelli A, Gandolfi M, Fiaschi A, Tinazzi
M(2008). Rehabilitation of sensorimotor integra-
tion deficits in balance impairment of patients with
stroke hemiparesis; a before/after pilot study. Neu-
rol Sci, 29(5), 313-19.

[164] Marigold DS, Eng JJ, Dawson AS, Inglis JT, Harris
JE, Gylfadóttir S(2005). Exercise leads to faster
postural reflexes, improved balance and mobility,
and fewer falls in older persons with chronic

stroke. J Am Geriatr Soc,53(3),416-23.

[165] Salbach NM, Mayo NE, Robichaud-Ekstrand S, Hanley JA, Richards CL, Wood-Dauphinee S (2005). The effect of a task-oriented walking intervention on improving balance self-efficacy poststroke: a randomized,controlled trial. J Am Geriatr Soc,53(4),576-82.

[166] Bayouk JF, Boucher JP, Leroux A(2006). Balance training following stroke: effects of task-oriented exercises with and without altered sensory input. Int J Rehabil Res,29(1),51-9.

[167] Yelnik AP, Le Breton F, Colle FM, et al. (2008). Rehabilitation of balance after stroke with multisensorial training: a single-blind randomized controlled study. Neurorehabil Neural Repair,22(5), 468-76.

[168] Kang HK, Kim Y, Chung Y, Hwang S(2011). Effects of treadmill training with optic flow on balance and gait in individuals following stroke: randomized controlled trials. Clin Rehabil, 26 (3), 246-55.

[169] French B, Thomas LH, Leathley MJ, et al. (2009). Repetitive task training for improving functional ability after stroke. Stroke 40,e98-e99.

[170] DeMott TK, Richardson JK, Thies SB, Ashton-Miller JA(2007). Falls and gait characteristics among older persons with peripheral neuropathy. Am J Phys Med Rehabil,86(2),125-32.

[171] Bunday KL, Bronstein AM(2009). Locomotor adaptation and aftereffects in patients with reduced somatosensory input due to peripheral neuropathy. J Neurophys,102(6),3119-28.

[172] Dickstein R, Shupert C, Horak F(2001). Fingertip touch improves postural stability in patients with peripheral neuropathy. Gait Posture, 14 (3), 238-47.

[173] Tusa RJ(2007). Non-vestibular dizziness and imbalance: From disuse disequilibrium to central degenerative disorders. In Herdman SJ (Ed) Vestibular rehabilitation (3rd ed), pp. 433-43. Philadelphia,PA: FA Davis.

[174] Hijmans JM, Geertzen JH, Dijkstra PU, Postema K (2007). A systematic review of the effects of shoes and other ankle or foot appliances on balance in older people and people with peripheral nervous system disorders. Gait Posture,25(2),316-23.

[175] Lemaster JW, Mueller MJ, Reiber GE, Mehr DR, Madsen RW, Conn VS(2008). Effect of weight-bearing activity on foot ulcer incidence in people with diabetic peripheral neuropathy: feet first randomized controlled trial. Phys Ther, 88 (11), 1385-98.

[176] Bulat T, Hart-Hughes S, Ahmed S(2007). Effect of a group-based exercise program on balance in elderly. Clin Interv Aging,2(4),655-60.

[177] Richerson S, Rosendale K(2007). Does Tai Chi improve plantar sensory ability? A pilot study. Diabetes Technol Ther,9(3),276-86.

[178] Bloem BR, Beckley DJ, van Dijk JG, Zwinderman AH, Remler MP, Roos RA(1996). Influence of dopaminergic medication on automatic postural responses and balance impairment in Parkinson's disease. Mov Disord,11(5),509-21.

[179] Goodwin VA, Richards SH, Taylor RS, Taylor AH, Campbell JL(2008). The effectiveness of exercise interventions for people with Parkinson's disease: a systematic review and meta-analysis. Mov Disord,23(5),631-40.

[180] Dibble LE, Addison O, Papa E(2009). The effects of exercise on balance in persons with Parkinson's disease: a systematic review across the disability spectrum. J Neurol Phys Ther,33(1),14-26.

[181] Hirsch MA, Toole T, Maitland CG, Rider RA (2003). The effects of balance training and high-intensity resistance training on persons with idiopathic Parkinson's disease. Arch Phys Med Rehabil,84(8),1109-17.

[182] Ashburn A, Fazakarley L, Ballinger C, Pickering R, McLellan LD, Fitton C (2007). A randomised controlled trial of a home based exercise programme to reduce the risk of falling among people with Parkinson's disease. J Neurol Neurosurg Psychiatry,78(7),678-84.

[183] King LA, Horak FB(2009). Delaying mobility disability in people with Parkinson disease using a sensorimotor agility exercise program. Phys Ther, 89 (4),384-93.

[184] Combs SA, Diehl MD, Staples WH(2011). Boxing training for patients with Parkinson disease: a case series. Phys Ther,91(1),132-42.

[185] Duncan RP, Earhart GM(2012). Randomized controlled trial of community-based dancing to modify

disease progression in Parkinson disease. Neurorehabil Neural Repair,26(2),132-43.

[186] King LA,St George RJ,Carlson-Kuhta P,Nutt JG,Horak FB(2010). Preparation for compensatory forward stepping in Parkinson's disease. Arch Phys Med Rehabil,91(9),1332-8.

[187] Jacobs JV,Nutt JG,Carlson-Kuhta P,Stephens M,Horak FB(2009). Knee trembling during freezing of gait represents multiple anticipatory postural adjustments. Exp Neurol,215(2),334-41.

[188] Steffen TM,Boeve BF,Mollinger-Riemann LA,Petersen CM(2007). Long-term locomotor training for gait and balance in a patient with mixed progressive supranuclear palsy and corticobasal degeneration. Phys Ther,87(8),1078-87.

[189] Zinzi P,Salmaso D,De Grandis R,et al. (2007). Effects of an intensive rehabilitation programme on patients with Huntington's disease;a pilot study. Clin Rehabil,21(7),603-13.

[190] St George RJ,Nutt JG,Burchiel KJ,Horak FB (2010). A meta-regression of the long-term effects of deep brain stimulation on balance and gait in PD. Neurology,75(14),1292-9.

[191] Lord SE,Wade DT,Halligan PW(1998). A comparison of two physiotherapy treatment approaches to improve walking in multiple sclerosis;a pilot randomized controlled study. Clin Rehabil,12(6),477-86.

[192] Armutlu K,Karabudak R,Nurlu G(2001). Physiotherapy approaches in the treatment of ataxic multiple sclerosis;a pilot study. Neurorehabil Neural Repair,15(3),203-11.

[193] Catttaneo D,Jonsdottir J,Zocchi M,Regola A (2007b). Effects of balance exercises on people with multiple sclerosis;a pilot study. Clin Rehabil,21(9),771-81.

[194] Hebert JR,Corboy JR,Manago MM,Schenkman M(2011). Effects of vestibular rehabilitation on multiple sclerosis-related fatigue and upright postural control;a randomized controlled trial. Phys Ther,91(8),1166-83.

[195] Zeigelboim BS,Arruda WO,Mangabeira-Albernaz PL,et al. (2008). Vestibular findings in relapsing,remitting multiple sclerosis;a study of thirty patients. Int Tinnitus J,14(2),139-45.

[196] Mills RJ,Yap L,Young CA(2007). Treatment for ataxia in multiple sclerosis. Cochrane Database Syst Rev 1,CD005029.

[197] Wiles CM, Newcombe RG, Fuller KJ, et al. (2001). Controlled randomised crossover trial of the effects of physiotherapy on mobility in chronic multiple sclerosis. J Neurol Neurosurg Psychiatry,70(2),174-9.

[198] DeBolt LS, McCubbin JA(2004). The effects of home-based resistance exercise on balance,power,and mobility in adults with multiple sclerosis. Arch Phys Med Rehabil,85(2),290-7.

[199] Snook EM, Motl RW(2009). Effect of exercise training on walking mobility in multiple sclerosis;a meta-analysis. Neurorehabil Neural Repair, 23(2) 108-16.

[200] Asano M,Dawes DJ,Arafah A,Moriello C,Mayo NE(2009). What does a structured review of the effectiveness of exercise interventions for persons with multiple sclerosis tell us about the challenges of designing trials? Mult Scler,15(4),412-21.

[201] Matsumura M, Sadato N, Kochiyama T, et al. (2004). Role of the cerebellum in implicit motor skill learning;A pet study. Brain Res Bull,63(6),471-83.

[202] Martin CL, Tan D, Bragge P, Bialocerkowski A (2009). Effectiveness of physiotherapy for adults with cerebellar dysfunction;a systematic review. Clin Rehabil,23(1),15-26.

[203] Jacobson GP, Newman CW(1990). The development of the Dizziness Handicap Inventory. Arch Otolaryngol Head Neck Surg,116(4),424-7.

[204] Yardley L, Masson E, Verschuur C, Haacke N, Luxon L(1992). Symptoms,anxiety and handicap in dizzy patients;development of the vertigo symptom scale. J Psychosom Res,36(8),731-41.

[205] Tinetti ME,Richman D,Powell L(1990). Falls efficacy as a measure of fear of falling. J Gerontol,45(6),P239-43.

[206] Tinetti ME(1986). Performance-oriented assessment of mobility problems in elderly patients. J Am Geriatr Soc,34(2),119-26.

[207] Csuka M, McCarty DJ. Simple method for measurement of lower extremity muscle strength. Am J Med,78(1),77-81.

[208] Bray A, Subanandan A, Isableu B, Ohlmann T, Golding JF,Gresty MA(2004). We are most aware

of our place in the world when about to fall. Curr Biol,14(15),R609-10.

[209] Schuler JR,Bockisch CJ,Straumann D,Tarnutzer AA(2010). Precision and accuracy of the subjective haptic vertical in the roll plane. BMC Neurosci,11, 83.

[210] Pérennou DA,Mazibrada G,Chauvineau V,et al. (2008). Lateropulsion,pushing and verticality perception in hemisphere stroke:a causal relationship?

Brain,131(Pt 9),2401-13.

[211] Pavlou M,Quinn C,Murray K,Spyridakou C,Faldon M,Bronstein AM(2011). The effect of repeated visual motion stimuli on visual dependence and postural control in normal subjects. Gait Posture, 33(1),113-18.

[212] Bronstein AM,Lempert T,Seemungal BM(2010). Chronic dizziness:a practical approach. Pract Neurol,10(3),129-39.

第 *18* 章

眩晕与平衡障碍疾病的流行病学

原文作者：Hannelore K. Neuhauser
DOI10.1093/med/9780199608997.003.0018

中文翻译：刘莹　焉双梅　**审校**：金迪　赵静　申博　**终审**：金占国

引言

眩晕和平衡障碍的流行病学资料能为循证医学下的临床决策和患者护理提供重要的参考价值。流行病学研究系统性地分析特定人群中的疾病模式，为临床医师提供疾病发病率、结局及预后的概率预期。此外，通过对危险因素的观察研究，流行病学有助于了解导致眩晕和平衡障碍疾病的病因。

与心血管疾病或癌症的流行病学相比，眩晕和平衡障碍的流行病学仍然是一个小而新兴的领域。然而，它对患者护理的潜在影响是巨大的。例如，通过流行病学观察研究，而非通过病理生理学假说，我们认识到前庭性偏头痛（vestibular migraine，VM）是与偏头痛有着因果关系的前庭综合征，表明偏头痛与头晕和眩晕并不是偶然联系。此外，随着头晕和眩晕高患病率及其特定潜在疾病在人群中可靠数据的不断积累，除了专门的头晕诊所和神经耳科培训计划外，提高对这些疾病的识别和治疗是十分必要的。

本章主要介绍头晕、眩晕和平衡障碍及一些前庭疾病的发病率和分布情况，并将报道有关相关危险因素及对个人和医疗保健影响的最新发现。了解流行病学基本概念的定义和注释有助于理解文献报道。这里报道的大多数流行病学研究结果的真正临床价值并不在于它们的统计学意义，如精确性，但通过研究设计中的最小化偏倚，即系统误差的最小化可能影响研究的有效性（测量真相的能力），可靠性（再现结果的能力）和普适性（这项研究结果适用于我的患者吗？）。实际上，无论统计学设计如何巧妙，偏倚往往是无法避免的。在眩晕和平衡障碍的流行病学研究中，主要存在两种偏倚。选择偏倚多在研究对象与推测群体系统地缺乏同质性时出现。例如，来自头晕专科诊所的患病率估测或预后的研究（这可能不适用于更多未选择诊所的患者）。例如，专科诊所梅尼埃病（Ménière's disease，MD）的发病率为5%～11%，大大高估了社区的患病率，这一结果几乎可以肯定是由选择偏倚造成的。然而，有时这些研究结果提供了在当时情况下最好的（也是唯一的）统计数据。在头晕研究中，由于对症状和诊断错误分类导致的信息偏移在两个层面上值得特别关注：研究对象的错误分类，由于受试者只能在给出的主观症状选项中进行选择，此时会产生受试者方面的信息偏移；研究者的错误分类，如果研究者根据未经充分实践验证的诊断标准或因研究目的的修改而未经验证的标准，进行标准化（或非标准化）的症状描述、分配医学术语和诊断，此时就会产生研究者方面的信息偏移。患者的描述可能不清楚、前后不一和不可靠，并且存在特定方言的语言学问题。此外，当没有提供能覆盖所有症状的选项时，患者可能错误地分类他们的症状，但研究者依然会对这些错误信息同等重视。另一方面，即使是医师对"眩晕"这个词的理解也各不相同，而调查者更倾向于诊断他们知道或是感兴趣的疾病而忽视其他可能。患者和许多医师倾向于随意使用"眩晕"和"头晕"这两个术语,而头晕专家则将眩晕作为一种前庭症状,即没有自身运动时出现的自身运动感,仅在这种情况下才使用"眩晕"一词。一般来说,除非头晕和眩晕这两个术语和个别诊断已有明确的定义和报道,否则在不同研究之间甚至在同一研究内部都可能是不准确,不具有可比性的。Bárány 协会前庭分类委员会近期发表的前庭疾病分类为未来研究奠定了重大基础,但目前还没有得到实际应用。所以,本章报道的大多数研究并未提及 Bárány 协会前庭疾病分类中的确切术语和定义。在本章中,眩晕表示前庭症状,但确切定义在不同研究中存在差异。我们用发病率(在一定期间内,新发生病例所占的比例)和患病率(在某特定时期或时间点中,现存病例所占的比例,如期间患病率,1 年患病率)来量化疾病在人群中的发生频率。终身患病率表示到目前为止的疾病累计终身频率,即过去的任何时间患过此病的人的比例。

症状流行病学:头晕、眩晕和平衡障碍

患病率、发病率和人口因素

头晕(包括眩晕的总称)是最常见的就诊主诉,占总人口的 15%～35%。据报道,在成年人中,头晕在 12 个月内的发病率为 3%。这种高患病率和发病率与对潜在特定疾病的人群患病率(不是专业医学机构的发病频率)的低估(或缺乏)形成鲜明对比,其中某些疾病如良性阵发性位置性眩晕(benign paroxysmal positional verti-go,BPPV)和 VM 的诊断明显不足。令人吃惊的是,旋转性头晕(即前庭性眩晕)在一般人群的问卷调查中患病率高达 20%～30%,各种方法因素可能导致这种高患病率,特别是当没有或没有足够多的症状描述词语来替换时,旋转感经常被暗示。

通过在德国进行的经过验证的神经耳科访谈的人群调查,估计了前庭症状在头晕主诉中所占的比例。本研究结合了具有代表性的全国健康调查一般人群样本($n = 4869$),筛选患有中重度头晕或眩晕的人群进行详细可靠的神经耳科访谈($n = 1003$),包括与临床情况相似的互动部分和详细的标准化问题。每个参与者被至少两个评估者分类。前庭性眩晕被定义为旋转性眩晕(自我运动或外界运动的运动错觉)、位置性眩晕(由头位置变化引起的头晕或眩晕,如躺下或在床上翻身)及伴有恶心、振动幻觉或平衡障碍的反复头晕。18－79 岁成人中眩晕的终身患病率为 7.4%,1 年患病率为 4.9%,1 年发病率 1.4%(表 18.1)。在社区,VM 大约占头晕/眩晕病例的 1/4(24%)。由于该研究对前庭性眩晕的定义更加强调特异度而非灵敏度,因此前庭性眩晕的真实患病率和发病率实际上可能更高。这项研究证实了之前的研究结果,即女性在眩晕患者中明显多于男性(1 年患病率男女比为 1∶2.7),并表明老年人的眩晕发生率几乎是年轻人的近 3 倍(图 18.1)。根据本研究的设计,非前庭性头晕只在没有前庭性眩晕的受试者中进行调查。超过一半的非前庭性头晕患者出现直立性头晕,据报道,从坐位或仰卧位变为站立位的体位改变可诱发,持续时间从数秒钟至 5 分钟。直立性头晕的 12 个月人群患病率为 11%(女性 13%,男性 8%)。

有关儿童头晕和眩晕的数据很少,而且是基于未经验证的问卷调查,在排除游戏过程中诱发的生理性眩晕及理解和区分"旋转"或"失衡"等专业术语方面的能力有限。3 项基于人群的研究发现,儿童头晕(主要是"旋转")的患病率为 6%～18%,但由于不同研究方法学上的诸多差异,阻碍了可比性。一份来自美国大型儿科学疾病数据库的报告粗略估计了儿科诊所中头晕的患病率,其中与前庭和平衡障碍有关的 ICD-9 代码占诊断的 0.45%。正如预期的那样,这一数据明显低于成人和老年全科医学数据库报道的 3.4% 和 8.3%。

表 18.1　普通成年人中/重度头晕及眩晕的患病率及发病率

	女	(95% CI)	男	(95% CI)	总计	(95% CI)
			人口%(95% CI)			
头晕(包括眩晕)						
发病率(1 年)	4.0	(3.2~5.0)	2.3	(1.6~3.1)	3.1	(2.6~3.8)
患病率(1 年)	28.9	(26.8~31.1)	16.7	(15.0~18.6)	22.9	(21.5~24.3)
患病率(终身)	35.9	(33.7~38.3)	22.6	(20.6~24.7)	29.3	(27.8~30.9)
前庭性眩晕						
发病率(1 年)	1.9	(1.4~2.7)	0.8	(0.4~1.3)	1.4	(1.0~1.8)
患病率(1 年)	7.1	(6.0~8.4)	2.6	(1.9~3.5)	4.9	(4.2~5.7)
患病率(终身)	10.3	(9.0~11.8)	4.3	(3.4~5.4)	7.4	(6.5~8.3)

引自 Neuhauser 等。

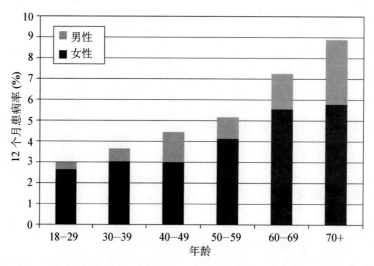

图 18.1　成人前庭性眩晕的十二个月患病率

引自 Neuhauser 等。

平衡障碍和不稳

关于平衡障碍和不稳的流行病学数据很少。在一项瑞典人群的研究中,2547 名成年人,自我报告的无旋转感的不稳的 1 年患病率为 9.2%。作为更大规模的人口研究的一部分,仅有 6 个关于头晕/不稳的问题,且没有给出不稳的定义,这可能导致对仅有头晕或眩晕的患者错误地分类,从而高估了不稳的患病率。为了研究跌倒失衡的风险,对社区居民进行了各种平衡测试,一项荟萃分析显示,总体风险比为 1.42(95%置信区间 CI 1.08~1.85)和风险比 1.98(1.60~2.46),在之

前的社区人群研究中这一比例更高。在使用的 9 个测量量表中,有 5 个可以显著增加跌倒风险(双足前后站立、双足前后步行、单腿站立、方向性移动性评估和身体摇摆),而不是前伸试验、Berg 平衡量表和计时-起立-行走测试。然而,研究并没有报告平衡障碍的发病率。令人困惑的是,根据国家健康与营养检查调查的数据,美国成年人前庭功能障碍的患病率高达 35%。而该研究中的患病率数据是通过改良 Romberg 试验得到的,即不能独立闭目站在泡沫垫上 30s 为阳性。Romberg 试验是测试站立在坚固和柔软的支撑面上的平衡能力。但这不是一个纯粹的前庭测试,缺

乏信度和效度的相关记录,也没有提到判断阈值的理论依据。

头晕和眩晕对个人及职业的影响

头晕和眩晕对个人有相当大的影响。德国早期流行病学研究指出,前庭性眩晕和非前庭性头晕造成患者到医疗机构就诊的概率是 70% 和

54%,请病假的发生率是 41% 和 15%、日常活动中断的发生率是 40% 和 12%,且分别有 19% 和 10% 的患者惧怕出行。

此外,与没有头晕的对照组相比,年龄和性别校正后的头晕和眩晕患者的健康相关生活质量较低(图 18.2)。

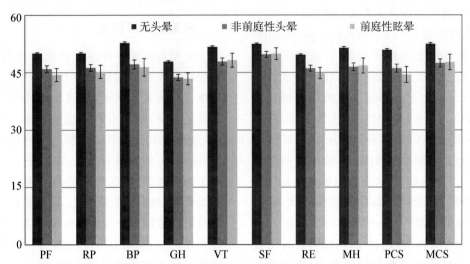

图 18.2　前庭性眩晕、非前庭性眩晕、无头晕/眩晕的成年人的健康相关生活质量
SF-8 量表,95% CI;校正年龄和性别;分数越高提示的健康相关生活质量越高。PF. 生理功能;RP. 体力;BP. 躯体疼痛;GH. 一般健康状况;VT. 精力;SF. 社会功能;RE. 情感职能;MH. 精神健康;PCS. 躯体健康总分;MCS. 心理健康总分。引自 Neuhauser 等。

眩晕可以诱发或加剧精神问题,这不一定与神经耳科测试能检测到的功能受损有关。在一项基于人群的大型研究中,超过 1/4 的头晕受试者(28%)表现有焦虑症状,并增加了医疗资源的使用和消耗。现有研究显示,头晕患者中有 18% 合并惊恐障碍,13% 存在广泛性焦虑障碍,9% 存在社交恐惧症。在最近的一项研究中,前庭神经炎和持续性前庭功能障碍患者的焦虑、抑郁和躯体化症状低于 MD 或 VM 患者。前庭疾病发作过后,焦虑和抑郁障碍的发展程度取决于头晕症状是否缓解或迁延不愈。

眩晕对职业影响的研究较少。在一项基于人群的研究中,分别有 41% 和 15% 的受试者因前庭性眩晕和非前庭性头晕请病假。来自挪威的前瞻性研究发现,在长期病假(超过 8 周)的员工中,头晕/眩晕是一个相当罕见的原因(女性 0.9%,男性 0.7%)。这相当于女性每年因头晕/眩晕而请

长期病假的风险为 7.5/10 000(职业活动),而男性的风险为 3.2/10 000。其中 1/4 的患者因此获得残疾抚恤金。然而,大多数复发性眩晕不太可能导致如此长时间的病假,而反复短期缺勤或更细微的生产力下降对职业的影响尚不清楚。

眩晕对健康的影响

眩晕和头晕是急诊和门诊转诊于神经科的十大最常见原因之一。根据德国的神经耳科调查,大约每年有 1.8% 的成人因为新发(第一次)的头晕或眩晕就诊,其中 0.9% 的患者仅出现前庭性眩晕。同样,一项西班牙社区医疗研究报告显示,每 1000 个当地居民中每年有 7.6 人次(即0.8%)由于突发眩晕就诊于基层医院,1.8% 的居民因合并突发性或反复眩晕(被描述为明确的旋转运动幻觉)而就诊。这与成人和老年全科医学数据库中 3.4% 和 8.3% 诊断为头晕的记录一致。

在德国神经耳科学的研究中,前庭性眩晕的比例随着年龄的增长而增加,并因医学专业的不同而不同,从就诊于全科的 35%,到神经科的 59%。这表明前庭性眩晕在所有的医疗部门中都很常见。超过一半的前庭性眩晕患者被诊断为非前庭疾病。在德国的一项成人研究中,17% 的受试者至少有一次因头晕/眩晕而就诊,但也有 42% 中重度的眩晕患者从未咨询过医师。

在美国的急诊科(emergency departments, EDs),眩晕和头晕患者越来越多,目前占所有就诊人群的 2%~3%。平均每名患者进行 3.6 次诊断测试,17% 的患者进行计算机断层扫描或磁共振成像扫描。在基层医疗中仅少数头晕/眩晕患者能够明确诊断(德国与荷兰分别为 20% 和 60%),同样专科转诊率也非常低,德国与荷兰分别为 4% 和 3%。然而,在大多数患者尤其是在老年患者中,头晕/眩晕是一种非特异性症状,这一点是毋庸置疑的。最近的一项研究表明,在 3400 例 70 岁以上的患者中,超过 75% 的患者有可能得到明确的诊断。在这些老年患者中,头晕的病因往往是多因素的,并引起年龄特异性损害,但未发现由年龄本身引起的头晕。总之,来自基层医疗和 EDs 的数据表明,眩晕和头晕的误诊很常见,因此对这些疾病进行适当的培训,可能使患者受益并减少医疗成本。

眩晕作为卒中和 TIA 的症状

鉴别中枢性眩晕和其他严重的眩晕是十分重要的,尤其是孤立性眩晕可作为椎基底动脉供血不足的唯一表现。然而,在近期的一项全民卒中监测研究中发现,卒中是因头晕就诊于 EDs 的少见原因:3.2% 的患者表现为任意形式的头晕,而孤立性头晕的患者中仅有 0.7% 罹患急性脑血管病。在基层医疗,甚至普通人群中,这一比率很有可能更低,因为脑卒中风险高的人通常选择就诊于急诊,而脑卒中风险低的患者往往不去急诊就诊。急诊患者和住院患者均具有较高的卒中风险,近期一项有趣的研究显示,与因阑尾切除住院的患者相比,ICD-9-CM 编码诊断为非中枢性眩晕综合征的住院患者 4 年卒中发生风险高 3 倍。但是这一卒中风险不能推广到所有眩晕患者,而只适用于因眩晕住院的患者,这些患者与未住院

治疗的患者可能存在系统性的差异。此外,由于这项研究只是基于主诉、治疗和死亡编码,而不是医疗记录,并无证据表明这个诊断编码下的所有患者都有如研究题目所描述的孤立性眩晕。因此,不明原因的(神经病学及神经耳科学检查结果正常)孤立性眩晕与卒中的长期风险之间的联系尚不确切。

眩晕的危险因素

眩晕可以是各种不同疾病的症状。因此,研究症状性眩晕的危险因素获益是有限的,且须谨慎地解释结果。然而,从这些研究中得到了一些有趣的发现,最突出的是眩晕和偏头痛的一致关系,这极有助于将 VM 识别为一种独特的前庭综合征。偏头痛在统计学上与 BPPV 和 MD 也有相关性。然而,这些关联的含义尚不清楚。由于偏头痛在女性中更为常见,偏头痛和特殊前庭疾病的关联可能部分地解释眩晕患者中女性居多的显著性,这与包括 BPPV、MD、VM 等特殊前庭疾病更多见于女性的报道一致。沿着这条思路,一系列的病例报道表明,经前期或药物相关激素水平改变可能增加前庭疾病的风险,但在另外两个大型研究中,这一观点没有得到证实。

越来越多的证据表明,眩晕与抑郁症相关。最近的一项研究发现,前庭疾病患者既往的精神疾病高度预测了患者会进展为反应性精神障碍。同时精神障碍史、压力生活事件及主观幸福感保护因素得分降低,即自我调控力、归属感和主观生活质量,与因急性前庭疾病入院 1 年后继发躯体形式头晕和眩晕的发生有关。

一些研究表明,眩晕与心血管疾病危险因素之间存在联系(可详见 Neuhauser 等的综述),但考虑到潜在的混杂因素,现有的证据不足以支持在未选择的个体中眩晕与心血管疾病危险因素独立相关。值得注意的是,校正潜在的混杂因素后,心血管疾病与眩晕并无显著相关性。

良性阵发性位置性眩晕的流行病学

BPPV 不仅是发作性眩晕最常见的原因,且可以通过廉价的手法复位获得成功治疗。然而,由于基层医疗对本病的识别率低且缺乏流行病学数据,BPPV 在人群中的重要性被低估。两项早

期研究估计,BPPV 在日本和明尼苏达州奥姆斯特德郡的发病率分别为 0.01% 和 0.06%,这两项研究均基于记录的临床病历,因此很可能大大低估了 BPPV 在人群中的发病率。在 100 例老年诊所的患者中,Dix-Hallpike 试验阳性率高达 9%;在基层医疗未经选择的眩晕患者中,分别有 11% 和 39% 的患者存在 Dix-Hallpike 试验阳性,明显高于之前发病率,表明 BPPV 有可能在社区中更为常见。一项斯德哥尔摩的全民邮寄问卷调查显示,2547 名成人在过去一年内有 5% 曾出现躺下诱发的眩晕,而这对于诊断 BPPV 具有高度预测价值。BPPV 的患病率和发病率估算值来自在德国进行的具有全国代表性的神经耳科调查。BPPV 诊断标准为至少 5 次持续时间少于 1 分钟的眩晕发作,不伴神经系统症状,通常由典型的头位改变(如躺下、仰卧位翻身,或至少以下动作中的两种:头后仰、从仰卧位坐起和头前倾)所诱发。BPPV 的终身患病率约为 2.4%,1 年患病率为 1.6%,1 年发病率为 0.6%。值得注意的是,BPPV 诊断依赖于神经耳科问诊,而不是位置试验,但对患病率的估计可能比较保守,因为诊断标准强调了特异性而不是敏感性(在一项同步验证研究中,问诊的特异性 92%,敏感性为 88%)。

　　BPPV 可在儿童到老年的任意时期出现,60—70 岁为特发性 BPPV 的发病高峰,而继发性 BPPV 的平均发病年龄较低。BPPV 的 1 年患病率(首发和复发)随年龄增长而急剧上升:18—39 岁为 0.5%,60 岁以上的老人为 3.4%。80 岁时 BPPV 的累积(终身)发病率达到 10%。最近的临床研究发现,后半规管 BPPV 未经治疗的自发缓解时间为 39 天,水平半规管 BPPV 为 16 天,这与半规管的解剖位置有关。然而在社区中,未经治疗的 BPPV 的发作时间似乎更短,正如在社区抽样的 80 例未经治疗 BPPV 患者中,平均持续时间约为 2 周(这项研究未区分所累及的半规管)。最近韩国的一项大型病例研究纳入了 589 例 BPPV 患者,证实后半规管最常受累(超过 60%),这一结论与先前结论相符,并表明在发病 24 小时内进行检查的患者中水平半规管 BPPV 的发生率高达 40%,同时仍占发病 7 天后出现的病例的 1/4。1/3～1/2 的患者在 3～5 年复发,大多数在发病后第一年复发。外伤性 BPPV 的复发率比

特发性 BPPV 和女性 BPPV 更高,但是关于复发的决定因素的数据仍然较少。

　　目前,BPPV 的发病机制包括管结石症学说和嵴帽结石症学说来解释。然而,在绝大多数患者中,导致耳石脱离椭圆囊的根本原因仍不甚明确。头部外伤和内耳疾病(如前庭神经炎和 MD)可能不像以前认为的那样常见,但目前认为其权重可能比以前更小,占未选择 BPPV 病例的 6%。BPPV 中受影响的女性多于男性[(1.5～2.2):1],但这一结论似乎只针对特发性 BPPV,而不是继发性 BPPV。这种女性优势在病理生理学机制上仍知之甚少,但可能与同样不明确的 BPPV 和偏头痛的相关性有关,这一关系目前仍不清楚。与对照组相比,骨质疏松症在患有 BPPV 的中老年妇女中更为常见,由此推论其对 BPPV 有一定影响。最近的研究发现,BPPV 与糖尿病、高血压、高脂血症和卒中有关,但这些观察结果有待进一步验证。

　　越来越多的证据表明,BPPV 导致的不良心理后果,包括:健康相关生活质量降低,患者存在严重的主观损害和 70% 的 BPPV 患者有回避行为。80% 的 BPPV 患者寻求医疗帮助,但不到 1/3 的就诊者进行位置试验,而接受充分治疗的比率更低,只有 10%～20% 的患者接受了正规的手法复位。

前庭性偏头痛的流行病学

　　VM 开始被医学界视为一个疾病分类学实体,尽管它是继 BPPV 后发作性眩晕的第二大常见病因。各种术语,包括偏头痛性眩晕、偏头痛相关头晕、偏头痛相关前庭病、VM 和良性复发性眩晕都指这一类患者,VM 占神经头晕门诊的 6%～7%,在偏头痛临床病例系列研究中占 9%。基底动脉型偏头痛仅限于满足国际头痛学会(International Headache Society,IHS)诊断基底动脉型偏头痛诊断标准的患者,而这一诊断标准仅适用于 10% 的 VM 患者。

　　在一项大规模人群的研究中,超过一半的患者在头痛前期、发作期和发作后均存在头晕。但除了 VM 之外,其他各种原因也是可能的。在一般人群中,偏头痛和前庭性眩晕同时出现的概率是正常情况下的 3 倍。偏头痛的终身患病率为

14%,前庭性眩晕为7%,两者同时出现的概率为1%,但德国神经耳科调查显示其为3.2%。该调查估测了一般成年人群中VM的患病率,该研究是基于可靠的神经耳科调查和先前提出的排除性诊断标准,不仅需要偏头痛诊断符合IHS标准,还要求伴有偏头痛样症状(如偏头痛、畏光、畏声或偏头痛先兆)与自发性眩晕同时发生。VM的终身患病率为0.98%(95% CI 0.70~1.37),12个月患病率0.89%(95% CI 0.62~1.27)。这项研究没有调查可能的VM,这是一个比明确的VM诊断更敏感但不特异的诊断,需要自发性眩晕不可归因于其他原因的发作,有偏头痛病史或眩晕时偏头痛样症状。一个更宽泛的术语是良性复发性眩晕(benign recurrent vertigo,BRV),即复发性的自发性眩晕,不会导致永久性损害,同时不能归因于一个特定的原因(偏头痛除外)。可能的VM和BRV的患病率尚不清楚。近期一项大样本量病例分析纳入了208例不明原因自发出现的发作性眩晕患者,61%诊断为明确VM,29%诊断为可能的VM,仅有10%的患者符合BRV最宽泛的诊断。这些研究证实,无论是在人群水平还是在头晕诊所,VM都是一种常见病。值得注意的是,由于在问卷调查和结构化问诊中,前庭性眩晕与非前庭性头晕很难辨别且必须进行鉴别诊断,所以VM的流行病学研究容易出现错误分类,容易出现高假阳性率。这可能是近期研究中VM患病率非常高的原因。

VM可能发生在任何年龄。在6—12岁儿童的复发性眩晕中,VM的患病率可能为2.8%。儿童良性阵发性眩晕是VM的早期表现,是儿童眩晕最常见的诊断,其次为BPPV。在成人VM中,女性明显多于男性,现有研究的男女比例多为1:(1.5~5)。然而,最近的一项研究表明,在未选择的VM患者中,女性的数量并不比无头晕的偏头痛患者多。在大多数患者中,偏头痛比VM更早出现,但对VM的决定因素仍不能明确。与不伴头晕的偏头痛患者相比,VM与冠心病独立相关,但与性别、年龄、偏头痛先兆、教育程度、卒中、高血压、高脂血症、体重指数或抑郁症均无明确相关性。

VM的自然病程尚不清楚,据报道,疾病的严重程度会随时间而变化。然而,VM可能对个人和医疗保健水平均产生较大影响,与无眩晕对照组相比,VM患者的健康相关生活质量评分较低,与伴有持续性前庭功能受损的患者相比,VM患者的焦虑和抑郁水平更高,且VM患者的整体医疗就诊率接近70%。

前庭神经炎的流行病学

前庭神经炎是损害最严重的急性前庭疾病之一,但其流行病学研究却较少,可能是因为难以通过标准化地问诊和问卷调查来诊断。前庭神经炎占头晕专科诊所诊断的3%~10%,在英国的全科医学研究中,前庭神经炎是BPPV后第二位最常见的头晕诊断。然而,唯一公布的关于普通人群中前庭神经炎的发病率估计来自日本的一份政府报告,前庭神经炎的发病率为每100 000名居民中有3.5名(虽然没有进一步说明,但可以假设这是1年发病率)。报告中没有描述研究方法,但基于报告中其他前庭疾病的流行病学数据,前庭神经炎在人群中的发病率可能被严重低估了。德国的国立医院出院登记数据显示,2006年有19 828例患者被诊断为前庭神经炎(ICD 10 H81.2),相当于每100 000居民中有24人(个人通信,德国国民统计办公室)。同样来自日本所公布的最大的系列研究显示,约600例3—88岁的前庭神经炎患者中,30—50岁为发病的高峰期。不同于其他前庭疾病以女性占优势,相反,在40岁之前是男性占优势。有两项研究分别对前庭神经炎患者进行了5~20年和4~6年的随访,发现本病的复发率较低,仅为2%。然而,前庭神经炎的长期预后可能不会像以前认为的那样好,因为有研究发现30%~40%患者存在持续性头晕,15%患者合并慢性焦虑。然而,在一项关于21名儿童患者的研究中,全部前庭神经炎患者远期均完全恢复。

梅尼埃病的流行病学

MD占头晕诊所诊断的3%~11%,但这一数据反映了在专业医疗机构中对重症、复发性和难治性的前庭疾病的选择偏倚。在一般人群,MD是一种罕见的疾病,因此很难获得可靠的患病率和发病率。大多数研究都基于患者注册登记,有各种方法的限制(详细见Kotimäki等综述）。根据美国眼科和耳鼻咽喉科学院之前的诊断标准（AAOO 1972），对罗切斯特市的 Mayo 诊所集中诊断编码为梅尼埃病的所有诊断进行彻底的重新评价，估计年发病率为 15/100 000，患病率为 218/100 000，高于之前的估计。由于 MD 是一种罕见的疾病，因此患病率用每 100 000 人口来表示，但作为比较，估计 218/100 000 对应于 0.2%。此外，在罗切斯特的研究中，仅 65% 的人诊断为经典 MD，前庭型 MD 占 26%，耳蜗型 MD 占 9%，这两种变体均满足 1972 年 AAOO 的标准，但不满足 1995 年美国耳鼻咽喉头颈外科学会（AOO-HNS）诊断标准。考虑到这一点，MD 的患病率似乎至少比 BPPV 少 10 倍。

最近，芬兰南部的研究显示 MD 的患病率为 513/100 000，这远远高于之前研究的数据。这项研究是基于普通人群关于眩晕、听力损失和耳鸣的问卷调查，并对现有医疗记录进行回顾。该研究采用 1995 年 AAO 的诊断标准，但公布的调查问卷显示，关于听力损失和持续时间的标准可能已被修改。有趣的是，研究显示过去曾存在听力受损、耳鸣和眩晕的人数是 MD 的 14 倍。同样，一项瑞典的调查也发现头晕的患病率为 5%，且伴有听力下降和耳鸣。这说明当患者出现 MD 症状的三联征，即眩晕、听力下降和耳鸣时，如果这些症状在时间上没有特定关联性，则 MD 的可能性就会非常低，因此在怀疑 MD 之前，需要提供更多特定的信息。在医学实践中，MD 被过度诊断，正如 Rochester 研究和最近的 Finish 研究所表明的，分别应用 AAOO 和 AAO-HNS 诊断标准，在基层医疗中怀疑 MD 仅有 40% 符合这一诊断标准。

一般来说，MD 被认为多在中年起病，偶尔也会发生于儿童。然而，65 岁以上的 MD 并不少见，约占一项大样本研究的 15%。罗切斯特研究（61% 为女性）表明，MD 更常见于女性，而芬兰的最新数据证实了以上结论。在最近的一项大样本研究中，MD 发病 6 个月内超过 10% 的患者会出现双侧受累，另一项综述表明 10 年内双侧受累的患者高达 35%，20 年内双侧受累高达 47%。听力下降和前庭功能减退可发生在起病的 5～10 年，而在随访中跌倒发作可在早期或晚期发生。

目前认为，MD 可能存在多种病因，但仍存在争论。有趣的是，MD 患者中偏头痛的患病率较高。在最近的一项研究中，患有偏头痛的 MD 患者出现症状的时间更早，出现双侧听力下降的风险更大。然而，研究发现在 MD 发作期间经常出现偏头痛症状，这可能提示 MD 和 VM 的诊断标准之间存在某些重叠或有共同的遗传易感性。吸入剂和食物过敏与 MD 的症状有关，但证据尚不充分。

总结

头晕、眩晕和失衡的流行病学仍然是一个新兴领域，为患者的诊疗做出重要贡献，并有助于更好地了解前庭疾病的根本原因。近期的研究强调了头晕、眩晕和诸如 BPPV、VM 等潜在疾病，以及焦虑和抑郁等并发症在普通人群的高发病率和影响。然而，关于危险因素的研究才刚刚起步，需要进一步改进研究设计。只有头晕专家和流行病学家共同努力提高研究工具的效度，特别是其内容的效度（即工具衡量感兴趣概念程度），才有可能实现质的飞跃。这包括系统分类和验证研究的进一步工作，包括与金标准（如果有）进行比较，以及认知访谈技术（受试者和研究者对术语或问题理解的等效性）。流行病学方法可以在其他方面改善患者诊疗，如通过改进随机对照治疗研究的设计、分析和严格评价，或通过医疗研究等。

参 考 文 献

[1] Lurie JD, Sox HC(1999). Principles of medical decision making. Spine, 24(5), 493-8.

[2] Kuritzky A, Ziegler DK, Hassanein R(1981). Vertigo, motion sickness and migraine. Headache, 21(5), 227-31.

[3] Kayan A, Hood JD(1984). Neuro-otological manifestations of migraine. Brain, 107(Pt 4), 1123-42.

[4] Neuhauser H, Leopold M, von Brevern M, Arnold G, Lempert T (2001). The interrelations of migraine, vertigo, and migrainous vertigo. Neurology, 56(4), 436-41.

[5] Vukovic V, Plavec D, Galinovic I, Lovrencic-Huzjan A, Budisic M, Demarin V(2007). Prevalence of vertigo, dizziness, and migrainous vertigo in patients with migraine. Headache, 47(10), 1427-35.

[6] Brandt T(2004). A chameleon among the episodic vertigo syndromes:'migrainous vertigo' or 'vestibular migraine'. Cephalalgia,24(2),81-2.

[7] Guilemany JM,Martinez P,Prades E,Sanudo I,De Espana R,Cuchi A(2004). Clinical and epidemiological study of vertigo at an outpatient clinic. Acta Otolaryngol,124(1),49-52.

[8] Newman-Toker DE,Cannon LM,Stofferahn ME,Rothman RE,Hsieh YH,Zee DS(2007). Imprecision in patient reports of dizziness symptom quality:a cross-sectional study conducted in an acute care setting. Mayo Clin Proc,82(11),1329-40.

[9] Stanton VA,Hsieh YH,Camargo CA,Jr,et al.(2007). Overreliance on symptom quality in diagnosing dizziness:results of a multicenter survey of emergency physicians. Mayo Clin Proc,82(11),1319-28.

[10] Sloane P,Blazer D,George LK(1989). Dizziness in a community elderly population. J Am Geriatr Soc,37(2),101-8.

[11] Maarsingh OR,Dros J,Schellevis FG,et al.(2010). Causes of persistent dizziness in elderly patients in primary care. Ann Fam Med,8(3),196-205.

[12] Bisdorff A,Von Brevern M,Lempert T,Newman-Toker DE(2009). Classification of vestibular symptoms:towards an international classification of vestibular disorders. J Vestib Res,19(1-2),1-13.

[13] Committee on Hearing and Equilibrium guidelines for the diagnosis and evaluation of therapy in Meniere's disease(1995). American Academy of Otolaryngology-Head and Neck Foundation,Inc. Otolaryngol Head Neck Surg,113(3),181-5.

[14] Kroenke K,Price RK(1993). Symptoms in the community. Prevalence,classification,and psychiatric comorbidity. Arch Int Med,153(21),2474-80.

[15] Yardley L,Owen N,Nazareth I,Luxon L(1998). Prevalence and presentation of dizziness in a general practice community sample of working age people. Br J Gen Pract,48(429),1131-5.

[16] Hannaford PC,Simpson JA,Bisset AF,Davis A,McKerrow W,Mills R(2005). The prevalence of ear,nose and throat problems in the community:results from a national cross-sectional postal survey in Scotland. Fam Pract,22,227-33.

[17] Mendel B,Bergenius J,Langius-Eklof A(2010). Dizziness:A common,troublesome symptom but often treatable. J Vestib Res,20(5),391-8.

[18] Wiltink J,Tschan R,Michal M,et al.(2009). Dizziness:anxiety,health care utilization and health behavior-results from a representative German community survey. J Psychosom Res,66(5),417-24.

[19] Gopinath B,McMahon CM,Rochtchina E,Mitchell P(2009). Dizziness and vertigo in an older population:the Blue Mountains prospective cross-sectional study. Clin Otolaryngol,34(6),552-6.

[20] Neuhauser HK,Radtke A,von Brevern M,Lezius F,Feldmann M,Lempert T(2008). Burden of dizziness and vertigo in the community. Arch Int Med,168(19),2118-24.

[21] von Brevern M,Radtke A,Lezius F,et al.(2007). Epidemiology of benign paroxysmal positional vertigo. A population-based study. J Neurol Neurosurg Psychiatry,78,710-5.

[22] von Brevern M,Lezius F,Tiel-Wilck K,Radtke A,Lempert T(2004). Benign paroxysmal positional vertigo:Current status of medical management. Otolaryngol Head Neck Surg,130,381-2.

[23] Neuhauser HK,Radtke A,von Brevern M,et al.(2006). Migrainous vertigo. Prevalence and impact on quality of life. Neurology,67(6),1028-33.

[24] Ekvall Hansson E,Mansson NO,Hakansson A(2005). Benign paroxysmal positional vertigo among elderly patients in primary health care. Gerontology,51(6),386-9.

[25] Havia M,Kentala E,Pyykkö I(2005). Prevalence of Menière's disease in general population of Southern Finland. Otolaryngol Head Neck Surg,133,762-8.

[26] Neuhauser HK,von Brevern M,Radtke A,et al.(2005). Epidemiology of vestibular vertigo:a neurotological survey of the general population. Neurology,65(6),898-904.

[27] Radtke A,Lempert T,von Brevern M,Feldmann M,Lezius F,Neuhauser H(2011). Prevalence and complications of orthostatic dizziness in the general population. Clin Auton Res,21,161-8.

[28] Abu-Arafeh I,Russell G(1995). Paroxysmal vertigo as a migraine equivalent in children:a population-based study. Cephalalgia,15(1),22-5.

[29] Humphriss RL,Hall AJ(2011). Dizziness in 10 year old children:An epidemiological study. Int J Pediatr Otorhinolaryngol,75,395-400.

[30] Niemensivu R,Pyykko I,Wiener-Vacher SR,Kenta-

la E(2006). Vertigo and balance problems in children-an epidemiologic study in Finland. Int J Pediatr Otorhinolaryngol,70(2),259-65.

[31] O'Reilly RC,Morlet T,Nicholas BD,et al. (2010). Prevalence of vestibular and balance disorders in children. Otol Neurotol,31(9),1441-4.

[32] Kruschinski C,Kersting M,Breull A,Kochen MM, Koschack J,Hummers-Pradier E(2008). Frequency of dizziness-related diagnoses and prescriptions in a general practice database. Z Evid Fortbild Qual Gesundhwes,102(5),313-19.

[33] Maarsingh OR,Dros J,Schellevis FG,van Weert HC,Bindels PJ,Horst HE(2010). Dizziness reported by elderly patients in family practice：prevalence,incidence,and clinical characteristics. BMC Fam Pract,11,2.

[34] Muir SW,Berg K,Chesworth B,Klar N,Speechley M(2010). Quantifying the magnitude of risk for balance impairment on falls in community-dwelling older adults：a systematic review and meta-analysis. J Clin Epidemiol,63(4),389-406.

[35] Agrawal Y,Carey JP,Della Santina CC,Schubert MC,Minor LB(2009). Disorders of balance and vestibular function in US adults：data from the National Health and Nutrition Examination Survey,2001-2004. Arch Intern Med,169(10),938-44.

[36] Best C,Eckhardt-Henn A,Diener G,Bense S,Breuer P,Dieterich M (2006). Interaction of somatoform and vestibular disorders. J Neurol Neurosurg Psychiatry,77,658-64.

[37] Best C,Eckhardt-Henn A,Tschan R,Dieterich M (2009). Why do subjective vertigo and dizziness persist over one year after a vestibular vertigo syndrome? Ann N Y Acad Sci,1164,334-7.

[38] Skoien AK,Wilhemsen K,Gjesdal S(2008). Occupational disability caused by dizziness and vertigo：a register-based prospective study. Br J Gen Pract,58 (554),619-23.

[39] Moulin T,Sablot D,Vidry E,et al. (2003). Impact of emergency room neurologists on patient management and outcome. Eur Neurol,50,207-14.

[40] Schappert SM,Nelson C(1999). National Ambulatory Medical Care Survey,1995-96 Summary. National Center for Health Statistics. Vital Health Stat,142, 1-122.

[41] Garrigues HP,Andres C,Arbaizar A,et al. (2008). Epidemiological aspects of vertigo in the general population of the Autonomic Region of Valencia, Spain. Acta Otolaryngol,128(1),43-7.

[42] Kerber KA,Meurer WJ,West BT,Fendrick AM (2008). Dizziness presentations in U. S. emergency departments,1995-2004. Acad Emerg Med,15(8), 744-50.

[43] Newman-Toker DE,Hsieh YH,Camargo CA,Jr, Pelletier AJ,Butchy GT,Edlow JA(2008). Spectrum of dizziness visits to US emergency departments：cross-sectional analysis from a nationally representative sample. Mayo Clin Proc,83 (7), 765-75.

[44] Katsarkas A(2008). Dizziness in aging：the clinical experience. Geriatrics,63(11),18-20.

[45] Moeller JJ,Kurniawan J,Gubitz GJ,Ross JA,Bhan V(2008). Diagnostic accuracy of neurological problems in the emergency department. Can J Neurol Sci,35(3),335-41.

[46] Eagles D,Stiell IG,Clement CM,et al. (2008). International survey of emergency physicians' priorities for clinical decision rules. Acad Emerg Med,15 (2),177-82.

[47] Gomez CR,Cruz-Flores S,Malkoff MD,Sauer CM, Burch CM(1996). Isolated vertigo as a manifestation of vertebrobasilar ischemia. Neurology,47(1),94-7.

[48] Kerber KA,Brown DL,Lisabeth LD,Smith MA, Morgenstern LB(2006). Stroke among patients with dizziness,vertigo,and imbalance in the emergency department：a population-based study. Stroke,37 (10),2484-7.

[49] Lee CC,Su YC,Ho HC,Hung SK,Lee MS,Chou P,et al. (2011). Risk of stroke in patients hospitalized for isolated vertigo：a four-year follow-up study. Stroke,42(1),48-52.

[50] Ishiyama A,Jacobson KM,Baloh RW(2000). Migraine and benign positional vertigo. Ann Otol Rhinol Laryngol,109(4),377-80.

[51] Lempert T,Leopold M,von Brevern M,Neuhauser H(2000). Migraine and benign positional vertigo. Ann Otol Rhinol Laryngol,109(12 Pt 1),1176.

[52] Uneri A(2004). Migraine and benign paroxysmal positional vertigo：an outcome study of 476 patients. Ear Nose Throat J,83,814-15.

[53] Radtke A,Lempert T,Gresty MA,Brookes GB, Bronstein AM,Neuhauser H(2002). Migraine and

Meniere's disease: is there a link? Neurology, 59 (11), 1700-4.

[54] Katsarkas A (1999). Benign paroxysmal positional vertigo (BPPV): idiopathic versus post-traumatic. Acta Otolaryngol, 119(7), 745-9.

[55] Rybak LP(1995). Metabolic disorders of the vestibular system. Otolaryngol Head Neck Surg, 112(1), 128-32.

[56] Andrews JC, Ator GA, Honrubia V(1992). The exacerbation of symptoms in Meniere's disease during the premenstrual period. Arch Otolaryngol Head Neck Surg, 118(1), 74-8.

[57] Vessey M, Painter R(2001). Oral contraception and ear disease: findings in a large cohort study. Contraception, 63(2), 61-3.

[58] Monzani D, Casolari L, Guidetti G, Rigatelli M (2001). Psychological distress and disability in patients with vertigo. J Psychosom Res, 50 (6), 319-23.

[59] Grunfeld EA, Gresty MA, Bronstein AM, Jahanshahi M(2003). Screening for depression among neuro-otology patients with and without identifiable vestibular lesions. Int J Audiol, 42(3), 161-5.

[60] Ketola S, Havia M, Appelberg B, Kentala E(2007). Depressive symptoms underestimated in vertiginous patients. Otolaryngol Head Neck Surg, 137 (2), 312-5.

[61] Best C, Eckhardt-Henn A, Tschan R, Dieterich M (2009). Psychiatric morbidity and comorbidity in different vestibular vertigo syndromes: Results of a prospective longitudinal study over one year. J Neurol, 256(1), 58-65.

[62] Tschan R, Best C, Beutel ME, et al. (2011). Patients' psychological well-being and resilient coping protect from secondary somatoform vertigo and dizziness(SVD) 1 year after vestibular disease. J Neurol, 258(1), 104-12.

[63] Bronstein AM(2003). Benign paroxysmal positional vertigo: some recent advances. Curr Opin Neurol, 16, 1-3.

[64] Mizukoshi K, Watanabe Y, Shojaku H, Okubo J, Watanabe I(1988). Epidemiological studies on benign paroxysmal positional vertigo in Japan. Acta Otolaryngol Suppl, 447, 67-72.

[65] Froehling DA, Silverstein MD, Mohr DN, Beatty CW, Offord KP, Ballard DJ(1991). Benign positional vertigo: incidence and prognosis in a population-based study in Olmsted County, Minnesota. Mayo Clin Proc, 66, 596-601.

[66] Oghalai JS, Manolidis S, Barth JL, Stewart MG, Jenkins HA (2000). Unrecognized benign paroxysmal positional vertigo in elderly patients. Otolaryngol Head Neck Surg, 122, 630-4.

[67] Zhao JG, Piccirillo JF, Spitznagel EL, Jr. Kallogjeri D, Goebel JA(2011). Predictive capability of historical data for diagnosis of dizziness. Otol Neurotol, 32 (2), 284-90.

[68] Baloh RW, Honrubia V, Jacobson K(1987). Benign positional vertigo. Clinical and oculographic features in 240 cases. Neurology, 37, 371-8.

[69] Imai T, Ito M, Takeda N, et al. (2005). Natural course of the remission of vertigo in patients with benign paroxysmal positional vertigo. Neurology, 64, 920-1.

[70] Chung KW, Park KN, Ko MH, et al. (2009). Incidence of horizontal canal benign paroxysmal positional vertigo as a function of the duration of symptoms. Otol Neurotol, 30(2), 202-5.

[71] Brandt T, Huppert D, Hecht J, Karch C, Strupp M (2006). Benign paroxysmal positioning vertigo: A long-term follow-up(6-17 years)of 125 patients. Acta Otolaryngol, 126, 160-3.

[72] Nunez RA, Cass SP, Furman JM(2000). Short-and long-term outcomes of canalith repositioning for benign paroxysmal positional vertigo. Otolaryngol Head Neck Surg, 122, 647-52.

[73] Kansu L, Avci S, Yilmaz I, Ozluoglu LN(2010). Long-term follow-up of patients with posterior canal benign paroxysmal positional vertigo. Acta Otolaryngol, 130(9), 1009-12.

[74] Gordon CR, Levite R, Joffe V, Gadoth N(2004). Is posttraumatic benign paroxysmal positional vertigo different from the idiopathic form? Arch Neurol, 61, 1590-3.

[75] Karlberg M, Hall K, Quickert N, Hinson J, Halmagyi M(2000). What inner ear diseases cause benign paroxysmal positional vertigo? Acta Otolaryngol, 120, 380-5.

[76] Katsarkas A (1999). Benign paroxysmal positional vertigo (BPPV): Idiopathic versus post-traumatic. Acta Otolaryngol, 119, 745-9.

[77] Vibert D, Kompis M, Häusler R(2003). Benign par-

oxysmal positional vertigo in older women may be related to osteoporosis and osteopenia. Ann Otol Rhinol Laryngol,112,885-9.

[78] Cohen HS,Kimball KT,Stewart MG(2004). Benign paroxysmal positional vertigo and comorbid conditions. ORL J Otorhinolaryngol Relat Spec,66(1), 11-5.

[79] Lopez-Escamez JA,Gamiz MJ,Fernandez-Perez A, Gomez-Finana M(2005). Long-term outcome and health-related quality of life in benign paroxysmal positional vertigo. Eur Arch Otorhinolaryngol,262, 507-11.

[80] Dieterich M,Brandt T(1999). Episodic vertigo related to migraine(90 cases):vestibular migraine? J Neurol,246(10),883-92.

[81] Headache Classification Subcommittee of the International Headache Society(2004). The International Classification of Headache Disorders:2nd edition. Cephalalgia,24(Suppl),9-160.

[82] Cass SP,Furman JM,Ankerstjerne K,Balaban C, Yetiser S,Aydogan B(1997). Migraine-related vestibulopathy. Ann Otol Rhinol Laryngol,106(3), 182-9.

[83] Bisdorff A,Andree C,Vaillant M,Sandor PS (2010). Headache-associated dizziness in a headache population:prevalence and impact. Cephalalgia,30 (7),815-20.

[84] Neuhauser H,Lempert T(2004). Vertigo and dizziness related to migraine:a diagnostic challenge. Cephalalgia,24(2),83-91.

[85] Jensen R,Stovner LJ(2008). Epidemiology and comorbidity of headache. Lancet Neurol,7(4),354-61.

[86] Slater R(1979). Benign recurrent vertigo. J Neurol Neurosurg Psychiatry,42(4),363-7.

[87] Cha YH,Lee H,Santell LS,Baloh RW(2009). Association of benign recurrent vertigo and migraine in 208 patients. Cephalalgia,29(5),550-5.

[88] Salhofer S,Lieba-Samal D,Freydl E,Bartl S,Wiest G,Wober C(2010). Migraine and vertigo-a prospective diary study. Cephalalgia,30(7),821-8.

[89] Hsu LC,Wang SJ,Fuh JL(2011). Prevalence and impact of migrainous vertigo in mid-life women:a community-based study. Cephalalgia,31(1),77-83.

[90] Erbek SH,Erbek SS,Yilmaz I,et al. (2006). Vertigo in childhood:a clinical experience. Int J Pediatr Otorhinolaryngol,70,1547-54.

[91] Neuhauser H,Radtke A,von Brevern M,Lempert T (2003). Zolmitriptan for treatment of migrainous vertigo:a pilot randomized placebo-controlled trial. Neurology,60(5),882-3.

[92] Guilemany J-M,Martinez P,Prades E,Sanudo I,De Espana R,Cuchi A(2004). Clinical and epidemiological study of vertigo at an outpatient clinic. Acta Otolaryngol,124,49-52.

[93] Hanley K,T OD(2002). Symptoms of vertigo in general practice:a prospective study of diagnosis. Br J Gen Pract,52(483),809-12.

[94] Sekitani T,Imate Y,Noguchi T,Inokuma T(1993). Vestibular neuronitis:epidemiological survey by questionnaire in Japan. Acta Otolaryngol,503,9-12.

[95] Huppert D,Strupp M,Theil D,Glaser M,Brandt T (2006). Low recurrence rate of vestibular neuritis:a long-term follow-up. Neurology,67(10),1870-1.

[96] Mandala M,Santoro GP,Awrey J,Nuti D(2010). Vestibular neuritis:recurrence and incidence of secondary benign paroxysmal positional vertigo. Acta Otolaryngol,130(5),565-7.

[97] Okinaka Y,Sektani T,Okazaki H,Miura M,Tahara T(1993). Progress of caloric response of vestibular neuronitis. Acta Otolaryngol Suppl,503,18-22.

[98] Godemann F,Siefert K,Hantschke-Brüggemann M, Neu P,Seidl R,Ströhle A(2005). What accounts for vertigo one year after neuritis vestibularis-anxiety or a dysfunctional vestibular organ? J Pychiatr Res, 39,529-34.

[99] Godemann F,Linden M,Neu P,Heipp E,Dorr P (2004). A prospective study on the course of anxiety after vestibular neuronitis. J Psychosom Res,56(3), 351-4.

[100] Taborelli G,Melagrana A,D'Agostino R,Tarantino V,Calevo MG(2000). Vestibular neuronitis in children:study of medium and long term follow-up. Int J Pediatr Otorhinolaryngol,54,117-21.

[101] Kotimäki J,Sorri M,Aantaa E,Nuutinen J(1999). Prevalence of Meniere Disease in Finland. Laryngoscope,109,748-53.

[102] Wladislavosky-Waserman P,Facer GW,Mokri B, Kurland LT(1984). Meniere's disease:a 30-year epidemiologic and clinical study in Rochester,Mn, 1951-1980. Laryngoscope,94,1098-102.

[103] Committee on Hearing and Equilibrium(1995). Committee on Hearing and Equilibrium guidelines

for the diagnosis and evaluation of therapy in Meniere's disease. Otolaryngol Head Neck Surg,113,181-5.

[104] Ballester M,Liard P,Vibert D,Häusler R(2002). Meniè re's disease in the elderly. Otol Neurotol,23,73-8.

[105] Vrabec JT,Simon LM,Coker NJ(2007). Survey of Meniere's disease in a subspecialty referral practice. Otolaryngol Head Neck Surg,137(2),213-7.

[106] Huppert D,Strupp M,Brandt T(2010). Long-term course of Meniere's disease revisited. Acta Otolaryngol,130(6),644-51.

[107] Cha YH,Brodsky J,Ishiyama G,Sabatti C,Baloh RW(2007). The relevance of migraine in patients with Ménière's disease. Acta Oto-Laryngologica,127(12),1241-5.

[108] Cha YH, Kane MJ, Baloh RW (2008). Familial clustering of migraine,episodic vertigo,and Ménière's disease. Otol Neurotol,29,93-6.

[109] Derebery MJ,Berliner KI(2000). Prevalence of allergy in Meniere's disease. Otolaryngol Head Neck Surg,123,69-75.

[110] Neuhauser HK(2007). Epidemiology of vertigo. Curr Opin Neurol,20,40-6.

第 *19* 章

前庭神经炎

原文作者: Michael Strupp and Thomas Brandt
DOI:10.1093/med/9780199608997.003.0019

中文翻译: 董顺 彭璐 **审校:** 徐姣 李洪波 **终审:** 常丽英

临床特征:症状和体征

病史

急性单侧前庭损伤的主要症状是剧烈的旋转性眩晕,感觉视觉环境明显的运动(振动幻视或视振荡),伴有向患侧倾倒趋势的步态和姿势不稳,以及恶心、呕吐。所有症状以急性或者亚急性形式出现,持续数天或数周。为明确诊断,必须首先排除听力障碍和累及脑干或小脑的其他神经损伤。因此,必须详细询问患者是否伴有可能源自内耳、脑干或者小脑的症状。虽然有些患者在数天前存在偶发的发作性眩晕,但通常没有典型的先兆或者诱因。由于头部的任何运动都会加重患者的症状,所以他们会自觉地保持静止和安静。

临床症状和体征

前庭神经炎的主要症状和体征是:①急性或亚急性起病,持续性旋转性眩晕,并伴主观视觉垂直线偏向患侧;②向健侧的水平带扭转成分的自发性眼震,且这种眼震能够被固视抑制;③头脉冲试验异常;④向患侧倾倒的姿势不稳(Romberg试验阳性);⑤恶心和呕吐(图 19.1)。眼动评估可见不完全的眼偏斜反应,明显的扫视性水平跟踪,朝快相侧注视时眼震增强。所有这些症状都继发于外周前庭自发性眼震,这种自发性眼震提示了双侧迷路在 yaw(水平的)平面和 roll(扭转的)平面的前庭张力不平衡。

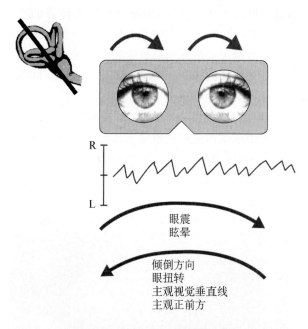

图 19.1 右侧前庭神经炎急性期的视觉体征,感知力(眩晕、主观视觉垂直、主观正前方)和姿势

自发性眼震通常是朝向健侧水平伴扭转的眼震(最好用 Frenzel 眼镜观查)。最初出现眩晕时,感觉身体是背离患侧的,但观察到的不稳(Romberg 倾倒)是朝向患侧的。后者是前庭脊髓对明显倾斜的代偿性反应。

外周前庭自发性眼震

由于累及水平半规管,前庭神经炎的眼震通常是水平性的;因为累及后半规管,也有扭转性成分(从患者的角度来看,呈逆时针向左或顺时针向右)。前庭神经炎自发性眼震具有三维特征,可以通过巩膜线圈技术及矢量分析法进行测量和分析水平成分、垂直成分和由于水平半规管、前半规管和后半规管（见后文）前庭眼反射（vestibulo-ocular reflex，VOR）动态不平衡导致的旋转成分。这些测量结果支持早期的观点，即前庭神经炎是一种部分的而不是完全性的单侧前庭损伤。前庭神经炎影响前庭上神经（支配水平半规管、前半规管、椭圆囊斑、球囊的前上部），它们有共同的路径和神经节。前庭下神经（支配后半规管及球囊的后下部）是不受侵犯的。这具有双重含义：第一，就临床发现而论，解释了为什么前庭神经炎患者会出现后半规管的良性阵发性位置性眼震；第二，解释了疾病的病理生理和病因学。仅有前庭下神经损伤的前庭下神经炎很少发生。三维头脉冲试验和前庭诱发电位证实，前庭下神经炎患者的水平半规管（冷热试验正常）和前半规管功能正常。

前庭神经炎的外周前庭自发性眼震在固视时的振幅是明显减小的，因为视觉固定（固视）抑制了 VOR，抑制的错误信号是视网膜滑脱。然而，这种对自发性眼震的固视抑制，只有在脑干和小脑相关中枢结构完好的情况下才可能实现。另一方面，在闭眼动作（当注意眼睑时能看到眼震或者甚至当用指尖接触眼睑时能够感觉到眼震）、使用

Frenzel 眼镜（＋16 屈光度）和眼球辐辏运动时，外周前庭自发性眼震的强度增加。根据 Alexander 定律，向眼震快相方向凝视时，眼震振幅和慢相角速度增大；向眼震的慢相方向凝视时，振幅和慢相角速度减小。这可能类似于轻、中度自发性眼震患者，这种眼震在向前注视时可完全被固视抑制，但当向眼震快相侧注视时仍存在。

头脉冲试验

如果头脉冲试验的结果显示单侧 VOR 受损，则支持前庭神经炎诊断。当头部快速向患侧转动，随着头部运动如果患者出现代偿性的扫视，提示单侧高频 VOR 受损，如果外周前庭功能不能恢复，这种高频 VOR 缺损将持续存在。由于床旁头脉冲试验对诊断单侧 VOR 受损并不总是可靠的，所以视频头脉冲试验更有帮助。

不完全眼偏斜反应和水桶试验

大部分前庭神经炎患者表现为眼扭转和主观视觉垂直线偏斜的不完全眼偏斜反应。一种被称为"水桶试验"的床旁设备可以用来简单测量主观视觉垂直线，它是对前庭系统急性损伤最敏感的参数（图 19.2）。

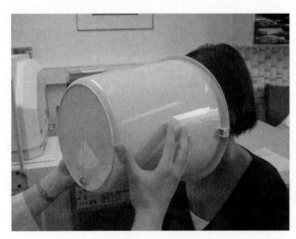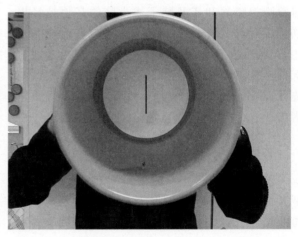

图 19.2 水桶试验

一种用来测量主观视觉垂直线的简单可靠的方法。患者直立坐位向一个不透明的塑料水桶内看，以便水桶边缘能阻止任何重力线方向的提示。在水桶内侧的底部有一条黑色的经过圆心的直线。在水桶外侧的底部上，有一个源自 1/4 圆中心与零位线角度一致的真实垂直面。为了测量，测试员逆时针旋转水桶时钟到一个终末位，然后缓慢地往回旋转水桶时钟回到零位线位置。患者指出其通过信号终止估测水桶内侧底部直线对应外侧真实垂直面的位置，测试员读取外侧刻度的角度。总共重复测量 10 次。眼罩被用于单眼测试。见参考文献[23]。

过去的文献曾报道,前庭神经炎患者没有眼偏斜或者垂直偏斜。这种典型症状发生在假性前庭神经炎中,也可能在耳带状疱疹导致的完全性传入神经阻滞中出现。眼偏斜提示一种由前半规管或者耳石功能参与或者两者同时参与诱发的出现在 roll(扭转的)平面的前庭张力不平衡。

实验室检查

冷热水试验

前庭神经炎最重要的标志是患侧外周前庭功能损伤,其冷热水试验表现为受损的水平半规管测试时低反应或者无反应。在健康受试者中,冷热水灌注诱发的眼震个体差异很大,但是同一个体中左侧和右侧迷路的反应差异很小。Jongkees 公式:

$$[(R30° + R44°) - (L30° + L44°)]/(R30° + R44° + L30° + L44°) \times 100$$

被用来测定半规管轻瘫的存在。此公式中,如 R30°是指在用 30℃的冷水进行灌注期间的平均最大慢相角速度。半规管轻瘫通常被定义为左右两侧之间的不对称比超过 25%。由于个体之间冷热水刺激兴奋性差异较大,而该公式直接对比双侧迷路水平半规管功能,对临床诊断具有更大的价值。

颈源性前庭诱发肌源性电位和眼源性前庭诱发肌源性电位

用大声的咔嗒声刺激,能够从胸锁乳突肌上记录到颈源性前庭诱发肌源性电位(cervical vestibular-evoked myogenic potentials,cVEMPs)。有充分的证据表明,cVEMPs 来自于球囊斑的内侧(微纹)区。cVEMP 用来测定球囊功能,也可以测定前庭下神经功能。至少 2/3 前庭神经炎患者的 VEMPs 得以保存,这是因为大部分患者的前庭下神经是不受累的(见后文),它支配球囊的下后部分和后半规管。

强烈的气导声音和骨导震动(时下首选所谓的迷你振荡器)能够引出眼源性前庭诱发肌源性电位(ocular vestibular-evoked myogenic potentials,oVEMPs)。在 10 名患前庭神经炎且球囊和前庭下神经功能正常的患者中,oVEMP n10 振幅减小或者对气导声音缺乏应答。这提示椭圆囊感受器参与了交叉的椭圆囊眼反射通路。

病原学

有充分的证据显示前庭神经炎是由病毒感染所致,但这一假设仍然未得到证实。以下几点支持病毒感染的病原学说:第一,在前庭神经炎病例中,当颞骨的组织病理可获得时,前庭神经的组织病理学特点与耳带状疱疹病例中所见类似;第二,通过在小鼠外耳接种 1 型单纯疱疹病毒(herpes simplex virus 1,HSV-1)成功建立了前庭神经炎的动物模型;第三,在大约 2/3 的人体前庭神经节尸检中通过聚合酶链式反应(polymerase chain reaction,PCR)(图 19.3)重复检测到 HSV-1 DNA;此外,在大约 70%的人类前庭神经节中发现了潜在相关的病毒复制和 CD_8^+ T 细胞浸润。所有这些发现表明,前庭神经节像其他脑神经的神经节一样会被潜伏的 HSV-1 感染。类似的病原学假设也用于贝耳麻痹。在患者神经内膜间液中检测到 HSV-1 DNA,也强有力地支持该病源学说。

如果 HSV-1 是最可能的病原体,可以假设它固定潜伏在前庭神经节的某一部位,如在前庭神经节的核中,像被报道的在其他脑神经中一样。由于交叉因素,病毒突然复制并引起炎症和水肿,从而造成前庭神经节细胞的次级损害和骨性管道中的轴突损伤。前庭神经上支位于骨性管道的部分较长且有更多透明隔,而后半规管被神经吻合处的双重神经支配,这能够解释为什么后半规管大多数情况下不受累。

流行病学,自然病程,复发和并发症

流行病学

前庭神经炎的发病率大约为 3.5/10 万。在眩晕中心患者中它是造成外周前庭功能障碍的第三常见原因[良性阵发性位置性眩晕(BPPV)位列第一,梅尼埃病位列第二],占 7%。发病年龄通常在 30—60 岁,且年龄分布高发期在 40—50 岁。该病没有显著的性别差异。

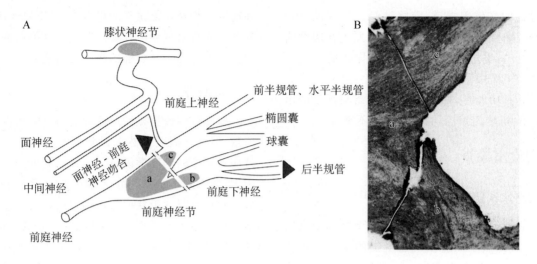

图 19.3　(A)前庭神经和面神经示意图

面神经-前庭神经吻合、膝状神经节,以及前庭神经节的各个部分(a,主干;b,下部;c,上部)。(B)人类前庭神经节纵向冰冻病理切片,切片中各个部分被分离。在大约60%的被测患者前庭神经节中运用PCR技术检测到HSV-1 DNA。此外,后半规管的双重神经支配是显而易见的,这种双重支配使得其功能在前庭神经炎期间得以保存。见参考文献[42]。

自行恢复

该病多为急性起病,患者最初病情严重,通常会卧床1～3天。5～7天后初始眼位的自发性眼震大部分被固视抑制,但用Frenzel眼镜观察或者向健侧凝视时自发眼震仍然会持续存在2～3周(依赖于半规管麻痹的严重程度)。随着外周前庭功能恢复,一部分患者会出现短暂的反向自发眼震(恢复性眼震),如在中枢代偿后病变侧功能恢复时。恢复性眼震反映了一种中枢代偿所致的新的双侧前庭张力不平衡。Bechterew现象,是一种发生于动物或者人类的对侧迷路切除术之后的反转性自发性眼震,也是由相同的机制产生的。1～6周以后大部分患者感觉症状消失,甚至在缓慢的身体活动时也没有症状,但实际的恢复取决于在"中枢代偿"过程中前庭神经功能是否恢复及恢复的速度,还取决于患者进行了多少康复锻炼。然而,对于那些不能恢复正常迷路功能的人来说,快速的头部运动仍可能导致视觉场景轻微的振动幻视和持续数秒的不平衡。这解释了在一项长期随访试验中为什么60名前庭神经炎者中仅有34名(57%)主观症状完全减轻。用冷热水试验评价前庭功能也显示完全恢复率为50%～70%,这与上述结果相一致。

大量的研究(回顾性研究而不是前瞻性研究)采用冷热刺激引发的眼震反应来评估前庭功能完全或不完全恢复的比率。由于这些研究的实验设计、入组患者的数量、诊断标准、对"恢复"的定义和随访持续时间等方面的不同,它们之间很难进行比较。这解释了为什么在相关研究结果中,急性前庭神经炎后前庭功能完全性或不完全性恢复的数字存在巨大差异。10项研究(图19.4)的平均恢复率显示,功能改善的趋势不仅发生在最初的几个月内,还持续到10年之后。在短期随访研究中,眼扭转试验,主观视觉垂直试验和VEMP的结果显示耳石功能似乎比半规管功能改善得更快。

复发率

在一个纳入103名前庭神经炎患者的长期随访研究(5.7～20.5年,平均值9.8年)中,仅有两名患者(1.9%)在初次发病后的29～39个月后再次发作。两名患者均是对侧受累且其引起的眩晕和姿势障碍均不如第一次严重。在另一项纳入131名患者的研究中复发率是10.7%。

并发症

有10%～15%的前庭神经炎患者其受累耳在数周内继发典型的BPPV。可能是因为继发迷路(HSV-1 DNA也在人类迷路中被发现)炎症期

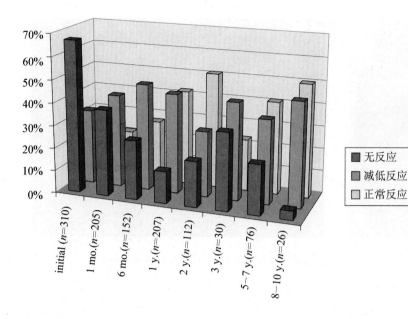

图 19.4　基于 10 项回顾性或者前瞻性随访研究 (见参考文献 [69]) 的通过冷热刺激引发眼震反应来评估前庭神经炎发病后前庭功能的平均恢复时程。呈现随时间推移恢复逐渐增加的趋势。大部分的功能恢复发生在发病后的第一个月以内

间耳石松动,最终造成半规管耳石症。应该预先告知患者这种可能的并发症,因为耳石复位治疗方法能快速地缓解患者症状。第二个重要的并发症是恐惧性姿势性眩晕(目前统一诊断为持续性姿势知觉性头晕,persistent postural-perceptual dizziness,PPPD;译者注)。最近的研究显示,从前庭神经炎转变成恐惧性姿势性眩晕能够通过人工神经网络姿势描记图诊断。持续性器质性旋转性眩晕的创伤性体验产生的恐惧感,导致了一种躯体性、波动性和持续性姿势性眩晕,这种眩晕症状在特殊情况下被强化且在病态恐惧性回避行为中达到顶峰。

鉴别诊断和其他临床问题

脑干和(或)小脑局部功能障碍或损伤(被称为假性前庭神经炎)和其他外周前庭病变可能表现出与前庭神经炎类似的症状。而且前庭神经炎作为一种独立的临床实体,还没有特异性的检测方式或体征。严格意义上,头脉冲试验和冷热水试验仅能诊断出有水平半规管麻痹的急性单侧外周前庭功能减退。

类似前庭神经炎的中枢性损伤

在延髓外侧包括前庭神经根进入延髓的区域及前庭神经上核和前庭神经内侧核的小范围内的损伤可能与前庭外周神经或迷路损伤相混淆。我们发现一些在脑桥延髓处病变的多发性硬化患者或在第Ⅷ对脑神经进入脑干区的小脑前下动脉(anterior inferior cerebellar artery,AICA)供血区(图 19.5)有腔隙性缺血或者梗死灶的患者,出现了类似前庭神经炎的"束状"神经损伤(假性前庭神经炎)。前庭神经核或者脑桥背外侧核的小腔隙性梗死也可能与前庭神经炎有类似症状。

如果患者有明显的脑干体征,这些中枢性前庭损害与外周性前庭损害之间比较容易鉴别,否则鉴别诊断的确是困难的。因此,在一些研究中,在急性期用来区分中枢性假性前庭神经炎和前庭神经炎的临床体征是相关联的,通过神经影像评估进行最终诊断。没有一个孤立性体征(头脉冲试验,扫视跟踪,凝视诱发性眼震,主观视觉垂直线)是可靠的。但也有例外:对于伴有眼震的急性眩晕患者,存在眼偏斜或正常的头脉冲试验是假性前庭神经炎的一种特异性的体征,但是敏感性不佳。结合不同的临床体征(眼偏斜、头脉冲试验、凝视稳定功能、固视抑制与外周前庭自发性眼震、平稳跟踪眼动),可以将敏感性和特异性提高到 90% 以上。

如果小脑梗死发生在小脑后下动脉(posterior inferior cerebellar artery,PICA)供血区,也可能模拟前庭神经炎表现,特别是孤立性小脑小结梗死。可能出现不完全性的眼倾斜反应,这是齿状核被累及,这将使鉴别诊断更加困难。AICA供

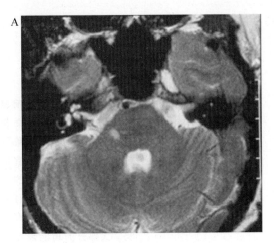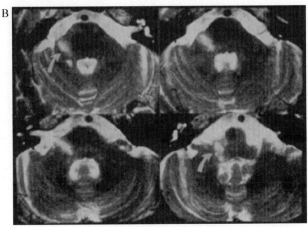

图 19.5 MS 斑(A)和血管损伤(B)导致的前庭神经束状和核性损伤,症状与前庭神经炎类似

血区的梗死也可能模拟前庭神经炎,但它通常伴随同侧听力下降(归因于耳蜗缺血)和其他的脑干体征。

综上所述,脑干或小脑梗死可能造成孤立性眩晕和病理性的 Romberg 体征,但眼球运动和听力的临床检查可能有助于前庭神经炎和假性前庭神经炎之间的鉴别。

前庭性偏头痛急性发作也可能与前庭神经炎类似,因为它们可能伴随旋转性眩晕和水平扭转性眼震。疾病的病程和伴随症状能帮助鉴别这两种疾病。

外周性前庭功能损伤

模拟前庭神经炎的外周迷路和前庭神经疾病的鉴别诊断包括许多罕见的情况。尽管如此,大量的实验室检查,腰椎穿刺和计算机 X 线断层摄影术(computed tomography,CT)/磁共振成像(magnetic resonance imaging,MRI)不能作为前庭神经炎常规检查,原因有两个:第一,这类疾病临床少见;第二,可能伴随其他疾病的典型症状和体征。单一眩晕症状、初次发作的梅尼埃病或者前庭阵发症的一次短暂发作可能和前庭神经炎症状相混淆,但是患者症状发作时间短且迅速恢复的特点仍然可以帮助鉴别。几乎所有的梅尼埃病患者在发病期间会出现听觉减退、耳鸣或患耳胀满感,根据这些特征也可以鉴别。初次发作的灼痛和疱疹,以及听力障碍和面瘫是耳带状疱疹的

典型症状(Ramsay-Hunt 综合征)(在一些病例里提到了阿昔洛韦或伐昔洛韦)。需要指出的是,在耳带状疱疹中可能有一种完全性单侧外周性前庭(如前庭神经上支和下支—第Ⅷ脑神经增强造影)功能损伤导致的眼偏斜,这与前庭神经炎相反。Cogan 综合征(经常被忽视的)是一种伴随间质性角膜炎和听觉、前庭症状(听力障碍非常显著)同时发生的严重的自身免疫性疾病。通常发生在青壮年,对早期大剂量皮质类固醇激素治疗(每天1000mg,持续 3~5 天,然后逐渐减量至停药)或者像其他内耳自身免疫性疾病一样随后进行激素和环磷酰胺联合用药有效(部分疗效短暂)。

前庭神经炎的罕见变异型已经描述过,如前庭下神经炎(选择性的后半规管损伤而水平管和前半规管未受累)和一种同时伴有后半规管及同侧耳蜗功能障碍的情况。后一种可能不是病毒引起而是一种血管性的病因,因为两种结构(半规管和耳蜗)有共同的血管供应。

前庭神经鞘瘤,出现在第Ⅷ脑神经前庭神经部分的髓鞘上,如果脑桥、延髓和小脑绒球被压迫,常常仅造成眩晕、倾倒趋势和眼震,且增加的外周张力不平衡不能再被中枢代偿所抵消。主要症状是缓慢进展的、无任何明确耳科学病因的单侧听力减退。对冷热刺激低反应或无反应。在单纯小管内扩张病例中罕有听力损失和反复的眩晕发作,这种病例能够通过 MRI 发现且通过显微外科或者伽马刀进行早期治疗。

治疗

前庭神经炎的治疗包括：①抗眩晕药物的对症处理（如茶苯海明，东莨菪碱，严重病例用苯二氮䓬类）来减轻眩晕、头晕和恶心/呕吐；②病因治疗：用皮质类固醇激素来改善外周前庭功能；③物理治疗（前庭锻炼和平衡训练）促进中枢性前庭代偿。

对症治疗

在发病最初的 1～3 天，当恶心症状显著时，可以给予前庭镇静药如抗组胺药茶苯海明（每 6 小时 50～100mg）或者抗副交感神经作用的药物东莨菪碱。主要的不良反应是镇静。东莨菪碱氢溴酸盐经皮给药途径避免了传统给药方法的部分不良反应。最可能的主要作用部位是前庭神经核

的突触，它能够减少对身体旋转的放电和神经反应。这些药物使用时间不要超过 3 天，因为它们明显延长了中枢代偿的时间。

病因治疗

基于前庭神经炎是由潜在的 HSV-1 病毒感染再激活所致这个假设，有学者设计了一个前瞻性的随机的、双盲试验，目的是确定是否类固醇、抗病毒治疗或两者的组合能改善前庭神经炎的结局。在这项设有安慰剂对照的研究中，甲泼尼龙组、伐昔洛韦组和甲泼尼龙加伐昔洛韦组，总计 114 名患者。结果表明，类固醇单药治疗足以显著改善前庭神经炎患者的外周前庭功能；没有证据表明甲泼尼龙与伐昔洛韦之间有协同作用（图 19.6）。糖皮质激素（6-甲泼尼龙）应在症状发生

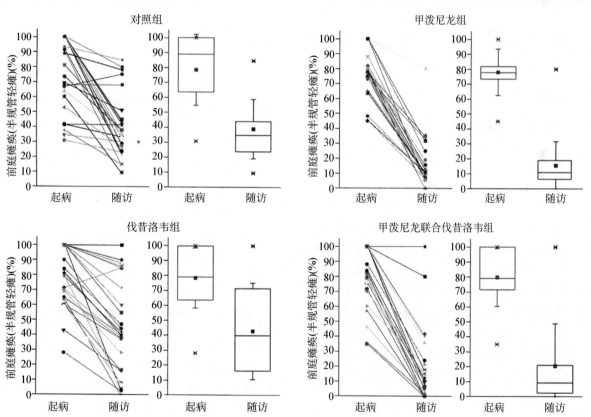

图 19.6　起病 3 天内及 12 个月后的单侧前庭功能障碍

前庭功能由冷热试验测定，针对安慰剂对照组（左上），甲泼尼龙组（右上），伐昔洛韦组（左下），甲泼尼龙加伐昔洛韦组（右下）使用本章前述的公式计算比较患者双侧前庭功能。用箱线图显示每个组的平均值（?）±标准偏差（SD），25％和75％的百分比（箱线图）及1％和99％范围（x）。临床半规管轻瘫被定义为右侧和左侧反应之间不对称比＞25％。随调查显示，所有四组前庭功能均有改善：安慰剂组从 78.9±24.0（平均值±SD）到 39.0±19.9，甲泼尼龙组从 78.7±15.8 到 15.4±16.2，伐昔洛韦组从 78.4±20.0 到 42.7±32.3，甲泼尼龙加伐昔洛韦组从 78.6±21.1 到 20.4±28.4。方差分析显示，甲泼尼龙组和甲泼尼龙加伐昔洛韦组比安慰剂组或伐昔洛韦组有明显改善。双药合用组不优于类固醇单一疗法。摘自文献[96]。

后 3 天内给药且持续 3 周(最初 100mg/d,然后逐渐每 3 天减量 20mg)。这些发现得到了最近一项研究的支持。然而,必须强调的是,由于研究还不够多,到目前为止类固醇治疗尚不作为常规推荐。正如贝尔麻痹,类固醇的益处可能是由于其抗炎作用,减少神经肿胀及颞骨内前庭神经的机械压迫。

物理治疗

在康复治疗师监督下进行循序渐进的体育锻炼可改善外周损伤的中枢前庭代偿。首先,集中锻炼静态稳定性,然后进行动态锻炼来改善平衡控制和在眼-头-身体运动期间的凝视稳定性。需要强调的是,平衡锻炼的难度应在正常水平上逐渐增加,无论有没有进行视觉固定。康复理疗在改善前庭神经炎患者中枢前庭脊髓代偿中的疗效已在前瞻性、随机性和临床对照研究中得到证实,并在 meta 分析中得到确认。

结论

前庭神经炎的发生率在外周性前庭疾病中排列第三。它的诊断是基于患者病史(旋转性眩晕的急性发作)、床旁查体(排除中枢性前庭损害、眼球运动障碍或小脑功能障碍),以及冷热试验(显示受累水平半规管的低反应性或无反应)。通过对外周前庭自发性眼震的矢量分析和头脉冲试验,对眼球运动进行三维记录,结合 cVEMPs 和 oVEMPs 检查,有助于鉴别前庭神经受累的不同部位(通常是前庭上神经受累,影响水平管、前半规管及椭圆囊)。已经有高质量的证据表明,前庭神经炎是由潜在的 HSV-1 感染的重新激活引起,尽管还需进一步研究。这也适用于前庭神经炎的治疗,因为迄今为止只有有限的证据表明早期的皮质类固醇激素干预可以改善预后。

参 考 文 献

[1] Mandala M,Nuti D,Broman AT,Zee DS(2008). Effectiveness of careful bedside examination in assessment,diagnosis,and prognosis of vestibular neuritis. Arch Otolaryngol Head Neck Surg,134,164-9.

[2] Lee H,Kim BK,Park HJ,Koo JW,Kim JS(2009). Prodromal dizziness in vestibular neuritis:frequency and clinical implication. J Neurol Neurosurg Psychiatry,80,355-6.

[3] Halmagyi GM,Curthoys IS(1988). A clinical sign of canal paresis. Arch Neurol,45,737-9.

[4] Baloh RW(2003). Clinical practice. Vestibular neuritis. N Engl J Med,348,1027-32.

[5] Strupp M,Brandt T(2009). Vestibular neuritis. Semin Neurol,29,509-19.

[6] Brandt T,Dieterich M,Strupp M(2012). Vertigo and dizziness—common complaints(2nd ed). London:Springer.

[7] Fetter M,Dichgans J(1996). Vestibular neuritis spares the inferior division of the vestibular nerve. Brain,119,755-63.

[8] Hirvonen TP,Aalto H(2009). Three-dimensional video-oculography in patients with vestibular neuritis. Acta Otolaryngol,129,1400-3.

[9] Büchele W,Brandt T(1988). Vestibular neuritis,a horizontal semicircular canal paresis? Adv Otorhinolaryngol,42,157-61.

[10] Lorente de Nó R(1933). Vestibulo-ocular reflex arc. Arch Neurol Psychiat,30,245-91.

[11] Sando I,Black FO,Hemenway WG(1972). Spatial distribution of vestibular nerve in internal auditory canal. Ann Otol,81,305-19.

[12] Mandala M,Santoro GP,Awrey J,Nuti D(2010). Vestibular neuritis:recurrence and incidence of secondary benign paroxysmal positional vertigo. Acta Otolaryngol,130,565-7.

[13] Lee NH,Ban JH,Lee KC,Kim SM(2010). Benign paroxysmal positional vertigo secondary to inner ear disease. Otolaryngol Head Neck Surg,143,413-17.

[14] Halmagyi GM,Aw ST,Karlberg M,Curthoys IS,Todd MJ(2002). Inferior vestibular neuritis. Ann N Y Acad Sci,956,306-13.

[15] Zhang D,Fan Z,Han Y,Yu G,Wang H(2010). Inferior vestibular neuritis:a novel subtype of vestibular neuritis. J Laryngol Otol,124,477-81.

[16] Monstad P,Okstad S,Mygland A(2006). Inferior vestibular neuritis:3 cases with clinical features of acute vestibular neuritis,normal calorics but indications of saccular failure. BMC Neurol,6,45.

[17] Lin CM,Young YH(2011). Identifying the affected branches of vestibular nerve in vestibular neuritis. Acta Otolaryngol,131,921-8.

［18］ Newman-Toker DE，Kattah JC，Alvernia JE，Wang DZ(2008). Normal head impulse test differentiates acute cerebellar strokes from vestibular neuritis. Neurology,70,2378-85.

［19］ Cnyrim CD，Newman-Toker D，Karch C，Brandt T，Strupp M(2008). Bedside differentiation of vestibular neuritis from central 'vestibular pseudoneuritis'. J Neurol Neurosurg Psychiatry,79,458-60.

［20］ Chen L，Lee W，Chambers BR，Dewey HM(2011). Diagnostic accuracy of acute vestibular syndrome at the bedside in a stroke unit. J Neurol,258,855-61.

［21］ MacDougall HG，Weber KP，McGarvie LA，Halmagyi GM，Curthoys IS(2009). The video head impulse test:diagnostic accuracy in peripheral vestibulopathy. Neurology,73,1134-41.

［22］ Böhmer A，Rickenmann J(1995). The subjective visual vertical as a clinical parameter of vestibular function in peripheral vestibular diseases. J Vestib Res,5,35-45.

［23］ Zwergal A，Rettinger N，Frenzel C，Frisen L，Brandt T，Strupp M(2009). A bucket of static vestibular function. Neurology,72,1689-92.

［24］ Safran AB，Vibert D，Issoua D，Hausler R(1994). Skew deviation after vestibular neuritis. Am J Ophthalmol,118,238-45.

［25］ Vibert D，Hausler R，Safran AB，Koerner F(1996). Diplopia from skew deviation in unilateral peripheral vestibular lesions. Acta Otolaryngol(Stockh),116,170-6.

［26］ Arbusow V，Dieterich M，Strupp M，Dreher V，Jäger L，Brandt T(1998). Herpes zoster neuritis involving superior and inferior parts of the vestibular nerve causes ocular tilt reaction. Neuro-Ophthalmol,19,17-22.

［27］ Jongkees LB，Maas J，Philipszoon A(1962). Clinical electronystagmography:a detailed study of electronystagmography in 341 patients with vertigo. Pract Otorhinolaryngol Basel,24,65-93.

［28］ Honrubia V(1994). Quantitative vestibular function tests and the clinical examination. In Herdman SJ (Ed) Vestibular rehabilitation, pp. 113-64. Philadelphia,PA:FA Davis.

［29］ Murofushi T，Halmagyi GM，Yavor RA，Colebatch JG(1996). Absent vestibular evoked myogenic potentials in vestibular neurolabyrinthitis. An indicator of inferior vestibular nerve involvement? Arch Otolaryngol Head Neck Surg,122,845-8.

［30］ Colebatch JG，Halmagyi GM，Skuse NF(2000). Myogenic potentials generated by a clickevoked vestibulocollic reflex. J Neurol Neurosurg Psychiatry,57,190-7.

［31］ Murofushi T，Curthoys IS，Topple AN，Colebatch JG，Halmagyi GM(2000). Responses of guinea pig primary vestibular neurons to clicks. Exp Brain Res,103,174-8.

［32］ Colebatch JG(2000). Vestibular evoked potentials. Curr Opin Neurol,14,21-6.

［33］ Shin BS，Oh SY，Kim JS，et al. (2012). Cervical and ocular vestibular-evoked myogenic potentials in acute vestibular neuritis. Clin Neurophysiol, 123, 369-75.

［34］ Curthoys IS，Iwasaki S，Chihara Y，Ushio M，McGarvie LA，Burgess AM(2011). The ocular vestibular-evoked myogenic potential to air-conducted sound; probable superior vestibular nerve origin. Clin Neurophysiol,122,611-16.

［35］ Nadol JB,Jr(1995). Vestibular neuritis. Otolaryngol Head Neck Surg,112,162-72.

［36］ Brandt T(1999). Vertigo; Its Multisensory Syndromes(2nd ed). London:Springer.

［37］ Baloh RW(2003). Clinical practice. Vestibular neuritis. N Engl J Med,348,1027-32.

［38］ Schuknecht HF，Kitamura K(1981). Vestibular neuritis. Ann Otol,90(Suppl. 78),1-19.

［39］ Hirata Y，Gyo K，Yanagihara N(1995). Herpetic vestibular neuritis:an experimental study. Acta Otolaryngol(Stockh)Suppl,519,93-6.

［40］ Esaki S，Goshima F，Kimura H，et al. (2011). Auditory and vestibular defects induced by experimental labyrinthitis following herpes simplex virus in mice. Acta Otolaryngol,131,684-91.

［41］ Furuta Y，Takasu T，Fukuda S，Inuyama Y，Sato KC，Nagashima K(1993). Latent herpes simplex virus type 1 in human vestibular ganglia. Acta Otolaryngol(Stockh)Suppl,503,85-9.

［42］ Arbusow V，Schulz P，Strupp M，et al. (1999). Distribution of herpes simplex virus type 1 in human geniculate and vestibular ganglia:implications for vestibular neuritis. Ann Neurol,46,416-19.

［43］ Theil D，Derfuss T，Strupp M，Gilden DH，Arbusow V，Brandt T(2002). Cranial nerve palsies:［herpes simplex virus type 1 and varizella-zoster virus latency. Ann Neurol,51,273-4.

[44] Arbusow V,Derfuss T,Held K,et al. (2010). Latency of herpes simplex virus type-1 in human geniculate and vestibular ganglia is associated with infiltration of CD8 + T cells. J Med Virol, 82, 1917-20.

[45] Theil D,Arbusow V,Derfuss T,et al. (2001). Prevalence of HSV-1 LAT in human trigeminal,geniculate,and vestibular ganglia and its implication for cranial nerve syndromes. Brain Pathol,11,408-13.

[46] Nahmias AJ,Roizman B(1973). Infection with herpes-simplex viruses 1 and 2. Ⅱ. N Engl J Med,289, 719-25.

[47] Theil D,Derfuss T,Paripovic I,et al. (2003). Latent herpesvirus infection in human trigeminal ganglia causes chronic immune response. Am J Pathol,163, 2179-84.

[48] Murakami S,Mizobuchi M,Nakashiro Y,Doi T,Hato N, Yanagihara N (1996). Bell palsy and herpes simplex virus:identification of viral DNA in endoneurial fluid and muscle. Ann Intern Med, 124, 27-30.

[49] Hüfner K,Arbusow V,Himmelein S,et al. (2007). The prevalence of human herpesvirus 6 in human sensory ganglia and its co-occurrence with alphaherpesviruses. J Neurovirol,13,462-7.

[50] Theil D,Horn AK,Derfuss T,Strupp M,Arbusow V,Brandt T(2004). Prevalence and distribution of HSV-1,VZV,and HHV-6 in human cranial nerve nuclei Ⅲ,Ⅳ,Ⅵ,Ⅶ,and Ⅻ. J Med Virol,74,102-6.

[51] Hufner K,Horn A,Derfuss T,et al. (2009). Fewer latent herpes simplex virus type 1 and cytotoxic T cells occur in the ophthalmic division than in the maxillary and mandibular divisions of the human trigeminal ganglion and nerve. J Virol,83,3696-703.

[52] Derfuss T,Segerer S,Herberger S,et al. (2007). Presence of HSV-1 immediate early genes and clonally expanded t-cells with a memory effector phenotype in human trigeminal ganglia. Brain Pathol,17, 389-98.

[53] Hufner K,Derfuss T,Herberger S,et al. (2006). Latency of alpha-herpes viruses is accompanied by a chronic inflammation in human trigeminal ganglia but not in dorsal root ganglia. J Neuropathol Exp Neurol,65,1022-30.

[54] Gianoli G,Goebel J,Mowry S,Poomipannit P (2005). Anatomic differences in the lateral vestibular nerve channels and their implications in vestibular neuritis. Otol Neurotol,26,489-94.

[55] Arbusow V,Theil D,Schulz P,et al. (2003). Distribution of HSV-1 in human geniculate and vestibular ganglia:Implications for vestibular neuritis. Ann N Y Acad Sci,1004,409-13.

[56] Sekitani T,Imate Y,Noguchi T,Inokuma T(1993). Vestibular neuronitis: epidemiological survey by questionnaire in Japan. Acta Otolaryngol(Stockh) Suppl,503,9-12.

[57] Brandt T,Huppert T,Hufner K,Zingler VC,Dieterich M,Strupp M(2010). Long-term course and relapses of vestibular and balance disorders. Restor Neurol Neurosci,28,69-82.

[58] Depondt M(1973). Vestibular neuronitis. Vestibular paralysis with special characteristics. Acta Otorhinolaryngol Belg,27,323-59.

[59] Katsarkas A,Galiana HL(1984). Bechterew's phenomenon in humans. A new explanation. Acta Otolaryngol Suppl Stockh,406,95-100.

[60] Zee DS,Preziosi TJ,Proctor LR(1982). Bechterew's phenomenon in a human patient [letter]. Ann Neurol,12,495-6.

[61] Brandt T, Strupp M, Arbusow V, Dieringer N (1997). Plasticity of the vestibular system:central compensation and sensory substitution for vestibular deficits. Adv Neurol,73,297-309.

[62] Okinaka Y,Sekitani T,Okazaki H,Miura M,Tahara T(1993). Progress of caloric response of vestibular neuronitis. Acta Otolaryngol(Stockh)Suppl,503, 18-22.

[63] Meran A,Pfaltz CR(1975). The acute vestibular paralysis. Arch Otorhinolaryngol,209,229-44.

[64] Ohbayashi S,Oda M,Yamamoto M,et al. (1993). Recovery of the vestibular function after vestibular neuronitis. Acta Otolaryngol(Stockh)Suppl,503, 31-4.

[65] Halmagyi GM,Weber KP,Curthoys IS(2010). Vestibular function after acute vestibular neuritis. Restor Neurol Neurosci,28,37-46.

[66] Kim HA,Hong JH,Lee H,et al. (2008). Otolith dysfunction in vestibular neuritis:recovery pattern and a predictor of symptom recovery. Neurology, 70,449-53.

[67] Huppert D,Strupp M,Theil D,Glaser M,Brandt T

(2006). Low recurrence rate of vestibular neuritis: a long-term follow-up. Neurology,67,1870-1.

［68］ Kim YH, Kim KS, Kim KJ, Choi H, Choi JS, Hwang IK(2011). Recurrence of vertigo in patients with vestibular neuritis. Acta Otolaryngol, 131, 1172-7.

［69］ Brandt T, Huppert T, Hüfner K, Zingler VC, Dieterich M,Strupp M(2010). Long-term course and relapses of vestibular and balance disorders. Restor Neurol Neurosci,28,69-82.

［70］ Arbusow V, Theil D, Strupp M, Mascolo A, Brandt T(2000). HSV-1 not only in human vestibular ganglia but also in the vestibular labyrinth. Audiol Neurootol,6,259-62.

［71］ Brandt T, Dieterich M(1986). Phobischer Attacken-Schwankschwindel, ein neues Syndrom. Mnch Med Wochenschr,128,247-50.

［72］ Brandt T(1996). Phobic postural vertigo. Neurology,46,1515-19.

［73］ Brandt T, Strupp M, Novozhilov S, Krafczyk S (2011). Artificial neural network posturography detects the transition of vestibular neuritis to phobic postural vertigo. J Neurol,259,182-4.

［74］ Goddard JC, Fayad JN(2011). Vestibular neuritis. Otolaryngol Clin North Am,44,361-5.

［75］ Thomke F, Hopf HC(1999). Pontine lesions mimicking acute peripheral vestibulopathy. J Neurol Neurosurg Psychiatry,66,340-9.

［76］ Kim HA, Lee H(2010). Isolated vestibular nucleus infarction mimicking acute peripheral vestibulopathy. Stroke,41,1558-60.

［77］ Chang TP, Wu YC(2010). A tiny infarct on the dorsolateral pons mimicking vestibular neuritis. Laryngoscope,120,2336-8.

［78］ Kattah JC, Talkad AV, Wang DZ, Hsieh YH, Newman-Toker DE(2009). HINTS to diagnose stroke in the acute vestibular syndrome: three-step bedside oculomotor examination more sensitive than early MRI diffusion-weighted imaging. Stroke, 40, 3504-10.

［79］ Chen L, Lee W, Chambers BR, Dewey HM(2011). Diagnostic accuracy of acute vestibular syndrome at the bedside in a stroke unit. J Neurol,258,855-61.

［80］ Duncan GW, Parker SW, Fisher CM(1975). Acute cerebellar infarction in the PICA territory. Arch Neurol,32,364-8.

［81］ Huang CY, Yu YL(1985). Small cerebellar strokes may mimic labyrinthine lesions. J Neurol Neurosurg Psychiatry,48,263-5.

［82］ Magnusson M, Norrving B(1991). Cerebellar infarctions as the cause of 'vestibular neuritis'. Acta Otolaryngol(Stockh)Suppl,481,258-9.

［83］ Magnusson M, Norrving B(1993). Cerebellar infarctions and 'vestibular neuritis'. Acta Otolaryngol Suppl Stockh,503,64-6.

［84］ Moon IS, Kim JS, Choi KD, et al. (2009). Isolated nodular infarction. Stroke,40,487-91.

［85］ Mossman S, Halmagyi GM(2000). Partial ocular tilt reaction due to unilateral cerebellar lesion. Neurology,49,491-3.

［86］ Baier B, Bense S, Dieterich M(2008). Are signs of ocular tilt reaction in patients with cerebellar lesions mediated by the dentate nucleus? Brain, 131, 1445-54.

［87］ Lee H, Sohn SI, Jung DK, et al. (2002). Sudden deafness and anterior inferior cerebellar artery infarction. Stroke,33,2807-12.

［88］ Lee H, Sohn SI, Cho YW, et al. (2006). Cerebellar infarction presenting isolated vertigo: frequency and vascular topographical patterns. Neurology, 67, 1178-83.

［89］ Strupp M, Versino M, Brandt T(2010). Vestibular migraine. Handb Clin Neurol,97,755-71.

［90］ Dieterich M, Brandt T(1999). Episodic vertigo related to migraine (90 cases): vestibular migraine? J Neurol,246,883-92.

［91］ Hufner K, Barresi D, Glaser M, et al. (2008). Vestibular paroxysmia: diagnostic features and medical treatment. Neurology,71,1006-14.

［92］ Brandt T, Dieterich M(1994). Ⅷth nerve vascular compression syndrome: vestibular paroxysmia. Baillieres Clin Neurol,3,565-75.

［93］ Walker MF(2009). Treatment of vestibular neuritis. Curr Treat Options Neurol,11,41-5.

［94］ Zee DS(1985). Perspectives on the pharmacotherapy of vertigo. Arch Otolaryngol,111,609-12.

［95］ Curthoys IS, Halmagyi GM(2000). Vestibular compensation: A review of the oculomotor, neural, and clinical consequences of unilateral vestibular loss. J Vest Res Equilib Orientat,5,67-107.

［96］ Strupp M, Zingler VC, Arbusow V, et al. (2004). Methylprednisolone, valacyclovir, or the combination for vestibular neuritis. N Engl J Med,351,354-61.

[97] Karlberg ML,Magnusson M(2011). Treatment of acute vestibular neuronitis with glucocorticoids. Otol Neurotol,32;1140-43.

[98] Fishman JM,Burgess C,Waddell A(2011). Corticosteroids for the treatment of idiopathic acute vestibular dysfunction(vestibular neuritis). Cochrane Database Syst Rev,CD008607.

[99] Strupp M,Arbusow V,Maag KP,Gall C,Brandt T (1998). Vestibular exercises improve central vestibulospinal compensation after vestibular neuritis. Neurology,51,838-44.

[100] Hillier SL,McDonnell M(2011). Vestibular rehabilitation for unilateral peripheral vestibular dysfunction. Cochrane Database Syst Rev,2,CD005397.

第 20 章

位置性眩晕与良性阵发性位置性眩晕

原文作者：Daniele Nuti and David S. Zee

DOI：10.1093/med/9780199608997.003.0020

中文翻译：翟丽红　洪渊　张欢　**审校**：凌霞　孙勃　**终审**：金占国

良性阵发性位置性眩晕（benign paroxysmal positional vertigo，BPPV）是由于半规管内前庭感受器的不必要刺激引起的。在 1969 年，H. F. Schucknecht 提出了"嵴帽结石症"一词，并推测该疾病是由耳石从椭圆囊斑中脱落下来，然后移位黏附到后半规管（posterior canal，PC）的壶腹嵴帽上。嵴帽结石症假说针对部分 BPPV 患者是成立的，但在大多数患者中，脱落的耳石在 PC 中自由流动，是更好的解释。PC 和水平半规管（horizontal canal，HC）均可发生 BPPV，前者占主导地位。BPPV 也可能发生于前半规管（anterior canal，AC），但很难想象耳石是如何进入或停留在 AC 内的，因为 AC 在迷路的垂直上方。

阵发性位置性眼震（paroxysmal positional nystagmus，PPN）是 BPPV 的确诊性体征。在大多数情况下，它的特点很容易由半规管内异常耳石相关的内淋巴不恰当的流动导致壶腹内前庭感受器的兴奋/抑制所解释。

大部分 BPPV 的病因治疗，包括 PC 和 HC 管结石症，是一种将耳石从半规管中移出（复位）的物理手法治疗。治疗效果对患者和医师来说都是令人满意的。但对于嵴帽结石症和不典型的类型，如下跳性位置性眼震，物理疗法很难治疗。

尽管人们对这种疾病的理解越来越多，但仍有许多悬而未决的问题。例如，为什么有些患者特别容易复发？为什么女性比男性发病率更高？为什么右侧 PC 比左侧 PC 更容易受累？AC 受累的外周性的下跳性位置性眼震发生率有多高？

流行病学

由于缺乏良好的流行病学研究，且初级保健医师缺乏认识，BPPV 的发病率和患病率被低估了。对 BPPV 缺乏认识的普通医师将本应该是一种"低成本"易诊断和治疗的情况转变成昂贵的诊断评估，做不必要的实验室检查、影像学检查和药物治疗。2007 年，von Brevern 等发表了一份德国的有代表性的神经耳科调查的流行病学数据，研究发现 BPPV 的终身患病率约为 2.4%，发病率为每年 0.6%。这意味着，在德国每年大约有 100 万人患 BPPV。60 岁以上人群的 BPPV 年患病率几乎是 40 岁以下人群的 7 倍。这份调查中的诊断基于神经耳科学问诊，而不是基于诊断方法的应用，但评估是相对保守的，因为诊断标准主要是基于特异度而非灵敏度。BPPV 是神经耳科诊所中见到的眩晕的最常见病因，占诊断的 20%～30%。

女性患病率大约是男性的 2 倍，这可能也与女性偏头痛的患病率较高有关，因为偏头痛和 BPPV 存在关联。PC-BPPV 通常是 BPPV 的最常见类型。在一组大样本的患者中，超过 70% 出现单侧 PC-BPPV 的典型临床特征。相比于左侧半规管，右侧半规管更常受累，其比率为 1.5∶1，可能与大部分患者右侧卧位睡眠的习惯有关。7.5% 的患者双侧 PC 受累，其中大约 90% 既往有外伤史。HC-BPPV 大约占所有 BPPV 患者的 17%，在性别及侧别方面没有差异。HC-BPPV

患者约80％出现向地性眼震（朝向地面跳动），20％出现背地性眼震（背离地面跳动）。大约5％的患者PPN是非典型的。一旦中枢神经系统疾病被排除，非典型眼震多提示迷路内一种罕见的半规管定位（通常是总脚、AC）、PC和HC同时受累，或者嵴帽结石症（耳石附着在壶腹嵴帽上）。

病因学和发病机制

虽然我们了解BPPV的症状和体征的基本发病机制，但对大多数BPPV患者的主要（潜在）病因知之甚少。

外科手术中，BPPV患者的PC内能观察到不同大小的耳石颗粒。这些颗粒是碳酸钙晶体，类似于附着在椭圆囊斑上的正常耳石。还有证据表明，脱落的耳石在无症状患者的所有半规管内都是常见的，无论是在管腔内还是壶腹嵴帽上。耳石碎片可能进入半规管，一旦进入，当头部姿势相对于重力变化时，它就会在内淋巴液中移动。但只有耳石碎片达到临界质量时，它们才能改变内淋巴的压力进而引起壶腹嵴帽的偏转。根据管结石症理论，碎片可以朝向或远离壶腹移动，由于一种泵吸/抽吸机制或流体动力学效应，造成壶腹嵴帽向壶腹或离壶腹的偏移。耳石微粒也可能附着在壶腹嵴帽上，使其对重力敏感（嵴帽结石症）。目前尚不知道耳石是附着在壶腹嵴帽的前庭侧还是半规管长臂侧，也许两个位置都有可能。因此，一种PC（椭圆囊侧）短臂内的"慢性"管结石症被建议用于解释没有位置性眼震的位置性眩晕。当从耳石膜脱离，耳石可能最终溶解在淋巴液内，在这个清除过程中，内淋巴液中钙离子浓度可能是很重要的。

如前所述，每个人在椭圆囊内淋巴中都可能有自由浮动的耳石，特别是老年人。当患者的头部位置变换使耳石碎片进入半规管时，这种综合征就会被触发。因为解剖位置的影响，PC是目前最常被累及的。当患者仰卧时，总脚的位置低于椭圆囊，自由漂浮的耳石可进入PC的非壶腹口。一旦进入半规管中，耳石碎片在重力作用下落在底部。这就是为什么首次症状发作通常发生在床上或起床时。来自Aw及同事们和Yagi及同事们的大量BPPV患者的眼动记录表明，单个半规管受累并不总能解释眼震的形式。此外，颅内半

规管解剖位置的自然变异也可能导致患者眼震的不同形式（如一些患者有更多的扭转性眼震，其他患者有更多的垂直性眼震）。

在大约15％的病例中，耳石因头部外伤而脱落。而有时，耳石脱落会发生在头部外伤、挥鞭综合征、高冲击运动、潜水，或在头部进行手术时使用钻头（鼻、牙科）之后。

为什么耳石会自发地从椭圆囊斑分离出来？这是否是衰老的结果？因为这种疾病在童年时期是罕见的，而在老人中经常出现。它是一种钙代谢紊乱吗？在女性中，激素作用及偏头痛发生可能导致BPPV发病率增高。内耳血管痉挛导致耳石从囊斑脱落，也被假定为一种机制。在一些患者中，病毒也是可能的病因，因为该病可在流感发作期间或之后出现。BPPV可能是迷路损伤、病毒或血管源性疾病的延迟反应，因为在林赛-海明威综合征（Lindsay-Hemenway综合征）中，仅有由前庭神经上支支配和由前庭前动脉支配的前庭结构受到影响导致耳石部分脱落随后进入PC后才产生特征性的症状。有时BPPV是在长时间卧床休息后开始的，或者在美发师、牙医固定头位以后，甚至普通手术持久的头部向后固定之后。梅尼埃病患者似乎也易患BPPV。研究发现，BPPV与糖尿病、高血压、高脂血症和中风有关，但仍需要确认。

症状

在大多数BPPV患者中，症状很典型，可以通过电话问诊进行诊断。"当你躺下起来或者床上翻身时，你会眩晕吗？"是关键问题。如果是，BPPV以外的选择很少，而且我们也可以通过这种方式排除直立性头晕。

当后半规管受累时，眩晕是由受累平面上的运动刺激触发的，如躺下和起来，仰头看或者仰头取东西，向前弯腰或者系鞋带。眩晕感觉通常是一种旋转感，因为它源自半规管，通常持续数秒。一些患者也能够描述旋转的方向，如顺时针或者逆时针旋转，且眩晕每次以相同的方式在某一特定的头位出现。刚开始时，眩晕通常很强烈，随时间推移而减弱。眩晕刚开始发作时，往往伴有恶心或者呕吐，患者可能因此高估了单次发作的持续时间。HC-BPPV患者的眩晕发作主要是躺下

后翻身引起的。在这种情况下,症状通常更强烈,迫使患者躺在仰卧位不敢动,所以很难知晓它是否是位置性眩晕。

如果不治疗,症状期可持续数天、数周或数月(罕见)。这个时期也被称为 BPPV 的活跃期。BPPV 通常是自限的,而且经常能见到患者变成无症状患者。活跃期的 BPPV 复发很频繁。有些患者活跃期之间间隔很短;有些患者无症状期会持续数年。具有持续活跃期的慢性表现导致顽固性 BPPV。通常情况下,BPPV 患者在站立时没有问题且可以安全驾驶汽车。然而,一些患者可能会抱怨有漂浮感和姿势不稳感。

根据定义,BPPV 与听力或神经系统症状无关,除非是继发于其他疾病。眩晕通常是一种充满压力、令人害怕的事件,很容易产生焦虑、恐惧行为,并降低生活质量。有些患者尽管是无症状的,也强迫自己半坐位睡觉或避免睡觉时翻身。这可能导致颈部不适,而颈部不适通常被错误地认为是导致眩晕的原因。

诊断和病理生理

BPPV 是基于特定的诊断手法使头部运动刺激相应的半规管平面而诱发的 PPN 来诊断的。可以根据眼震的特征识别出累及哪个半规管及耳石碎片位于半规管的哪一位置。即使没有 Frenzel 眼镜,PPN 通常也很容易观察,但是最好在消除固视时才能更好地评估眼震的形式。

后半规管

诊断方法

Dix-Hallpike 试验,最初由 Dix 和 Hallpike 在 1952 年描述,该操作仍然是诊断 PC 的最有效手段(图 20.1)。患者坐在检查台上,在检查者的指导下头部向患侧旋转 45°。然后患者迅速变换到仰卧位且头部过伸。在这个位置 PC 的最低点与移动平面平行且长臂几乎垂直,以至于耳石在半规管中自由漂浮时被刺激的程度最大。可以在患者的肩膀下放一个枕头,或使用一个可调节头位置的床,以便在操作结束时,患者头部低于水平面并且旋转到一侧。当 BPPV 为嵴帽结石症时,患者在一种"半 Hallpike"位,即患者仰卧位,可能会产生更强的眼震,因为在这个位置嵴帽被重力

牵拉的程度是最大的。随后患者从悬头位返回到端坐位并头部朝向前方。然后在另一侧重复相同操作。每个位置应该被保持 20~30 秒,因为眼震出现之前可能有延迟。为了避免漏诊双侧受累的患者,有必要做双侧测试,且应该先做左侧,因为右侧受累的可能性更大。对于强烈怀疑是 BPPV 但是第一次 Dix-Hallpike 试验未诱发出眼震的患者,应该在完成了 HC-BPPV 的诱发手法后,再次重复 Dix-Hallpike 试验。

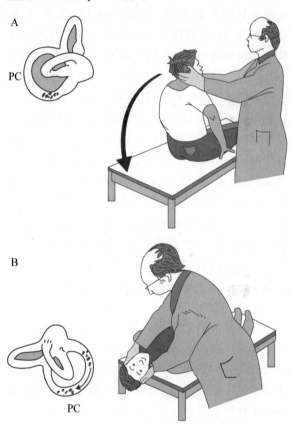

图 20.1　针对右 PC-BPPV 的 Dix-Hallpike 试验

(A)头部向右转 45°,然后(B)将患者迅速转变为右悬头位。最好在这个位置至少保持 30 秒,因为位置性眼震可能会在一个较长潜伏期后出现。随后患者回到正坐位,且头部朝向前方,再次观察眼震。然后对左右半规管重复上述步骤。在图形的左侧显示了耳石碎片在 PC 中的位置和移动(有关详细信息,请参见正文)。

一种可替代 Dix-Hallpike 试验的测试是 Semont 试验,也被称为"侧卧"试验。操作手法与 Semont 治疗的第一步(参见后文)相一致。当操作者已经知道病变侧且希望检查经过治疗后位置性眼震是否已经消失时,这种方法特别有用。如

果治疗没有效果，患者也已经处在进行再次治疗的正确的位置。

阵发性位置性眼震

表 20.1 说明了 Dix-Hallpike 试验诱发的 PPN 的典型特征。假设病因是 PC 管结石症（参见本章后文），PPN 将具有表中这些特征。潜伏期是指在达到诊断的 Dix-Hallpike 位置和眼震出现之间的延迟。疾病发作的早期阶段一般潜伏期较短。眼震的方向和平面是最重要的特征。眼震是混合扭转和垂直的。如果右侧 PC 受累，右侧 Dix-Hallpike 试验诱发出的眼震，其垂直成分的快相朝向前额（向上），扭转成分的快相朝向右耳（眼球上极跳向右耳），即以患者的视角为顺时针扭转。如果左侧 PC 受累，左侧 Dix-Hallpike 试验的眼震也是上跳性的，但扭转成分的快相朝向左耳（眼球上极跳向左耳），即以患者的视角为逆时针扭转，如果患者看向低位耳，扭转成分可能更明显；如果患者看向高位耳，垂直成分可能更明显。PPN 是阵发性的，强度迅速增加而后缓慢降低。频率可能高达每秒跳动 3 次。眼震也是短暂的，通常在 10～40 秒结束，甚至可能仅持续数秒钟。当患者回到坐位时，眼震方向会逆转，即如果之前是逆时针上跳，就会变成顺时针下跳。与前者相比，后者的眼震强度较弱且持续时间较短。它往往有易疲劳的特点，即重复诊断手法时眼震强度减弱。有些患者在头位没有任何改变时也表现出眼震方向的自发性逆转，尤其当发作剧烈时。这就是所谓继发性眼震，它在早先的位置性眼震结束几秒钟后开始。

表 20.1　后半规管管结石症中阵发性位置性眼震的特点

潜伏期	1～20s
方向和平面	扭转和垂直。左侧 PC-BPPV 快相是逆时针扭转（患者视角）和右侧 PC-BPPV 快相为顺时针扭转。垂直成分常为上跳性的
时间脉冲波形	强度迅速增加而后较缓慢下降
持续时间	通常 30～40s
方向改变	在返回坐位时方向逆转
易疲劳性	重复操作眼震强度会降低

注意：眼震的方向是以患者的视角来命名的。

双侧 BPPV 也可能发生，尤其是在头部外伤后。在这些患者中右侧 PPN 是顺时针上跳，左侧 PPN 是逆时针上跳。最后，部分患者不会显示出管结石症的典型特征。他们的位置性眼震是持久且固定的（不是阵发性），以及手法复位更顽固，这提示是嵴帽结石症。

病理生理学

对于一个右侧 PC-BPPV 患者，右侧 Dix-Hallpike 试验使壶腹处于相对于半规管更高的位置，以便于耳石碎片向远离壶腹的方向移动，且在狭窄的半规管里有一种活塞效应，内淋巴流动使壶腹嵴帽远离椭圆囊（见图 20.1）。这是一个兴奋性刺激，会引起上跳伴扭转性（眼球上极朝向受累的下侧耳）阵发性眼震，它与右侧 PC 和垂直眼外肌的兴奋性连接一致（右侧上斜肌和左侧下直肌）。

把患者转向坐位，这些耳石碎片会朝相反的方向运动，类似一个活塞，产生向壶腹移动，同时产生 PC 的抑制性反应。由此产生的眼震不那么强烈且方向相反，即伴扭转成分的下跳性眼震，且扭转方向背离低位（受累的）耳。耳石移动的延迟可以解释到达诱发位与位置性眼震发作之间的潜伏期。位置性眩晕和眼震持续时间很短暂是由于壶腹嵴帽的弹性，一旦耳石碎片到达半规管的最低位置，壶腹嵴帽就能以恒定的时间回到它的初始位置。耳石碎片的分散分布使得活塞效应减弱，这可以解释易疲劳性，但这一假设在 BPPV 的数学模型的基础上被质疑。

以上描述的 PPN 的特点是 PC 管结石症的典型特征，这是 80%BPPV 患者的病因。在一些患者中眼震是持续性的而非阵发性的。这可能反映了某些耳石碎片对壶腹嵴帽（嵴帽结石症）的黏附。动物实验表明，PC 嵴帽结石症 PPN 具有更短的潜伏期和更长的持续时间。另外，仅依靠 PPN 的参数区分嵴帽结石症和管结石症是不可能的，因为两种耳石症可能同时存在。鉴别诊断嵴帽结石症和管结石症的关键是看复位过程中从半规管中清除耳石碎片的治疗过程中患者的反应（见本章后面部分）。事实上，我们可以推断，耳石进入前庭后会出现所谓的"释放性眼震"表现，"释放性眼震"表现了嵴帽的离壶腹偏转。如果相反的，患者对重复的治疗没有反应和（或）治疗性操作引起眼震,表明嵴帽离壶腹移动,则怀疑是嵴帽结石症。

水平半规管

诊断手法

如果病史提示 HC 受累,我们必须首先观察患者处于坐位时的自发性眼震。一些 HC-BPPV 患者中,水平的"自发性"眼震也可以由头部的轻微摇动诱发。如果存在自发眼震,则需要观察头部前屈 30°和 60°,然后头部后仰 60°时眼震方向的变化,眼震是否消失,或眼震强度是否增加。然后将患者转向仰卧位;头部垂直(鼻子向上)并且前倾 30°使得 HC 与地面垂直。可以使用可调节的头部支撑物或枕头。在这个位置检查是否出现位置性眼震,或直立位时观察到的自发性眼震的强度或方向是否改变。继续进行 McClure-Pagnini 试验(仰卧翻滚试验),即在平行于 HC 的平面上,将患者的头朝向一侧翻转 90°。然后头旋转 180°到另一侧,观察眼震方向和强度的变化。对于不方便转头的患者,如老年人,可以旋转整个身体。有时需要重复诊断手法,因为第一次旋转可能不会引起位置性眼震。来自 HC 的水平性 PPN 也可能被 Dix-Hallpike 试验所诱发。

阵发性位置性眼震

HC 管结石症的位置性眼震不同于 PC 的位置性眼震(表 20.2)。最重要的诊断是由仰卧头翻滚试验引起的水平性和方向变化的位置性眼震。它的潜伏期通常较短;有时没有潜伏期。一般情况下,它更强烈,持续时间相对更长,但也很短暂。头部向患侧旋转会导致剧烈的水平性位置性眼震,跳动方向朝向低位耳。因为朝向地面跳动,所以被命名为向地性眼震。头部向另一侧旋转眼震的方向会逆转,即向对侧耳跳动(但仍然向地性的)。这个眼震不太强烈且有时更持久。由两个不同头部位置引起的眼震方向相反,与当把 BPPV 患者从 Dix-Hallpike 位置变换到坐位时产生的眼震方向反转相似。强烈的位置性眼震之后,在头位不发生任何变化时也会伴随一种继发性逆转性眼震。继发眼震通常不太强烈,但更持久。有时,眼震逆转出现在双侧。

表 20.2　水平半规管结石症的阵发性位置性眼震的典型特征

潜伏期	0~10s
方向和平面	水平性。向地性(朝向地面方向跳动)或者背地性(远离地面方向跳动)
时间脉冲波形	强度迅速增加,继而较缓慢地下降
持续时间	<60s
方向改变	当滚动头部到任意一侧时反转方向
易疲劳性	缺失?(但是很难评定)

在大约 20%的患者中,HC-BPPV 呈现出背地性眼震,即跳动方向朝向高位耳。同样的,它也是一侧比另一侧更加强烈。由最强眼震的快相方向来指示受累侧。有时候向地性眼震和背地性眼震的强度在两侧诱发的强度很相近,此时很难确认患侧。

HC 的 PPN 通常与严重的自主神经症状相关,且可能无法继续进行测试以确定眼震是否具有易疲劳性。在许多有背地性眼震的患者中,可能会自发的或者在治疗操作后转变成向地性眼震。反过来也是可能的,特别是如果治疗手法是错误的,这证实耳石是自由的在半规管的内淋巴液中移动的。物理治疗也可能导致 HC-BPPV 成为 PC-BPPV,有时反之亦然。在少数患者中,眼震的特征表明 HC 和 PC 同时受累。

以上所描述是典型的 HC 管结石症的特征。类似于 PC,有背地性眼震特点的患者暗示是嵴帽结石症。PPN 显得不够强烈,是持久性而不是阵发性的,反映了一些耳石碎片对壶腹嵴帽的黏附。

HC-BPPV 患者在坐位时也可能有"自发"水平眼震。它被称为假性自发性眼震,且它可被头部位置和头部转动所调节的。在向地性眼震患者中,假性自发性眼震的快相方向是朝向健侧的,而在背地性眼震患者中,它的快相方向是朝向患侧的。一般强度较低,头向后仰 30°,它会增强,头向前屈 30°时消失,如果头部进一步前屈到 60°则眼震方向反转。这一系列操作被称为"低头-仰头试验"或"头倾斜试验(head pitch test)"。当被观察的患者在黑暗中使用录像而不是使用去除固视不太完美的 Frenzel 眼镜时,HC-BPPV 中自发性眼震的发现可能更为常见。

在一些患者中,HC-BPPV 的位置性眼震也可通过迅速将患者从坐位变换成仰卧位且鼻子向上而诱发。通常会诱发出轻度的,低强度的水平性眼震。它在向地性眼震患者中跳向健侧耳及在背地性眼震患者中跳向患侧耳。本章后半部分将会讨论位置性眼震的中枢性病因。

病理生理学

耳石也可以进入 HC 的长臂,因为它的入口靠近进入椭圆囊的总脚的出口。一旦进入,它们在重力的作用下移动,倾向于沉淀在半规管的底部,远离壶腹嵴帽。以右侧 HC-BPPV 的患者为例,从坐位到仰卧位的快速变化,使碎片沉淀在 HC 的最低位,在离壶腹的方向沉降。这可能导致离壶腹流动,它是抑制性的,出现轻度的水平性位置性眼震,眼震快相朝向左耳(即正常耳,图20.2)。较少见的情况是,在耳石碎片位于壶腹附近或附着于壶腹嵴帽的情况下,眼震快相朝向患侧耳。

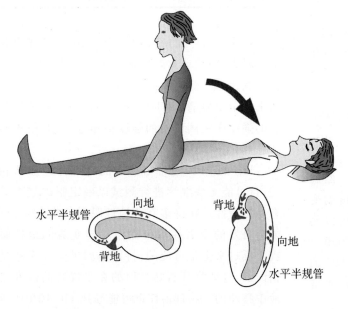

向地 背地
水平半规管 向地
背地 水平半规管

图 20.2　水平半规管 BPPV 中的坐-卧位试验

患者迅速从坐位变换到仰卧位,头部垂直。在向地性类型中(简称向地性),操作导致耳石碎片受重力作用远离壶腹,到半规管的最低位,刺激产生一种离壶腹的液体流动和跳离受累侧的轻微的位置性眼震(背地性类型,简称背地性)。如果位于壶腹附近,碎片可以移动到壶腹嵴帽,引起向壶腹的液体流动和跳向受累侧的眼震。

将头部滚动到右侧,通过仰卧位头部翻滚试验,使这些碎片落向壶腹,诱发淋巴液向壶腹(兴奋性)流动。这引起一种右向(向地性)阵发性水平眼震,它与右侧 HC 和水平性眼外肌(右内直肌和左外直肌)的兴奋性连接相一致。当头部被滚动到另一侧(向左)时,碎片会朝相反的方向移动,导致内淋巴流远离椭圆囊。这引起了左向眼震,也是向地性的,它不够强烈,因为它是由一种影响较小的抑制性刺激造成的(Ewald 第二定律,图 20.3)。

背地性 HC-BPPV 的不同眼震方向可能归因于耳石碎片在 HC 中的不同初始位置。如果碎片靠近右侧 HC 的壶腹,头部向右旋转会导致耳石从壶腹中脱落,产生抑制性跳向左耳(高位耳)的背地性眼震。当头部向左旋转时,耳石落向壶腹,引起朝向受累右侧耳(高位耳)的背地性眼震。在这种情况下,兴奋性向壶腹液体流出现,且产生朝向患耳(高位)的最强烈的眼震(图 20.4)。

与 PC-BPPV 相比,HC-BPPV 的兴奋性眼震更强,持续时间更长。这大概归因于相比于垂直前庭眼反射,水平前庭眼反射有更好的中枢性的速度储存机制(使外周性眼震持续时间延长)。

一些患者被要求患侧卧位一段时间后,背地性眼震可以转换为向地性眼震(见后)。在诊断或治疗操作后背地性到向地性的转变,反之亦然,进一步支持了管结石症假说,因为眼震方向反转与耳石碎片在 HC 中位置的变化相关。然而,嵴帽结石症理论,也许更好地解释了持续的方向改变的背地性眼震。当患耳在下方时,位于壶腹嵴帽的耳石团块会偏向远离椭圆囊的方向移动,抑制壶腹神经,并导致跳离最下方患耳的眼震。当患者转向健侧耳时,就会发生相反的情况。在这个位置,耳石团块导致壶腹嵴帽偏离椭圆囊,再次产生跳离地面的眼震。嵴帽结石症也会导致比管结石症更弱的眼震。

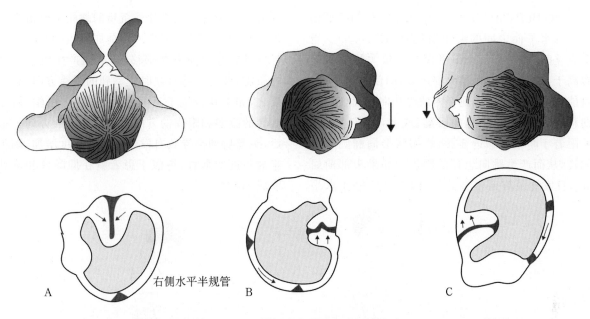

图 20.3　右侧水平半规管 BPPV(向地性)中的仰卧位头翻滚试验(McClure-Pagnini 试验)

(A)处于仰卧位且头部垂直的患者:碎片位于水平半规管最低位;(B)旋转头部 90°到右侧会导致碎片落向壶腹,产生向壶腹的液体流动和强烈的向右侧受累耳(向地性)跳动的水平性眼震;(C)将头部 180°滚动到左侧会导致碎片在相反方向移动,产生离壶腹的液体流动和向左跳动的水平性眼震(也是向地性的),而后者比 B 中的强度小。

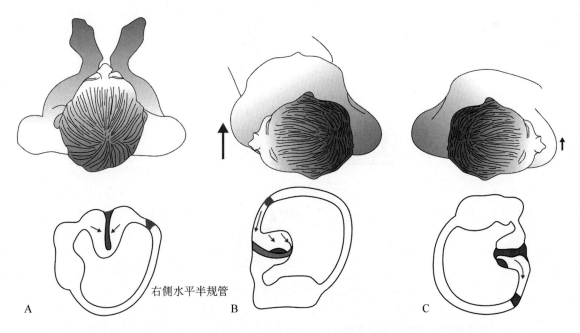

图 20.4　右侧水平半规管 BPPV 伴有背地性位置性眼震的仰卧位头翻滚试验

(A)处于仰卧位且头部垂直的患者:耳石碎片位于近壶腹部;(B)头部旋转 90°到左侧导致耳石碎片朝壶腹嵴帽下降,引起强烈的水平性向右侧跳动的眼震(背地性),它归因于兴奋性刺激;(C)将头部 180°滚动到右侧会导致碎片在相反方向移动,产生较不强烈的向左跳动的水平性眼震(背地性)。

HC-BPPV 的"自发性"眼震可以由 HC 平面与头部水平面之间的夹角所解释(图 20.5)。当头直立时,水平管与水平平面的夹角大约 30°,壶腹高于半规管。重力和头部运动,即使是最小的,可能会导致漂浮在半规管内的碎片向远离壶腹方向移动,引起跳离患耳的眼震;或者,如果这些碎片附着于嵴帽或靠近壶腹,嵴帽将会向椭圆囊侧偏转,从而产生跳向患耳的眼震。如果头部前屈30°,自发性眼震通常会消失,因为 HC 处于水平位置且半规管内的碎片或沉重的嵴帽不受重力矢量的影响。通过头部进一步前屈到大约 60°,重力导致耳石碎片向壶腹部移动,从而产生跳向患耳的眼震,即与头部直立时观察到的眼震方向相反。反之,如果耳石位于近壶腹部,或者重嵴帽,嵴帽偏转的方向和眼震的方向将会向相反的方向。最后,头部后仰会导致自发性眼震的强度增加,因为半规管近似垂直,类似于患者躺在仰卧位和头部前屈 30°时。

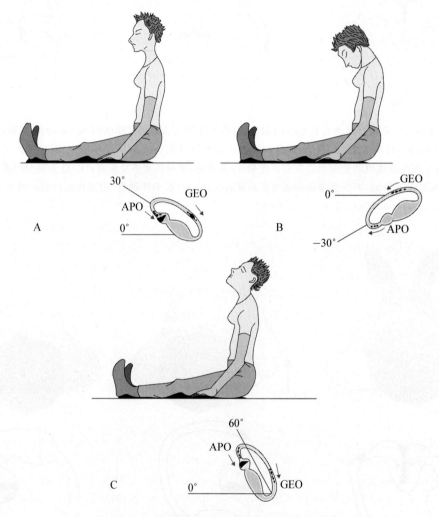

图 20.5　假性自发性眼震和"低头-仰头试验"测试
　　(A)当患者坐位时,水平面与水平半规管平面之间的夹角可能导致耳石碎片在半规管内移动。如果离壶腹较远,碎片在离壶腹的方向上移动,引起了跳离患侧的眼震(向地性);如果碎片附着在嵴帽上或靠近壶腹时,嵴帽将向椭圆囊侧偏转,出现朝向患侧的眼震(背地性)。(B)头部前屈约 60°,重力导致耳石碎片向壶腹(向地性)或远离壶腹(背地性)方向移动,产生一种方向逆转的"自发性"的眼震。(C)通过头部后仰,假性自发性眼震可能会增加其强度,因为半规管位于垂直平面,有利于碎片朝向或远离壶腹方向掉落。

前半规管

诊断操作

由于 ACs 大致与对侧 PCs 共平面,当我们测试右侧 PC 时,我们也刺激了左侧 AC 平面。

因此,AC 的 BPPV 应该被双侧 Dix-Hallpike 试验和正中深悬头位试验(straight head hanging,SHH)所检测,使得患者呈仰卧位和头部低于地平线 30°。

阵发性位置性眼震

AC 管结石症或者嵴帽结石症的位置性眼震可能是混合扭转和垂直成分的。如果右侧 AC 受累,左侧 Dix-Hallpike 试验可能引起一种 PPN,其垂直成分的快相是下跳,扭转成分的快相是眼球上极跳向右耳,即以患者的视角是顺时针的。然而,扭转成分往往是无法检测到的,且归因于 AC 的位置性眼震通常在 SHH 试验中能更好地观察到。而且通常是相对持久和低强度的。眼震的潜伏期从零到几秒钟变化不等,眼震的持续时间不到一分钟。大多数患者眼震都会有疲劳性。当患者回到坐位时,眼震可能不会逆转,即使患者仍然头晕。在许多患者中,这种类型的位置性眩晕和眼震即使在各种治疗尝试之后,仍能持续数周或数月。

病理生理学

AC 管结石症的存在仍在争论中。AC 位于迷路的顶部,除非患者倒立,否则耳石碎片不可能正常进入。即使是这种情况下,因为重力原因条件应该是短暂的,因为当患者直立时,AC 的后臂直接下降到总脚。然而,研究表明,AC-BPPV 的发病率为 2%～20%。无论如何,在一个正常的患者中,当 Dix-Hallpike 试验诱发出伴有下跳性成分的位置性眼震时,AC-BPPV 应被考虑。例如,右侧 Dix-Hallpike 试验诱发左侧 AC 向后旋转,而位于壶腹周围区域的耳石碎片将会向离壶腹方向掉落,从而引起兴奋性刺激。所产生的眼震是混合下跳和扭转性的,眼球的上极跳向左侧高位耳,与左侧 AC 和同侧上直肌和对侧下斜肌的主要兴奋性连接相一致。

如前所述,AC-BPPV 仍然不太了解,为什么双侧 Dix-Hallpike 试验和 SHH 试验会诱发出位置性眼震?这是由在正常直立头位时 AC 的壶腹段方向垂直向上所引起的。相比于 PC-BPPV,这种空间定位可能会降低 Dix-Hallpike 试验在诊断 AC-BPPV 时的右-左侧特异性。为什么眼震主要是垂直性的?这大概与 ACs 的更多直立方向有关。此外,为什么位置性眼震很少发作,且当患者返回到坐位时没有眼震方向的逆转?

总之,外周性下跳性位置性眼震可能比以前报道的更为普遍,但它与 AC 管结石症或嵴帽结石症的关系还没有很好的解释。一种可能性是,位置性下跳性眼震可能实际上来自 PC。如果耳石碎片没有到达半规管底部,而且由于任何原因,停留在壶腹的远端部分(可能是由于耳石碎片的数量及其与管腔大小或半规管管壁结构的关系),Dix-Hallpike 试验可能导致耳石碎片向壶腹方向移动,从而引发抑制性眼震,它是下跳性的。换而言之也是可能的,即类似于 HC-BPPV,PC-BPPV 也可能出现向地性或者背地性位置性眼震。

位置性眼震的中枢性病因

区分位置性眩晕和眼震是外周性还是中枢性通常很简单:症状和体征是相对刻板的,更多指向中枢性病变的神经系统症状或体征是缺失的。特别是最常见的 PC-BPP,与其他病变几乎从来没有混淆。然而,有罕见的类 PC 样位置性眼震报道,它呈现出一种中枢性病变的标志,虽然仔细阅读症状和体征的临床描述,几乎总是显示一种更似中枢性病变的"危险信号"。同样 PC-BPPV 有时似乎是单纯扭转性的和其他时间是单纯垂直性的。如果不消除固视,则垂直成分可被抑制,仅保留扭转成分。HC-BPPV 更难与更多中枢性病变相鉴别;AC-BPPV 与小脑病变和颅颈交界区畸形导致的下跳性位置性眼震更难以区分。最常见的外周性位置性眼震的模拟是脱髓鞘病变、小脑或第四脑室周围结构的小肿瘤,以及小的缺血性病变,它涉及的部位为前庭小脑,特别是小结叶、小脑脚或靠近第四脑室的脑干结构。中枢性阵发性位置性眩晕的特征是缺乏潜伏期和缺乏对相应测试的易疲劳性;异常的眼震方向,如单纯垂直性或单纯扭转性眼震,有时随着时间的推移改变方向。仔细的眼球运动检查,包括前庭-眼反射诱发试验,如摇头试验、音叉试验、Valsalva 和过度换气,通常会显示促使进一步检查的"非典型特征"。

然而,位置性下跳性眼震,总是需要仔细的后颅窝成像检查,特别是寻找小结叶的微小损伤。

治疗

为最常见的眩晕疾病制定简单的治疗方法可能是过去 25 年中在神经耳科领域最重要的(治疗)突破。物理治疗的目的是通过从半规管中移出耳石碎片而消除位置性眩晕的发作。头部和身体的特殊运动和位置被用来触发一系列与管结石症假说一致的临床事件。针对 PC-BPPV 和 HC-BPPV 的治疗方法已经得到了验证。另一方面,针对 AC-BPPV 具体诊断标准和有效治疗方法仍然是令人难以琢磨的。手术和药物在 BPPV 治疗中起着次要作用。

后半规管 BPPV 的物理治疗

PC-BPPV 可通过 Epley 耳石复位法(canalith repositioning procedure,CRP)或 Semont 管石解脱法被有效治疗。操作的目的是让耳石碎片在重力作用下从半规管中掉出。随着 Semont 管石解脱法操作,耳石碎片的运动也受到头部加速度的影响。最近对美国神经科学学会的循证审查认为 CRP 是一种有效且安全的治疗方法,它应被用于治疗所有年龄段的 PC-BPPV 患者。Semont 管石解脱法被归类为"可能有效",因为缺乏Ⅰ级和Ⅱ级循证研究,虽然最近的Ⅰ级循证研究已经完成。两种治疗方法的疗效可能是相似的。

耳石复位法:这项操作被设计用来允许自由的耳石随着重力作用移出 PC 穿过总脚。治疗包括一系列的五次运动到不同位置,起初检查者站于坐在床上的患者前面。患者第一次运动置于受累侧的 Dix-Hallpike 刺激位置。针对右侧 BPPV,头部向右旋转 45°,身体移动到仰卧位且头部越过桌子的末端。这一位置会导致耳石在重力作用下向 PC 中心移动。然后头部向左旋转 90°,同时保持颈部过伸,直到头部达到朝向左侧 45°的位置。这样,耳石应该接近总脚。头部和身体进一步向左旋转 90°,使患者呈左侧侧卧位且患者的头部呈 135°仰卧位(几乎看向地板)。第三个位置将导致耳石穿过总脚。然后患者被置于坐位,且保持患者头部一直转向左侧,以便耳石进入椭圆囊。最后,头部向正前方转动且向下倾斜约 20°(图

20.6)。五个位置循环可能会诱发出眼震,这反映了耳石移动的方向(在这种情况下,对于 PC 来说是兴奋性的)。每个位置都保持到眼震消失,在每一个位置这通常需要大约 15s。重复循环直到没有眼震被观察到。在至少一个复位周期内,一种振动器可以应用于同侧乳突区域,以移出可能附着在半规管壁上的耳石。目前已经有各种改良版被报道,以简化原始 Epley 法,且在大多数情况下已获得相似的结果。

Semont 管石解脱法:由 Semont 等所提出的原始操作目前被应用在简化版本中。在应用 Dix-Hallpike 试验识别出患耳之后,检查者站在坐于诊疗桌边的患者前面。例如,患者右侧受累,患者的头部向左旋转 45°,然后患者被置于躺在他的右侧的位置上,且头的后部靠在桌子上,这是一个类似于右侧 Dix-Hallpike 诊断试验的位置。运动必须快速且连续。这种操作诱发了由耳石离开壶腹的运动引起的阵发性垂直扭转性眼震。患者保持在这个位置约 2 分钟,然后迅速翻转 180°到对侧(车轮状),保持头部相对于肩膀在同一个位置(图 20.7)。这项运动,被称为管石解脱法,在右侧 PC 平面上引起加速度,并将患者的头部置于一个允许耳石碎片掉入椭圆囊的位置。最后患者处于耳石释放的位置,即躺在左肩上,且颧骨和鼻与床接触。管石解脱法必须迅速而连续,如果速度太慢,碎片可能会朝错误的方向回落。作用于半规管的加速度是重要的,因此此变位的持续时间不得超过 1.5s。

对管石解脱法的预期反应是另一次剧烈的眩晕和阵发性眼震,其扭转方向与诱发右侧 Dix-Hallpike 体位相同。在一个右侧 BPPV 例子中,它再次为混合垂直上跳-顺时针扭转性眼震,这归因于右后半规管的兴奋。这叫管石解脱性眼震。管石解脱性眼震出现的潜伏期时间有很大差异,从数秒钟到 20～30s。管石解脱性眼震归因于耳石碎片在离壶腹方向的不断运动,直到它穿过总脚进入椭圆囊,在那里它不再影响内淋巴动力学。因此,管石解脱性眼震的存在是一个很好的预后标志;它的缺失并不一定意味着操作不成功。相比之下,在 Epley 法操作之后,当患者最后坐起来时,管石解脱性眼震的缺失或甚至眼震的逆转(下跳性),并不能自动排除成功的结果。患者被

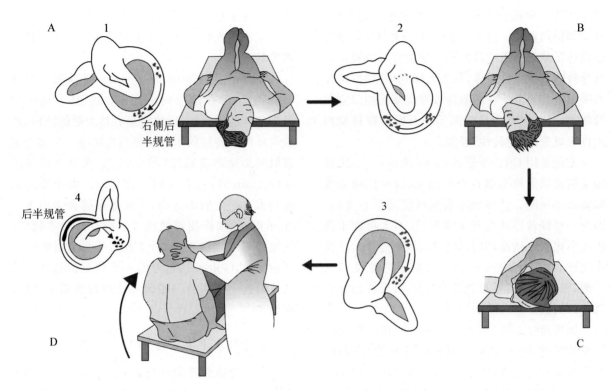

图 20.6　针对右侧 PC-BPPV 的耳石复位法（Epley 操作）

　　(A)患者被移动到右侧 Dix-Hallpike 位置（头过伸位且向右旋转 45°）。在这个位置耳石碎片在重力作用下移动到 PC 的中心①。(B)大约 30s 后，头部向左旋转 90°，保持头部过伸位。这一运动诱发耳石碎片向总脚方向移动②。(C)头部和肩部向左旋转另一个 90°直到患者面部朝下。在这个运动下耳石碎片可能穿过总脚③。(D)患者返回坐位，头部仍转向左侧。此时，耳石碎片可能进入椭圆囊④。最后头部向前转动且向下倾斜约 20°。

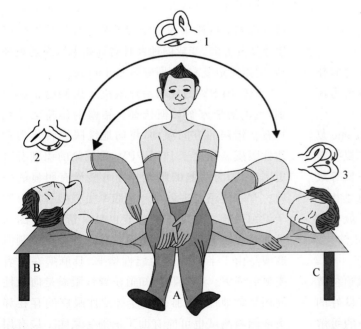

图 20.7　针对右侧后半规管 BPPV 的 Se-mont 管石解脱法

　　(A)患者处于坐位且耳石碎片位于 PC 的最低位①。头部首先向左转动 45°，然后(B)患者被带到右侧卧位且头的后部位于床上。在这种"刺激性操作"下，耳石碎片从壶腹中移出②。大约 2min 后，患者迅速移动到对侧(C)，而不改变头部相对于肩部的位置。在操作的最后，患者躺在他的左肩上，且颧骨和鼻子与床接触（耳石释放位）。在管石解脱法下，碎片可能被从总脚中逐出而进入椭圆囊③。2min 后，患者慢慢地回到坐位，且头部稍向前屈。

固定在管石解脱位 2min，然后慢慢地回到坐位，且头部稍向前屈。在这个最后的位置上，无论是眼震还是眩晕都不应该出现。如果管石解脱法没有导致管石解脱性眼震，当患者回到坐位时，眩晕和眼震可能复发。在刺激位置将观察到相反方向的眼震，且将被认为是归因于耳石向壶腹移动回落进半规管的"逆转性"眼震。

无论是用 CRP 还是 Semont 法治疗后，患者经常被建议保持头部直立位几天，以坐位睡觉或佩戴颈部项圈。这些预防措施可能是不必要的，因为一旦耳石碎片离开半规管，它不太可能重新进入半规管。然而，患者被告知，以避免在治疗操作完成后的 20～30min 向上或向下弯曲或转向一侧，并警告他们可能会失去平衡，甚至在治疗后数分钟到数小时内跌倒。

如果治疗无效，可以重复多次。在少数顽固性 BPPV 患者中，他们可以进行自我治疗，目的是促进耳石的分散和适应。另一种选择是 Brandt-Daroff 习服法，因为它们允许患者更好地耐受位置性眩晕。患者被指示坐在床边，然后快速地移动到侧卧位，头部向上转动约 45°；保持在这个位置直到眩晕消失，或保持该位置 30s；然后坐起来 30s，然后向对侧向下侧卧的位置再保持 30s。在每个疗程中，位置改变被重复 3～5 次，且每个疗程一天重复 3 次，直到眩晕不再发生。

水平半规管 BPPV 的物理治疗

HC-BPPV 也可通过物理手法治疗，它的作用机制是耳石碎片通过离心惯性和（或）重力流出 HC。

从由 Lempert 在 1994 年提出的 Barbecue 复位开始，许多物理治疗手法已经被提出。根据美国神经病学学会的意见，所有的研究的证据等级为 IV 级，与非对照试验、案例报告或专家意见相一致。根据我们的临床经验，对 HC-BPPV 最有效的治疗方法是长时间强迫位置法、Gufoni 法，或者两者的结合。

长时间强迫位置法：所谓的"长时间强迫位置法"，由 Vannucchi 等提出，它很简单且有良好的耐受性，在 HC-BPPV 向地性眼震患者中的缓解率为 75%～90%。在确定患侧后，患者被指示仰卧，然后转到健侧，如果可能的话，尽可能长时间

停留在这个位置。这样，耳石碎片就会在重力作用下流出半规管。它对于患有严重自主症状的患者尤其有用。

Gufoni 法：Gufoni 等在 1998 年提出一项管石解脱法，旨在治疗向地性 HC-BPPV。从坐位且头部向前看开始，迅速将患者转为健侧卧位，然后头部向下旋转约 45°，使鼻与床接触。头部与床接触时必须迅速减速（图 20.8）。在这个位置维持约 2min 后，患者返回至直立位。由于快速减速和重力产生的离心力，当头部保持鼻子向下位 2min 时，该操作能够使得耳石碎片离开半规管。该操作可以连续重复 2～3 次。当患者对眩晕适度耐受时，Gufoni 法治疗是一个很好的选择。成功使用这一操作的一些研究已经被报道了，缓解率为 80%～90%。

背地性水平半规管 BPPV 的治疗

对于背地性阵发性位置性眼震的 HC-BPPV 患者，无论 Gufoni 操作或长时间的强迫位置法都可用于将位置性眼震转变为更易治疗的向地性眼震形式。以右侧背地性眼震 HC-BPPV 为例，当右耳在最上方时，出现向右耳跳动的更强的位置性眼震。此例中，需要在执行右侧 Gufoni 操作。这样，耳石碎片就可能向离壶腹方向移动，朝向 HC 的后部移动。应该在 10～15min 后通过重复仰卧位头部翻滚试验来验证治疗效果。如果位置性眼震改变其方向，变成向地性且右耳朝下时眼震更强烈，则需要重复左侧，即健侧 Gufoni 操作。

HC-BPPV 的成功治疗取决于患侧的正确识别，无论治疗方案如何选择。错误的诊断会导致耳石在错误的方向移动，将向地性眼震转化为背地性眼震。相比于 PC-BPPV，受累侧的识别有时更困难，因为两侧的眼震强度可能没有明显的差异。有时候患者主诉哪一侧眩晕更强烈可能有助于识别患侧。温度试验可能也是有帮助的，因为可逆的冷热刺激缺陷经常出现在患耳。冷热刺激麻痹是由于半规管的功能性堵塞，且麻痹在患者痊愈后消失。一旦我们知道位置性眼震是向地性的还是背地性的，那么假性自发性眼震的存在和头部倾斜测试也可能有助于识别受累侧。最有用的方法可能是通过迅速使患者从坐位到仰卧位且鼻朝上来检查水平性位置性眼震：如果眼震形式

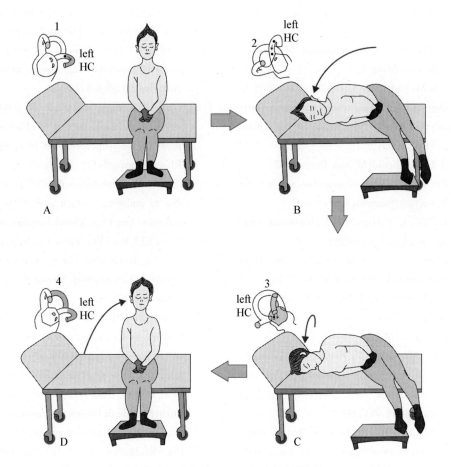

图 20.8　针对左侧水平半规管 BPPV(向地性眼震)的 Gufoni 法操作

(A)患者处于坐位且耳石碎片位于水平半规管的中部①。(B)患者被移动到健侧卧位,且不改变头部相对于肩部的位置。操作必须快速,且当头部与床接触时要减速。在这个动作下,耳石碎片可能离壶腹运动②。(C)数秒钟后,头部向下旋转约 45°。这样耳石碎片可能在重力作用下移出半规管③。(D)2min 以后,患者返回到坐位状态。

是向地性,且跳向左侧,暗示一种右侧管结石症的可能性;如果眼震形式是背地性,且跳向左侧,暗示一种左侧半规管嵴帽结石症的可能性。

前半规管 BPPV 的治疗

过去十年中,已经提出了很多物理手法以治疗 AC-BPPV,目的都是从半规管中清除耳石。由于一侧 AC 大致与对侧 PC 共平面,一种从健侧开始的"反向 Epley 法",似乎很合理。据报道,从受累侧开始的 Epley 法手法复位治疗效果也较好。据 Hamid 报道,为了完成疲劳性检查而进行反复 Dix-Hallpike 试验后,患者的眩晕得到了改善。根据 Crevits 的建议,Yacovino 等提出的治疗手法不需要识别受累侧。它包括具有 30s 间隔

的 4 个步骤:患者从坐位变换为仰卧位,头部后伸 30°;然后头部向前倾斜,以便使下巴与胸部接触;最后患者返回到坐位。最近这种治疗的效果已经得到证实。也有 AC-BPPV 的其他物理治疗手法被提出,但目前尚无有效的对照研究,且以我们的经验,他们的有效性存在疑点。与 Brandt-Daroff 习服法相似的家庭治疗是针对此类患者的另一种选择,目的是分散耳石和促进适应。

参 考 文 献

[1]　Schuknecht HF(1969). Cupulolithiasis. Arch Oto-laryngol,90,765-78.

[2]　Hall SF,Ruby RRF,McClure JA(1979). The me-

chanics of benign paroxysmal vertigo. J Otolaryngol,8,151-8.

[3] Neuhauser HK(2007). Epidemiology of vertigo. Curr Opin Neurol,20,40-6.

[4] Von Brevern M,Radtke A,Lezius F,et al. (2007). Epidemiology of benign paroxysmal positional vertigo:a population based study. J Neurol Neurosurg Psychiatry,78,710-15.

[5] Neuhauser HK,Leopold M,von Brevern M,et al. (2001). The interrelations of migraine,vertigo and migrainous vertigo. Neurology,56,436-41.

[6] Brandt T(2003). Vertigo. Its multisensory syndromes(2nd ed). London:Springer.

[7] Caruso G,Nuti D(2005). Epidemiological data from 2270 PPV patients. Audiological Med,3,7-11.

[8] Ishiyama A,Jacobson KM,Baloh RW(2000). Migraine and benign positional vertigo. Ann Otol Rhinol Laryngol,109,377-80.

[9] von Brevern M,Seelig T,Neuhauser H,et al. (2004). Benign paroxysmal positional vertigo predominantly affects the right labyrinth. J Neurol Neurosurg Psychiatry,75,1487-8.

[10] Parnes LS,McClure JA(1992). Free-floating endolymph particles:a new operative finding during posterior semicircular canal occlusion. Laryngoscope,102,988-92.

[11] Welling DB,Parnes LS,O'Brien B Bakalletz LO,Brackmann DE,Hinojosa R(1997). Particulate matter in the posterior semicircular canal. Laryngoscope,107,90-4.

[12] Kveton JF,Kashgarian M(1994). Particular matter within the membranous labyrinth:pathologic or normal? Am J Otol,15,173-6.

[13] Buki B,Simon L,Garab S,Lundberg YW,Straumann D(2011). Sitting-up vertigo and trunk retropulsion in patients with positional vertigo but without positional nystagmus. J Neurol Neurosurg Psychiatry,82,98-104.

[14] Zucca G,Valli S,Valli P,Perrin P,Mira E(1998). Why do benign positional vertigo episodes recover spontaneously? J Vestib Res,8,325-9.

[15] Aw ST,Todd MJ,Aw GE,et al. (2005). Benign positional nystagmus:a study of its three-dimensional spatio-temporal characteristics. Neurology, 64, 1897-905.

[16] Yagi T,Koizumi Y,Kimura M,Aoyagi M(2006). Pathological localization of so-called posterior canal BPPV. Auris Nasus Larynx,33,391-5.

[17] Baloh RW(2005). Clinical features and pathophysiology of posterior canal benign positional vertigo. Audiological Med,3,12-15.

[18] Vibert D,Kompis M,Hausler R(2003). Benign paroxysmal positional vertigo in older women may be related to osteoporosis and osteopenia. Ann Otol Rhinol Laryngol,112,885-9.

[19] Lindsay JR,Hemenway WG(1952). Postural vertigo due to unilateral sudden partial loss of vestibular function. Ann Otol Rhinol Laryngol,65,692-707.

[20] Gross EM. Ress BD,Viirre ES,Nelson JR,Harris JP (2000). Intractable benign paroxysmal positional vertigo in patients with Menière's disease. Laryngoscope,110,655-9.

[21] Cohen HS, Kimball KT (2005). Effectiveness of treatments for benign paroxysmal positional vertigo of the posterior canal. Otol Neurotol,26,1034-40.

[22] Lopez-Escamez JA,Gamiz MJ,Fernandez-Perez A,et al. (2005). Long term outcome and health-related quality of life in benign paroxysmal positional vertigo. Eur Arch Otorhinolaryngol,262,507-11.

[23] Dix MR,Hallpike CS(1952). The pathology,symptomatology and diagnosis of certain common diseases of vestibular system. Proc R Soc Med, 78, 987-1016.

[24] Epley JM(2001). Human experience with canalith repositioning procedure. Ann N Y Acad Sci, 942, 179-91.

[25] Viirre E, Purcell I, Baloh RW (2005). The Dix Hallpike test and the canalith repositioning maneuver. Laryngoscope,115,184-7.

[26] Semont A,Freyss G,Vitte E(1988). Curing the BPPV with a liberatory maneuver. Adv Oto-Rhino-Laryng,42,290-3.

[27] Cohen HS(2004). Side-lying as an alternative to the Dix-Hallpike test of the posterior canal. Otol Neurotol,25,130-4.

[28] Baloh RW,Honrubia V,Jacobson K(1987). Benign positional vertigo:clinical and oculographic features in 240 cases. Neurology,37,371-9.

[29] Brandt T,Steddin S,Daroff RB(1994). Therapy for benign paroxysmal positioning vertigo. Neurology,44,254-61.

[30] Hain TC, Squires TM, Stone HA (2005). Clinical

implications of a mathematical model of benign paroxysmal positional vertigo. Ann N Y Acad Sci, 1039,384-94.

[31] Otsuka K,Suzuki M,Furuya M(2003). Model experiment of benign paroxysmal positional vertigo mechanism using the whole membranous labyrinth. Acta Otolaryngol,123,515-18.

[32] Cohen HS,Sangi-Haghpeykar H(2010). Nystagmus parameters and subtypes of benign paroxysmal positional vertigo. Acta Otolaryngol,130,1019-23.

[33] Nuti D,Mandalà M,Salerni L(2009). Lateral canal paroxysmal positional vertigo revisited. Ann N Y Acad Sci,1164,316-23.

[34] McClure J(1985). Horizontal canal BPV. J Otolaryngol,14,30-5.

[35] Pagnini P,Nuti D,Vannucchi P(1989). Benign paroxysmal vertigo of the horizontal canal. ORL J Otorhinolaryngol Relat Spec,51,161-70.

[36] Nuti D,Vannucchi P,Pagnini P(1996). Benign paroxysmal positional vertigo of the horizontal canal:a form of canalolithiasis with variable clinical features. J Vestib Res,6,173-84.

[37] Nuti D,Vannucchi P,Pagnini P(2005). Lateral canal BPPV:which is the affected side? Audiological Med,3,16-20.

[38] Bisdorff AR,Debatisse D(2001). Localizing signs in positional vertigo due to lateral canal cupulolithiasis. Neurology,57,1085-8.

[39] Choung YH,Shin YR,Kahng H,Park K,Choi SJ (2006). 'Bow and lean test' to determine the affected ear of horizontal canal benign paroxysmal positional vertigo. Laryngoscope,116,1776-81.

[40] Asprella Libonati G (2008). Pseudo-spontaneous nystagmus:a new sign to diagnose the affected side in lateral semicircular canal benign paroxysmal positional vertigo. Acta Otorhinolaryngol Ital, 28, 73-8.

[41] Baloh RW,Jacobson KJ,Honrubia V(1993). Horizontal semicircular canal variant of benign paroxysmal positional vertigo. Neurology,43,2542-9.

[42] Baloh,R. W,Yue Q,Jacobson KM,et al. (1995). Persistent direction-changing positional nystagmus:another variant of benign positional nystagmus? Neurology,45,1297-301.

[43] Bertholon P,Bronstein AM,Davies RA,Rudge P,Thilo KV(2002). Positional down beating nystagmus in 50 patients:cerebellar disorders and possible anterior semicircular canalithiasis. J Neurol Neurosurg Psychiatry,72,366-72.

[44] Casani AP,Cerchiai N,Dallan I,Sellari-Franceschini S (2011). Anterior canal lithiasis: diagnosis and treatment. Otolaryngol Head Neck Surg, 144, 412-18.

[45] Korres S,Balatsouras DG,Kaberos A,Kandiloros D,Ferekidis E(2002). Occurrence of semicircular canal involvement in benign paroxysmal positional vertigo. Otol Neurotol,23,926-32.

[46] Jackson L,Morgan B,Fletcher J,Krueger WW (2007). Anterior canal benign paroxysmal vertigo: an underappreciated entity. Otol Neurotol, 28, 218-22.

[47] Lee,S-H,Kim JS(2010). Benign paroxysmal positional vertigo. J Clin Neurol,6,51-63.

[48] Fernandez C,Alzate R,Lindsay JR(1960). Experimental observations on postural nystagmus. Lesions of the nodulus. Ann Otol Rhinol Laryngol, 69, 94-114.

[49] Baloh RW(2005). Preface. Audiological Med,3,2-3.

[50] Fife TD,Iverson DJ,Lempert T,et al. (2008). Practice parameter:therapies for benign paroxysmal positional vertigo(an evidence-based review):report of the Quality Standards Subcommittee of the American Academy of Neurology. Neurology, 70, 2067-74.

[51] Mandalà M,Santoro GP,Asprella Libonati G,et al. (2012). Double-blind randomized trial on short-term efficacy of Semont maneuver for treatment of posterior canal benign paroxysmal positional vertigo. J Neurol,259,882-5.

[52] Massoud E,Ireland DJ(1996). Post treatment instructions in the nonsurgical management of benign paroxysmal positional vertigo. J Otolaryngol, 25, 121-5.

[53] Cohen HS, Kimball KT (2005). Effectiveness of treatments for benign paroxysmal positional vertigo of the posterior canal. Otol Neurotol,26,1034-40.

[54] Epley J(1992). The canalith repositioning procedure:For treatment of benign paroxysmal positional vertigo. Otolaryngol Head Neck Surg,107,399-404.

[55] Herdman SJ,Tusa RJ,Zee DS,Proctor LR,Mattox DE(1993). Single treatment approach to benign paroxysmal positional vertigo. Arch Otolaryngol

Head Neck Surg,119,450-4.

[56] Harvey SA,Hain TC,Adamiec LC(1994). Modified liberatory manoeuvre:effective treatment for benign paroxysmal positional vertigo. Laryngoscope,104,1206-12.

[57] Faldon ME,Bronstein AM(2008). Head accelerations during particle repositioning manoeuvres. Audiol Neurotol,13,345-56.

[58] Nuti D,Nati C,Passali D(2000). Treatment of benign paroxysmal positional vertigo: no need for postmaneuver restrictions. Otolaryngol Head Neck Surg,122,440-4.

[59] Soto-Varela A,Rossi-Izquierdo M,Santos-Pérez S (2011). Can we predict the efficacy of the Semont maneuver in the treatment of benign paroxysmal positional vertigo of the posterior semicircular canal? Otol Neurotol,32,1008-11.

[60] Brandt T,Daroff Rb(1980). Physical therapy for benign paroxysmal positional vertigo. Arch Otolaryngol,106,484-5.

[61] Lempert T(1994). Horizontal benign positional vertigo. Neurology,44,2213-14.

[62] Vannucchi P,Giannoni B,Pagnini P(1997). Treatment of horizontal semicircular canal benign paroxysmal positional vertigo. J Vestib Res,7,1-6.

[63] Nuti D,Agus G,Barbieri MT,Passali D(1998). The management of horizontal-canal paroxysmal positional vertigo. Acta Otolaryngol (Stockh),118,445-60.

[64] Casani AP, Vannucci G, Fattori B, Berrettini S (2002). The treatment of horizontal canal positional vertigo:our experience in 66 cases. Laryngoscope,112,172-8.

[65] Vannucchi P,Asprella Libonati G,Gufoni M(2005). The physical treatment of lateral semicircular canal canalolithiasis. Audiological Med,3,52-6.

[66] Gufoni M,Mastrosimone L,Di Nasso F(1998). Repositioning maneuver in benign paroxysmal vertigo of horizontal semicircular canal. Acta Otorhinolaryngol Ital,18,363-7.

[67] Strupp M,Brandt T,Steddin S(1995). Horizontal canal benign paroxysmal positioning vertigo:reversible ipsilateral caloric hypoexcitability caused by canalolithiasis? Neurology,45,2072-6.

[68] Asprella Libonati G (2005). Diagnostic and treatment strategy of the lateral semicircular canal canalolithiasis. Acta Otorhinolaryngol Ital, 25,277-83.

[69] Han BI,Oh HJ,Kim JS(2006). Nystagmus while recumbent in horizontal canal benign paroxysmal positional vertigo. Neurology,66,706-10.

[70] Honrubia V,Baloh R,Harris M,Jacobson K(1999). Paroxysmal positional vertigo syndrome. Am J Otol,20,465-70.

[71] Hamid M(2001). The manoeuvres for benign positional vertigo. Oper Tech Otolaryngol Head Neck Surg,12,148-50.

[72] Yacovino DA, Hain TC, Gualtieri F (2009). New therapeutic manoeuvre for anterior canal benign paroxysmal positional vertigo. J Neurol, 256,1851-5.

[73] Crevits L. (2004). Treatment of anterior canal benign paroxysmal positional vertigo by a prolonged forced position procedure. J Neurol Neurosurg Psychiatry,75,779-81.

[74] Korres S,Riga M,Sandris V,Danielides V,Sismanis A(2010). Canalithiasis of the anterior semicircular canal(ASC):Treatment options based on the possible underlying pathogenetic mechanisms. Int J Audiol,49,606-12.

第21章

偏头痛与其他发作性前庭疾病

原文作者: Michael von Brevern
DOI:10.1093/med/9780199608997.003.0021
中文翻译: 张梦迪　董顺　**审校:** 申博　王恩彤　**终审:** 凌霞　杨旭

眩晕和偏头痛的流行病学关系

考虑到眩晕和偏头痛在普通人群中的高发病率,许多患者同时患有这两种症状并不足为奇。尽管如此,在过去的十年中,随着流行病学论证的逐渐积累,更加强了下述假说,即眩晕与偏头痛同时发生这种情况并非偶然。迄今为止,所有已发表的病例对照研究均表明,偏头痛与眩晕的关联绝非偶然。在200例眩晕门诊者中偏头痛患病率是200例年龄和性别匹配的对照组的1.6倍。反之,在偏头痛患者中,眩晕的患病率高于非偏头痛患者。一项原始研究显示,眩晕患者在非选择性偏头痛患者中占27%,而紧张性头痛患者中仅占8%。同样,另外两项病例对照研究亦发现,偏头痛患者的眩晕和头晕患病率增加。

更引人注目的是,偏头痛在不明原因的发作性眩晕患者中占大多数,而这些患者均不满足梅尼埃病的诊断标准。Cha 等发现,在208例不明原因的发作性眩晕患者中,有87%的患者符合偏头痛的诊断标准,这其中有70%满足明确的前庭性偏头痛的诊断标准。在一个类似的72例患者的病例组中,偏头痛的患病率是年龄和性别匹配的对照组的6倍。类似研究表明,不明原因的发作性眩晕患者中偏头痛的患病率为81%,而梅尼埃病仅为22%。

最近,眩晕和偏头痛的相互联系在人口学上得到了检验。假设已知偏头痛的终身患病率为14%和眩晕的终身患病率为7.4%,我们可以计算出二者同时发生的患病率可能为1%。值得注意的是,一项普通人群的大规模流行病学研究发现,成人同时有眩晕和偏头痛病史的概率比预估中偶然单独出现的概率高3倍,即3.2%。最近,另一项基于普通人群的研究亦表明偏头痛与眩晕关系密切,与非偏头痛患者相比,偏头痛患者更容易出现眩晕和伴头痛症状的眩晕[优势比(odds ratio,OR)值分别为3.8和8]。

除了临床经验外,这些流行病学数据还为前庭性偏头痛作为一种将偏头痛与前庭症状因果联系起来的综合征提供了科学依据。值得注意的是,另外两种前庭疾病,即良性阵发性位置性眩晕(benign paroxysmal positional vertigo,BPPV)和梅尼埃病,虽非偏头痛所致但与偏头痛亦有流行病学联系。此外,研究发现偏头痛与眩晕之间的相互关系是复杂的,偏头痛也可由前庭刺激所诱发。

前庭性偏头痛

前庭性偏头痛是一种发作性眩晕综合征,在过去的三十年中已被逐步认知,并获得越来越多的认可,但作为一个疾病实体仍具有争论。迄今为止,大多数头晕临床专家认为前庭性偏头痛是发作性眩晕最常见的原因之一。许多同位术语被使用,包括良性复发性眩晕、偏头痛性眩晕、偏头痛相关性眩晕和偏头痛相关性前庭病。

诊断标准

首先,前庭性偏头痛的诊断需要根据公认的诊断标准识别偏头痛(表 21.1)。与偏头痛的诊断类似,前庭性偏头痛也是在病史的基础上,排除其他病因后诊断的。到目前为止,尚没有国际上认可的前庭性偏头痛诊断标准。国际头痛学会制定的头痛疾病国际分类(International Classification of Headache Disorders,ICHD)中包含有眩晕症状,但仅在基底型偏头痛中将其归为一种偏头痛性症状。做出这个诊断,ICHD 要求至少两个来自脑干和(或)两侧半球的先兆症状,持续 5~60min,然后是偏头痛性头痛。只有不到 10% 的少数患者符合这些标准。因此,根据目前的 ICHD 诊断标准大多数前庭性偏头痛患者不能被归类于其中。Neuhauser 等已经提出了目前广泛使用的可操作性的临床标准,目前正由 Bàràny 协会的分类委员会进行修订(表 21.2)。这些标准具有较高的阳性预测值。对 75 例初诊为前庭性偏头痛的患者历经平均 105 ± 16 个月之后进行重新评估,结果显示 84% 的患者为前庭性偏头痛,而 16% 的患者则考虑为其他诊断。

表 21.1 偏头痛诊断标准

A	符合 B—D 标准的头痛至少发作 5 次
B	头痛发作持续 4~72h
C	头痛至少符合下列 4 项中的 2 项
	1. 单侧
	2. 搏动性
	3. 中-重度头痛
	4. 日常体力活动加重头痛或因头痛避免日常活动
D	头痛发作过程中,至少符合下列 2 项中的 1 项
	1. 恶心和(或)呕吐
	2. 畏光和畏声
E	不能用 ICHD-3 中的其他诊断更好地解释

引自 International Headache Society Classification Subcommittee。

表 21.2 前庭性偏头痛诊断标准

明确的前庭性偏头痛	
A	至少 5 次中重度的前庭症状发作,持续 5min 至 72h
B	既往或目前存在符合 ICHD 诊断标准的伴或不伴先兆的偏头痛
C	至少 50% 的前庭症状发作时伴有至少一项偏头痛样症状
	1. 头痛,至少有下列两项特点:单侧、搏动性、中重度疼痛、日常体力活动加重
	2. 畏光及畏声
	3. 视觉先兆
D	不可归因于另一种疾病

可能的前庭性偏头痛	
A	至少 5 次中重度的前庭症状发作,持续 5min 至 72h
B	满足以下一项:
	1. 符合 ICHD 标准的偏头痛的现病史或既往史
	2. 至少在 50% 的眩晕发作期间伴有偏头痛症状
	3. 至少 50% 的眩晕发作出现于例假期
C	不可归因于另一种疾病

引自 Neuhauser 等。

前庭性偏头痛的人口统计学特征

前庭性偏头痛是继 BPPV 之后第二个最常见的发作性眩晕疾病,其终身患病率约为 1%。在神经科头晕诊所,前庭性偏头痛占诊断的 6%~7%。该病可发生于任何年龄,30－60 岁最为常见。通常,偏头痛性头痛症状早于前庭性偏头痛出现。与偏头痛相似,前庭性偏头痛患者以女性居多,男女比例约为 1:3。

临床特征

前庭性偏头痛可表现为自发性眩晕、位置性眩晕或头运动诱发性头晕,这些症状可单独出现也可任意合并出现(表 21.3)。大多数患者主诉为发作性自发性眩晕。另外,约半数患者曾出现过位置性眩晕,但并非每次发作均出现。前庭性偏头痛偶可出现与 BPPV 相似的发作性孤立性位置性眩晕。头运动诱发性头晕是自我运动过程中一种被扭曲的空间定向感觉,也是一种常见症状。经常有患者主诉症状为从自发性眩晕、位置性眩晕到头运动诱发性头晕症状相继过度出现。此外，眩晕和头晕还可由复杂的视觉、大的视野或移动的视觉刺激所诱发，即视觉诱发性头晕。伴有恶心和呕吐的自主神经症状是前庭性偏头痛急性期的常见症状，但并非特异性伴随症状。

表 21.3　前庭性偏头痛急性期的症状（n＝20）

症状	％
前庭症状[1]	
自发性眩晕	30
位置性眩晕	40
头运动诱发性头晕	30
耳蜗症状	
耳闷感	20
听力下降	0
耳鸣	0
自主神经症状	
恶心	95
呕吐	50
腹泻	10
多尿	5
视觉症状	
外在性眩晕（视振荡）	50
偏头痛相关症状	
畏光	70
头痛	65
畏嗅	15
畏声	10
先兆	10

[1] 主要的前庭症状。引自 von Brevern 等。

症状发作的持续时间从数秒（约占 10％）和数分钟（30％）到数小时（30％）和数天（30％）不等，有时甚至出现在同一个患者身上。虽然有客观临床表现的核心发作很少超过 72h，但有些患者从发作到完全恢复可能需要数周的时间。只有10％～30％患者的眩晕症状会出现典型的偏头痛先兆持续时间，即 5～60min。

前庭症状与偏头痛发作的先后关系表现不一：眩晕可出现于头痛症状之前，也可能开始就伴

有头痛症状，或在头痛发作之后出现。许多患者出现过伴或不伴头痛的眩晕发作。与不伴前庭症状的偏头痛发作相比，大多数伴有眩晕发作的头痛强度有所减轻。通常，患者一生中偏头痛的强度减弱之后发展为前庭性偏头痛。因此，前庭性偏头痛的主要临床特征通常是眩晕而不是头痛。在多达 30％的患者中，前庭症状和头痛症状从未同时出现。这些患者的诊断是基于偏头痛样症状，即畏光、畏声、畏嗅和先兆症状，而不是发作期的头痛症状（见表 21.2）。问诊时尤其需要询问患者这些症状，因为患者通常不会主动告知这些症状。一本头晕日记有助于前瞻性记录这些相关症状。

前庭性偏头痛可能会出现耳蜗症状，但并不突出。一项前瞻性研究显示，20 例前庭性偏头痛急性期的患者在发作期间接受检查，没有患者出现听力下降，4 例患者在发作初期有双侧耳闷感。

在女性患者中，前庭性偏头痛可由激素水平变化而诱发，与偏头痛相似在月经前出现。偏头痛患者也经常伴有其他诱发因素，如失眠、精神紧张、日晒，但这些因素的特异性尚不足以支持前庭性偏头痛的诊断。

病理生理学

前庭性偏头痛中有关前庭的假说是通过观察急性期的病理性眼震确定的，表明在大多数情况下存在中枢性前庭功能障碍。然而，偏头痛是如何影响前庭系统的尚不清楚。曾提出过各种各样的假说，但所有假说都来源于偏头痛的病理生理学假设。急性发作期各种表现的异质性提示，前庭性偏头痛可能涉及多种机制。

内听动脉血管痉挛可以解释：①发作期的外周前庭症状和听觉症状；②偏头痛伴持续性前庭功能减退和听力下降；③偏头痛与 BPPV 和梅尼埃病的相关性。神经皮质的扩布性抑制很可能是偏头痛先兆的发生机制，而脑干结构的扩布性抑制可解释前庭性偏头痛的短期发作。在偏头痛发作时会释放多种神经肽，如降钙素基因相关肽，这些神经肽也参与外周和中枢前庭系统的信号传递，并可能导致信号处理异常。

外周前庭和耳蜗的症状和体征也可以通过偏头痛发作时三叉神经血管系统的激活来解释，在

动物实验中三叉神经血管系统激活可导致内耳血浆外渗。据此,有趣的是三叉神经痛可以诱发出偏头痛患者的眼震。最后,离子通道的异常或可解释外周和中枢性前庭功能障碍。这最后一种假说是唯一一个经过系统测试的假说,与伴偏头痛和眩晕的其他阵发性疾病一样,如发作性共济失调2型(episodic ataxia type 2,EA2)和家族性偏瘫性偏头痛,它很有可能是也是一种离子通道病。然而,在前庭性偏头痛患者中,在各种候选基因中未筛查到突变基因。

检查

前庭性偏头痛的诊断主要基于患者的病史,相关检查没有特异性。但是,实验室检查对于明确是否存在严重的前庭功能损害(如完全的半规管轻瘫)很有帮助,这可能提示其他疾病的存在。另一方面,前庭性偏头痛患者前庭功能检查出现轻微异常在临床上并不少见。大多数患者在发作间期,神经耳科学检查是正常的,或仅有轻微的眼动异常,如平稳跟踪受损。

温度试验单侧前庭功能减退最为常见,在一些研究中其发生率约为20%。通常,单侧前庭功能减退仅是轻度受损,甩头试验几乎总是正常。有趣的是,前庭性偏头痛患者温度试验导致的呕吐反应的发生率是不伴眩晕偏头痛患者的4倍。

在转椅检查中,20%的患者存在孤立的优势偏向。有研究发现,转椅检查中水平前庭眼反射的增益下降,但这种现象仅偶见于大样本研究。

约2/3的前庭性偏头痛患者的前庭诱发肌源性电位(vestibular-evoked myogenic potentials,VEMPs)检查显示有振幅减低,提示球囊功能障碍。但不幸的是,这种方法对梅尼埃病的鉴别没有帮助,梅尼埃病可有类似表现。

听力检查显示,多达20%的患者可表现为原因不明的感音神经性听力下降。一项关于前庭偏头痛的听力检查结果的综述总结了9项研究的结果发现,原因不明的听力下降的平均患病率为7.5%。因此,听力下降相当少见,在前庭偏头痛中像典型梅尼埃病的低频、进行性或波动性听力损失尤其少见。

发作期表现

大多数前庭性偏头痛患者发作期的检查通常会出现病理性眼震,表明存在中枢性前庭功能障碍。对20例前庭性偏头痛急性期的患者进行了一项前瞻性神经耳科学研究,通过三维视频眼动图发现70%患者存在病理性眼震。其中伴单侧水平前庭眼反射异常的外周性自发眼震3例,中枢性自发性眼震3例,中枢性位置性眼震5例,合并有中枢性自发性和位置性眼震3例(图21.1,视频图21.1)。所有患者在发作期均未发现听力异常。发作期仅有2例患者记录到扫视性跟踪。总体上,其中10例患者的结果提示中枢前庭功能受损(50%),3例患者外周前庭功能受损(15%),余35%的患者未能确定受累的相关结构。在随访中,几乎所有患者的前庭和眼动异常均消失。其他研究也发现了各种类型的自发性和位置性眼球震颤,几乎均属中枢性眼震。

鉴别诊断

由于缺乏特征性的临床表现(与偏头痛样症状发生的先后关系除外),前庭性偏头痛被认为是一条"变色龙",其表现可类似于外周性前庭疾病(如梅尼埃病、BPPV)、中枢性前庭疾病(如椎基底动脉供血不足),以及表现有头晕和眩晕症状的非前庭性精神疾病。而且事实上,偏头痛和前庭功能障碍之间的相互关系是复杂多变的,即像失眠和月经周期对偏头痛的影响一样,在一些敏感群体,眩晕也可以诱发偏头痛。因此,即使患者同时表现有偏头痛和眩晕症状,也须谨慎地排除可引起发作性眩晕的其他疾病。

前庭性偏头痛最具挑战性的鉴别诊断是梅尼埃病,特别是在早期进程中,当梅尼埃病患者尚未表现出永久性听力下降时。这两种疾病在眩晕发作严重程度和持续时间上表现相似。通常,二者可依据听力下降情况进行鉴别,在前庭性偏头痛中,听力下降只是偶然出现且表现较轻微;而在梅尼埃病中,听力下降多经常出现且遗留听力损失。而且,在前庭性偏头痛中,当听力下降进行性加重时,通常表现为双侧受累;而在梅尼埃病患者中,仅有2%的患者从发病起始就累及双耳。前庭性偏头痛在眩晕发作时也可出现耳鸣和耳闷胀感。

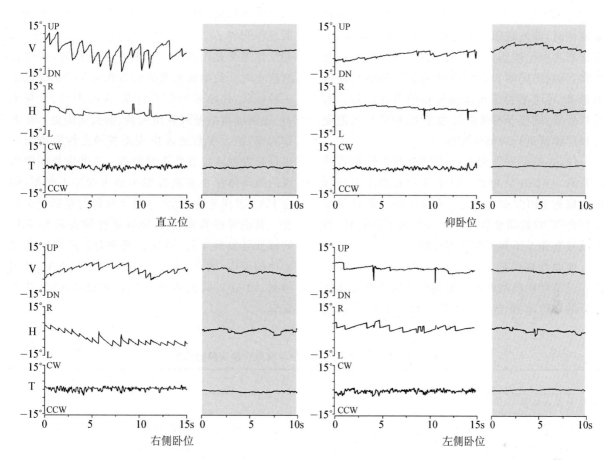

图 21.1 以视频眼动图记录前庭性偏头痛急性期和发作间期(灰色阴影)的自发性和持续性位置性眼震

图中显示了眼动的垂直(V)、水平(H)和扭转(T)成分。注意:直立位出现的下跳性眼震,在仰卧位时停止。在侧卧位时,可见到明显的向地性眼震。经牛津大学出版社批准,引自 von Brevern 等。

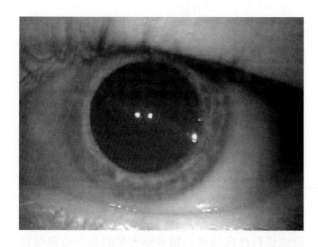

视频图 21.1 2 例前庭性偏头痛患者急性期的视频眼动
图记录:03 号患者表现为自发性和持续性
位置性眼震,提示中枢性前庭功能障碍;11
号患者表现为自发性水平眼震和甩头试验
阳性(未显示),提示存在外周性前庭功能
障碍

同样,与梅尼埃病相比,这些症状很少是单侧的,更多是双侧的。尽管如此,前庭性偏头痛与梅尼埃病之间诊断上存在重叠,不仅仅是在早期阶段。对 75 例初期诊断为前庭性偏头痛的患者在平均随访 9 年之后发现,10% 的患者同时满足梅尼埃病和前庭性偏头痛的诊断标准。然而,这些患者具有经典梅尼埃病的非典型性的临床特征,如双侧对称性、大多听力下降程度较轻及眩晕发作持续时间长,使人们对梅尼埃病的诊断是否正确产生怀疑。这些发现可以用两种方式来解释:目前梅尼埃病和前庭性偏头痛的诊断标准尚不足以区分鉴别,或两种疾病可能有某种共同的潜在机制。偏头痛、发作性眩晕和梅尼埃病的家族聚集性支持这两种疾病之间存在遗传学方面的相关性,但这类患者相当少见。更复杂的是,偏头痛样症状(如头痛和畏光)也是梅尼埃病发作时经常伴随的症状。在临床实践中,当患者患病最初表现即有持续时间 20min 以上的明显单侧听力下降和眩晕发作时，即使眩晕发作时伴有偏头痛样症状，也应诊断为梅尼埃病。对于那些仅表现有轻度听力症状，且病史同时符合前庭性偏头痛和梅尼埃病的患者，可考虑给予预防偏头痛的药物治疗。若治疗失败，则应及时考虑其他疗法，但应尽量避免对梅尼埃病进行有创性操作。

偶尔，当前庭性偏头痛表现为孤立性位置性眩晕时，与 BPPV 相似。以下几点有助于前庭性偏头痛与 BPPV 的鉴别：一至数天的短期症状发作（BPPV 的数周至数月发作），发病年龄较轻，频繁反复发作及不典型的位置性眼震。

前庭性偏头痛与 EA2 有一些共同的临床特征。这两种疾病均常表现有偏头痛病史和发作性眩晕的阳性家族史。EA2 是一种罕见的常染色体显性遗传病，早期发作以运动不协调和共济失调发作为特点。多在 20 岁之前出现异常症状。其发作通常是由身体和精神压力所诱发，通常持续数小时。约半数患者症状发作时至少出现以下一种症状：伴眩晕的前庭症状、恶心呕吐、全身无力、逐渐加重的基线共济失调、偏头痛病史。在发作间期，绝大多数患者出现凝视诱发性眼震，1/3 出现自发性或位置性下跳眼震。这些发作间期出现的眼动体征在前庭性偏头痛表现并不典型，但在 EA2 表现尤为突出，这对于两者的鉴别至关重要。其他可能有助于区分前庭性偏头痛与 EA2 的特征是发病年龄、诱发因素和对乙酰唑胺药物治疗的反应（表 21.4）。可采取商业化 EA2 基因检测，约 60% 的患者可检测到 CACNA1A 基因突变。

表 21.4　发作性共济失调 2 型与前庭性偏头痛的比较

	EA2	前庭性偏头痛
发作性共济失调	+	—
发作性眩晕	50%	几乎 100%
偏头痛病史	50%	100%
癫痫病史	7%	未增加
发作年龄	2—20 岁	多见于成年
发作持续时间	数小时	数分钟至数小时，数秒钟少见
诱发因素	劳累 情绪压力	月经期 情绪压力
间歇期表现	90% 凝视诱发性眼震 30% 下跳性眼震 50% 轻度共济失调	可见轻度中枢性眼动异常
家族史	常见	偶尔
基因	CACN1A1	未知
治疗	乙酰唑胺 4-氨基吡啶	偏头痛的预防性治疗

引自 Baloh 和 Jen。

眩晕和头晕、偏头痛及一些精神性疾病之间存在着复杂的相互关系。惊恐障碍和严重抑郁症均与偏头痛双向相关。在所有前庭疾病中，前庭性偏头痛患者合并出现精神疾病的风险最高，尤其是焦虑和抑郁障碍。因此，除了前庭性发作，前庭性偏头痛在疾病进程中可能还会出现发作性或持续性精神性头晕。精神性头晕的发作通常可以根据病史来确定，因其通常由特定环境所诱发，不伴有严重的恶心、呕吐、外在性眩晕和跌倒发作（见第 29 章）。然而，在同时患有前庭性偏头痛和精神性眩晕的个别患者中，两种综合征之间的鉴别可能较为困难。

治疗

对偏头痛发作的起源进行透彻解释,对于减轻对严重疾病的不必要的恐惧,准备为坚持生活方式的改变和药物治疗奠定基础是至关重要的。起初,当医师向患者解释其诊断时,许多患者都会感到惊讶,特别是当出现的症状是眩晕而不是头痛时。预防性治疗前庭性偏头痛的非药物方法不应被忽视,它与药物一样有效。避免确定的诱因,规律地睡眠和进餐及体育锻炼在偏头痛预防中占有重要地位。对于偏头痛,放松和生物反馈方法与药物预防一样有效。

持续 1h 以上的前庭性偏头痛发作的对症治疗可应用前庭抑制药(如苯海拉明;表 21.5)。观察性研究显示,曲普坦类药物可能对前庭性偏头痛有效。由于曲普坦类药物疗效有限,因此仅有的一项应用曲普坦类药物治疗前庭性偏头痛疗效的临床对照试验尚无定论。一项回顾性研究发现,曲普坦类药物对眩晕的疗效与其对头痛的疗效有关。有趣的是,曲普坦类药物似乎还可通过影响 5-羟色胺能前庭-自主神经的投射来减少偏头痛患者的运动病。由于发作时经常伴有恶心症状,所以急性期药物治疗应采用非口服给药。

表 21.5　前庭性偏头痛的药物治疗

药物和剂量	常见不良反应	禁忌证/预防性治疗
急性期		
茶苯海明 50～100mg,口服;或 150mg,栓剂,每 8 小时	镇静、口干	青光眼、哮喘、尿潴留
舒马曲坦 50～100mg,口服;25mg 栓剂,6mg,皮下	胸痛、心悸、感觉异常	高血压、冠心病、基底型偏头痛
佐米曲坦 2.5mg,口服;5mg,鼻内	同上	同上
预防性治疗		
美托洛尔 50～200mg/d,口服	低血压、镇静、支气管痉挛、心动过缓、阳痿	哮喘、心动过缓、心脏传导阻滞、心功能不全、糖尿病、体位性低血压、抑郁症
普萘洛尔 40～240mg/d,口服	同上	同上
托吡酯 50～100mg/d,口服	镇静、感觉异常、认知障碍、体重减轻、感觉异常、肾结石	肾功能不全、精神病、青光眼
丙戊酸钠 500～600mg/d,口服	镇静、体重增加	肝疾病、妊娠
阿米替林 50～100mg/d,口服	镇静、体位性低血压、口干	青光眼、尿潴留
乙酰唑胺 500～750mg/d,口服	感觉异常、低钾血症	严重的肾或肝疾病、低钾血症

引自 Bronstein AM,LempertT(2007). *Dizziness. A practical approach to diagnosis and management*. Cambridge:Cambridge University Press。

许多前庭性偏头痛患者发作时症状重、持续时间长且发作频繁,非常适合预防性用药治疗。不幸的是,缺乏源自安慰剂的临床病例对照试验的可靠研究。几项回顾性和观察性研究显示,预防偏头痛的药物如美托洛尔、普萘洛尔、氟桂利嗪、托吡酯、拉莫三嗪、丙戊酸钠和阿米替林可降低前庭性偏头痛的发作强度和发作频率。此外,有研究显示,碳酸酐酶抑制剂乙酰唑胺(通常不用于偏头痛预防)对前庭性偏头痛亦有效。对这些

研究报道须谨慎看待,因为临床进程是多变的,而且常有自发缓解现象发生。然而,多数专家认为预防性药物治疗对前庭性偏头痛是有效的。在没有最有效药物证据的情况下,选择药物时须考虑到并发症和不良反应。对高血压患者,β 受体阻滞药通常是首选。因体重增加的不良反应,几种药物(氟硝利嗪,丙戊酸盐,阿米替林)的使用可能会受到限制。从小剂量逐渐加量可以大大减少镇静和其他不良反应。患者应坚持记录病情日记,

并在 3 个月后评估治疗效果。降低发作频率
50%～70%是一个现实可行的目标。

对于持续性头晕和不稳的患者,除了前庭性
偏头痛发作外,前庭康复可能是有效的。精神疾
病通常会大大降低生活质量,同时患有焦虑症或
抑郁症的患者应接受抗抑郁药物和心理治疗。

儿童良性阵发性眩晕

儿童良性阵发性眩晕被国际头痛学会认作一
种偏头痛的前体疾病(表 21.6),可将它视为青春
期前出现的前庭性偏头痛的早期亚型。据估计,
年龄在 6－12 岁的儿童中有 2.6%受到儿童良性
阵发性眩晕的影响,而在患有头晕和眩晕疾病的
儿童中,大约 1/3 患儿的眩晕是由偏头痛机制引
起的。

表 21.6　儿童良性阵发性眩晕诊断标准

A	至少 5 次发作满足标准 B
B	多次无先兆重度眩晕发作,数分钟到数小时后自行缓解
C	发作间期,神经科查体、听力和前庭功能检查均正常
D	脑电图正常

引自 International Headache Society Classification Sub-committee.

儿童良性阵发性眩晕的特点是,突然短暂性
伴不稳的眩晕发作,无先兆,持续数分钟,罕有持
续数小时者,不发作时患者像健康儿童一样。发
作时可伴有恶心、呕吐、面色苍白、出汗和眼球震
颤,但无头痛。儿童良性阵发性眩晕发作时的眼
动表现尚未得到充分地观察研究。这种情况通常
在几年后自动消失。这些儿童中,有许多患儿有
偏头痛的家族史,后来可发展为偏头痛,通常在眩
晕发作停止数年后发生。

良性复发性眩晕

1979 年,Slater 首先提出了“良性复发性眩
晕”这一术语,用来描述那些表现为反复发作的自
发性眩晕,且不能用其他外周性或中枢性前庭疾
病来解释,同时不伴有耳蜗症状的患者。其他作
者曾使用“复发性前庭病”作为其同位术语。到目
前为止,该综合征的定义仍不明确,因为有些作者
包含了前庭性偏头痛患者,而另一些作者则排除
了有偏头痛病史的患者。

良性复发性眩晕与前庭性偏头痛之间存在很
大的重叠,Slater 推测良性复发性眩晕系偏头痛
的一种等位症。多个大的病例系列证实了良性复
发性眩晕与偏头痛之间的关系。除偏头痛的发病
率显著增加以外,良性复发性眩晕与前庭性偏头
痛有几个临床相似之处:①均以女性居多;②家族
性发病提示可能系常染色体显性遗传,且外显率
降低;③可因失眠和情绪压力而诱发;④在发作间
期可由自发性眩晕转变为位置性眩晕。总之,大
多数良性复发性眩晕患者可归类为明确或可能的
前庭性偏头痛。然而,良性复发性眩晕(或复发性
前庭病)这一术语并非可有可无,但应仅限于原因
不明且无偏头痛病史的发作性自发性眩晕患者。
仅有少数研究报道过这种严格意义上的良性复发
性眩晕。

就眩晕发作的持续时间、严重程度和诱发因
素来说,良性复发性眩晕的临床表现与前庭性偏
头痛和梅尼埃病相似。在眩晕发作期间,耳蜗症
状并不少见。双侧听力受损、耳鸣或耳闷胀感的
发生率与梅尼埃病患者并无不同。相反,81%的
梅尼埃病患者中至少有一半的眩晕发作表现为单
侧耳蜗症状,而良性复发性眩晕患者中这一比例
仅为 32%。发病年龄高峰期是在中年期,女性发
病率是男性的 2 倍。发作持续时间多在 1 小时至
1 天,但持续时间更短和更长的发作也可出现。
恶心是一种常见的伴随症状。一项 105 例良性复
发性眩晕患者的研究显示,其平均发作频率为每
年 5 次。

该综合征的自然病程是良性的,约 60%的患
者称数年后可自行缓解。初诊 3 年后良性复发性
眩晕转变为梅尼埃病的比例在 1%～7%。

良性复发性眩晕仍然是一种排除性诊断和临
时性诊断。应排除其他几种可能引起发作性眩晕
的疾病,特别是前庭性偏头痛、梅尼埃病、椎基底
动脉供血不足和惊恐障碍。实验室检查有助于排
除其他前庭疾病,但在良性复发性眩晕患者其结
果是非特异性的。与前庭性偏头痛类似,10%～
20%的良性复发性眩晕患者可表现为单侧温度试
验反应减低。

严格意义上的良性复发性眩晕（无偏头痛病史）的病理生理学机制尚不明确。即使没有偏头痛病史，偏头痛机制也是其合理解释，正如从未有过偏头痛的患者也可出现孤立的偏头痛先兆症状一样。良性复发性眩晕以女性居多支持这一假说。

急性发作患者的治疗可予以前庭抑制药。目前尚缺有关无偏头痛病史的良性复发性眩晕的预防性治疗的文献报道。

结论

通过流行病学研究，已经确定了偏头痛与前庭症状之间的关系。前庭疾病与偏头痛之间有着复杂的相互关系：①前庭性偏头痛被认为是由尚未确定的偏头痛发病机制引起的发作性前庭疾病；②良性阵发性位置性眩晕和梅尼埃病是流行病学上与偏头痛相关的前庭疾病；③偏头痛可被前庭刺激所诱发。在过去的三十年中，前庭性偏头痛已成为一种新的综合征，在头晕门诊诊断中可占到 10%。由于前庭性偏头痛症状与其他前庭疾病相似，因此对所有眩晕患者采集偏头痛病史是很有必要的。在患病初期，对前庭性偏头痛与梅尼埃病之间的诊断含糊不清确实存在疑问，但多数患者之后出现的耳蜗症状可区分这两种疾病。鉴于前庭性偏头痛的发病频率，偏头痛如何影响前庭系统需要更多的研究来探讨，也需要精心设计临床治疗试验。在国际头痛疾病分类里将前庭性偏头痛整合为偏头痛的一种亚型将有助于推进这些目标的完成。

参 考 文 献

[1] Neuhauser H, Leopold M, von Brevern M, Arnold G, Lempert T (2001). The interrelations of migraine, vertigo, and migrainous vertigo. Neurology, 56,436-41.

[2] Kayan A, Hood JD(1984). Neuro-otological manifestations of migraine. Brain,107,1123-42.

[3] Kuritzky A, Ziegler DK, Hassanein R(1981). Vertigo, motion sickness and migraine. Headache, 21, 227-31.

[4] Vuković V, Plavec D, Galinivic I, Lovrencic-Huzja A, Budisic M, Demarin V(2007). Prevalence of vertigo, dizziness, and migrainous vertigo in patients with migraine. Headache,47,1427-35.

[5] Cha YH, Santell LS, Baloh RW(2009). Association of benign recurrent vertigo and migraine in 208 patients. Cephalalgia,29,550-5.

[6] Lee H, Sohn SI, Jung DK, et al. (2002). Migraine and isolated recurrent vertigo of unknown cause. Neurol Res,24,663-5.

[7] Rassekh CH, Harker LA(1992). The prevalence of migraine in Ménière's disease. Laryngoscope,102, 135-8.

[8] Jensen R, Stovner LJ(2008). Epidemiology and co-morbidity of headache. Lancet Neurol,7,354-61.

[9] Neuhauser HK, von Brevern M, Radtke A, et al. (2005). Epidemiology of vestibular vertigo. A neurotologic survey of the general population. Neurology,65,898-904.

[10] Neuhauser HK, von Brevern M, Radtke A, Lempert T(2008). Population-basedepidemiological evidence for the link between dizziness and migraine. 25th Barany Society Meeting 2008, Kyoto, Abstract 177.

[11] Ishiyama A, Jacobson KM, Baloh RW(2000). Migraine and benign paroxysmal vertigo. Ann Otol Rhinol Laryngol,109,377-80.

[12] von Brevern M, Radtke A, Lezius F, Feldmann M, Lempert T, Neuhauser H(2007). Epidemiology of benign paroxysmal positional vertigo: a population based study. J Neurol Neurosurg Psychiatry, 78, 710-5.

[13] Radtke A, Lempert T, Gresty MA, Brookes GB, Bronstein AM, Neuhauser H(2002). Migraine and Ménière's disease. Is there a link? Neurology,59, 1700-4.

[14] Murdin L, Davies RA, Bronstein AM(2009). Vertigo as a migraine trigger. Neurology,7,638-42.

[15] Cass SP, Ankerstjerne JKP, Yetiser S, Furman J, Balaban C, Aydogan B(1997). Migraine-related vestibulopathy. Ann Otol Rhinol Laryngol,106,182-9.

[16] Radtke A, Neuhauser H, von Brevern M, Hottenrott T, Lempert T(2011). Vestibular migraine—validity of clinical diagnostic criteria. Cephalalgia, 31, 906-13.

[17] Neuhauser HK, Radtke A, von Brevern M, et al. (2006). Migrainous vertigo: prevalence and impact on quality of life. Neurology,67,1028-33.

[18] Dieterich M, Brandt T(1999). Episodic vertigo relat-

ed to migraine（90 cases）：vestibular migraine？J Neurol，246，883-92.

［19］ Bisdorff A，von Brevern M，Lempert T，Newman-Toker DE（2009）. Classification of vestibular symptoms：towards an international classification of vestibular disorders. J Vest Res，19，1-13.

［20］ von Brevern M，Zeise D，Neuhauser H，Clarke A，Lempert T（2005）. Acute migrainous vertigo：clinical and oculographic findings. Brain，128，365-74.

［21］ Polensek SH，Tusa RJ（2010）. Nystagmus during attacks of vestibular migraine：an aid in diagnosis. Audiol Neurootol，15，241-46.

［22］ von Brevern M，Radtke A，Clarke AH，Lempert T （2004）. Migrainous vertigo presenting as episodic positional vertigo. Neurology，62，469-72.

［23］ Cutrer FM，Baloh RW（1992）. Migraine-associated dizziness. Headache，32，300-4.

［24］ Furman JM，Marcus DA，Balaban CD（2003）. Migrainous vertigo：development of apathogenetic model and structured diagnostic interview. Curr Opin Neurol，16，5-13.

［25］ Koo JW，Balaban CD（2006）. Serotonin-induced plasma extravasation in the murine inner ear：possible mechanism of migraine-associated inner ear dysfunction. Cephalalgia，26，1310-19.

［26］ Marano E，Marcelli V，Di Stasio E，et al.（2005）. Trigeminal stimulation elicits a peripheral vestibular imbalance in migraine patients. Headache，45，325-31.

［27］ Kim JS，Yue Q，Jen JC，Nelson SF，Baloh RW（1998）. Familial migraine with vertigo：no mutation found in CACNA1A. Am J Med Gen，79，148-51.

［28］ von Brevern M，Ta N，Shankar A，et al.（2006）. Migrainous vertigo：mutation analysis of the candidate genes CACNA1A，ATP1A2，SCN1A，and CACNB4. Headache，46，1136-41.

［29］ Çelebisoy N，Gökçay F，Şirin H，Biçak N（2007）. Migrainous vertigo：clinical，oculographic and posturographic findings. Cephalalgia，28，72-7.

［30］ Teggi R，Colombo B，Bernasconi L，Bellini C，Comi G，Bussi M（2009）. Migrainous vertigo：results of caloric testing and stabilometric findings. Headache，49，435-44.

［31］ Vitkovic J，Paine M，Rance G（2008）. Neuro-otological findings in patients with migraine-and nonmigraine-related dizziness. Audiol Neurotol，13，113-22.

［32］ Dimitri PS，Wall C，Oas JG，Rauch SD（2001）. Application of multivariate statistics to vestibular testing：discrimination between Ménière's disease and migraine associated dizziness. J Vest Res，11，53-65.

［33］ Furman JM，Sparto PJ，Soso M，Marcus D（2005）. Vestibular function in migraine-related dizziness：a pilot study. J Vest Res，15，327-32.

［34］ Baier B，Dieterich M（2009）. Vestibular-evoked myogenic potentials in 'vestibular migraine' and Ménière's disease. A sign of electrophysiological link？Ann N Y Acad Sci，1164，324-7.

［35］ Maione A（2006）. Migraine-related vertigo：diagnostic criteria and prophylactic treatment. Laryngoscope，116，1782-6.

［36］ Battista RA（2004）. Audiometric findings of patients with migraine-associated dizziness. Otol Neurotol，25，987-92.

［37］ Brandt T（2004）. A chameleon among the episodic vertigo syndromes：'migrainous vertigo' or 'vestibular migraine'. Cephalalgia，24，81-2.

［38］ Brantberg K，Baloh RW（2011）. Similarity of vertigo attacks due to Meniere's disease and benign recurrent vertigo，both with and without migraine. Acta Otolaryngol，131，722-7.

［39］ Huppert D，Strupp M，Brandt T（2010）. Long-term course of Ménière's disease revisited. Acta Otolaryngol，130，644-651.

［40］ Cha YH，Kane KJ，Baloh RW（2007）. Familial clustering of migraine，episodic vertigo and Ménière's disease. Otol Neurotol，29，93-6.

［41］ Hietikko E，Kotimäki J，Kentala E，Klockars T，Sorri M，Männikkö M（2011）. Finnish familial Meniere disease is not linked to chromosome 12p12. 3，and anticipation and consegration with migraine are not common findings. Genet Med，13，415-20.

［42］ Jen J，Kim GW，Baloh RW（2004）. Clinical spectrum of episodic ataxia type 2. Neurology，62，17-22.

［43］ Jen JC，Graves TD，Hess EJ，Hanna MG，Griggs RC，Baloh RW and the CINCH investigators （2007）. Primary episodic ataxias：diagnosis，pathogenesis，and treatment. Brain，130，2484-493.

［44］ Breslau N，Schulz LR，Steward WF，Lipton RB，Lucia VC，Welch KM（2000）. Headache and major depression：is the association specific for migraine？Neurology，54，308-13.

[45] Breslau N, Schulz LR, Steward WF, Lipton RB, Welch KM(2001). Headache types and panic disorders: directionally and specificity. Neurology, 56, 350-54.

[46] Eckhardt-Henn A, Best C, Bense S, Breuer P, Diener G, Tschan R, Dieterich M (2008). Psychiatric comorbidity in different organic vertigo syndromes. J Neurol, 255, 420-8.

[47] Holroyd KA, Penzien DB(1990). Pharmacological versus non-pharmacological prophylaxis of recurrent migraine headaches: a meta-analytic review of clinical trials. Pain, 42, 1-13.

[48] Neuhauser H, Radtke A, von Brevern M, Lempert T (2003). Zolmitriptan for treatment of migrainous vertigo: a pilot randomized placebo-controlled trial. Neurology, 60, 882-3.

[49] Bikhazi P, Jackson C, Ruckenstein MJ(1997). Efficacy of antimigrainous therapy in the treatment of migraine-associated dizziness. Am J Otol, 18 (3), 350-4.

[50] Furman JM, Marcus DA, Balaban CD (2011). Rizatriptan reduces vestibular-induced motion sickness in migraineurs. J Headache Pain, 12, 81-88.

[51] Fotuhi M, Glaun B, Quan SY, Sofare T(2009). Vestibular migraine: a critical review of treatment trials. J Neurol, 256, 711-16.

[52] Baloh RW, Foster CA, Yue Q, Nelson SF (1996). Familial migraine with vertigo and essential tremor. Neurology, 46, 458-60.

[53] Whitney SL, Wrisley DM, Brown KE, Furman JM (2000). Physical therapy for migraine-related vestibulopathy and vestibular dysfunction with history of migraine. Laryngoscope, 110, 1528-34.

[54] Abu-Arafeh I, Russel G(1995). Paroxysmal vertigo as a migraine equivalent in children: a population-based study. Cephalalgia, 15, 22-5.

[55] Riina N, Ilmari P, Kentala E(2005). Vertigo and imbalance in children. A retrospective study in a Helsinki university otolaryngology clinic. Arch Otolaryngol Head Neck Surg, 131, 996-1000.

[56] Basser LS (1964). Benign paroxysmal vertigo of childhood. Brain, 87, 141-52.

[57] Krams B, Echenne B, Leydet J, Rivier F, Roubertie A(2011). Benign paroxysmal vertigo of childhood: long-term outcome. Cephalalgia, 31, 439-43.

[58] Leliever WC, Barber HO(1981). Recurrent vestibulopathy. Laryngoscope, 91, 1-6.

[59] van Leeuwen RB, Bruintjes TD (2010). Recurrent vestibulopathy: natural course and prognostic factors. J Laryngol Otol, 124, 19-22.

[60] Lee H, Jen JC, Wang H, et al. (2006). A genome-wide linkage scan of familial benign recurrent vertigo: linkage to 22q12 with evidence of heterogeneity. Hum Mol Gen, 15, 251-8.

[61] Slater R(1979). Benign recurrent vertigo. J Neurol Neurosurg Psychiatry, 42, 363-7.

[62] Kentala E, Pyykkö I(1997). Benign recurrent vertigo—true or artificial diagnosis? Acta Otolaryngol Suppl 529, 101-103.

[63] Baloh RW, Jen JC(2002). Genetics of familial episodic vertigo and ataxia. N Y Acad Sci, 956, 338-45.

[64] International Headache Society Classification Subcommittee (2004). International classification of headache disorders. 2nd edition. Cephalgia, 24(Suppl 1), 1-160.

第 22 章

梅尼埃病与其他发作性眩晕

原文作者：Yuri Agrawal and Lloyd B. Minor
DOI：10.1093/med/9780199608997.003.0022
中文翻译：李艺灵　董顺　**审校：**王恩彤　王海涛　申博　**终审：**金占国

引言

梅尼埃综合征是一类内耳疾病，其特征性表现是自发性眩晕、波动性低频感音神经性听力下降、耳闷胀感和耳鸣。当综合征是特发性的，不能归因于其他明确病因（如梅毒、免疫介导的内耳疾病、手术创伤）的被称作梅尼埃病。梅尼埃综合征的病程表现为"复发-缓解"模式，呈间歇性发作，早期发作终止后听力和前庭功能恢复至正常，但是随着病程的进展，听力和前庭功能逐渐下降，无法恢复至正常。

1861 年 Ménière 第一次对这一症候群进行了描述，考虑到听力与前庭症状同时出现，他提出其病变部位在内耳迷路。随后的研究也证实了他的假设，梅尼埃综合征患者死后颞骨解剖发现内耳迷路存在组织病理学异常。此外，还发现这些患者的迷路生理功能测试异常。

在本章中，我们将回顾梅尼埃病的临床和病理生理学特征，在眩晕和失衡的鉴别诊断中，这些特征可将梅尼埃病与其他疾病相鉴别。我们首先描述梅尼埃病的一些特征性的临床表现。然后，我们将概述梅尼埃病的主要病理假说"内淋巴积水"。内淋巴积水是目前我们理解梅尼埃病的生理学、影像学检查及临床治疗方案的基础。我们将通过温度试验、头脉冲试验和前庭肌源性诱发电位（VEMP）探讨梅尼埃病对前庭功能的影响。最后，我们将回顾梅尼埃病的治疗策略。

梅尼埃病：临床特征

研究显示，梅尼埃病的患病率在日本为 3.5/10 万、英国 157/10 万、美国 190/10 万、芬兰 513/10 万。发病年龄多在 40－60 岁，女性居多，女：男比例为（1.3～1.9）：1。梅尼埃病多为单侧受累，30% 的病例会累及对侧耳。目前梅尼埃病诊断在很大程度上属于临床诊断，缺乏特异性的实验室检查。美国耳鼻咽喉科-头颈外科学会（AAO-HNS）发表最常用的梅尼埃病的诊断指南，定义"确定的"梅尼埃病诊断标准如下：两次或两次以上的自发性眩晕发作，每次眩晕发作持续至少 20min；听力图至少记录一次听力下降；患耳伴有耳鸣或耳闷胀感；排除其他病因。AAO-HNS 以听力检查结果为标准建立了梅尼埃病分期，即 0.5、1、2 和 3kHz 4 个频率纯音测听的平均听阈 <25、26～40、41～70 和 >70dB 分别对应 1、2、3 和 4 期。

梅尼埃病的主要症状是反复眩晕发作（96.2%）、伴有耳鸣（91.1%）和同侧听力下降（87.7%）。梅尼埃病的临床病程存在很大差异，既可在眩晕发作后保持很长的间歇期，也可短期内反复发作眩晕。纵向研究表明，有 57% 的患者患病 2 年后其眩晕发作自行停止，有 71% 的患者患病 8.3 年后其眩晕发作自行停止。患者的典型听力学表现为波动性和渐进性低频感音神经性听力下降。随着病程进展（>10 年），听力曲线变为平坦型，听力下降稳定在平均纯音听阈 50dB，言语识别分数 50%。1%~2% 的患者表现为重度感音神经性聋。双侧听力严重下降的患者可行人工耳蜗植入术,但有趣的是,一些接受人工耳蜗植入的梅尼埃病患者仍会出现波动性听力下降的情况。健康质量量表评价结果显示,梅尼埃病对患者的生活质量具有显著的不利影响,梅尼埃病患者躯体和心理功能评分不佳,抑郁程度也有所增加。

内淋巴积水

长期以来,内淋巴积水被认为是梅尼埃病的病理基础。内淋巴液中钾离子的含量很高,内淋巴生成过多或吸收减少可导致内淋巴管膨胀。动物实验发现,手术切除内淋巴囊可再现梅尼埃病患者颞骨标本所见到的内淋巴积水的病理组织学发现,但这些动物似乎没有表现出与人类梅尼埃病相关的典型症状和体征。

典型的内淋巴积水通常累及迷路下部(包括球囊和耳蜗)。根据前庭窗膜向镫骨底板的扩张程度,球囊积水的程度可轻重不等。典型的耳蜗积水表现为前庭膜向前庭阶膨隆,耳蜗积水的程度也随耳蜗轴内中阶向前庭阶的凸出程度而变化。内淋巴积水也可累及迷路上部(椭圆囊和半规管),但变化往往不那么显著,且发生率较低。

有多种机制可以用来解释内淋巴积水发生的病理过程,进而导致梅尼埃病的自发性眩晕发作。目前公认的理论认为,内淋巴积水膨胀导致前庭膜膨胀破裂,经常可以在内耳迷路中观察到这一现象。前庭膜破裂使富含钾离子的内淋巴液漏到外淋巴间隙,使得毛细胞基底面及第Ⅷ脑神经末梢麻痹。最初可引起毛细胞兴奋,随后则可导致毛细胞的抑制,这使患者表现为变向性眼球震颤,并构成了发作性眩晕临床表现的基础。

听力和前庭功能的下降可能是由于听毛细胞和前庭毛细胞反复暴露于高钾的毒性外淋巴液中。研究发现,Ⅱ型毛细胞相对于Ⅰ型毛细胞的易感性更强,这种易感性支持慢性外淋巴液毒性导致神经感觉功能障碍的假说。前庭神经上皮由Ⅰ型和Ⅱ型毛细胞及支持细胞组成。两种毛细胞都有表皮盖板和静纤毛束,使在机械感觉信号传导中起作用。两种毛细胞可以根据其形态特征来区分:Ⅰ型毛细胞呈烧瓶状,有一个圆形细胞核,

细胞基底面由传入神经呈杯状包裹;Ⅱ型毛细胞为圆柱形,有椭圆形核,细胞与传入和传出神经的扣状神经末梢形成突触。由于Ⅱ型毛细胞基底面仅有稀疏的前庭神经末梢和很小的传入纤维终端覆盖,因此保护毛细胞抵抗外淋巴液中有害离子的作用较弱。在梅尼埃病中,对Ⅱ型毛细胞选择性减少的生理和功能上的含义仍知之甚少。

另一种假设是:内淋巴积水本身可能以一种阵发性形式发生,系由血管纹的分泌功能突然增加或内淋巴囊的自发性梗阻所引起。积水膨胀导致耳石器囊斑和半规管壶腹嵴毛细胞发生机械性偏转,从而使前庭毛细胞去极化,导致眩晕的发作。前庭器官神经感觉功能的长期改变可能是积水压力增高导致血管阻力增加、血流下降,形成慢性局部缺血性损伤的结果。

然而也有一些研究证据,对内淋巴积水在梅尼埃病的病理生理学中的作用产生了质疑。如前所述,存在内淋巴积水的动物模型并没有梅尼埃病的临床表现。此外,对颞骨标本和相关临床病史的双盲研究发现,所有生前曾被诊断为梅尼埃综合征的患者死后颞骨检查都显示有内淋巴积水的证据。然而,并非所有具有内淋巴积水病理学证据的个体都有与梅尼埃病相一致的临床病史。如果内淋巴积水是梅尼埃病发生的最重要的病理基础,那么梅尼埃病的临床表现与内淋巴积水之间的相关性应该是绝对的。

另外,越来越多的研究显示,内淋巴积水可能是导致梅尼埃病的一些其他病理过程的标志,如耳蜗内环境紊乱。新的证据表明,螺旋韧带的纤维细胞在维持耳蜗内环境稳态中起着至关重要的作用,这些细胞的失调似乎先于内淋巴积水发生。遗传学研究也可能加深对梅尼埃病病理基础的理解。研究表明,2%~14% 的病例具有家族遗传倾向,符合常染色体显性遗传模式。最新的全基因组联合研究发现,梅尼埃病患者一种钾离子转运体和一种蛋白质的多态性与高血压相关。自身免疫机制也可能发挥作用,因为特异的人类白细胞抗原如 Cw7 和梅尼埃病之间的关联性已被证实。分子遗传学研究有望帮我们探明梅尼埃病的真正病理学基础。

基于内淋巴积水是梅尼埃病病理生理学基础的这一假设,探索开展了各种电生理和影像学检

查为梅尼埃病的诊断提供支持性证据。耳蜗电图是测量耳蜗在反复声刺激时产生的电位。耳蜗反应通常包括耳蜗微音器电位（cochlear microphonic，CM）和总和电位（summating potential，SP），两者均代表耳蜗外毛细胞功能，同时包括复合动作电位（action potential，AP），该电位反映了听觉神经活动，与听性脑干反应电位的 Ⅰ 波相对应。在梅尼埃病患者，可观察到 SP 振幅变大，导致 SP/AP 比值增加（>0.4）。比值增加反映了内淋巴积水的程度，因为积水使基底膜水肿进入骨阶产生位移，导致其振动的正常不对称性增加。报告显示，SP/AP 比值的敏感度为 50%～70%，把 SP/AP 比值和 SP 振幅、AP 潜伏期和听力参数相结合可以增加检查敏感度。

内淋巴积水的影像学研究是对梅尼埃病诊断的一种新的尝试。通过静脉注射和鼓室内注射钆造影剂增强磁共振扫描可将活体内淋巴积水可视化，且在许多临床诊断为梅尼埃病的患者中得到验证。随着技术的不断进步，MRI 的检测能力也不断提高，通过 MRI 分辨内淋巴积水的能力也随之提高。但应注意的是，虽然对梅尼埃病进行了各种试验研究，但实际上仍缺乏一个诊断梅尼埃病的客观的金标准。

梅尼埃病的温度试验和头脉冲试验

温度试验和头脉冲试验都是半规管功能试验。在温度试验中，外耳道进行双温冷热灌注，使同侧水平半规管内的内淋巴液热胀冷缩产生流体动力学变化。水平半规管内的内淋巴液流动导致壶腹嵴的兴奋性或抑制性偏转（取决于内淋巴液流动的方向）。壶腹嵴运动会导致毛细胞的兴奋或抑制，并引起前庭神经传入放电率的相应变化，从而引发眼球运动（对应眼震的慢相），紧接着是快速矫正性扫视（对应眼震的快相）。对眼球震颤的最大慢相角速度进行双侧比较，用于计算是否存在单侧减弱或双侧不对称，温度试验中双侧不对称比>20% 通常被认为是单侧外周性前庭功能减退的指征。

头脉冲（或甩头）试验用于评估在三维层面上的角加速刺激诱发的前庭-眼反射（angular vestibulo-ocular reflex，AVOR）通路的结构及功能的完整性。当头部在不同的半规管平面进行高速

或高加速度的脉冲式旋转时，分别兴奋六个半规管中不同的半规管，同时记录头部和眼球运动。正常受试者能够在快速头部运动过程中保持视觉固定于目标，可得到接近 1.0 的增益值（计算其眼球速度与头部速度的比值）。

单侧梅尼埃病患者中有 42%～79% 的患侧耳温度试验反应显著减弱，在 6%～11% 的患者中双侧反应不对称性达 100%（即患侧耳无反应）。相比之下，梅尼埃病患者的 AVOR 异常现象要少见得多。一项对梅尼埃病患者的温度试验和头脉冲试验进行比较的研究发现，42% 的患者出现温度试验异常，而只有 13% 的患者出现 AVOR 异常，尽管头脉冲试验增益不对称与温度试验单侧减弱之间存在有显著的线性相关性（图 22.1）。

梅尼埃病的温度试验和头脉冲试验的结果提供了有价值的信息。首先，虽然温度试验结果异常，但 AVOR 增益正常，表明这些患者的半规管

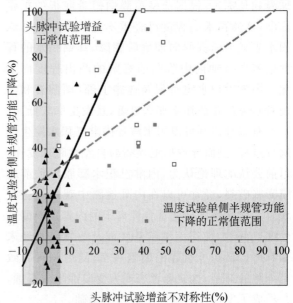

图 22.1 梅尼埃病患者头脉冲试验增益不对称性（HTT GA）所对应的温度试验单侧减弱（UW）形成的散点图（实心三角），并给出其回归曲线（实线）

为了比较，Schmid-Priscoveanu 等将急性前庭神经炎（空心长方形）和慢性前庭神经炎（实心长方形）患者的研究数据也分别给出了各自的散点图及其回归曲线（虚线）。阴影区域表示 HTT GA 正常值范围（-5.8%～+5.8%）和温度试验 UW 正常值范围（-20%～+20%）。经允许复制的图形。

功能在相当程度上有一定的保留。另外,虽然温度试验和头脉冲试验均是用来评价半规管的功能,但两种手段检测的频率不同。冷热刺激诱发内淋巴缓慢地流动,提供低频刺激前庭系统;相比之下,高速旋转甩头动作致内淋巴快速地流动,提供高频刺激前庭系统。梅尼埃病更易损害前庭器官处理低频信号的功能。值得注意的是,低频冷热刺激是一种非生理性的传入刺激,而高频甩头刺激频率接近于前庭器官生理刺激频率。因此,中枢适应机制可能只在生理性刺激条件下建立(头脉冲试验反应正常),而不适用于正常刺激频率范围外的输入(如冷热刺激异常)。

在一项对急性发作期和间歇期的半规管功能的研究中,发现温度试验和头脉冲试验有一种背离现象。研究发现,在早期单侧梅尼埃病患者中,间歇期内温度试验和 AVOR 增益均没有不对称性。在急性眩晕发作期间,这些患者表现为同侧温度试验反应减弱,而向同侧旋转的 VOR 增益增加。积水耳可能具有高频滤波器的功能,它抑制了对低频刺激的敏感性,而提高了对高频刺激的敏感性。

梅尼埃病的 VEMP 试验

前庭肌源性诱发电位可以检测耳石器功能。颈性 VEMP(cervical vestibular-evoked myogenic potentials,cVEMP))是经球囊介导发生的。在这一反射通路的传入过程中,球囊内声学敏感细胞对短纯音刺激敏感,并经前庭下神经向中枢传入电信号,将抑制性冲动传至同侧胸锁乳突肌,肌电图记录肌肉对声音传入刺激的反应,因而反映球囊的功能。典型的 cVEMP 试验可引出对宽频短声刺激和特定频率的短纯音刺激的反应。在正常受试者,短声刺激的引出率为98%,短纯音刺激的引出率为88%。

眼源性 VEMP(ocular VEMP,oVEMP)是一种较新的前庭诱发电位,它是通过气导声音刺激或骨导振动(bone-conducted vibrational,BCV)刺激产生的反应。刺激反应是交叉性的,兴奋对侧眼的下斜肌。一项研究发现,BCV 刺激所诱发的oVEMP 反应在前庭上神经炎患者消失,这表明振动诱发性 oVEMP 可用于判断椭圆囊功能。对耳石器功能和梅尼埃病的研究主要集中在

cVEMP;本节将对这些研究进行回顾。有关oVEMP 诊断应用的最新研究将在本节末进行讨论。

球囊功能正常的个体 cVEMP 具有频率调谐(敏感频率转变)特性,如当声刺激在特定敏感频率时,诱发 cVEMP 反应所需声阈值最低。球囊反射的敏感频率出现在 200～1000 Hz 频率范围内。频率调谐似乎既可以测试仪器的功能,也反映了球囊的共振特性(共振特性能在一定程度上能反映球囊的大小)。

鉴于梅尼埃病与耳蜗球囊积水有关,而cVEMP 反映了球囊功能,因此梅尼埃病患者的cVEMP 试验结果将会发生异常。事实上,51%～54% 的梅尼埃病患者对短声刺激的cVEMP 反应延迟或缺失,而之前讨论的正常反应率为 98%。另外,梅尼埃病患者的 cVEMP 显示频率调谐的变化,相比于正常受试者,梅尼埃病患者球囊反射的敏感频率似乎出现在更高的频率,跨越更宽的频率范围(图 22.2)。积水情况下的球囊共振特性的变化被认为是 cVEMP 试验异常的基础。

进一步证据表明,cVEMP 能反映梅尼埃病患者球囊功能障碍的程度,"程度-反应"关系的观

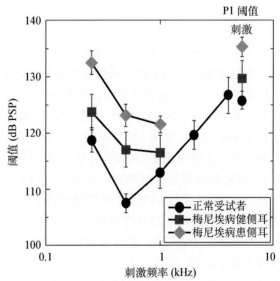

图22.2 正常受试者双耳(n=14)与单侧梅尼埃病患者(n=34)患侧耳和健侧耳短纯音和短声刺激产生的前庭肌源性诱发电位阈值(均值±标准差)

经允许复制的图形。

察可以提供依据。患有严重球囊功能障碍的患者出现跌倒发作——也被称作 Tumarkin 耳石危象，其 cVEMP 波形曲线呈现出钝化和频率偏移的特点。此外，27% 的单侧梅尼埃病患者其健侧耳的 cVEMP 反应异常；这些健侧耳的 cVEMP 波形曲线介于患侧耳和正常耳波形曲线之间。

cVEMP 检测是诊断梅尼埃病的一种有力工具，可以评价梅尼埃病球囊功能的受损情况。研究发现，判断梅尼埃病患侧的各种前庭检查方法中，采用 250Hz 短纯音刺激 cVEMP 试验可以正确判断 80% 病例的患侧，这项试验的准确性仅次于温度试验（正确判断率为 85%）。需要强调的是，这里温度试验中两耳间不对称值＞5% 被确定阳性（而不是传统的 20%～30%）。另一项研究发现，单侧梅尼埃病患者，患侧耳与健侧耳间 cVEMP 反应阈值的差异可以作为疾病严重程度的衡量标准。研究发现，两耳间 cVEMP 的振幅差异与 AAO-HNS 1995 临床指南给出的梅尼埃病分期之间显著相关。cVEMP 检测在评估梅尼埃病严重程度、预测双侧患病的可能性中表现出了广阔的应用前景。

新的证据表明，在梅尼埃病的诊断中 oVEMPs 对空气传导声音的敏感性与声诱发 cVEMPs 相似。气导声刺激所诱发的 oVEMP 和 cVEMP 都被认为是反映球囊功能的，仅有一项研究显示，与 cVEMP 相比，声诱发的 oVEMP 与一些梅尼埃病的耳蜗前庭功能检查方法上有着更高的相关性，这些方法包括温度试验和听力测试。同时也观察到梅尼埃病患者声刺激诱发 oVEMP 的频率调谐变化。利用 oVEMP 研究急性发作期和缓解期耳石器的功能变化，报告显示，在急性发作期，通过振动诱发 oVEMP 可检测到椭圆囊功能的增强，振动诱发 cVEMP 则检测到球囊功能的降低。耳石器功能特异性检查方法的出现可提高梅尼埃病的诊断，同时更好地阐释梅尼埃病的病理生理学机制。

治疗

鉴于梅尼埃病的病理基础仍不甚清楚，其治疗方法也有待阐明。目前治疗的主要目的是减轻症状，特别是眩晕症状。一线药物治疗方案包括限制盐摄入量和给予利尿药，减轻内淋巴积水。

倍他司汀为一种 H_1-组胺受体拮抗药，可增加内耳的血流量，该药已被证明可以减少眩晕发作的频率和严重程度。倍他司汀在欧洲被广泛用于梅尼埃病的治疗，但因该药的疗效尚缺少足够的证据，在美国的使用受到限制。在梅尼埃病的治疗中，越来越多的证据支持使用糖皮质激素，特别是鼓室内注射给药。一项大型回顾性研究发现，通过鼓室注射地塞米松治疗，患者的眩晕症状控制率达 91%，可使患者延缓或避免接受手术治疗。

10% 的病例通过药物治疗控制眩晕症状效果不理想。难治性梅尼埃病的治疗选择包括内淋巴囊减压手术和迷路的外科或化学切除。内淋巴囊手术可采用乳突入路内淋巴囊减压，内淋巴囊内可放置也可不放置内淋巴引流装置。研究表明，内淋巴分流手术在听力保存和眩晕控制方面效果较好，但近来一项 meta 分析发现，没有足够的证据支持该术式较安慰对照组更为有效。通过颅中窝或颅后窝手术入路选择性前庭神经切断术可使 90% 以上的患者的眩晕症状得到缓解，但需考虑到这些术式可能带来一些潜在的并发症，包括听力下降、面瘫、脑脊液漏、言语障碍（颅中窝手术入路致颞叶退化）和头痛（见于颅后窝手术入路）。迷路切除术可获得良好的眩晕控制率，但手术会造成听力丧失。一项新的研究领域，利用人工耳蜗植入技术，一种可在急性发作期间释放稳定电信号以抑制眩晕症状的植入装置，通过使用此类前庭神经刺激器来治疗梅尼埃病，该研究已在动物模型中进行了测试，未来可能会应用于人类。正在研发的多通道人工前庭也可能被用于双侧梅尼埃病患者和双侧前庭功能低下的患者。

外周前庭器官切除手术逐渐被鼓室内注射庆大霉素所替代。庆大霉素是一种具有选择性前庭毒性的氨基糖苷类抗生素，前庭神经上皮的 I 型毛细胞对其具有易感性。已显示采用低剂量鼓室内注射庆大霉素可使眩晕控制率达 70%～90%，且仅有 17% 的病例出现相关的听力下降。一项研究检测了梅尼埃病患者在鼓室内注射庆大霉素前后的 AVOR 增益值，结果是注射前后增益值接近一致，但大多数患者的温度试验反应降低。图 22.3 显示了一位 38 岁女性梅尼埃病患者在鼓室内注射庆大霉素之前头动速度（浅灰色虚线）和眼动速度（深灰和黑色线）曲线，该患者有 3 年的发作性眩晕、右耳波动性感音性神经性听力下降及耳鸣的病史。温度试验显示右侧反应减弱 23%。每条曲线都显示了刺激指定半规管的头脉冲试验的头动和眼动速度,同侧脉冲刺激患侧耳,对侧脉冲刺激健侧耳。图 22.4 显示了同一女性患者在

右耳接受单次鼓室内注射庆大霉素 49d 后其头动和眼动速度变化曲线。患者称治疗后没有再出现眩晕症状。温度试验显示患者右侧温度试验反应减弱 92%,AVOR 数据显示向同侧旋转增益明显减小。

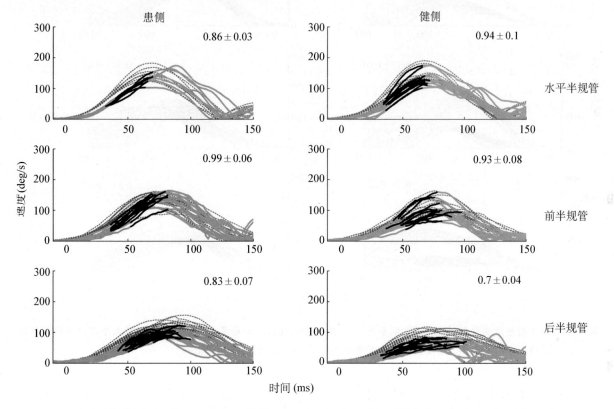

图 22.3 一例梅尼埃病患者在鼓室内注射庆大霉素前的头脉冲试验反应。图中分别显示了每个半规管在沿其兴奋方向旋转时的头动速度(浅灰色虚线)和眼动速度(深灰和黑色线)变化曲线

　　图中所示曲线来自每个半规管 8～12 次重复刺激的数据。将头动潜伏期减去,直接比较刺激与反应。增益区间(头动速度峰值之前的 30ms)每一眼动速度曲线以黑色显示,这一分析区间前后的眼动速度以深灰色显示。在分析区间内的每一个时间点,计算其增益值即眼动速度/头动速度比值。每个重复刺激的反应增益被定义为分析区间内的最大增益值。在图中每个右上角都给出了反应增益值(所有重复刺激的平均值±标准差)数据。经允许复制的图形。

　　研究提示,随着前庭功能被化学物质永久性破坏,眩晕症状得以控制:即在鼓室内注射庆大霉素后其 AVOR 增益持续下降和温度试验反应减弱加重的患者显示治疗后眩晕症状发作减少,且需要重复治疗的可能性较小。然而,半规管功能的丧失与症状控制之间的相关性并不是绝对的。这可能是梅尼埃病的自然病程——典型的高自发缓解率——可能模糊了前庭功能降低和眩晕症状缓解之间的相关性;或者复发性眩晕患者可能在一定程度上反映了耳石器的功能,这通过温度试

验或头脉冲试验是不能得到的。

前半规管裂综合征和前庭阵发症

　　还有其他前庭疾病可表现出与梅尼埃病类似的症状,需鉴别诊断。在这里讨论前半规管裂综合征(superior semicircular canal dehiscence syndrome,SCDS)和前庭阵发症;也可查阅前庭性偏头痛(第 21 章)、血管性疾病(第 23 章)和复发性 BPPV(第 9 章)等相关章节。在 1998 年,Minor 等描述了前半规管的骨裂会导致一种伴有前庭和

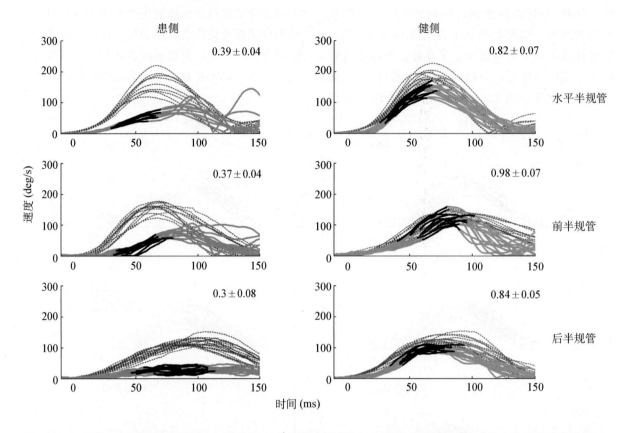

图 22.4　一个梅尼埃病患者(同图 22.3 中患者)于单次鼓室内注射庆大霉素 49d 后分别针对其六个半规管的头脉冲试验反应检测结果。速度曲线和增益值描述同图 22.3(经允许复制的图形)

听觉功能障碍的临床综合征。这些患者可能出现一种 Tulliio 现象(即强声诱发的眼球运动)或 Hennebert 征(即外耳道加压诱发的眼球运动)。患者可表现为慢性失衡症状,听觉表现包括自听增强和搏动性耳鸣。

前半规管裂是在内耳产生一个"第三窗",病理生理学机制与这个"第三窗"有关,通过该窗前半规管对声、压力刺激产生反应。声音、压力刺激所诱发的眼球运动与患耳前半规管在同一平面上,这一点对于理解前半规管是产生的这些异常情况的原因至关重要。SCDS 患者的典型表现包括:听力曲线存在有气-骨导差,伴骨导听阈低于正常("传导性听觉过敏"),患侧耳颈源性和眼源性 VEMP 反应阈降低。高分辨率颞骨 CT 扫描显示前半规管存在骨裂时,SCDS 诊断得以确立(图 22.5)。

有症状患者的治疗包括通过颅中窝入路对 SCD 进行手术修补,也可以采用经乳突入路的方

法。前半规管裂可使用筋膜和骨进行填塞从而封闭半规管内腔,颅中窝面骨板可以用骨水泥覆盖。填塞前半规管后可消除症状,气-骨导差缩小,VEMP 反应正常。

前庭阵发症是一种发作性眩晕综合征,其眩晕发作与第Ⅷ对脑神经的神经血管受压,导致神经脱髓鞘和动作电位的假性突触传递有关。最近的研究确立了明确的和可能的前庭阵发症诊断标准。明确的前庭阵发症:①至少 5 次眩晕发作,每次持续数秒至数分钟;②其发作与特异的诱发因素有关(如头部转动);③眩晕发作时伴有耳鸣、听力下降、耳胀满感或步态不稳;④须满足某些客观标准,包括 MRI(CISS 序列)显示有神经血管受压,通过眼震电图记录到过度换气诱发的眼震,反复、多次眼震电图检查提示前庭功能障碍进行性加重或对抗癫痫药物治疗有效;⑤其症状不能由另一种疾病来解释。可能的前庭阵发症:至少 5 次眩晕发作并符合上述标准①,且至少满足上述

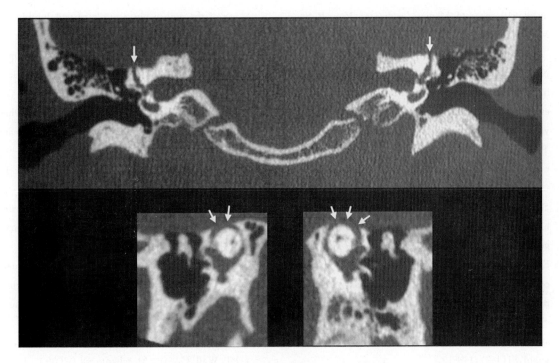

图 22.5　双侧前半规管裂患者的 CT 扫描
上图为冠状位影像,下图左和下图右分别为右侧和左侧前半规管平面重组后影像。

标准②-⑤中的 3 项。前庭阵发症的治疗通常包括抗癫痫药物(如卡马西平),也可采用手术治疗,其中 80%～85% 的患者通过血管减压术可有效地减少症状并改善其生活质量。

总结

在 150 年前,Ménière 首先描述了由发作性眩晕、波动性听力下降、耳闷胀感和耳鸣症状构成的这一综合征。尽管该病可伴有严重失能和生活质量下降,但对该病的病理生理学基础尚缺少明确的认识,也缺少治愈性手段。幸运的是,在很多方面都取得了进展,特别是梅尼埃病分子遗传学研究、内淋巴积水的增强影像、对梅尼埃病的耳石功能障碍的进一步了解、耳石器相关检查的应用及包括鼓室内注射庆大霉素、前庭刺激器和人工耳蜗植入在内的治疗方法的发展和改进。希望在不远的将来,我们会有更加明确的诊断与治疗方法。

参 考 文 献

[1] Paparella MM, Sajjadi H(1987). Endolymphatic sac enhancement. Principles of diagnosis and treatment. Am J Otol, 8(4), 294-300.

[2] Minor LB, Schessel DA, Carey JP(2004). Meniere's disease. Curr Opin Neurol, 17(1), 9-16.

[3] Ménière P(1861). Sur une forme de surdite grave dependant d'une lesion de l'oreille interne. Gaz Med de Paris, 16, 29.

[4] Nakae K, Nitta H, Hattori Y, et al. (1980). The prevalence of Ménière's disease in Japan(in Japanese). Prac Otol(Kyoto), 73, 1023-29.

[5] Cawthorne T, Hewlett AB(1954). Ménière's disease. Proc R Soc Med, 47(8), 663-70.

[6] Harris JP, Alexander TH(2010). Current-day prevalence of Meniere's syndrome. Audiol Neurootol, 15(5), 318-22.

[7] Havia M, Kentala E, Pyykko I(2005). Prevalence of Meniere's disease in general population of Southern Finland. Otolaryngol Head Neck Surg, 133(5), 762-8.

[8] Shojaku H, Watanabe Y, Fujisaka M, et al. (2005). Epidemiologic characteristics of definite Meniere's disease in Japan. A long-term survey of Toyama and Niigata prefectures. ORL J Otorhinolaryngol Relat Spec, 67(5), 305-9.

[9] Thomas K, Harrison MS(1971). Long-term follow

up of 610 cases of Meniere's disease. Proc R Soc Med,64(8),853-7.

[10] American Academy of Otolaryngology-Head and Neck Foundation,Inc. (1995). Committee on Hearing and Equilibrium guidelines for the diagnosis and evaluation of therapy in Meniere's disease. Otolaryngol Head Neck Surg,113(3),181-5.

[11] Paparella MM, Mancini F(1985). Vestibular Meniere's disease. Otolaryngol Head Neck Surg, 93 (2),148-51.

[12] Silverstein H,Smouha E,Jones R(1989). Natural history vs. surgery for Meniere's disease. Otolaryngol Head Neck Surg,100(1),6-16.

[13] Friberg U,Stahle J,Svedberg A(1984). The natural course of Meniere's disease. Acta Otolaryngol Suppl,406,72-7.

[14] Stahle J(1976). Advanced Meniere's disease. A study of 356 severely disabled patients. Acta Otolaryngol,81(1-2),113-19.

[15] Lustig LR,Yeagle J,Niparko JK,Minor LB(2003). Cochlear implantation in patients with bilateral Meniere's syndrome. Otol Neurotol,24(3),397-403.

[16] Anderson JP,Harris JP(2001). Impact of Meniere's disease on quality of life. Otol Neurotol, 22 (6), 888-94.

[17] Hallpike CS,Cairns H(1938). Observations on the pathology of Meniere's syndrome. J Laryngol Otol, 53,625-55.

[18] Schuknecht HF,Igarashi M(1986). Pathophysiology of Meniere's disease. In Pfaltz CR(Ed)Controversial aspects of Meniere's disease,pp. 46-54. New York: Georg Thieme Verlag Stuttgart.

[19] Anatoli-Candela F(1976). The histopathology of Meniere's disease. Acta Otolaryngol Suppl (Stockh),340,5-42.

[20] Paparella MM(1985). The cause(multifactorial inheritance) and pathogenesis(endolymphatic malabsorption) of Meniere's disease and its symptoms (mechanical and chemical). Acta Otolaryngol,99(3-4),445-51.

[21] Fukuda S,Keithley EM,Harris JP(1988). The development of endolymphatic hydrops following CMV inoculation of the endolymphatic sac. Laryngoscope,98(4),439-43.

[22] Kimura RS(1967). Experimental blockage of the endolymphatic duct and sac and its effect on the inner

ear of the guinea pig:a study of endolymphatic hydrops. Ann Otol Rhinol Laryngol,76,664-87.

[23] Schuknecht HF(1986). Endolymphatic hydrops:can it be controlled? Ann Otol Rhinol Laryngol,95(1 Pt 1),36-9.

[24] Horner KC(1993). Review:morphological changes associated with endolymphatic hydrops. Scanning Microsc,7(1),223-38.

[25] Schuknecht HF(1974). Pathology of the ear. Cambridge,MA:Harvard University.

[26] Schuknecht HF(1963). Meniere's disease:a correlation of symptomatology and pathology. Laryngoscope,73,651-65.

[27] Thomsen J,Bretlau P(1986). General conclusions. In Pfaltz CR(Ed)Controversial aspects of Meniere's disease,pp. 120-36. New York:Georg Thieme Verlag Stuttgart.

[28] Tsuji K,Velazquez-Villasenor L,Rauch SD,Glynn RJ,Wall C,3rd,Merchant SN(2000). Temporal bone studies of the human peripheral vestibular system. Meniere's disease. Ann Otol Rhinol Laryngol Suppl,181,26-31.

[29] Merchant SN,Velazquez-Villasenor L,Tsuji K, Glynn RJ,Wall C,3rd,Rauch SD(2000). Temporal bone studies of the human peripheral vestibular system. Normative vestibular hair cell data. Ann Otol Rhinol Laryngol Suppl,181,3-13.

[30] Honrubia V(1999). Pathophysiology of Meniere's disease:Vestibular system. In Harris JP(Ed) Ménière's Disease,pp. 231-60. The Hague:Kugler Publications.

[31] Nakashima T,Ito A(1981). Effect of increased perilymphatic pressure on endocochlear potential. Ann Otol Rhinol Laryngol,90(3 Pt 1),264-6.

[32] Andrews JC,Honrubia V(1988). Vestibular function in experimental endolymphatic hydrops. Laryngoscope,98(5),479-85.

[33] Rauch SD,Merchant SN,Thedinger BA(1989). Meniere's syndrome and endolymphatic hydrops. Double-blind temporal bone study. Ann Otol Rhinol Laryngol,98(11),873-83.

[34] Merchant SN,Adams JC,Nadol JB,Jr(2005). Pathophysiology of Meniere's syndrome:are symptoms caused by endolymphatic hydrops? Otol Neurotol,26(1),74-81.

[35] Shinomori Y,Kimura RS,Adams JC(2001). Chan-

ges in immunostaining for Na^+ , K^+ , $2Cl^-$ cotransporter 1, taurine and c-Jun N-terminal kinase in experimentally induced endolymphatic hydrops. ARO Abstr, 24, 134.

[36] Birgerson L, Gustavson KH, Stahle J(1987). Familial Meniere's disease: a genetic investigation. Am J Otol, 8(4), 323-6.

[37] Morrison AW, Bailey ME, Morrison GA(2009). Familial Meniere's disease: clinical and genetic aspects. J Laryngol Otol, 123(1), 29-37.

[38] Vrabec JT (2010). Genetic investigations of Meniere's disease. Otolaryngol Clin North Am, 43(5), 1121-32.

[39] Xenellis J, Morrison AW, McClowskey D, Festenstein H(1986). HLA antigens in the pathogenesis of Meniere's disease. J Laryngol Otol, 100(1), 21-4.

[40] Adams ME, Heidenreich KD, Kileny PR(2010). Audiovestibular testing in patients with Meniere's disease. Otolaryngol Clin North Am, 43(5), 995-1009.

[41] Claes GM, De Valck CF, Van de Heyning P, Wuyts FL(2011). The Meniere's Disease Index: An objective correlate of Meniere's disease, based on audiometric and electrocochleographic Data. Otol Neurotol, 32, 887-92.

[42] Nakashima T, Naganawa S, Pyykko I, et al. (2009). Grading of endolymphatic hydrops using magnetic resonance imaging. Acta Otolaryngol Suppl, 560, 5-8.

[43] Proctor L, Dix R, Hughes D, Rentea R(1975). Stimulation of the vestibular receptor by means of step temperature changes during continuous aural irrigation. Acta Otolaryngol, 79(5-6), 425-35.

[44] Aw ST, Haslwanter T, Halmagyi GM, Curthoys IS, Yavor RA, Todd MJ(1996). Three-dimensional vector analysis of the human vestibuloocular reflex in response to high-acceleration head rotations. I. Responses in normal subjects. J Neurophysiol, 76(6), 4009-20.

[45] Stahle J, Klockhoff I(1986). Diagnostic procedures, differential diagnosis and general conclusions. In Pfaltz CR(Ed)Controversial aspects of Ménière's disease, pp. 71-86. New York: Georg Thieme Verlag Stuttgart.

[46] Park HJ, Migliaccio AA, Della Santina CC, Minor LB, Carey JP(2005). Search-coil head-thrust and caloric tests in Meniere's disease. Acta Otolaryngol,

125(8), 852-7.

[47] Black FO, Kitch R(1980). A review of vestibular test results in Meniere's disease. Otolaryngol Clin North Am, 13(4), 631-42.

[48] Oosterveld WJ(1980). Meniere's disease, signs and symptoms. J Laryngol Otol, 94(8), 885-92.

[49] Martin E, Perez N(2003). Hearing loss after intratympanic gentamicin therapy for unilateral Meniere's disease. Otol Neurotol, 24(5), 800-6.

[50] Enander A, Stahle J(1969). Hearing loss and caloric response in Meniere's disease. A comparative study. Acta Otolaryngol, 67(1), 57-68.

[51] Hone SW, Nedzelski J, Chen J(2000). Does intratympanic gentamicin treatment for Meniere's disease cause complete vestibular ablation? J Otolaryngol, 29(2), 83-7.

[52] Carey JP, Minor LB, Peng GC, Della Santina CC, Cremer PD, Haslwanter T(2002). Changes in the three-dimensional angular vestibulo-ocular reflex following intratympanic gentamicin for Meniere's disease. J Assoc Res Otolaryngol, 3(4), 430-43.

[53] Maire R, van Melle G(2008). Vestibulo-ocular reflex characteristics in patients with unilateral Meniere's disease. Otol Neurotol, 29(5), 693-8.

[54] McCue MP, Guinan JJ, Jr(1994). Acoustically responsive fibers in the vestibular nerve of the cat. J Neurosci, 14(10), 6058-70.

[55] Colebatch JG, Halmagyi GM(1992). Vestibular evoked potentials in human neck muscles before and after unilateral vestibular deafferentation. Neurology, 42(8), 1635-6.

[56] Cheng PW, Huang TW, Young YH(2003). The influence of clicks versus short tone bursts on the vestibular evoked myogenic potentials. Ear Hear, 24(3), 195-7.

[57] Iwasaki S, Chihara Y, Smulders YE, et al. (2009). The role of the superior vestibular nerve in generating ocular vestibular-evoked myogenic potentials to bone conducted vibration at Fz. Clin Neurophysiol, 120(3), 588-93.

[58] Cheng PW, Murofushi T(2001). The effects of plateau time on vestibular-evoked myogenic potentials triggered by tone bursts. Acta Otolaryngol, 121(8), 935-8.

[59] Todd NP, Cody FW, Banks JR(2000). A saccular origin of frequency tuning in myogenic vestibular e-

voked potentials?:implications for human responses to loud sounds. Hear Res,141(1-2),180-8.

[60] Welgampola MS,Colebatch JG(2001). Characteristics of tone burst-evoked myogenic potentials in the sternocleidomastoid muscles. Otol Neurotol,22(6), 796-802.

[61] de Waele C,Huy PT,Diard JP,Freyss G,Vidal PP (1999). Saccular dysfunction in Meniere's disease. Am J Otol,20(2),223-32.

[62] Murofushi T,Shimizu K,Takegoshi H,Cheng PW (2001). Diagnostic value of prolonged latencies in the vestibular evoked myogenic potential. Arch Otolaryngol Head Neck Surg,127(9),1069-72.

[63] Rauch SD,Zhou G,Kujawa SG,Guinan JJ,Herrmann BS(2004). Vestibular evoked myogenic potentials show altered tuning in patients with Meniere's disease. Otol Neurotol,25(3),333-8.

[64] Tumarkin A(1936). The otolithic catastrophe:a new syndrome. BMJ,2,175-7.

[65] Baloh RW,Jacobson K,Winder T(1990). Drop attacks with Meniere's syndrome. Ann Neurol, 28 (3),384-7.

[66] Timmer FC,Zhou G,Guinan JJ,Kujawa SG,Herrmann BS,Rauch SD(2006). Vestibular evoked myogenic potential(VEMP)in patients with Meniere's disease with drop attacks. Laryngoscope, 116 (5), 776-9.

[67] Lin MY,Timmer FC,Oriel BS,et al. (2006). Vestibular evoked myogenic potentials(VEMP)can detect asymptomatic saccular hydrops. Laryngoscope, 116(6),987-92.

[68] Rauch SD,Silveira MB,Zhou G,et al. (2004). Vestibular evoked myogenic potentials versus vestibular test battery in patients with Meniere's disease. Otol Neurotol,25(6),981-6.

[69] Young YH,Huang TW,Cheng PW(2003). Assessing the stage of Meniere's disease using vestibular evoked myogenic potentials. Arch Otolaryngol Head Neck Surg,129(8),815-18.

[70] Taylor RL,Wijewardene AA,Gibson WP,Black DA,Halmagyi GM,Welgampola MS(2011). The vestibular evoked-potential profile of Meniere's disease. Clin Neurophysiol,122,1256-63.

[71] Winters SM,Berg IT,Grolman W,Klis SF(2012). Ocular vestibular evoked myogenic potentials:Frequency tuning to air-conducted acoustic stimuli in

healthy subjects and Meniere's disease. Audiol Neurootol,17(1),12-19.

[72] Manzari L,Tedesco AR,Burgess AM,Curthoys IS (2010). Ocular and cervical vestibular-evoked myogenic potentials to bone conducted vibration in Meniere's disease during quiescence vs during acute attacks. Clin Neurophysiol,121(7),1092-101.

[73] James AL,Burton MJ(2001). Betahistine for Meniere's disease or syndrome. Cochrane Database Syst Rev,1,CD001873.

[74] Boleas-Aguirre MS,Lin FR,Della Santina CC,Minor LB,Carey JP(2008). Longitudinal results with intratympanic dexamethasone in the treatment of Meniere's disease. Otol Neurotol,29(1),33-8.

[75] Glasscock ME,3rd,Gulya AJ,Pensak ML,Black JN,Jr(1984). Medical and surgical management of Meniere's disease. Am J Otol,5(6),536-42.

[76] Derebery MJ,Fisher LM,Berliner K,Chung J,Green K2010. Outcomes of endolymphatic shunt surgery for Meniere's disease:comparison with intratympanic gentamicin on vertigo control and hearing loss. Otol Neurotol,31(4),649-55.

[77] Pullens B,Giard JL,Verschuur HP,van Benthem PP(2010). Surgery for Meniere's disease. Cochrane Database Syst Rev,1,CD005395.

[78] Rubinstein JT,Nie K,Bierer S,Ling L,Phillips JO (2010). Signal processing for a vestibular neurostimulator. Conf Proc IEEE Eng Med Biol Soc,6247.

[79] Davidovics NS,Fridman GY,Chiang B,Della Santina CC(2011). Effects of biphasic current pulse frequency,amplitude,duration,and interphase gap on eye movement responses to prosthetic electrical stimulation of the vestibular nerve. IEEE Trans Neural Syst Rehabil Eng,19(1),84-94.

[80] Lyford-Pike S,Vogelheim C,Chu E,Della Santina CC,Carey JP(2007). Gentamicin is primarily localized in vestibular type I hair cells after intratympanic administration. J Assoc Res Otolaryngol, 8 (4),497-508.

[81] Chia SH,Gamst AC,Anderson JP,Harris JP (2004). Intratympanic gentamicin therapy for Meniere's disease:a meta-analysis. Otol Neurotol,25 (4),544-52.

[82] Wu IC,Minor LB(2003). Long-term hearing outcome in patients receiving intratympanic gentamicin for Meniere's disease. Laryngoscope, 113 (5),

815-20.

[83] Lin FR, Migliaccio AA, Haslwanter T, Minor LB, Carey JP (2005). Angular vestibulo-ocular reflex gains correlate with vertigo control after intratympanic gentamicin treatment for Meniere's disease. Ann Otol Rhinol Laryngol, 114(10), 777-85.

[84] Nguyen KD, Minor LB, Della Santina CC, Carey JP (2009). Vestibular function and vertigo control after intratympanic gentamicin for Meniere's disease. Audiol Neurootol, 14(6), 361-72.

[85] Schmid-Priscoveanu A, Bohmer A, Obzina H, Straumann D(2001). Caloric and search-coil head-impulse testing in patients after vestibular neuritis. J Assoc Res Otolaryngol, 2(1), 72-8.

[86] Minor LB, Solomon D, Zinreich JS, Zee DS(1998). Sound-and/or pressure-induced vertigo due to bone dehiscence of the superior semicircular canal. Arch Otolaryngol Head Neck Surg, 124(3), 249-58.

[87] Cremer PD, Minor LB, Carey JP, Della Santina CC (2000). Eye movements in patients with superior canal dehiscence syndrome align with the abnormal canal. Neurology, 55(12), 1833-41.

[88] Minor LB, Carey JP, Cremer PD, Lustig LR, Streubel SO, Ruckenstein MJ(2003). Dehiscence of bone overlying the superior canal as a cause of apparent conductive hearing loss. Otol Neurotol, 24 (2), 270-8.

[89] Mikulec AA, McKenna MJ, Ramsey MJ, et al. (2004). Superior semicircular canal dehiscence presenting as conductive hearing loss without vertigo. Otol Neurotol, 25(2), 121-9.

[90] Brantberg K, Bergenius J, Tribukait A(1999). Vestibular-evoked myogenic potentials in patients with dehiscence of the superior semicircular canal. Acta Otolaryngol, 119(6), 633-40.

[91] Streubel SO, Cremer PD, Carey JP, Weg N, Minor LB(2001). Vestibular-evoked myogenic potentials in the diagnosis of superior canal dehiscence syndrome. Acta Otolaryngol Suppl, 545, 41-9.

[92] Deschenes GR, Hsu DP, Megerian CA(2009). Outpatient repair of superior semicircular canal dehiscence via the transmastoid approach. Laryngoscope, 119(9), 1765-69.

[93] Welgampola MS, Myrie OA, Minor LB, Carey JP (2008). Vestibular-evoked myogenic potential thresholds normalize on plugging superior canal dehiscence. Neurology, 70(6), 464-72.

[94] Limb CJ, Carey JP, Srireddy S, Minor LB(2006). Auditory function in patients with surgically treated superior semicircular canal dehiscence. Otol Neurotol, 27(7), 969-80.

[95] Brandt T, Dieterich M(1994). Vestibular paroxysmia: vascular compression of the eighth nerve? Lancet, 343(8900), 798-9.

[96] Hufner K, Barresi D, Glaser M, et al. (2008). Vestibular paroxysmia: diagnostic features and medical treatment. Neurology, 71(13), 1006-14.

[97] Brackmann DE, Kesser BW, Day JD(2001). Microvascular decompression of the vestibulocochlear nerve for disabling positional vertigo: the House Ear Clinic experience. Otol Neurotol, 22(6), 882-7.

[98] Moller MB, Moller AR, Jannetta PJ, Jho HD, Sekhar LN (1993). Microvascular decompression of the eighth nerve in patients with disabling positional vertigo: selection criteria and operative results in 207 patients. Acta neurochirurgica, 125(1-4), 75-82.

第23章

后循环卒中与前庭综合征

原文作者：Ji Soo Kim and Hyung Lee
DOI：10.1093/med/9780199608997.003.0023
中文翻译：秦文静　方毅　**审校**：徐梦怡　熊巍　**终审**：孙葳　常丽英

引言

约 20% 的脑缺血事件累及后循环（椎-基底动脉）区域供应的组织。后循环卒中可能是致命性的，有些类型死亡率很高。眩晕/头晕被认为是后循环卒中最常见的症状，发作性眩晕常在后循环缺血的患者中出现。当同时出现其他症状和体征时，诊断往往显而易见；但头晕/眩晕也可以孤立出现：不伴有其他后循环缺血的症状，也没有脑干和（或）小脑梗死的持续性症状和体征。当眩晕孤立出现时，很难与内耳的良性疾病相鉴别。脑干或小脑的卒中除了引起眩晕外，还可以引起孤立的或复合性眼球运动障碍。我们总结了后循环卒中相关性急性前庭综合征的临床症状和体征。

血管源性孤立性发作性眩晕

椎-基底动脉的短暂缺血（又称椎-基底动脉供血不足），是老年患者发作性眩晕的常见病因。眩晕通常伴有其他神经系统的症状或体征，多起病突然，通常持续数分钟。早期的报道强调，当孤立性眩晕持续超过数周时，则很少是由于血管性事件所导致的。然而，近期的研究报道了不同的结果。Grad 和 Baloh 报道了由椎-基底动脉供血不足所致的眩晕患者中，62% 的患者有至少一次的孤立性眩晕发作，19% 的患者眩晕是首发症状。此外，26% 的患者有冷热试验显示半规管麻

痹，说明包括内耳或前庭神经在内的前庭周围系统受到了永久性损伤。随后的研究也报道了类似的结果：在 29 例椎-基底动脉供血不足的患者中，21% 的患者仅表现为持续至少 4 周的发作性眩晕。Cho 和 Hyung 最近报道了 3 例小脑前下动脉（anterior inferior cerebellar artery，AICA）梗死的患者，在梗死前的 1～10 天里，患者经历了孤立性发作的反复眩晕、波动性听力损失和（或）耳鸣（类似于梅尼埃病）。所有这些资料均提示，伴或不伴听觉症状的孤立性发作性眩晕可以作为椎-基底动脉系统短暂性缺血的唯一表现。当基底动脉近端或中段狭窄（可能接近 AICA 起源）或者在磁共振血管成像（magnetic resonance angiography，MRA）上椎-基底动脉呈广泛慢速血流时，尤其会出现孤立性眩晕。然而，目前尚不清楚孤立性发作性眩晕是源于大脑还是内耳。当前庭周围迷路短暂缺血出现孤立性眩晕时，前庭迷路的上部可能选择性地对缺血易损，可能是由于前庭前动脉（anterior vestibular artery，AVA）的管径小和侧支循环少。AVA 梗死的患者可能随后出现良性发作性位置性眩晕的典型发作，这是因为椭圆囊斑缺血坏死、耳石脱落进入后半规管。由于后半规管血供来自前庭后动脉，它是耳蜗总动脉的一个分支，在 AVA 梗死时后半规管可以不受累。尽管孤立性发作性眩晕可作为椎-基底动脉供血不足的一个症状，但不伴有其他症状的、长期的（>6 个月）复

发性眩晕几乎不会是由于椎-基底动脉病变所致。

脑干卒中

延髓卒中

延髓背外侧梗死（Wallenberg 综合征）

延髓背外侧梗死（Wallenberg 综合征）常常累及前庭神经下核和内侧核，通常表现为恶心/呕吐、眩晕和失衡。常见的体征包括同侧 Horner 综合征、同侧面部和对侧躯干及肢体的痛觉和温度觉减退、吞咽困难、共济失调和声音嘶哑。延髓外侧梗死（lateral medullary infarction，LMI）通常是由邻近小脑后下动脉（posterior inferior cerebellar artery，PICA）起始处的同侧椎动脉血栓形成引起。对于年轻患者，尤其是有头部外伤或颈部按摩病史，或伴有后颈部疼痛，或枕部头痛，应该考虑到远端椎动脉创伤性夹层。

LMI 的自发性眼震变化很大。典型者为方向向健侧的水平眼震。垂直成分通常为上跳性，扭转性眼震可以向患侧或健侧。在猴子中，单侧前庭神经根和前庭神经核尾侧部病变时，自发性眼震朝向健侧。与之相反，当前庭神经上核或前庭神经内侧核嘴端病变时，眼震方向朝向患侧。随后，自发性眼震可以改变方向。几乎全部患者均可观察到凝视诱发眼震，大多为水平性眼震。位置性眼震罕见，通常为扭转性。

在 Wallenberg 综合征中，经常见到摇头诱发眼震（head-shaking nystagmus，HSN），大多数患者 HSN 的水平成分朝向患侧。即使在自发性眼震朝向健侧的患者中，水平摇头可以逆转自发性水平眼震的方向。HSN 可能异常强烈或反常，即眼震并不出现在被刺激的平面（如在水平方向摇头后出现下跳或上跳性眼震）。由于即使在 HSN 严重的患者中，固视也能显著抑制 HSN，因此需要去除固视（如 Frenzel 镜）以准确观察 HSN。

眼倾斜反应（ocular tilt reaction，OTR）包括头偏斜、眼扭转和眼偏斜，常见于疾病的急性期，方向朝向患侧。也就是说，头向患侧歪斜，眼上极朝向患侧肩部旋转，病变侧眼位较对侧低。OTR 主要与主观视觉垂直线（subjective visual vertical，SVV）的同侧倾斜有关。OTR 和 SVV 倾斜

的原因是前庭神经核水平耳石-眼通路的中断。

患者还表现出无眼球运动受限的向病变侧偏斜的眼运动（同向侧倾），包括稳态眼偏斜、向患侧和健侧的过度扫视及垂直扫视的倾斜偏差。眼侧倾出现在累及连接下橄榄核（inferior olivary nucleus，ION）、小脑浦肯野细胞、小脑顶核和脑桥旁正中网状结构（paramedian pontine reticular formation，PPRF）的神经通路的病变中，而 Wallenberg 综合征的眼同侧侧倾与对侧 ION 到小脑背侧蚓部的上行纤维损伤有关。随着交叉后的延髓外侧部的上行纤维损伤，浦肯野细胞活力增强，抑制同侧小脑顶核，导致眼球向患侧偏斜的扫视（图23.1）。

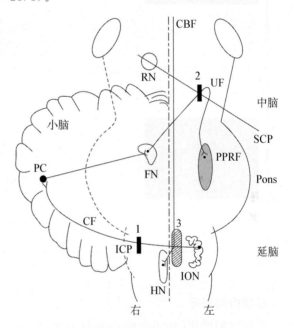

图 23.1　眼侧倾相关通路示意图

眼侧倾出现在累及连接下橄榄核（inferior olivary nucleus，ION）、小脑浦肯野细胞（Purkinje cells，PC）、小脑顶核（fastigial nucleus，FN）和脑桥旁正中网状结构（paramedian pontine reticular formation，PPRF）的神经通路的病变中。Wallenberg 综合征的眼同侧侧倾与对侧 ION 到小脑背侧蚓部 PC 投射的上行纤维（climbing fibres，CF）损伤有关，而小脑上动脉梗死的眼球向对侧侧倾与对侧 FN 到同侧钩束附近的 PPRF 的纤维损伤有关。延髓内侧梗死时，交叉前的上行纤维损害使眼球向对侧侧倾。

CBF. 对侧舌下神经核的皮质延髓纤维；HN. 舌下神经核；ICP. 小脑下脚；RN. 红核；SCP. 小脑上脚；UF. 钩束。

Wallenberg综合征可干扰下行的前庭脊髓束而导致显著失衡,如同被强大的外力牵拉,向病变侧倾倒。当患者处于直立位或坐位时,总是向病变侧倾斜、旋转、跌倒或倾倒。姿势描记图显示Wallenberg综合征中偏斜增多。躯干的侧倾可以被SVV倾斜矫正。也就是说,侧倾越明显,

SVV倾斜也就越显著。由眼偏斜引起的复视和自发性眼震引起的振动幻视也是促成失衡的原因。如果球囊反射通路在前庭神经核水平受损,则颈源性前庭诱发肌源性电位(cervical vestibular-evoked myogenic potentials,cVEMPs)可能是异常的(图23.2)。

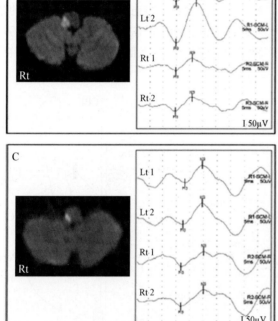

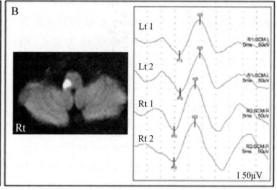

图23.2 异常颈源性前庭诱发肌源性电位(cVEMP)和弥散加权磁共振成像(diffusion-weighted magnetic resonance images,DWI)

　　一例右侧延髓外侧梗死(LMI)患者病变侧cVEMP的振幅下降(A);另一例右侧LMI患者病灶对侧p13反应延迟(B);另一例右侧LMI患者病变侧和病灶对侧的p13不仅反应延迟,而且振幅下降(C)。

延髓内侧梗死

延髓内侧梗死(medial medullary infarction,MMI)的特征性三联征为病变对侧肢体瘫痪、病变侧舌肌瘫痪、病变对侧肢体位置觉和振动觉减退。MMI通常为双侧,多由脊髓前动脉或椎动脉颅内远端血栓形成导致。前正中动脉供应以下结构:前庭神经核发出的上行传出纤维、内侧纵束(medial longitudinal fasciculus,MLF)、舌下神经核复合体、下橄榄发出的上行纤维和旁中央束(paramedian tracts,PMTs)的细胞群,它们可能在凝视维持中起作用。

MMI引起特殊的异常眼运动模式,尤其是当病变扩展至延髓嘴端的被盖部时。水平眼震在LMI中是典型的朝向健侧,然而在MMI中朝向病变侧,可能是累及了舌下神经前置核(nucleus

prepositus hypoglossi,NPH)。凝视诱发眼震在向病变侧注视时增强。MMI有时出现上跳性眼震,其归因于舌下神经周围核(包括NPH、Roller核和闰核)受累。然而,在双侧MMI患者中,随着一侧病变的好转,上跳眼震演变为半跷跷板眼震,提示双侧前半规管的前庭眼反射(vestibulo-ocular reflex,VOR)通路是上跳性眼震的一个机制。由于MLF是一种中线结构,传输前庭至眼球运动神经核的信号,因此单侧病变的上跳性眼震可能是同时损害了位于延髓嘴端的来自双侧前半规管的交叉纤维。在延髓尾端病变中,Roller核和PMT细胞尾侧亚群通过投射到小脑绒球参与垂直眼位的处理,可能是上跳性眼震的另一个神经结构基础。孤立MMI的OTR则朝向病变对侧。MMI中朝向病变对侧的OTR表明,交叉

后的前庭神经核的单侧重力感受脑干通路病变发生在脑桥-延髓交界处。在 MMI 中，交叉前上行纤维的损害也会导致对侧眼侧倾（图 23.1）。大约半数 MMI 患者出现病变侧 cVEMP 的异

常，尤其是当病变扩展至背侧的被盖时（图 23.3）。MMI 中累及被盖的 cVEMP 异常支持 VEMP 是由位于 MLF 内下行的内侧前庭脊髓束介导的。

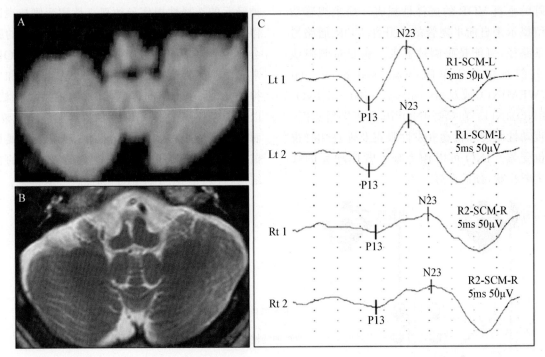

图 23.3 延髓内侧梗死（MMI）中异常的颈源性前庭诱发肌源性电位（cVEMP）。一例右侧 MMI 患者（A，B）病变侧 cVEMP 的振幅下降

脑桥卒中

脑桥梗死

脑桥被盖部梗死最常见的是神经科和神经眼科表现，主要由脑桥前内侧动脉、AICA（供应脑桥下部）、小脑上动脉（superior cerebellar artery，SCA）（供应脑桥上部）供血。脑桥被盖梗死可单独发生或与旁正中（前内侧和前外侧）或脑桥外侧梗死一起出现。

眼震和扫视侵扰/扫视振荡

脑桥被盖部梗死可出现上跳性眼震，这是由于损害了位于 MLFs 的来自双侧前半规管的VOR 上行通路。由于 MLF 的兴奋性纤维来源于对侧前、后半规管，并投射至眼球运动神经核，因此 MLF 病变可以出现不同模式的分离性扭转-垂直性眼震，这取决于对侧后半规管通路的受损模式。也有报道，在脑桥中部稍上水平的基底部和被盖部之间的局灶性梗死中出现了上跳性眼

震，这被推测是损害了交叉的腹侧被盖束，该束被认为是上行性 VOR 传输通路。在广泛的脑桥基底部和被盖部梗死中，可以观察到眼球浮动，即间断性出现的、眼球缓慢恢复至第一眼位之后的向下急跳。

水平凝视麻痹

由于参与水平凝视的多个神经结构位于脑桥被盖，因此被盖梗死可表现出不同程度的水平凝视麻痹，从单纯的外展神经麻痹到完全性的水平凝视麻痹。

核间性眼肌麻痹

核间性眼肌麻痹（internuclear ophthalmo-plegia，INO）是由 MLF 病变引起，包含连接外展神经中间神经元和对侧内直肌亚核的纤维（图 23.4）。INO 的特征是同侧眼内收障碍、对侧眼在试图向对侧凝视时出现分离性外展眼震（图 23.5）。眼球会聚可以正常或受损。由于 MLF 还包含参与垂直性 VOR 的纤维和从椭圆囊到

Cajal 间质核（interstitial nucleus of Cajal，INC）的纤维，INO 常常伴有垂直性、扭转性或分离垂直-扭转性眼震、OTR（图 23.5）和垂直 VOR 受损。头脉冲试验可在 INO 中证实起源于对侧后半规管的垂直 VOR 的选择性损害。前半规管功能保留提示来自前半规管的上升性 VOR 通路另有一条路径，可能是腹侧被盖束。病变对侧眼或双眼外斜视常见于单侧（wall-eyed monocular INO，WEMINO）或双侧（wall-eye bilateral INO，WEBINO）INO。在双侧 INO 中，垂直平滑追踪、垂直视动性眼震和视动继发性眼震及垂直性凝视维持也受累。INO 可以作为脑干背侧梗死的孤立或主要症状，预后良好。

共轭性水平凝视麻痹

PPRF 包含同侧水平扫视的兴奋性神经元。PPRF 中的兴奋性神经元接收对侧额部视野的输入，并将其投射到同侧外展神经核。脑桥兴奋性神经元的选择性损伤导致孤立性病变侧扫视麻痹伴对侧眼共轭性偏斜。相反，外展神经核的损伤会导致病变侧扫视麻痹、视跟踪异常和 VOR 异常。由于展神经核包括外直肌运动神经元和中间神经元，并通过 MLF 投射到对侧内直肌亚核，所以展神经核病变会引起病变侧共轭性凝视麻痹，而非单侧外展功能障碍。然而，局限于外展神经核的病变很少发生，通常病变会累及邻近的被盖结构，特别是 MLF、PPRF 和面神经膝部束。

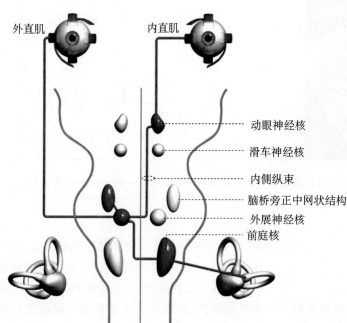

外直肌　内直肌

动眼神经核
滑车神经核
内侧纵束
脑桥旁正中网状结构
外展神经核
前庭核

图 23.4　水平凝视中涉及的神经结构示意图

一个半综合征

一个半综合征是指病变侧共轭性凝视麻痹（一个）和同侧 INO 受损（半个）。因此，唯一保留的眼球运动是对侧眼球的外展（半个）。一个半综合征是由 PPRF/外展神经核和 MLF 的联合损伤导致。"麻痹性脑桥外斜视"一词是为患有一个半综合征的对侧眼外斜的患者而发明的。

展神经麻痹

脑桥内的展神经麻痹主要是由外展神经束受损引起的。展神经麻痹可能是孤立性的，但由于展神经穿过内侧脑桥，沿锥体束走行，所以通常伴有对侧偏瘫（Raymond 综合征）和同侧面肌无力

（Millard-Gubler 综合征）。

其他体征

局灶性脑桥被盖梗死可引起异常的 HSN。脑桥背外侧核（dorsolateral pontine nuclei，DLPN）和脑桥被盖网状核（nucleus reticularis tegmenti pontis，NRTP）参与平稳跟踪的眼动调控。DLPN 病变会损害病变侧平稳追踪，NRTP 病变导致垂直性平稳跟踪和辐辏运动受损。脑桥外侧梗死可能是由于 AICA 或 SCA 闭塞引起。后外侧被盖的孤立性梗死极其罕见，通常伴有小脑受累。第四脑室腹侧被盖区的小梗死会引起躯体侧倾的症状，可能与上行通过旁正中脑桥被盖

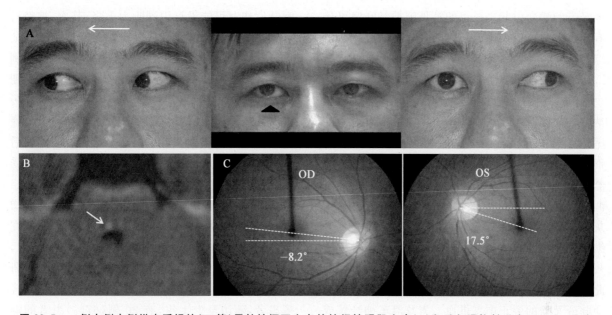

图 23.5　一例右侧内侧纵束受损的(B,箭)局灶性梗死患者的核间性眼肌麻痹(A)和反向眼偏斜反应(OTR)。患者表现为向左凝视时右眼内收障碍(A)、反向性眼偏斜(A,向右上斜视,箭)和眼球扭转(C)

部的重力感受通路受损有关。

脑桥出血

脑桥是颅内出血的常见部位。脑桥出血通常会导致急性昏迷,针尖样瞳孔但对光反射存在、眼球浮动、水平凝视性麻痹和四肢瘫痪。下橄榄核假性肥大和眼腭震颤可能作为迟发性并发症而发生。

中脑卒中

中脑由大脑后动脉、基底动脉上段和 SCA 的分支供血。单纯的中脑梗死常引起共济失调和眼球运动异常,包括第Ⅲ脑神经麻痹、INO 和垂直凝视麻痹,尤其当中脑前内侧受累时。

基底动脉尖综合征

基底动脉尖端闭塞通过损伤具有垂直-扭转性眼球运动调控作用的包含内侧纵束嘴侧间质核(rostral interstitial nucleus of the medial longitudinal fasciculus,riMLF)、INC、中脑网状结构(mesencephalic reticular formation,MRF)嘴侧及后连合的顶盖前区,引起眼球运动异常的特征性组合(顶盖前区综合征)。riMLF 位于中线附近的红核前区,包括兴奋性爆发性中间神经元,可产生垂直性和同侧(眼球上极朝向这一侧)扭转性扫视。每一个 riMLF 都向双侧升肌(上直肌和下斜肌)的运动神经元投射,但只向同侧降肌(下直肌和上斜肌)的运动神

经元投射。单侧 riMLF 病变导致对侧眼扭转、对侧眼扭转性眼震,以及同侧扭转快相和垂直性凝视障碍。双侧 riMLF 病变导致向下或所有垂直性扫视障碍。INC 和前庭神经核是垂直性和扭转性眼球运动的神经整合器的一部分,将垂直性眼球速率信号转换为位置信号,最终将眼球位置、扫视和追踪相关信号通过每个轴突上的不同比例组合传递到眼外运动神经元。INC 通过后束与 riMLF 分离,但来自 riMLF 的纤维穿过 INC,为 INC 提供轴突侧支。单侧 INC 病变导致对侧 OTR 和同侧扭转性眼震,而双侧病变缩小了所有垂直性眼球运动的范围但不伴有扫视减慢。OTR 可能是阵发性的,是由于部分受损的 riMLF 或 INC 的间歇性刺激,多由中脑出血导致。单侧 MRF 嘴侧病变导致缓慢的、小幅度的向上和向下扫视,但不伴后扫视漂移。顶盖前区综合征可能引起与辐辏相关的各种眼球运动障碍,包括会聚不充分、会聚性痉挛和会聚性眼震。顶盖前区综合征也伴有双侧上睑下垂或眼睑退缩(Collier 体征)。

其他眼球运动异常

第Ⅲ脑神经麻痹

动眼神经麻痹的各种体征组合都可能出现,这与中脑动眼神经核和神经束的空间走行有关。个别眼外肌的孤立性麻痹可能是由动眼神经核或

神经束的病变引起。成束的第Ⅲ脑神经麻痹可伴有交叉性偏瘫（Weber 综合征）、小脑体征（Claude 综合征）或不自主运动（Benedikt 综合征）。

滑车神经麻痹

SCA 区的梗死可引起同侧滑车神经麻痹、霍纳综合征和对侧共济失调，是由于 SCA 供应中脑尾侧后部和小脑上后部的血供。然而，SCA 梗死很少累及中脑，并且 SCA 梗死的典型综合征（同侧滑车神经麻痹、Horner 综合征和对侧共济失调）很少同时出现。滑车神经核位于中脑的中央灰质，靠近中线，邻近 MLF 和小脑上脚的交叉纤维。滑车神经核发出纤维从侧面和后方绕过中央灰质，在上髓帆内交叉，在下丘下方离开中脑。因此，上斜肌受对侧神经支配。滑车神经核由基底动脉分叉处的旁正中支供血。累及滑车神经核或神经束的脑干卒中可导致孤立性滑车神经麻痹或伴有耳鸣及上跳性眼震。

核间性眼肌麻痹

中脑尾侧旁正中局限性梗死可引起孤立性 INO 或伴有小脑综合征（肢体和步态共济失调），损害了结合臂和 MLF 的交叉神经纤维。

三种小脑缺血性卒中综合征

供应小脑的主要动脉有三支，包括 PICA（小脑后下动脉）、AICA（小脑前下动脉）和 SCA（小脑上动脉），向脑干发出分支后，分别供应其名称所对应的小脑部分。

AICA 区小脑梗死所致的急性前庭综合征

迷路梗死是诊断 AICA 区梗死的重要征象

内听动脉（internal auditory artery，IAA）闭塞主要与 AICA 本身或位于 AICA 起始段的基底动脉血栓形成和狭窄有关。IAA 闭塞会导致听觉和前庭功能的突然丧失，导致听力突然下降和急性眩晕发作，即所谓的迷路（内耳）梗死。当迷路梗死发生时，通常伴有 AICA 区的脑干和（或）小脑梗死，AICA 梗死很少导致没有脑干或小脑体征的突发性听力损失和眩晕（即孤立性迷路梗死），MRI 可发现急性 AICA 区梗死。听力下降不被广泛认识，传统上被认为是一种 AICA 区梗死较不常见的症状。这可能有两个原因：首先，当单侧听力减退轻微或眩晕严重时，患者在眩晕和

呕吐发作时可能没意识到听力下降；其次，神经科医师没有将听力图作为一种常规诊断工具来评估 AICA 梗死。然而，最近的一份报告显示，12 例 AICA 梗死患者中的 11 例（92%）表现为迷路梗死，它是由突发性感音神经性听力下降的纯音听力图（pure tone audiogram，PTA）和半规管轻瘫的标准化双侧温度试验做出的临床性诊断。随后还有其他报道强调，AICA 梗死通常伴有内耳受累，且迷路梗死是诊断 AICA 梗死的重要征象。听力下降通常是永久性的，但随着中枢代偿的增加，头晕和失衡会逐渐改善。然而，最近也有研究显示，大多数迷路梗死患者随访至少 1 年（17/21，81%）后，听力下降部分或完全改善。在另一项研究中，30 例与后循环缺血性卒中相关的半规管轻瘫患者，随访至少 1 年，有 20 例（67%）患者的温度试验也恢复到正常值范围。这些研究结果表明，与后循环缺血性卒中相关的听力-前庭功能下降通常有良好的长期预后。图 23.6 和图 23.7 分别为具有良好预后（即听力下降和半规管轻瘫完全恢复）和预后不佳（即 AICA 区梗死相关的听力下降没有恢复）的病例。

孤立性迷路梗死可作为预测 AICA 区梗死的先兆

由于内耳的血液供应来自 IAA，AICA 区的局部缺血可能导致孤立性的急性听力-前庭功能下降。一些病例报告表明，迷路梗死可能作为预测 AICA 区梗死的先兆。在最近的一项研究中，MRI 显示 AICA 区梗死的患者约 9%（4/43）于梗死最初期显示正常颅脑 MRI，但表现为孤立性听力-前庭功能损害（即突发性的眩晕和听力下降），随后出现 AICA 区梗死的其他神经系统症状或体征。这些研究表明，在接诊急性外周型听力-前庭功能损害的患者时，临床医师应牢记后循环卒中的鉴别诊断，特别是有血管病危险因素和（或）脑血管造影存在椎-基底动脉损害的患者，即使没有典型的脑干或小脑体征，或 MRI 没有显示急性脑梗死。由于常规 MRI 不能很好地显示内耳，除非进行病理学研究，否则不可能对迷路梗死进行明确诊断。临床医师在试图确定急性听力-前庭功能损害的病因时，应该考虑所有的临床证据，而不应只把 MRI 作为区分血管性病因（如迷路梗死）和病毒性病因（如迷路炎）的最佳方法。

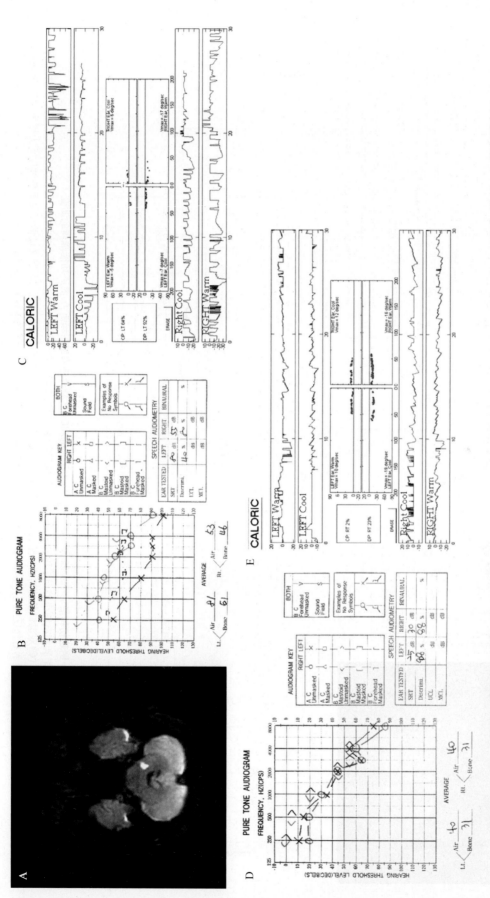

图 23.6　一例起初有严重的听力下降，但最后一次随访显示听力正常的 AICA 区梗死患者的核磁共振成像（magnetic resonance imaging，MRI）和听力 - 前庭功能障碍的演变

（A）轴位弥散加权 MRI 显示左侧小脑中脚的急性梗死。（B）最初的纯音听力图显示左耳严重听力损失（80dB）和语音辨别图显示左侧 CP（84%）。（D）双温试验的初始视频眼动描记图显示左侧听力完全恢复。（E）症状出现 4 年后进行的随访测度试验显示左侧反应正常。AICA. 小脑前下动脉；CP. 半规管轻瘫；Vmax. 眼震慢相的最大速率。

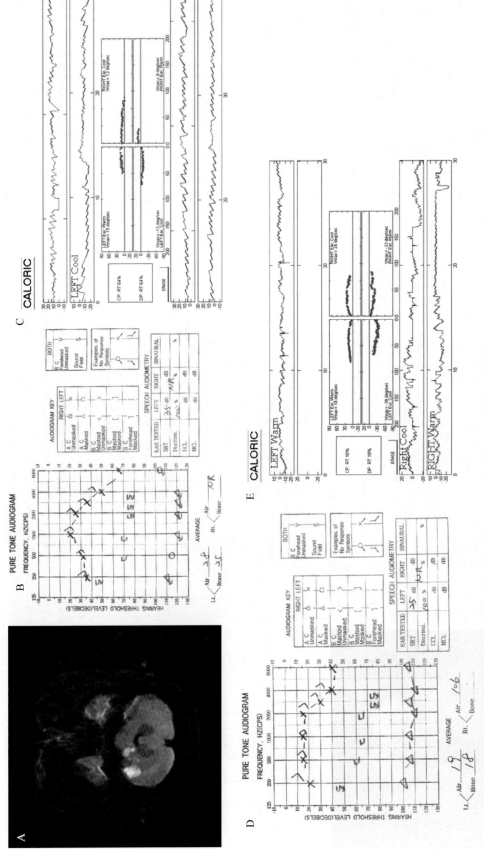

图23.7 一例起初和最后一次随访均有严重的听力下降的有严重的AICA区梗死患者MRI和听力-前庭功能障碍的演变

（A）轴位弥散加权MRI显示右侧小脑中脚和右侧小脑前下动脉小脑半球的急性脑梗死，是以刺激率用对数标率绘制出的。（C）双温试验的初始视频眼动描记图显示右侧CP（64%）。（D）症状出现6年后进行随访的温度试验显示右侧反应正常。AICA. 小脑前下动脉；CP. 半规管轻瘫；V max. 眼震慢相的最大速率。
1989），是以刺激率用对数标率绘制出的。（C）双温试验的初始视频眼动描记图显示右侧CP（64%）。（D）症状出现6年后进行随访的温度试验显示右侧反应正常。AICA. 小脑前下动脉；CP. 半规管轻瘫；V max. 眼震慢相的最大速率。
（E）症状出现6年后进行随访的温度试验显示右侧反应正常。

AICA 区梗死所致前庭功能损害的临床特征

AICA 区梗死最常见的表现是外周性前庭功能损害(如单侧半规管轻瘫)和中枢性眼动或前庭体征(如非对称性视跟踪异常、双向凝视诱发性眼震或视觉诱发前庭反应调控异常)共同存在。这些发现可以通过 AICA 同时负责中枢性前庭结构和外周性前庭结构(如内耳和前庭蜗神经)的血液供应来解释。因此,与其他小脑动脉区梗死相比,完全性 AICA 梗死通常除了导致听力丧失、面肌无力、肢体和面部感觉丧失、步态失调和小脑辨距不良,还会导致外周性和中枢性前庭功能损害。由于 AICA 供应的任何结构的缺血都可能导致眩晕,因此明确导致长时间眩晕的责任部位较为困难。然而,如前所述,大多数 AICA 梗死患者的温度试验存在单侧半规管轻瘫,表明眩晕来自于外周性前庭结构损害;而一些患者的温度试验反应正常,表明眩晕也可能由中枢前庭结构缺血导致。总体来说,AICA 梗死患者的持续性眩晕主要与外周性和中枢性前庭结构缺血有关。

AICA 区梗死的听力-前庭功能下降的频谱分析

众所周知,AICA 区急性缺血性卒中导致急性听力-前庭功能下降,但在目前尚缺乏这方面的系统性研究。来自韩国的两家头晕诊所调查了 AICA 区梗死的听力-前庭功能损害模式。82 例经 MRI 确诊的 AICA 区梗死患者,完成了标准化的听力-前庭功能问卷调查,并进行了神经耳科学评估,包括双温试验和 PTA。除了两例患者,98%(80/82)的患者均表现为急性持续性(>24h)眩晕,以及周围性、中枢性或混合性前庭功能损害。听力-前庭功能损害模式最常见的是听力和前庭功能同时下降(60%),选择性的前庭(5%)或听力(4%)功能下降少见。根据神经系统表现将 AICA 区梗死分为 7 个亚型:①急性持续性眩晕伴听力-前庭功能下降($n=35$);②急性持续性眩晕,伴听力-前庭功能下降(梗死前的 1 个月内发作一次短暂的眩晕/听力障碍)($n=13$);③急性持续性眩晕和孤立性听力下降不伴前庭功能下降($n=3$);④急性持续性眩晕和孤立性前庭功能下降不伴听力下降($n=4$);⑤急性持续性眩晕,但无听力-前庭功能下降($n=24$);⑥急性持续性眩晕和孤立性听力-前庭功能下降不伴有任何其他神经症状/体征($n=1$);⑦正常听力-前庭功

能($n=2$)。这些发现表明,AICA 区梗死主要表现为眩晕伴有显著的听力-前庭功能下降,选择性累及听力或前庭的概率很低;而病毒性疾病通常导致孤立性前庭功能下降(如前庭神经炎)或听力功能下降(如突发性耳聋),这些特点可以帮助鉴别。

AICA 区梗死的耳石器功能障碍

OTR 是一种矢状面前庭功能损害的标志,特征为共轭性眼球扭转、眼偏斜和头偏斜三主征,通常由脑干被盖受损导致。AICA 梗死引起的 OTR(如同侧头偏斜、眼偏斜和眼球上极向病变侧呈共轭性眼球扭转)可能与 SVV 在头部倾斜方向上的偏差相关。由于温度试验正常的 AICA 区梗死表现为对侧眼球扭转,外周性前庭结构可能在明确 AICA 区梗死相关的眼球扭转方向上发挥重要作用。最近一份关于急性小脑卒中的报告显示,齿状核是小脑的一个重要解剖结构,参与前庭信息(如垂直性知觉)处理。与眼扭转一样,内耳外周前庭结构可能在 AICA 区梗死相关的异常 VEMP 产生中起关键作用,因为异常 VEMP 反应总是出现在半规管轻瘫和急性听力下降的患者中,这通常被认为是内耳外周前庭结构的损害所致(图 23.8)。在 AICA 区梗死中,哪些结构的损害导致耳石功能障碍尚有待进一步研究。

PICA 区小脑梗死所致的急性前庭综合征

假性急性周围前庭病(paeudo-acute peripheral vestibulopathy)(与 PICA 内侧区小脑梗死相关的 APV)

典型的 PICA 内侧区小脑缺血性卒中综合征的特征为严重的眩晕、呕吐、明显的身体侧倾、构音障碍和肢体辨距不良。导致眩晕的关键结构是绒球小结叶,它与同侧前庭核紧密相连,接收来自前庭的直接投射,绒球小结叶浦肯野纤维对同侧前庭核有抑制作用。由于 mPICA 区小脑梗死的肢体共济失调并不明显(特别是小梗死灶),PICA 内侧区小脑梗死的临床特征可能与 APV 相似。在有血管病危险因素、表现为严重孤立性眩晕、眼球震颤和姿势不稳的急诊患者中,PICA 内侧区小脑梗死多达 25%。最近的病例报告描述了一种独特的 PICA 内侧区小脑梗死所致的血管性前庭综合征,临床特点为严重的眩晕、向患侧的自发性眼震及身体向健侧侧倾,其临床症状类似于 MRI

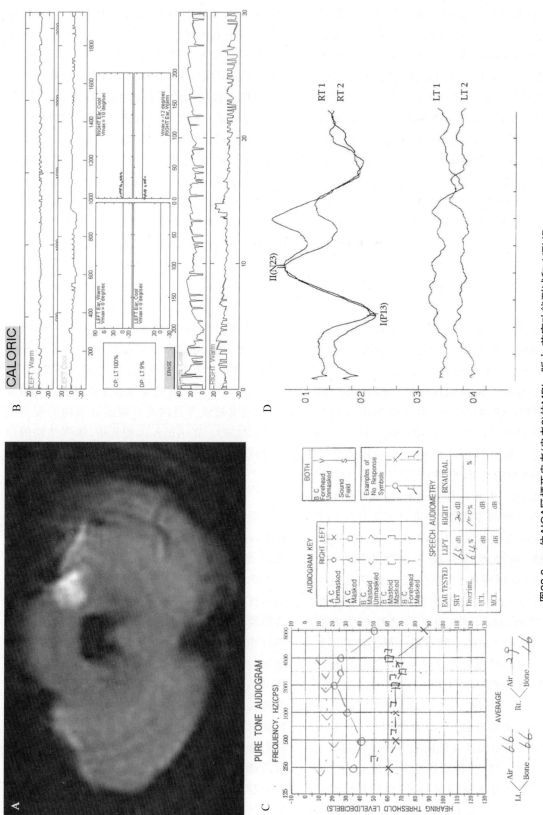

图23.8 一位AICA区梗死患者(患者2)的MRI、听力-前庭功能测试和cVEMP

(A)弥散加权MRI显示了左侧小脑中脚的急性梗死。(B)双温试验视频眼动记录显示左侧CP值为100%。(C)PTA显示左侧听力下降严重(66dB),语音识别能力仅有64%。听力图是在一个对数刻度的标准刺激频率上用分贝(dB)(美国国家标准研究所,1989)标绘的。(D)cVEMP显示病变侧无波形。AICA.小脑前下动脉;CP.半规管轻瘫;PTA.纯音听力图;VEMP.前庭诱发性肌源电位;Vmax.眼震慢相最大速率。

病变对侧的 APV。所有这些报告都表明,PICA 内侧区小脑梗死的眩晕患者容易被误诊为 APV。

在一个对 240 例孤立性小脑梗死患者的临床观察中,近 11%(25/240)的孤立性小脑梗死患者仅有孤立性眩晕,其中多数(24/25,96%)患者为累及绒球小结叶的 PICA 内侧区小脑梗死。鉴别 APV 与 PICA 内侧区梗死所致孤立性眩晕的关键是小脑梗死的头脉冲试验和双温试验结果正常。由于头脉冲试验可以在床边进行而不需要特殊的设备,其对于鉴别小脑梗死造成的假性 APV 具有重要意义。评估卒中患者的医师应接受培训,以进行头脉冲试验操作并解释结果。明显的小脑体征,特别是严重的躯干型不稳和方向变化的凝视诱发性眼震(发病率分别为 71% 和 54%)也有助于鉴别诊断。但这些发现并不可靠,一些中枢性眩晕患者的表现与周围性眩晕患者类似。另一篇文章证实了头脉冲试验在鉴别 APV 与小脑梗死中的价值,表明阴性的头脉冲试验(即正常 VOR)强烈提示有假性 APV 表现的中枢性病变。

对于自发性持续性眩晕患者,除了伴有相关神经系统症状或体征的典型病例外,以下几种情况需考虑用 MRI 来排除 PICA 内侧区小脑梗死:①表现为孤立性自发性持续性眩晕的老年患者;②有血管危险因素且头脉冲试验正常的孤立性自发性持续性眩晕患者;③具有方向变化的凝视诱发性眼震,或有严重步态失调伴直立姿势时跌倒的孤立性自发性持续性眩晕患者。

虽然小面积的 PICA 区小脑梗死一般预后较好,但孤立性 PICA 区小脑梗死通常由来自心脏或大血管的栓子所造成,而复发性栓子需要适当的治疗。小脑梗死导致脑水肿的病例达 25%,PICA 区梗死比 SCA 区梗死更有可能导致脑水肿。大面积的 PICA 区小脑梗死可导致脑干受压、脑积水、心肺并发症、昏迷和死亡。

PICA 区小脑梗死的耳石功能障碍

OTR 及其组成部分,如头偏斜、眼扭转、眼偏斜和 SVV 偏斜通常被认为是脑干功能损害的标志。但最近的研究表明,小脑功能损害也可以导致部分性(不完全性)OTR。一份病例报告显示,两名孤立性 PICA 内侧区小脑梗死患者表现反向部分性 OTR 伴有 SVV 反向偏斜(即偏斜扭转不伴头偏斜)。孤立性 PICA 区小脑梗死通常表现两种截然不同的耳石功能障碍:如果绒球小结叶

未受累,表现为向病变侧的 SVV 倾斜和跌倒,不伴有眼偏斜和头偏斜;如果绒球小结叶受累,则 SVV 倾斜和跌倒均向病灶对侧,并伴有眼偏斜和头偏斜。因此,推测绒球小结叶到病变侧前庭核的重力感觉神经元的抑制投射中断导致了反向共轭性眼球扭转。齿状核的病变也可能导致 SVV 反向偏斜(前庭张力向健侧失衡);然而,除了齿状核,小脑病变可导致向患侧的张力不平衡。

与非 AICA(主要是 PICA)区小脑梗死相关的急性听力下降

PICA 区小脑梗死很少引起急性听力下降,但是内听动脉有时起源于 PICA 或直接起源于基底动脉。最近的一份研究显示,685 例后循环梗死患者中,有 7 例(1%)出现与 PICA 区小脑梗死($n=$5)或脑干梗死($n=$2)相关的急性单侧听力下降。虽然在没有病理检查的情况下无法确定导致这些患者听力下降的责任部位,但详细的听力功能检查提示了耳蜗部位受损。非 AICA 区后循环缺血性卒中相关的急性听力下降可能与内耳外周性听觉系统(主要由 PICA 的 IAA 供血)损害有关。

SCA 区小脑梗死的急性前庭综合征

身体侧倾是 SCA 内侧区小脑梗死的一种主要表现

由于 SCA 供血的小脑上部没有明显的前庭连接,因此 SCA 区小脑梗死很少引起眩晕。小脑调控前庭眼动的部分主要位于由 AICA 和 PICA 分支供血的绒球小结叶。在急性眩晕和肢体共济失调的患者中,SCA 支配区眩晕症状较少见的特点有助于与 PICA 或 AICA 小脑梗死鉴别。

在 SCA 区脑梗死广泛的临床表现中,SCA 外侧部梗死最常见,约占 50%,特点为头晕、恶心、不稳、轻度躯干共济失调和严重肢体共济失调。一项研究通过观察 14 例孤立性 SCA 内侧区小脑梗死患者,发现 11 例(76%)最突出的临床表现为严重的步态失调伴有突然跌倒或严重的转向。孤立性 SCA 内侧区小脑梗死中明显的身体侧倾可能为小脑蚓部嘴侧受损所致,该部位主要与步态、肌张力和姿势控制有关。在急性头晕和姿势不稳的患者中,SCA 内侧区小脑梗死患者突然跌倒伴身体侧倾的发生率较高,这个临床特点有助于与 SCA 外侧区小脑梗死患者鉴别。

小脑出血所致急性前庭综合征

小脑出血也是老年患者眩晕的常见原因,尤其是高血压病患者。急性小脑出血的最初症状是眩晕、恶心、呕吐、头痛和明显的身体侧倾并向病变侧跌倒。其临床特点类似于急性小脑梗死,可能会与 APV 混淆。小脑出血患者通常主诉比小脑梗死更严重的枕部头痛和颈部僵硬。大约 50% 的患者在出现症状的最初 24h 内失去意识,75% 的患者在发病的 1 周内昏迷。除非进行外科手术减压,否则病情往往是致命的。一个被广泛接受的神经外科建议是 CT 显示横截面直径超过 3cm 的小脑出血,需行血肿清除。

血管压迫综合征

椎-基底动脉延长扩张症

动脉延长扩张症是指动脉的扩张和延长。椎-基底动脉延长扩张症可产生脑干或第Ⅷ对脑神经受压,或椎-基底动脉区缺血的神经耳科学表现。

前庭阵发症

发作性眩晕或耳鸣可能与第Ⅷ对脑神经被桥小脑角内的血管压迫有关。这一综合征又被称为"功能性位置性眩晕"或"前庭阵发症"。微血管减压术或抗癫痫药物可有效改善症状。

旋转性椎动脉综合征

旋转性椎动脉综合征(rotational vertebral artery syndrome,RVAS)患者表现为头部旋转引起的阵发性眩晕,特点为由头部旋转或倾斜引起的反复发作性眩晕、眼震和共济失调。在这种罕见的综合征中,患者通常有一侧椎动脉发育不良或狭窄,在头部向一侧旋转的过程中,对侧优势椎动脉在寰枢交界处受到压迫或闭塞。眼震描记分析显示了发作期间各种模式的眼震。最初的眼震多为下跳性,伴有向患侧或向健侧的水平和扭转成分(图 23.9)。有些患者表现自发性反向眼震,

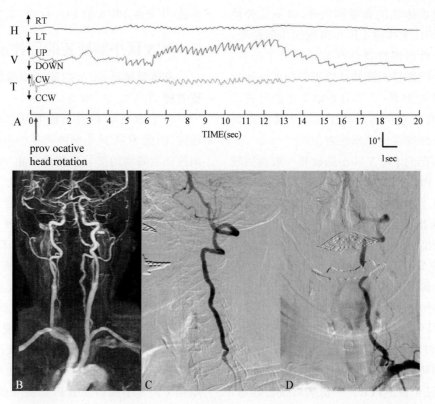

图 23.9 (A)三维视频眼动描记法颈部向右侧旋转时显示混合性顺时针扭转下跳性眼震伴有向左的水平成分,潜伏期约 5s;(B)MRA 显示左侧为优势椎动脉,右侧椎动脉远端段(V4)未显示;(C)脑血管造影显示开通的左侧椎动脉;(D)但动态血管造影显示当头部向右旋转时,左侧椎动脉在 C2 水平的远端几乎完全闭塞。H. 水平的;V. 垂直的;T. 扭转的;RT. 右侧;LT. 左侧;CW. 顺时针方向;CCW. 逆时针方向

但当再次旋转头部时眼震明显减弱或无眼震（适应性）。耳鸣在眩晕和眼震发作数秒钟后出现，这表明前庭系统比耳蜗系统对缺血更敏感。不同模式的眼震表明 RVAS 可能是由多种机制共同作用的。然而，对于频繁发作和发作期间椎动脉压迫严重的年轻患者，应考虑手术干预（减压术或消融术）。

结论

由于后循环卒中产生独特的症状和体征，识别每个个体后循环卒中综合征的临床特征是有效诊断和治疗这类患者的关键。头脉冲试验是一种鉴别内耳良性疾病和急性小脑梗死的实用的床旁检查工具。

参 考 文 献

［1］ Savitz SI，Caplan LR（2005）. Vertebrobasilar disease. N Engl J Med，352(25)，2618-26.

［2］ Grad A，Baloh RW（1989）. Vertigo of vascular origin：clinical and electronystagmographic features in 84 cases. Arch Neurol，46(3)，281-4.

［3］ Fife TD，Baloh RW，Duckwiler GR（1994）. Isolated dizziness in vertebrobasilar insufficiency：Clinical features，angiography，and follow-up. J Stroke Cerebrovasc Dis，4(1)，4-12.

［4］ Gomez CR，Cruz-Flores S，Malkoff MD，Sauer CM，Burch CM（1996）. Isolated vertigo as a manifestation of vertebrobasilar ischemia. Neurology，47(1)，94-7.

［5］ Fisher CM（1967）. Vertigo in cerebrovascular disease. Arch Otolaryngol，85(5)，529-34.

［6］ Troost BT（1980）. Dizziness and vertigo in vertebrobasilar disease. Stroke，11(4)，413-15.

［7］ Lee H，Cho YW（2003）. Auditory disturbance as a prodrome of anterior inferior cerebellar artery infarction. J Neurol Neurosurg Psychiatry，74(12)，1644-8.

［8］ Kim JS，Lopez I，DiPatre PL，Liu F，Ishiyama A，Baloh RW（1999）. Internal auditory artery infarction：Clinical-pathologic correlation. Neurology，52(1)，40-4.

［9］ Lindsay JR，Hemenway WG（1956）. Postural vertigo due to unilateral sudden partial loss of vestibular function. Ann Otol Rhinol Laryngo，65（3），696-706.

［10］ Fisher CM，Karnes WE，Kubik CS（1961）. Lateral medullary infarction-the pattern of vascular occlusion. J Neuropath Exp Neurol，20，323-79.

［11］ Frumkin LR，Baloh RW（1990）. Wallenberg's syndrome following neck manipulation. Neurology，40(4)，611-15.

［12］ Silbert PL，Mokri B，Schievink WI（1995）. Headache and neck pain in spontaneous internal carotid and vertebral artery dissections. Neurology，45（8），1517-22.

［13］ Morrow MJ，Sharpe JA（1988）. Torsional nystagmus in the lateral medullary syndrome. Ann Neurol，24（3），390-8.

［14］ Rambold H，Helmchen C（2005）. Spontaneous nystagmus in dorsolateral medullary infarction indicates vestibular semicircular canal imbalance. J Neurol Neurosurg Psychiatry，76(1)，88-94.

［15］ Choi KD，Oh SY，Park SH，Kim JH，Kim JS，Koo JW（2007）. Head-shaking nystagmus in lateral medullary infarction：Patterns and possible mechanism. Neurology，68(17)，1337-44.

［16］ Uemura T，Cohen B（1973）. Effects of vestibular nuclei lesions on vestibulo-ocular reflexes and posture in monkeys. Acta Otolaryngol Suppl，315，1-71.

［17］ Dieterich M，Brandt T（1992）. Wallenberg's syndrome：Lateropulsion，cyclorotation，and subjective visual vertical in thirty-six patients. Ann Neurol，31（4），399-408.

［18］ Kim JS，Moon SY，Park SH，Yoon BW，Roh JK（2004）. Ocular lateropulsion in Wallenberg syndrome. Neurology，62(12)，2287.

［19］ Helmchen C，Straube A，Büttner U（1994）. Saccadic lateropulsion in Wallenberg's syndrome may be caused by a functional lesion of the fastigial nucleus. J Neurol，241(7)，421-6.

［20］ Kim S，Kim HJ，Kim JS（2011）. Impaired sacculocollic reflex in lateral medullary infarction. Front Neur，2，8.

［21］ Mohr JP，Caplan LR（2004）. Vertebrobasilar disease. In：Mohr JP，Choi DW，Grotta JC，Weir B，Wolf PA（Eds）Stroke：pathophysiology，diagnosis，and management(4th ed)，pp. 207-74. Philadelphia，PA：Churchill Livingstone.

［22］ Kim JS，Moon SY，Kim KY，et al.（2004）. Ocular

contrapulsion in rostral medial medullary infarction. Neurology,63(7),1325-7.

[23] Kim JS,Choi KD,Oh SY,et al. (2005). Medial medullary infarction:Abnormal ocular motor findings. Neurology,65(8),1294-8.

[24] Kim S,Lee HS,Kim JS(2010). Medial vestibulospinal tract lesions impair the sacculocollic reflex. J Neurol,257(5),825-32.

[25] Pierrot-Deseilligny C,Milea D(2005). Vertical nystagmus:clinical facts and hypotheses. Brain,128(Pt 6),1237-46.

[26] Choi KD, Jung DS, Park KP, Koo JW, Kim JS (2004). Bowtie and upbeat nystagmus evolving into hemi-seesaw nystagmus in medial medullary infarction:possible anatomic mechanisms. Neurology,62 (4),663-5.

[27] Kim JS,Yoon BW,Choi KD,Oh SY,Park SH,Kim BK(2006). Upbeat nystagmus:Clinico-anatomical correlations in 15 patients. J Clin Neurol,2(1), 58-65.

[28] Oh K,Chang JH,Park KW,Lee DH,Choi KD,Kim JS(2005). Jerky seesaw nystagmus in isolated internuclear ophthalmoplegia from focal pontine lesion. Neurology,64(7),1313-14.

[29] Leigh RJ, Zee DS (2006). The neurology of eye movements(4th ed), pp. 261-314. New York:Oxford University Press.

[30] Zwergal A,Cnyrim C,Arbusow V,et al. (2008). Unilateral INO is associated with ocular tilt reaction in pontomesencephalic lesions. INO plus. Neurology,71(8),590-3.

[31] Ranalli PJ,Sharpe JA(1988). Vertical vestibulo-ocular reflex, smooth pursuit and eye-head tracking dysfunction in internuclear ophthalmoplegia. Brain, 111(Pt 6),1299-317.

[32] Cremer PD,Migliaccio AA,Halmagyi GM,Curthoys IS(1999). Vestibulo-ocular reflex pathways in internuclear ophthalmoplegia. Ann Neurol, 45 (4), 529-33.

[33] Kim JS(2004). Internuclear ophthalmoplegia as an isolated or predominant symptom of brainstem infarction. Neurology,62(9),1491-6.

[34] Johnston JL,Sharpe JA,Morrow MJ(1992). Paresis of contralateral smooth pursuit and normal vestibular smooth eye movements after unilateral brainstem lesion. Ann Neurol,31(5),495-502.

[35] Fisher CM(1967). Some neuro-ophthalmological observations. J Neurol Neurosurg Psychiatry,30(5), 383-92.

[36] Sharpe JA, Rosenberg M, Hoyt W, Daroff RB (1974). Paralytic pontine exotropia. Neurology, 24 (11),1076-81.

[37] Paik JW,Kang SY,Sohn YH(2004). Isolated abducens nerve palsy due to anterolateral pontine infarction. Eur Neurol,52(4),254-6.

[38] Kim HA, Kim JS, Lee H (2011). Perverted headshaking nystagmus in focal dorsal pontine infarction. J Neurol Sci,301(1-2),93-5.

[39] Ahn BY,Choi KD,Kim JS,et al. (2007). Impaired ipsilateral smooth pursuit and gaze-evoked nystagmus in paramedian pontine lesion. Neurology, 68 (17),1436.

[40] Suzuki DA,Yamada T,Hoedema R,Yee RD(1999). Smooth-pursuit eye movement deficits with chemical lesions in macaque nucleus reticularis tegmenti pontis. J Neurophysiol,82(3),1178-86.

[41] Rambold H,Neumann G,Helmchen C(2004). Vergence deficits in pontine lesions. Neurology, 62 (10),1850-3.

[42] Kumral E,Bayulkem G,Evyapan D(2002). Clinical spectrum of pontine infarction:Clinical-MRI correlations. J Neurol,249(12),1659-70.

[43] Yi HA,Lim HA,Lee H,Baloh RW(2007). Body lateropulsion as an isolated or predominant symptom of a pontine infarction. J Neurol Neurosurg Psychiatry,78(4),372-4.

[44] Moon SY,Park SH,Hwang JM,Kim JS(2003). Oculopalatal tremor after pontine hemorrhage. Neurology,61(11),1621.

[45] Kim JS, Moon SY, Choi KD, Kim JH, Sharpe JA (2007). Patterns of ocular oscillation in oculopalatal tremor:Imaging correlations. Neurology, 68 (14), 1128-35.

[46] Shaikh AG,Hong S,Liao K,et al. (2010). Oculopalatal tremor explained by a model of inferior olivary hypertrophy and cerebellar plasticity. Brain, 133 (3),923-40.

[47] Sharpe JA,Kim JS(2002). Midbrain disorders of vertical gaze:A quantitative re-evaluation. Ann N Y Acad Sci,956,143-54.

[48] Kim JS(2005). Pure midbrain infarction. Clinical,radiologic,and pathophysiologic findings. Neurology,

64(7),1227-32.

[49] Wall M, Slamovits TL, Weisberg LA, Trufant SA (1986). Vertical gaze ophthalmoplegia from infarction in the area of the posterior thalamo-subthalamic paramedian artery. Stroke, 17(3), 546-55.

[50] Suzuki Y, Bütner-Ennever JA, Straumann D, Hepp K, Hess BJM, Henn V (1995) Deficits in torsional and vertical rapid eye movements and shift of Listing's plane after uni-and bilateral lesions of the rostral interstitial nucleus of the medial longitudinal fasciculus(riMLF). Exp Brain Res, 106(2), 215-32.

[51] Moschovakis AK, Scudder CA, Highstein SM (1991). Structure of the primate oculomotor burst generator. I. Medium-lead burst neurons with upward on-directions. J Neurophysiol, 65(2), 203-17.

[52] Moschovakis AK, Scudder CA, Highstein SM, Warren JD(1991). Structure of the primate oculomotor burst generator. II. Medium-lead burst neurons with downward on-directions. J Neurophysiol, 65(2), 218-29.

[53] Leigh RJ, Zee DS (2006). The neurology of eye movements(4th ed), pp. 598-718. New York: Oxford University Press.

[54] Fukushima K, Fukushima J, Harada C, Ohashi T, Kase M(1990). Neuronal activity related to vertical eye movement in the region of the interstitial nucleus of Cajal in alert cats. Exp Brain Res, 79(1), 43-64.

[55] Dalezios Y, Scudder CA, Highstein SM, Moschovakis AK(1998). Anatomy and physiology of the primate interstitial nucleus of Cajal. II. Discharge pattern of single efferent fibers. J Neurophysiol, 80(6), 3100-11.

[56] Helmchen C, Rambold H, Fuhry L, Büttner U (1998). Deficits in vertical and torsional eye movements after uni-and bilateral muscimol inactivation of the interstitial nucleus of Cajal of the alert monkey. Exp Brain Res, 119(4), 436-52.

[57] Oh SY, Choi KD, Shin BS, Seo MW, Kim YH, Kim JS (2009). Paroxysmal ocular tilt reactions after mesodiencephalic lesions: Report of two cases and review of the literature. J Neurol Sci, 277(1-2), 98-102.

[58] Waitzman DM, Silakov VL, DePalma-Bowles S, Ayers AS(2000). Effects of reversible inactivation of the primate mesencephalic reticular formation. II.

Hypometric vertical saccades. J Neurophysiol, 83(4), 2285-99.

[59] Keane JR(1990). The pretectal syndrome. Neurology, 40(4), 684-90.

[60] Ksiazek SM, Slamovits TL, Rosen CE, Burde RM, Parisi F (1994). Fascicular arrangement in partial oculomotor paresis. Am J Ophthalmol, 118(1), 97-103.

[61] Lee DK, Kim JS(2006). Isolated inferior rectus palsy due to midbrain infarction detected by diffusion-weighted MRI. Neurology, 66(12), 1956-7.

[62] Lee HS, Yang TI, Choi KD, Kim JS(2008). Teaching Video NeuroImmage: Isolated medial rectus palsy in midbrain infarction. Neurology, 71(21), e64.

[63] Lee SH, Park SW, Kim BC, Kim MK, Cho KH, Kim JS(2010). Isolated trochlear palsy due to midbrain stroke. Clin Neurol Neurosurg, 112(1), 68-71.

[64] Choi SY, Song JJ, Hwang JM, Kim JS(2010). Tinnitus in superior oblique palsy: An indicator for intra-axial lesion. J Neuro-Ophthalmol, 30(4), 325-7.

[65] Mossuto-Agatiello L (2006). Caudal paramedian midbrain syndrome. Neurology, 66(11), 1668-71.

[66] Amarenco P, Hauw JJ(1990). Cerebellar infarction in the territory of the anterior and inferior cerebellar artery. Brain, 113(1), 139-55.

[67] Lee H, Ahn BH, Baloh RW(2004). Sudden deafness with vertigo as a sole manifestation of anterior inferior cerebellar infarction. J Neurol Sci, 222(1-2), 105-7.

[68] Lee H, Sohn SI, Jung DK, et al. (2002). Sudden deafness and anterior inferior cerebellar artery infarction. Stroke, 33(12), 2807-12.

[69] Rajesh R, Rafeequ M, Girija AS(2004). Anterior inferior cerebellar artery infarct with unilateral deafness. J Assoc Physicians India, 52, 333-4.

[70] Patzak MJ, Demuth K, Kehl R, Lindner A(2005). Sudden hearing loss as the leading symptom of an infarction of the left anterior inferior cerebellar artery. HNO, 53(9), 797-9.

[71] Son EJ, Bang JH, Kang JG(2007). Anterior inferior cerebellar artery infarction presenting with sudden hearing loss and vertigo. Laryngoscope, 117(3), 556-8.

[72] Lee H, Baloh RW(2005). Sudden Deafness in vertebrobasilar Ischemia: clinical features, vascular topographical patterns, and long-term outcome. J Neuro

Sci,228(1),99-104.

[73] Lee H,Yi HA,Chung IS,Lee SR(2011). Long-term outcome of canal paresis of a vascular cause. J Neurol Neurosurg Psychiatry,82(1),105-9.

[74] Lee H, Whitman GT, Lim JG, Lee SD, Park YC (2001). Bilateral sudden deafness as a prodrome of anterior inferior cerebellar artery infarction. Arch Neurol,58(8),1287-9.

[75] Yi HA,Lee SR,Lee H,Ahn BH,Park BY,Whitman GT(2005). Sudden deafness as a sign of stroke with normal diffusion-weighted brain MRI. Acta Otolaryngol,125(10),1119-21.

[76] Lee H,Kim HJ,Koo JW,Kim JS(2009). Progression of acute cochleovestibulopathy into anterior inferior cerebellar artery infarction. J Neurol Sci,278 (1-2),119-22.

[77] Kim JS,Cho KH,Lee H(2009). Isolated labyrinthine infarction as a harbinger of anterior inferior cerebellar artery territory infarction with normal diffusion-weighted brain MRI. J Neurol Sci,278(1-2),82-4.

[78] Kim HA,Lee SR,Lee H(2007). Acute peripheral vestibular syndrome of a vascular cause. J Neurol Sci,254(1-2),99-101.

[79] Lee H,Kim JS,Chung EJ,et al. (2009). Infarction in the territory of anterior inferior cerebellar artery: spectrum of audiovestibular loss. Stroke,40 (12), 3745-51.

[80] Dieterich M,Brandt T(1993). Ocular torsion and tilt of subjective visual vertical are sensitive brainstem signs. Ann Neurol,33(3),292-9.

[81] Lee H,Lee SY,Lee SR,Park BR,Baloh RW(2005). Ocular tilt reaction and anterior inferior cerebellar artery syndrome. J Neurol Neurosurg Psychiatry,76 (12),1742-3.

[82] Lee H,Yi HA,Lee SR,Lee SY,Park BR(2008). Ocular torsion associated with infarction in the territory of the anterior inferior cerebellar artery: frequency,pattern,and a major determinant. J Neurol Sci,269(1-2),18-23.

[83] Baier B,Bense S,Dieterich M(2008). Are signs of ocular tilt reaction in patients with cerebellar lesions mediated by the dentate nucleus? Brain,131(Pt 6), 1445-54.

[84] Barth A,Bogousslavsky J,Regli F(1994). Infarcts in the territory of the lateral branch of the posterior

inferior cerebellar artery. J Neurol Neurosurg Psychiatry,57(9),1073-6.

[85] Voogd JAN,Gerrts NM,Ruigrok TH(1996). Organization of the vestibulocerebellum. Ann N Y Acad Sci,781,553-79.

[86] Fushiki H,Barmack NH(1997). Topography and reciprocal activity of cerebellar purkinje cells in the uvula-nodulus modulated by vestibular stimulation. J Neurophysiol,78(6),3083-94.

[87] Duncan GW,Parker SW,Fisher CM(1975). Acute cerebellar infarction in the PICA territory. Arch Neurol,32(6),364-8.

[88] Huang CY,Yu YL(1985). Small cerebellar stroke may mimic labyrinthine lesions. J Neurol Neurosurg Psychiatry,48(3),263-5.

[89] Norrving B,Magnusson M,Holtas S(1995). Isolated acute vertigo in the elderly; vestibular or vascular disease? Acta Neurol Scand,91(1),43-8.

[90] Lee H,Yi HA,Cho YW,et al. (2003). Nodulus infarction mimicking acute peripheral vestibulopathy. Neurology,60(10),1700-2.

[91] Lee H,Cho YW(2004). A case of isolated nodulus infarction presenting as a vestibular neuritis. J Neuro Sci,221(1-2),117-19.

[92] Lee H,Sohn SI,Cho YW,et al. (2006). Cerebellar infarction presenting isolated vertigo;frequency and vascular topographical patterns. Neurology,67(7), 1178-83.

[93] Newman-Toker DE,Kattah JC,Alvernia JE,Wang DZ(2008). Normal head impulse test differentiates acute cerebellar strokes from vestibular neuritis. Neurology,70(24 Pt2),2378-85

[94] Hotson JR,Baloh RW(1998). Acute vestibular syndrome. N Eng J Med,339(10),680-5.

[95] Amarenco P,Levy C,Cohen A,Touboul PJ,Roullet E,Bousser MG(1994). Causes and mechanisms of territorial and nonterritorial cerebellar infarcts in 115 consecutive patients. Stroke,25(1),105-12.

[96] Macdonell RA,Kalnins RM,Donnan GA(1987). Cerebellar infarction:natural history,prognosis,and pathology. Stroke,18(5),849-55.

[97] Kase CS,Norrving B,Levine SR,et al. (1993). Cerebellar infarction:clinical and anatomic observations in 66 cases. Stroke,24(1),76-83.

[98] Koh MG,Phan TG,Atkinson KL,Wijdicks EF (2001). Neuroimaging in deteriorating patients with

cerebellar infarcts and mass effect. Stroke, 31(9), 2062-7.

[99] Mossman S, Halmagyi M(1997). Partial ocular tilt reaction due to unilateral cerebellar lesion. Neurology, 49(2), 491-3.

[100] Kim HA, Lee H, Yi HA, Lee SR, Lee SY, Baloh RW(2009). Pattern of otolith dysfunction in posterior inferior cerebellar artery territory cerebellar infarction. J Neurol Sci, 280(1-2), 65-70.

[101] Sunderland S(1945). The arterial relations of the internal auditory meatus. Brain, 68, 23-7.

[102] Lee H(2008). Sudden deafness related to posterior circulation infarction in the territory of the nonanterior inferior cerebellar artery: frequency, origin, and vascular topographical pattern. Eur Neurol, 59(6), 302-6.

[103] Kase CS, White JL, Joslyn JN, Williams JP, Mohr JP(1985). Cerebellar infarction in the superior cerebellar artery distribution. Neurology, 35(5), 705-11.

[104] Amarenco P, Hauw JJ(1990). Cerebellar infarction in the territory of the superior cerebellar artery: a clinicopathologic study of 33 cases. Neurology, 40(9), 1383-90.

[105] Chaves CJ, Caplan LR, Chung CS, et al. (1994). Cerebellar infarcts in the New England Medical Center Posterior Circulation Stroke Registry. Neurology, 44(8), 1385-90.

[106] Sohn SI, Lee H, Lee SR, Baloh RW(2006). Cerebellar infarction in the territory of the medial branch of the superior cerebellar artery. Neurology, 66(1), 115-17.

[107] Nitschke MF, Kleinschmidt A, Wessel K, Frahm J (1996). Somatotopic motor representation in the human anterior cerebellum. A high-resolution functional MRI study. Brain, 119(3), 1023-9.

[108] Brennen RW, Bergland RM(1977). Acuet cerebellar hemorrhage. Analysis of clinical findings and outcome in 12 cases. Neurology, 27(6), 527-32.

[109] Jensen MB, St Louis EK(2005). Management of acute cerebellar stroke. Arch Neurol, 62(4), 537-44.

[110] Passero S, Filosomi G(1998). Posterior circulation infarcts in patients with vertebrobasilar dolichoectasia. Stroke, 29(3), 653-9.

[111] Besson G, Bogousslavsky J, Moulin T, Hommel M (1995). Vertebrobasilar infarcts in patients with dolichoectatic basilar artery. Acta Neurol Scand, 91(1), 37-42.

[112] Jannetta PJ, Moller MB, Moller AR(1984). Disabling positional vertigo. New Engl J Med, 310(26), 1700-5.

[113] Brandt T, Dieterich M(1994). VIIIth nerve vascular compression syndrome: vestibular paroxysmia. Baillieres Clin Neurol, 3(3), 565-75.

[114] Tatlow W, Bammer H(1957). Syndromes of vertebral artery compression. Neurology, 7(5), 331-40.

[115] Strupp M, Planck JH, Arbusow V, Steiger HJ, Bruckmann H, Brandt T(2000). Rotational vertebral artery occlusion syndrome with vertigo due to 'labyrinthine excitation'. Neurology, 54(6), 1376-9.

[116] Choi KD, Shin HY, Kim JS, et al(2005). Rotational vertebral artery syndrome: oculographic analysis of nystagmus. Neurology, 65(8), 1287-90.

[117] Marti S, Hegemann S, von Büdingen HC, Baumgartner RW, Straumann D(2008). Rotational vertebral artery syndrome. 3D kinematics of nystagmus suggest bilateral labyrinthine dysfunction. J Neurol, 255(5), 663-7.

[118] Noh Y, Kwon OK, Kim JS(2011). Rotational vertebral artery syndrome due to compression of nondominant vertebral artery terminating in posterior inferior cerebellar artery. J Neurol, 258, 1775-80.

[119] Choi JH, Kim MJ, Lee TH, Moon IS, Choi KD, Kim JS(2011). Dominant vertebral artery occlusion during ipsilateral head tilt. Neurology, 76, 1679.

第 24 章

步态与平衡障碍

原文作者:P. D. Thompson and T. E. Kimber
DOI:10.1093/med/9780199608997.003.0024
中文翻译:王蒙　姚文林　**审校:**李康之　常丽英　**终审:**金占国

引言

本章中,平衡是指稳定的躯体直立姿势,安静站立和运动时躯干在腿上保持平衡。保持平衡的结构基础是复杂且不太清楚的。身体运动和躯干摇晃通过机械(肌肉骨骼)和神经机制相互作用。虽然为了方便理解可以将两者分开来看,但是在控制身体运动方面,机械和神经因素是相互关联的。例如,增加站立的宽度可减少躯体的横向运动,同时也可以减少前后摇晃的幅度。脚踝和髋部机械性耦联具有广泛的姿势基础,可以改变躯体与下肢的节间运动及神经反应(前庭觉和本体觉)。安静站立时,躯体姿势的调控主要是机械性的,"姿势活跃"的肌肉收缩相对较少。多种因素可以使神经机制发挥作用,包括行走时的动态平衡、上肢运动和对外部干扰反应做出的姿势调整。平衡的神经调控机制包括连接额叶、顶叶、基底节、丘脑、脑干和小脑的神经网络产生的姿势反射性调控,以及向中轴和近端肌肉的运动输出。一般情况下,当保持双足站立姿态、行走或专注于运动、意图、方向、障碍物及地形的规划时,姿势控制是"自动"发生的,无需意识参与。此过程属于运动系统的高级调控。平衡障碍对步态具有显著的影响。在临床上,许多患者主要表现为步态的异常,掩饰了患者的平衡障碍。因此,平衡障碍被认为是高级步态异常的一个表现,最常见于老年人,但也见于其他年龄段颅脑弥散性病变的患者。

姿势反应

姿势反应可以概括为:①保持头部和躯干呈直立姿势的正位反应;②肌肉收缩抵抗重力以保持直立姿势的支持反应;③在运动过程中或对外部干扰反应中控制身体摇晃的姿势反应。姿势反应包括:①运动前,通过预期姿势调控维持躯体平衡;②运动过程中,通过长潜伏期伸展反射,调整躯体姿势;③在威胁平衡和即将跌倒的情况下,表现有意识或无意识的自我保护反应。

一般情况下,这些反应作为"前反馈"信号整合到计划性运动中,以便机体在运动之前调控躯体位置、运动,以稳定躯干维持平衡。在运动过程中,其他反应则运用来自多个感觉输入的反馈信号(包括前庭觉信息、本体觉信息、触觉信息、重力和视觉信息)调控躯体运动,以在运动中保持躯体平衡。

多感觉传入的一个明显但容易被忽略的作用是向运动系统传递驱动姿势反应和应答的信息。这些运动传出通路支配轴向和近端肌肉运动神经元。在猴子中,从脑干运动区下行的双侧腹侧通路支配维持站立所需的中轴和近端肌肉运动。在人类中,中轴和近端肌肉受双侧皮质脊髓束和脑干下行通路(网状脊髓束)支配。后者接受双侧运动前区的投射,在调控躯体和肢体近端肌肉运动中发挥重要作用。

平衡障碍

平衡障碍是指躯体在站立、行走过程中及受到干扰时无法保持平衡。许多急性平衡障碍综合征与明确的偏侧病变相关（表 24.1）。然而，这些平衡障碍是罕见的。平衡障碍最常出现在具有缓慢进展姿势不稳的病史及有相似的主观感受或跌倒发作的老年患者中。通常，症状不能由共济失调、无力、感觉丧失或前庭功能障碍解释。同时，

临床评价的异常也不足以解释患者的症状。在老年人中，除了导致不稳和跌倒的药物不良反应和非神经系统疾病（如肌肉骨骼），最常见的病因为多发性周围性和中枢性神经系统病变（表 24.2）。因此，平衡障碍可能与一个或多个周围感觉缺陷导致的本体觉信息、前庭觉信息或视觉信息在中枢神经系统的信号缺失有关。同时，平衡障碍与中枢神经系统的多发性弥散性病变有关（表 24.2），多见于皮质下、脑室周围血管源性白质病变。

表 24.1　特定疾病干扰躯体姿势调整并产生不平衡

病变解剖	生理功能	临床症状
延髓背外侧综合征	双侧前庭急性失衡	眼偏斜 躯体向患侧偏斜 倾倒 同侧肢体共济失调
丘脑后外侧病变 "丘脑性站立不能"	体位、姿势整合异常	急性躯体不稳定 向健侧倾倒 站立或坐位时向后倾倒 手臂纠正性姿势 轻微偏瘫或无偏瘫
苍白球内侧病变 "丘脑性站立不能"	体位、姿势整合异常	无意识的缓慢倾斜 无纠正性动作的倾倒 轻微偏瘫或无偏瘫
丘脑后外侧病变 倾倒综合征	躯体重力感觉系统受损，即主观视觉垂直线（SVV）异常	健侧肢体将躯干推向患侧 跌倒的感觉（即需纠正躯干向健侧的倾斜） 在康复过程中，健侧肢体拮抗纠正性动作 偏瘫、感觉损伤或忽视
小脑综合征 绒球小结叶	中轴肌肌张力异常	严重失衡，向后倾倒
小脑前叶	异常姿势反射导致伸肌张力增加	异常姿势的躯体摆动（震颤）

表 24.2　与平衡障碍相关的多发性损伤

多种外周性 感觉障碍	中枢神经系统
本体觉异常	脑血管疾病（脑室周围白质病变）
前庭觉减退	脑水肿
视觉受损	额叶病变

平衡障碍的临床表现

平衡障碍早期，症状轻微，可能仅表现为感觉身体摇晃增加，可能伴随着步基增宽及起步或转

弯时缓慢。与小脑共济失调的辨距不良和急性前庭病的严重倾斜相比，平衡障碍常表现为起步或转弯时其步伐短促。起步时缓慢、小碎步和步伐缓慢的步态组合可能被误诊为帕金森综合征，但是不稳和跌倒不是帕金森病早期的特征。如果通过外部支持（如使用拐杖），步态可能有所改善，这表明小碎步是为了代偿躯体控制不佳所致的不稳、身体摇晃增加和跌倒威胁。

随着平衡障碍进展，步基变宽，步态更浅更短（小碎步）。上肢运动谨慎，显得笨拙或僵硬；与帕金森病的屈曲姿势相反，患者躯干伸展，臀部和膝

盖弯曲。最终,患者没有支撑就无法保持站立,并且从坐位到站立位也需要额外的帮助。躺下或站起来时,躯体运动变得越来越困难甚至无法运动,可能尝试不恰当的姿势调整策略。此外,患者站立时向后倾斜非常明显,这可能会导致跌倒威胁,导致患者不能站立。

跌倒是平衡障碍的特征性表现,但患者常常无法解释为什么跌倒。进一步调查显示,跌倒常发生在姿势调整过程中,如从坐位到站立(或从站位坐下)、转身、倾斜、弯腰,或伴有轻微干扰或执行多项任务时,如行走时携带物品或开门。如果有刺激使患者注意力分散,不能集中在行走和保持平衡上,也会导致跌倒。通常,跌倒多为向后方摔倒,但是任何方向均可发生。

迈步和慌张步态

正常情况下,起步时需要调整姿势。首先,躯体向一侧倾斜,单腿支撑体重,平衡躯体;然后,另一条腿(抬高腿)向前摆动以迈步。当有节奏地踏步时,躯体运动频率应与其一致。如果短时间内不能使用单腿保持稳定,就会导致躯体不平衡。宽基站位可以减少躯体侧方摆动,并且在一定程度上减少前后方向摆动,并且提高躯体运动控制的灵敏度。慌张步态模式反映了宽基站位、短浅步态(小碎步)和上肢摆臂减少的稳定作用。当行走在一个光滑或不稳定的平面上,或受到平衡威胁时,这些自主运动可代偿躯体控制的不足。因此,平衡障碍可导致步态改变,以减少躯体运动和失衡。

老年人步态障碍的踏步测量显示,无论是什么原因导致的步态障碍,都表现为宽基站位、缓慢短步、转弯时小碎步、弯腰姿势及轴向移动能力的普遍丧失。这些变化被认为是"非特定的跨步依赖代偿"。深部白质脑血管疾病(皮质下动脉硬化性脑病)相关的步态障碍在起步时正常。身体向所有方向摇晃增加,步态浅短,时间和幅度的变异增加(共济失调)以进行姿势不稳代偿。如果起步时的姿势调整异常,将导致步态异常,进而影响身体摇晃方向和幅度,迈步延迟。所有研究表明,躯体运动调控系统的损害是步态异常的主要决定因素。因此,在每个步态周期中,平衡障碍的代偿性调控将叠加在步阶模式上。

躯体运动

步行过程中的躯体运动调控很少被检查,即使在传统神经学检查中也没有得到重视。躯体运动调控可通过要求患者在起立、坐下、起步,然后停止、转弯、单腿站立、跳跃及躺下和翻滚时进行检查。在这些调控动作中,躯体移动不良均表示躯体中轴肌肉调控紊乱。这些情况在平衡障碍中很常见。在大多数额叶疾病相关的平衡障碍报告中,关注点集中在起步、行走,以及站立时无法行走与坐或躺下时与正常行走之间的显著差异,进而产生了"步态失用症"或"步态和躯体运动失用症"的概念。在这些病例中,许多患者的躯体运动受损,表明躯体运动控制不良及其导致的不平衡是步态障碍的主要原因,这与患者在辅助下行走显著改善相符。

平衡障碍与脑干和额叶退行性疾病

对于80%以上的进行性核上性麻痹(progressive supranuclear palsy,PSP)患者,平衡障碍导致的跌倒是一个出现时间早且显著的问题。在没有纠正性姿势调节或保护性措施时跌倒,容易导致头部受伤和骨折。跌倒的倾向与额叶功能障碍共同作用常会导致躯体活动异常与跌倒,最初称为"躯体或转向运动失用症"。PSP的病理改变非常广泛,额叶、中脑和丘脑均有受累,所以很难将平衡障碍与其中任一处损伤关联。内侧额叶变性、额叶梗死、深部白质小血管病(Binswanger病)、慢性硬膜下血肿、胼胝体神经胶质瘤和脑积水均可表现为平衡障碍、跌倒和进行性步态障碍。

平衡障碍与皮质下白质脑病

对于可走动的老年人,白质病变与失衡、跌倒、身体摇晃增加及认知能力下降有关。通过对1年内有跌倒病史的患者进行研究发现,单腿站立时间与颅脑核磁共振成像的白质受累范围呈负相关。平衡障碍和跌倒主要与额叶及其脑室周围深部白质病变有关。这一系列发现表明身体摇晃增加伴有异常步态是皮质下动脉硬化性脑病的前兆或轻度表现。

通常情况下,白质脑病累及额叶及其周围脑室,阻断了顶叶-前额皮质、额叶-皮质下与基底

节、脑干的连接,进而导致大脑半球对于姿势反射
及躯干运动调控的异常。因而,躯体运动不良与
支配躯体肌肉的运动皮质-脑干联系中断有关,以
双侧弥散性额叶白质脑病多见。由于躯体运动神
经支配是双侧的,仅弥散性双侧病变才可导致临
床病理性症状;若为单侧损伤,另一侧运动皮质进
行功能代偿,导致的躯体运动不良较轻。

不明原因的跌倒与平衡障碍

老年人中"不明原因"的跌倒常与姿势反射性
调控障碍有关。姿势反射性调控障碍可能会导致
身体摇晃增加。在那些由于失衡而跌倒的人中,
姿势反射性调控障碍随着年龄增长表现出更大幅
度的身体摇晃。躯体侧方摇晃增加与跌倒相关。
当姿势反射性调控障碍患者站立在狭窄支持面上
时,其步幅宽度改变、躯体摇晃增加,并且当闭眼
或剥夺本体觉时,躯体摇晃没有显著的改变。躯
体运动静态测量的结果可能会大大低估在行走过
程中过度躯体运动和不平衡的影响,因为在行走
过程中,各个方向上躯体运动调控的难度增大。
外部干扰和其他干扰(如多任务)将进一步干扰平
衡障碍时的代偿性调控,并导致"不明原因"的
跌倒。

总结

平衡障碍与姿势调控障碍直接相关;由于姿
势反射性调控通路受损,缺少保护性反应,进而影
响迈步和行走。姿势调控机制受损导致行走时躯
体运动自主调控缺失,只有增加额外的注意力,以
及有意识地、尽力地去调整躯体运动,才能保持平
衡和步行策略。注意力不集中、意外干扰和多任
务通过减少主动控制意识,导致跌倒。

广泛分布的半球-脑干网络平衡控制系统解
释了平衡障碍为什么不能准确定位。多部位双侧
病变导致平衡控制网络中断,并产生临床症状或
失衡体征。平衡调控机制紊乱将影响由躯体姿势
调整和躯体运动自主调控驱动的代偿机制。

因为解剖结构受损的部位和程度不同,以及
代偿性调控的程度也不同,所以平衡障碍的临床
表现多变,确定解剖定位相关性时也容易混淆。
只要躯体运动自主调控系统可以应对姿势反射性
调控缺失,代偿就会持续存在。一旦姿势反射性

调控缺失程度超过临界水平,代偿便不足以维持
平衡。如果不能很好地代偿,行走会越来越困难,
进而导致跌倒。尽管跌倒发生在代偿失败时,但
是往往给人一种突然恶化的印象,其实此时多部
位损伤已经存在很长时间。平衡障碍,特别是在
跌倒后,会产生很多影响,如跌倒恐惧,不喜欢开
放空间和移动的物体,进而增加了临床诊疗的复
杂性。

参 考 文 献

[1]　Day BL, Steiger MJ, Thompson PD, Marsden CD. (1993). Effect of vision and stance width on human body motion when standing: implications for afferent control of body sway. J Physiol, 469, 479-99.

[2]　Nutt JG, Marsden CD, Thompson PD. (1993). Human walking and higher level gait disorders, particularly in the elderly. Neurology, 43, 268-79.

[3]　Marsden CD, Merton PM, Morton HB. (1981). Human postural responses. Brain, 104, 513-34.

[4]　Lawrence DG, Kuypers HGJM. (1968). The functional organisation of the motor system in the monkey Ⅱ. The effects of lesions of descending brainstem pathways. Brain, 91, 15-36.

[5]　Takakusaki K. (2008). Forebrain control of locomotor behaviors. Brain Res Rev, 57(1), 192-8.

[6]　Freund HJ, Hummelsheim H. (1985). Lesions of premotor cortex in man. Brain, 108, 697-733.

[7]　Wise SP, Boussaoud D, Johnson PB, Caminiti R. (1997). Premotor and parietal cortex: corticocortical connectivity and combinatorial computations. Annu Rev Neurosci, 20, 25-42.

[8]　Sudarsky L. (1997). Clinical approach to gait disorders of aging: an overview. In Masdeu JC, Sudarsky L, WolfsonL(Eds)Gait Disorders of Aging, pp. 147-57. Philadelphia, PA: Lippincott-Raven.

[9]　Lord SR, Rogers MW, Howland A, Fitzpatrick R. (1999). Lateral stability, sensorimotor function and falls in older people. J Am Geriatr Soc, 47, 1077-81.

[10]　Fife TD, Baloh RW. (1993). Disequilibrium of unknown cause in older people. Ann Neurol, 34, 694-702.

[11]　Whitman GT, Tang T, Lin A, Baloh RW. (2001). A prospective study of cerebral white matter abnormalities in older people with gait dysfunction. Neu-

rology,57,990-4.

[12] Blahak C,Baezner H,Pantoni L,et al. (2009). Deep frontal and periventricular age related white matter changes but not basal ganglia and infratentorial hyperintensities are associated with falls: cross sectional results from the LADIS study. J Neurol,Neurosurg Psychiatry,80,608-13.

[13] Elble RJ,Higgins C,HughesL. (1991). The syndrome of senile gait. J Neurol,230,71-5.

[14] Elble RJ,Cousins R,Leffler K,Hughes L. (1996). Gait initiation by patients with lower half parkinsonism. Brain,119,1705-16.

[15] Elble RJ. (2007). Gait and dementia:moving beyond the notion of gait apraxia. J Neural Transm,114,1253-8.

[16] Ebersbach G,Sojer M,Valdeoriola F,et al. (1999). Comparative analysis of gait in Parkinson's disease, cerebell arataxia and subcortical arteriosclerotic encephalopathy. Brain,122,1349-55.

[17] Meyer JS,Barron DW. (1960). Apraxia of gait: a clinicophysiological study. Brain,83,261-84.

[18] Petrovici K. (1968). Apraxia of gait and of trunk movements. J Neurol Sci,7,229-43.

[19] Williams DR,de Silva R,Paviour DC,et al. (2005). Characteristics of two distinct clinical phenotypes in pathologically proven progressive supranuclear palsy:Richardson's syndrome and PSP-parkinsonism. Brain,128,1247-58.

[20] Steele JC,Richardson JC,Olszewski J. (1964). Progressive supranuclear palsy. A heterogenous degeneration involving the brainstem,basal ganglia and cerebellum with vertical supranuclear gaze and pseudobulbar palsy,nuchal dystonia and dementia. Arch Neurol,10,3 33-59.

[21] Rossor MN,Tyrell PJ,Warrington EK,Thompson PD,Marsden CD,Lantos P. (1999). Progressive gait disturbance with atypical Alzheimer's disease and corticobasal degeneration. J Neurol Neurosurg Psychiatry,67,345-52.

[22] Masdeu JC,Wolfson L,LantosG. (1989). Brain white matter changes in the elderly prone to falling. Arch Neurol,46,1292-6.

[23] Baloh RW,Yue Q,Socotch TM,Jacobson KM. (1995). White matter lesions and disequilibrium in older people. Ⅰ. Case control comparison. Arch Neurol,52,970-4.

[24] Tell GS,Lekfowitz DS,Diehr P,Elster AD. (1998). Relationship between balance and abnormalities in cerebral magnetic resonance imaging in older adults. Arch Neurol,55,73-9.

[25] Thompson PD,Marsden CD. (1987). Gait disorder of subcortical arteriosclerotic encephalopathy: Binswanger'sdisease. Movement Disord,2,1-8.

[26] Weiner WJ,Nora LM,Glantz RH. (1984). Elderly inpatients:postural reflex impairment. Neurology, 34,945-7.

[27] Overstall RW,Exton-Smith AN,Imms FJ,Johnson AZ. (1977). Falls in the elder lyrelated to postural imbalance. BMJ,1,261-4.

[28] Dieterich M,Brandt T. (1992). Wallenberg's syndrome: lateropulsion, cyclorotation and subjective visual vertical in thirty six patients. Ann Neurol,31, 399-408.

[29] Masdeu JC,Gorelick PB. (1988). Thalamicastasia: Inability to stand after unilateral thalamic lesions. Annals of Neurol,23,596-603.

[30] Labadie EL,Awerbuch GI,Hamilton RH,Rapesak SZ. (1989). Falling and postural deficits due to acute unilateral basal ganglia lesions. Arch Neurol 45,492-6.

[31] Karnath HO,Johannsen L,Broets D,Kuker W. (2005). Posterior thalamic haemorrhage induces 'pusher syndrome'. Neurology,64,1014-19.

[32] Saj A,Honore J,Coello Y,Rousseaux M. (2005). The visual vertical in the pusher syndrome: influence of hemispace and body position. J Neurol,252, 885-91.

[33] Fulton JF. (1949). Physiology of the Nervous System(3rd ed),pp. 528-36. New York:Oxford University Press.

[34] Mauritz KH,Dichgans J,Hufschmidt A. (1979). Quantitative analysis of stance in late cortical cerebellar atrophy of the anterior lobe and other forms of cerebellar ataxia. Brain,102,461-82.

第 25 章

进行性前庭小脑综合征

原文作者: Tracey D. Graves and Joanna C. Jen
DOI:10.1093/med/9780199608997.003.0025
中文翻译: 冯慧敏 张淑静 **审校:** 黄瑞 凌霞 **终审:** 梁燕玲 杨旭

引言

前庭小脑综合征泛指累及前庭小脑而表现为头晕和失衡的神经系统疾病。详细的病史询问有助于与其他常见头晕疾病进行鉴别,包括近乎晕厥(晕厥前状态)和无神经科症状体征的复发性偏头痛相关性眩晕。细致的查体可发现小脑相关的局灶性神经功能缺损,以鉴别外周性前庭疾病,如前庭神经炎、梅尼埃病和良性阵发性位置性眩晕等。

小脑在眼球运动、言语、吞咽、躯体稳定性、步态及四肢协调等运动控制方面发挥重要作用。尽管外周性前庭疾病患者也可出现眼震,但在临床表现和眼震特征上,外周性和中枢性头晕和失衡仍有很多不同点以供鉴别(表 25.1)。因小脑对眼球运动的速度、双眼一致性和精确度起重要调控作用,小脑病变患者常表现出外周性前庭病变观察不到的持续性眼球运动异常,如凝视诱发性眼震、扫视性辨距不良及平稳跟踪和视动反应异常。头晕和失衡患者合并口齿不清、躯体不稳和肢体笨拙强烈提示小脑病变。

前庭小脑综合征临床表现多样,病因各异。除少数伴眼震的患者可能诉眩晕外,大多数则被不平衡感困扰。获得性病因,如感染、炎症、代谢性疾病、肿瘤、脑血管病和系统性疾病均可累及小脑出现急性眩晕和共济失调。而隐袭起病、进行性加重的前庭小脑缺损主要见于遗传性或特发性

病因所致的神经变性疾病。在本章中,我们将讨论常见的获得性和遗传性前庭小脑综合征的病因及诊断,并回顾了近年关于伴有异常眼动和失衡症状,尤其伴发作性的共济失调的常染色体显性、常染色体隐性和 X-连锁相关疾病在遗传基础方面的最新进展。此外,本章还包含了最新的治疗方案和正在进行的研究。

表 25.1   中枢性和外周性前庭疾病的比较

症状和体征	外周性	中枢性
听力下降	常见	罕见
恶心呕吐	严重	易变的
失衡	轻到中度	重度
神经症状	罕见	常见
眼震	单向,非纯垂直性或扭转性;可被固视抑制	凝视诱发,方向可变,可能是下跳性、上跳性或单纯扭转性;不能被固视抑制
VOR	可能缺失	正常
代偿	迅速	缓慢

获得性病因

进行性前庭小脑综合征常见的获得性病因见表 25.2。

表 25.2　进行性前庭小脑综合征的获得性病因

类别	疾病	临床特征
免疫	原发/继发性进行性多发性硬化	其他神经系统症状体征
	眼阵挛-肌阵挛综合征	振动幻视
	副肿瘤/自身免疫性小脑变性	可能恶性,无其他神经系统症状或体征
占位	转移瘤	恶性证据
	原发性肿瘤	可能的脑积水症状
	血管畸形	既往出血或中风
	结节病	非神经系统表现
内分泌	甲状腺功能减退	甲状腺功能减退的体征
	甲状旁腺功能减退	腕足痉挛
胃肠道	Whipple 病	胃肠道症状,淋巴结病
疾病	乳糜泻	体重减轻
	维生素 E 缺乏(遗传性)	头部震颤
中毒	乙醇	其他神经体征(周围性神经病,记忆力减退)有无慢性肝病的体征
	药物(苯妥英、锂、胺碘酮、环孢素、异烟肼、甲硝唑、铂类)	服药史
	中毒	职业暴露
退行性变	多系统萎缩	帕金森病症状,自主神经病
	Creutzfeldt-Jakob 病	肌阵挛,痴呆,缄默(见表 25.4)
	脊髓小脑共济失调	
血管病	中风	突发的症状
	神经系统表面铁沉积症	突发性聋,锥体束征

遗传性病因

常染色体显性遗传:进行性

脊髓小脑共济失调(spinocerebellar ataxias, SCAs)是一个庞大的小脑变性疾病群,是遗传性共济失调的最主要类型,多在成年期发病,常染色体显性遗传。某些 SCAs 类型具有独特的表型(通常为小脑外特征),可作为临床诊断依据。但由于所有的疾病类型都表现共济失调和构音障碍,因此基于临床表现进行鉴别较为困难。由于同一表型可以由不同的基因位点突变导致,因此该组疾病主要以致病基因或点位的发现顺序进行命名。最常见和最先被确认的是三核苷酸异常扩增引起的多聚谷氨酰胺疾病。遗传表现和表型很大程度上与异常扩增重复次数相关。虽然现在已经发现了许多致病基因,但基因检测往往局限于最常见类型。少见基因型见于一些研究报道或家系。总的来说,Harding 在 1982 年提出的临床分型仍然被认同(表 25.3)。

不同类型的常染色体显性遗传 SCAs 在基因、眼动及其他临床的特征的区别总结见表 25.4。

表 25.3　常染色体显性遗传小脑共济失调(ADCA)的 Harding 分型

分型	临床表型	疾病
ADCA Ⅰ	小脑综合征合并其他神经系统表现(锥体束征,锥体外系,眼肌麻痹,痴呆)	SCA1, SCA2, SCA3, SCA4, SCA8, SCA9, SCA12, SCA17,SCA27,SCA28,SCA32,SCA35,SCA36
ADCA Ⅱ	小脑综合征和色素紊乱黄斑病	SCA7
ADCA Ⅲ	单纯性小脑综合征	SCA5,SCA6, SCA10, SCA11, SCA14, SCA15, SCA22, SCA26,SCA30,SCA31

表 25.4　各型 SCA 眼动特征比较

疾病	基因	三核苷酸重复	眼动特征	其他临床特征	参考文献
SCA1	Ataxin-1	有	凝视麻痹、扫视缓慢/缺失±眼震	锥体外系症状、强直、延髓性麻痹、多发性神经病、轻度认知障碍	[2]
SCA2	Ataxin-2	有	扫视缓慢,凝视麻痹	锥体外系症状、括约肌失调、多发性神经病	[3]
SCA3	Ataxin-3	有	VOR 增益异常,急速方波跳动	锥体外系症状、强直、多发性神经病	[4]
SCA5	β-Ⅲ Spectrin	无	下跳性眼震,不能被固视抑制,平稳跟踪异常	面部肌纤维颤搐	[5]
SCA6	CACNA1A	有	眼震:下跳性、凝视诱发性(所有方向)或反跳性　异常:VOR、OKN、平稳跟踪	锥体外系症状(罕见,迟发的特点)	[6]
SCA8	ATXN8/AT-XN8OS	有	平稳跟踪异常,水平性眼震	感觉神经病	[7]
SCA10	ATXN10	五核苷酸	凝视诱发性眼震　间断视跟踪	癫痫	[8]
SCA11	TTBK2	无	眼震(水平性＞垂直性),扫视性跟踪	反射亢进	[9]
SCA12	PPP2R2B	有	慢扫视,间断视跟踪,眼震	锥体外系症状、多发性神经病、面部肌纤维颤搐、反射亢进、痴呆	[10]
SCA13	KCNC3	无	水平性眼震	反射亢进,智力缺陷	[11]
SCA15/16	ITPR1	无	凝视诱发性眼震,扫视辨距不良		[12,13]
SCA17	TBP	无	眼震:凝视诱发性、下跳性和反弹性,扫视欠冲,平稳跟踪启动和维持异常	锥体外系症状、精神病、反射亢进、痴呆、癫痫	[14]
SCA19/22	KCNC3	无	间歇性微扫视性跟踪、凝视水平性眼震	延髓性麻痹、反射减弱	[15,16]
SCA23	PDYN	无	慢扫视,视辨距不良	感觉下降、反射亢进	[17]
SCA25	与 2p15-p21 有关	不适用	眼球运动速度缓慢、部分患者出现眼震	感觉神经病	[18]
SCA26	与 19p13 有关	不适用	不规则的垂直性或水平性视跟踪、部分患者出现眼震		[19]
SCA28	AFG3L2	无	凝视诱发性眼震、眼肌麻痹(迟发型)、上睑下垂(病程晚期)、慢扫视	强直、肌阵挛性癫痫	[20]
伴痉挛性咳嗽的共济失调	未知	无	下跳性眼震、复视	突发咳嗽、反射亢进	[21]

（续　表）

疾病	基因	三核苷酸重复	眼动特征	其他临床特征	参考文献
SCA30	与 4q34.3-q35.1 有关	未知	扫视过冲、凝视诱发性眼震		[22]
SCA31	在 16q22.1 区域基因内混合型五核苷酸扩展	无	扫视性跟踪		[23]
SCA32	与 7q32-q33 有关	未知		认知功能受损、男性不育	[24]
SCA35	TGM6	无	部分患者出现慢扫视不伴有眼震	上运动神经元体征,间歇性斜颈	[25]
SCA36	NOP56 基因中内含子碱基重复	无	未描述	运动神经元变性伴骨骼肌萎缩和舌肌萎缩	[26]

常染色体显性遗传：发作性

发作性共济失调（episodic ataxias，EAs）是一类早发性常染色体显性遗传疾病。迄今确定的所有 EA 基因都是负责编码具有调节神经元兴奋性的细胞膜离子通道或转运蛋白。突发运动、情绪激动或合并感染可诱发 EAs 患者出现发作性头晕、不稳、恶心等症状，持续数分钟到数天。在发作间期，EA1 常出现肌纤维颤搐，EA2 常出现眼震，也可完全正常（表 25.5）。这些内容的详细细节可见参考文献[32]，EA1 和 EA2 型的临床特点区别见表 25.6。

表 25.5　已知的发作性共济失调(EAs)临床特征

	EA1	EA2	EA3	PATX/EA4	EA5	EA6	EA7	迟发型 EA	其他 EAs
OMIM	160120	108500	606554	606552	601949	600111	611907	未指定	未指定
持续时间	数秒钟至 1min	数小时	1min 至 6h	短暂的	数小时	数小时至数天	数小时至数天	数分钟	数小时至数天
发病年龄	<20	<20	1-42	23-60	<20	5	<20	40-64	30 岁以后
肌纤维颤搐	常见	无	常见	无	无	无	无	无	无
眼震	无	常见	偶尔可见	常见	常见	无	无	有	常见
癫痫	偶尔可见	罕见	偶尔可见	偶尔可见	常见	有	无	无	无
耳鸣	罕见	无	常见	偶尔可见	无	无	无	无	无
眩晕	无	有	有	有	有	无	有	有	有
乙酰唑胺	偶尔可见	常见	常见	无	短暂的	无	无	无	偶尔可见
遗传	常显	常显	常显	常显	常显	散发的	常显	常显/常隐	多基因
染色体位点	12q13	19p13	1q42	未知	2q22-q23	5p13	19q13	13p12-p13	未知
突变基因	KCNA1	CACNA1A	未知	未知	CACNB4	SLC1A3	未知	未知	未知
突变蛋白	Kv1.1	Cav2.1	未知	未知	Cav2.1	EAAT1	未知	未知	未知

表 25.6　发作性共济失调 1 型(EA1)与 2 型(EA2)比较

	发作性共济失调 1 型	发作性共济失调 2 型
遗传模式	常染色体显性	常染色体显性
发作年龄	童年早期	20 岁以前
特征	共济失调 头晕通常不伴有眩晕 视物模糊 无眼震	共济失调、躯干不稳可能在发作间歇期持续存在、构音障碍、眼震可能与眩晕、恶心、呕吐或头痛有关,在发作期间可能出现无力,以及可能在发作性共济失调发作前出现无力
诱因	突然的姿势改变、情绪、惊吓、前庭刺激、合并感染	生理或情绪压力,如合并感染
持续时间	短暂,发作持续数分钟	发作通常持续 30min 至数小时
发作频率	每日多次	可变,不太频繁。每日不超过一次
其他特征	肌电图上的神经性肌强直(持续的自发性肌纤维活动);在共济失调发作期和间歇期内临床可见的肌纤维颤搐	发作间歇期在所有方向上有下跳性凝视诱发性眼震;VOR,OKN 和平稳跟踪异常;一些患者发展为进行性小脑萎缩;肌张力障碍少见;可能发作癫痫
治疗	苯妥英钠、卡马西平	乙酰唑胺
基因	KCNA1	CACNA1A、FHM 和 SCA6 等位基因

发作性共济失调 1 型(EA1)

EA1 常表现为频发短暂性失衡、头晕和构音障碍,偶有眩晕和非特异性头晕目眩。发作时患者会有明显的不平衡感,思坐卧。突然的运动、情绪改变或合并感染可诱发。在发作期及发作间期可有持续的周围神经兴奋,如肌纤维颤搐。肌纤维颤搐是肌纤维持续的"波浪"式抽搐运动,常发生在颅面部和(或)肢体,严重的肌纤维颤搐常被患者描述为"震颤"。EA1 常因患者就医不及时被滞诊或误诊为癫痫或心理障碍。EA1 是由于编码钾离子通道的 KCNA1 基因突变导致。卡马西平可被用于治疗共济失调和肌纤维颤搐;乙酰唑胺也被用来治疗 EA1 的共济失调,但效果不如 EA2。EA1 患者痫性发作风险相对增加,包括部分性和全面性发作,对抗惊厥药物的疗效不一。

发作性共济失调 2 型(EA2)

共济失调的发作往往在 1—2 岁的学步期即表现出来,患儿出现间歇性的不平衡问题。患儿父母也可能会注意到疲倦、压力或情绪不稳是诱发因素。一些父母描述孩子在发作过程中会变得"发软"或肌张力减退。EA2 由 CACNA1A 基因突变导致,发作时通常表现为共济失调、眩晕和构音障碍,可持续 10min 到数小时,可能伴有头晕、头痛、复视、耳鸣或肌张力障碍。

患者常表现为典型的发作间期眼震,其他体征包扫视欠冲、前庭眼反射(vestibulo-ocular reflex,VOR)异常和 VOR 抑制消失。除发作性共济失调外,EA2 还可表现为进行性小脑综合征。约 50% 的患者可出现类偏头痛发作的头痛。乙酰唑胺是治疗首选药物,可以彻底改善部分患者的发作;乙酰唑胺无效的患者可选择 4-氨基吡啶;小样本研究提示双氯非那胺也有效。

发作性共济失调 3 型(EA3)

既往报道的一个加拿大 EA3 家系中患者有眩晕和 EA1 不常见的耳鸣,且缺乏 EA2 的典型的发作间期眼震。EA3 的发病年龄比 EA1 或 EA2 要晚,发作持续时间介于 EA1 和 EA2 之间。早期研究提示,46% 的患者有肌纤维颤搐,但缺乏相应的肌电图证据。和 EA1、EA2 类似,EA3 患者对乙酰唑胺也有反应。这个家系的全基因组筛查显示 EA3 与 1q42 关联,其最大的两点 LOD 值为 4.12。作为该区域唯一的离子通道,最有希望的候选基因是钾通道 KCNK1,却没有发现突变。

发作性共济失调 4 型(EA4)

首次被报道的两个来自北卡罗来纳家系的周期性前庭小脑共济失调(periodic vestibulocerebellar ataxia,PATX)呈常染色体显性遗传。PATX 患者的发病年龄在 30—60 岁,常表现为阵发的水平性复视、振动幻视、共济失调、恶心、眩晕和耳鸣。头部的突然运动、疲劳或周围视觉干扰时诱发发作。躺下并闭上眼睛可缓解症状，乙酰唑胺无效。眼球运动异常包括凝视诱发性眼震、平稳跟踪异常、视动性眼震减少、VOR 抑制失败和斜视。已知的常染色体显性遗传性小脑共济失调被排除的致病基因包括染色体 12（EA1）和 19（EA2）。EA3 患者没有类似异常眼球运动。

发作性共济失调 5 型（EA5）

EA2 明显的遗传异质性导致了对其他候选基因的研究，主要集中在钙通道辅助亚基上。*CACNB4* 编码的 β4 亚基在小脑中广泛分布，*CACNB4* 基因突变小鼠模型表现为昏睡、共济失调和癫痫。在神经元中，β4 亚基对胞膜转运和 Cav2.1 的功能起着至关重要的作用。在一个有 EA2 表型的法国-加拿大家系中，6 名成员的 *CACNB4* 基因发生突变（C104F），但 *CACNA1A* 编码的区域没有发现突变。德国一个有特发性全身发作性癫痫的小家系（2 名患者）中也发现了 *CACNB4* 基因突变。一个有青少年肌阵挛型癫痫的小家系中发现了一种无义突变（R482X）。暂无新的基因突变被发现，这表明 EA5 可能是一种罕见的类 EA2 表型的基因多态性疾病。

发作性共济失调 6 型（EA6）

EA6 的索引病例是一个具有发作性共济失调，偏瘫性偏头痛和痫性发作的复杂表型的患者。先证者开始表现为由发热引起的持续数天的共济失调，后出现偏瘫性偏头痛和昏迷。先证者昏迷时颅脑磁共振（MRI）显示轻度小脑萎缩和偏瘫对侧皮质高信号；脑电图显示左额颞部痫性放电。该患者后来患上复杂的部分发作性癫痫；经体格检查，患者表现为躯干共济失调、广泛的反射亢进、足底屈肌反射阳性、无眼震，但眼动功能异常，表现为平稳跟踪减弱、视动性眼震减弱和 VOR 固视抑制失败。在 *SLC1A3* 中发现了一种新的突变，该突变编码兴奋性氨基酸转运体 1 型（EAAT1）。兴奋性氨基酸转运体是负责转运细胞外液中谷氨酸的唯一途径，对神经调控至关重要。该突变导致第五跨膜区段（P290R）中高度保守的脯氨酸残基处的精氨酸被取代。由于该段唯一的脯氨酸残基允许多肽扭结，所以精氨酸替代变异可改变膜内蛋白质的构象。谷氨酸摄取功能

分析表明，突变转运体谷氨酸摄取量减少，对野生型细胞表面表达有显著的负面影响。因此，*SLC1A3* 基因突变通过降低蛋白质功能和表达水平，导致谷氨酸摄取减少，最终导致疾病发生。这些发现强调了谷氨酸在离子通道相关疾病 EA2 及家族性偏瘫性偏头痛 1 型（familial hemiplegic migraine type 1，FHM1）和 2 型（FHM2）中的作用。谷氨酸释放依赖于钙离子通过 P/Q 型钙通道（在 EA2/FHM1 中功能失调）的进入。下级神经元突触通过 EAAT1 从突触间隙摄取谷氨酸进入星形胶质细胞，这需要在钠浓度梯度下经 Na⁺/K⁺ 交换器 ATP1A2 跨细胞膜转运，然而，该交换器本身在 FHM2 中是功能失调的。这里提出一个有趣的假设，即 EAAT1、P/Q 型钙通道和 ATP1A2 之间可能存在相互关系，导致谷氨酸过量引起相似的临床表现形式。

发作性共济失调 7 型（EA7）

最近，在美国一个家系中发现了一种新的 EA 表型，其中 6 名家庭成员表现为发作性共济失调、构音障碍和无力，持续数小时到数天，由运动或兴奋所触发。该表型与 EA2 相似；但是，在体格检查中没有发现发作间期眼震或共济失调。另外，有 2 名患者表现为眩晕。经连锁分析，显示在 19q13 的一个 10cM 区域，LOD 值为 2.95。虽然钾通道 *KCNC3* 和溶质转运器 *SLC17A7* 位于相邻区域内，但没有发现致病性突变。

迟发型发作性共济失调

近期一种以垂直性振动幻视和缓慢进展的步态共济失调为主要表现的迟发型综合征被报道。持续时间介于 EA1 和 EA2 之间，5～60min，与 EA2 一样，可通过劳累、乙醇和咖啡因诱发，乙酰唑胺治疗无效，且在 *CACNA1A* 中没有发现致病性突变。该类患者均表现下跳性眼震，大多数有平稳跟踪异常。经研究发现，迟发型发作性共济失调所有先证者的颅脑 MRI 未见异常。根据血缘一致性对 4 个家系进行调查，发现迟发型发作性共济失调与 13q12-13 上的一个 14.2Mb 的区域相关，其 LOD 值高于 2.7。然而，该区域中 3 个候选基因没有产生致病性突变，有待进一步研究。

常染色体隐性遗传

常染色体隐性遗传疾病较为罕见，但是

Friedreich 共济失调是世界上最常见的遗传性共济失调疾病。估计其载体频率为 1/120,患病率为 1/5 万。研究显示,Friedreich 共济失调患者在 frataxin(FXN)基因中双等位基因内含子 GAA 出现重复扩增,而 frataxin 转录水平明显降低。

frataxin 是一种具有铁结合能力的线粒体蛋白。Friedreich 共济失调的多器官受累归因于系统性线粒体功能障碍和氧化应激,而其他一些常染色体隐性遗传的共济失调与 DNA 修复中重要基因突变有关。表 25.7 总结了常见的异常眼动。

表 25.7　常染色体隐性遗传性共济失调及其眼球运动特点

疾病	基因	眼动特征	其他特征	参考文献
Friedreich 共济失调	FXN	扫视侵扰伴眼扑动	反射消失、心肌病、糖尿病、脊柱侧凸、听力下降、视力下降	[54]
共济失调性毛细血管扩张症	ATM	视跟踪不佳,视觉失用症	恶性肿瘤、免疫缺陷	[55]
Charlevoix-Saguenay 常染色体隐性痉挛性共济失调(ARSACS)	SACS	眼震,视跟踪不佳	强直、肌萎缩、有髓鞘的视网膜神经纤维化、二尖瓣脱垂	[56]
Cayman 共济失调	ATCAY	眼震	非进行性小脑综合征、精神运动障碍	[57]
共济失调伴有眼球运动失用症 1 型(AOA1)	APTX	眼球运动失用症	轴突性运动神经病	[58]
共济失调伴眼球运动失用症 2 型(AOA2)	SETX	视跟踪异常、缺乏 OKN、慢扫视	周围型神经病,锥体外系症状,眼球运动失用症,伸性跖反射	[59]
脊髓小脑共济失调伴有扫视侵扰(SCAR4)	与 1p36 相关	水平巨扫视振荡、大幅度扫视速度增加、每次注视转移时可诱发出现、存在扫视间间隔	反射亢进,肌阵挛,肌束震颤	[60]
隐性遗传脊髓小脑共济失调 8 型(SCAR8)	SYNE1	凝视诱发性眼震、异常扫视、缓慢/急动性跟踪	平均发作年龄 30 岁(17—46 岁)反射亢进	[61]
共济失调和运动神经病 1 型	PEX10	平稳跟踪异常	早期发作,远端肌萎缩	[62]
共济失调和运动神经病 2 型	ANO10	扫视过冲,眼震	晚期发作,近端肌萎缩结膜血管弯曲,反射亢进	[63]
小脑共济失调和高促性腺素性功能减退症	未知	眼震或轻度扫视障碍	感觉性神经病,性功能减退,感音神经性聋,前庭功能减退,智力缺陷	[64]
迟发型 Tay-Sachs 病	HEXA	眼震	痉挛/肌束震颤,近端肌无力,周围神经病,痴呆,类 Friedreich 共济失调表型	[65,66]

X-连锁共济失调

除脆性 X-连锁震颤-共济失调综合征(fragile X tremor-ataxia syndrome,FXTAS)外,X-连锁共济失调相对罕见。FXTAS 不同于脆性 X 综合征,与引起 FMR1 中的类似小规模重复扩增有关,属于多系统性疾病,主要表现为眼震、震颤和共济失调,也可出现痴呆、精神紊乱、感觉和自主神经症状、反射亢进及类帕金森病症状。

小脑共济失调合并双侧前庭病

1991年，小脑共济失调合并双侧前庭病且听力正常的患者首次被关注，即小脑共济失调合并双侧前庭病。在一个关于下跳性眼震的大样本病例研究中发现双侧前庭病是一种常见的共病（基于温度试验和甩头试验）。通过对四个无血缘关系患者的观察，发现此类患者具有特征性的视觉增强的 VOR 损伤，其反映的是 VOR、视动性眼震（optokinetic nystagmus, OKN）和平稳跟踪受损，是小脑和外周前庭器官联合损伤所致。随后，对 23 名平均发病年龄为 60 岁（33—71 岁）的伴神经病变和前庭反射消失的小脑性共济失调综合征（cerebellar ataxia, neuropathy, vestibular areflexia syndrome, CANVAS）的研究发现，患者常表现为缓慢进行性失衡和振动幻视。大部分患者查体可见凝视诱发性眼震、构音障碍、四肢共济失调、躯干不稳伴行走困难。影像学显示大多数患者小脑蚓部前侧和背侧萎缩。对两对同胞的分析结果提升了 CANVAS 属于常染色体隐性遗传方式的可能性，但在大多数无阳性家族史的患者中不排除有其他遗传方式的可能性。

非进行性先天性小脑共济失调

非进行性先天性小脑共济失调独立于先天性小脑共济失调，与遗传性和后天原因引起的进展性临床恶化不相关。非进行性先天性小脑共济失调患者通常表现为发育迟缓和躯干性共济失调，MRI 显示小脑发育不良。遗传性非进展性小脑共济失调具有多种不同的遗传方式，包括常染色体隐性遗传、常染色体显性遗传和 X-连锁遗传。在 DNA 结合的锌指基因中，ZNF592 的纯合突变在先天患有小脑共济失调伴有智力发育迟缓、视神经萎缩和皮肤异常（cerebellar ataxia with mental retardation, optic atrophy and skin abnormalities, CAMOS）的家系中被识别，CAMOS 是一种罕见的非进行性共济失调综合征。

在两个患有 X-连锁遗传相关非进行性共济失调的家系中，两个独立的基因位点也被确定。在一个常染色体显性遗传的大家系中，发现疾病位点与染色体 3q 的 SCA15 位点重叠。在另一常染色体显性遗传为主的家系中，染色体 3p 位点被排除，这充分表明了 CAMOS 的遗传异质性。该

家系中的患者常抱怨间歇性振动幻视及持续的失衡和笨拙，查体在原位时可见上跳性眼震，并伴有凝视诱发性眼震。

特发性

经严格的调查，发现约 30% 的散发性成人起病的进行性共济失调的患者仍然没有明确的临床诊断，并被标记为特发性晚发型小脑共济失调（idiopathic late-onset cerebellar ataxia, ILOCA）。由于 ILOCA 患者症状出现较晚，即当他们发病时父母已经去世，孩子又因太小而无症状，所以 ILOCA 很难通过家族史确定。尽管遗传学诊断技术逐渐进步，但 ILOCA 患者的比例并没有随之减少，这充分表明仍有多种原因尚未明确。这种类型的患者是多种多样的，但通常具有一个缓慢进展的临床病程。

下跳性眼震是 ILOCA 患者的一种常见表现，在特发性小脑共济失调的患者中，可能先于共济失调及其他症状。在诊断过程中，需与 Arnold-Chiari 畸形及其他枕骨大孔附近病变、苯妥英毒性损伤和其他累及小脑的病变（如卒中和多系统萎缩）进行鉴别。下跳性眼震是一种眼球在原位时出现的中枢眼震，向下和水平凝视时增强，低头时更剧烈。获得性下跳性眼震导致振动幻视，常干扰阅读、打高尔夫球和步行下楼。上述眼动异常病理机制尚不清楚，但认为与不对称的平稳跟踪通路有关。

诊断

仔细的病史询问（包括家族史）和体格检查（特别要注意异常眼动）可以提高前庭小脑综合征的识别和诊断。一旦这些症状被定位到小脑，需完善颅脑 MRI 来识别颅后窝的结构异常。对进行性共济失调患者进行神经影像学检查的主要目的是排除占位性病变、小脑/脑干梗死或出血、多发性硬化或中枢神经系统表面铁沉积症。遗传性或长期获得性病例中也可能存在小脑萎缩。MRI 上会有一些特征性表现，如多系统萎缩（十字征）或克-雅病（FLAIR 和 DWI 上的"飘带征"）。基本实验室检查应针对可治病因，包括肝/代谢异常和营养缺乏。血液检查第一轮筛查的目的是确认或排除常见和可逆性共济失调的原因，包括全血

细胞计数、尿素和电解质、甲状腺功能、维生素 B_{12} 和维生素 E。神经影像学无异常发现的急性共济失调表现可能与感染或免疫介导的疾病有关，需彻底评估脑脊液和外周血来识别病原体和生物免疫标志物。疑诊副肿瘤综合征引起的共济失调应进一步检查自身抗体，PET-CT/CT 扫描胸部、腹部和骨盆来寻找隐匿性恶性肿瘤。定量的眼球运动检查可以明确床旁查体不易察觉或确认的脑干、小脑、皮质中枢病变引起的眼球运动异常。

遗传性前庭小脑综合征可早期出现，进展通常缓慢，临床诊断中需与后天和非遗传性退行性疾病进行鉴别。急性或亚急性起病和快速进展的功能减退可能提示中毒（乙醇、药物等）/代谢性病因、维生素缺乏、感染和免疫介导（如副肿瘤、谷麸质过敏）及表面铁沉积症等导致。虽然多系统萎缩早期可能表现为小脑共济失调，但是其相对较快的临床进展和家族性自主神经功能异常是临床上显著的鉴别要点。在神经影像学研究中，多系统萎缩患者常显示颅后窝结构异常，出现孤立性下跳性眼震和失衡感。

目前，关于遗传性前庭小脑综合征的全基因检测价格高昂，且由于临床表现和病程的不同，其效益可能很低。希望，随着分子遗传技术的迅速发展，能够快速对外显子或基因组进行有效的、经济的广泛筛查。

治疗

无论是后天性，还是先天性，其治疗原则基本类似。特殊情况可对症治疗以减缓病程。免疫介导性疾病可应用免疫抑制药，如静脉注射皮质类固醇、静脉注射免疫球蛋白和血浆置换。在副肿瘤病例中，可疑恶性肿瘤的治疗可阻止神经系统的退化，但患者临床受益较低。避免饮酒可以防止进一步功能减弱，但让酗酒者戒酒很难实现。停止前庭小脑毒性药物可能逆转症状，但并非在所有情况下都能完全恢复正常；对于某些患者，可能缺乏替代性药物，此时需要仔细权衡药物的治疗作用和不良反应。纠正内分泌疾病可以逆转症状和体征。腹腔疾病和神经系统症状之间的联系存在争议；但个别情况下，坚持严格的无麸质饮食对症状有益。Whipple 病（肠源性脂肪代谢障碍）是一种罕见但可治疗的疾病，需长期静脉应用抗

生素。卒中患者的临床结局多样，应对潜在病因进行分析后，开始二级预防和康复。明确出血原因和针对性治疗可以阻止神经系统表层铁沉积症的进展，但并不能完全解决之前的出血损害。关于螯合剂的治疗试验显示并无治疗意义。目前尚缺乏针对前庭小脑退行性疾病的有效治疗方法，但这是研究热点领域，许多临床试验正在进行。

合理用药可减轻症状，甚至阻止 Friedreich 共济失调和其他遗传性共济失调综合征的进展。对于长期持续性失衡的患者，避免应用美克洛嗪和苯二氮䓬类药物。这些药物具有镇静作用，可进一步降低患者的步态稳定性和协调性。垂直性眼震的患者对 3,4-二氨基吡啶和 4-氨基吡啶反应良好。

在药物治疗的基础上，强烈鼓励患者保持精力，积极训练，改善平衡功能。步态练习和强化训练对患者康复具有重要的临床意义。应安排专业的治疗以协助患者进行日常生活活动和家庭安全检查，防止摔倒。语言治疗师可以帮助患者提高发音清晰度，并评估吞咽功能。患者救济组织，如国立共济失调基金会和英国共济失调协会，可以为患者提供有价值的诊疗信息和救济。

展望

目前，研究人员正在努力提高前庭小脑疾病的诊断，探究病理机制，寻找治疗方法。所有患者均可考虑参与研究，以明确遗传性前庭小脑综合征的自然病史和遗传特性；患者和研究人员之间的共同努力可能会促进新的基因发现，进而提高特发性疾病的诊断和理解。基因确诊的患者可参加临床试验（http://clinicaltrials.gov），辅助研究人员继续开发新的检查工具和治疗方法。

参 考 文 献

[1] Harding AE(1982). The clinical features and classification of the late onset autosomal dominant cerebellar ataxias. A study of 11 families, includingdescendants of the 'the Drew family of Walworth'. Brain,105(Pt 1),1-28.

[2] Banfi S,Servadio A,Chung MY,et al. (1994). Identification and characterization of the gene causing type 1 spinocerebellar ataxia. Nat Genet,7(4),

513-20.

[3] Pulst SM，Nechiporuk A，Nechiporuk T，et al. (1996). Moderate expansion of a normally biallelic trinucleotide repeat in spinocerebellar ataxia type 2. Nat Genet，14(3)，269-76.

[4] Kawaguchi Y，Okamoto T，Taniwaki M，et al. (1994). CAG expansions in a novel gene for Macha-do-Joseph disease at chromosome 14q32. 1. Nat Genet，8(3)，221-8.

[5] Ikeda Y，Dick KA，Weatherspoon MR，et al. (2006). Spectrin mutations cause spinocerebellar ataxia type 5. Nat Genet，38(2)，184-90.

[6] Zhuchenko O，Bailey J，Bonnen P，et al. (1997). Autosomal dominant cerebellar ataxia(SCA6)associated with small polyglutamine expansions in the alpha 1A-voltage-dependent calcium channel. Nat Genet，15(1)，62-9.

[7] Koob MD，Moseley ML，Schut LJ，et al. (1999). An untranslated CTG expansion causes a novel form of spinocerebellar ataxia(SCA8). Nat Genet，21(4)，379-84.

[8] Matsuura T，Yamagata T，Burgess DL，et al. (2000). Large expansion of the ATTCT pentanucle-otide repeat in spinocerebellar ataxia type 10. Nat Genet，26(2)，191-4.

[9] Houlden H，Johnson J，Gardner-Thorpe C，et al. (2007). Mutations in TTBK2，encoding a kinase implicated in tau phosphorylation，segregate with spinocerebellar ataxia type 11. Nat Genet，39 (12)，1434-6.

[10] Holmes SE，O'Hearn EE，McInnis MG，et al. (1999). Expansion of a novel CAG trinucleotide repeat in the 5' region of PPP2R2B is associated with SCA12. Nat Genet，23(4)，391-2.

[11] Waters MF，Minassian NA，Stevanin G，et al. (2006). Mutations in voltage-gated potassium channel KCNC3 cause degenerative and developmental central nervous system phenotypes. Nat Genet，38 (4)，447-51.

[12] van de Leemput J，Chandran J，Knight MA，et al. (2007). Deletion at ITPR1 underlies ataxia in mice and spinocerebellar ataxia 15 in humans. PLoS Genet，3(6)，e108.

[13] Miyoshi Y，Yamada T，Tanimura M，et al. (2001). A novel autosomal dominant spinocerebellar ataxia (SCA16)linked to chromosome 8q22. 1-24. 1. Neu-rology，57(1)，96-100.

[14] Koide R，Kobayashi S，Shimohata T，et al. (1999). A neurological disease caused by an expanded CAG tri-nucleotide repeat in the TATA-binding protein gene：a new polyglutamine disease? Hum Mol Gen-et，8(11)，2047-53.

[15] Anna Duarri，Justyna Jezierska，Michiel Fokkens，Michel Meijer，Helenius J Schelhaas，Wilfred F A den Dunnen，Freerk van Dijk，Corien Verschuuren-Bemelmans，Gerard Hageman，Pieter van de Vlies，Benno Küsters，Bart P van de Warrenburg，Berry Kremer，Cisca Wijmenga，Richard J Sinke，Morris A Swertz，Harm H Kampinga，Erik Boddeke and Dineke S Verbeek Mutations in potassium channel KCND3 cause spinocerebellar ataxia type 19 Accept-ed manuscript online：Annals of Neurology 23 JUL 2012 06：29AM EST | DOI：10. 1002/ana. 23700.

[16] Yi-chung Lee，Alexandra Durr，Karen Majczenko，Yen-hua Huang，Yu-chao Liu BS，Cheng-chang Li-en，Pei-chien Tsai PhD，Yaeko Ichikawa，Jun Goto，Marie-Lorraine Monin，Jun Z Li，Ming-yi Chung，Emeline Mundwiller，Vikram Shakkottai，Tze-tze Liu，Christelle Tesson，Yi-chun Lu，Alexis Brice，Shoji Tsuji，Margit Burmeister，Giovanni Stevanin and Bing-wen Soong Mutations in KCND3 cause spi-nocerebellar ataxia type 22. Accepted manuscript online：23 JUL 2012 06：29AM EST | DOI：10. 1002/ana. 23701.

[17] Bakalkin G，Watanabe H，Jezierska J，et al. (2010). Prodynorphin mutations cause the neurodegenerative disorder spinocerebellar ataxia type 23. Am J Hum Genet，87(5)，593-603.

[18] Stevanin G，Bouslam N，Thobois S，et al. (2004). Spinocerebellar ataxia with sensory neuropathy (SCA25)maps to chromosome 2p. Ann Neurol，55 (1)，97-104.

[19] Yu GY，Howell MJ，Roller MJ，Xie TD，Gomez CM (2005). Spinocerebellar ataxia type 26 maps to chro-mosome 19p13. 3 adjacent to SCA6. Ann Neurol，57 (3)，349-54.

[20] Di Bella D，Lazzaro F，Brusco A，et al. (2010). Muta-tions in the mitochondrial protease gene AFG3L2 cause dominant hereditary ataxia SCA28. Nat Gen-et，42(4)，313-21.

[21] Coutinho P，Cruz VT，Tuna A，Silva SE，Guimarães J(2006). Cerebellar ataxia with spasmodic cough：a

new form of dominant ataxia. Arch Neurol,63(4),
553-5.

[22] Storey E,Bahlo M,Fahey M,Sisson O,Lueck CJ,
Gardner RJ(2009). A new dominantly inherited pure
cerebellar ataxia,SCA 30. J Neurol Neurosurg Psy-
chiatry,80(4),408-11.

[23] Sato N,Amino T,Kobayashi K,et al. (2009). Spino-
cerebellar ataxia type 31 is associated with 'insert-
ed' penta-nucleotide repeats containing(TGGAA)n.
Am J Hum Genet,85(5),544-57.

[24] Jiang H,Zhu,H-P,Gomez,CM(2010). SCA32:an
autosomal dominant cerebellar ataxia with azoosper-
mia maps to chromosome 7q32-q33. Mov Disord,25
(S2),S192.

[25] Wang JL,Yang X,Xia K,et al. (2010). TGM6 iden-
tified as a novel causative gene of spinocerebellar
ataxias using exome sequencing. Brain,133(Pt 12),
3510-8.

[26] Kobayashi H,Abe K,Matsuura T,et al. (2011). Ex-
pansion of intronic GGCCTG hexanucleotide repeat
in NOP56 causes SCA36,a type of spinocerebellar
ataxia accompanied by motor neuron involvement.
Am J Hum Genet,89(1),121-30.

[27] VanDyke DH,Griggs RC,Murphy MJ,Goldstein
MN (1975). Hereditary myokymia and periodic
ataxia. J Neurol Sci,25(1),109-18.

[28] Brunt ER,van Weerden TW(1990). Familial parox-
ysmal kinesigenic ataxia and continuous myokymia.
Brain,113(Pt 5)1361-82.

[29] Hanson PA,Martinez LB,Cassidy R(1977). Con-
tractures,continuous muscle discharges,and tituba-
tion. Ann Neurol,1(2),120-4.

[30] Gancher ST,Nutt JG(1986). Autosomal dominant
episodic ataxia:a heterogeneous syndrome. Mov Dis-
ord,1(4),239-53.

[31] Kramer PL,Yue Q,Gancher ST,et al. (1995). A lo-
cus for the nystagmus-associated form of episodic
ataxia maps to an 11-cM region on chromosome
19p. Am J Hum Genet,57(1),182-5.

[32] Jen JC,Graves TD,Hess EJ,et al. (2007). Primary
episodic ataxias:diagnosis,pathogenesis and treat-
ment. Brain,130(Pt 10),2484-93.

[33] Browne DL,Gancher ST,Nutt JG,et al. (1994). Ep-
isodic ataxia/myokymia syndrome is associated with
point mutations in the human potassium channel
gene,KCNA1. Nat Genet,8(2),136-40.

[34] Zuberi SM,Eunson LH,Spauschus A,et al. (1999).
A novel mutation in the human voltage-gated potas-
sium channel gene(Kv1. 1)associates with episodic
ataxia type 1 and sometimes with partial epilepsy.
Brain,122(Pt 5)817-25.

[35] Lubbers WJ,Brunt ER,Scheffer H,et al. (1995).
Hereditary myokymia and paroxysmal ataxia linked
to chromosome 12 is responsive to acetazolamide. J
Neurol Neurosurg Psychiatry,59(4),400-5.

[36] Eunson LH,Rea R,Zuberi SM,et al. (2000). Clini-
cal,genetic,and expression studies of mutations in
the potassium channel gene KCNA1 reveal new phe-
notypic variability. Ann Neurol,48(4),647-56.

[37] Ophoff RA,Terwindt GM,Vergouwe MN,et al.
(1996). Familial hemiplegic migraine and episodic
ataxia type-2 are caused by mutations in the Ca^{2+}
channel gene CACNL1A4. Cell,87(3),543-52.

[38] Engel KC,Anderson JH,Gomez CM,Soechting JF
(2004). Deficits in ocular and manual tracking due
to episodic ataxia type 2. Mov Disord,19(7),
778-87.

[39] Wiest G,Tian JR,Baloh RW,Crane BT,Demer JL
(2001). Otolith function in cerebellar ataxia due to
mutations in the calcium channel gene CACNA1A.
Brain,124(Pt 12),2407-16.

[40] Baloh RW,Yue Q,Furman JM,Nelson SF(1997).
Familial episodic ataxia:clinical heterogeneity in four
families linked to chromosome 19p. Ann Neurol,41
(1),8-16.

[41] Denier C,Ducros A,Vahedi K,et al. (1999). High
prevalence of CACNA1A truncations and broader
clinical spectrum in episodic ataxia type 2. Neurolo-
gy,52(9),1816-21.

[42] Griggs RC,Moxley RT,Lafrance RA,McQuillen J
(1978). Hereditary paroxysmal ataxia:response to
acetazolamide. Neurology,28(12),1259-64.

[43] Strupp M,Kalla R,Dichgans M,Freilinger T,Gla-
sauer S,Brandt T (2004). Treatment of episodic
ataxia type 2 with the potassium channel blocker 4-
aminopyridine. Neurology,62(9),1623-5.

[44] Steckley JL,Ebers GC,Cader MZ,McLachlan RS
(2001). An autosomal dominant disorder with epi-
sodic ataxia,vertigo,and tinnitus. Neurology,57(8),
1499-502.

[45] Cader MZ,Steckley JL,Dyment DA,McLachlan
RS,Ebers GC(2005). A genome-wide screen and

linkage mapping for a large pedigree with episodic ataxia. Neurology,65(1),156-8.

[46] Farmer TW,Mustian VM(1963). Vestibulocerebellar ataxia. A newly defined hereditary syndrome with periodic manifestations. Arch Neurol, 8, 471-80.

[47] Damji KF,Allingham RR,Pollock SC,et al. (1996). Periodic vestibulocerebellar ataxia, an autosomal dominant ataxia with defective smooth pursuit, is genetically distinct from other autosomal dominant ataxias. Arch Neurol,53(4),338-44.

[48] Burgess DL,Jones JM,Meisler MH,Noebels JL (1997). Mutation of the Ca^{2+} channel beta subunit gene Cchb4 is associated with ataxia and seizures in the lethargic(lh)mouse. Cell,88(3),385-92.

[49] Escayg A,De Waard M,Lee DD,et al. (2000). Coding and noncoding variation of the human calciumchannel beta4-subunit gene CACNB4 in patients with idiopathic generalized epilepsy and episodic ataxia. Am J Hum Genet,66(5),1531-9.

[50] Jen JC,Wan J,Palos TP,Howard BD,Baloh RW (2005). Mutation in the glutamate transporter EAAT1 causes episodic ataxia,hemiplegia,and seizures. Neurology,65(4),529-34.

[51] De Fusco M,Marconi R,Silvestri L,et al. (2003). Haploinsufficiency of ATP1A2 encoding the Na^+/K^+ pump alpha2 subunit associated with familial hemiplegic migraine type 2. Nat Genet, 33 (2),192-6.

[52] Kerber KA,Jen JC,Lee H,Nelson SF,Baloh RW (2007). A new episodic ataxia syndrome with linkage to chromosome 19q13. Arch Neurol,64(5),749-52.

[53] Cha YH,Lee H,Jen JC,Kattah JC,Nelson SF, Baloh RW(2007). Episodic vertical oscillopsia with progressive gait ataxia:clinical description of a new episodic syndrome and evidence of linkage to chromosome 13q. J Neurol Neurosurg Psychiatry, 78 (11),1273-5.

[54] Campuzano V, Montermini L, Molto MD, et al. (1996).Friedreich's ataxia:autosomal recessive disease caused by an intronic GAA triplet repeat expansion. Science,271(5254),1423-7.

[55] Savitsky K,Bar-Shira A,Gilad S,et al. (1995). A single ataxia telangiectasia gene with a product similar to PI-3 kinase. Science,268(5218),1749-53.

[56] Engert JC,Bérubé P,Mercier J,et al. (2000). ARSACS, a spastic ataxia common in northeastern Québec,is caused by mutations in a new gene encoding an 11. 5-kb ORF. Nat Genet,24(2),120-5.

[57] Bomar JM,Benke PJ,Slattery EL,et al. (2003). Mutations in a novel gene encoding a CRAL-TRIO domain cause human Cayman ataxia and ataxia/dystonia in the jittery mouse. Nat Genet,35(3),264-9.

[58] Moreira MC,Barbot C,Tachi N,et al. (2001). The gene mutated in ataxia-ocular apraxia 1 encodes the new HIT/Zn-finger protein aprataxin. Nature genetics,29(2),189-93.

[59] Duquette A, Roddier K, McNabb-Baltar J, et al. (2005). Mutations in senataxin responsible for Quebec cluster of ataxia with neuropathy. Ann Neurol,57(3),408-14.

[60] Swartz BE,Burmeister M,Somers JT,Rottach KG, Bespalova IN,Leigh RJ(2002). A form of inherited cerebellar ataxia with saccadic intrusions,increased saccadic speed,sensory neuropathy,and myoclonus. Ann N Y Acad Sci,956,441-4.

[61] Gros-Louis F,Dupré N,Dion P,et al. (2007). Mutations in SYNE1 lead to a newly discovered form of autosomal recessive cerebellar ataxia. Nat Genet,39 (1),80-5.

[62] Régal L,Ebberink MS,Goemans N,et al. (2010). Mutations in PEX10 are a cause of autosomal recessive ataxia. Ann Neurol,68(2),259-63.

[63] Vermeer S,Hoischen A,Meijer RP,et al. (2010). Targeted next-generation sequencing of a 12. 5 Mb homozygous region reveals ANO10 mutations in patients with autosomal-recessive cerebellar ataxia. Am J Hum Genet,87(6),813-9.

[64] Amor DJ, Delatycki MB, Gardner RJ, Storey E (2001). New variant of familial cerebellar ataxia with hypergonadotropic hypogonadism and sensorineural deafness. Am J Med Genet,99(1),29-33.

[65] Myerowitz R,Costigan FC(1988). The major defect in Ashkenazi Jews with Tay-Sachs disease is an insertion in the gene for the alpha-chain of beta-hexosaminidase. J Biol Chem,263(35),18587-9.

[66] Barnes D,Misra VP,Young EP,Thomas PK,Harding AE(1991). An adult onset hexosaminidase A deficiency syndrome with sensory neuropathy and internuclear ophthalmoplegia. J Neurol Neurosurg Psychiatry,54(12),1112-3.

［67］ Jacquemont S，Hagerman RJ，Leehey M，et al.
（2003）. Fragile X premutation tremor/ataxia syn-
drome：molecular，clinical，and neuroimaging corre-
lates. Am J Hum Genet，72（4），869-78.

［68］ Bronstein AM，Mossman S，Luxon LM（1991）. The
neck-eye reflex in patients with reduced vestibular
and optokinetic function. Brain，114（Pt 1A），1-11.

［69］ Wagner JN，Glaser M，Brandt T，Strupp M（2008）.
Downbeat nystagmus：aetiology and comorbidity in
117 patients. Journal Neuro Neurosurg Psychiatry，
79（6），672-7.

［70］ Migliaccio AA，Halmagyi GM，McGarvie LA，Cre-
mer PD（2004）. Cerebellar ataxia with bilateral ves-
tibulopathy：description of a syndrome and its char-
acteristic clinical sign. Brain，127（Pt 2），280-93.

［71］ Szmulewicz DJ，Waterston JA，MacDougall HG，et
al.（2011）. Cerebellar ataxia，neuropathy，vestibular
areflexia syndrome（CANVAS）：a review of the clin-
ical features and video-oculographic diagnosis. Ann
N Y Acad Sci，1233（1），139-47.

［72］ Steinlin M（1998）. Non-progressive congenital ataxi-
as. Brain Dev，20（4），199-208.

［73］ Nicolas E，Poitelon Y，Chouery E，et al.（2010）.
CAMOS，a nonprogressive，autosomal recessive，
congenital cerebellar ataxia，is caused by a mutant
zinc-finger protein，ZNF592. Eur J Hum Genet，18
（10），1107-13.

［74］ Illarioshkin SN，Tanaka H，Markova ED，Nikolskaya
NN，Ivanova-Smolenskaya IA，Tsuji S（1996）. X-
linked nonprogressive congenital cerebellar hypopla-
sia：clinical description and mapping to chromosome
Xq. Ann Neurol，40（1），75-83.

［75］ Zanni G，Bertini E，Bellcross C，et al.（2008）. X-
linked congenital ataxia：a new locus maps to Xq25-
q27. 1. Am J Med Genet A，146A（5），593-600.

［76］ Dudding TE，Friend K，Schofield PW，Lee S，Wilkin-
son IA，Richards RI（2004）. Autosomal dominant
congenital non-progressive ataxia overlaps with the
SCA15 locus. Neurology，63（12），2288-92.

［77］ Jen JC，Lee H，Cha YH，Nelson SF，Baloh RW
（2006）. Genetic heterogeneity of autosomal domi-
nant nonprogressive congenital ataxia. Neurology，67
（9），1704-6.

［78］ Strupp M，Schuler O，Krafczyk S，et al.（2003）.
Treatment of downbeat nystagmus with 3，4-diamin-
opyridine：a placebo-controlled study. Neurology，61
（2），165-70.

［79］ Kalla R，Glasauer S，Schautzer F，et al.（2004）. 4-
aminopyridine improves downbeat nystagmus，
smooth pursuit，and VOR gain. Neurology，62（7），
1228-9.

第26章

双侧前庭功能障碍:病因与病程

原文作者: Thomas Brandt,Marianne Dieterich and Michael Strupp
DOI:10.1093/med/9780199608997.003.0026
中文翻译:冯慧敏　党梓怡　**审校:**惠振　王翠翠　**终审:**林颖　杨旭

临床特征、病理生理学和病因学

双侧前庭功能障碍的主要症状如下。

• 头部运动时出现视物模糊(振动幻视)。

• 步态不稳,尤其是在黑暗环境和在地面不平的情况下。

• 空间记忆和空间定向受损。

双侧前庭功能障碍(bilateral vestibular failure,BVF)绝不是一种罕见的前庭疾病,特别是在老年人中。在我们的头晕专病门诊14 589个患者中,7%以上的患者被诊断为BVF。BVF是双侧外周性前庭迷路或第Ⅷ对脑神经受损或功能丧失所致。BVF患者最常见的主诉是步态不稳,在黑暗或不平坦的地面更严重,这与前庭脊髓束受损相关。其中约40%的BVF患者表现为振动幻视(即在头部运动或行走时感觉视觉场景的明显运动)。振动幻视是前庭-眼反射(vestibulo-ocular reflex,VOR)不足导致的非自主性视网膜滑动,表明BVF患者的视觉运动感知系统受损,并导致所有速度测试中的运动一致性阈值升高,进而部分性代偿振动幻视。BVF患者在涉及身体或身体部位在空间的心理转换任务时常表现不佳。

BVF还会导致与海马萎缩相关的空间记忆障碍和空间定向障碍(图26.1)。当使用Morris水迷宫的虚拟变量试验对BVF患者进行测试时,发现他们表现出显著的空间记忆和定向障碍,并与海马萎缩密切相关,但与一般性记忆减退无关。可见,海马皮质组织的主要功能与空间定向和空间记忆密切相关,这种功能从系统发育角度来说是古老的,关键取决于保留的前庭功能。双侧迷路切除术的大鼠模型也证实了在人类身上的发现。然而,慢性单侧前庭传入神经阻滞的患者无明显的空间记忆障碍。

BVF患者的诊断主要基于头脉冲试验(见第12章)。头脉冲试验是针对高频VOR功能的一个简单的床旁检查;利用有眼动记录功能的温度试验可检测低频VOR损伤;球囊功能可通过前庭诱发肌源性电位进行检测,相比半规管功能,BVF对球囊功能的影响较小。

BVF的病理生理学取决于不同病因(如耳毒性药物,特别是氨基糖苷类;脑膜炎;梅尼埃病;Ⅱ型神经纤维瘤病;Cogan综合征;大脑含铁血黄素沉积病;图26.2至图26.4)。约50%的BVF患者病因不明,为了明确BVF的病因和流行病学,我们回顾性分析了头晕专病门诊于1998—2005年间确诊的255例(平均年龄为62±16岁)BVF患者(表26.1)。所有患者都接受了标准化的神经眼科和神经耳科学检查,温度试验及眼震电图,颅脑磁共振成像(magnetic resonance imaging,MRI)或计算机断层扫描(computed tomography,CT)($n=214$)及实验室检查。其中62%的患者为男性,36%的患者既往有眩晕发作。明确病因的患者占24%,可能病因占25%,最常见的病因是耳毒性氨基糖苷类药物(13%)、梅尼埃病(7%)和脑膜炎(5%)。值得注意的是,25%的患者出现小脑体征,小脑功能障碍患者中32%与

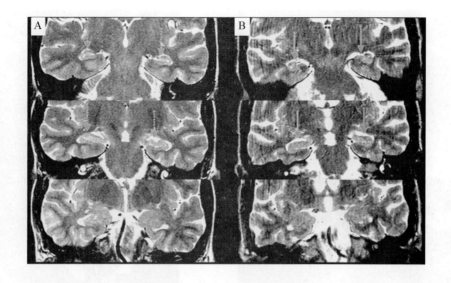

图 26.1　与年龄、性别匹配的对照组(正常海马:虚箭)相比,BVF 患者的海马(实
　　　　箭)体积减小 16.9%。左、右海马体积损失大致相同。对 BVF 状态和性
　　　　别进行的方差分析(ANOVA)表明 BVF 患者与对照组之间海马体积存在
　　　　统计学差异。MRI T2 加权图像冠状位间距为 6mm,层厚为 3mm。(A)一
　　　　名 39 岁的女志愿者;(B)一名 40 岁女性 BVF 患者

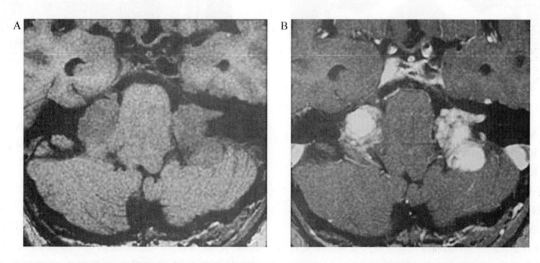

图 26.2　Ⅱ型神经纤维瘤和双侧前庭神经鞘瘤患者。静脉注射二乙三胺五醋酸钆造影剂 Gd-DTPA 前
　　　　(A)和后(B)的 MRI 成像

多发性周围神经病有关;在没有小脑体征的患者
中仅 18% 与多发性周围神经病有关。25% 的患
者双侧听力减退,而 6% 单侧听力减退。BVF 患
者听力减退的最常见病因是 Cogan 综合征、脑膜
炎或梅尼埃病。因此,尽管接受了大量的检查,差
不多一半 BVF 患者的病因并不明确。相当一部

分患者与小脑功能障碍、下跳性眼震和多发性周
围神经病有关,表明 BVF 可能是由神经退行性变
或自身免疫反应引起的。有研究进一步表明,
BVF、小脑共济失调和多发性周围神经病之间存
在关联性,并报道了一种影响多系统的神经退行
性疾病。

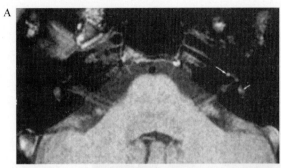

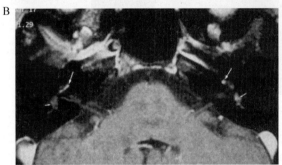

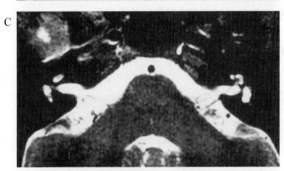

图 26.3 亚急性期 Cogan 综合征

（A）是无对比剂的二维快速小角度激发成像序列（2D-FLASH）T1-加权无增强轴位成像。前庭（短箭）和耳蜗（长箭）的信号增强为亚急性出血征象。（B）是同一患者静脉注射二乙三胺五醋酸钆造影剂（Gd-DTPA）后的 2D-FLASH T1-加权轴位成像；前庭（短箭）和耳蜗（长箭）出血区由于造影剂信号明显增强。（C）是另一患者的快速自旋回波序列 T2-加权无增强轴位成像。半规管无法清楚显示，提示炎症造成的闭塞。

BVF 的其他罕见病因包括抗癌化疗、襻利尿药、阿司匹林、非霍奇金淋巴瘤、脑膜癌、神经系统结节病、白塞病、脑脉管炎、系统性红斑狼疮、多发性软骨炎、类风湿关节炎、结节性多动脉炎、韦格纳肉芽肿病、巨细胞动脉炎、原发性抗磷脂抗体综合征、维生素 B6 缺乏、遗传性感觉和自主神经病（HSAN Ⅳ）、单纯疱疹病毒Ⅰ型、先天性畸形、椎-基底动脉扩张症、双侧颞骨骨折和 Paget 病。

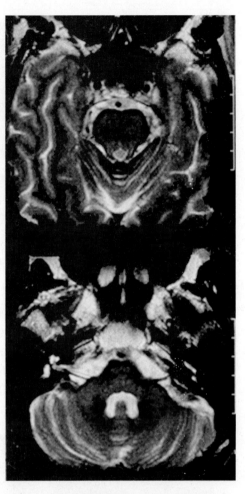

图 26.4 由大脑含铁血黄素沉积病导致的 BVF 患者的 MRI 成像

这种浅表的铁质沉着在脑干和第Ⅷ对脑神经周围低信号边缘，提示含铁血黄素沉积。

鉴别诊断和临床问题

鉴别诊断思路分为两方面：一方面，如果出现 BVF 的临床症状，应寻找病因（表 26.1）；另一方面，有必要与其他前庭和非前庭疾病进行鉴别，因为这些疾病也表现为振动幻视和（或）姿势和步态不稳。

以下为重要鉴别步骤。

• 识别 BVF 的各种原因和机制。

• 与有类似症状的疾病进行鉴别。

　。无 BVF 的小脑或眼球运动障碍。

　。恐惧性姿势性眩晕［2015 年，Barany 协会将"恐惧性姿势性眩晕"归为"持续性姿势感知性头晕（PPPD）"——译者注］。

表 26.1 双侧前庭病(BVF)的病因(n = 255):24%的患者病因明确,25%的患者有可能的病因

病因	明确病因		可能病因		$\sum$	
	n	%[a]	n	%[a]	n	%[a]
抗生素	27	11	5	2	32	13
梅尼埃病	4	2	13	5	17	7
脑膜炎/脑炎/小脑炎	12	5	1	0	13	5
两种不同的病因	1	0	11	4	12	5
脊髓小脑共济失调 3 型和 6 型/发作性共济失调 2 型/多系统性萎缩	0	0	9	4	9	4
系统性自身免疫性疾病	2	1	6	3	8	3
维生素 B_{12}/叶酸缺乏	3	1			4	2
克雅病	3	1	0	0	3	1
Cogan 综合征	3	1	0	0	3	1
内耳疾病阳性家族史	0	0	3	1	3	1
多病因	7	3	14	5	21	8

[a] 以患者分布频率表示病因频率;具体百分比已经四舍五入。

- 中毒。
- 前庭阵发症。
- 外淋巴瘘。
- 直立性低血压。
- 过度换气综合征。
- 视力障碍。
- 单侧前庭损伤。

预防和治疗

预防对耳毒性迷路损伤患者最为重要,尤其对于氨基糖苷类抗生素所致迷路损伤;应重点关注肾功能不全、高龄或家族性氨基糖苷类耳毒性敏感等高危人群。线粒体 12S rRNA 被认为是与氨基糖苷类抗生素诱发听力损伤相关的基因突变位点;然而,在既往暴露于氨基糖苷类抗生素的BVF 患者中,并没有发现明确致病性的基因突变。在治疗过程中,密切监测听觉-前庭功能尤为重要,因为庆大霉素的毒性作用有延迟效应,其毒性作用常在几天或几周后出现。推荐 Cogan 综合征患者使用大剂量的类固醇。如果激素的反应不足或病程反复,推荐用嘌呤或环磷酰胺进行治疗。接受免疫抑制治疗的 12 例内耳抗体阳性的BVF 患者中,4 例为中等疗效,2 例效果短暂。

此外,治疗基础疾病非常重要,因为一些患者

可达到治疗目的。步态和平衡训练的物理治疗效果明显,这种疗法主要通过促进视觉和体感替代(见第 17 章)以适应功能障碍。一项系统评价分析表明,前庭康复锻炼对周围前庭疾病有效。详细告知患者其疾病类型、机制和病程是十分重要的。我们发现,尽管患者不断就医求诊,BVF 确诊普遍较晚,这也增加了患者的不满。不过,这些抱怨常随患者详细了解其病情后而减少。

不同形式 BVF 的治疗包括以下三个方面。

- 预防前庭功能病变进展。
- 恢复前庭功能。
- 通过物理治疗促进前庭功能代偿。

前庭植入的研制和临床应用前景广阔,但目前仍处于起步阶段。

长期病程

BVF 患者最密切相关的问题是:前庭功能的进展或预后是否与病因相关?

目前对 BVF 的病程,尤其是恢复情况知之甚少。一些小样本案例报告的恢复率互相矛盾。一份报告显示,在 11 例特发性 BVF 患者(8 例有并发症、3 例先后发作)中,4 例同期发病病例和 3 例先后发作病例均在随访 1~7 年后部分恢复,无完全恢复病例。病因不同的个案也报道了前庭功能

的改善,特别当病因是浆液性而不是化脓性破坏性迷路炎时。相比之下,一项研究显示,7例BVF患者随访5年,前庭兴奋性未见明显改善。我们随访82例不同病因的BVF患者,平均随访51个月(3个月至13年)后进行临床再评估。结果表明,BVF的预后不如既往报道的那么好。BVF的初步诊断和临床再评估均根据标准化流程,包括神经眼科学和神经耳科学检查。我们不仅确定了前庭功能恢复或恶化的频率和程度(它们均取决于BVF的病因),还确定BVF引起生活质量的受损。

通过冷热刺激诱发眼震的平均峰值慢相速度(SPV)显示,BVF并没有随着时间推移而恶化(初始平均峰值 $3.0\pm3.5°/s$ vs. $2.1\pm2.8°/s$)。BVF不同病因患者中,只有脑膜炎患者表现为SPV增加,但无统计学意义($1.0\pm1.4°/s$ vs. $1.9\pm1.6°/s$)。前庭疾病的预后与年龄、性别、病程时间和BVF的严重程度无相关性。通过对BVF患者进行单因素分析发现,2例患者(1例为特发性,1例为干燥综合征)双侧SPV显著改善($\geq5°/s$),8例患者(特发性6例,脑膜炎1例,梅尼埃病1例)一侧SPV显著改善($\geq5°/s$)。其中,84%的患者导致健康相关的生活质量受损(42%受损程度轻微;24%受损中等;18%受损严重);43%的患者病程稳定,28%的患者恶化,29%的患者好转。

结论

BVF不仅导致振动幻视和步态不稳,而且损害空间记忆和空间定向能力,影响空间身体位置的心理转换,视觉运动感知能力受损。空间记忆取决于前庭-海马连接,而运动察觉阈值升高取决于前庭-视觉连接。前庭-视觉连接有助于减轻头部运动期间非自主性视网膜滑动导致的振动幻视。BVF治疗方法的进一步研究推动了前庭植入术的令人瞩目的发展前景,其雏形已被应用于Ⅰ期临床研究。

参 考 文 献

[1] Brandt T,Huppert D,Hüfner K,Zingler VC,Strupp M(2010). Long-term course and relapses of vestibu-lar and balance disorders. Restor Neurol Neurosci,28,65-78.

[2] Zingler VC,Cnyrim C,Jahn K,et al. (2007). Causa-tive factors and epidemiology of bilateral vestibulop-athy in 255 patients. Ann Neurol,61,524-32.

[3] Grünbauer WM,Dieterich M,Brandt T(1998). Bi-lateral vestibular failure impairs visual motion per-ception even with the head still. Neuroreport,9,1807-10.

[4] Kalla R,Muggleton N,Spiegel R,et al. (2011). A-daptive motion processing in bilateral vestibular fail-ure. J Neurol Neurosurg Psychiatry,82,1212-16.

[5] Grabherr L,Cuffel C,Guyot JP,Mast FW(2011). Mental transformation abilities in patients with uni-lateral and bilateral vestibular loss. Exp Brain Res,209,205-14.

[6] Brandt T,Schautzer F,Hamilton DA,et al. (2005). Vestibular loss causes hippocampal atrophy and im-paired spatial memory in humans. Brain,128,2732-41.

[7] Besnard S,Machado ML,Vignaux G,et al. (2012). Influence of vestibular input on spatial and nonspa-tial memory and on hippocampal NMDA receptors. Hippocampus,22,814-26.

[8] Hüfner K,Hamilton DA,Kalla R,et al. (2007). Spatial memory and hippocampal volume in humans with unilateral vestibular deafferentation. Hippo-campus,17,471-85.

[9] Halmagyi GM,Curthoys IS(1988). A clinical sign of canal paresis. Arch Neurol,45,737-9.

[10] Jorns-Häderli M,Straumann D,Palla A(2007). Ac-curacy of the bedside head impulse test in detecting vestibular hypofunction. J Neurol Neurosurg Psychi-atry,78,1113-18.

[11] Jen JC(2009). Bilateral vestibulopathy:clinical,diag-nostic,and genetic considerations. Semin Neurol,29,528-33.

[12] Kim S,Oh YM,Koo JW,Kim JS(2011). Bilateral vestibulopathy:clinical characteristics and diagnostic criteria. Otol Neurotol,32,812-17.

[13] Zingler VC,Weintz E,Jahn K,et al. (2008). Saccu-lar function less affected than canal function in bilat-eral vestibulopathy. J Neurol,255,1332-6.

[14] Ishiyama G,Ishiyama A,Kerber K,Baloh RW(2006). Gentamicin ototoxicity:clinical features and the effect on the human vestibulo-ocular reflex. Acta

Otolaryngol,126,1057-61.

［15］Wagner JN,Glaser M,Brandt T,Strupp M(2008). Downbeat nystagmus: aetiology and comorbidity in 117 patients. J Neurol Neurosurg Psychiatry,79, 672-7.

［16］Migliaccio AA,Halmagyi GM,McGarvie LA,Cremer PD(2004). Cerebellar ataxia with bilateral vestibulopathy:description of a syndrome and its characteristic clinical sign. Brain,127,280-93.

［17］Kirchner H,Kremmyda O,Hüfner K,et al. (2011). Clinical, electrophysiological and MRI findings in patients with cerebellar ataxia and a bilaterally pathological head-impulse test. Ann N Y Acad Sci,1233, 127-38.

［18］Szmulewicz DJ,Waterston JA,Halmagyi GM,et al. (2011). Sensory neuropathy as part of the cerebellar ataxia neuropathy vestibular areflexia syndrome. Neurology,76,1903-10.

［19］Strupp M,Jahn K,Brandt T(2003). Another adverse effect of aspirin: bilateral vestibulopathy. J Neurol Neurosurg Psychiatry,74,691.

［20］Brandt T,Dieterich M,Strupp M(2013). Vertigo and Dizziness—Common Complaints. 2nd Edn. London:Springer.

［21］Elstner M,Schmidt C,Zingler VC,et al. (2008). Mitochondrial 125 rRNA susceptibility mutations in aminoglycoside-associated and idiopathic bilateral vestibulopathy. Biochem Biophys Res Commun, 377,379-83.

［22］Deutschlander A,Glaser M,Strupp M,Dieterich M, Brandt T(2005). Immunosuppressive treatment in bilateral vestibulopathy with inner ear antibodies. Acta Otolaryngol,125,848-51.

［23］Hillier SL,McDonnell M(2011). Vestibular rehabilitation for unilateral peripheral vestibular dysfunction. Cochrane Database Syst Rev,2,CD005397.

［24］Brandt T(1996). Bilateral vestibulopathy revisited. Eur J Med Res,1,361-8.

［25］Della Santina CC,Migliaccio AA,Hayden R,et al. (2010). Current and future management of bilateral loss of vestibular sensation—an update on the Johns Hopkins Multichannel Vestibular Prosthesis Project. Cochlear Implants Int,11(Suppl 2),2-11.

［26］Barros CG,Bittar RS,Danilov Y(2010). Effects of electrotactile vestibular substitution on rehabilitation of patients with bilateral vestibular loss. Neurosci Lett,476,123-6.

［27］Dai C,Fridman GY,Chiang B,et al. (2011). Crossaxis adaptation improves 3D vestibulo-ocular reflex alignment during stimulation via a head-mounted multichannel vestibular prosthesis. Exp Brain Res, 210,595-606.

［28］Hayden R,Sawyer S,Frey E,Mori S,Migliaccio AA,Della Santina CC(2011). Virtual labyrinth model of vestibular afferent excitation via implanted electrodes:validation and application to design of a multichannel vestibular prosthesis. Exp Brain Res, 210,623-40.

［29］van de Berg R,Guinand N,Guyot J-P,Stokroos R, Kingma H(2011). The vestibular implant:Quo vadis? Front Neurol,2,47.

［30］Vibert D,Liard P,Häusler R(1995). Bilateral idiopathic loss of peripheral vestibular function with normal hearing. Acta Otolaryngol,115,611-15.

［31］Baloh RW, Enrietto J, Jacobson KM, Lin KM (2001). Age-related changes in vestibular function:a longitudinal study. Ann N Y Acad Sci,942,210-19.

［32］Frese KA,Reker U,Maune S(2003). Der beidseitige Vestibularisausfall. HNO,51,221-5.

［33］Rinne T,Bronstein AM,Rudge P,Gresty MA,Luxon LM(1998). Bilateral loss of vestibular function: clinical findings in 53 patients. J Neurol, 245, 314-21.

［34］Fortnum HM(1982). Hearing impairment after bacterial meningitis. Arch Dis Child,67,1128-33.

［35］Bronstein AM, Morland AB, Ruddock KH, Gresty MA(1995). Recovery from bilateral vestibular failure:implications for visual and cervico-ocular function. Acta Otolaryngol Suppl,520,405-7.

［36］Zingler VC,Weintz E,Jahn K,et al. (2008). Followup of vestibular function in bilateral vestibulopathy. J Neurol Neurosurg Psychiatry,79,284-8.

第 **27** 章

全科医学中的眩晕与头晕

原文作者：Kevin Barraclough and Barry Seemungal
DOI:10.1093/med/9780199608997.003.0027
中文翻译：冯慧敏　吴秀美　审校：冯英秋　王翠翠　终审：常丽英

引言

头晕是医院或社区全科医师常见的一种主诉，2%的初级保健咨询与头晕有关。对于头晕患者，全科医师最头痛的可能是面对患者的苦楚而无法做出明确诊断。与大多数神经系统主诉一样，详细的病史采集有助于减少不必要的诊断过程。而模棱两可的主诉，或者患者与医师对头晕的表达定义不一致，可能使医师晕头转向（见第16章）。神经病学家 W. B. Matthews 曾描述过这种情况：患者的主诉是头晕……（而且）常常发作……经过详尽询问病史……并不清楚……患者的感受是什么（或）患者为什么会有这种感觉，面对这种状况多数医师会觉得心有余而力不足。

为了求明确诊断，首先应该做到词汇定义一致。虽然医师之间的定义一致很重要，但更重要的是在交流中让患者明白医师所说的"头晕"或"眩晕"是什么意思（见第11章）。鉴于"dizzy（头晕）"来自于古英语"stupid（愚蠢）"，而"vertigo（眩晕）"来自于拉丁语"vertere（转）"，所以用"vertigo"表示眩晕更为准确。因此，我们建议使用"眩晕"来表示自身或环境旋转的感觉，以在语言学和神经科学上进行词汇统一。Blanke 报道过一个患者在皮质电刺激时出现自身和环境运动（旋转）感，不能通过闭眼调节，也不伴随任何眼震。可见，眩晕（症状）独立于眼震（体征）。的确，当眩晕伴随眼震时患者会看到房间旋转。

概要

病史采集应占据患者就诊时间的 75%，全科医师首先应将"眩晕"与"晕厥前""头晕"及"老年性失衡"区别开来。全科医师是患者的第一个求助口，因此我们建议所有头晕患者在就诊时行体位性血压评估、12 导联心电图检查、Hallpike 试验和步态评估。这样全科医师就可以筛查出心血管原因（血压和心电图）、良性阵发性位置性眩晕（benign paroxysmal positional vertigo，BPPV）（Hallpike 试验阳性）和中枢性因素[步态共济失调和（或）非典型的 Hallpike]所致头晕。本章讨论了全科医学中经常（或有时很少）遇到的头晕患者相关的情况。关于鉴别头晕的外周性和中枢性病因的临床方法，可参考第 11 章和第 29 章。

药物性头晕和前庭症状

通过查阅所有药典（如英国国家药典），表明大量药物有"头晕"的不良反应。药物是全科医师临床实践中最常见的头晕病因之一。头晕通常与药物引起的直立性低血压、镇静或小脑中毒有关。大多数药物性头晕发生在药物治疗初期或调整剂量后不久，这为临床医师提供了诊断依据。

详细询问用药史是评估头晕患者的关键因素，尤其是对那些使用多种药物的老年头晕患者。根据不同的头晕主观性质，将引起头晕的药物分成四类（表 27.1）。

表 27.1　引起头晕的药物类型

药物类型		说明
导致直立性低血压的药物	抗高血压药	α-受体阻滞药最常见,在所有 6 种基础药中均多见
	"较老的"抗精神病药	尤其是吩噻嗪类,如氯丙嗪
	"非典型"抗精神病药	在难治性抑郁症中,此类药物作为辅助性用药被广泛应用;临床应用中,发现此类药物也可造成直立性低血压,尤其在初始剂量滴定时
	三环类抗抑郁药	
	抗帕金森病的多巴胺能药物	
导致镇静的药物	苯二氮䓬类药物和"Z 类药物"	
	抗精神病药	
	前庭类镇静药,如抗组胺药	
小脑毒性药物	乙醇(急性/慢性)	
	抗癫痫药物	在老年人中,此类药物被用于治疗神经性疼痛或情绪障碍时,导致小脑毒性作用,特别是初次使用卡马西平和长期使用丙戊酸
	锂剂	
耳毒性药物	氨基糖苷类	既往进入监护室或者肾透析室治疗
		在前庭功能下降期间,表现为阵发性、短暂的眩晕发作
		在活动/康复期出现振动幻视和步态障碍
	化疗药物	尤其是铂类化疗药
	非甾体类抗炎药(急性的)	阿司匹林过量使用
	奎宁或奎尼丁(急性的)	夜间腿部痛性痉挛中的过度使用
锥体外系(步态)综合征:抗多巴胺能药物	包括前庭镇静药,如马来酸丙氯拉嗪(老年人长期使用后)	

　　从坐位或卧位站起时出现头晕是直立性低血压的典型表现。而老年人群症状性低血压可能出现在站立时的任何时候,如放松休息时。症状性低血压关键在于其引起的头晕很少发生在坐位时,在卧位时几乎完全不会发生,其症状通常表现为一种短暂晕厥前症状(患者常描述"我觉得我可能会晕倒")。临床上,收缩压于体位改变前后下降≥20mmHg 可明确诊断;然而,它可能很难被"捕捉"到,甚至在很多老年患者可有明显的直立性血压下降而不伴有症状,但也可能会突然晕倒。在主观"头晕"时,测量体位改变前后的收缩压,显示下降≥20mmHg 是诊断直立性低血压的"金标准"。在临床实践中,由于没有进行长程血压监测,诊断往往相对困难;因此,建议动态血压监测与现病史相结合。而实际情况是,临床医师通常

会通过停药观察头晕症状是否消失来判断。

　　任何镇静药物都可能导致步态不稳,尤其是老年人。通常情况下,服用镇静药物会有明显的嗜睡或反应迟钝。然而,老年人认知水平减退症状不易被发现。

　　老年体弱患者常因肌肉无力、关节位置觉差和姿势调整反应迟缓,以及脑白质小血管病而表现为"老年性平衡障碍",可见"皮质下步态"(即小碎步)。一些脑小血管病的患者可能发展为"帕金森步态",但无面具脸及静止性震颤等帕金森病典型体征,也可能表现为步基宽的步态共济失调(累及小脑白质通路)、直线行走不能和中枢性位置性眼震(基于 Hallpike 试验)。不论病因如何,有步态障碍的老年患者在使用镇静药物后常常会症状恶化,并出现头晕(如奋乃静)。同时,镇静药物不

仅损害认知功能,也损害锥体外系。这些药物还损害额叶执行功能,进而导致决策和风险评估能力下降而使跌倒风险增加(如患者可能会爬上梯子换灯泡,而实际上他们在平坦的地面已有不稳)。此外,许多镇静类药物有多巴胺拮抗作用,可能掩盖白质小血管病或早期帕金森患者的锥体外系步态异常。因此,我们不建议老年患者长期应用此类药物(姑息治疗除外),因为它们常加重平衡障碍,增加跌倒风险。

许多药物,包括抗癫痫药物(antiepileptic drugs,AEDs),可能导致急性剂量依赖性小脑毒性。一些 AEDs(如苯妥英钠)长期使用可导致不可逆的小脑综合征(如小脑萎缩),尽管这比较少见。为判断常见的急性药物中毒,应进行简单的临床小脑筛查,来评估直线行走和凝视诱发性眼震(评估眼震时应避免过度凝视)。如果患者的癫痫症状经药物治疗控制良好,但出现小脑毒性表现,需要减少 AED 剂量,避免突然停药诱发癫痫持续状态。如果患者出现小脑毒性且癫痫控制不良,又不能确定换药是否合理时,全科医师应寻求神经科专家的建议。临床上无须常规筛查 AED 水平(血药浓度)。如果全科医师想通过检查 AED 水平指导临床治疗,通常是需要神经科建议的非常规情况。

锂毒性是小脑毒性的另外一个原因,可能是致命的。在英国,锂中毒漏诊是医疗诉讼的常见原因。临床上,急性乙醇中毒通常容易确诊,但慢性乙醇中毒可能容易被忽略,所以紧急情况下需检查血液乙醇含量以帮助诊断。

导致前庭损害的耳毒性药物在治疗的任何时候都可能产生有害影响,但通常呈亚急性发作;住院期间最常见的耳毒性药物是庆大霉素,大多数庆大霉素诱发性耳毒性病例常保留听力。这是因为前庭毛细胞对庆大霉素的敏感性较耳蜗毛细胞更高。因此,庆大霉素毒性作用的听力损伤患者常存在完全不可逆的前庭损伤。耳毒性药物易感患者需要重症监护或肾透析。患者可能报告短暂的眩晕发作,这是一个无法解释的现象,因为系统性耳毒性应该对称性损害双侧前庭器官,而头晕和眼震是由双侧前庭功能不对称所致。在疾病初期,患者可能无症状。而前庭功能损害可能在运动中或康复过程中表现出来。此时,他们的头晕主要与头部运动导致的振动幻视(尽管自身运动的感觉可能由振动幻视引起)有关。

当药物毒性作用与头晕的关系尚不明确时,临床医师需要评估和权衡继续使用潜在风险药物、停药和随后再次使用该药物的反应之间的风险和获益。

心血管因素导致的头晕和前庭症状

在临床实践中,除了药物性头晕,临床医师还需考虑是否存在心血管因素。

心血管原因所致的头晕是由低血压发作引起的晕厥前症状介导的。引起直立性低血压的原因包括:药物(见上文)、低血容量、长期卧床、糖尿病和帕金森所致的自主神经衰竭(少见);另一个常见的反复发作低血压的原因是心律失常。罕见的疾病有致命的主动脉狭窄和严重的双侧颈动脉疾病(易被忽视)。

直立性低血压

如前所述,直立性低血压的诊断要点在于,非站立位时患者头晕很少发作,甚至从不发作(见图9.2;见第 9 章),但当站立数秒后头晕马上发作或延迟发作。在老年人中,头晕可能发生在患者站立的任何时候。直立性低血压的症状通常表现为晕厥先兆,而不是眩晕或者步态不稳,所以常被描述为"头晕"。

反复发作的直立性低血压最常见原因是药物相关,特别是降压药物。如果排除药物原因,需考虑低血容量(因脱水或药物)或长期卧床(有时由于天气炎热或长时间站立而加重)。

如果除外药物或低血容量原因,有必要考虑罕见病因,如自主神经病变、肾上腺功能减退(见下文)。帕金森病患者的直立性低血压通常由多巴胺能药物所致,尽管特发性帕金森病患者可能因为神经退行性变,出现自主神经功能衰竭,可因无法活动导致病情恶化。少见的帕金森症状和自主神经衰竭提示多系统性萎缩(一种神经变性疾病)。在长期 1 型糖尿病患者中,也应考虑自主神经病变导致的直立性低血压。

其他自主神经功能障碍的症状可能表现为男性勃起或射精障碍、出汗异味(尤其是糖尿病患者)、便秘和上腹部"胀气"(由于胃滞留)。主要体征为直立性低血压,其他特征包括静息心率固定在 90/min(beats/min,bpm)以上而无正常变异性(如在 12 导联心电图上,窦性心律失常消失,然而老年患者通常不会出现这种情况)和手部多汗。帕金森病患者可能表现锥体外系肌强直、运动迟缓和震颤;糖尿病患者可能会有末梢感觉减退和腱反射消失。

有研究表明,老年患者肾上腺功能减退可能是直立性低血压的一种常见病因,这可能继发于生长缓慢的垂体腺瘤(老年患者尸检中相对常见),而不是原发性肾上腺功能衰竭。持续的低收缩血压(通常＜110mmHg),特别是老年患者术后血压过低,应怀疑肾上腺功能减退。慢性肾上腺功能减退可能仅表现为位置性头晕、低收缩压和低钠血症。

心律失常

心动过速和心动过缓都可能导致头晕,更明确的定义为晕厥前或晕厥发作。心悸、伴随胸痛或呼吸困难、心律失常突发突止或既往心脏病史均提示心源性头晕。

不幸的是,心悸(内科门诊患病率高达 16%)和头晕在普通人群中很常见,但这些症状同时出现往往不能表明病因。心律失常分类见表 27.2。

表 27.2　心律失常性心脏病的类型

	心动过缓	心动过速
室上性	房性停搏	折返性室上性心动过速
	房室传导阻滞	房颤/房扑
	病态窦房结综合征	预激综合征
	慢速房颤或房颤伴(房室)结传导阻滞	
室性		室性心动过速

年轻房颤患者若不合并其他心肌或瓣膜疾病,由于其心脏有大量的功能储备,所以不太可能出现症状性低血压。如一名因酗酒而继发快速房颤的年轻男子通常会出现心悸,也可能在运动时呼吸急促,但不太可能有症状性低血压。但是,当出现折返性室上性心动过速伴预激和室性心动速(＞200/min)可出现症状性低血压。

而无明显心脏储备的老年患者可能会因阵发性房颤或其他无症状性的室性心动过速,出现低血压症状。窦房结和房室结心脏传导阻滞可致阵发性低血压且缺乏预警(Stokes-Adams 发作)。

心脏检查可显示心动过速或心动过缓,但主要用于筛查瓣膜疾病,尤其是严重狭窄。在临床检查中众所周知的预警是严重的主动脉狭窄(可能由于低血流量而产生柔和的收缩期杂音)和严重的颈动脉狭窄(无杂音)。

非发作期 12 导联心电图可能显示正常,很难捕捉到异常心律。最新的动态监测仪可进行长达 7d 的心电监测(而不是老式的 24h 动态心电图,其对心律失常的检测灵敏度相对较低)。植入式心电记录仪对"捕获"少发事件可能是必要的。

呼吸功能障碍

在普通人群中,呼吸功能障碍(以前称为"过度换气")很常见,常表现为头晕或非特异性头重脚轻。当呼吸功能障碍与非特异性、非心源性胸部不适关联时,被称为 Da Costa 综合征,Nijmegen 问卷高分提示该诊断。

创伤性脑损伤

创伤性脑损伤(TBI)是青少年致死和致残的最常见原因。TBI 发生于钝器颅脑损伤(即闭合性颅脑损伤),可能引起两种类型损伤:①脑挫伤,由钝性创伤冲击作用导致;②剪切伤,由旋转加速度导致颅内白质纤维束剪切力损伤。传统的脑成像序列识别脑挫伤(与脑实质出血相关)相对敏感。但白质的剪切伤在普通影像学中很难显示,除了一些敏感序列(如弥散张量成像)。创伤性脑损伤也可能伴有颈部损伤,因此头部损伤易与颈部损伤相混淆,反之亦然。

TBI 急性期恢复［如从昏迷和（或）其他危及生命的器官损伤中恢复］后，最常表现的慢性症状是头痛和头晕。而在我们的经验中，脑外伤性所致眩晕最常见的是前庭性偏头痛和 BPPV，这两种诊断经常并存。TBI 可能会引发新的偏头痛症状，也就是说在过去没有偏头痛病史的患者中，至少在某些情况下，TBI 引起病理性级联反应进而导致偏头痛和 BPPV。

轻度 TBI（即无脑挫伤或颞骨损伤）通常无可测量的前庭损害。尽管有证据显示在轻度创伤性脑损伤中存在平稳跟踪异常，但报道中的程度太轻以至于临床上不明显；然而，有明显脑皮质损伤的患者常出现患侧的平稳跟踪异常，尽管程度较轻。

位置性眩晕通常与 BPPV 有关。即使没有明显的 BPPV 病史，头晕患者的临床评估在任何情况下都应包括 Hallpike 试验，而且偶有患者同时表现为 BPPV 和前庭性偏头痛。由于前庭性偏头痛可引起位置性眩晕，而急性眩晕（包括 BPPV）可能引发偏头痛，因此很难建立与位置性眩晕的确切因果关系。

如果头晕已变成慢性，需常规询问是否存在视觉性眩晕症状（见第 13 章）。视觉性眩晕适用于前庭"OKN"疗法（optokinetic，OKN）（见第 13 章），但在应用该疗法之前应先治疗活动性偏头痛，对合并偏头痛的患者通常使用较低的治疗阈值。我们建议疑似或确诊的 BPPV 患者睡前进行 5min 的 Brandt-Daroff 训练。

鞭击综合征

并无证据表明颈部损伤本身是头晕的病因。毫无疑问，任何严重的鞭击伤都与明显的头部加速度有关。急性头颈部损伤伴眩晕患者也应考虑椎动脉夹层（见第 23 章）。然而，"慢性鞭击综合征"被一致认为是一种"功能性躯体综合征"，特别是在医疗诉讼中，相当严重的症状可能仍然无法解释。

内分泌和代谢疾病

低血糖

大脑以葡萄糖作为主要能量供应，而葡萄糖的代谢、排泄和转运受血糖水平的调节。即使在空腹时也可通过糖原异生将脂肪和蛋白质（饥饿期间）代谢为葡萄糖，来维持正常的血糖水平。因此，明显的低血糖只有在以下情况才会发生：①使用过量的外源性胰岛素；②病理性胰岛素分泌；③糖异生受损（如肝衰竭）。

低血糖可能导致任何神经系统症状或体征，包括头晕、眩晕或自发性眼震。正在应用胰岛素治疗和肝功能不全的患者如果出现复发性头晕，应考虑低血糖可能。胰岛素瘤导致的复发性低血糖较为罕见，这些患者低血糖症状通常发生在空腹期间，因此症状多发生在清晨（即夜间空腹）。低血糖很容易通过监测指尖血糖证实，而罕见的胰岛素瘤需要在明确的低血糖发作同时进行血胰岛素和 C 肽检查。

低血糖的治疗方法是快速静脉注射葡萄糖。如果有维生素 B_1 缺乏的可能（见"急性韦尼克脑病"部分），那么应该在葡萄糖注射前补充维生素 B_1，或者至少维生素 B_1 和葡萄糖治疗同时进行。

急性韦尼克脑病

急性韦尼克脑病是由于维生素 B_1 缺乏引起，表现为典型的眼肌麻痹（几乎任何眼球运动异常都有可能发生）、共济失调和脑病三联征。自发性眼震患者可能会出现振动幻视，并伴有步态共济失调导致的头晕和失衡。然而，明显脑病的患者也可能"无症状"。

急性韦尼克脑病的易感者包括饮食不良的酗酒者、静脉营养患者（在这种情况下，临床医师应核实是否维生素 B_1 摄入不足）及进食障碍或顽固性呕吐的患者（如妊娠期剧烈呕吐）。

治疗首选静脉注射维生素 B_1，随后适当补充膳食维生素 B_1。然而，急性补充维生素 B_1 可能并不足以避免永久性神经性后遗症，如眼球运动、步态和认知障碍。

甲状腺疾病

甲状腺功能障碍最常见的病因是器官特异性自身免疫功能异常。慢性甲状腺功能减退可导致可逆性小脑综合征，包括步态共济失调。甲状腺功能亢进（如 Graves 病）通常不会导致头晕和步态共济失调，但偶尔甲状腺功能亢进引起室上性心动过速可能导致头晕发作。

肾上腺功能不全

肾上腺功能不全最常见的原因是长期应用类固醇治疗的患者对外源性皮质类固醇激素的替代不足(由于在生理性应激期间对类固醇的需求增加或类固醇减量过快)。较少见的病因是自身免疫和罕见的(至少在发达国家)感染,如肺结核或巨细胞病毒肾上腺炎(后者尤见于艾滋病)。在一些肾上腺储备耗尽的患者(如外源性类固醇、感染或自身免疫性肾上腺炎)中,酶诱导药物(如利福平)的应用可能引发 Addisonian 危象(肾上腺皮质危象)。如前所述,在老年人中,应考虑由良性垂体腺瘤引起的功能性肾上腺功能减退。

Addisonian 危象可能表现为位置性头晕(如心血管功能不全),但是慢性肾上腺功能减退患者通常不会以位置性头晕为主诉,除非有其他加重因素(因为肾上腺功能减退的心血管效应仅在急性危象中出现)。

重症患者治疗和诊断应同时进行;应急查血皮质醇(尽管这一般只在晨起空腹检查才有用,而且皮质醇水平应该在生理需要的背景下解释,病情危重时需要的皮质醇水平更高),然后静脉注射皮质类固醇。在亚急性病例中,可先进行 30min 的 Synacthen 试验(促肾上腺皮质激素刺激试验),然后再给药。

吉兰-巴雷综合征——Miller Fisher 综合征

Miller Fisher 综合征(Miller Fisher syndrome,MFS)是吉兰-巴雷综合征(Guillain-Barré syndrome,GBS)的变异型,常表现为典型的眼肌麻痹、共济失调和腱反射消失三联征,偶尔与急性韦尼克脑混淆,但 MFS 患者无反应迟钝(需要注意的是,一些表现为眼肌麻痹的 GBS 患者可能是 Bickerstaff 脑炎)。典型的 MFS 患者常表现为头部运动引起的振动幻视和眼肌麻痹引起的头晕。

对 MFS 诊断和治疗的详细描述已超出了本文范围,其重要检查包括腰椎穿刺(蛋白-细胞分离)、脑部 MRI、适时的神经传导检查(肌电图)和抗神经节苷脂抗体检测(抗 GM1 抗体与 MFS 相关)。GBS/MFS 的治疗包括支持性治疗(如呼吸衰竭给予呼吸机支持)和特异性治疗(如静脉注射免疫球蛋白)。

MFS 患者的长期随访表明,头晕和振动幻视等前庭症状逐渐改善,而眼动障碍则较为持久。这表明,有持续症状的 MFS 病例可能得益于适当的 Cawthorne-Cooksey 前庭康复训练,因为后者可促进中枢代偿(见第 6 章)。

肾疾病

肾功能不全患者更容易发生药物性头晕(见"药物性头晕和前庭症状"部分),这与肌酐清除率有关,这些患者尤其对庆大霉素前庭毒性作用易感。庆大霉素毒性作用所致的前庭功能受损患者早期通常无症状,偶尔出现发作性自发性眩晕。前庭切除术后患者会出现与头部运动相关的振动幻视和头晕。

肾透析患者有明显的体液转移,这可能导致直立性低血压(见"直立性低血压"部分),还没有证据表明肾功能不全通过影响内淋巴环境导致 BPPV 增加。

癫痫

前庭性癫痫较罕见,但文献也有少数病例报告。Penfield 首次发现局灶性脑刺激可诱发头晕(从摇摆到旋转);而 Kahane 等通过大样本研究发现,颞下回的上极和相邻的颞顶叶皮质是产生前庭症状的主要区域。然而,由于临床表现仅可能代表皮质电活动的传递,而不能代表病灶起源,所以前庭症状还缺乏可靠的证据确定具体病灶。

总结

在临床实践中,医师面对头晕患者时,首先要评估患者是否患有原发性前庭疾病,或者头晕是否由晕厥前、心血管疾病和现有药物治疗所致。药物性原因是一种特别常见的头晕病因,应被重点关注。

参 考 文 献

[1]　Bird JC，Beynon GJ，Prevost AT，Baguley DM (1998). An analysis of referral patterns for dizziness

in the primary care setting. Br J Gen Pract, 48 (437),1828-32.

[2] Matthews WB(1963). Practical Neurology. Oxford: Blackwell.

[3] Blanke O, Perrig S, Thut G, Landis T, Seeck M (2000). Simple and complex vestibular responses induced by electrical cortical stimulation of the parietal cortex in humans. J Neurol Neurosurg Psychiatry,69(4),553-6.

[4] Drachman DA, Hart CW(1972). An approach to the dizzy patient. Neurology,22(4),323-34.

[5] Baloh RW, Ying SH, Jacobson KM(2003). A longitudinal study of gait and balance dysfunction in normal older people. Arch Neurol 60(6),835-39.

[6] Bath AP, Walsh RM, Ranalli P, et al. (2000). Experience from a multidisciplinary 'dizzy' clinic. Am J Otol,21(1),92-7.

[7] Belal, A Jr, Glorig A(1986). Dysequilibrium of ageing. J Laryngol Otol,100,1037-41.

[8] National Patient Safety Agency. Patient Safety Alert-Safer lithium therapy (NPSA/2009/PSA005). London:NPSA.

[9] Seemungal BM, Bronstein AM(2007). Aminoglycoside ototoxicity: Vestibular function is also vulnerable. BMJ,335,952.

[10] Ishiyama G, Ishiyama A, Kerber K, Baloh RW (2006). Gentamicin ototoxicity: clinical features and the effect on the human vestibulo-ocular reflex. Acta Otolaryngol,126(10),1057-61.

[11] Seemungal BM, Masaoutis P, Green DA, Plant GT, Bronstein AM (2011). Symptomatic recovery in Miller Fisher syndrome parallels vestibular-perceptual and not vestibular-ocular reflex function. Front Neurol,2,2.

[12] Madlon-Kay D(1985). Evaluation and outcome of the dizzy patient. J Fam Pract,21(2),109-13.

[13] Bornstein SR(2009). Predisposing factors for adrenal insufficiency. N Engl J Med,360,2328-39.

[14] Barsky AJ, Ahern DK, Bailey ED, Delamater BA (1996). Predictors of persistent palpitations and continued utilisation. J Fam Pract,42(5),465-72.

[15] Thavendiranathan P, Bagai A, Khoo C, Dorian P, Choudhry NK(2009). Does this patient with palpitations have a cardiac arrhythmia? JAMA,302(16), 2135-43.

[16] Thomas M, Price D, McKeever T, Lewis S, Hubbard R(2003). Dysfunctional breathing in adults with and without asthma-a prevalence survey. Am J Respir Crit Care Med,167(7),1578-9.

[17] Paul O(1987). Da Costa's syndrome or neurocirculatory asthenia. Br Heart J,58(4),306-15.

[18] van Dixhoorn J, Duivenvoorden HJ(1985). Efficacy of Nijmegen questionnaire in recognition of the hyperventilation syndrome. J Psycosom Res, 29, 199-206.

[19] Ghajar, J (2000). Traumatic brain injury. Lancet, 356,923-9.

[20] Niogi SN, Mukherjee P(2010). Diffusion tensor imaging of mild traumatic brain injury. J Head Trauma Rehabil,25(4),241-55.

[21] Heitger MH, Jones RD, Macleod AD, Snell DL, Frampton CM, Anderson TJ (2009). Impaired eye movements in post-concussion syndrome indicate suboptimal brain function beyond the influence of depression, malingering or intellectual ability. Brain, 132(10),2850-70.

[22] Hennigsen P, Zipfel S, Herzog W (2007). Management of functional somatic syndromes. Lancet,369, 946-55.

[23] Lankester BJA, Garneti N, Gargan MF, Bannister GC(2006). Factors predicting outcome after whiplash injury in subjects pursuing litigation. Eur Spine J,15(6),902-7.

[24] Odaka, M, Yuki N, Yamada M, et al. (2003). Bickerstaff's brainstem encephalitis: clinical features of 62 cases and a subgroup associated with Guillain-Barré syndrome. Brain,126(10),2279-90.

[25] Penfield W, Jasper H(1954). Epilepsy and the functional anatomy of the human brain(2nd ed). Boston, MA: Little, Brown and Co.

[26] Kahane P, Hoffmann D, Minotti L, Berthoz A (2003). Reappraisal of the human vestibular cortex by cortical electrical stimulation study. Ann Neurol, 54(5),615-24.

第 28 章

运动病与驾驶员定向障碍

原文作者：John F. Golding and Michael A. Gresty
DOI：10.1093/med/9780199608997.003.0028
中文翻译：冯慧敏　贾晨曦　审校：邢玥　宋宁　终审：常丽英　杨旭

引言

本书的大部分内容是关于前庭疾病或相关疾病患者的临床特征，而我们在本章将讨论正常人在超出日常步行的运动环境中的反应。这两种情况分别是"患者在健康的环境和健康人在非常态环境中的状况"。首先我们将讨论运动病（motion sickness，MS），这是一种常见体验，但在易感个体或在极端环境下可能会成为问题；其次，我们还将讨论定向障碍问题。空间定向障碍在飞行员、宇航员和潜水员这些特殊职业中比较常见。但是最近我们发现道路车辆驾驶者中存在类似问题，且严重到足以引起临床关注。

运动病

引言

希腊医师希波克拉底早在两千多年前就发现海上航行会发生晕动症状。"nausea（恶心）"一词来源于希腊词根"naus"，而"nautical"是"船"的意思。如今，很多场景如在汽车、摆式列车上，游乐场设施、航空器、太空失重、虚拟现实和模拟器等均可导致 MS（表 28.1）。一般来说，"MS"包括晕车、晕机、宇航病和晕船等。以下是对 MS 的症状体征、发病机制、发病原因及预测和预防措施的简要回顾。

表 28.1　引发 MS 的刺激

环境	相关刺激举例
陆地	汽车、公共汽车、摆式列车、滑雪、骆驼、大象、游乐场设施
海洋	船、渡轮、救生筏、水下载人器
空中	运输飞机、小型飞机、气垫飞行器、直升机、抛物线飞行
太空	航天飞机、宇宙空间实验室
视动场景	宽屏电影院、投影仪、秋千、模拟器、虚拟现实（头盔显示器，Helmet Mounted Display，HMD）、旋转视觉鼓或视觉球、伪交叉耦合（Coriolis）、反棱镜眼镜
实验室	交叉耦合（Coriolis）、低频的平移振荡（垂直或水平）、离垂直轴旋转（off-vertical axis rotation，OVAR）、反旋转、载人离心机中的加速度（g）过载
相关刺激	催吐药物、化疗、术后恶心呕吐（postoperative nausea and vomiting，PONV）、极度兴奋（恐惧增加/战斗减少）

注释：①"实验室"刺激诱发 MS 是简单模拟外部环境中的刺激性因素；②"视动"刺激因不需要进行额外的身体移动，被单独归类；部分也可归类为"实验室"刺激因素；③"相关"刺激是指导致恶心和呕吐的相关刺激因素。

症状与体征

在历史上,MS 由于其令人不快的特质,曾被作为一种不同寻常的惩罚形式,也被当作一种奇怪的治疗方式。MS 的主要症状是恶心和呕吐,同时伴有其他多种相关症状,包括胃部不适、出汗和面色苍白(即"出冷汗")、流涎、潮热、头晕、嗜睡(也被称为"sopite 综合征")、偶有头痛及食欲减退和对气味的敏感性增加。表 28.2 是一份针对典型 MS 的调查表,改编自模拟器 MS 问卷调查表,包括除呕吐和面色苍白以外的其他常见症状。在模拟器和虚拟现实等场景中,眼动症状的发生率相对较高,视觉失匹配也可能是刺激因素;与之相对的是身体加速刺激导致的 MS,如乘船时。为了更快速地评估,以下全球疾病等级评定量表已被证实可靠且有用,评分标准如下:1=无症状;2=MS 初始症状,没有恶心;3=轻度恶心;4=中度恶心;5=重度恶心和(或)干呕;6=呕吐。与 MS 相关的生理反应可能因人而异,但通常包括自主神经反应,如出汗、皮肤血管收缩导致的苍白(少见情况如某些个体出现皮肤血管舒张和面部潮红)、同时出现血管扩张和深部血管血流增加、心率先快后慢、血压变化不一致。出现胃郁积且正常胃电节律的频率增加、振幅降低。类似身体应激反应,大量激素释放,其中血管加压素被认为与 MS 的时程密切相关。冷汗表明 MS 可能扰乱了温度调节,这一观点也与观察在冷水浸泡过程中,MS 降低了深部核心体温,加速了低体温发生的结果相一致。

表 28.2 MS 症状调查表(不包括呕吐和脸色苍白)

您现在是否有以下症状？请在方框内打勾。

	0	1	2	3
	无	轻度	中度	重度
全身不适				
疲劳				
头痛				
眼疲劳				
眼聚焦困难				
流涎增多				
出汗				
恶心				
难以集中精力				
头胀				
视物模糊				
头晕(睁眼)[a]				
头晕(闭眼)[a]				
眩晕				
胃部不适				
打嗝				

[a] 运动错觉

MS 本身是令人不快的,在某些情况下还可能对行为能力甚至生存产生不利影响。MS 更倾向于导致那些复杂的、需要持续操作和需要操作者控制节奏的任务执行能力下降。对于飞行员和机组人员来说,这可能使他们在飞行和模拟训练中速度减慢,甚至导致少数人训练失败。约 70% 的新手宇航员在首次飞行 24h 内会遭受太空病的折磨。除不愉快体验外,穿着宇航服在微重力环境下发生呕吐可能会危及生命,所以至少在太空飞行最初 24h 内无法进行舱外活动。在海上求生过程中,如在救生艇上,晕船可能会减少生存机会,原因包括士气低落和"求生意志"减弱、不能持续执行日常生存任务、呕吐引起的脱水和低体温风险增加等。

病因

表 28.1 列出了诱发 MS 的各种刺激因素。在理解 MS 病因机制的关键观察中发现,刺激的物理强度与恶心程度无相关性。例如,视动刺激引起的运动感并没有真实的物理运动。当一个人坐在宽屏电影院前排时,会体验到自我相对运动和"全景电影病",而现实中身体并没有物理运动。此时,前庭系统和躯体感觉系统发出的信号是人坐着不动的,但视觉系统发出的信号产生了运动错觉或自我相对运动。因此,有关 MS 是"如何产生的"这一问题,普遍接受的解释是基于某种形式的感觉冲突或感觉失匹配。感觉冲突或感觉失匹配可能产生于前庭觉、视觉和运动觉信号的实际输入和预期判断之间存在矛盾,也包括半规管感知的旋转加速度与耳石器感知的线性平移加速度(包括重力)的前庭内冲突。目前已经建立多种详细的模型来解释感觉冲突或感觉失匹配的性质。Benson 将神经失匹配分为两大类:①视觉和前庭觉传入之间的冲突;②半规管和耳石器之间的失匹配。Bos 和 Bles 提出一个更加简化的模型,即主观预期垂直觉和实际感知垂直觉之间的冲突。然而,尽管有明显简化,但其基本模型必然是复杂的,而且很难解释这样的观察结果,即 MS 可能由与重力垂直觉没有冲突的视动刺激引起。

Stott 首次提出的"经验法则"在理论上可能并不是最简练的,但仍然是最实用的。这个模型提出了一系列简单的规则,如果这些规则被打破,将导致 MS。

规则一、视觉-前庭觉:头部向一个方向运动必然导致外部视觉场景向相反方向运动。

规则二、半规管-耳石器:头部在非水平面上旋转必然伴随重力矢量方向上适当的角度变化。

规则三、椭圆囊-球囊:任何的持续线性加速度都是由重力引起的,其强度为 1g 且定义为"向下"。

换言之,视觉世界应保持空间稳定;重力应始终向下,并在数秒内平均达到 1g。

在某些环境中,可能只有一种刺激,如在海上,船只低频"起伏"运动会引起晕船。然而,在许多环境中可能涉及多种刺激和冲突,如一名军事飞行员飞行时出现晕机,可能涉及多达五种刺激源,包括在空气湍流中飞行会产生低频平移振荡;在飞机转弯时,可能会有四种刺激源:飞行员"向下"的感觉与外部视野倾斜导致的视觉-前庭觉失匹配、转弯时向心加速度导致的重力-惯性合力(gravitoinertial force,GIF)标量持续变化、在急转弯飞机旋转时由飞行员头部运动而引起交叉耦合(Coriolis),以及在重力-惯性合力(GIF)增加过程中飞行员头部倾斜而产生的超重错觉。

在虚拟现实系统和模拟器中,自身相对运动、注视差异和眼聚焦不足是重要的刺激因素,但实际运动与视觉显示更新之间的相位滞后也同样重要甚至更为重要。对头部运动的代偿性前庭-眼反射(vestibule-ocular reflexes,VORs)最快可达 10ms 左右,因此受试者可以很容易察觉到略长于 10ms 的视觉显示更新滞后差异。如果视觉显示的更新滞后远超过这个时间,就会引起不适。已经有研究表明,虚拟现实不耐受是由更新滞后时间超过 48ms 引起的。

低频平移运动是陆地车辆、船舶和飞机的主要晕动刺激源,它已经被国际标准化组织充分描述,且制定了标准的工程设计参数(暴露时间、加速度和频率),频率加权函数具有理论意义和应用价值。通过实验室研究和乘船运动调查表明,致恶心性作为一个暴露时间和加速度强度的函数可被预测,但不寻常的是,致恶心性在约 0.2Hz 的低频运动时达到峰值。这种低频运动存在于船舶、公共汽车、飞机颠簸中,也存在于骑骆驼和大象时,这些均可诱发 MS。这种频率关系同样也解释了为什么某些交通运输形式不易诱发 MS，如人们不会出现"晕马症"。在骑马、散步、跑步和自行车越野中，运动频率高于 1 Hz，因此这些运动可能相当剧烈，但不导致恶心。这种频率依赖性平移振荡导致恶心的假说认为，存在半规管-耳石器和躯体感觉系统之间运动信号相位差，或感觉垂直线与主观或预期垂直线之间的频率依赖性相位差。有研究提出了诱发恶心不适的运动-感知函数区域大致分布在 0.2 Hz，因为在更高频率施加加速度通常被认为是自身在空间中的转换，而在较低频率施加加速度通常被认为是主要力矢量转移，即自身相对于假定重力垂直方向的倾斜。0.2 Hz 区域是这两种解释之间的交叉点，因此对于空间定向的正确参考系来说，0.2 Hz 区域是一个有最大不确定性的频率区域。最近，Gresty 等从"生态学"角度解释认为 MS 的频率调节与人体运动的机械限制有关，提出 MS 的一个原因可能是当车辆运动频率大约为 0.2 Hz 时，在较低频率下的全身 GIF 对准与较高频率下的侧向推进之间，难以选择适当的策略来保持身体的稳定性。

以上段落对 MS 的机制进行了描述，接下来将讨论"为什么会出现 MS"。前庭系统的主要功能是空间定向和维持平衡，并通过 VORs 稳定视觉。其另一个功能被认为是一种毒素检测器。因此，我们所谓"MS"的呕吐反应可能是为了保护机体免于因摄入潜在有害物质而导致的毒性作用。"毒素检测器"假说提出大脑已经进化到能够识别任何前庭、视觉和运动信息预期模式的紊乱，以此作为中枢神经系统故障的证据，并启动呕吐，以抵御可能摄入的神经毒素，即前庭为传入迷走神经的化学感受器和脑干化学感受器触发区的主要毒素检测系统提供"备份"。根据这个假设，在人或其他动物中，MS 只是一个古老的、非自主的防御反射，由异常改变的视觉和海洋、空气、陆地和虚拟现实等环境所致感觉冲突引发的。这一基于进化的假说与观察结果是一致的，即从人类到鱼，MS 在进化中得到了很好的保存（鱼在鱼缸运送期间也可能会晕），也符合 MS 易感人群更易受毒素、化疗及术后恶心呕吐（PONV）的影响的事实。最后，这一理论经双侧前庭切除术后由毒素引起的催吐反应减轻而得到证实。

一些其他假说也被提出。另一假说基于观察

猫的耳石器对倾斜刺激的反应，转换线性加速度通过介导前庭-心血管反射来诱发升压反应（增加血压和心输出量）。有人提出，MS 是由前庭-心血管反射的异常激活所致，进而推断前庭和视觉系统通过影响自主神经调节在运动和姿势改变过程中维持平衡。可见，MS 产生于维持内部环境稳定的神经通路的异常激活。同样，Balaban 认为 MS 是前庭自主反射激活后导致的内脏不适，这种激活是由于前庭神经和自主神经传入信息在脑干和小脑的整合。前庭-心血管反射假说有一定的历史背景，在 19 世纪有"脑贫血"的概念，并作为 MS 的病因。尽管离心诱导的 GIF 变化过程提示脑灌注不足先于恶心发生的结果提供了一些证据支持，但是由于患病个体和非患病个体对抛物线飞行的 GIF 变异引起的 MS 升压反应存在相当大的重叠，所以上述假设有待进一步研究。前庭-心血管反射在维持血压中的作用似乎是有限的，由于双侧迷路切除术患者对快速倾斜的升压反应仅比正常情况稍慢（<500 ms），而且这些患者在他们四处走动、躺下、站起来等日常活动中调整姿势时，并不会晕厥。此外，虽然不是正式的反证，这一假说并不能预测各种重力和身体相关的运动刺激的致恶心性，而这可能会改变血压。另一个较少被关注的假说认为 MS 是一个惩罚系统，其出现是为了阻止效率低下或导致空间定向障碍的知觉-运动程序的发展。所有这些假说在解释 MS 的"原因"上仍然存在争议，但目前，综合证据似乎更倾向于毒素检测器假说。

MS 易感性的预测因素

虽然个体间 MS 易感性有很大的差异，但几乎所有人在受到充分刺激后都可以表现为 MS，只有完全丧失双侧迷路（前庭器官）功能的患者才对 MS 免疫。这也不是绝对的，仍有证据表明双侧迷路受损患者仍然易感 MS，而这种 MS 由模拟 Coriolis 试验引发自身相对运动而产生的视觉刺激（即在旋转视野中的俯仰头部运动）诱发。盲人或被蒙住眼的正常个体，尽管视动刺激（表28.1）完全无效，但仍可通过真实运动诱发 MS。关于前庭功能的其他个体差异对 MS 易感性的证据有限。但是，在抛物线飞行过程中测量发现左右迷路之间的耳石器功能不对称，这被认为是一种易感空间不耐受的预测因子。登陆病（mal-de-debarquement，MdDs）是当水手返回陆地时出现的一种不稳和地面倾斜感觉。宇航员在太空中长时间失重后返回地球上的 1g 加速度时也会出现类似上述效应。严重的情况下，这可能导致 MS，但随着个体重新适应正常陆地环境，症状通常在数小时内消失。MdDs 易感个体可能对前庭觉和视觉的依赖性较低，而对维持平衡的躯体感觉系统的依赖性增加。然而，MdDs 易感性与个体对角加速度和直线加速度的感觉阈值差异似乎没有明显联系。个体在姿势稳定性和知觉方式的差异可作为 MS 易感性的主要预测因素，但其证据似乎有限。同样，个体间 VOR 的差异也不是一个可靠的易感性预测因素。一些学者认为，中枢前庭速度储存的时间常数越短，晕车的易感性就越低，但未被进一步验证；也有学者认为，这与时间常数本身无关，而与改变时间常数的能力有关，可将其作为成功习服 MS 的候选标志物。

某些存在基础疾病的人群可能面临更高的风险。许多前庭疾病和眩晕患者对任何类型的运动都特别敏感。1861 年，Prosper Ménière 首次提出偏头痛、MS 敏感和梅尼埃病之间存在关联性。有学者认为，可能存在一种基因关联，由大脑和内耳所共有的钙离子通道缺陷致病导致可逆的毛细胞去极化，进而产生前庭症状，而头痛可能只是一种次要现象。另一种解释是基于偏头痛患者大脑中血清素系统的不同功能。

MS 易感性的个体差异具有遗传倾向。因为 MS 在进化过程中被很好地保留了下来，而且被假定为一种毒物检测器是具有生存优势的（见上文）。同卵和异卵双胞胎研究表明，MS 的遗传率很高，在儿童期约为 70%，并随着青春期下降，到成年早期下降到 55% 左右。随着年龄推移，遗传逐渐下降的原因可能与个体对刺激性环境的暴露和习服的不同有关。MS 可能是多基因疾病，但所涉及的基因性质尚未明确。有研究通过观察肾上腺素能 α_2 受体的单核苷酸多态性（single nucleotide polymorphism，SNP），发现该基因变异导致应激时自主反应增加，有助于运动刺激-自主响应的个体差异分析。然而，目前尚不清楚这是 MS 易感性的标志，还是自主神经敏感性的一般标志。一些中国人对 MS 高易感性的证据为这种基因差异的影响提供了一些间接证据。

在普通人群中，性别和年龄是个体易感性的两个主要预测因素。在海运、陆运和空运调查中发现，女性比男性更易感 MS；女性出现呕吐和恶心等症状的概率更高。由于女性呕吐比男性多（如对海上旅客的大规模调查表明，女性与男性的呕吐风险比为 5∶3），这种性别差异的易感性可能是客观的。上述调查结果似乎与冒险男性有更多运动环境的经验无关，也没有试验选择的性别偏倚。此外，这种性别差异的易感性并不是人类特有的，因为在动物中，如臭鼩（麝香鼩），在暴露于运动试验时，雌性动物表现出明显的呕吐反应，呕吐发作潜伏期较短。女性 MS 易感性原因可能与女性激素周期有关。然而，尽管 MS 易感性在月经周期中有所变化，在月经前后达到高峰，但这不能完全说明女性的易感性更强，因为整个周期的易感性波动幅度仅占男性与女性易感性总体差异的 1/3 左右。女性对 MS、PONV 或化疗引起的恶心和呕吐有较高的易感性，可能是一种进化功能。女性有更敏感的疾病阈值可能是为了防止怀孕期间或随后的整个哺乳期胎儿暴露在有害毒素中。女性的这种易感性升高可能是"天生的"，但在月经周期和怀孕期间受激素的影响可能会上调。

婴儿和幼儿对 MS 免疫，但是他们没有呕吐困难。MS 易感性在 6-7 岁开始，在 9-10 岁达到顶峰，其原因尚未明确。青春期开始（10-12 岁）后比 6-7 岁时更易发生 MS，表明性激素的变化不是 MS 易感性的直接原因。另一原因可能是运动-感知系统具有高度可塑性，直到 7 岁左右才完全形成。大多数 MS 的假说认为，运动-感知系统潜在的"预期"稳定模式可用于检测前庭觉、视觉和运动觉之间的感觉失匹配。经历易感性顶峰后，从十几岁到二十岁左右期间易感性逐渐下降，这进一步表明 MS 易感性存在习服。尽管有学者认为，易感性下降后会继续以一种渐进的方式贯穿整个生命直到晚年，但证据不足，因为如果老年人知道自己存在易感性可能会避免移动性环境。而且有实验室证据表明随着年龄的增长，某些个体的易感性可能会增加。

多年来，人们对易感性的多种可能预测因素进行了研究，但有意义的发现相对较少。一横断面研究显示进行高水平有氧健身的个体似乎更易患 MS,实验结果表明有氧健身训练增加 MS 易感性,原因尚不明确。有学者认为,MS 与敏感的自主神经系统(包括下丘脑-垂体-肾上腺轴)有关,而其在有氧运动个体中相对更敏感。心理变量,如情绪,可能会改变易感性:"状态"变量,如对运动极端恐惧或焦虑,可能间接增加 MS 易感性,但与此相反,极度应激反应,如战争中的"战斗-逃跑",可能抑制 MS;人格"特质"变量,如外向性或神经质,并不能预测 MS 易感性,但外向性或相似性格特质与 MS 易感性降低具有小的相关性。

MS 易感性调查问卷(motion sickness susceptibility questionnaires,MSSQ)(有时也称为运动史问卷)可对个人的 MS 易感性做出评估。表 28.3 为典型问卷,已在实验室和交通环境中得到验证。易感性指标计算公式,即 MSSQ 评分＝(总疾病分数)×(18)/(18－无经历的类型数量),这个公式纠正了暴露在不同运动刺激下的个体差异。对于正常人群,MSSQ 的中位数为 11.3,得分越高易感性越高,反之得分越低易感性越低,更多细节见原始文献。

表 28.3 MS 易感性调查问卷简易版(MSSQ 简易版)(adapted form Golding)

本调查表旨在识别您对 MS 的易感程度,以及何种类型的运动最易引起 MS。

这里的"不适"是指感到反胃、恶心或出现呕吐。

您的童年经历(12 岁之前),以下每种交通方式或娱乐类型,请注明。

1. 在小时候(12 岁之前),你感到想吐或恶心的频率(方框内打勾)

	不适用——从未旅行过	从未感觉不适	偶尔感觉不适	有时感觉不适	经常感觉不适
汽车					
公交车					
火车					
飞机					
小型手划船					
轮船,如渡轮					
在操场上荡秋千					
游乐场的旋转木马					
过山车,游乐设施					
	t	0	1	2	3

你过去 10 年的经历(大约),请注明以下每种交通方式或娱乐类型。

2. 在过去的 10 年里,你是否感到不适或恶心(方框内打勾)

	从未旅行过	从未感觉恶心	偶尔感觉恶心	有时感觉恶心	经常感觉恶心
汽车					
公交车					
火车					
飞机					
小型手划船					
轮船,如渡轮					
在操场上荡秋千					
游乐场的旋转木马					
过山车,游乐设施					
	t	0	1	2	3

行为策略

MS 的行为策略大致分为习服训练和短期行为改变,如姿势变化、视觉注意力调整等。习服训练是一种长期策略,是针对 MS 最可靠的方法,其优于抗晕动药物,且无不良反应。大量的习服训练,通常被称为"MS 脱敏",常被作为军事训练项目。由于抗晕动药物的不良反应包括嗜睡和视物模糊,飞行员禁忌服用。习服训练的成功率达 85% 以上,但可能非常耗时,需持续数周。习服的主要特征包括:①大量刺激(间隔超过 1 周的训练可能导致习服失败)。②分级刺激,以实现更快的恢复;安排更多的训练,可能有助于避免与习服相对的致敏。③积极的训练心态。

抗晕动药物在 MS 治疗方面几乎没有应用价值,因为实验室和航海研究都表明,尽管与安慰剂相比这类药物短期内能加快习服速度,但长期是不利的。这是因为当抗晕动药物停用时,服药组复发,比安慰剂组的适应情况更糟糕。习服训练本身往往是特定刺激,导致运动刺激不够普遍化、需要从一种类型的习服运动转变到另一种类型的问题。因此,为促进转变,习服训练使用广泛的各种刺激性运动是有益的(见表 28.1 "实验室"刺激)。Kaufman 通过研究强调了不同运动类型习服训练的特异性,在前庭-橄榄核-小脑神经通路中,对不同类型的刺激有不同解剖模式的神经元功能变化(反射调节)。一些神经结构,如杏仁核和孤束核区域,被认为在 MS 发病和习服机制中具有重要作用。习服训练的应用范围可拓展到降低短臂离心机产生的 MS,这种离心机旨在为未来太空飞行中提供人造重力。目前的研究正不断优化习服策略。

针对 MS,身体的即刻应对策略包括减少头部运动、使头部和身体与重力-惯性合力(GIF)一致或采取仰卧位躺下。然而,这种保护姿势可能与执行任务情况不相容。通常情况下,处于操作位置会好一些,如同一个人做驾驶员或飞行员时比做乘客时 MS 症状轻。获取稳定的外部水平参照非常有帮助。对于乘客,乘车时朝车窗外看可减少不适,但实时显示前方景物的视频却不能减少后座乘客的不适感。调整呼吸可显著增加对诱发性运动的耐受性,其有效性大约为标准抗晕动药物的一半,且实施便捷及无不良反应。调整呼吸的治疗机制尚不明确,但可能与呼吸和呕吐之间已知抑制性反射通路激活有关。对于救护车转运的患者,吸氧可有效减轻其 MS;但吸氧并不能缓解健康人群的 MS,这种看似矛盾的说法或许可以通过吸氧改善身体内部状况进行解释。一些报道指出,针灸和穴位按压对 MS 有治疗作用,但对照研究发现缺乏证据支持。据说改变膳食也能改变 MS 的易感性,但是证据相互矛盾:例如,最近一项研究表明富含蛋白质的膳食可能抑制 MS;相反,另一项研究提出飞行前 3～6h 应避免进食高蛋白膳食或乳制品以减少晕机易感性。有人认为,生姜(主要活性物质为姜醇)可以缓解胃肠道反应,但其对 MS 的作用尚不明确,因此生姜尚不能作为有效的抗晕动药。对于长期吸烟者,暂时戒烟或完全戒断,可有效预防运动病。这一发现解释了为什么吸烟者患 PONV 的风险在降低,而非吸烟者风险相对增高,其原因可能为吸烟者围术期暂时戒烟后对 MS 的耐受性增加。其他主要的 PONV 风险因素包括女性、高 MS 易感性和既往 PONV 发作。

药物治疗

目前用于治疗运动病的大多数药物都是在 40 多年前被发现和证明的,分为抗毒蕈碱类(如东莨菪碱)、H_1 类抗组胺药(如茶苯海明)和拟交感神经类(如安非他明)。常用抗晕动药物见表 28.4。然而,这些药物单独或联合使用(如东莨菪碱+右旋安非他明)只是部分有效。最近开发的强效止吐药对 MS 不起作用,包括 D_2 多巴胺受体拮抗药和用于化疗不良反应的 $5\text{-}HT_3$ 拮抗药;这可能是因为药物作用位点在迷走神经传入受体或脑干化学感受器触发区(chemoreceptor trigger zone, CTZ),而抗晕动药物的作用位点不同。

所有抗晕动药物都可能产生不良反应,其中以嗜睡最为常见,如异丙嗪。东莨菪碱可能导致少数个体出现视物模糊,特别是反复给药时。联合使用安非他明+东莨菪碱,可能效果最明显且不良反应较少,至少短期使用如此。这是因为东莨菪碱和安非他明都是抗晕动药物,且通过不同途径发挥作用,所以它们的疗效叠加,而镇静和刺激的不良反应相互抵消。但由于法律原因(可能

表 28.4　常见抗晕动药物

药物	给药途径	成人剂量	起效时间	作用持续时间（h）
东莨菪碱	口服	0.3～0.6mg	30min	4
	注射	0.1～0.2mg	15min	4
	皮肤贴片	1片	6～8h	72
异丙嗪	口服	25～50mg	2h	15
	注射	25mg	15min	15
	栓剂	25mg	1h	15
茶苯海明	口服	50～100mg	2h	8
	注射	50mg	15min	8
赛克力嗪	口服	50mg	2h	6
	注射	50mg	15min	6
美克洛嗪	口服	25～50mg	2h	8
布克力嗪	口服	50mg	1h	6
桂利嗪	口服	15～30mg	4h	8

Adapted Benson et al.

导致药物滥用），这一组合不能作为常规治疗药物，除了特殊的军事用途。虽然人们普遍认为一些药物，如经皮吸收的东莨菪碱或钙通道拮抗药桂利嗪，其镇静作用明显低于其他药物，但对特殊职业（如飞行员）可能影响执行任务，仍不被接受。

口服给药必须提前服用，因为 MS 会引起胃潴留，进而妨碍药物通过这条途径吸收。然而，注射针剂克服了药物吸收动力学缓慢及胃潴留或呕吐的各种问题。另一种经皮吸收的途径也有其优点，持续时间高达 72h，且血液浓度较低，不良反应较少。然而，经皮吸收东莨菪碱起效时间非常慢（6～8h），可以同时配合口服东莨菪碱，一般30min 后开始起效；经皮吸收途径可能存在个体差异。含服东莨菪碱是有效的，但一种更快的途径是经鼻喷雾吸收。虽然目前东莨菪碱尚未允许常规使用，但用较高的 pH（碱性）缓冲配方可促进吸收，在 9min 之内可达到血浆峰值水平，可有效预防 MS。"咀嚼"剂型较片剂持续时间更长，有望减少不良反应，并可预防 MS。

新的抗晕动药物的研究包括对一些老药（如苯妥英）的重新评价及对新药（如神经激肽-1 拮抗药）的研发。抗晕动药物的范围很广且很多，包括苯妥英、倍他司汀、氯苯那敏、西替利嗪、非索非那定、苯二氮䓬类药物和巴比妥类药物、抗精神病药物（氟哌利多）、皮质类固醇（如地塞米松、三苯氧胺）、阿片类药物（如 μ-阿片受体激动药洛哌丁胺）、神经激肽 NK$_1$ 受体拮抗药、加压素 V$_{1a}$ 受体拮抗药、n-甲基-d-天冬氨酸（NMDA）拮抗药、3-羟基吡啶酒石酸酯衍生物、5-HT$_{1a}$ 受体激动药（如抗偏头痛药物曲普坦、利扎曲坦）、选择性毒蕈碱 M3/M5 受体拮抗药（如扎非那新和达非那新）。迄今为止，这些药物相对于已有药物无治疗优势。其中存在多种原因，包括相对缺乏疗效、复杂和多变的药代动力学及不良反应明显。未来针对 MS 的治疗，对受体亚型高度选择性的抗晕动药物可能高效且不良反应少，M5 毒蕈碱受体选择性拮抗药是一个好的候选药物。

驾驶者（前庭）定向障碍

引言

"空间定向障碍"状态源于与方位和运动相关的感觉信号不足或者功能障碍导致的相关信号解析不当，以太空舱中更为常见，也见于道路交通工具中。这里，我们主要描述驾驶时出现持续定向障碍患者，其通常表现为一种感知到突然转向或者翻车的威胁。很少有特定疾病可以解释他们的症状，尽管焦虑常常是定向障碍的潜在触发因素。

驾驶者的定向障碍症状与复杂感觉信号解析不当有关,这些信号是现代公路驾驶的复杂、动态环境所引起的力和运动的混淆信号。方向感知错误被认为是一种最原始的感觉信号解析,而驾驶是一种高级认知的学习技能。和飞行员的定向障碍一样,在认知疗法下进行脱敏与再训练,重新学习驾驶技巧是可选择的治疗方法。

定向障碍和道路交通事故

大多数交通事故都是由于注意力转移造成的交通工具失控所致,见于驾驶者分心和驾驶速度过快。空间定向障碍是飞行事故中最常见的原因,但很少被认为是道路交通事故(road traffic incidents,RTIs)中的一种可能的原因。这无疑是一个严重的遗漏,因为空间定向能力是驾驶交通工具的基本要求,空间定向障碍可能严重威胁驾驶者的生命。在驾驶过程中,对于道路常见和共同经历的瞬间反应解释了方向感是如何决定注意力状态的。鉴于机动车在高速公路上有序、高速行驶的情况下,车辆之间的相对速度低,对驾驶技术要求不高,且现代汽车的性能较佳,震动和声音被降到最低,使驾驶者速度意识降低,这种驾驶过程中驾驶者甚至是放松的。现在设想自己站在高速公路的一边,在几米远处观察车流以每小时 70 英里的速度疾驰而过:这是一种预警体验,展示了在高速公路驾驶的真实速度和存在的危险。部分驾驶者可能基于由此产生的顾虑改变驾驶行为。在这个例子中,驾驶时的空间方向意识下降可能使警惕性降低,而道路车辆方向感知错误也可能影响驾驶操作导致事故。

道路交通工具中空间定向障碍的特征

交通工具(尤其是汽车)中的定向障碍,是一种常见但被忽视的现象,它可以通过改变驾驶策略或分散注意力来影响驾驶。

陡峭的斜坡

许多读者应该都体验过在汽车爬陡坡时的极度倾斜感,此时都会怀疑在极端情况下是否能成功上去。道路没有极端的倾斜,陡峭只是我们的一种错觉;欧洲最陡峭的碎石道路与地平线的夹角也仅为 18°～20°。倾斜度来源于视觉投影缩减、引擎负载、坐姿引起的主观倾斜错误感知及血液从下肢到躯干的重新分布。

倾斜的地面

海平面是唯一真正的水平面,当沿着有陡坡和弯道的海边公路行驶时,可能感觉是倾斜的。同样地,当从山路上看时,平原也会显得倾斜,河流可能仿佛向上流动。例如,在英格兰南海岸的 A20,即北纬 1°51′0.6′ 45.20″,东经 1° 12.10′16″,看英吉利海峡的景象,确实产生了海平线倾斜的错觉(在"谷歌地球"上可看到一张显示海面似乎倾斜的照片)。可见,地平线的明显倾斜可能是由于道路和车辆之间的视觉"框架效应"给出的错误方向提示以及绕弯时横向加速度引起的眼球反向转动导致的视野偏向。眼球反向转动,当眼球向左转动则产生一种视野明显向右倾斜的感觉;人们可以通过轻轻向内上按压眼眶外的软组织,并观察由此产生的明显倾斜的视觉场景来验证。地平线倾斜的错觉可引起翻车的感觉,该错觉可能是机制的一部分,引出在本章稍后对严重、持续定向障碍的解释。

静止时明显漂移感

在一个静止车厢中,看到相邻列车移动,便会产生一种所乘火车移动的错觉;而当汽车在红灯前停住时,也会产生车辆漂移的错觉。当所驾驶的汽车静止,而两侧车辆缓慢行驶时,会产生一种自身运动的感觉,常通过条件反射性地踩刹车来对抗这种感觉。静止时明显漂移感是一种视觉诱发性"相对运动"的表现。

转向和翻车感

Page 和 Gresty 首次提出"驾驶员前庭定向障碍综合征"的主要特征,即对威胁性的转向和翻车的错误感知。这些症状是本文的主要临床主题,因为当这些症状经常出现时,会造成特有的苦恼,促使患者就诊。多年以来,在我们诊所就诊的主诉驾驶过程中出现定向障碍的患者都抱怨有转向和翻车威胁感,这种感知的特征非常一致。这种错误感知着实存在,以至于一些患者在意识到这是自身的问题之前更换了车辆。接下来描述的患者转向和翻车体验出自作者亲身经历。

汽车转向威胁感通常发生在高速公路等开阔的公路上,通常是向公路的一边转向(无论是左侧还是右侧驾驶),也可能发生在其他车辆(如大型卡车)经过时,此时转向感是朝向经过的车辆。在较窄道路上,很少出现转向感觉,可能因为周围环境中多个参考景物为正确定向提供了线索。大多数情况下,当有转向的威胁时,驾驶者可能认为必须握住方向盘以避免转向。在一个女出租车司机的实例中,由于其察觉到转向的威胁,所以向另一侧进行错误转向纠正。转向威胁(实际的发展过程尚不清楚)在所有开放公路上基本都会发生,因此导致此类驾驶者只能到较小的城镇和郊区道路上驾驶。

威胁性的翻车感出现在道路转弯处,通常在高速公路上;如果弯道位于下坡路段,情况会变得更糟。这种感觉让人害怕,以至于驾驶者不得不减速。在两个此类患者的访谈中,弯道上翻车的威胁感知频率逐渐增加,进而泛化到所有道路上都会出现,最终导致不能驾驶。

患病率

关于驾驶过程中系统性定向障碍患病率尚无确切的文献报道。在伦敦一家三级转诊中心的神经耳科学诊所 10 年的临床经验中,每年有 450～500 名新发的可能为前庭性头晕的患者,其中有 4～5 个有特殊的驾驶相关主诉。需注意的是,在流行病学调查中,空间定向障碍作为一种可能诊断容易被忽略。

临床诊断

驾驶者(前庭)空间定向障碍的特征是如此刻板,一旦报告,诊断很容易确定,但诊断不包括症状出现时原因。在有驾驶问题的患者中,空间定向障碍可能会被忽略或没有被认为是一种诊断。例如,一位女性患者主诉驾驶中突然转向,但一位耳科医师却认为是她没有意识到道路是有弧度的。

患者特点

存在定向障碍的驾驶者通常为经常开车的年轻人和中年人。预警事件常常是定向障碍的标记;例如,一个患者驾驶车辆在横跨泰晤士河的高速公路桥梁上行驶时,产生极端不稳和转向感。此后他越来越意识到这种定向障碍,直到它确实发生。通常情况下,定向障碍只限于驾驶者,但偶有乘客也出现定向障碍。许多患者存在焦虑状态,但焦虑水平可能并不高。目前尚未发现定向障碍与 MS 有相关性。

典型病例

病例一:患者男性,36 岁,道路救援汽车工程师,全天在公路上工作,患者在高速公路的弯道驾驶时,产生威胁性的向路边转向和翻车感。既往体健(其全科医师提供了较长的病史资料),否认吸烟和饮酒史,无显著焦虑,有些超重但未达到肥胖标准,自诉平时驾驶姿势不佳。

病例二:患者男性,45 岁,高速公路上驾驶(通常为公司和家之间两点一线)时,产生了威胁性的转向和翻车感,既往体健,但由于生意失败导致高度焦虑,目前职业生涯正在起步。

病例三:患者男性,30 岁,"特种部队"直升机飞行员,在薄雾中飞行时产生了一种极度不稳感,随后感觉飞机被轻微颠簸"抛出天空",进而影响正常飞行操作,且这种不稳感也存在于道路驾驶过程中。既往体健,但与家庭关系紧张导致有焦虑情绪;其战友最近在执行任务中被水平旋翼叶片斩断头部而牺牲,但他对此并无特殊压力,认为这是他们训练中的一部分。在神经病学和耳科学的检查中未见明显异常。

病例四:患者女性,30 岁,在公司、家庭和学校之间驾驶时产生了定向障碍,这使她无法工作。她最近与丈夫离婚,使她不得不独自承担家庭责任,包括开车送孩子上学和自己去上班。这些症状并不仅是驾驶焦虑,但由于定向障碍常发生在驾驶过程中,所以常被归类为驾驶者定向障碍。

评论:这些病例说明表现为驾驶者定向障碍的患者存在广泛的医学和社会因素。可见,驾驶康复的目标必须在焦虑、恐惧治疗和生活方式调整的背景下进行,根据患者的个人需求来确定。

致病机制

道路交通空间定向障碍的症状清楚,反映了对驾驶的广泛焦虑,而与飞行中的定向障碍一样,其特点和再现性指向特定的机制。

Page 和 Gresty 首次提出空间定向障碍是由于半规管和耳石器功能不对称,暴露于高速公路不稳定的环境时,表现出转向和翻车感。有研究证明,单侧前庭功能丧失患者"驾驶"飞行模拟器暴露于模拟大气湍流情境下时,模拟器向病变一侧倾斜。然而,虽然前庭不对称可能是一些头晕驾驶者的致病因素,但它不太可能是主导机制,否则许多前庭疾病患者会有类似症状,但事实并非如此。同样,一位患者的转向感被耳科医师归结为她的脊柱侧弯造成了一个潜在的误导性感觉输入来源。

可感知的翻车威胁感是一种与横向线性加速度和重力(或惯性力场)倾斜及视觉场景翻转相关的、可识别的感知觉。当弯道驾驶时,横向的、"向心的"加速度体验导致重力垂直线从垂直于地面向旋转中心方向倾斜。GIFs(重力-惯性合力)在汽车上的地面倾斜方向是"自然垂直":骑自行车的人转弯时会通过向转弯方向倾斜以保持单车平衡,如果试图保持与地面垂直会使自行车和人脱离弯道。然而,四轮汽车的重量和悬挂装置使它能够保持与地面近似垂直。驾驶者通常会把转弯时的向心加速度解释为侧面的侧向力,但另一种物理上可行的解释是,驾驶员在弯道上是向外倾斜的,不受重力惯性垂直的影响。翻车威胁感有一定的原因,即考虑到转弯速度太快时,由于道路附着力不足,会导致汽车翻转。一些人似乎将车辆转弯时产生的感觉信号理解为威胁性的翻车感觉。在开阔的高速公路上驾驶时,由于缺少建筑物来强化认知框架,这种翻车感可能会被加强,此时主要是通过重力和悬挂装置使其与道路和地面保持垂直(图 28.1)。然而,这些情况也可由道路倾斜设计所改善,这是高速公路弯道的典型特征,它的作用是防止车辆在高速驾驶的时候真的出现翻车。在弯道行驶过程中,汽车从直立到倾斜的翻转感是对感觉更加原始、"生理学"的解读。汽车驾驶者必须学会从汽车通过悬挂装置和道路附着力保持与地面垂直的认知角度来理解这种感觉信号。

当车辆在一条开阔的道路上以匀速行驶时,转向威胁感可能由视觉刺激引起,特别是当躯体定向感觉信息被振动掩盖、由于单调而下调或由于驾驶者始终坐着不动而逐渐适应。视觉流可诱导驾驶者无意识的身体转向,就像经历列车运动错觉时,视觉流诱导自我运动的感觉。视觉流是旋转和线性平移的视觉组合,可诱导与视觉流方向相反的自我运动感。当视野中包含一个相对驾驶者固定的参考物时,如在眼前面伸出的一根手指、在车辆中的窗框,视觉感知就会增强。

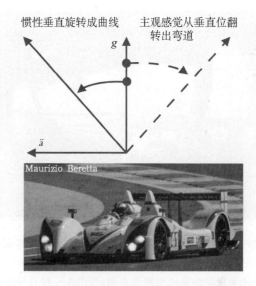

图 28.1　转弯时作用在车上的力:即向心加速度导致惯性垂直线向弯道内倾斜,根据惯性力的作用,驾驶员远离弯道的惯性垂直倾斜。而由此产生的倾斜感知被汽车的认知框架和通过重量和悬挂装置所抑制(g = 重力加速度; $\ddot{a}$ 为向心加速度)

得到 Maurizio Beretta 和 Martin Krejci 许可。

当以一定的速度在笔直开放的高速公路上行驶时,主要的快速视觉流来自于驾驶者对附近道路和路边事物的观察。当驾驶者朝汽车对面的车外观察时,视觉流的角速度会降低,驾驶者可能感知到的是远离视觉流原点的旋转,被解释为转向,即转向感知被认为与视觉流分离,并来自于视野旋转。由于物体的视觉尺寸受速度和距离的影响较大,这种效应得到了增强,更快速接近的物体似乎更小(Helmholtz in James)。在出现转向感知时,驾驶者可能对潜意识提示的方向做出回应以纠正汽车方向,进而制造一个实际的转向。然而,旁边经过的车辆可能增强相对运动(图 28.2),特别是在近人行道侧超车的车辆可能产生一个整体单向运动的视野,进而导致向超车车辆的方向转向(这里要结合国外交通规则进行理解——译者注),这种症状经常被患者报告。然而,以相同速度行驶的车辆可能会抵消汽车近人行道侧向外观察的潜在相对运动,因此通过从驾驶者这一侧观察可以诱导增强相对运动。最后,任何转向威胁感都会因道路弯度和在感觉到离其他车辆、障碍物或道路边缘很近时增强。

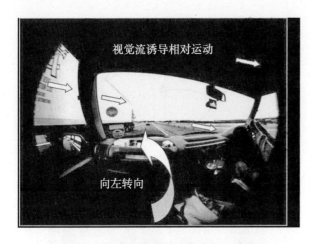

图 28.2　这是一辆在英国高速公路上行驶且被卡车超车的汽车驾驶室内用超广角镜头拍摄的照片

主要视觉流偏向驾驶者右侧，并产生一种自身运动感，进而导致驾驶者向左转向的"相对运动"（这一过程并无实际转向发生，只是驾驶者感觉他可能会转向卡车）。

为什么会出现这种症状？

上述患者病史显示了一种广泛的心理学和社会学共病。严重的焦虑状态在驾驶定向障碍的患者中是常见的，但并非普遍发生；同样，恐惧症也存在于在一些定向障碍患者中，但并非存在于所有的患者。在任何情况下，心理因素并不能独立解释定向障碍症状的特异性。

我们认为，转向和翻车感是衍生于对高速公路和交通工具环境中内在模糊的感觉信息的另一种解释，从统计学的正确性来看，与目前感觉传入解释的观点相一致。在交通工具内和高速公路的背景下，方向的感知错误被认为是感觉信息传入原始分析的回归，避开在学习和练习驾驶时被构建的认知构架，这也可能是正确康复的关键！所有有过车辆运动体验的人都可能通过与这些患者类似的方式感知运动，而这种易感情况在游乐园被充分发现。出于某种原因，头晕的驾驶者更易解构高速公路行驶的认知构架，但其对其他模糊感觉（如 Necker 立方体或视觉框架效应）的反应还不清楚。

治疗

驾驶康复模型是根据飞行员飞行定向障碍的康复经验而建立的。

- 排除器质性疾病。
- 广泛焦虑/恐惧状态的治疗。
- 对定向障碍可能会如何发生进行解释（虽然我们目前对定向障碍症状如何出现的理解可能有部分错误，但从生理学原理进行解释可作为一种患者愿意接受的治疗方法；这是一种实用的、给人安全感的治疗方法，使患者充分了解自己的错误感知是如何产生的）。
- 最好设计一个书面的驾驶时间计划表逐步进行脱敏，先在安静时段较窄的道路上进行短时间的暴露驾驶，最终到高速公路上进行长途驾驶，"逐步"执行计划，如果驾驶觉得有压力，要及时停止或"暂停"计划。
- 每一次脱敏暴露治疗中，患者都要对自己的计划旅程进行一个明确的口头简述，而且通过开车与自己交流。
- 在此期间，患者要对自己的实际路况进行持续的口头评价，强化认知环境。例如，如果他觉得自己的车道太窄，那前面的车辆能轻松地通过，会让驾驶者相信自己也可以通过；如果他感觉到车辆在转向，就检查方向盘和车辆两侧的车道标记等。
- 如果患者感到焦虑，则停止驾驶。驾驶者停在路边，呼吸新鲜空气，调整呼吸，放松姿势，以及进行拉伸运动等来缓解焦虑。
- 患者应始终保持一种"掌控的"姿势，同时放松肌肉。
- 应保留康复进展日志以使患者能够更好地将自身经历具体化。

注意事项：不推荐部分心理医师提倡的"沉浸式"脱敏法，即一些患者强迫自己进行持续长时间驾驶挑战。如果定向障碍无法解决，焦虑、恐慌和更严重的定向障碍可能会对康复和生命安全产生负面影响。一位女性患者根据其治疗医师建议长期坚持驾驶，最终导致严重的 RTI，她认为与极度定向障碍有关。

对道路安全的影响

我们只找到一例由驾驶者定向障碍直接造成的严重事故和一份突然转向横穿道路中心造成潜在事故的报告，表明定向障碍有导致交通事故的风险。目前很少有重大事故针对该原因进行报道，因为定向障碍的体验十分危险，所以患者会放慢速度或停止，然后极其谨慎地驾驶。目前还没有针对头晕驾驶者的健康指南。

参 考 文 献

[1] Reason JT, Brand JJ(1975). Motion sickness. London: Academic Press.

[2] Harsch V(2006). Centrifuge 'therapy' for psychiatric patients in Germany in the early 1800s. Aviat Space Environ Med, 77, 157-60.

[3] Kennedy RS, Fowlkes JE(1992). Simulator sickness is polygenic and polysymptomatic: Implications for research. Int J Aviat Psychol, 2, 23-38.

[4] Golding JF, Bles W, Bos JE, Haynes T, Gresty MA (2003). Motion sickness and tilts of the inertial force environment: active suspension systems versus active passengers. Aviat Space Environ Med, 74, 220-7.

[5] Benson AJ(2002). Motion sickness. In Pandolf K, Burr R(Eds) Medical Aspects of Harsh Environments vol. 2, pp. 1048-83. Washington, DC: Walter Reed Army Medical Center.

[6] Stern RM, Koch KL, Leibowitz HW, Linblad IM, Shupert CL, Stewart WR(1985). Tachygastria and motion sickness. Aviat Space Environ Med, 56, 1074-7.

[7] Eversmann T, Gottsmann M, Uhlich E, Ulbrecht G, von Werder K, Scriba PC(1978). Increased secretion of growth hormone, prolactin, antidiuretic hormone and cortisol induced by the stress of motion sickness. Aviat Space Environ Med, 49, 55.

[8] Golding JF(1992). Phasic skin conductance activity and motion sickness. Aviat Space Environ Med, 63, 165-71.

[9] Cheung B, Nakashima AM, Hofer KD(2011). Various anti-motion sickness drugs and core body temperature changes. Aviat Space Environ Med, 82, 409-15.

[10] Hettinger LJ, Kennedy RS, McCauley ME(1990). Motion and human performance. In Crampton GH (Ed) Motion and Space Sickness, pp. 412-41. Boca Raton, FL: CRC Press.

[11] Heer M, Paloski WH(2006). Space motion sickness: incidence, etiology, and countermeasures. Auton Neurosci, 129, 77-9.

[12] Oman CM(1990). Motion sickness: a synthesis and evaluation of the sensory conflict theory. Comp J Physiol Pharmacol, 68, 294-303.

[13] Benson AJ(1999). Motion sickness. In Ernsting J, Nicholson AN, Rainford DS(Eds) Aviation Medicine, pp. 455-71. Oxford: Butterworth Ltd.

[14] Bos JE, Bles W(1998). Modelling motion sickness and subjective vertical mismatch detailed for vertical motions. Brain Res Bull, 47, 537-42.

[15] Bubka A, Bonato F, Urmey S, Mycewicz D(2006). Rotation velocity change and motion sickness in an optokinetic drum. Aviat Space Environ Med, 77, 811-15.

[16] Stott JRR(1986). Mechanisms and treatment of motion illness. In Davis CJ, Lake-Bakaar GV, Grahame-Smith DG(Eds) Nausea and vomiting: mechanisms and treatment, pp. 110-29. Berlin: Springer-Verlag.

[17] ISO 2631(1997). International Standard ISO 2631-1: 1997(E). Mechanical vibration and shock. Evaluation of human exposure to whole-body vibration. Part 1: General Requirements. 2nd ed. Corrected and reprinted. Geneva: International Organization for Standardization.

[18] O'Hanlon JF, McCauley ME(1974). Motion sickness incidence as a function of the frequency and acceleration of vertical sinusoidal motion. Aviat Space Environ Med, 45, 366-9.

[19] Golding JF, Mueller AG, Gresty MA(2001). A motion sickness maximum around 0. 2 Hz frequency range of horizontal translational oscillation. Aviat Space Environ Med, 72, 188-92.

[20] Lawther A, Griffin MJ(1988). A survey of the occurrence of motion sickness amongst passengers at sea. Aviat Space Environ Med, 59, 399-406.

[21] Von Gierke HE, Parker DE(1994). Differences in otolith and abdominal viscera graviceptor dynamics: implications for motion sickness and perceived body position. Aviat Space Environ Med, 65, 747-51.

[22] Golding JF, Gresty MA(2005). Motion sickness. Curr Opin Neurol, 18, 29-34.

[23] Gresty MA, Golding JF, Darwood A, Powar JS, Gresty J(2011). Do biomechanical constraints on human movement determine the frequency tuning of vehicular motions that provoke motion sickness? Aviat

Space Environ Med,82,242.

[24] Triesman M(1977). Motion sickness:an evolutionary hypothesis. Science,197,493-95.

[25] Morrow GR(1985). The effect of a susceptibility to motion sickness on the side effects of cancer chemotherapy. Cancer,55,2766-70.

[26] Money KE,Cheung BS(1983). Another function of the inner ear:facilitation of the emetic response to poisons. Aviat Space Environ Med,54,208-11.

[27] Yates BJ,Miller AD,Lucot JB(1998). Physiological basis and pharmacology of motion sickness:an update. Brain Res Bull,47,395-406.

[28] Balaban CD(1999). Vestibular autonomic regulation (including motion sickness and the mechanism of vomiting). Curr Opin Neurol,12,29-33.

[29] Nunn PWG(1881). Seasickness,its causes and treatment. Lancet ii,1151-52.

[30] Serrador JM,Schlegel TT,Black FO,Wood SJ (2005). Cerebral hypoperfusion precedes nausea during centrifugation. Aviat Space Environ Med,76, 91-6.

[31] Schelgel TT,Brown TE,Wood SJ,Benavides EW, Bondar RL,Stein F,Moradshahi P,Harm DL, Fritsch-Yelle JM,Low PA(2001). Orthostatic intolerance and motion sickness after parabolic flight. J Appl Physiol,90,67-82.

[32] Radtke A,Popov K,Bronstein AM,Gresty MA (2003). Vestibular-autonomic control in man:short- and long-latency effects on cardiovascular function. J Vestib Res,13,25-37.

[33] Golding JF,Markey HM,Stott JRR(1995). The effects of motion direction,body axis,and posture, on motion sickness induced by low frequency linear oscillation. Aviat Space Environ Med,66,1046-51.

[34] Guedry FE,Rupert AR,Reschke MF(1998). Motion sickness and development of synergy within the spatial orientation system. A hypothetical unifying concept. Brain Res Bull,47,475-80.

[35] Johnson WH,Sunahara FA,Landolt JP(1999). Importance of the vestibular system in visually induced nausea and self-vection. J Vestib Res,9,83-87.

[36] Diamond SG,Markham CH(1991). Prediction of space motion sickness susceptibility by disconjugate eye torsion in parabolic flight. Aviat Space Environ Med,62,201-5.

[37] Nachum Z,Shupak A,Letichevsky V,et al. (2004). Mal de debarquement and posture:reduced reliance on vestibular and visual cues. Laryngoscope,114, 581-6.

[38] Riccio GE,Stoffregen TA(1991). An ecological theory of motion sickness and postural instability. Ecol Psych,3,195-240.

[39] Dai M,Raphan T,Cohen B(2011). Prolonged reduction of motion sickness sensitivity by visual-vestibular interaction. Exp Brain Res,210,503-13.

[40] Furman JM, Marcus DA, Balaban CD (2011). Rizatriptan reduces vestibular-induced motion sickness in migraineurs. J Headache Pain,12,81-8.

[41] Baloh RW(1998). Advances in neuro-otology. Curr Opin Neurol,11,1-3.

[42] Drummond PD(2005). Effect of tryptophan depletion on symptoms of motion sickness in migraineurs. Neurology,65,620-2.

[43] Brey RL(2005). Both migraine and motion sickness may be due to low brain levels of serotonin. Neurology,65,E9-10.

[44] Reavley CM,Golding JF,Cherkas LF,Spector TD, Macgregor AJ(2006). Genetic influences on motion sickness susceptibility in adult females:a classical twin study Aviat Space Environ Med,77,1148-52.

[45] Finley JC Jr,O'Leary M,Wester D,et al. (2004). A genetic polymorphism of the alpha2-adrenergic receptor increases autonomic responses to stress. J Appl Physiol,96,2231-9.

[46] Stern RM,Hu S,LeBlanc R,Koch KL(1993). Chinese hyper-susceptibility to vection-induced motion sickness. Aviat Space Environ Med,64,827-30.

[47] Klosterhalfen S,Kellermann S,Pan F,Stockhorst U,Hall G,Enck P(2005). Effects of ethnicity and Gender on motion sickness susceptibility. Aviat Space Environ Med,76,1051-7.

[48] Kennedy RS,Lanham DS,Massey CJ,Drexler JM (1995). Gender differences in simulator sickness incidence:implications for military virtual reality systems. SAFE J,25,69-76.

[49] Dobie T,McBride D,Dobie T Jr,May J(2001). The effects of age and sex on susceptibility to motion sickness. Aviat Space Environ Med,72,13-20.

[50] Flanagan MB,May JG,Dobie TG(2005). Sex differences in tolerance to visually-induced motion sickness. Aviat Space Environ Med,76,642-6.

[51] Javid FA,Naylor RJ(1999). Variables of movement

amplitude and frequency in the development of motion sickness in Suncus murinus. Pharmacol Biochem Behav,64,115-22.

[52] Golding JF,Kadzere PN,Gresty MA(2005). Motion sickness susceptibility fluctuates through the menstrual cycle. Aviat Space Environ Med,76,970-3.

[53] GoldinG JF(1998). Motion sickness susceptibility questionnaire revised and its relationship to other forms of sickness. Brain Res Bull,47,507-16.

[54] Turner M,Griffin MJ(1999). Motion sickness in public road transport:passenger behaviour and susceptibility. Ergonomics,42,444-61.

[55] Cheung BSK,Money KE,Jacobs I(1990). Motion sickness susceptibility and aerobic fitness:a longitudinal study. Aviat Space Environ Med,61,201-4.

[56] Gordon CR,Ben-Aryeh H,Spitzer O,Doweck A,Melamed Y,Shupak A(1994). Seasickness susceptibility,personality factors,and salivation. Aviat Space Environ Med,65,610-14.

[57] GoldinG JF(2006). Predicting Individual Differences in Motion Sickness Susceptibility by Questionnaire. Pers Indiv Dif,41,237-48.

[58] Cowings PS,Toscano WB(2000). Autogenic-feedback training exercise is superior to promethazine for control of motion sickness symptoms. J Clin Pharmacol,40,1154-65.

[59] Yen Pik Sang F,Billar J,Gresty MA,Golding JF(2005). Effect of a novel motion desensitization training regime and controlled breathing on habituation to motion sickness. Percept Mot Skills,101,244-56.

[60] Wood CD,Manno JE,Manno BR,Odenheimer RC,Bairnsfather LE(1986). The effect of antimotion sickness drugs on habituation to motion. Aviat Space Environ Med,57,539-42.

[61] van Marion WF,Bongaerts MC,Christiaanse JC,Hofkamp HG,van Ouwerkerk W(1985). Influence of transdermal scopolamine on motion sickness during 7 days' exposure to heavy seas. Clin Pharmacol Ther,38,301-5.

[62] Kaufman GD(2005). Fos expression in the vestibular brainstem:what one marker can tell us about the network. Brain Res Rev,50,200-211.

[63] Nakagawa A,Uno A,Horii A,et al. (2003). Fos induction in the amygdala by vestibular information during hypergravity stimulation. Brain Res, 986, 114-23.

[64] Pompeiano O,d'Ascanio P,Balaban E,Centini C,Pompeiano M(2004). Gene expression in autonomic areas of the medulla and the central nucleus of the amygdala in rats during and after space flight. Neuroscience,124,53-69.

[65] Young LR,Sienko KH,Lyne LE,Hecht H,Natapoff A(2003). Adaptation of the vestibulo-ocular reflex, subjective tilt,and motion sickness to head movements during short-radius centrifugation. J Vestib Res,13,65-77.

[66] Cheung B,Hofer K(2005). Desensitization to strong vestibular stimuli improves tolerance to simulated aircraft motion. Aviat Space Environ Med, 76, 1099-104.

[67] Stroud KJ,Harm DL,Klaus DM(2005). Preflight virtual reality training as a countermeasure for space motion sickness and disorientation. Aviat Space Environ Med,76,352-6.

[68] Rolnick A,Lubow RE(1991). Why is the driver rarely sick ? The role of controllability in motion sickness. Ergonomics,34,867-79.

[69] Bos JE,MacKinnon SN,Patterson A(2005). Motion sickness symptoms in a ship motion simulator: effects of inside,outside,and no view. Aviat Space Environ Med,76,1111-18.

[70] Griffin MJ,Newman MM(2004). Visual field effects on motion sickness in cars. Aviat Space Environ Med,75,739-48.

[71] Yen-Pik-Sang F,Billar JP,Golding JF,Gresty MA(2003). Behavioral methods of alleviating motion sickness:effectiveness of controlled breathing and music audiotape. J Travel Med,10,108-12.

[72] Yen-Pik-Sang F,Golding JF,Gresty MA(2003). Suppression of sickness by controlled breathing during mild nauseogenic motion. Aviat Space Environ Med,74,998-1002.

[73] Ziavra NV,Yen Pik Sang FD,Golding JF,Bronstein AM,Gresty MA(2003). Effect of breathing supplemental oxygen on motion sickness in healthy adults. Mayo Clinic Proc,78,574-8.

[74] Bertalanffy P,Hoerauf K,Fleischhackl R,et al. (2004). Korean hand acupressure for motion sickness in prehospital trauma care:a prospective,randomized,double-blinded trial in a geriatric population. Anesth Analg,98,220-3.

[75] Miller KE, Muth ER(2004). Efficacy of acupressure and acustimulation bands for the prevention of motion sickness. Aviat Space Environ Med,75,227-34.

[76] Levine ME, Muth ER, Williamson MJ, Stern RM (2004). Protein-predominant meals inhibit the development of gastric tachyarrhythmia, nausea and the symptoms of motion sickness. Aliment Pharmacol Ther,19,583-90.

[77] Lindseth G, Lindseth PD(1995). The relationship of diet to airsickness. Aviat Space Environ Med, 66, 537-41.

[78] Lien HC, Sun WM, Chen YH, Kim H, Hasler W, Owyang C(2003). Effects of ginger on motion sickness and gastric slow-wave dysrhythmias induced by circular vection. Am J Physiol Gastrointest Liver Physiol,284,G481-9.

[79] Golding JF, Prosyanikova O, Flynn M, Gresty MA (2011). The effect of smoking nicotine tobacco versus smoking deprivation on motion sickness. Autonomic Neurosci,160,53-8.

[80] Wood CD, Graybiel A(1969). Evaluation of 16 anti-motion sickness drugs under controlled laboratory conditions. Aerospace Med,39,1341-4.

[81] Levine ME, Chillas JC, Stern RM, Knox GW(2000). The effects of serotonin(5-HT3) receptor antagonists on gastric tachyarrhythmia and the symptoms of motion sickness. Aviat Space Environ Med, 71, 1111-4.

[82] Gordon CR, Gonen A, Nachum Z, Doweck I, Spitzer O, Shupak A(2001). The effects of dimenhydrinate, cinnarizine and transdermal scopolamine on performance. J Psychopharmacol,15,167-72.

[83] Stewart JJ, Wood MJ, Parish RC, Wood CD(2000). Prokinetic effects of erythromycin after antimotion sickness drugs. J Clin Pharmacol,40,347-53.

[84] Nachum Z, Shahal B, Shupak A, et al. (2001). Scopolamine bioavailability in combined oral and transdermal delivery. J Pharmacol Exp Ther,296,121-3.

[85] Gil A, Nachum Z, Dachir S, et al. (2005). Scopolamine patch to prevent seasickness: clinical response vs. plasma concentration in sailors. Aviat Space Environ Med,76,766-70.

[86] Ahmed S, Sileno AP, deMeireles JC, et al. (2000). Effects of pH and dose on nasal absorption of scopolamine hydrobromide in human subjects. Pharm Res,17,974-7.

[87] Simmons RG, Phillips JB, Lojewski RA, Wang Z, Boyd JL, Putcha L(2010). The efficacy of low-dose intranasal scopolamine for motion sickness. Aviat Space Environ Med,81,405-12.

[88] Seibel K, Schaffler K, Reitmeir P(2002). A randomised, placebo-controlled study comparing two formulations of dimenhydrinate with respect to efficacy in motion sickness and sedation. Arzneimittelforschung,52,529-36.

[89] Golding JF(2006). Motion sickness susceptibility. Autonomic Neurosci,30,67-76.

[90] Golding JF, Stott JRR (1997). Comparison of the effects of a selective muscarinic receptor antagonist and hyoscine(scopolamine) on motion sickness, skin conductance and heart rate. Br J Clin Pharmacol,43, 633-7.

[91] Benson AJ, Stott JRR (2006). Spatial disorientation in flight. In Rainford DR, Gradwell DP(Eds) Ernsting's Aviation Medicine, pp 433-58. London: Hodder Education.

[92] NATO RT-MPO-086 HFM(2002). Spatial Disorientation in Military Vehicles: Causes, Consequences and Cures RTO-MP-086 AC/323 (HFM-085) TP/42. RTO Human Factors and Medicine Panel (HFM). Symposium held in La Coruña, Spain, 15-17 April 2002.

[93] Page NGR Gresty MA(1985). Motorist's vestibular disorientation syndrome. J Neurol Neurosurg Psychiat,48,729-35.

[94] Probst T, Straube A, Bles W (1985). Differential effects of ambivalent visual-vestibular-somatosensory stimulation on the perception of self-motion. Behav Brain Res,16,71-9.

[95] Wertheim AH, Mesland BS, Bles W(2001). Cognitive suppression of tilt sensations during linear horizontal self-motion in the dark. Perception, 30, 733-41.

[96] The 100-Car Naturalistic Driving Study(2005). Virginia Tech Transportation Institute (VTTI) and sponsored by the National Highway Traffic Safety Administration (NHTSA). Report available from Virginia Tech, Virginia Department of Transportation(VDOT), and Virginia Transportation Research Council(VTRC).

[97] Liang Y, Lee JD(2010). Combining cognitive and visual distraction: Less than the sum of its parts.

Acid Anal Prev,42,881-90.

[98] Li G,Baker SP,Grabowski JG,Rebok GW(2001). Factors associated with pilot error in aviation crashes. Aviat Space Environ Med,72,52-8.

[99] Matthews RJS,Previc F,Bunting A. USAF Spatial Disorientation Survey. NATO RT-MPO-086 HFM (2002). Spatial Disorientation in Military Vehicles: Causes,Consequences and Cures,Chapter 7,pp. 1-13. NATO.

[100] Dichgans J,Held R,Young LR,Brandt T(1972). Moving visual scenes influence the apparent direction of gravity. Science,178,1217-9.

[101] Previc FH,Kenyon, RV, Boer, ER, Johnson, BH (1993). The effects of background visual roll stimulation on postural and manual control and self-motion perception. Perception Psychophys, 54, 93-107.

[102] James W(1892). Psychology. The Briefer Course. Chapter 11,Perception,pp. 187-8. New York:Henry Holt. Reproduced by Dover,Toronto,2001.

[103] Aoki M,Ito Y,Burchill P,Brookes GB,Gresty MA (1999). Tilted perception of the subjective 'upright' in unilateral loss of vestibular function. Am J Otol,20,741-7.

[104] Lichtenberg BK,Young LR,Arrott AP(1982). Human ocular counter-rolling induced by varying linear accelerations. Exp Brain Res,48,127-36.

[105] Previc FH,Varner DC,Gillingham KK(1992). Visual scene effects on the somatogravic illusion. Aviat Space Environ Med,63,1060-64.

[106] K. Mogg, B. Bradley(1998). A cognitive-motivational analysis of anxiety. Behav Res Ther, 36, 809-48.

[107] Brandt T,Huppert D,Dieterich M(1994). Phobic postural vertigo:a first follow-up. J Neurol, 241, 191-5.

[108] Brandt T(1996). Phobic postural vertigo. Neurology,46,1515-19.

[109] MacNeilage PR,Banks MS,Berger DR,Bülthoff HH(2007). A Bayesian model of the disambiguation of gravito-inertial force by visual cues. Exp Brain Res,179,263-90.

第29章

跌倒、晕厥、视物快速旋转在头晕患者中的鉴别诊断

原文作者: Alexander A. Tarnutzer and David E. Newman-Toker
DOI:10.1093/med/9780199608997.003.0029
中文翻译:冯慧敏　章梦蝶　**审校:**赵丹阳　严钢莉　**终审:**全占国　李新毅

引言

　　临床医师对前庭功能障碍或眩晕患者进行诊疗时除了典型"眩晕发作"患者,还会遇到伴有意识丧失或不明原因猝倒患者。其中很多病例的潜在病因并不明确。前庭功能或平衡功能障碍相关疾病需与同样产生眩晕、头晕症状的心血管、神经系统和精神心理障碍性疾病进行鉴别诊断。其中一部分疾病是良性的(如血管迷走性晕厥),而另一部分则存在危险且需要紧急救治[如短暂性脑缺血发作(transient ischaemic attack,TIA)]。对于临床眩晕专科医师最大的挑战是识别非前庭性眩晕、确定转诊科室、评估疾病的严重程度等。有时疾病鉴别诊断并不困难,但有时不容易识别,如存在潜在心源性疾病出现眩晕症状的患者可能比预想要多得多,而良性阵发性位置性眩晕(benign paroxysmal positional vertigo,BPPV)的患者也会出现姿势性头晕、晕倒及失衡,但这些患者有时候会被误诊为直立性低血压。鉴于猝倒及晕厥的多病因及诊断困难,一些医疗机构已经着手成立多学科诊疗门诊。

　　本章旨在对"跌倒、晕厥、视物旋转"等症状制定诊疗流程框架。首先我们从定义、症状、诊断出发为三类:①伴或不伴头晕/眩晕的短暂性意识丧失(transient loss of consciousness,TLOC)的患者;②有短暂头晕/眩晕而没有明确意识丧失的患者;③不明原因跌倒的患者。我们在上述分类的基础上进行鉴别诊断。尽可能通过特征性病史及辅助检查识别出可能的潜在病因,尤其是那些能够区分良恶性眩晕的特征性病史及检查。本章最后为诊断性检查、转诊方案及患者指导(如能否驾驶汽车或其他活动等)的常规建议。

定义

　　大部分临床医师熟悉诸如"晕厥""癫痫"和"跌倒发作"等术语,但其实在临床工作中这些专业术语的一般用法并不是很规范。最近,很多国家的专家小组针对这些术语开始尝试建立共识性的定义。框图29.1列出了本章术语共识性定义。这些定义来自于巴拉尼学会分类委员会制定的前庭障碍国际分类(International Classification of Vestibular Disorders,ICVD)。例如,术语头晕和眩晕在欧洲通常是分别定义,而美国则将头晕作为一个集合术语,眩晕是它的一个子集。我们根据ICVD分类原则对他们分别定义。不同学者对"跌倒发作"一词有不同定义,有时广义的理解为包括伴TLOC的跌倒,而有时仅狭义的指中年妇女中的一种特殊的不伴TLOC的跌倒的临床表现。与心血管病科、神经科和全科医师不同,神经耳科学医师经常用"跌倒发作"特指前庭功能障碍引起的跌倒。由于"跌倒发作"意思模糊,明确的前庭源性跌倒归为平衡相关性跌倒或平衡相关性失衡,为与ICVD分类一致,通常大家避免使用该词。

框图 29.1　关于"抽搐发作、昏厥、眩晕"的关键术语词汇表[*]

猝倒

由激烈情绪而引起的肌张力突然丧失。常见于发作性睡病,也被称作猝倒型发作性睡病。猝倒发作通常由大笑、高兴等积极情绪诱发,如听或者讲笑话时。肌张力丧失有头—尾顺序,即通常起始于(有时仅出现于)面部和颈部肌肉

脑震荡

由外伤诱发,影响到大脑功能的一种复杂性病理生理过程。脑震荡头部损伤临床、病理和生物力学结构损伤的特点包括:①脑震荡可以是直接打击到头部、面部、颈部造成,也可以是身体某处的"冲击力"传导至头部所致;②脑震荡通常为外伤后立即出现的短暂性神经功能损伤,可自行缓解;③脑震荡可造成神经病理学改变,但其急性临床症状主要是功能性紊乱而非结构性损伤;④脑震荡会导致一系列分级临床症状,有或没有意识丧失。临床症状及认知障碍需逐渐缓解,在少数情况下,脑震荡的后遗症状可能会延长;⑤影像学检查神经结构无异常改变

定向倾倒

坐着、站立或行走时有倾倒或跌倒感,方向多为左右侧向、后向或前向。如果没有特定方向,则称之为不稳感(见后面的定义),此类倾倒存在跌倒风险

头晕

空间定向力受损的感觉,而无自身或外界物体虚假运动或旋转感。该术语包括头晕目眩、头晕眼花及非特异性头晕,不包括眩晕

跌倒发作

突然跌倒而不伴意识丧失。"跌倒发作"可用于梅尼埃病、失张力抽搐发作及不明原因跌倒。一些学者将其用来描述狭义的罕见亚群,而另一些学者则用来泛指伴有意识丧失的跌倒症状。多数文献关于跌倒发作的概念相对模糊,以至于在前庭疾病的共识中没有提及过这一定义。本章综述时,也没有使用"跌倒发作"这一概念,而用"突然跌倒"或"不明原因跌倒"来替代(请参阅"跌倒"的定义)

跌倒

在对抗重力的位置或姿势变化时(如站立或坐起)出现姿势稳定性丧失,通常会导致不受控制的、重力驱动性的姿势位移。完全性跌倒在身体不受控制的撞击到不可移动的物体(如地板)时终止,常导致身体损伤。近跌倒(即在发生不希望的撞击之前自行纠正,如通过反射性姿势矫正或有意识地伸出手臂扶住其他物体而没有跌倒)。与平衡有关的跌倒是指强烈不稳定感、定向倾倒或其他前庭症状(如眩晕)相关的跌倒。本章将突然跌倒定义为没有或短暂(几秒钟)前兆跌倒,进一步将无法解释的跌倒定义是在没有明显的诱发环境(如碰撞,滑倒,绊倒)或无其他诱发症状(如TLOC,严重眩晕)而导致的跌倒

耳石危象(也称为"Tumarkin"耳石危象或"Tumarkin"危象)

前庭源性不伴意识丧失("跌倒发作")的突然跌倒,是由前庭系统耳石重力传入信号异常导致。患者有时会感受到强烈的方向性倾倒,就像被推倒在地板上或被拉到地板上一样,故此称之为"平衡障碍相关的症状性跌倒"。在另一些病例中,跌倒与姿势张力的预判失误相关,这与前庭/耳石的发病机制的相关性仅是推断而已,并非有确凿的病理学证据。为与专家共识保持一致,当有确切的前庭或耳石发病基础时,可用"突发性平衡障碍相关跌倒"这一术语,而避免使用"耳石危象"

昏厥前状态(也称"近晕厥"或"晕眩")

意识即将丧失的感觉。这种感觉可伴或不伴完全性晕厥。昏厥前状态仅为数种晕厥前驱症状的其中一种。晕厥的定义可用某种发病机制进行解释,但晕厥前状态的定义则没有相关的潜在病因或机制

痫样发作(也称"抽搐")

大脑皮质神经元异常过度同步放电引起的一种急性、发作性临床症状。全面性或复杂部分性癫痫发作导致意识丧失,单纯部分性发作无意识改变。"心理性非癫痫发作",也被称为"假性癫痫发作",是不伴有器质性或躯体性病因的非癫痫性发作性事件。它由阵发性行为、运动或与多变的其他现象相关的感觉发作组成(如发声,哭泣,情感的其他表达方式),无大脑异常电活动。这些非癫痫事件也可导致明显的意识丧失

惊跳反应

人体肌肉运动系统对惊吓刺激产生的应答反应。对刺激的生理性反应是肌张力突然增加,而病理性惊跳反应(如临床中的过度惊吓综合征)则致肌肉活动度显著增加。一些学者认为,病理性惊跳反应也包括肌张力的突然丧失。然而这种定义混淆了与猝倒的区别,因此我们将其定义限制于存在反射性姿势性张力增高的病例中。由惊吓导致的肌张力改变会引起姿势稳定性丧失继而跌倒

（续　框）

晕厥（也称"昏厥"）

由短暂性全脑灌注不足所引起的短暂性意识丧失（TLOC），特点是快速、短暂且可自行缓解。晕厥通常会导致姿势控制力丧失而跌倒。该定义清楚地区分了晕厥与其他病因如癫痫、脑震荡引起的 TLOC 及不伴有 TLOC 的跌倒发生（如滑倒、绊倒）。痉挛性晕厥表现为 TLOC 后短暂不自主、无节律的四肢肌阵挛，常被误诊为全身性大发作。假性晕厥则为不伴短暂性全脑灌注不足的意识丧失，是由精神性疾病或者其他心理因素所致

短暂性脑缺血发作（TIA）

由局灶性脑、脊髓或视网膜缺血引起的短暂性神经功能障碍，无急性梗死且可恢复正常神经功能，该定义去除此前症状持续时间 24h 的限制，不再对病程持续时间做规定，需要神经影像学检查排除。有临床症状、影像证据及病理改变的脑梗死患者，应诊断"卒中"而非 TIA。当患者症状短暂或轻微而影像学提示卒中时，目前首选诊断术语为小卒中。当存在梗死灶（但不是脑血管病因）诊断不明时，推荐使用诊断术语"急性神经血管综合征"

短暂性意识丧失（TLOC）

短暂、有自限性的意识丧失，通常伴有跌倒发作。不包含创伤后短暂性的意识丧失（如脑震荡），以及非自限性的意识障碍（如昏迷）。众所周知，"真性"意识丧失（如晕厥、全身大发作、基底节区 TIA、低血糖）和"假性"意识丧失（如耳源性猝倒/跌倒发作、脊髓 TIA、猝倒、心理性假性晕厥）有区别，但在临床实践中，二者依然容易混淆，主要原因为缺乏详细病史或出现难以解释的临床症状

短暂性神经功能紊乱（transient neurological deficit，TND）（也称为"短暂性阵发性神经功能障碍"或"失神发作"）

短暂性神经功能障碍发作通常持续时间<24h。神经功能障碍可能是"局灶性的"（如偏瘫、失语）或"非局灶性的"（如头晕、头昏）。此处 TND 定义是中性且与潜在的病因相关，可能涉及多种病理机制，其中包括灌注不足（如晕厥、TIA）、原发神经电活动紊乱（癫痫发作、偏头痛）及异常的力学状态（如脑震荡、管石症）

不稳感

当坐位，站立或者行走时产生的摇摆感觉，没有特定的倾倒方向。如果有特定的倾倒方向，则定义为"方向性倾倒"（见之前的定义）。不稳感较易发生跌倒

眩晕

自身没有发生转动而感觉自身旋转感或在头部运动时产生异常的自身旋转感，包括假性旋转感觉（旋转性眩晕）及错误的运动感觉：如摇摆、倾斜、摆动、跳动或者滑动等感觉（非旋转性眩晕）。当空间定向障碍而没有运动的假性感觉时，可用医学术语"头晕"进行诊断

*本文头晕的概念综合了上表中诸如"晕倒、昏厥、晕眩"等诸多概念。痫样发作和昏厥则分别与癫痫和晕厥有关，晕眩比较容易定义，但可能同时包括了头晕发作、眩晕或平衡障碍的相关主诉。

本章中的术语，有些是症状性定义（如头晕、眩晕、TND），有些则是临床表现及发病机制相结合的定义（如脑震荡、抽搐发作、晕厥及 TIA）。后一种情况必须先进行初步诊断，而后根据诊断性辅助检查进行修订病因学分类诊断（如初步诊断为"痫样发作"，可能最后被归类于"晕厥"，反之亦然）。

这些临床类别的一些细微差别值得注意。首先，TLOC 和跌倒并没有绝对的一一对应关系。跌倒只发生在直立位无支撑时（不管是否与 TLOC 相关），TLOC 可发生于卧位（如献血病例中）。因此，TLOC 只有在需要姿势、运动张力来维持患者的身体位置时，才能出现姿势稳定性丧失的症状。相反，许多跌倒不是由 TLOC 造成的，而是与干扰姿势的内在因素（如眩晕、定向力障碍、猝倒）或外在因素（如意外撞击、滑倒/绊倒）相关。其次，"真性"和"假性"TLOC 可能很难鉴别，因为患者本人不确定发病过程而目击者对发病过程不能或者仅能提供无效描述。在一些病例中，即使专家直接临床观察到发作期表现，可能也并不能将真性与假性意识丧失相区别（如一些非癫痫发作病例）。更复杂的是，即便 TLOC 与跌倒均已发生，但二者的时间先后顺序与因果关系仍难以鉴别。TLOC 可能在跌倒之前（如 TLOC 造成的跌倒）而跌倒也导致相似的短暂意识不清症状（如跌倒导致的短暂性意识不清，常见于伴有脑震荡的头部创伤）。由 TLOC 或脑震荡引起的失忆可遮盖事件发生顺序，并使其很难明确因果关系。图 29.1 为"真性"或"显性"意识丧失与跌倒之间关系的概念模型。

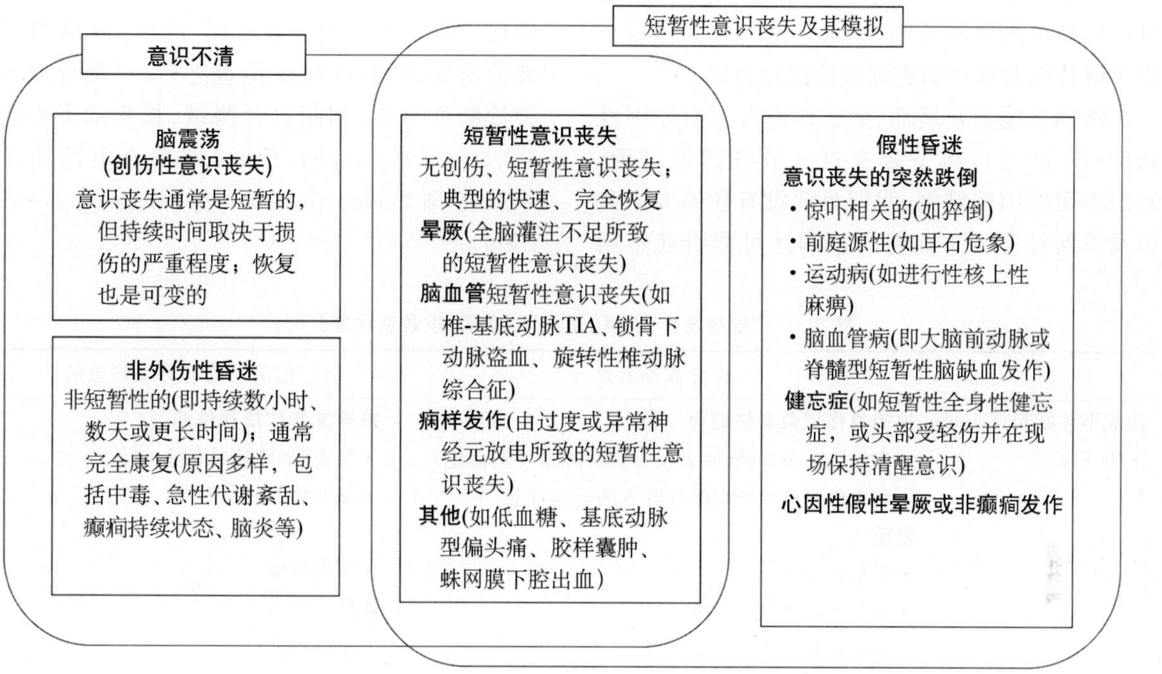

图 29.1　不同类别意识障碍和假性意识障碍(发作性和持续性)与机制(外伤性和非外伤性)之间的关系
改编自 Thijs 等。有关单个术语的详细定义,请参见框图 29.1。

诊断注意事项

流行病学和诊断方法

在临床实践中常见"抽搐发作、晕倒、晕眩、跌倒",尤其是医疗机构的一线诊疗科室如急诊(emergency department,ED)。癫痫在 ED 患者中约占 0.6%,这些患者大约有一半(0.3%)为首次癫痫发作。晕厥占 ED 患者的 0.9%～1.7%。3%～6% 的美国 ED 患者(在初级保健机构中有类似比例患者)因头晕或眩晕就诊。在一项具有代表性的全国性样本研究中,每年与跌倒相关 ED 患者(包括晕厥相关性跌倒或抽搐发作相关性跌倒)就诊率为 3.1%,相当于所有 ED 就诊患者的 9%。因此,每 10 位 ED 患者就有 1 位出现过上述一个或多个临床症状。

痫样发作("抽搐")、晕厥("昏厥")、头晕/眩晕("晕眩")及不明原因的跌倒的鉴别诊断宽泛且部分重叠。但无论哪类疾病,都必须识别出良性、自限性疾病避免过度检查,对急性、危及生命的疾病采取及时正确地处理改善疾病预后(表 29.1)。因为潜在的危险性病因在有这些症状的患者中不罕见,早期且准确的风险分级应是初步诊断的重点。正确的诊断不仅可以确定急性期治疗策略、减少跌倒复发和由此产生的伤害,而且对降低仅出现早期临床症状的潜在疾病的发病率和死亡率至关重要。由于这些症状在临床实践中的高发生率,床旁诊断检查方法和实验室检查也必须有效且简洁。

对于有"抽搐发作、昏厥、晕眩或跌倒"症状的患者一般首先需明确是否存在 TLOC(图 29.1)。有明确 TLOC 的患者通常有癫痫或晕厥,它们之间必须加以鉴别。专家小组已制定癫痫及晕厥的诊断指南,且在随后章节将详细讨论。当头晕或眩晕作为一种前驱症状出现时,必须考虑脑血管和其他不常见的病因,特别是在意识恢复后仍残留神经功能缺损。

对于那些没有明确 TLOC 但表现为短暂且不典型的"发作性"或"晕眩"的患者,大多提示良性前庭或脑血管病因,但与有明确 TLOC 的患者一样,必须考虑危险性疾病(尤其是 TIA 和心律失常)。虽然 BPPV 的诊断和处理的最新证据对于越来越多的诊断指南是一个重要的里程碑,但是到目前为止,对于"晕眩"患者,仍没有全面且成熟的诊断指南可用。在本章中,我们针对后者提供一些基本的诊断原则,但请读者参照其他章节以了解特殊前庭疾病更详细的治疗方法。

跌倒可能是环境性、症状性或者不明原因性跌倒(图29.2),接下来在这一节将详细讨论。对于不明原因的跌倒,我们目前没有任何专家共识及诊断标准。下面将详细阐述可能引起不明原因跌倒的重要疾病,并对诊断评估给出更多具体建议。为了识别不明原因 TLOC 或者跌倒患者的潜在病因,在床旁检查之后,可能要完善多种诊断性检查,如倾斜台测试、长程动态心电图(electrocardiography,ECG)或者心电监测及视频脑电图(video-electroencephalography,video-EEG)。

表 29.1 "抽搐发作、昏厥、晕眩"的病因(按紧急程度分列)

	良性或不紧急	危险的或者更加紧急的
伴或不伴眩晕或头晕的 TLOC	**抽搐发作("突发性的")** • 突发性全身癫痫(如无张力性肌阵挛性不稳定)[a] • 突发性局灶性癫痫伴有继发的全身症状 **晕厥** • 反射性晕厥 • 血管迷走神经性晕厥 • 情境性晕厥 • 颈动脉窦性晕厥 • 直立性低血压性晕厥 • 药物相关性晕厥 • 长期的自主神经性衰竭(如多系统萎缩、糖尿病) **其他真性或假性 TLOC** • 脑血管性疾病 • 锁骨下动脉盗血综合征 • 旋转性椎动脉综合征 • 其他结构/功能性疾病 • Chiari 畸形 I 型 • 基底动脉型偏头痛 • 过度换气综合征 • 心因性假性晕厥或非癫痫发作[a]	**抽搐发作("症状性的")** • 脑炎(如疱疹性脑炎) • 低血糖、高血糖 • 卒中、颅内出血 • 颅内肿瘤 **晕厥** • 心肺性疾病 • 心律失常 • 心肌缺血 • 结构性心脏病 • 肺栓塞 • 主动脉夹层 • 体位性晕厥 • 低血容量症(大出血、利尿药、严重腹泻) **其他真性或表观 TLOC** • 脑血管性疾病 • 椎-基底动脉 TIA[b] • 颈动脉闭塞[c] • 蛛网膜下腔出血 • 其他结构/功能性疾病 • 梗阻性脑积水(如胶质囊肿) • 代谢(如缺氧、低血糖) • 神经内分泌性肿瘤
短暂性眩晕或头晕不伴有 TLOC	**和 TLOC[d] +……一样** • 简单部分性癫痫发作(如局灶性感觉性癫痫) • 前庭状况(如前庭性偏头痛、梅尼埃病、BPPV) • 自主神经状况(如初始的直立性低血压,体位性心动过速综合征,餐后低血压) • 其他状况(惊恐发作、药物中毒)	**和 TLOC[d] +……一样** • 紧急的前庭疾病(如细菌性迷路炎、自身免疫性内耳疾病、外淋巴瘘)

（续　表）

	良性或不紧急	危险的或者更加紧急的
不伴有 TLOC 的不明原因跌倒	**来自 TLOC^d ＋……的其他症状** • 简单部分性癫痫发作（如局灶性运动性癫痫） • 前庭状况（如前庭性偏头痛、梅尼埃病、前半规管裂综合征） • 运动张力障碍（猝倒症、过度惊吓、局灶性肌张力失常） • 神经退行性姿势障碍（如帕金森病、进行性核上麻痹） • 心因性步态障碍/跌倒 • 隐源性跌倒	**来自 TLOC^d ＋……的其他症状** • 急性张力障碍反应（如抗精神病药引起的）

TIA. 短暂性脑缺血发作；TLOC. 短暂性意识丧失。

a. 可能出现 TLOC 或不明原因的跌倒，但不太可能有眩晕或头晕主诉。

b. TIA 相关性晕厥的发病率还不确定，因为许多研究排除了有局灶性神经症状的患者。有些研究将急性晕厥与神经症状不一致的患者排除，因此 TIA 相关性晕厥的发病率最低 0.4%、最高 8%。

c. 颈动脉闭塞中有真性或假性 TLOC。真性 TLOC 可能是由于颈动脉窦扩张导致反射性晕厥导致或者由于少量的脑血管储备不足（如双侧颈动脉融合部和基底节区狭窄），导致全脑灌注不足所产生。假性 TLOC 可能由突然跌倒造成，而突然跌倒归因于腿部无力或者与短暂性失语症相关的失忆症。

d. 列在"TLOC"行（TLOC 伴或不伴有眩晕/头晕）内的几乎所有疾病也可能出现眩晕、头晕或晕厥前状态，但没有直接的 TLOC。这些疾病中的一些（列出的如除了癫痫发作或者晕厥以外的"其他的"）也可能出现不明原因的跌倒而没有 TLOC。

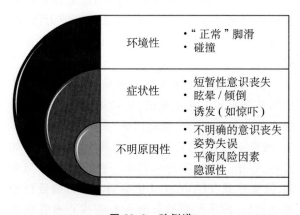

图 29.2　跌倒谱

许多跌倒是纯粹的环境（没有疾病）引起的，一些是症状性（伴有疾病），相对较少一部分是找不着病因的跌倒。

床旁病史采集和检查原则

在接下来的章节中，我们讨论 TLOC（痫样发作和晕厥）、非典型头晕或眩晕（晕眩）和不明原因跌倒的病因和诊断评估。重点尽可能放在能够鉴别出高发和高危潜在病因的症状和体征。虽然并

不是所有的诊断都能通过床旁检查实现，但详细病史记录和床旁检查往往是取得准确诊断的基础。病史记录和床旁检查需确定后续进一步诊断性检查的选择和疾病的紧迫与否。以下段落描述了床旁检查的一般原则。

应该询问患者是否能回忆起发病的所有细节，或者发病过程是否有遗忘（如记忆缺失）。需询问患者发病时间轴（如既往发作情况、频率、速度和持续时间）和发病背景（如发病时的活动和姿势、前驱症状及任何明确的触发因素）。询问患者是否出现 TLOC 可能比询问目击证人获得的信息少，尤其在发病过程中患者存在记忆缺失时，因为患者可能不记得或者可能根本未注意到自己已失去意识。只要有可能，就应该对目击者进行询问，有助于确定患者是否失去了反应能力或意识。应特别询问患者在发病初始是否发出声音、做手势或试图保持平衡；眼、眼睑、面部、嘴、下颌或肢体运动异常；或在整体外观、面色、皮温、姿势张力（如僵硬、松弛或两者同时存在）出现变化。尽可能紧急测量脉搏、血压或心律。如果患者认为可

以床旁诱发疾病发作,则必须在可控条件下尝试并采取必要的安全预防措施(如防止跌倒;发生致命性心律失常时可监测并逆转)。其余的检查应针对可疑的病因或机制,应该包括全身各系统的床旁检查(心血管系统、神经系统和前庭系统),而不是局限于一个系统。

伴或不伴头晕/眩晕的短暂性意识丧失

在这一节中,我们针对有明确意识丧失病史的患者,讨论流行病学、发病机制、临床表现、鉴别诊断和床旁检查,无论患者是否伴有头晕/眩晕或其他神经系统症状的前驱症状,以及意识丧失是否导致跌倒。若明确头部外伤导致则不在本次讨论范围内,因为脑震荡、癫痫、甚至晕厥(如由于疼痛引起)可导致急性颅脑损伤,而这些机制可能是共同的或难以区分的。这里我们仅限于讨论那些有"自发"表现的患者(即症状并不明确伴随于头部创伤或由其导致)。在这一节中,主要强调两种最常见的TLOC(即晕厥和癫痫),尤其是它们与前庭症状的特殊关系,并关注有助于鉴别它们(痫样发作与晕倒)的临床特征。

于ED就诊的TLOC患者的病例系列研究显示血管迷走性晕厥、心理性假性晕厥和癫痫是最常见的病因,占病例的70%。主要的诊断关注点是晕厥的危险病因(如心律失常,心肌缺血)或癫痫(如脑膜炎或脑炎)及TIA或轻型卒中。急性危及生命的代谢紊乱,如缺氧、低血糖、高血糖、低钠血症和药物中毒通常会导致精神恍惚或昏迷,而不是TLOC,但偶尔也有例外,特别是一过性低血糖。一过性颅内压突然增加,如一过性脑脊液回流受阻(如胶质囊肿)或动脉瘤破裂蛛网膜下腔出血也可能导致LOC发生或晕倒,类似良性晕厥或癫痫。需注意的是,良性和恶性病因的比例可能因转诊模式而有所不同。

不论何种病因,在TLOC出现之前通常会有前庭症状(如持续数秒至数分钟的头晕或眩晕),而不常见的是头痛或其他具体的神经系统症状(如虚弱、麻木、复视),这有效地缩小了鉴别诊断的范围。如果发病时,患者处于直立或无支撑位置,TLOC会导致肌张力丧失继而跌倒。通常,

跌倒之后会有一段时间对外部刺激无反应和记忆缺失。不论哪种潜在疾病,TLOC所致跌倒均可导致软组织损伤和骨折。例如,复发性晕厥性跌倒(即使为良性病因)与5%的骨折有关。在没有前驱症状或患者群老龄化(如与颈动脉窦过度敏感相关的跌倒)的情况下骨折更常见,影响高达1/4的患者。如果TLOC所致跌倒伴有继发性颅脑损伤,脑外伤的并发症可能会掩盖或混淆TLOC最初病因。

晕厥(昏厥)

在普通人群中,单一晕厥的终身患病率几乎达到50%。欧洲心脏病学会晕厥诊断和管理工作组发表了关于晕厥诊断和管理的最新指南。基于病理生理学,晕厥可分为几个主要类型:反射性晕厥、直立性晕厥(低血容量、药物、自主神经功能障碍)和心源性晕厥。以下各节将详细讨论。不同病因的晕厥患病率年龄各异。40岁以下的患者中反射性晕厥占73%,但60岁以上患者中只占45%。血管迷走性晕厥是反射性晕厥的一种形式,是目前年轻患者中最常见的病因。相比之下,另一种形式的反射性晕厥-颈动脉窦性晕厥和心源性晕厥占40-50岁以上患者的较大比例。不同病因的流行程度也因其招募时的临床设计不同而异。

晕厥的临床症状因患者而异,且在每个个体中因事件而异。在晕厥前,患者通常会有神经系统前驱症状(如头晕、视物模糊、头昏眼花、视力丧失、视野缺损、听力丧失)或自主神经前驱症状(如恶心、心悸、发热、寒冷),其中一些可能很难与癫痫、偏头痛或TIA的症状相鉴别。与目前流行的观念相反,即使是那些有潜在心脏或心血管病因的人,眩晕和头晕的症状类似。起始症状通常只持续30~60s后即出现意识丧失,但晕厥前驱症状有时持续数分钟。需注意,晕厥前驱症状的持续时间多变,许多患者症状持续时间数分钟至数小时不等;然而长程"稳定的"晕厥前期症状之后通常并不伴随TLOC(如完全性晕厥)。患者或旁观者可能会观察到诸如苍白、青紫、脸红、出汗或瞳孔扩大等自主神经体征。在血液捐献者前瞻性研究及实验室诱发的反射性晕厥中观察到,意识丧失持续时间通常是10~20s,但发病时间可能

持续数分钟,这取决于潜在发病机制和患者是否迅速采取仰卧位(加速脑血流恢复)。值得注意的是,患者或目击者估计的晕厥持续时间通常较长,不到一半的病例被认为在 1min 内缓解。虽然发病后的疲劳感或糊涂普遍持续超过 1min,但从晕厥到完全缓解是自发、迅速的,通常 30s 左右。发作后糊涂持续时间与 TLOC 持续时间及导致 TLOC 的基础循环障碍持续时间密切相关。小部分患者需要一个多小时才能完全恢复。尽管神经功能可完全恢复,单纯性晕厥前期所造成的永久性逆行性遗忘症并不少见,尤其是在老年患者中。在监控条件下,逆行遗忘症在昏厥前 20s 已被记录,且许多表现为不明原因跌倒的患者中,遗忘症是由 TLOC 所致而不是晕厥本身所致。

晕厥时弛缓性(主要是向前)和僵硬性(主要是向后)跌倒二者出现频率大致相当。肌阵挛性抽搐虽然经常被目击者和医师认为是癫痫的征兆,但并不排除晕厥可能。事实上,在晕厥患者(常称为"抽搐性晕厥")中经常观察到短暂、双侧同步、无节律、小振幅性多病灶性肌阵挛抽搐。然而,肌阵挛性抽搐在持续超过 15s 之后跌倒是罕见的。根据潜在的病理生理学机制,晕厥中肌阵挛性抽搐总是在意识丧失之后发生(癫痫发作可能在意识丧失之前或之后,甚至发作过程无意识障碍)。这些晕厥性肌阵挛性抽搐被认为是缺氧性脊髓性肌阵挛的代表,一种所谓的由皮质去抑制激发全脑灌注不足导致的"释放"现象。研究发现,12% 的献血者出现抽搐性晕厥,90% 的病例通过一系列过度通气、直立性低血压和 Valsalva 动作诱导健康志愿者晕厥。其他可能与晕厥同时发生的癫痫样发作,如咬舌(特别是舌尖)和失禁(特别是尿失禁)在本章后面进一步描述。

对疑似晕厥患者的床旁评估首先应确定典型晕厥病史(除外癫痫发作或其他类似发作),其次寻找诱因或有助于区分良性(特别是反射性晕厥)和恶性(特别是心源性晕厥)的临床特点(表29.2)。当询问患者病史时,应寻找特定触发因素(如疼痛、恐惧),以及诸如血容量不足(如脱水、腹泻)、药物使用(如降压疗法)等诱因,而这些诱因可致低血压。所有治疗都应针对潜在病因。

表 29.2 晕厥的良性(反射性)和恶性(心源性)的临床预测因素

临床发现	预测因素	强度	注意
良性	反射性晕厥	强	良性病因,即外界因素,包括疼痛、恐惧、寻医、饥饿、长时间站立、密不透风的房间,可导致血管迷走神经性晕厥,称为中度预测因素;然而,50% 以上的反射性晕厥患者不存在这些诱因;注意,单纯凭借诱因并不能诊断良性疾病
			运动或 Valsalva 动作通过影响心脏输出量或引起心肌缺血,诱发心源性晕厥。心脏病患者可因巨响、惊吓或高度情绪压力诱发心源性晕厥,尤其是患有长 QT 综合征的幼儿患者
自发性	心源性晕厥	中等	尽管 50% 以上的反射性晕厥与外界诱因不相关,但缺乏外界诱因有助于诊断自发性心源性晕厥;因此,具有较高风险的自发性晕厥患者需排除心源性病因
进行性	反射性晕厥	弱	通常情况下,进行性反射性晕厥的前驱症状为 30~60s,随病程进展而变化,完全性心脏传导阻滞的平均前驱症状为 1.4 ± 1.8s,心源性晕厥合并室性心动过速的平均前驱症状为 34 ± 79s;因此,进行性发作不能明确鉴别反射性晕厥和室性心动过速
突发性	心源性晕厥	中等	前驱症状与恢复期无疲劳感支持突发性心源性晕厥的诊断,尤其是心脏传导阻滞
首次发病年龄 35—40 岁	反射性晕厥	中等	通常情况下,年轻人少见晕厥的危险病因;因此,应重点关注儿童或青少年早期患者。对于过度惊吓或用力诱发的反射性晕厥的儿童或青少年早期患者,可能有先天性心脏病,如预激综合征、长 QT 综合征等

(续　表)

临床发现	预测因素	强度	注意
首次发病年龄 40—50 岁	心源性晕厥	中等	通常情况下，年龄为 54 岁以上更支持心源性晕厥。反射性晕厥首次发作很少出现在 35 岁以上患者，应考虑心源性晕厥。如果晕厥病史为 4 年以上，其与年龄的相关性就会减弱
仰卧或睡觉时晕厥	心源性晕厥	强	反射性晕厥和直立性晕厥在仰卧或睡觉时极为罕见。仰卧时晕厥基本考虑心源性病因。其他偶发的罕见病例见于特殊危险疾病，如全身肥大细胞增多症、其他激素释放综合征等。
心肺症状（如胸痛、呼吸困难、心悸）	心源性晕厥	弱	通常情况下，胸痛、呼吸困难可能提示心脏或其他危险病因（如主动脉夹层、肺栓塞）；类似症状也见于反射性晕厥。总的来说，心悸在反射性晕厥中更常见；可疑结构性心脏病或心电图异常在心源性晕厥中更常见
晕厥病程中出现 > 2min 的发绀	心源性晕厥	中等	面部发绀常见于癫痫，但如果晕厥基本明确，面部发绀见于由反射病因诱发的心源性晕厥；此外，持续性意识丧失常见于癫痫，但如果确诊晕厥，则见于心源性晕厥

反射性晕厥

反射性晕厥是 TLOC 的最常见病因，即神经血管性晕厥或神经介导性晕厥，有高达 40％ 的患病率。在反射性晕厥的发病机制中，交感神经性血管收缩异常（血管减压机制）及副交感神经介导的心动过缓（心动抑制机制）均导致全身性低血压。在其他自主神经功能正常的情况下，一种或这两种机制可对正常生理刺激产生异常反射应答。反射性晕厥的经典临床亚型包括血管迷走性晕厥、情境性晕厥（如排尿、排便、咳嗽）和颈动脉窦性晕厥。特定诱因有助于识别"反射"机制，明确临床亚型。血管迷走性晕厥的常见诱因为疼痛或恐惧，特别是在高热、脱水或久站情况。当反射性晕厥发作与排尿、排便、咳嗽或吞咽密切相关时，可诊断为情境性晕厥。颈动脉窦性晕厥由头部、颈部转动或直接的颈动脉压力造成。然而，目前对这些疾病最新的研究发现反射性晕厥的病理生理学机制（血管减压机制、心动抑制机制或两机制同时作用）在很大程度上与特定触发因素并无关系。因此，为了明确反射性晕厥病因，识别晕厥触发因素要比确定反射机制或选择治疗方法更有意义。需注意的是，一些触发因素（如劳累、运动或 Valsalva 动作）不一定指向良性反射性晕厥，也可能为危重疾病（如贫血、心肌缺血或严重的主动脉狭窄）。

血管迷走性晕厥常见于年轻人，颈动脉窦性晕厥常见于老年人，反射性晕厥亚型与临床一致。

头晕是反射性晕厥常见的前驱症状，有研究表明，73％ 的反射性晕厥患者发作前出现头晕；另有研究表明，67％ 血管迷走性晕厥患者献血后感到头晕。自主神经症状如恶心、心悸、苍白、发汗或瞳孔扩张是反射性晕厥典型、突出和常见症状。一般情况下，特征性前驱症状常于发作后可回忆，如头晕/眩晕；而心源性晕厥很少有可回忆的前驱症状，特别是完全性心脏传导阻滞。90％ 以上被报道的反射性晕厥患者在晕厥发作后常表现 1min 以上的轻度或重度的疲劳感，症状非常明显；然而，心源性晕厥患者（特别是房室阻滞）晕厥发作后很少出现包括疲劳在内的残余症状。因此，意识恢复后的 1min 内表现持续的疲劳或疲倦患者考虑为反射性晕厥而非心源性晕厥。

颈动脉窦性晕厥（即颈动脉窦过度敏感或颈动脉窦综合征）也得到神经耳科学者的关注，因为症状是由头部运动引起，而最初认为其与前庭疾病有关。颈动脉窦性晕厥通常由颈部侧向旋转或颈部直接按压（如衣领或领带过紧）诱发，偶见于吞咽，被认为是机械刺激颈动脉窦的压力感受器引起的反应过度敏感而导致的反射性晕厥。最近一份报告显示，甩头试验过程中受试者出现心动过缓和心脏短暂停搏，因前庭迷走神经反射通路与心脏疾病无直接相关性，所以这可能与颈动脉窦性晕厥的发病机制相关。

按摩刺激颈动脉窦被用于诊断颈动脉窦性晕厥，但是具有动脉粥样硬化危险因素或心脑血管疾病的老年患者应特别注意,因为脑卒中是按摩刺激颈动脉窦的一个潜在并发症。在颈动脉窦按摩刺激过程中,自主神经检查有助于确定心血管反应的反射存在模式。外周性前庭功能障碍与颈动脉窦性晕厥可能相互混淆,如水平管 BPPV 和部分代偿的单侧前庭功能减退(见于前庭神经炎、慢性梅尼埃病)。外周性前庭功能障碍患者通常于头位改变时出现头晕/眩晕,这与颈动脉窦性晕厥的患者相似,外周性前庭功能障碍患者的触发因素是头部运动而非颈部运动。因此,如果症状可以在床旁通过头部-颈联合运动(即相对于肩膀不旋转头部)诱发,则可以有效排除颈动脉窦性晕厥。而旋转性椎动脉综合征与颈动脉窦性晕厥则更难鉴别。这种孤立性或主要由椎动脉机械阻塞导致的少见疾病,其症状表现为晕厥、晕厥前状态、短暂性眩晕或发作性小脑、脑干缺血导致的眼震,其发作触发原因与颈动脉窦性晕厥(即大幅侧颈旋转)基本相同。眩晕和眼震也见于心源性晕厥,而孤立性症状并不排除反射性病因,如果无其他诱因(如衣领过紧、吞咽困难或颈动脉窦按摩),可将颈动脉按摩触发症状作为唯一鉴别要点。

通常情况下,反射性晕厥的治疗为非药物治疗,强调避免诱发原因、通过机械和行为策略以避免任何姿势诱发体位。需建议血管迷走性晕厥患者避免触发因素和快速的体位变换;颈动脉窦性晕厥患者应避免衣领或领带过紧。抗直立动作(如蹲位或双腿交叉站立)可减少静脉血液淤积,从而减少症状性晕厥。

直立性晕厥(低血容量、药物和自主神经衰弱)

直立性低血压是由重力姿势改变诱发的一种异常血压下降,占所有急性晕厥的 24%,是自主神经衰弱最常见的症状表现。临床上,从卧位到站立 3min 内,收缩压持续下降 20 mmHg 以上或舒张压持续下降 10 mmHg 以上则定义为直立性低血压。药物和低血容量是直立性低血压最常见的原因,而导致自主神经衰弱的其他疾病如糖尿病、神经退行性疾病和特发性单纯性自主神经衰弱较少见。通常情况下,直立性低血压和体位性心动过速综合征(postural orthostatic tachycardia syndrome,POTS)常引起晕厥前症状头晕/眩晕而非直接晕厥,这将在不伴 TLOC 的短暂性头晕一节详述。

相比于反射性晕厥,直立性低血压的先兆症状较少,但个别患者主诉于站立时出现颈肩部疼痛(衣架痛)、头晕眼花、视物模糊、听力减退和眩晕,而这里的颈肩部疼痛被认为与局部肌肉缺血相关。

自主神经衰弱与反射性晕厥的主要区别:自主神经衰弱中,自主神经系统试图调控血压而功能下降无法调控;而反射性晕厥时,自主神经系统功能正常而调控行为错误。站立时的心率和血压增加是心血管系统对重力影响的适当应答,而交感神经性血管收缩是该应答机制的关键组成部分。因此,直立性低血压被认为是站立时心动过速反应的代偿表现;相反,反射性晕厥由心动过缓导致,并同时合并低血压。总的来说,心率并不足以作为直立性晕厥和反射性晕厥的诊断基础。通常情况下,容量不足导致心动过速;然而,无心动过速甚至相对心动过缓并不排除危重情况,如宫外孕破裂。在一些心肌梗死、隐匿性败血症或糖尿病酮症酸中毒病例中,严重直立性低血压的证据相对不足。

自主神经衰弱和晕厥症状(典型的直立性低血压)常于久站后延迟出现,而延迟时间可以作为一个参数量化自主神经衰弱的严重程度,甚至血压下降有时延迟到劳累或疲倦之后,如爬楼梯(运动后低血压)。然而,晕厥也发生于运动期间,并且运动时晕厥发作导致心源性疾病或贫血的可能性更大。餐后低血压是一种与晕厥相关的特定情境形式,但其病理机制却截然不同。进食后,血液向内脏系统大量回流,进而导致脑血管循环缺血。虽然大多数患者症状轻微,但它们可能危及高危人群(如自主神经衰弱患者)。餐后低血压很容易被识别,因为进餐与晕厥前期—晕厥二者之间存在密切的时间关系。

自主神经衰弱可能由神经变性疾病(如单纯性自主神经衰弱、多系统萎缩)、系统性疾病(如糖尿病、系统性淀粉样变性)或药物(如降压药物、抗组胺药、多巴胺药物、三环类药物、利尿药)引起。然而,在特发性帕金森病患者中,自主神经衰弱较少见,但可能出现药物相关的直立性低血压,也可能出现明显的 TLOC,而跌倒与体位失衡和不稳有关。

晕厥治疗应该集中在潜在病理机制上。容量不足导致的晕厥仅见于大量失血（如胃肠道出血），少量失血是反射性晕厥或直立性晕厥的诱发因素。如果患者存在低血容量症状（如颈静脉压力降低或皮肤弹性降低），应考虑扩容。如果怀疑药物相关的直立性低血压，在保证基本治疗的前提下，减少触发药物的剂量或彻底停药。在非药物相关的自主神经衰弱占主导地位或其他干预失败的情况下，通过药物（氟氢可的松联合增加盐的摄入量）治疗直立性低血压。

心源性晕厥

尽管晕厥的预后良好，但相比于其他形式的晕厥，具有潜在心源性病因的患者预后较差，1年内死亡率可达30%。因此，积极评估晕厥患者的心源性病因对预后和治疗具有重大意义。心源性晕厥可能由结构性心脏病（如肥厚性心肌病、主动脉狭窄）或心律失常引起的流出道梗阻导致，也可能由各种原因（如心肌梗死、心脏传导系统疾病、抗心律失常药物）引起的缓慢性心律失常和过速性心律失常导致，所以应明确病因，特别是既往有心脏病的老年患者。

年龄＞45岁、既往心脏病史和男性是心源性晕厥的潜在危险因素；相比之下，年龄＜35岁、无心脏病的女性的心源性晕厥的风险较低。这些危险因素常在几年内导致重大不良事件，病程少于1年的患者风险最高；然而，对于多年病史的患者，复发性晕厥（3次或以上）的病因可能为良性。虽然高龄和短病程是心源性晕厥的明确危险因素，但对于年轻时首次发作晕厥的患者，不应马上排除心源性病因。例如，先天性结构性心脏病（如先天性瓣膜狭窄）或传导系统疾病（如Wolff-Parkinson-White综合征、长QT综合征）在儿童或成年早期可能隐匿。

某些临床特征提示心源性晕厥。例如，仰卧时晕厥少见，但可能提示心源性晕厥。通常心源性晕厥无特定诱因，这是鉴别良性（反射性或直立性）与恶性（心源性）病因之间最固定的特征；然而，"运动中"晕厥（如心肌缺血）、Valsalva动作（如主动脉狭窄）和惊吓（如长QT综合征）例外。心源性晕厥常突然发作伴有完全性心脏传导阻滞也称为Stokes-Adams发作，偶伴有室性心动过速。因此，心源性晕厥的前驱症状缺失是一个特

定标志，但前驱症状存在并不完全排除心源性病因，特别是无良性诱因的晕厥患者。例如，胸痛、呼吸困难可能提示心源性或其他恶性病因（如主动脉夹层、肺栓塞）；而既往有心脏病史或可疑结构性心脏病的患者可由心悸诱发晕厥，但有研究认为心悸不足以提示心源性病因。心悸也常常发生于良性晕厥，其中包括约1/4的反射性晕厥患者和所有合并POTS的晕厥患者。因此，晕厥诊断过程中，应避免根据心悸的存在或缺失下定论。另有研究对心源性晕厥患者意识恢复过程中的面部潮红进行了描述；然而，这一症状并不明确，面部潮红也见于突发的反射性晕厥。面部发绀通常支持癫痫发作；然而，如果晕厥机制明确，面部发绀支持心源性病因；如果病程中持续意识丧失＞2min也支持心源性病因。心源性晕厥患者的恢复过程并不一致，但一般情况下，完全性心脏传导阻滞患者恢复较快且无临床症状（如无疲劳）。

临床诊疗中，应利用心电图对所有心源性晕厥患者进行检查，通过异常心律或传导异常（如束支传导阻滞、预激或延长的QT间隔时间），明确结构性心脏病。对于病史超过4年，发作3次或以上晕厥而心电图正常的患者，如果其症状始于35岁前，具有明确的反射性或直立性诱因，发作前或发作时出现10s以上的头晕症状，无胸痛或呼吸困难，仰卧时从不发生，2min内自行恢复，并无面部发绀或潮红，但遗留有确切的晕厥后疲劳，可能为良性病因。直立倾斜试验有助于确认暗示性临床特征而不能明确反射机制。对于急性起病且具有心脏危险因素的患者，应立即评估，并建议留院观察；对于风险较高但症状较不明显的患者应立即请心内科医师会诊，考虑进一步的检查，如超声心动图、动态心电图等。

癫痫

癫痫的临床表现取决于病变部位和放电类型，具有多种类型。本节对TLOC患者（有或没有运动张力丧失）进行讨论，其中包括原发性和继发性全面性癫痫发作（如强直-阵挛性癫痫发作、失神发作），以及复杂的部分性癫痫发作（如颞叶发作）。癫痫的发病机制与大脑神经元高度同步化异常放电有关，由国际抗癫痫联盟（International League Against Epilepsy，ILAE）最新定义（见

框图 29.1）。流行病学调查显示癫痫的人群患病率为 4％～5％,所有患者的一生中发作一次或多次非热性癫痫。

通常情况下,典型的全面性强直-阵挛性癫痫发作不难对跌倒进行诊断,但是不明显发作可能被误认为晕厥或其他原因导致的跌倒,其中包括失张力发作、肌阵挛发作和部分发作继发全面性癫痫发作。失张力发作是由于维持姿势的躯体肌肉暂时失控导致,无抽搐,发作持续时间较长,发作时患者表现肌张力突然消失而跌倒,可能被误认为晕厥或不明原因的跌倒,而且判断失张力发作患者的意识状态相对困难。在一般人群中,失张力发作较为罕见,是典型儿童癫痫综合征的一部分,如 Lennox-Gastaut 综合征、青少年肌阵挛发作。原发性和症状性癫痫发作均需结合临床表现进一步评估。其中,代谢异常包括高血糖和低血糖（如胰岛素过量）、睡眠性肌阵挛、嗜睡症、心因性发作、过度通气综合征和药物源性发作均可引起癫痫发作,因此在鉴别明显的 TLOC 时需考虑其临床特征;同时,一侧或双侧颈内动脉狭窄或闭塞引起的肢体震颤性 TIA 可伴有肌阵挛、明显的 TLOC 和跌倒,所以这一临床表现也可能与癫痫相混淆。

对癫痫患者进行床旁检查时,应侧重于鉴别晕厥与癫痫相关的体征和症状（见病样发作与晕厥鉴别"）。临床上,癫痫发作取决于受累皮质区的功能特性,其前驱症状称为癫痫先兆。典型的癫痫先兆先于 TLOC,出现在发作前几小时,包括上腹部胀气、不愉快的味觉或气味、错觉和视物放大。一项对于 100 名成年癫痫患者的随机研究显示,39％的患者在癫痫发作前数小时出现行为改变、认知、睡眠或言语障碍、焦虑和疲劳。由于类似症状在普通人群和其他疾病（如偏头痛）中较常见,所以这些非特异性症状在癫痫诊断中无意义。尽管绝大多数癫痫发作与特定的环境诱因无关,但是在反射性癫痫中,视觉、听觉（音乐或惊人的声音）和运动刺激可诱发癫痫发作。

头晕/眩晕是一种常见的前驱症状,常见于晕厥,但癫痫发作前（TLOC 前）也可发生。回顾历史研究,眩晕与癫痫发作密切相关,是慢性癫痫先兆。尽管通常认为前庭病理学与癫痫发作无关,但总结历史文献发现癫痫与前庭症状具有一定关联性。病例资料显示,71％（34/48）的癫痫患者表现头晕/眩晕,高于一般人群的症状患病率。在不同形式的癫痫患者中,表现眩晕者占 6％～19％,其中包括颞叶、顶叶、枕叶和全身性癫痫。虽然部分患者的眩晕症状可通过抗惊厥药物的不良反应或前庭病理学机制来解释,但是关于癫痫先兆期出现头晕/眩晕的病例报告充分表明眩晕可能是癫痫发作的直接表现。如本章后面所述,部分癫痫患者在发作前期出现短暂的孤立性头晕/眩晕,持续数周或数月后才发作全身性癫痫。因此,仔细有必要仔细询问任何可能的认知、运动或躯体感觉。

病样发作与晕厥鉴别

癫痫和晕厥的区别常取决于详细的病史记录,也包括目击者那里获得的信息。表 29.3 分别列出了癫痫 TLOC 患者和晕厥 TLOC 患者的临床特征以助于鉴别诊断。其中,诱因的存在或缺失有助于鉴别诊断,而特定诱因的存在强烈提示晕厥（特别是反射性晕厥）,是 TLOC 的潜在病因;听觉刺激诱发癫痫发作（反射性癫痫）、无 TLOC 的突然跌倒（过度惊吓）、头晕、眩晕（前半规管裂综合征）或真性晕厥（长 QT 综合征）除外。然而,即使癫痫和晕厥的临床特征区别明显,但部分病例仍需长程电生理监测才能准确鉴别。

临床中,20％～30％的晕厥患者出现过抽搐发作,并常被误诊为癫痫发作。Zaidi 及其同事通过研究 74 例癫痫确诊患者,发现其中 31 例患者（42％）不仅合并反射性、心源性晕厥,而且存在心因性病因。除此之外,其他误诊可能与患者或目击者提供的信息不准确有关。TLOC 发生前,一定程度的逆行性遗忘是复杂部分性癫痫发作或全面性癫痫发作的典型表现;但在晕厥中也很常见;这种遗忘可能限制患者对病史的报告能力,进而使接诊医师无法获得有力的诊断证据。为了评估目击者报告病史的可行性,Thijs 及其同事们向心理学学生分别展示了两段关于全面性强直-阵挛性癫痫发作和反射性晕厥的视频,随后对学生进行采访,发现学生可以准确报告肌肉张力（癫痫发作时肌肉僵硬;晕厥时肌肉松弛）,但 TLOC 的许多其他特征被忽略或报告不准确。

需注意的是，教科书中关于癫痫和晕厥所标注的一些临床特征和检查实际上没有区别，或当关注更多症状细节时才有区别。例如，肌阵挛性抽搐并不是癫痫的特有表现，也常见于晕厥；然而，持续超过15s的抽搐考虑癫痫发作。由于17%的全面性癫痫发作和26%的晕厥事件发生尿失禁，所以尿失禁并不是一个鉴别要点，但尿床患者应高度怀疑癫痫发作，因晕厥很少在床上发生。舌咬伤通常被认为是癫痫发作的预测指标，而舌咬伤位置是一个有力的预测因素。一侧舌咬伤对癫痫发作具有很高的特异性（99%）；舌尖咬伤相对罕见，但支持晕厥诊断。通常将侧头转动与身体的异常举动结合可作为癫痫发作的强有力预测因素，但侧头转动在晕厥中也可以观察到。癫痫发作后精神错乱是另一种典型的临床特征，但需持续一定时间才具有确诊意义，短暂出现则无特异性，可见于10%～30%的晕厥患者。癫痫先兆与癫痫发作密切相关，但与晕厥前期的某些神经性前驱症状几近相似（如癫痫发作时患者视物显小或晕厥发作时患者视物移动），与某些前驱症状极度相似（如去人格化或上腹部胀气）。幻觉通常被认为是癫痫发作的独立预测因素，但偶见于晕厥患者；然而与癫痫幻觉不同的是，晕厥相关幻觉通常发生在发作结束和患者恢复意识时，并不在发作前或者发作期间发生。

由于癫痫发作继发心律失常较少见，而晕厥和癫痫都可能合并单一的TLOC事件，所以出现心律失常使晕厥和癫痫的鉴别复杂化。癫痫（尤其是颞叶受累）引起的症状性心动过缓和心搏骤停（优先于位置）较罕见，但其并发症较突出，可能与癫痫猝死（sudden unexplained death in epilepsy，SUDEP）的发病机制相关。近期的文献综述发现，0.27%的癫痫患者经动态心电图检查发现了发作性心脏停搏。

TLOC表现：假性晕厥与假性癫痫

类晕厥样或类癫痫样TLOC发作可能是由于功能性或心因性病因导致，特征性表现为症状性发作，实验室检查（如视频脑电图）无相关生理性改变，亦被称为假性晕厥、假性非癫痫性发作、心因性非癫痫性发作（psychogenic non-epileptic attack，PNEA）和心因性假性TLOC等。其中，

20%的癫痫患者合并PNEA；24%的晕厥患者与PNEA并存，但有些研究显示晕厥合并PNEA仅占0.3～2.2%。

类晕厥样或类癫痫样TLOC发作时，表现为表象但非真正的意识障碍，且临床表现不典型（图29.1）。一些临床特征有助于鉴别此类病例。精神病病史或童年创伤经历支持精神分裂性癫痫或心因性一过性黑蒙的诊断。PNEA的临床表现具有时间异质性，午夜至早上6点之间少见，睡眠期间不出现。频繁发作的持续性意识丧失合并严重的精神心理压力支持心因性癫痫发作的诊断。"发作性"被认为是功能性病因的高度预测因素。假性癫痫通常表现为不同步的、波动性的抽搐样运动，偶伴有骨盆挤压。晕厥和癫痫发作期间，患者通常双眼睁开向上偏斜，而假性癫痫患者通常紧闭双眼。当检查假性癫痫患者的瞳孔反射时，可以观察到强有力的闭眼和凝视回避（应注意此征，因为反射性眼睑痉挛也见于神经系统疾病）。床旁检查时，临床医师在受试者头部上方举起其上肢，突然松开肢体，如果受试者肢体中途停止跌落，可作为一个鉴别特征。心因性病因患者由于危险回避反应被抑制，限制了此项检查诊断价值；如果发作结束，该类患者可能会立即警觉和定向，但可能变得非常情绪化。然而，严重损伤并非是PNEA的罕见特征。

在发病早期（10～20min），血清催乳素水平升高有助于诊断真性癫痫，但一些研究发现血清催乳素水平升高的意义低于预期。由于仰头诱发晕厥30min内，血清催乳素水平显著升高，所以催乳素检测并不能充分鉴别晕厥与癫痫发作。由于仅1/2的癫痫发作与催乳素水平升高明确相关，所以发作后催乳素水平不升高并不能有力鉴别非癫痫性和心因性TLOC。

在精神病和TLOC患者中，需同所有其他患者一样仔细进行体格检查以寻找病因。这对于正在接受药物治疗的精神病患者尤其适用，因为药物（如抗抑郁药和抗精神病药等）可能会增加诸如心律失常或自主神经功能障碍等躯体症状的可能性。视频-EGG监测（包括心率和血压记录）对心因性晕厥或癫痫的诊断尤为重要。无反应性、异常慢波缺失合并正常α节律的记录支持心因性发作的诊断。一些临床医师和研究人员在视频脑电

表 29.3　晕厥与癫痫患者的临床预测因素

症状/体征	癫痫发作	晕厥
诱因	不常见(如精神压力、失眠、生理期;听觉刺激见于反射性晕厥)	常见(如长期坐/站、恐惧、疼痛、排便、排尿、咳嗽、吞咽和用力等;听觉刺激见于长 QT 综合征)
前驱症状	腹痛、不愉快的味觉或气味、错觉、视物放大、情绪变化、幻视或幻听[a]、头晕、眩晕、头昏眼花	晕厥前状态、头昏眼花、头晕、眩晕、出汗、面色苍白、胸痛、呼吸困难、心悸、恶心
前驱症状持续时间	数秒	数秒至数分钟
意识丧失持续时间	数分钟(通常>1~2min)	数秒(通常<30s);如果持续时间较长,考虑心源性病因
面部发绀(目击者提供信息)	全身性癫痫中常见	反射性晕厥罕见;偶见于心源性晕厥;面色苍白是反射性晕厥的典型表现
嘴上有泡沫(目击者提供信息)	全身性癫痫中常见	不常见
肌阵挛抽搐样运动(目击者提供信息)	数秒至数分钟;同步的、有节律的,常发生于 TLOC 前	数秒(通常<15s);非同步的、无节律的,常与 TLOC 同时发生
发作后精神状态(目击者提供信息和患者主诉)	中度定向障碍和意识模糊常见,偶尔持续时间超过 5min	短暂的意识模糊较常见,在没有头部创伤的情况下很少超过 2min
咬舌	常见,舌两侧	罕见,舌尖
尿失禁	常见,包括尿床	常见,尿床少见
恢复期	意识模糊(但可能立即清醒)和头痛	意识立即恢复、但可能伴有疲劳、出汗、意识模糊
脑电图	局灶性痫样放电	发作时电波频率小,振幅高,随症状消失最终恢复正常
心电图	发作性心动过缓或心搏骤停,罕见	窦性心动过速、窦性心动过缓或心律失常,较常见

a. 幻觉常发生在晕厥患者的意识恢复期。

检测过程中为增加典型事件发生的可能性,提出将诱导和暗示作为触发心因性假性 TLOC 的一种手段,但在伦理方面,受到了些许质疑。

TLOC 的其他病因

　　癫痫发作和反射性晕厥是 TLOC 最常见的病因,但 TLOC 还存在其他多种病因;这些病因发作频率较低,但潜在致病机制与 TLOC 相关。这些病因与系统性低血压无关,包括脑血管病(椎-基底动脉 TIA、锁骨下动脉盗血综合征、颈动脉闭塞、蛛网膜下腔出血)、基底动脉型偏头痛、结构性神经系统紊乱和代谢异常(尤其是低血糖和缺氧)。在旋转性椎动脉综合征中,椎动脉受压导致的晕厥不是真性 TLOC,在"不伴有意识丧失的短暂性头晕/眩晕"一节中详细讨论。

　　晕厥与全脑灌注不足有关;TIA 和盗血综合征与局部脑灌注不足有关。10% 以椎-基底动脉供血不足和眩晕为主要症状的患者存在晕厥。有研究表明,在急性晕厥患者中,0.4%~8% 的患者以 TIA 为病因;在椎-基底动脉 TIA 中,无局灶性神经症状或体征的情况下不发生 TLOC。可见,大多数 TIA 相关性晕厥均需结合椎-基底动脉局灶性症状来诊断。然而,支持这一论点的纵向数据表明,真性孤立性晕厥患者(不存在既往或并发的神经、冠状动脉或其他心血管病史)不随着时间推移而增加卒中风险。上述结论与具有心血管危险因素和椎-基底动脉非局灶性症状(如眩晕或头晕)的患者相反,因此眩晕或头晕症状可能是 TIA

的一个有意义的病因。

锁骨下动脉盗血综合征的晕厥也与局灶性神经症状或体征有关。锁骨下动脉盗血综合征是否会和多久会导致无局灶性神经体征的 TLOC 尚不清楚。锁骨下动脉盗血综合征最常见的症状包括眩晕（61%）、晕厥（44%）和双上肢活动不利（33%），主要临床特征为双上肢血压差异和上肢运动后症状。锁骨下动脉盗血综合征患者发生完全性脑卒中的风险不确定或有争议，可能性低；因此，对于轻度或非典型病例的诊断可能并不十分重要。

一些其他中枢性疾病也与 TLOC 相关。与传统观点相反，前循环脑血管病也可能与晕厥有关，可能伴或不伴有眩晕或头晕。一些中枢性疾病可能由于腿部无力而突然跌倒，而不存在真正 TLOC；但一些其他病例可能由于颈动脉窦晕厥机制或"椎-基底动脉盗血"而导致真性 TLOC。在急性头痛患者中，TLOC 是蛛网膜下腔出血的一个强有力的预测因素。在基底动脉型偏头痛（10% 偏头痛有先兆）中，16%（6/38）患者的 TLOC 与头痛症状同时出现。神经性 TLOC 见于结构性神经系统疾病，如 I 型 Chiari 畸形；其中一些引起间歇性梗阻性脑积水（如由于胶质或松果体囊肿）的结构异常与真性 TLOC 及不伴有 TLOC 的突然的、不明原因的跌倒有关。

不伴有意识丧失的短暂性头晕/眩晕

本节中，我们对不伴有明显意识丧失的短暂性头晕、眩晕或晕厥前状态患者进行讨论。我们主要关注那些有"自发"症状的患者（即由头部创伤、明确药物或酒精暴露引起的不明显症状）。我们发现不伴有 TLOC 的短暂性头晕/眩晕最常见于前庭疾病，临床医师可参考前一节或其他章节以获得更多详情。这里，我们进一步强调了良性非前庭性病因和高危病因。

不伴有意识丧失的短暂性头晕/眩晕需与诸多疾病进行鉴别诊断，包括短暂性前庭疾病、心血管病、血液病和代谢紊乱。在急症（如 ED）中，良性前庭性病因占头晕/眩晕症状的 33%，约 1/2 由疾病导致，其中约 20% 由心血管疾病导致，至少 15% 由高危病因导致，包括水电解质紊乱、脑血管病、心律失常、急性冠状动脉综合征、贫血和低血糖。目前，虽然门诊或初级保健诊所认为高

危病因的风险较低，但并未有可靠证据证实。

大多数专家建议在无法确诊是否为良性疾病时，需仔细询问病史，认真床旁检查，选择适当的辅助检查。因为患者不能可靠地提供至关重要的病史，报告前庭症状性质或类型（眩晕、头晕、不稳定等），以及其他症状特征：如症状持续时间（数秒与数分钟，数小时与数日）、发作形式（突发性与进展性）、诱因（如头位或体位改变）、先兆症状（首次发作、单次发作和反复发作）和伴随症状（如头痛、听觉症状）。持续时间和诱因（而不是"类型"）可将短暂性头晕/眩晕分为短暂的、位置的或短暂的、偶发的、自发的。

无 TLOC 的短暂性、体位性头晕/眩晕患者常见于 BPPV 或直立性低血压。如果患者主诉头晕，BPPV 可能会被误认为直立性低血压，通过进一步询问是否在躺下或在床上翻身时出现症状进行鉴别。体位改变诱发症状仅见于 BPPV 患者。不同形式的 BPPV 的诊断和治疗在本书的其他章节进行描述。恶性症状包括导致直立性低血压的严重病因（如内出血）和导致中枢性阵发性位置性眩晕的颅后窝病变（肿瘤、脱髓鞘、梗死、出血、Chiari 畸形）。外周性和中枢性位置性眼震可根据特定的眼震特征进行区分。椎-基底动脉供血不足引起的体位性 TIAs 仍是一种具有争议的综合征。即使没有直立性低血压，体位改变后的血流动力学 TIAs 也可能引起体位性眩晕；这种现象也见于颅内低压。

无 TLOC 的短暂性、间歇性头晕/眩晕患者常见于典型的神经耳科疾病，如前庭性偏头痛或梅尼埃病（其他章节对此进行了讨论）。然而，部分患者见于反射性晕厥、惊恐发作或癫痫发作。恶性症状包括脑血管病（椎-基底动脉 TIA）、心肺疾病（心律失常，不稳定性心绞痛和肺栓塞）、内分泌性疾病（低血糖、神经体液性肿瘤）或中毒（间歇性一氧化碳暴露）。

不伴有 TLOC 的短暂性头晕/眩晕的血管病因分析

有些患者因过度的体位性反射反应导致短暂的良性发作性头昏，称为体位性低血压早期。这种症状常见于体型修长或快速生长期的少年，发作时伴有类似晕厥前症状的前驱症状，但很少导

致晕厥。与典型的直立性低血压不同,该类患者的低血压症状持续时间较短,不足以导致晕厥,但是在监测血压过程中需使用持续心率和血压监测专用设备。直立性低血压早期伴有轻度心动过速,而反射性晕厥常伴有延迟性心动过缓。在具有危险因素的直立性低血压患者中,其症状发作见于起身站立过程中,持续时间过长可能危及生命;而良性直立性低血压早期症状一般持续30～60s。因此,应建议此类患者缓慢起身,以尽量减少症状。

在其他患者中,直立性调节障碍并不会导致低血压,但会导致体位性心动过速(血压保持不变,心率上升至每分钟30次以上),如果伴有脑灌注不足症状,被称为体位性心动过速综合征(postural orthostatic tachycardia syndrome,POTS)。虽然晕厥前状态、头昏眼花和头晕在POTS患者中很常见,但实际上只有少数人会失去意识。心悸是POTS的第二个最常见症状;其他症状包括视物模糊、视野狭窄、颤抖和腿部无力;较少见的症状包括过度通气、焦虑、胸壁疼痛、肢体末端发冷或疼痛和头痛。POTS通常发生在15－50岁,更常见于女性,部分患者伴有偏头痛、睡眠障碍或纤维肌痛症状,约1/2患者合并限制性自主神经疾病。

椎-基底动脉TIA在进展为完全性脑卒中之前,可持续数周至数月,甚至是数年的独立性发作。眩晕是基底动脉闭塞(20%的病例不表现其他神经症状)和椎动脉夹层最常见的症状。由于5%的TIA患者48h内出现卒中,所以及时诊断至关重要。表29.4描述了无TLOC的头晕/眩晕的良性(如前庭性偏头痛、梅尼埃病)和恶性(椎基底动脉TIA)病因之间的鉴别,且对临床诊疗具有一定的指导意义。

表 29.4　短暂性头晕中良性(前庭偏头痛/梅尼埃病)与恶性(椎-基底动脉 TIA)病因的临床预测因素

临床发现	预测因素	强度	注意
年龄＞50 岁	TIA	弱	尽管前庭性偏头痛病程演变为从早期的头痛到后期的单纯性头晕或眩晕,但是年龄是 TIA 的一个已知危险因素
年龄＜50 岁	偏头痛＞梅尼埃病	中等	偏头痛和梅尼埃病是年轻患者较常见的病因,但在 18－45 岁的患者中,椎动脉夹层是最常见的 TIA 和脑卒中病因
卒中危险因素	TIA	中等	存在 1 个或以上的卒中危险因素,如吸烟、高血压、糖尿病、高脂血症、房颤、子痫、高凝状态、先兆卒中或心肌梗死;这也增加了 TIA 和卒中的风险
最近有过头晕/眩晕病史	非预测性	—	前庭性偏头痛、梅尼埃病和 TIA 都表现首次发作或反复发作的眩晕/头晕,每次持续数周到数月,但 TIA 表现的眩晕/头晕很少超过 2 年病史
偏头痛病史	偏头痛＞梅尼埃病	弱	偏头痛的典型表现为从头痛转为孤立性头晕;人群患病率为 15%～20%。大多数前庭性偏头痛患者存在头痛,因此头痛的消失比头痛的存在更能预测前庭性偏头痛的发作
突发的、严重的或持续的头痛或颈部疼痛	TIA	中度	前庭性偏头痛的头痛症状较轻;突然的、严重的或持续的疼痛考虑椎动脉夹层,特别是后颈或斜方肌部位疼痛
视觉先兆	偏头痛	弱	典型的偏头痛先兆症状为视觉先兆,即缓慢扩大的、弧形的、几何形的、闪烁的暗点,但是视觉先兆很少作为前庭性偏头痛的前驱症状,也很少出现在 TIA 中;其他视觉症状(如偏盲、同侧盲点等)是非特异性的,不具有鉴别意义
发作前或发作期间耳胀满感或耳鸣	梅尼埃病＞偏头痛	弱	耳胀满感和耳鸣是梅尼埃病的典型症状,也见于基底动脉性偏头痛和 TIA。在 TIA 中,通常是由于 AICA 闭塞或狭窄导致的耳蜗或耳蜗神经核缺血

（续　表）

临床发现	预测因素	强度	注意
发作期间听力下降	非预测性	—	听力下降见于梅尼埃病和基底动脉性偏头痛,也见于 AICA-TIA;如果表现突然的、严重的或双侧的听力下降,则考虑 TIA
无耳部或听觉症状或体征	非预测性	—	耳部/听觉症状缺失可能排除梅尼埃病(尽管可能存在孤立性前庭发作,尤其是在病程早期);但是,耳部/听觉症状缺失不改变偏头痛或 TIA 的可能性
存在"局灶性"神经症状或体征	TIA	中等	神经症状(如复视、运动不协调、无力)和体征(如眼动失调)见于大多数椎-基底动脉 TIA;类似症状常见于基底动脉性偏头痛,但不常见于孤立性前庭性偏头痛和梅尼埃病
缺乏"局灶性"神经症状或体征	梅尼埃病>偏头痛	弱	大多数椎-基底动脉粥样硬化性脑梗死早期表现为孤立性头晕/眩晕,持续 2 年以上,最终进展为完全性梗死

AICA. 小脑前下动脉;TIA. 短暂性缺血性发作

　　旋转性椎动脉综合征（rotational vertebral artery syndrome，RVAS）罕见且有争议，由于颈部向两侧旋转导致唯一的或优势的对侧椎动脉机械性闭塞进而引起头晕/眩晕。RVAS 的极端危重情况通常与反复的椎动脉闭塞导致的完全性梗死相关，也称为椎动脉 Hunter 卒中。最近的一些研究表明，当头部旋转时，椎动脉发育不全或狭窄与其他血管危险因素直接或间接导致头晕。然而，RVAS 可疑病例需排除颈动脉窦综合征或水平半规管 BPPV（如前所述），因为这三种情况均由头部旋转引起。

　　系统性高血压常被认为是头晕的主要病因，但目前尚缺乏关于单纯性慢性高血压（不合并高血压性脑病或脑出血）与头晕的因果关系证据。急性高血压（如嗜铬细胞瘤）相关的头晕/眩晕通常与其他症状（如急性头痛或自主神经亢进）有关；而其他心血管病因（如心律失常、不稳定性心绞痛和肺栓塞）常导致晕厥，并在前面详细描述。

不伴有 TLOC 的短暂性头晕/眩晕的非血管病因分析

　　头晕/眩晕作为全面性癫痫发作的先兆症状之前已经描述。孤立性眩晕型癫痫（又称作龙卷风癫痫），虽然罕见但有报道，且易与前庭疾病混淆。据推测，眩晕型癫痫与颞叶上回、下回及岛叶的前庭相关皮质区域的异常放电相关。然而，在新发癫痫患者中，该类患者的比例不到 1%。在 30 例头晕/眩晕先兆的全面性癫痫发作的患者中，53% 的患者表现为头晕，47% 的患者表现为眩晕；其中，所有患者的头晕/眩晕症状的持续时间较短，甚至数秒钟；大部分患者合并其他临床特征，如短暂性失神发作（50%）、全面性痉挛发作（23%）或去人格化（23%），以及其他头痛、幻觉、焦虑/恐慌、自主性动作及幻听和幻嗅等症状。然而，这些患者中很多人也会表现与癫痫无关的头晕，有些患者在发病时也会出现单独的头晕。有研究显示，这类癫痫发作后恢复期常出现"恶心"症状，因此增加了与外周性前庭疾病混淆的可能性。眼震已在癫痫中被证实，常见眼震快相指向健侧，而且发作期的眼震病史不能完全排除癫痫。由于癫痫性头晕/眩晕是自发性的，无位置或其他诱发因素，且持续时间仅有几秒钟，所以主要与前庭性偏头痛和前庭阵发症相鉴别。尽管在反复发作的、不明原因的、短暂性自发性头晕/眩晕的临床诊疗过程中，通常使用视频脑电图排除癫痫，但是首先需仔细询问癫痫病史。

　　不伴有 TLOC 的短暂性眩晕也见于药物的不良反应。许多药物通过心血管机制导致直立性低血压。中枢神经系统相关机制也可直接导致短暂性症状（如服药后数小时内的剂量依赖性不良反应）。可导致危险并发症的一般疾病，如低血糖和间歇性一氧化碳中毒，与短暂性头晕/眩晕也有一定相关性。在临床诊疗中，临床医师应仔细询问是否有相关病史，如精神错乱或头痛。

不明原因的跌倒

　　本节对不明原因的跌倒患者的流行病学、发

病机制、鉴别诊断、临床表现及床旁检查进行简要讨论。框图29.1主要描述了不伴有明显意识丧失、无明显环境因素（如碰撞、滑倒、绊倒）或症状（如TLOC、严重眩晕）的跌倒患者的诱因和临床背景。这里，我们主要强调常见的不明原因的跌倒，如前庭或血管机制（耳石危象、颈动脉窦高度敏感综合征、TIA）导致的直线行走步态和姿势异常（如运动障碍、共济失调），以及心因性跌倒；我们也讨论了其他罕见形式（如嗜睡性跌倒，过度惊吓导致的跌倒和隐源性跌倒）导致的孤立性跌倒，但这种发作的病因并不明确。

随着年龄的增长，跌倒发作（不管是否伴有TLOC）越来越频繁。大多数跌倒的老年患者有一种或多种病理性易感因素，跌倒风险随易感因素增加而明显增加。老年患者发作跌倒常与高发病率和医疗保健意识缺乏（如髋部骨折）有关。反复的跌倒发作可能限制就业，影响生活质量。大多数跌倒与环境因素或临床症状具有一定相关性，如TLOC，但有些是突发的、原因不明的。Parry及其同事使用结构化临床方法对90%不伴有TLOC的反复突然跌倒的患者进行诊断，最常见的病因是心血管疾病（53%），其次为神经系统疾病（29%）、步态和平衡异常（18%），以及药物相关性原因（12%）；其中22%的患者有一个以上的病因导致突然跌倒。

所有跌倒发作都是由于环境因素与个体平衡、协调和姿势调控机制之间的相互作用导致的。然而，有些跌倒发作完全归因于环境因素，而与疾病状态或平衡障碍无关（如行人被汽车撞伤、首次滑冰时跌倒）。症状性跌倒通常与TLOC、失衡的急性前庭症状（如严重眩晕、耳石危象）及反射机制相关引起跌倒的疾病（如惊吓/过度惊吓、大笑/昏厥）有关。重要的是，一个患者如果多次跌倒可能与一个以上的病因或机制（如自主神经衰竭引起的直立性晕厥和无TLOC的非直立性平衡障碍，且这两者均见于多系统萎缩患者）有关。跌倒或TLOC发作的老年患者的病因较多；部分由抗精神病药、三环类抗抑郁药和苯二氮䓬类药物导致不伴有TLOC的突然跌倒，所以需仔细评估药物相关性跌倒。对于那些突然跌倒的患者，必须考虑罕见病因，如颈动脉窦高度敏感综合征、心律失常、失张力性癫痫发作、癫痫或晕厥的精神

症状，以及各种以平衡、姿势和运动机制受损为特征的慢性前庭疾病和神经系统疾病。

以跌倒为主要症状的患者应首先评估是否存在明显的环境因素或症状因素（图29.2）。眩晕是跌倒发作的主要症状因素；同时，跌倒发作也见于严重的方向驱动（如被推到一边或扔到地上的感觉）。通常情况下，TLOC的病因更难明确。在颈动脉窦高度敏感综合征、完全性心脏传导阻滞或失张力性癫痫发作引起的不明原因的晕厥患者中，TLOC常被忽略；因此，在不伴有TLOC的情况下发作跌倒，也应考虑上述情况。即使推荐专业术语表达认为应称为"伴或不伴有TLOC的突然跌倒"，但通常被称为"猝倒症"（框图29.1）；并且，表29.5对导致突然跌倒的诱因和临床背景进行详细描述。

不明原因的跌倒的血管病因分析

突然跌倒的血管性病因包括心律失常（特别是完全性心脏传导阻滞）和颈动脉窦性晕厥。这些疾病是否会导致不伴有TLOC的突然跌倒尚不明确，但是由于TLOC容易被忽略，所以这些疾病在临床上可能仅表现为不明原因的跌倒。

突然跌倒的脑血管性病因包括颈动脉闭塞和椎-基底动脉TIA。虽然这些疾病都可能导致TLOC，但更趋向于导致意识清楚的突然跌倒。在脑血管病因相关的下肢无力和跌倒的患者中，大多数患者表现为意识清楚。其中，供应支配下肢的矢状旁区前运动区和运动区的大脑前动脉缺血可导致跌倒，但不伴TLOC。大脑前动脉来源于一侧优势颈内动脉的患者更易出现突然跌倒。同样，脊髓缺血和主动脉夹层也会导致下肢无力和突然跌倒。一般来说，脑血管病因导致的突然跌倒常伴有其他神经症状或体征，其中一些症状在跌倒后持续存在如腿部无力。蛛网膜下腔出血也可引起突然跌倒，但常伴有TLOC。

不明原因跌倒的常见非血管病因分析

神经耳科学家对不明原因的突然跌倒的前庭病因更熟悉。在严重眩晕的情况下，跌倒很难进行明确诊断，但一些其他内耳前庭疾病的患者可以跌倒为主要或唯一临床表现。通常情况下，梅尼埃病晚期可表现为突然跌倒，但其他前庭疾病

表 29.5 不明原因跌倒的诱因和临床背景

诱因，临床背景	血管迷走性和情境性晕厥	颈动脉窦性晕厥	自主神经性和直立性晕厥	心源性晕厥	癫痫	猝倒症	过度惊吓	心因性跌倒	突然的平衡障碍	梗阻性质内占位	TIA
情绪压力，恐惧，疼痛	++			+	+	+++	+	++			
Valsalva 动作（排便，咳嗽，紧张）	++		+	+						+	
突然起病	++		+++	+					++	+	+
长期站立	+++		++	+							+
头部转动，颈部受压		+++							+	+	+
听觉刺激					+		+++				
运动期间	+		+	+++	+						
运动之后	++		++	+							
低血容量	++	+	+++	+							+
月经期间	+		+		+						
睡眠剥夺	+				+						

标度（+，++，+++）表示特定情况与特定病因之间的关联程度；空白（无标度）表示无良好关联性。

中也可作为首发症状出现,如前庭性偏头痛、BP-PV 和前半规管裂综合征;然而,前半规管裂综合征常由巨响和压力引起眩晕,这与前半规管顶部缺乏正常骨质覆盖有关。

据统计,6% 的梅尼埃病患者表现突然跌倒,而其他前庭疾病患者的发生率相对更高。前庭病因导致的突然跌倒被称为 Tumarkin 耳石危象,与导致跌倒的反射性姿势调控和线性、倾斜运动错觉(可疑耳石)相关的耳石机制有关,如被推倒或被扔到地上的感觉、倾斜或倒转视觉环境。在梅尼埃病中,手术干预或鼓室内庆大霉素注射是治疗这些突然跌倒的可能疗法。

不伴有 TLOC 的突然跌倒在运动障碍和共济失调综合征中很常见。帕金森病、进行性核上性麻痹、多系统萎缩和正常颅压脑积水可能表现为步态冻结、步态不稳及重心偏移导致的姿势调控异常。帕金森病的跌倒患者常表现为姿势前倾和慌张步态;相反,进行性核上性麻痹的跌倒患者常表现为躯体和颈部过度伸展向后摔倒;慢性共济失调综合征的跌倒患者常表现为不定向跌倒。上述患者最初以跌倒为主要疾病表现,但其他神经症状或体征也会出现。

有报道显示,突发性、最初原因不明的跌倒也见于正常颅压脑积水、梗阻性脑积水、第三脑室胶质囊肿和颅后窝肿瘤,颈部突然屈曲可导致颅后窝肿瘤患者发作跌倒。通常情况下,神经影像学检查能确诊这些结构性病因,研究认为其与颅内压动力学有关。

心因性跌倒的临床表现多样,包括完全性跌倒,甚至身体伤害。专家意见表明,年轻患者频繁发作跌倒,且只在旁观者在场的情况下发生,则支持心理性病因。精神病史、持续性精神障碍症状,如抑郁症或焦虑症、身体虐待或性虐待史等,进一步支持心理性病因。心因性跌倒的发生速度较慢,与检查发现的非生理性姿势或步态有关。

不明原因跌倒的罕见非血管病因分析

强烈情绪反应(如笑声、愤怒、惊讶、惊吓)导致的双侧肌张力突然减退也被称为猝倒症。由于此类跌倒是由情绪诱发,因此是"症状性"而不是"不明原因的",但疾病早期与情绪之间的联系并不明显。某些肌群的部分性肌张力减退(如下腭下垂或点头)较一般肌张力减退(如肌无力性跌倒)更常见,且持续时间 <1min,很少超过几分钟。在强烈情绪反应诱导的跌倒中,随发作间期不同表现不同,可能类似于 TLOC(快速跌倒),也可能类似于心因性跌倒(发病缓慢,跌倒中途停止)。猝倒症是发作性睡病(白天过度嗜睡、睡眠瘫痪和入睡前幻觉)患者的临床表现之一;猝倒症也可能独立于发作性睡病,仅与结构性脑病(如 Niemann-Pick 病、脑干或下丘脑病变)有关。猝倒症应与突发性前庭性跌倒和失张力性癫痫发作进行鉴别诊断。其中失张力性癫痫发作常发生在不同的临床背景下即有症状的 Lennox-Gastaut 型全面性癫痫,但突然跌倒也被认为与长期的颞叶癫痫发作有关,以失张力性癫痫发作常见,强直性阵挛性癫痫发作少见。在这些病例中,是否存在 TLOC 尚不清楚。

遗传性(常染色体显性遗传)和症状性过度惊吓(也称为"惊吓病")是由意料之外的听觉、审美和视觉刺激产生的夸张的惊吓反应,可导致不伴有意识丧失的、突然的、不明原因的跌倒,通常始于短暂的僵硬,然后像圆木一样跌倒,易与惊吓所致的晕厥混淆。过度惊吓(僵硬性跌倒)和猝倒症(肌无力性跌倒)可根据跌倒时的肌张力来鉴别。创伤性脑损伤、缺氧后脑病、病毒性脑炎和副肿瘤综合征也可引起症状性过度惊吓(惊吓导致跌倒)。尽管,TLOC 是强直-阵挛性癫痫发作的典型表现,但是僵硬性跌倒仍需与强直-阵挛性癫痫发作进行鉴别诊断。同时,疼痛、恐惧和焦虑可引发反射性癫痫发作,但很少引起猝倒症发作。

中年妇女的隐源性猝倒症被认为是一种特殊的临床综合征。有研究表明,40 岁以上的女性走路时不伴 TLOC 的突然跌倒称作"蓝膝盖病"。这些患者通常没有前驱症状或后遗症状(如头晕或不平衡),也没有明显诱因。在病因探究中,由于临床诊断证据不充分,该综合征是否代表一种不相关的疾病目前尚不清楚。

实验室检查

虽然大多数神经耳科学专家会将可疑的非前庭性病因的患者转诊给其他专科医师进一步检查与评估,但转诊医师充分了解各项检查的临床意义有利于明确诊断。检查前需对患者进行初步诊断,并结合患者的首诊医师或其他专家的诊断意见选择合适的检查。

如前所述,对"跌倒、晕厥或视物旋转"患者的诊断评估应包括详细的病史询问和仔细的耳科、神经系统和心血管系统检查。不幸的是,在最初的床旁查体之后,有 20%～30% 的病因仍不明确。在进一步检查或转诊时,医师应对不明原因的患者考虑低发病率情况,尽管这样具有较高的假阴性和假阳性风险。然而,不做任何考虑的前提下直接使用多种检查以达成最终诊断和处置策略,可能是一种低效率(也可能是无效的)的诊疗策略。

前庭功能检查

前庭功能检查在本章其他小结详细描述。除了对不明原因的 TLOC、眩晕、头晕或跌倒患者进行床旁检查外,如果怀疑或必须"排除"前庭疾病,还可以进行一系列神经电生理检查。其中,定量测试包括各种前庭功能检查(如变位试验、温度试验或头脉冲试验、旋转试验、前庭诱发性肌源电位检查)中的眼电图描记或者视频眼图;其他相关检查包括听力检查和动态姿势描记。

心功能检查

不明原因的 TLOC、眩晕、头晕或跌倒由用力引起,合并心肺症状(如胸痛、呼吸困难、心悸)或由既往心肺疾病导致,需行心功能检查。对于缺乏明确证据的特定前庭疾病、神经系统疾病或内科疾病患者,当伴有 TLOC 时,特别是在无前驱症状、平卧或睡眠时发生时,也需行心功能检查。

心电图为首选检查。如果心电图提示心源性病因(如心律失常、心室肥厚或心房增大、长 QT 间期),则需行超声心动图检查。对晕厥患者的前瞻性观察研究发现,27% 有心脏病史或心电图异常的患者发现收缩功能障碍,而无心脏病史和心电图正常患者没有发现收缩功能障碍。这一发现对潜在的心律失常具有很高的预测意义。心电图或超声心动图异常的患者发生恶性心律失常的风险更高,应及时评估,住院患者同样如此。

单次心电图或超声心动图检查异常并不足以解释结构性心脏病的这些症状,通常需要长期监测寻找潜在的心律失常,包括动态心电图或其他动态监测设备。然而,关于动态监测检查的诊断价值和成本效益存在一定争议。在不明原因的晕厥或跌倒患者中,心律失常的诊断率为 2%～15%。有研究表明将动态监测时间延长至 72h,诊断价值增加近 2 倍,但作为一种预期检查,随着时间推移,诊断价值递减(第一天:15%;第二天:10%;第三天:4%)。当患者感觉疾病发作时,动态监测装置"激活",动态监测设备会保存最近轨迹的"快照",并保留一个连续的最近心电图轨迹。动态监测设备可外戴 1 个月,或植入皮肤组织中 2 年或更长时间。在不明原因的晕厥中,当动态心电图持续监测 1 年,心律失常的监测敏感性可超过 90%。最近的研究表明,更早地使用植入式监测设备是必要的。如果日间或情境(如餐后)血压波动,动态血压监测可作为诊断的辅助手段。

根据倾斜试验在 TLOC 患者中的广泛研究,发现该试验有助于鉴别反射性晕厥患者的潜在病因。该试验通过在可控条件下引起晕厥发作,进而对血管迷走神经性晕厥做出诊断。该试验的重点在于明确倾斜的心动抑制(心动过缓)和降压反应(低血压),具有各种测试方案。这些方案包括刺激性动作(如颈动脉窦按摩、眼球压迫)或药理学试验。由于这些方案均通过刺激诱发,所以与自发性晕厥无关,因此倾斜试验的特异性有时会受到质疑。然而,如果有任何可疑或非典型特征,在参考倾斜试验结果之前,首先应排除更危险的病因(如心律失常)。除了对反射性晕厥的诊断外,倾斜测试还有助于识别心因性发作,即在相关生理参数正常情况下,头部直立倾斜时出现假性 TLOC 或抽搐患者考虑心因性晕厥。倾斜试验可诱发 BPPV,但在传统心功能检查中可能不被识别为病因。

神经功能检查:卒中

对于不明原因的 TLOC、眩晕、头晕或跌倒患者,如果症状表现与卒中的神经症状相关(尤其是偏瘫或单侧感觉丧失),或在既往卒中或血管疾病的情况下发生,则应进行卒中治疗。对于那些缺乏明确证据的前庭疾病、神经系统疾病或内科疾病的患者,也应考虑卒中。

由于非增强计算机断层扫描(computed tomography,CT)评估前庭样症状的颅后窝病变的敏感性较低,所以 CT 的诊断价值较低。但是,如果需要紧急的卒中治疗决定(如急性溶栓治疗决定),或无法获得磁共振成像(MRI)时,且必须评估再次卒中的直接风险,可选用有或没有血管造影的 CT。如果需要神经系统影像学检查,MRI 结合弥散加权成像对于急性缺血性梗死,磁共振血管成像(magnetic resonance angiography, MRA)对于头颈部或胸部血管狭窄均是首选检查项目。磁敏感序列可发现小的、陈旧性出血,对陈旧性创伤性颅脑损伤或脑淀粉样血管病变诊断更有帮助。对于第Ⅷ对脑神经可疑的结构损害,增强 MRI 如稳态构成干扰序列(constructive interference in steady state, CISS)可能是合适的,但对于初步诊断为脑卒中或 TIA 的患者没有必要。

如果不能获得上述血管影像检查,可以选择进行颈动脉(前)和椎-基底动脉(后)循环的血管超声。TIA 和卒中风险的评估还应包括房颤、反常栓塞(如卵圆孔未闭)、高凝状态和动脉粥样硬化等慢性风险。

神经功能检查:癫痫

对于不明原因的 TLOC、眩晕、头晕或跌倒的患者,如果合并意识丧失、癫痫样神经症状(特别是幻觉或抽搐),或既往癫痫病史,则应行癫痫检查。对于那些缺乏明确证据的前庭疾病、神经系统疾病或内科疾病的患者,也应考虑癫痫可能。

脑电图(EEG)是常用的癫痫诊断工具。在发作期间,癫痫和晕厥的 EEG 不同,癫痫可观察到痫样波形,晕厥可观察到背景节律较慢的波形,即高振幅的 δ 波,如果晕厥持续时间足够长,则 EEG 波幅会变平。

常规脑电图是在清醒时有限时间内执行,睡眠期的脑电图会提高诊断敏感性,而睡眠剥夺(整晚或较长时间)会进一步提高诊断敏感度。脑电图可重复做。长时程的动态脑电图监测或住院的视频脑电图监测是最敏感的、非侵入性检查。理想的 EEG 是在发病后的第一个 24h 内获得。假设全面性惊厥发作 24h 后,EEG 对癫痫的诊断率约为 50%,但再 24h 后则下降到 21%~34%。间歇期 EEG 的假阴性结果高达 50%,但是由于一般人群中 2%~6% 的非癫痫患者出现痫样 EEG,所以间歇期 EEG 偶尔也会出现假阳性结果。

重复 EEG 可将假阴性率降到 30%,而睡眠剥夺 EEG 可降低到 20%。倾斜诱发 EEG 可用于惊厥性晕厥和癫痫的鉴别诊断;然而,这种检查模式只适用于具有非典型病史的患者。视频脑电图监测的费用较高,但是对于典型发作,可记录到任何可分析的临床表现和生理学信息,以提供最准确的诊断证据。

神经功能评估:运动或退行性疾病

在症状或体征提示潜在的运动或神经退行性疾病的情况下,应将患者转诊给专科医师进行评估和治疗。自主神经功能检查(除了上述的直立倾斜试验)可能有助于多系统萎缩早期的诊断,也有助于 Shy-Drager 变异病例的诊断。罕见疾病如 MELAS(mitochondrial encephalomyopathy, lactic acidosis, and stroke-like episodes,线粒体脑肌病、乳酸酸中毒和卒中样发作)可能需要专门的基因检测或其他检测(如肌肉活检)。然而,一般而言这些诊断是临床诊断。

特别注意事项

流行病学差异

年龄是一个重要的诊断变量。在年幼患者中,可能有成人看护忽略的良性和恶性病因(如长 QT 综合征或屏气发作)。与老年人相比,年轻患者患 TIA 或卒中的可能性较小,但当它们产生时更有可能被误诊。由于脑血管夹层的症状表现与偏头痛相似,所以在年轻患者中,应注意鉴别诊断。老年患者发生心律失常等危重疾病的风险更高,而且临床表现多样,更可能有不典型表现。老年患者也可能表现出与疾病不相关的症状;这些症状可能与病因没有因果关系(如轻度直立性低血压和降压治疗的老年患者快速起立时出现头晕最终发现与 BPPV 有关)。

性别、种族和民族也可能影响临床表现。晕厥、头晕和眩晕的女性患者略多于男性,而危险疾病略多见于男性。女性更有可能出现非典型症状(如心肌缺血)。虽然在临床工作中,种族和民族差异的影响并不明显,但关于眩晕的主诉因母语及种族、地理或文化背景的不同而不同。因此,特殊种族、民族或文化背景的人应仔细询问,重点关注。

分诊常导致不同诊区疾病类型的不同,每个诊室会优先考虑高发病率疾病。即使症状相同的疾病,危重疾病在急诊比在三级护理医疗区转诊更常见。分诊失误也可能影响某项临床特征的敏感性和特异性。例如,前庭疾病以前庭-听力症状为主,相比于在跌倒和晕厥科室或普通诊疗部门(如 ED)就诊,更适合就诊于前庭疾病专科门诊。根据专科的患病率分诊患者是明智的。除了考虑专病专治情况,医疗场所外的个人经验也在考虑范畴。

驾驶时出现跌倒、晕厥和视物旋转

临床医师在探究"跌倒、晕厥和视物旋转"患者的潜在病因时,有责任解决与机动车操作有关的健康问题。虽然不同司法管辖区的法律各不相同,但大多数国家或省份对癫痫患者的驾驶具有一定限制。虽然神经病学家对癫痫患者的临床诊疗规则很熟悉,但对于晕厥、发作性眩晕或突然跌倒的患者的驾驶限制缺乏明确指导。从单纯减轻风险的角度来看,肌张力突然丧失或意识突然丧失的患者驾驶机动车的风险很高,尤其对于飞行员、公共汽车或出租车司机等公共服务人员。但是,当平衡公共利益和个人自由的严重影响时,决策就不那么明确了。

有研究表明,3%~10%的患者,在驾驶时发生晕厥,其中 1/3 的患者发生意外。然而,8 年内驾驶时晕厥复发的总概率仅为 7%,而晕厥导致的驾驶事故风险(每年 0.8%)低于未明确诊断的高危事故组。目前,欧洲心脏病学会在患有晕厥病史的司机的驾驶指导方针中指出,反射性晕厥、不明原因晕厥和心律失常的患者成功救治后可不加限制,但对于患有严重的、反复的反射性晕厥的职业司机须长期的限制。可见,这些决定大多是以医疗风险判断和与患者的仔细商讨为指导的,而不是法律规定。

跌倒的预防措施

对于有跌倒相关损伤风险的患者,建议进行结构化风险评估。关于跌倒预防的医疗操作,包括白内障手术、心脏起搏和减少相关药物服用,以尽量减少潜在的可治疗的危险因素。一般情况下,在进行这些医疗干预措施时,应请治疗师(或理疗师)同时进行正规的步态评估和平衡训练,并且对可移动辅助器械(如单腿手杖、四腿拐杖、学步车)的需求做出评估。

参 考 文 献

[1] Newman-Toker DE, Dy FJ, Stanton VA, Zee DS, Calkins H, Robinson KA (2008). How often is dizziness from primary cardiovascular disease true vertigo? A systematic review. J Gen Intern Med, 23 (12), 2087-94.

[2] Newman-Toker DE, Camargo CA, Jr. (2006). 'Cardiogenic vertigo'-true vertigo as the presenting manifestation of primary cardiac disease. Nat Clin Pract Neurol, 2(3), 167-72; quiz 73.

[3] Lawson J, Johnson I, Bamiou DE, Newton JL (2005). Benign paroxysmal positional vertigo: clinical characteristics of dizzy patients referred to a Falls and Syncope Unit. QJM, 98(5), 357-64.

[4] Lawson J, Bamiou DE, Cohen HS, Newton J (2008). Positional vertigo in a Falls Service. Age Ageing, 37(5), 585-9.

[5] Bisdorff A, Von Brevern M, Lempert T, Newman-Toker DE (2009). Classification of vestibular symptoms: towards an international classification of vestibular disorders. J Vestib Res, 19(1-2), 1-13.

[6] Stevens DL, Matthews WB (1973). Cryptogenic drop attacks: an affliction of women. Br Med J, 1 (5851), 439-42.

[7] Stephenson JB, Hoffman MC, Russell AJ, et al. (2005). The movement disorders of Coffin-Lowry syndrome. Brain Dev, 27(2), 108-13.

[8] Billiard M, Bassetti C, Dauvilliers Y, et al. (2006). EFNS guidelines on management of narcolepsy. Eur J Neurol, 13(10), 1035-48.

[9] McCrory P, Meeuwisse W, Johnston K, et al. (2009). Consensus statement on Concussion in Sport-the 3rd International Conference on Concussion in Sport held in Zurich, November 2008. J Sci Med Sport, 12(3), 340-51.

[10] Ishiyama G, Ishiyama A, Jacobson K, Baloh RW (2001). Drop attacks in older patients secondary to an otologic cause. Neurology, 57(6), 1103-6.

[11] Moya A, Sutton R, Ammirati F, et al. (2009).

Guidelines for the diagnosis and management of syncope (version 2009). Eur Heart J, 30 (21), 2631-71.

[12] Lee H, Yi HA, Lee SR, Ahn BH, Park BR (2005). Drop attacks in elderly patients secondary to otologic causes with Meniere's syndrome or non-Meniere peripheral vestibulopathy. J Neurol Sci, 232 (1-2), 71-6.

[13] Black FO, Effron MZ, Burns DS (1982). Diagnosis and management of drop attacks of vestibular origin: Tumarkin's otolithic crisis. Otolaryngol Head Neck Surg, 90 (2), 256-62.

[14] Krumholz A, Wiebe S, Gronseth G, et al. (2007). Practice Parameter: evaluating an apparent unprovoked first seizure in adults (an evidence-based review): report of the Quality Standards Subcommittee of the American Academy of Neurology and the American Epilepsy Society. Neurology, 69 (21), 1996-2007.

[15] Commission on Classification and Terminology of the International League Against Epilepsy (1981). Proposal for revised clinical and electroencephalographic classification of epileptic seizures. Epilepsia, 22 (4), 489-501.

[16] Carreno M (2008). Recognition of nonepileptic events. Semin Neurol, 28 (3), 297-304.

[17] Bakker MJ, van Dijk JG, van den Maagdenberg AM, Tijssen MA (2006). Startle syndromes. Lancet Neurol, 5 (6), 513-24.

[18] Thijs RD, Bloem BR, van Dijk JG (2009). Falls, faints, fits and funny turns. J Neurol, 256 (2), 155-67.

[19] Bloem BR, Overeem S, Van Dijk JG (2004). Syncopal falls, drop attacks and their mimics. In Bronstein AM, Brandt T, Woollacott MH (Eds) Clinical disorders of balance, posture and gait, pp. 286-316. London: Arnold Publ.

[20] Easton JD, Saver JL, Albers GW, et al. (2009). Definition and evaluation of transient ischemic attack: a scientific statement for healthcare professionals from the American Heart Association/American Stroke Association Stroke Council; Council on Cardiovascular Surgery and Anesthesia; Council on Cardiovascular Radiology and Intervention; Council on Cardiovascular Nursing; and the Interdisciplinary Council on Peripheral Vascular Disease. The American Academy of Neurology affirms the value of this statement as an educational tool for neurologists. Stroke, 40 (6), 2276-93.

[21] Thijs RD, Wieling W, Kaufmann H, van Dijk G (2004). Defining and classifying syncope. Clin Auton Res, 14 (Suppl 1), 4-8.

[22] Fonseca AC, Canhao P (2011). Diagnostic difficulties in the classification of transient neurological attacks. Eur J Neurol, 18 (4), 644-8.

[23] Mackay M (2005). Fits, faints and funny turns in children. Aust Fam Physician, 34 (12), 1003-8.

[24] Murtagh J (2003). Fits, faints and funny turns. A general diagnostic approach. Aust Fam Physician, 32 (4), 203-6.

[25] Newman BH, Graves S (2001). A study of 178 consecutive vasovagal syncopal reactions from the perspective of safety. Transfusion, 41 (12), 1475-9.

[26] Remler BF, Daroff RB (2007). Falls and drop attacks. In Bradley WG, Daroff RB, Fenichel GM, Jankovic J (Eds) Neurology in Clinical Practice (5th ed), pp. 23-7. Oxford: Butterworth-Heinemann.

[27] Benbadis S (2009). The differential diagnosis of epilepsy: a critical review. Epilepsy Behav, 15 (1), 15-21.

[28] Martikainen K, Seppa K, Viita P, Rajala S, Laippala P, Keranen T (2003). Transient loss of consciousness as reason for admission to primary health care emergency room. Scand J Prim Health Care, 21 (1), 61-4.

[29] Kessler C, Tristano JM, De Lorenzo R (2010). The emergency department approach to syncope: evidence-based guidelines and prediction rules. Emerg Med Clin North Am, 28 (3), 487-500.

[30] Newman-Toker DE, Hsieh YH, Camargo CA, Jr., Pelletier AJ, Butchy GT, Edlow JA (2008). Spectrum of dizziness visits to US emergency departments: cross-sectional analysis from a nationally representative sample. Mayo Clin Proc, 83 (7), 765-75.

[31] Kroenke K, Mangelsdorff AD (1989). Common symptoms in ambulatory care: incidence, evaluation, therapy, and outcome. Am J Med, 86 (3), 262-6.

[32] Mathers LJ, Weiss HB (1998). Incidence and characteristics of fall-related emergency department visits. Acad Emerg Med, 5 (11), 1064-70.

[33] Cheung CS, Mak PS, Manley KV, et al. (2010). Pre-

dictors of important neurological causes of dizziness among patients presenting to the emergency department. Emerg Med J,27(7),517-21.

[34] Tarnutzer AA,Berkowitz AL,Robinson KA,Hsieh YH,Newman-Toker DE (2011). Does my dizzy patient have a stroke? A systematic review of bedside diagnosis in acute vestibular syndrome. CMAJ,183 (9),E571-92.

[35] Edlow JA,Newman-Toker DE,Savitz SI (2008). Diagnosis and initial management of cerebellar infarction. Lancet Neurol,7(10),951-64.

[36] Bhattacharyya N, Baugh RF, Orvidas L, et al. (2008). Clinical practice guideline:benign paroxysmal positional vertigo. Otolaryngol Head Neck Surg,139(5 Suppl 4),S47-81.

[37] Fife TD,Iverson DJ,Lempert T,et al. (2008). Practice parameter:therapies for benign paroxysmal positional vertigo (an evidence-based review),report of the Quality Standards Subcommittee of the American Academy of Neurology. Neurology, 70 (22),2067-74.

[38] Parry SW,Steen IN,Baptist M,Kenny RA (2005). Amnesia for loss of consciousness in carotid sinus syndrome:implications for presentation with falls. J Am Coll Cardiol,45(11),1840-3.

[39] O'Dwyer C,Bennett K,Langan Y,Fan CW,Kenny RA (2011). Amnesia for loss of consciousness is common in vasovagal syncope. Europace,13 (7), 1040-5.

[40] Day SC, Cook EF, Funkenstein H, Goldman L (1982). Evaluation and outcome of emergency room patients with transient loss of consciousness. Am J Med,73(1),15-23.

[41] Seet CM (1999). Clinical presentation of patients with subarachnoid haemorrhage at a local emergency department. Singapore Med J,40(6),383-5.

[42] Kapoor WN, Peterson J, Wieand HS, Karpf M (1987). Diagnostic and prognostic implications of recurrences in patients with syncope. Am J Med,83 (4),700-8.

[43] Kenny RA, Richardson DA (2001). Carotid sinus syndrome and falls in older adults. Am J Geriatr Cardiol,10(2),97-9.

[44] McIntosh SJ,Lawson J,Kenny RA (1993). Clinical characteristics of vasodepressor, cardioinhibitory, and mixed carotid sinus syndrome in the elderly.

Am J Med,95(2),203-8.

[45] Romme JJ,van Dijk N,Boer KR,et al. (2008). Influence of age and gender on the occurrence and presentation of reflex syncope. Clin Auton Res,18 (3),127-33.

[46] Davies AJ,Steen N,Kenny RA. Carotid sinus hypersensitivity is common in older patients presenting to an accident and emergency department with unexplained falls. Age Ageing,30(4),289-93.

[47] Benke T,Hochleitner M,Bauer G (1997). Aura phenomena during syncope. Eur Neurol,37(1),28-32.

[48] Stanton VA, Hsieh YH, Camargo CA, Jr. , et al. (2007). Overreliance on symptom quality in diagnosing dizziness:results of a multicenter survey of emergency physicians. Mayo Clinic Proc, 82 (11), 1319-28.

[49] Wieling W,Thijs RD,van Dijk N,Wilde AA,Benditt DG,van Dijk JG (2009). Symptoms and signs of syncope:a review of the link between physiology and clinical clues. Brain,132(Pt 10),2630-42.

[50] Calkins H,Shyr Y,Frumin H,Schork A,Morady F (1995). The value of the clinical history in the differentiation of syncope due to ventricular tachycardia, atrioventricular block, and neurocardiogenic syncope. Am J Med,98(4),365-73.

[51] Sheldon RS,Amuah JE,Connolly SJ,et al. (2009). Design and use of a quantitative scale for measuring presyncope. J Cardiovasc Electrophysiol,20(8),888-93.

[52] Karp HR,Weissler AM,Heyman A (1961). Vasodepressor syncope:EEG and circulatory changes. Arch Neurol,5,94-101.

[53] Lin JT,Ziegler DK,Lai CW,Bayer W (1982). Convulsive syncope in blood donors. Ann Neurol, 11 (5),525-8.

[54] Alboni P,Brignole M,Menozzi C,et al. (2001). Diagnostic value of history in patients with syncope with or without heart disease. J Am Coll Cardiol,37 (7),1921-8.

[55] Lempert T,Bauer M,Schmidt D (1994). Syncope:a videometric analysis of 56 episodes of transient cerebral hypoxia. Ann Neurol,36(2),233-7.

[56] Colman N,Nahm K,van Dijk JG,Reitsma JB,Wieling W, Kaufmann H (2004). Diagnostic value of history taking in reflex syncope. Clin Auton Res,14 (Suppl 1),37-44.

[57] Ganzeboom KS, Colman N, Reitsma JB, Shen WK, Wieling W (2003). Prevalence and triggers of syncope in medical students. Am J Cardiol, 91 (8), 1006-8, A8.

[58] Ganzeboom KS, Mairuhu G, Reitsma JB, Linzer M, Wieling W, van Dijk N (2006). Lifetime cumulative incidence of syncope in the general population: a study of 549 Dutch subjects aged 35-60 years. J Cardiovasc Electrophysiol, 17(11), 1172-6.

[59] Scherf D, Bornemann C (1970). The Stokes-Adams syndrome. Cardiovasc Clin, 2(2), 101-16.

[60] Sheldon R, Hersi A, Ritchie D, Koshman ML, Rose S (2010). Syncope and structural heart disease: historical criteria for vasovagal syncope and ventricular tachycardia. J Cardiovasc Electrophysiol, 21 (12), 1358-64.

[61] Ullman E, Edlow JA (2010). Complete heart block complicating the head impulse test. Arch Neurol, 67 (10), 1272-4.

[62] Kasbekar AV, Baguley DM, Knight R, et al. (2010). Heart rate and blood pressure effects during caloric vestibular testing. J Laryngol Otol, 124(6), 616-22.

[63] Vilela MD, Goodkin R, Lundin DA, Newell DW (2005). Rotational vertebrobasilar ischemia: hemodynamic assessment and surgical treatment. Neurosurgery, 56(1), 36-43; discussion-5.

[64] Lempert T, von Brevern M (1996). The eye movements of syncope. Neurology, 46(4), 1086-8.

[65] Krediet CT, van Dijk N, Linzer M, van Lieshout JJ, Wieling W (2002). Management of vasovagal syncope: controlling or aborting faints by leg crossing and muscle tensing. Circulation, 106(13), 1684-9.

[66] van Lieshout JJ, ten Harkel AD, Wieling W (1992). Physical manoeuvres for combating orthostatic dizziness in autonomic failure. Lancet, 339 (8798), 897-8.

[67] Sarasin FP, Junod AF, Carballo D, Slama S, Unger PF, Louis-Simonet M (2002). Role of echocardiography in the evaluation of syncope: a prospective study. Heart, 88(4), 363-7.

[68] Mathias CJ (2003). Autonomic diseases: clinical features and laboratory evaluation. J Neurol Neurosurg Psychiatry, 74(Suppl 3), iii31-41.

[69] Freeman R, Wieling W, Axelrod FB, et al. (2011). Consensus statement on the definition of orthostatic hypotension, neurally mediated syncope and the postural tachycardia syndrome. Clin Auton Res, 21(2), 69-72.

[70] Birkhahn RH, Gaeta TJ, Van Deusen SK, Tloczkowski J (2003). The ability of traditional vital signs and shock index to identify ruptured ectopic pregnancy. Am J Obstet Gynecol, 189(5), 1293-6.

[71] Gilbert VE (1993). Immediate orthostatic hypotension: diagnostic value in acutely ill patients. South Med J, 86(9), 1028-32.

[72] Lasch KF, Evans CJ, Schatell D (2009). A qualitative analysis of patient-reported symptoms of anemia. Nephrol Nurs J, 36(6), 621-4, 31-2; quiz 33.

[73] Wenning GK, Ben Shlomo Y, Magalhaes M, Daniel SE, Quinn NP (1994). Clinical features and natural history of multiple system atrophy. An analysis of 100 cases. Brain, 117(Pt 4), 835-45.

[74] Gupta V, Lipsitz LA (2007). Orthostatic hypotension in the elderly: diagnosis and treatment. Am J Med, 120(10), 841-7.

[75] Bloem BR, Grimbergen YA, Cramer M, Willemsen M, Zwinderman AH (2001). Prospective assessment of falls in Parkinson's disease. J Neurol, 248 (11), 950-8.

[76] Middlekauff HR, Stevenson WG, Saxon LA (1993). Prognosis after syncope: impact of left ventricular function. Am Heart J, 125(1), 121-7.

[77] Soteriades ES, Evans JC, Larson MG, et al. (2002). Incidence and prognosis of syncope. N Engl J Med, 347(12), 878-85.

[78] Kapoor WN, Karpf M, Wieand S, Peterson JR, Levey GS (1983). A prospective evaluation and follow-up of patients with syncope. N Engl J Med, 309 (4), 197-204.

[79] Quinn JV, Stiell IG, McDermott DA, Sellers KL, Kohn MA, Wells GA (2004). Derivation of the San Francisco Syncope Rule to predict patients with short-term serious outcomes. Ann Emerg Med, 43 (2), 224-32.

[80] Wieling W, Krediet CT, Wilde AA (2006). Flush after syncope: not always an arrhythmia. J Cardiovasc Electrophysiol, 17(7), 804-5.

[81] Sheldon RS, Sheldon AG, Connolly SJ, et al. (2006). Age of first faint in patients with vasovagal syncope. J Cardiovasc Electrophysiol, 17(1), 49-54.

[82] Oh JH, Hanusa BH, Kapoor WN (1999). Do symptoms predict cardiac arrhythmias and mortality in

patients with syncope? Arch Intern Med,159(4), 375-80.

[83] Fisher RS,van Emde Boas W,et al. (2005). Epileptic seizures and epilepsy:definitions proposed by the International League Against Epilepsy (ILAE)and the International Bureau for Epilepsy (IBE). Epilepsia,46(4),470-2.

[84] Hauser WA,Annegers JF,Kurland LT (1993). Incidence of epilepsy and unprovoked seizures in Rochester, Minnesota: 1935-1984. Epilepsia, 34 (3), 453-68.

[85] Forsgren L, Bucht G, Eriksson S, Bergmark L (1996). Incidence and clinical characterization of unprovoked seizures in adults:a prospective population-based study. Epilepsia,37(3),224-9.

[86] Grunewald RA,Panayiotopoulos CP (1993). Juvenile myoclonic epilepsy. A review. Arch Neurol, 50 (6),594-8.

[87] Baquis GD,Pessin MS,Scott RM (1985). Limb shaking-a carotid TIA. Stroke,16(3),444-8.

[88] Gerstner E,Liberato B,Wright CB (2005). Bi-hemispheric anterior cerebral artery with drop attacks and limb shaking TIAs. Neurology,65(1),174.

[89] Sheldon R,Rose S,Ritchie D,et al. (2002). Historical criteria that distinguish syncope from seizures. J Am Coll Cardiol,40(1),142-8.

[90] Theodore WH,Porter RJ,Penry JK (1983). Complex partial seizures:clinical characteristics and diferential diagnosis. Neurology,33(9),1115-21.

[91] Scaramelli A,Braga P,Avellanal A,et al. (2009). Prodromal symptoms in epileptic patients: clinical characterization of the pre-ictal phase. Seizure, 18 (4),246-50.

[92] Bladin PF (1998). History of 'epileptic vertigo':its medical,social,and forensic problems. Epilepsia,39 (4),442-7.

[93] Hughes JR,Drachman DA (1977). Dizziness,epilepsy and the EEG. Dis Nerv Syst,38(6),431-5.

[94] Gowers WR (1885). Epilepsy and other chronic convulsive diseases. New York:William Wood & Co.

[95] Currie S,Heathfield KW,Henson RA,Scott DF (1971). Clinical course and prognosis of temporal lobe epilepsy. A survey of 666 patients. Brain,94 (1),173-90.

[96] Salanova V,Andermann F,Rasmussen T,Olivier A, Quesney LF (1995). Parietal lobe epilepsy. Clinical manifestations and outcome in 82 patients treated surgically between 1929 and 1988. Brain,118 (Pt 3),607-27.

[97] Williamson PD,Thadani VM,Darcey TM,Spencer DD,Spencer SS,Mattson RH (1992). Occipital lobe epilepsy:clinical characteristics,seizure spread patterns,and results of surgery. Ann Neurol,31(1), 3-13.

[98] Taylor DC,Lochery M (1987). Temporal lobe epilepsy:origin and significance of simple and complex auras. J Neurol Neurosurg Psychiatry,50 (6), 673-81.

[99] Kogeorgos J,Scott DF,Swash M (1981). Epileptic dizziness. Br Med J (Clin Res Ed),282(6265), 687-9.

[100] McKeon A,Vaughan C,Delanty N (2006). Seizure versus syncope. Lancet Neurol,5(2),171-80.

[101] Kanjwal K, Karabin B, Kanjwal Y, Grubb BP (2009). Differentiation of convulsive syncope from epilepsy with an implantable loop recorder. Int J Med Sci,6(6),296-300.

[102] Zaidi A,Clough P,Cooper P,Scheepers B,Fitzpatrick AP (2000). Misdiagnosis of epilepsy:many seizure-like attacks have a cardiovascular cause. J Am Coll Cardiol,36(1),181-4.

[103] Thijs RD,Wagenaar WA,Middelkoop HA,Wieling W, van Dijk JG (2008). Transient loss of consciousness through the eyes of a witness. Neurology,71(21),1713-8.

[104] Hoefnagels WA,Padberg GW,Overweg J,van der Velde EA,Roos RA (1991). Transient loss of consciousness:the value of the history for distinguishing seizure from syncope. J Neurol, 238 (1), 39-43.

[105] Benbadis SR,Wolgamuth BR,Goren H,Brener S, Fouad-Tarazi F (1995). Value of tongue biting in the diagnosis of seizures. Arch Intern Med, 155 (21),2346-9.

[106] Gastaut H, Fischer-Williams M (1957). Electroencephalographic study of syncope; its differentiation from epilepsy. Lancet,273(7004),1018-25.

[107] Robillard A,Saint-Hilaire JM,Mercier M,Bouvier G (1983). The lateralizing and localizing value of adversion in epileptic seizures. Neurology,33(9), 1241-2.

[108] Calkins H,Shyr Y,Frumin H,Schork A,Morady F

(1995). The value of the clinical history in the differentiation of syncope due to ventricular tachycardia, atrioventricular block, and neurocardiogenic syncope. Am J Med,98(4),365-73.

[109] Lempert T, Bauer M, Schmidt D (1994). Syncope and near-death experience. Lancet, 344 (8925), 829-30.

[110] Stephenson JBP(2002). Fainting and syncope. In Maria BL（Ed）Current management in pediatric neurology,pp. 345-51. Hamilton:BC Decker.

[111] Rocamora R, Kurthen M, Lickfett L, Von Oertzen J, Elger CE (2003). Cardiac asystole in epilepsy: clinical and neurophysiologic features. Epilepsia,44(2),179-85.

[112] Phizackerley PJ, Poole EW, Whitty CW (1954). Sino-auricular heart block as an epileptic manifestation; a case report. Epilepsia,3,89-91.

[113] Kiok MC, Terrence CF, Fromm GH, Lavine S (1986). Sinus arrest in epilepsy. Neurology,36(1), 115-6.

[114] Blumhardt LD, Smith PE, Owen L (1986). Electrocardiographic accompaniments of temporal lobe epileptic seizures. Lancet,1(8489),1051-6.

[115] Wilder-Smith E (1992). Complete atrio-ventricular conduction block during complex partial seizure. J Neurol Neurosurg Psychiatry,55(8),734-6.

[116] van Rijckevorsel K, Saussu F, de Barsy T (1995). Bradycardia, an epileptic ictal manifestation. Seizure,4(3),237-9.

[117] Schuele SU, Bermeo AC, Alexopoulos AV, et al. (2007). Video-electrographic and clinical features in patients with ictal asystole. Neurology,69(5), 434-41.

[118] Cuthill FM, Espie CA (2005). Sensitivity and specificity of procedures for the differential diagnosis of epileptic and non-epileptic seizures:a systematic review. Seizure,14(5),293-303.

[119] Bodde NM, Brooks JL, Baker GA, et al. (2009). Psychogenic non-epileptic seizures-definition, etiology, treatment and prognostic issues:a critical review. Seizure,18(8),543-53.

[120] Mellers JD (2005). The approach to patients with 'non-epileptic seizures'. Postgrad Med J,81(958), 498-504.

[121] Smith PE (2001). If it's not epilepsy. J Neurol Neurosurg Psychiatry,70 Suppl 2:II9-14.

[122] Hadjikoutis S, Smith PE (2005). Approach to the patient with epilepsy in the outpatient department. Postgrad Med J,81(957),442-7.

[123] Linzer M, Felder A, Hackel A, et al. (1990). Psychiatric syncope:a new look at an old disease. Psychosomatics,31(2),181-8.

[124] Luzza F, Pugliatti P, di Rosa S, Calabro D, Carerj S, Oreto G (2003). Tilt-induced pseudosyncope. Int J Clin Pract,57(5),373-5.

[125] Petersen ME, Williams TR, Sutton R (1995). Psychogenic syncope diagnosed by prolonged head-up tilt testing. QJM,88(3),209-13.

[126] Bazil CW, Walczak TS (1997). Effects of sleep and sleep stage on epileptic and nonepileptic seizures. Epilepsia,38(1),56-62.

[127] Lancman ME, Asconape JJ, Craven WJ, Howard G, Penry JK (1994). Predictive value of induction of psychogenic seizures by suggestion. Ann Neurol,35(3),359-61.

[128] Stephenson JBP. Anoxic seizures or syncopes. In Stephenson JBP（Ed）Fits and faints, pp. 41-58. Oxford:Mac Keith Press.

[129] Chung SS, Gerber P, Kirlin KA (2006). Ictal eye closure is a reliable indicator for psychogenic nonepileptic seizures. Neurology,66(11),1730-1.

[130] Jankovic J, Havins WE, Wilkins RB (1982). Blinking and blepharospasm. Mechanism, diagnosis, and management. JAMA,248(23),3160-4.

[131] Ettinger AB, Weisbrot DM, Nolan E, Devinsky O (1999). Postictal symptoms help distinguish patients with epileptic seizures from those with non-epileptic seizures. Seizure,8(3),149-51.

[132] Voermans NC, Zwarts MJ, van Laar T, Tijssen MA, Bloem BR (2005). Fallacious falls. J Neurol, 252(10),1271-3.

[133] Bauer J (1996). Epilepsy and prolactin in adults:a clinical review. Epilepsy Res,24(1),1-7.

[134] Chen DK, So YT, Fisher RS (2005). Use of serum prolactin in diagnosing epileptic seizures:report of the Therapeutics and Technology Assessment Subcommittee of the American Academy of Neurology. Neurology,65(5),668-75.

[135] Willert C, Spitzer C, Kusserow S, Runge U (2004). Serum neuron-specific enolase, prolactin, and creatine kinase after epileptic and psychogenic non-epileptic seizures. Acta Neurol Scand,109(5),

318-23.

[136] Alving J (1998). Serum prolactin levels are elevated also after pseudo-epileptic seizures. Seizure, 7 (2),85-9.

[137] Oribe E, Amini R, Nissenbaum E, Boal B (1996). Serum prolactin concentrations are elevated after syncope. Neurology,47(1),60-2.

[138] Pohlmann-Eden B, Stefanou A, Wellhausser H (1997). Serum prolactate in syncope. Neurology,48 (5),1477-8.

[139] Benbadis SR, Chichkova R (2006). Psychogenic pseudosyncope:an underestimated and provable diagnosis. Epilepsy Behav,9(1),106-10.

[140] Grad A, Baloh RW (1989). Vertigo of vascular origin. Clinical and electronystagmographic features in 84 cases. Arch Neurol,46(3),281-4.

[141] Davidson E, Rotenbeg Z, Fuchs J, Weinberger I, Agmon J (1991). Transient ischemic attack-related syncope. Clin Cardiol,14(2),141-4.

[142] Quinn J, McDermott D, Stiell I, Kohn M, Wells G (2006). Prospective validation of the San Francisco Syncope Rule to predict patients with serious outcomes. Ann Emerg Med,47(5),448-54.

[143] Savitz SI, Caplan LR (2005). Vertebrobasilar disease. N Engl J Med,352(25),2618-26.

[144] Savage DD, Corwin L, McGee DL, Kannel WB, Wolf PA (1985). Epidemiologic features of isolated syncope:the Framingham Study. Stroke, 16 (4), 626-9.

[145] Hennerici M, Klemm C, Rautenberg W (1988). The subclavian steal phenomenon:a common vascular disorder with rare neurologic deficits. Neurology,38(5),669-73.

[146] Taylor CL, Selman WR, Ratcheson RA (2002). Steal affecting the central nervous system. Neurosurgery,50(4),679-88;discussion 88-9.

[147] Smith JM, Koury HI, Hafner CD, Welling RE (1994). Subclavian steal syndrome. A review of 59 consecutive cases. J Cardiovasc Surg (Torino),35 (1),11-14.

[148] Bornstein NM, Norris JW (1986). Subclavian steal: a harmless haemodynamic phenomenon? Lancet,2(8502),303-5.

[149] Zhou Y, Lee SH, Therani AS, Robinson KA, Newman-Toker D (2011). Anterior Circulation Stroke Causing Dizziness or Vertigo: A Systematic Re-view. 136th Annual Meeting of the American Neurological Association, 25-27 September, 2011, San Diego,CA.

[150] Dulay D, Gould PA, Leung A, Krahn AD (2008). Images in cardiovascular medicine. A sensitive dissection:profound bradycardia complicating carotid dissection. Circulation,118(11),e152-3.

[151] Bogousslavsky J, Regli F (1985). Vertebrobasilar transient ischemic attacks in internal carotid artery occlusion or tight stenosis. Arch Neurol, 42 (1), 64-8.

[152] Perry JJ, Stiell IG, et al. (2010). High risk clinical characteristics for subarachnoid haemorrhage in patients with acute headache:prospective cohort study. BMJ,341;c5204.

[153] Kirchmann M, Thomsen LL, Olesen J (2006). Basilar-type migraine: clinical, epidemiologic, and genetic features. Neurology,66(6),880-6.

[154] Weig SG, Buckthal PE, Choi SK, Zellem RT (1991). Recurrent syncope as the presenting symptom of Arnold-Chiari malformation. Neurology,41 (10),1673-4.

[155] Prilipko O, Dehdashti AR, Zaim S, Seeck M (2005). Orthostatic intolerance and syncope associated with Chiari type I malformation. J Neurol Neurosurg Psychiatry,76(7),1034-6.

[156] Kruschinski C, Hummers-Pradier E, Newman-Toker D, Camargo CA, Jr., Edlow JA (2008). Diagnosing dizziness in the emergency and primary care settings. Mayo Clin Proc,83(11),1297-8; author reply 8-9.

[157] Newman-Toker DE, Cannon LM, Stofferahn ME, Rothman RE, Hsieh YH, Zee DS (2007). Imprecision in patient reports of dizziness symptom quality: a cross-sectional study conducted in an acute care setting. Mayo Clin Proc,82(11),1329-40.

[158] Buttner U, Helmchen C, Brandt T (1999). Diagnostic criteria for central versus peripheral positioning nystagmus and vertigo:a review. Acta Otolaryngol,119(1),1-5.

[159] Leigh RJ, Zee DS (2006). The Neurology of Eye Movements (4th ed). New York:Oxford University Press.

[160] Moubayed SP, Saliba I (2009). Vertebrobasilar insufficiency presenting as isolated positional vertigo or dizziness: a double-blind retrospective cohort

study. Laryngoscope,119(10),2071-6.

[161] Stark RJ,Wodak J. Primary orthostatic cerebral ischaemia. J Neurol Neurosurg Psychiatry,46(10),883-91.

[162] Blank SC, Shakir RA, Bindoff LA, Bradey N (1997). Spontaneous intracranial hypotension:clinical and magnetic resonance imaging characteristics. Clin Neurol Neurosurg,99(3),199-204.

[163] Stewart JM,Clarke D (2011). 'He's dizzy when he stands up':an introduction to initial orthostatic hypotension. J Pediatr,158(3),499-504.

[164] Raj SR (2006). The Postural Tachycardia Syndrome (POTS), pathophysiology, diagnosis & management. Indian Pacing Electrophysiol J,6(2),84-99.

[165] Low PA,Sandroni P,Joyner M,Shen WK (2009). Postural tachycardia syndrome (POTS). J Cardiovasc Electrophysiol,20(3),352-8.

[166] Low PA, Opfer-Gehrking TL, Textor SC, et al. (1995). Postural tachycardia syndrome (POTS). Neurology,45(4 Suppl 5),S19-25.

[167] Gomez CR,Cruz-Flores S,Malkoff MD,Sauer CM, Burch CM (1996). Isolated vertigo as a manifestation of vertebrobasilar ischemia. Neurology,47(1),94-7.

[168] Gottesman RF,Sharma P,Robinson KA,et al. (2012). Clinical characteristics of symptomatic vertebral artery dissection. A systematic review. Neurologist(in press)

[169] Shah KH,Kleckner K,Edlow JA (2008). Short-term prognosis of stroke among patients diagnosed in the emergency department with a transient ischemic attack. Ann Emerg Med,51(3),316-23.

[170] Brandt T, Baloh RW (2005). Rotational vertebral artery occlusion:a clinical entity or various syndromes? Neurology,65(8),1156-7.

[171] Kuether TA,Nesbit GM,Clark WM,Barnwell SL (1997). Rotational vertebral artery occlusion:a mechanism of vertebrobasilar insufficiency. Neurosurgery,41(2),427-32; discussion 32-3.

[172] Shimizu T,Waga S,Kojima T,Niwa S (1988). Decompression of the vertebral artery for bow-hunter's stroke. Case report. J Neurosurg,69 (1),127-31.

[173] Sorensen BF (1978). Bow hunter's stroke. Neurosurgery,2(3),259-61.

[174] Heidenreich KD, Carender WJ, Heidenreich MJ, Telian SA (2010). Strategies to distinguish benign paroxysmal positional vertigo from rotational vertebrobasilar ischemia. Ann Vasc Surg,24(4),553 e1-5.

[175] Mannelli M,Ianni L,Cilotti A,Conti A (1999). Pheochromocytoma in Italy:a multicentric retrospective study. Eur J Endocrinol,141(6),619-24.

[176] Nielsen JM (1959). Tornado epilepsy simulating Meniere's syndrome:report of 4 cases. Neurology,9,794-6.

[177] Penfield W, Erickson TC (1941). Epilepsy and Cerebral Localization. London:Bailliere.

[178] Brandt T,Dieterich M (1999). The vestibular cortex. Its locations,functions, and disorders. Ann N Y Acad Sci,871,293-312.

[179] Kaplan PW,Tusa RJ (1993). Neurophysiologic and clinical correlations of epileptic nystagmus. Neurology,43(12),2508-14.

[180] Neuhauser H,Leopold M,von Brevern M,Arnold G,Lempert T (2001). The interrelations of migraine,vertigo,and migrainous vertigo. Neurology,56(4),436-41.

[181] Hufner K,Barresi D,Glaser M,et al. (2008). Vestibular paroxysmia:diagnostic features and medical treatment. Neurology,71(13),1006-14.

[182] Shoair OA, Nyandege AN, Slattum PW (2011). Medication-related dizziness in the older adult. Otolaryngol Clin North Am,44(2),455-71.

[183] Black SE,Maki BE,Fernie GR (1993). Aging, imbalance and falls. In Sharpe A,Barber HO (Eds) The Vestibulo-Ocular Reflex and Vertigo, pp. 317-35. New York:Raven.

[184] Wolfson L (1992). Falls and gait. In Katzman R, Rowe IW (Eds)Principles of Geriatric Neurology, Philadelphia:FA Davis.

[185] Tinetti ME,Baker DI,McAvay G,et al. (1994). A multifactorial intervention to reduce the risk of falling among elderly people living in the community. N Engl J Med,331(13),821-7.

[186] Parry SW,Kenny RA (2005). Drop attacks in older adults:systematic assessment has a high diagnostic yield. J Am Geriatr Soc,53(1),74-8.

[187] O'Mahony D,Foote C (1998). Prospective evaluation of unexplained syncope,dizziness,and falls among community-dwelling elderly adults. J Geron-

tol A Biol Sci Med Sci,53(6),M435-40.

[188] Lee MS,Marsden CD (1995). Drop attacks. Adv Neurol,67,41-52.

[189] Meissner I,Wiebers DO,Swanson JW,O'Fallon WM (1986). The natural history of drop attacks. Neurology,36(8),1029-34.

[190] Lin BF,Chen YS,Weng HF,Chia WT (2009). Acute aortic dissection presenting as case of accidental falling with flaccidity of left lower extremity. Am J Emerg Med,27(1),127 e1-2.

[191] Ishiyama G,Ishiyama A,Baloh RW (2003). Drop attacks and vertigo secondary to a non-meniere otologic cause. Arch Neurol,60(1),71-5.

[192] Lawson J,Johnson I,Bamiou DE,Newton JL (2005). Benign paroxysmal positional vertigo:clinical characteristics of dizzy patients referred to a Falls and Syncope Unit. QJM,98(5),357-64.

[193] Brantberg K,Ishiyama A,Baloh RW (2005). Drop attacks secondary to superior canal dehiscence syndrome. Neurology,64(12),2126-8.

[194] Minor LB,Solomon D,Zinreich JS,Zee DS (1998). Sound-and/or pressure-induced vertigo due to bone dehiscence of the superior semicircular canal. Arch Otolaryngol Head Neck Surg,124(3),249-58.

[195] Baloh RW,Jacobson K,Winder T (1990). Drop attacks with Meniere's syndrome. Ann Neurol,28 (3),384-7.

[196] Kentala E,Havia M,Pyykko I (2001). Short-lasting drop attacks in Meniere's disease. Otolaryngol Head Neck Surg,124(5),526-30.

[197] Tumarkin A (1936). The otolithic catastrophe:a new syndrome. BMJ,1,175-7.

[198] Odkvist LM,Bergenius J (1988). Drop attacks in Meniere's disease. Acta Otolaryngol Suppl,455, 82-5.

[199] Boonstra TA,van der Kooij H,Munneke M,Bloem BR (2008). Gait disorders and balance disturbances in Parkinson's disease:clinical update and pathophysiology. Curr Opin Neurol,21(4),461-71.

[200] van Dijk JG,Thijs RD,Benditt DG,Wieling W (2009). A guide to disorders causing transient loss of consciousness:focus on syncope. Nat Rev Neurol,5(8),438-48.

[201] Grubb BP,Gerard G,Wolfe DA,et al. (1992). Syncope and seizures of psychogenic origin:identification with head-upright tilt table testing. Clin Cardi-

ol,15(11),839-42.

[202] Reuber M,Howlett S,Khan A,Grunewald RA (2007). Non-epileptic seizures and other functional neurological symptoms:predisposing,precipitating,and perpetuating factors. Psychosomatics,48 (3),230-8.

[203] Overeem S,Mignot E,van Dijk JG,Lammers GJ (2001). Narcolepsy:clinical features,new pathophysiologic insights,and future perspectives. J Clin Neurophysiol,18(2),78-105.

[204] Gambardella A,Reutens DC,Andermann F,et al. (1994). Late-onset drop attacks in temporal lobe epilepsy:a reevaluation of the concept of temporal lobe syncope. Neurology,44(6),1074-8.

[205] Gaitatzis A,Kartsounis LD,Gacinovic S,et al. (2004). Frontal lobe dysfunction in sporadic hyperekplexia—case study and literature review. J Neurol,251(1),91-8.

[206] Gibson TC,Heitzman MR (1984). Diagnostic efficacy of 24-hour electrocardiographic monitoring for syncope. Am J Cardiol,53(8),1013-7.

[207] Luxon LM,Crowther A,Harrison MJ,Coltart DJ (1980). Controlled study of 24-hour ambulatory electrocardiographic monitoring in patients with transient neurological symptoms. J Neurol Neurosurg Psychiatry,43(1),37-41.

[208] Bass EB,Curtiss EI,Arena VC,et al. (1990). The duration of Holter monitoring in patients with syncope. Is 24 hours enough? Arch Intern Med,150 (5),1073-8.

[209] Assar MD,Krahn AD,Klein GJ,Yee R,Skanes AC (2003). Optimal duration of monitoring in patients with unexplained syncope. Am J Cardiol,92(10), 1231-3.

[210] Brignole M,Vitale E (2010). Implantable loop recorders in clinical practice. [Online article] http://www. escardio. org/communities/councils/e. journal/volume 9/Pages/Implantable-Loop-Recorders-clinical-practice. aspx.

[211] Brignole M,Menozzi C (1997). Methods other than tilt testing for diagnosing neurocardiogenic (neurally mediated) syncope. Pacing Clin Electrophysiol, 20(3 Pt 2),795-800.

[212] Aminoff MJ,Scheinman MM,Griffin JC,Herre JM (1988). Electrocerebral accompaniments of syncope associated with malignant ventricular arrhyth-

mias. Ann Intern Med,108(6),791-6.

[213] Brenner RP (1997). Electroencephalography in syncope. J Clin Neurophysiol,14(3),197-209.

[214] Ellingson RJ,Wilken K,Bennett DR (1984). Efficacy of sleep deprivation as an activation procedure in epilepsy patients. J Clin Neurophysiol, 1 (1), 83-101.

[215] Mendez M, Radtke RA (2001). Interactions between sleep and epilepsy. J Clin Neurophysiol,18 (2),106-27.

[216] Roupakiotis SC,Gatzonis SD,et al. (2000). The usefulness of sleep and sleep deprivation as activating methods in electroencephalographic recording: contribution to a long-standing discussion. Seizure, 9(8),580-4.

[217] King MA,Newton MR,Jackson GD,et al. (1998). Epileptology of the first-seizure presentation: a clinical,electroencephalographic,and magnetic resonance imaging study of 300 consecutive patients. Lancet,352(9133),1007-11.

[218] Leniger T,Isbruch K,von den Driesch S,Diener HC,Hufnagel A (2001). Seizure-associated headache in epilepsy. Epilepsia,42(9),1176-9.

[219] Zivin L,Marsan CA (1968). Incidence and prognostic significance of 'epileptiform' activity in the eeg of non-epileptic subjects. Brain,91(4),751-78.

[220] Gregory RP,Oates T,Merry RT (1993). Electroencephalogram epileptiform abnormalities in candidates for aircrew training. Electroencephalogr Clin Neurophysiol,86(1),75-7.

[221] Hopkins A,Garman A,Clarke C (1988). The first seizure in adult life. Value of clinical features,electroencephalography,and computerised tomographic scanning in prediction of seizure recurrence. Lancet,1(8588),721-6.

[222] Grubb BP,Gerard G,Roush K,et al. (1991). Differentiation of convulsive syncope and epilepsy with head-up tilt testing. Ann Intern Med, 115 (11),871-6.

[223] Maas R,Ventura R,Kretzschmar C,Aydin A, Schuchert A (2003). Syncope,driving recommendations,and clinical reality: survey of patients. BMJ,326(7379),21.

[224] Sorajja D,Nesbitt GC,Hodge DO,et al. (2009). Syncope while driving: clinical characteristics,causes,and prognosis. Circulation,120(11),928-34.

[225] Panel on Prevention of Falls in Older Persons,American Geriatrics Society and British Geriatrics Society (2011). Summary of the Updated American Geriatrics Society/British Geriatrics Society clinical practice guideline for prevention of falls in older persons. J Am Geriatr Soc,59(1),148-57.

[226] Calkins H,Shyr Y,Frumin H,Schork A,Morady F (1995). The value of the clinical history in the differentiation of syncope due to ventricular tachycardia, atrioventricular block, and neurocardiogenic syncope. Am J Med,98(4),365-73.

[227] Graham LA,Kenny RA (2001). Clinical characteristics of patients with vasovagal reactions presenting as unexplained syncope. Europace, 3 (2), 141-6.

[228] van der Sluijs BM,Bloem BR (2006). Neurological picture. Diagnosis at the tip of the tongue. J Neurol Neurosurg Psychiatry,77(6),718.

[229] Reeves AL, Nollet KE, Klass DW, Sharbrough FW, So EL (1996). The ictal bradycardia syndrome. Epilepsia,37(10),983-7.

[230] Devinsky O,Pacia S,Tatambhotla G (1997). Bradycardia and asystole induced by partial seizures:a case report and literature review. Neurology, 48 (6),1712-4.

[231] Lempert T,Neuhauser H,Daroff RB (2009). Vertigo as a symptom of migraine. Ann N Y Acad Sci, 1164,242-51.

[232] Sturzenegger MH,Meienberg O (1985). Basilar artery migraine:a follow-up study of 82 cases. Headache,25(8),408-15.

[233] Lee H,Baloh RW (2005). Sudden deafness in vertebrobasilar ischemia: clinical features, vascular topographical patterns and long-term outcome. J Neurol Sci,228(1),99-104.

[234] Baloh RW (1997). Neurotology of migraine. Headache,37(10),615-21.

[235] Lee MS,Choi YC,Heo JH,Choi IS (1994). 'Drop attacks' with stiffening of the right leg associated with posterior fossa arachnoid cyst. Mov Disord,9 (3),377-8.

[236] Kapoor WN (1989). Syncope with abrupt termination of exercise. Am J Med,87(5),597-9.

[237] Mathias CJ, Holly E, Armstrong E, Shareef M, Bannister R (1991). The influence of food on postural hypotension in three groups with chronic au-

tonomic failure-clinical and therapeutic implications. J Neurol Neurosurg Psychiatry, 54 (8), 726-30.

[238] Somerville ER (1994). Orthostatic transient ischemic attacks: a symptom of large vessel occlusion. Stroke,15(6),1066-7.

[239] Vates GE,Wang KC,Bonovich D,Dowd CF,Lawton MT (2002). Bow hunter stroke caused by cervical disc herniation. Case report. J Neurosurg, 96 (1 Suppl),90-3.

[240] Sturm JW, Fedi M, Berkovic SF, Reutens DC (2002). Exercise-induced temporal lobe epilepsy. Neurology,59(8),1246-8.

[241] Simpson RK,Jr. Grossman RG. Seizures after jogging (1989). N Engl J Med,321(12),835.

第 **30** 章

神经耳科学的行为学因素

原文作者：Jeffrey P. Staab
DOI：10.1093/med/9780199608997.003.0030

中文翻译：冯慧敏　焉双梅　**审校**：孙莉　凌霞　**终审**：金占国

引言：神经耳科学的行为学因素是什么？

本章讨论了 20 世纪心身医学中二分法思维的遗留问题，并用一种综合、实用的方法替代，应用于 21 世纪的神经耳科学的临床、护理、教学和研究。二分法思维是诊断机体症状的一种推理方式，它首先从内外科角度对疾病进行诊断，如果不能明确诊断，即使生理症状与心理因素无直接联系，也认为该疾病是由心理因素导致。但是，二分法思维的一个缺点在于其没有实际的体系、临床实践等，曾经通过定义它不是什么而理解它。同样，神经耳科学中的行为学因素也不例外。行为学因素必须通过实证研究来定义，而不是由缺乏行为学因素的内外科病理生理机制来提出假说。二分法思维的另一个缺点是认为行为学因素与运动密切相关。而且，在正常者和患病人群中，行为学因素与运动相互作用以调整步态、姿势和眼球运动。本章总结了神经耳科学和前庭生理学关于行为学因素数十年的临床观察与研究。

图 30.1 描述了两个人在仓库中的运动。其中，一个人在地面上行走，另一个人在高台上行走。研究表明，在这种环境下，在高台上的人会本能地比在地面上行走的人走得更慢，并且步幅更短。与年轻人相比，该研究结果在老年人中更加突出。如果让高台上的人边走边完成一项认知性任务（如边走边说），其行走速度会更慢。相比于

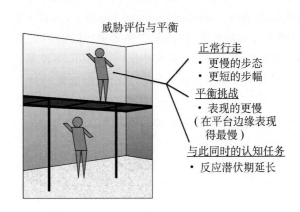

图 30.1　大仓库中，一个人在地板上行走，另一个人在高台上行走。比较分析这两个人在步态、平衡和同步认知任务方面差异的研究结果

在地面上行走的人，高台上的人在执行任务过程中出现反应潜伏期延长若干毫秒。尽管两者在行走过程中使用相同的运动模式，但是如果要求两者踮起脚尖，在高台上的人比站在地板上的人踮起脚尖的速度慢。如果高台上的人在平台的边缘执行该任务（即踮起脚尖），其速度会更慢。高台上的人边说边走与踮起脚尖行走并无差别，但相比于地面上行走的人，失败的后果会更严重。

这些研究显示，正常人在调整步态、维持姿势时，对摔倒的焦虑增加，对平衡的信心降低，进而增加主观不稳感。这种情况下产生的焦虑是一种焦虑状态，而不是患者自身的焦虑性格，这种状态的出现是与维持平衡的自信心相关的。因此，这种瞬时的主观威胁感知可能影响运动。一般情况

下,正常人会根据情景风险本能地改变运动策略。在高风险的情景下,认知(如注意力和专注力)会从次要任务中转移到运动行为上。这些调控是本能的,以至于多数人在一般情况下会忽略它,除非在极端情况下或者调控失败时才会注意到它。因为由于威胁所产生的人体姿势调控时,不需要有意识的思维活动。例如,人们在晚上睡觉时不会从床上掉下来,是因为人们在睡觉时也能保持对床边缘位置和相对位置的感知。

法国研究人员开发了一个动物模型,用于研究威胁感知/焦虑系统对运动的影响。研究发现,有高度焦虑的小鼠比正常小鼠更难通过一个抬高的、旋转的横梁。并且,焦虑小鼠比正常小鼠更容易在横梁上打滑和停顿。选择性5-羟色胺再摄取抑制药(selective serotonin reuptake inhibitor,SSRI)类(氟西汀和帕罗西汀)或苯二氮䓬类(地西泮)等抗焦虑抗抑郁药物治疗焦虑小鼠,可使其运动表现达到正常小鼠水平。而正常小鼠使用抗焦虑药物会导致其运动行为变差。这些研究结果表明,威胁系统对高度移动物种的运动具有强有力的影响。

运动的综合概念——外周、中枢和行为系统

通过回顾前一节,仅研究外周性和中枢性前庭系统并不能完全解释神经耳科学的行为学因素。因为高台上行走的受试者并没有前庭神经、视觉、本体觉受损病史,也没有处理来自外周刺激信号的中枢障碍。从神经生理学的角度来看,外周和中枢前庭神经通路不包含威胁感受器。然而,大脑皮质到脑干通路上的几个重要连接点与大脑威胁感知系统密切相关(见综述[9])。因此,中枢杏仁核通路可以本能地对威胁进行评估,与杏仁核紧密相连的皮质边缘系统会把注意力转向新的或意外的刺激,眶额部皮质通路可以根据个人的气质改变本能的恐惧反应,可以很好地调整运动控制。这些行为调控可能是由反射性神经通路或主观意识导致。图30.2描述了大脑系统参与运动行为调控的三个因素,包括神经耳科医师和前庭生理学家熟知的外周性前庭系统、视觉和

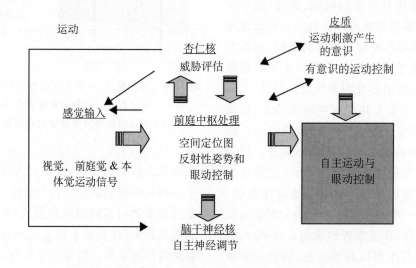

图30.2 自主运动神经系统与眼动控制系统集成示意图
该模型分为三层:①外周感觉传入;②前庭中枢处理;③行为系统,包括威胁评估和有意识的运动控制。

本体感觉,以及中枢前庭通路。其中一级神经通路是负责评估威胁和运动行为调控的神经通路;三级神经通路(即行为系统)与我们熟知的外周性和中枢性前庭系统功能一样,能够影响姿势、步态、运动行为及眼动控制。

神经耳科行为学因素综合应用的原理

研究发现,行为学因素在正常运动中起着不

可替代的作用。因此,行为学因素异常是可以导致平衡障碍的。行为学因素与外周性和中枢性前庭疾病相互作用,从而使疾病的临床表现发生了改变。这种相互作用在临床中很常见,但通常却未被认识到。图 30.3 显示了传统三级神经耳科诊疗(着重外周性和中枢性前庭疾病评估)与综合性诊疗(纳入鉴别行为学因素方法)之间的结果差异。这些数据来自于明尼苏达州罗彻斯特市的梅奥诊所,从 2008 年开始,该诊所由仅依赖于前庭功能检查的传统三级神经耳科诊疗,转型成为综合性诊疗。在诊疗流程改革前,25% 的患者出院时不能确诊,检查报告无法解释前庭症状的病因;在诊疗流程改革后,一切变得相对简单,进行了系统的鉴别诊断,明确行为学因素后,只有不到 2% 的患者出院时不能确诊。慢性主观性头晕(chronic subjective dizziness,CSD)和前庭性偏头痛(vestibular migraine,VM)分别是导致前庭症状的第二、第三大常见疾病。随着对原发性前庭功能障碍患者合并行为学因素的进一步认识,提出了更加全面的诊疗建议。这一改变使每年 500 名患者的生活质量明显改善,而这些患者若按照以前的诊疗流程并不能明确诊断。过去 10 年的神经耳科学并未说明行为学因素,而从内外科角度来看,以前的诊疗流程也并无缺陷。现在仍然有许多神经耳科像梅奥诊所一样将之前的诊疗流程作为诊疗标准。值得庆幸的是,全球越来越多的医疗机构正在认识到综合诊疗的优势。成功的综合诊疗不需要花费大量的时间、资源、培训,以及精神病学或心理学专家会诊。综合诊疗需要扩大前庭和平衡障碍疾病的概念,以包括外周前庭系统、中枢前庭系统和行为学因素(图 30.2);并采用适当的治疗策略,包括内科治疗、外科治疗和行为干预疗法。其余章节所提供的数据验证了行为学因素的概念及其相关的干预措施。行为学因素可能是平衡障碍疾病最常见的病因,也可能是治疗策略最容易的突破点。如图 30.3 所示,临床实践中并没有完全把行为学因素融入神经耳科的诊疗中,以帮助更多的前庭症状患者。对综合诊疗方案的研究显示,它可能补充部分平衡功能障碍的机制。

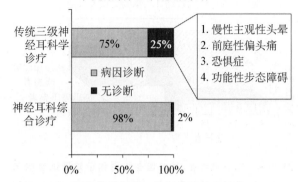

图 30.3　传统三级神经耳科学诊疗与综合诊疗之间的诊断差异

　　该数据来自于梅奥诊所于 2008 年开发的一个综合诊疗过程前后对比的试验。可见,以前低估了框里的诊断。

焦虑障碍、前庭症状和平衡功能

　　图 30.1 显示行为学因素对运动行为调控可以产生积极作用,包括危险情境下改变运动策略,并根据需求将认知从次要任务中转移到运动行为上;而威胁感知系统可能对运动行为调控产生消极作用,尤其是在焦虑状态下,可导致前庭症状出现,从而影响前庭疾病的表现和治疗。

　　图 30.4 显示了焦虑障碍、空间和运动刺激的耐受性及前庭症状的研究结果。Jacob 及其同事招募了 25 名惊恐障碍患者,50 名其他焦虑障碍患者(多数为广泛性焦虑障碍和社交恐惧症),以及 30 名无病理性焦虑障碍患者。所有患者均无神经耳科疾病。首先,让这些受试者完成关于恐高症、复杂空间和运动刺激(如过桥、嘈杂商场购物)不适及头晕症状的标准化问卷。大多数焦虑障碍患者(包括 80% 的惊恐障碍患者,60% 的其他焦虑障碍患者)称对于高处感到不适(图 30.4,惊恐障碍和焦虑障碍患者见于深色条形图),但在焦虑组中没有统计学差异。对照组中不包括恐高症患者。在空间和运动不适的问卷调查中,焦虑障碍患者的评分高于对照组(图 30.4,SMD 评分),可见,恐高症与空间运动不适之间可能存在相关性。患有恐高症患者比无恐高症患者更容易出现空间与运动不适,而这一发现在焦虑障碍患者中无统计学差异。大多数焦虑障碍患者(包括

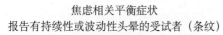

焦虑相关平衡症状
报告有持续性或波动性头晕的受试者（条纹）

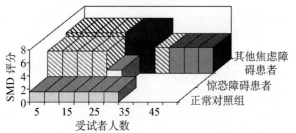

图 30.4　惊恐障碍症、其他焦虑障碍和正常受试者的焦虑相关性前庭症状。其中包括 SMD 评分、空间和运动不适（引自 Jacob 等）

80％的惊恐障碍患者和 50％的其他焦虑障碍患者）有持续性或波动性的头晕症状（条纹图）。此外，还存在着一种潜在的复杂联系，认为患有焦虑障碍并伴有恐高症及空间与运动不适评分较高的人，更容易出现头晕。这些结果表明，焦虑障碍患者在受到各种空间、运动和高度的刺激时，往往会感到不适。这种效应并不针对特定的焦虑障碍，尽管它可能在惊恐障碍和广泛性焦虑障碍患者中更明显。然而，一般情况下，这种效应似乎是焦虑障碍患者的一个基本特征。

20 世纪 90 年代初，有学者发表了有关焦虑障碍患者前庭功能检查的研究，特别是对于有或没有广场恐惧症的惊恐障碍患者。多数研究显示，相比于正常对照组，焦虑障碍患者的温度试验、视动检查或自旋转试验（即基本的前庭功能检查）中的一个或多个参数可能超出正常范围，并发现焦虑障碍患者（尤其是惊恐障碍患者）可能存在轻微的前庭功能损害，从而导致他们对运动刺激更敏感，对自己的平衡更焦虑。然而，通过进一步分析显示，报告结果异常因受试者而异。未提示有中枢性或周围性前庭障碍。此外，Jacob 及其同事发现，在偏垂直轴旋转产生的耳石-眼反射或半规管-耳石交互效应方面，焦虑障碍患者与正常对照组之间是无差别的。有关这一主题的两项详细研究发现，既往的前庭症状与当前的身体和行为症状可能存在联系。Jacob 等发现了既往（代偿性）外周性前庭功能损害、运动刺激引起的超敏反应和患者恐惧性回避之间存在联系；Tecer 等发现了非特异性平衡检查异常与持续性头晕之间

存在联系，但其与恐惧性回避无关。综上所述，焦虑障碍患者在基础的前庭功能检查中（如温度试验、视动性检查或自旋转试验）可能表现出非特异性和非诊断性异常。这些异常来源尚不确定，但是它们与已知的外周性或中枢性前庭疾病并不一致。

与这些基础前庭功能检查的阴性结果不同的是，高频检查联合平衡功能检查［如感觉整合试验（sensory organization test，SOT）］发现，相比于正常对照组，焦虑障碍患者会出现更一致的功能障碍模式。在动态和静态姿势描记技术检查中，惊恐障碍患者比正常对照组摇摆更明显。其中，姿势不稳定的程度与恐惧性回避的严重程度和焦虑相关性头晕有关。Perna 等发现，15 名惊恐障碍患者经帕罗西汀治疗后在姿势描记技术检查过程中可维持躯体平衡，它与一组法国研究人员针对焦虑小鼠的研究结果一致。在 SOT 检查中，焦虑障碍患者更依赖视觉或本体感觉。Cevette 及其同事发现，相比于正常对照组，焦虑障碍或躯体化障碍患者在 Ⅲ-Ⅵ 条件下的评分更低；相比于外周性或中枢性前庭功能损害患者，焦虑障碍或躯体化障碍患者在 Ⅲ、Ⅳ 条件下评分更低。Jacob 及其同事也发现相比于正常对照组，焦虑障碍患者在 Ⅲ、Ⅳ 条件下评分更低。Redfern 等进一步研究发现，相比于正常对照组，即使前庭和本体觉的数据正常，焦虑障碍患者站在固定平面上仍更容易受到视觉不稳定的影响，这种效应是由于焦虑障碍患者的空间和运动不适所导致的。因此，焦虑障碍患者（尤其是那些对空间和运动刺激感到高度不适的患者）可能无法以正常的方式整合视觉、前庭和本体觉信息；相反，他们会高度依赖视觉，对本体觉依赖程度较低。所以，他们很容易受到高度或复杂的视觉运动刺激的影响。

在儿童时期就可以观察到焦虑障碍对运动的不良影响。Erez 等对小学生在家庭和学校中遇到的平衡挑战进行调查，并观察了他们在实验室平衡任务中的表现。所有小学生的神经耳科学检查结果正常。但与正常小学生相比，有焦虑障碍的小学生在面对自然环境中的平衡挑战时，感觉更为敏感，同时发现有焦虑障碍的小学生在平衡任务中的表现更迟钝，且犯错误较多。研究人员

很早之前对儿童发育进行研究,早在幼儿时期就可以观察到焦虑表现,尤其是在那些有焦虑特质和重度焦虑症家族史的儿童。因此,在幼儿时期就能观察到焦虑对运动的不良影响。

前庭疾病国际分类(International Classification of Vestibular Disorders,ICVD)行为小组委员会对诸多研究的数据结果进行了回顾,发现惊恐发作和广泛性焦虑障碍可能导致头晕、不稳感和轻度眩晕。惊恐和广泛性焦虑障碍在神经耳科诊疗中相当普遍。所以,在德国和美国的三级神经耳科诊疗中心就诊的所有患者中,有 8%～10% 的患者和 35% 的慢性非旋转性头晕患者的主要诊断为惊恐和广泛性焦虑障碍。事实上,这个比例已经远远超过了普通人群中惊恐(2.7%)和广泛性焦虑障碍(3.1%)的患病率。另外,有一大批神经耳科患者同时患有焦虑障碍及外周性和中枢性前庭疾病,我们将在后面的章节中详细介绍。ICVD 行为小组委员会正在编写诊断标准,以帮助神经耳科医师鉴别头晕和不稳感患者的病理性焦虑(见第 16 章)。

功能性神经系统疾病

眩晕和共济失调是功能性神经系统疾病最常见的行为症状,尤其是功能性步态障碍。相比于耳科,这些情况在神经科中更为常见,神经科的患病率几乎高达 12%,而耳科的患病率则只有 0.6%。该类患者基本都会有头晕症状、步态异常,甚至无法行走。然而,他们所描述的不同于以往的旋转感(如周围环境的持续性旋转)和特殊步态异常(如坐立不能),揭示了他们的问题来源于行为因素。在当前版本的《精神疾病诊断与统计手册》(DSM-Ⅳ-TR)中,这些症状被归类为转换障碍,而在下一版(DSM-5)中,"功能性"一词被添加,并于 2013 年出版。在问诊功能性神经系统疾病或功能性前庭疾病的患者时,应谨记二分法思维的缺陷。功能障碍与躯体疾病存在共病、躯体疾病导致功能障碍或功能障碍引起躯体疾病,这些情况都很常见。因此,功能障碍表现明显的患者需要对共病的前庭疾病进行充分评估。值得庆幸的是,若能正确识别,功能性神经系统疾病将会得到很好的治疗。一种治疗方法是物理性治疗,该疗法由一位治疗功能性疾病且具有丰富物理治疗经验的医师提出,是与认知-行为-心理治疗相结合的主要治疗手段。

前庭疾病患者合并焦虑和抑郁

前庭疾病患者的焦虑和抑郁发病率(30%～50%)远高于一般诊疗患者(9%～15%),并且行为因素发病率严重影响临床结果。在两项独立研究中,50% 的患者在急性前庭神经损害后 3～5 年随访发现具有明显的焦虑和抑郁。在排除具有精神疾病史的个体后,Godemann 及其同事发现,在前庭症状出现后的 2 年内,每 8 名(12.9%)前庭神经炎发作患者中,就有 1 名患者出现新的焦虑或躯体形式障碍。在梅尼埃病(Ménière's disease,MD)患者中,焦虑和抑郁的比率会随着疾病的状态而发生改变。总体来说,行为学因素的发病率随疾病持续时间和发作次数的增加而增加,但它与听觉以及前庭功能的客观检查之间没有严格的联系。一些梅尼埃病患者恢复能力很强,而另一些则恢复并不好。有焦虑情绪的患者表现更多的是心理困扰,从而更严重地描述其自身症状,更关注于自己的疾病。该类患者也更可能发生低频听力损失逐渐加重的现象。VM 作为导致发作性前庭症状出现的原因,已越来越受到临床重视。早期的数据显示,VM 中行为因素的发病率更为常见(35%～50%),VM 发作前有焦虑的患者容易演变为慢性头晕。

行为学因素可能对前庭疾病的内外科治疗结果产生不利的影响。例如,Boleas-Aguirre 及其同事对 103 名 MD 患者进行了前瞻性随访,经鼓膜注射庆大霉素治疗后平均随访时间为 5.3 年,发现 81% 的患者在研究的最后 6 个月中眩晕症状控制良好。然而,结果发现患者在治疗前对焦虑的干预和 1995 年美国耳鼻咽喉-头颈外科功能水平量表(functional level scale,FLS)的评分对预后产生了显著影响。通过审核研究数据发现,治疗前 FLS 评分为 3、4 或 5 分的患者的眩晕症状量表(vertigo symptom scale,VSS)自主神经/焦虑评分为 15～20 分。治疗前 FLS 评分为 6 分的患者,其 VSS 自主神经/焦虑评分是平均值的 2 倍,达到了 35 分。相反,VSS 躯体症状评分在 4 个 FLS 分类中没有统计学差异(图 30.5,左图)。治疗前 FLS 评分为 6 分的患者总体预后最差。16 名(15.5%)患者在庆大霉素治疗后出现慢性不稳感,这些患者大部分治疗前 FLS 评分为6 分。而在治疗后,眩晕残障量表中的躯体和功能分量表或 VSS 自主神经/焦虑评分均未见下降。换句话说,尽管躯体症状相似,但是合并高度焦虑的 MD 患者比合并轻度焦虑的 MD 患者的功能损害更严重。经鼓膜注射庆大霉素治疗效果差,虽能良好地控制眩晕,但是预后仍有严重持续的不稳感。治疗后 FLS 评分的全面改善,更多情况下取决于自主/焦虑评分水平,并非 VSS 躯体症状评分(表 30.5,右图)。Boleas-Aguirre 等认为,FLS 评分为 6 分的患者需要"特殊护理",并提出在手术治疗前对这些患者的焦虑进行治疗。梅奥诊所的综合神经耳科团队采用这种方法,并将其作为多学科治疗的一部分,对患者进行焦虑筛查,并对焦虑患者进行干预。实验的数据结果还未得出,但是从临床表现看,对患者的焦虑进行充分干预可以使一部分患者免于手术。

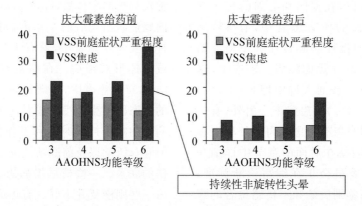

图 30.5　焦虑对梅尼埃病经鼓膜注射庆大霉素治疗前后功能状态的影响

眩晕症状量表(VSS)是梅尼埃病治疗前后功能水平的主要判断方法。治疗前焦虑越重,功能水平越低,治疗后发生慢性头晕的可能性越大。Boleas-Aguirre 等构建了此图。

鉴于前庭疾病和前庭功能障碍患者的行为因素发病率很高,因此需要合理地探讨研究行为学因素和神经耳科因素之间的时间关系。行为学因素的发病是否总是随着前庭神经损伤的出现而出现呢?或者说行为学因素是否使患者更容易出现前庭疾病?通过回顾性研究和前瞻性研究对此进行分析讨论。图 30.6 描述了一项回顾性研究的数据。该研究关于"慢性头晕患者首先出现的是前庭功能损伤还是精神障碍"进行研究,得到了三种模式。该研究发现,1/3 患者的前庭症状是由于原发性焦虑障碍导致的,即所说的心因性头晕;另外 1/3 患者仅在急性前庭病或其他内科疾病引发急性前庭症状后发展为焦虑或抑郁,即耳源性焦虑;最后 1/3 患者长期患有焦虑障碍或严重焦虑特质(如焦虑性格或焦虑症家族史),同样在急性前庭病或其他内科疾病发作后出现前庭症状。然后,随着焦虑的增加,前庭症状持续存在。行为因素和躯体因素的相互作用产生了这些症状,并且这三种模式与不同类型的焦虑障碍有关。惊恐障碍在心因性模式中占主导地位,而与头晕相关的轻度惊恐或轻微焦虑最常见于耳源性模式。广泛性焦虑障碍是交互型模式中的主要精神疾病诊断。在交互型模式中,患者的头晕和焦虑的治疗效果较差,反映出患者本身的焦虑特质。一项前瞻性研究证实了这三种模式的存在,并认为预先存在的行为学因素是导致前庭事件后出现疾病慢性化的重要预测因素,这些研究得出的一些初步证据表明,某些前庭疾病(如 VM)可能比其他疾病(如良性阵发性位置性眩晕,benign paroxysmal positional vertigo,BPPV)更容易出现行为学因素。所有关于前庭疾病患者的行为学因素研究都强调摒弃二分法思维,并替代二分法,从而鉴别合并焦虑和抑郁的头晕患者,以提高诊断率和准确率,改善预后(包括内外科干预措施的效果)。

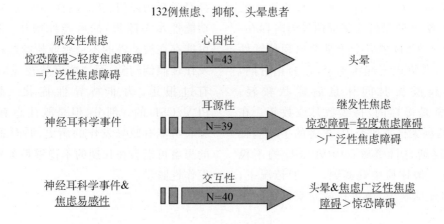

哪个先出现？

132例焦虑、抑郁、头晕患者

原发性焦虑
惊恐障碍>轻度焦虑障碍
=广泛性焦虑障碍

心因性
N=43

头晕

神经耳科学事件

耳源性
N=39

继发性焦虑
惊恐障碍=轻度焦虑障碍
>广泛性焦虑障碍

神经耳科学事件&
焦虑易感性

交互性
N=40

头晕&焦虑广泛性焦虑
障碍>惊恐障碍

重度和轻度抑郁是继发性诊断

图 30.6　焦虑、前庭疾病及前两者引起的前庭症状三者之间的关系
焦虑障碍可能是前庭症状和前庭疾病继发的后遗症状，也可能是前庭疾病早期的主要
原因，随焦虑病情逐渐加重。（引自 Staab 和 Ruckenstein）

恐惧性姿势性眩晕与慢性主观性头晕（PPV/CSD）

1986 年，前庭疾病与精神障碍之间的关系受到了广泛关注，Brandt 和 Dieterich 将这种临床症状描述为发作性恐慌伴头晕或恐惧性姿势性眩晕（phobic postural vertigo，PPV）。Brandt 认为，PPV 是指在周围环境（如桥梁、楼梯或繁忙的街道、人群、商店或餐馆）刺激下出现的姿势性头晕和波动性不稳感。PPV 最初可能是由前庭疾病、内科疾病或心理压力所诱发。Brandt 和 Dieterich 关于 PPV 的定义包括了两个行为学上的诊断标准：①患者具有强迫性人格、情绪不稳或轻度抑郁情绪；②焦虑或自主神经功能紊乱。在 Brandt 和 Dieterich 实习期间，他们及其同事发现 PPV 是第二大导致头晕的疾病，仅次于 BPPV。并且 Brandt 和 Dieterich 通过纵向随访发现 PPV 是一种稳定的、临床可以鉴别的疾病。Huppert 等对 105 名诊断为 PPV 的患者进行 5～16 年的随访，平均随访时间为 8.5 年，该研究中没有人被误诊或随后发展为其他神经或前庭疾病，再次明确了 PPV 的诊断。PPV 的自然病程特点为慢性头晕和不稳感，症状可有起伏或减轻趋势，但是并不会完全缓解。行为学研究显示患者的结局相对

较差。2/3 的患者会发展为临床病理性焦虑或抑郁。

诊断性研究可鉴别 PPV 和其他精神性疾病。因此，PPV 的定义使我们对先前被二分法思维混淆的心因性头晕（即没有明确诊断的临床眩晕症状）的一部分患者群体有了新的理解。然而，PPV 的定义从未被明确验证。因为 PPV 包含生理、行为和性格特征，所以不适合进行简单的病理生理学研究或临床应用。因此，自首次描述 PPV 的 25 年来，除了欧洲医疗中心，其他医疗中心很少参考应用。在 21 世纪初期，Stabb 和 Ruckenstein 开始了一系列相关性研究，明确了 PPV 的临床核心特征，精简并验证了 PPV 的诊断标准，推断了 PPV 与其他因素的关系，进行了治疗性试验。继而提出了慢性主观性头晕（chronic subjective dizziness，CSD）。ICVD 行为小组委员会根据两者的核心特征将 PPV 与 CSD 统一为一个国际可以接受的定义。

PPV/CSD 的共同点

表 30.1 将 PPV/CSD 分为 5 类：①主要的躯体症状；②与姿势的关系；③诱发因素；④生理实验室检查和前庭功能检查；⑤行为学因素。最初的研究中显示，PPV 与 CSD 的主要症状基本相

同。梅奥诊所对 CSD 验证研究的初步结果与表
30.1 的描述基本一致。CSD 患者会有持续性的
摇摆或不稳定感、非眩晕性头晕或两者同时存在。
在大多数情况下,CSD 患者全天都会出现持续性
不稳感和头晕,严重程度起伏不定,在静止时期,
特别是在晨起或长时间休息后症状较轻。
PPV/CSD 通常是慢性的,持续数月或数年。在
有关 CSD 的两项大样本研究中,患者的平均病程
为 4.5 年,可逐渐自行缓解。PPV/CSD 的不稳
感症状很难在一般体检中观察到。一般情况下,
常由家人或朋友反映说,患者在站立或行走时出

现左右摇摆。如果这种现象明显,说明患者并发
神经或行为障碍(如周围神经病变、跌倒恐惧症和
功能性步态障碍)的可能性增加。Brandt 认为,
可能存在波动性的不稳感或持续数秒或数分钟的
发作性倾倒幻觉,而这些症状在 VM 相关研究中
有过报道,为非特异性症状。眩晕并不是
PPV/CSD 的一部分,但是既往患有前庭疾病的
患者可能有眩晕发作的病史,同时患有前庭疾病
的患者可能会在长期的不稳感和头晕症状上叠加
发作性眩晕。

表 30.1　PPV/CSD 临床特征

特征	描述	评论
主要躯体症状	持续性不稳感、头晕或两者同时存在半天、1d、数天、3 个月或者更长的时间;不稳感和头晕症状的严重程度起伏不定	眩晕不是 PPV/CSD 的一部分,但是合并前庭疾病的 PPV/CSD 患者可能会在慢性不稳感和头晕的基础上出现发作性眩晕
与姿势的关系	主要症状与身体姿势相关,站立与行走时最严重,坐位时较轻,平卧时不发作(或极少发作)	姿势性与直立性症状不同;姿势性症状发生在直立姿势时,直立性症状发生于身体起立时
诱发因素	症状出现并无特定诱因,但是下列一个或多个因素可加重症状 • 主动或被动运动,不考虑方向和位置(如头部运动引起的头晕) • 暴露于移动的视觉刺激或复杂的视觉模式(如视觉诱发的头晕) • 执行精细的视觉任务(如使用电脑、阅读和缝纫工作)	诱发因素包括自主运动、暴露于运动刺激或复杂视觉信号的环境中,以及执行精细的视觉任务(如使用电脑或阅读)。无诱发因素的条件下,PPV/CSD 症状也可能出现,但反映的是数小时或数天内诱发因素的积累
触发事件	触发事件包括 • 急性或发作性前庭疾病 • 引起不稳感或头晕的急性或发作性内科疾病 • 引起不稳感或头晕的急性或发作性精神心理疾病	PPV/CSD 最常见的触发事件:既往发作过急性前庭疾病(代偿或非代偿)、惊恐发作、VM、轻度创伤性脑损伤或颈部挥鞭伤、广泛性焦虑障碍、自主神经功能紊乱、心律失常、发作性前庭疾病、药物不良反应和其他医疗事件
生理和实验室检查	生理和实验室检查通常是正常的,但是可能发现前庭疾病或其他发作的、已诊治的疾病	PPV/CSD 可能是单独发生的,也可能合并其他神经耳科或内科病;检查结果阳性不能排除 PPV/CSD,而是明确共病疾病的条件;新的数据表明 PPV/CSD 在姿势描记图上可能出现特定的摇摆模式
行为学因素	行为学因素评估可能是正常的,也可能显示有临床意义的心理困扰或日常活动的变化	研究表明,PPV/CSD 是一个特定的临床疾病,而不是一种精神心理疾病形式;PPV/CSD 患者可能与行为学因素共病,主要表现为焦虑障碍

PPV 定义中包括姿势因素(即患者在站立或行走时出现症状),而姿势因素并不是 CSD 的定义因素。虽然姿势症状被 CSD 研究人员认可,但他们在临床上诊断时却很谨慎。因为这些患者没有指出他们的症状在站立时最明显,卧位时症状减轻或消失。ICVD 明确区分了姿势性、直立性和位置性症状。其中,姿势性症状发生于患者坐着、站着或直立行走时,而平卧时不发生;直立性症状发生于患者平卧后起身站立时或之后;位置性症状发生于头部向特定方向改变时。体位性症状是 PPV/CSD 必不可少的一部分,直立性和位置性症状则不是。

诱发因素是存在一定争议的。PPV 定义包括的诱发因素为桥梁、人群,而 CSD 定义包括的诱发因素为头部运动、复杂的视觉刺激。实际上,争议的重点并不在这些定义的差异上,因为 PPV 分类与 CSD 分类基本重合。相反,争议重点在于这些诱发因素对 PPV 或 CSD 的敏感性和特异性。其他前庭疾病(如 MD、VM 和中枢性前庭疾病)患者在发病时会发现其对头部运动和剧烈运动的高度敏感。在同样的情况下,患有惊恐障碍、广场恐惧症和头晕恐惧症患者表现会更差。与 PPV/CSD 的差异如下。其他前庭疾病患者可能会因为自身或周围环境运动而产生眩晕。但是,眩晕不是 PPV/CSD 的症状。其他前庭疾病患者一般在保持静止或停止剧烈运动后几秒或几分钟后,症状明显减轻,而 PPV/CSD 患者即使暴露于适度的诱发因素时,其症状也可能持续数小时或数天。PPV/CSD 患者的慢性症状反映了他们在数小时或数天内的暴露累积,使他们在任何时候都容易受到诱发因素的影响。而其他前庭疾病患者仅在急性发作期易受诱发因素的影响。PPV/CSD 不同于惊恐和焦虑障碍患者,因为恐惧并不是 PPV/CSD 诱发因素的主要部分。但 PPV/CSD 患者可能会躲避诱发因素,因为他们不想加重自身症状,而惊恐障碍患者会因为担心出现灾难性后果而回避诱发因素(如在公共场合丧失行为能力或尴尬)。梅奥诊所早期通过研究 CSD 发现,头部运动诱发前庭症状在 PPV/CSD、MD、VM 和 BPPV 患者中无显著差异,但诱发前庭症状的类型和持续时间存在差别。相比之下,视觉诱发的前庭症状对于 PPV/CSD 更敏感且有

特异性,但仍需进一步验证。

Brandt 和 Dieterich 认为,前庭功能损害、严重的内科疾病和心理压力是 PPV 的触发因素。Staab 及其同事发现,CSD 最常见的触发因素包括既往急性外周性或中枢性前庭疾病[如 BPPV、前庭神经炎(25%)]、惊恐发作[尤其是年轻人(15%~20%)]、VM(15%~20%)、广泛性焦虑障碍(15%)、轻度创伤性脑损伤(如脑震荡或颈部挥鞭伤)[尤其是年轻人(10%~15%)和家族性自主神经功能紊乱(7%)]、心律失常、发作性前庭疾病、药物不良反应等(均各占 1%)。

PPV/CSD 合并其他前庭疾病的可能性在最初的概念中并未提及。PPV/CSD 被认为是前庭疾病、内科疾病或精神心理疾病触发后的结果。PPV 的定义指出,PPV 患者体格检查一般正常,而 CSD 的定义则稍宽松,允许在体格检查或前庭功能检查中存在非特异性异常,但要排除体格检查结果有临床意义的患者。然而,临床经验表明这些诊疗过程存在误区。目前,CSD 的研究人员一致认为,CSD 与多种疾病共存,包括上述的慢性或复发性疾病(如惊恐障碍、广泛性焦虑障碍、偏头痛、外伤性损伤、自主神经功能紊乱和心律失常)。梅奥诊所对 CSD 的初步研究支持 PPV/CSD 共病的新观点,并认为发作性前庭疾病(如MD)同样存在此类现象。因此,体格检查或前庭功能检查结果阳性并不能排除 CSD,相反,阳性结果是识别共病的条件。

PPV 的临床特征包括一系列行为学因素,如强迫性人格、情绪不稳、焦虑、回避行为、轻度抑郁、经典和操作性条件反射及压力等。由于其他临床疾病不包含这样的躯体和精神症状、人格特征和假设性心理机制,所以这也是 PPV 最具特征性的方面。有些行为学因素的内在机制并不一致,如强迫性人格与一种有限的情感相关,而这种情感是一种稳定的情绪。更重要的是,这些特征使 PPV 常被认为是一种精神疾病。尽管 Brandt 持反对观点,但并未引起神经学家或耳科医师的重视,他们仍常将其和二分法定义(即心因性眩晕)相混淆(作者和美国知名耳科医师进行了沟通)。在整理 CSD 的定义时,Staab 和 Ruckenstein 发现行为学因素并不是 CSD 的主要表现。根据表 30.1 所示的主要躯体症状、诱发因素和触

发事件便很容易做出临床诊断。因此，Staab 及其同事将 CSD 的定义主要集中于躯体症状，并进行了一系列的系统性研究，探讨了 CSD 与行为学因素之间的联系及其病理生理机制。这些研究结果与目前其他学者的研究结果基本一致，尽管现在仍处于试验阶段，但行为因素使个体易患PPV/CSD，在 PPV/CSD 发病过程中发挥重要的作用，并增加了许多患者的患病率。

根据新修订版的人格问卷（NEO Personality Inventory-Revised，NEO-PI-R），CSD 患者比正常人更容易表现焦虑和内向特质，但这不是强迫性人格的特征；与其他前庭疾病合并焦虑症（如合并 VM 和广泛性焦虑障碍）的受试者相比，CSD 患者更容易表现焦虑和内向的复合特质。精神病学家常将 NEO-PI-R 中的焦虑和内向特质与单胺类神经递质相关基因的变异、焦虑和抑郁的易感，以及暴露于不良生活事件后出现躯体形式障碍的可能联系起来。这些发现与早期研究基本一致，PPV/CSD 在重度焦虑特质的患者中病程更长，更有可能进展。但是，NEO-PI-R 中焦虑与内向型特质是迄今为止最具体的标志，也更接近PPV/CSD 的遗传学机制。

焦虑和抑郁症状在 PPV/CSD 中很常见，但并非普遍存在。德国和美国相关研究显示，约60% 的 PPV/CSD 患者有明显的焦虑症状，约45% 的 PPV/CSD 患者存在明显的抑郁症状，但是其中 1/4 的 PPV/CSD 患者既没有焦虑，也没有抑郁。相比于 MD、VM 和 BPPV 患者，PPV/CSD 患者的精神症状的发病率更高，特别是焦虑和抑郁（分别为 35% 和 20%）。然而，这种数据差异（39%～46%）并不足以将 PPV/CSD 与其他疾病鉴别开来，仅说明焦虑和抑郁在PPV/CSD 患者中较常见，而在其他前庭疾病患者中相对较少。因此，焦虑和情绪症状并非是PPV/CSD 的组成部分，只是一种常见的共存症状。

PPV/CSD 的一种新的病理生理学机制——放大效应、再适应失败

经典和操作性条件反射被认为是导致 PPV和 CSD 持续存在的主要机制。总的来说，前庭症状发作早期使患者产生焦虑是触发经典条件反射

有效的非条件刺激，使患者对内外部运动刺激更敏感，并在复杂运动环境中使操作性条件反射的行为发生变化。最终认为产生了一个自体持续的恶性循环。在这个循环中，提高了姿势和眼球运动反应的敏感性，导致维持躯体平衡的意识增强，进而强化了在复杂运动环境中姿势调控和行为改变的敏感性。认知扭曲可通过灾难性思维（如撞车）和对前庭症状的反复性焦虑（如害怕症状持续不缓解）使 PPV/CSD 持续存在。

作为 PPV/CSD 的病理生理机制，经典和操作性条件反射的这种表达是建立在行为和认知理论的基础上，但是缺乏具体数据支持它，然而，一些证据证明了另一种机制。前庭症状发作早期患者需迅速适应其缺陷，以提高其安全活动的能力。在急性前庭事件早期，患者需减少来自受损系统的感觉传入，以正常感觉系统来代偿，采用高风险姿势调控策略（如谨慎移动、使用支撑物），并对周围环境高度警惕。这些改变在短期内被适应，但随着危象的解除和代偿，这些变化将恢复正常。本文提出的假说是，PPV/CSD 是由于疾病发作早期适应不良引起的，在急性损伤结束后，无法重新再适应。急性前庭疾病最容易引起焦虑，促进威胁感知系统改变躯体姿势调控策略。有证据表明，这些变化可能被夸大，并持续存在于急性前庭疾病伴高度焦虑症患者中。焦虑可能降低个体对不稳感的耐受性。相关研究显示，在姿势平台上，焦虑患者比不焦虑患者对旋转干扰反应更快，更改姿势的次数更多。实际上，焦虑患者采用的是一种更加僵硬和被动的躯体姿势调控策略，从而导致小范围的姿势位移，但是，相比于其他比较放松的人，焦虑症患者的纠正性动作更多。另有研究表明，视觉与焦虑状态相互作用导致视觉、前庭觉和本体觉输入的权重改变。让健康的大学生睁眼站在姿势平台上，焦虑程度较高的学生比焦虑程度较低的学生摇摆得更厉害。根据躯体摇摆频率可见，睁眼状态下，焦虑者比不焦虑者更倾向于视觉和前庭觉输入，而非本体觉。在虚拟环境中，高度焦虑（即高度焦虑特质）者比低焦虑者表现出更强的适应能力，他们视觉反馈的增益是正常水平的 0.5 倍或 2 倍。即使具备正常的前庭觉和本体觉，他们也倾向于接受新的但是错误的视觉信息。如图 30.1 所示，如果正常人出现上述情况，

可以说明焦虑不仅对运动行为具有保护作用,而且降低躯体姿势调控系统的灵活性及适应性。

　　两项前瞻性研究通过采集前庭神经炎患者发病前几天的情况,发现 30% 的患者在发病 3 个月和 12 个月有持续头晕和不稳感。事实上,病程中 90% 患者的前庭功能检查结果显示其外周性损害得到了良好的恢复与代偿,但症状仍然存在。眩晕发作时的高度焦虑、对前庭症状的警觉及对可能结果的灾难性思考是急性前庭症状发展为慢性头晕和不稳定感的主要预测因素。经过为期 1 年的随访研究中,焦虑相关症状成为预后的主要预测因素。这表明,发展为慢性头晕和不稳感患者在起病早期便产生了高度焦虑,并且越焦虑预后越差。然而这一观察结果并不能解释症状持续的病理生理过程。2 项关于急性前庭神经炎康复过程中的焦虑、躯体症状和姿势不稳因素调查得出了可能的机制。发现合并广泛性焦虑障碍的患者康复过程中闭目站立或在病灶侧移动强光刺激时,患者向患侧偏斜,Alessandrini 等在一项关于姿势摇摆模式的研究中发现,患者完全康复的标志是躯体摇摆的出现,躯体摇摆位于前庭频率范围之外,而前庭功能缺陷,摇摆程度会更剧烈。这种恢复成分出现在本体觉范围的最低端,与症状缓解和前庭摇摆强度降低相一致。9 个月研究期间,症状持续的患者,高强度的前庭摇摆显示没有变化。可见,在急性前庭危象期间,焦虑可能会放大躯体不稳感和对运动刺激的反应,并可能抑制与康复相关的姿势调控策略。

　　PPV/CSD 患者可能有一种独特的躯体摇摆模式。Krafczyk 等发现,PPV 患者摇摆频率为 3.53~8Hz,并与拮抗肌的收缩有关。躯体摇摆是一种姿势调控策略,正常人意识到有平衡挑战时才执行。另有研究再次验证了 PPV 患者的摇摆频率为 3.53~8Hz,并发现不同受试者的躯体摇摆姿势不同,相比于小脑萎缩、急性前庭神经炎和原发性直立性震颤患者,以及正常对照组,PPV 患者在低需求平衡试验中(如睁着眼睛站在泡沫支持板上)仍使用高风险姿势调控策略,而该策略会产生更多的不稳定。相反,PPV 患者在完成更具挑战的平衡试验(如闭目站立于泡沫支持板上)时,其姿势稳定性接近于正常人,这是由于两者均基于高风险姿势调控策略。但是,PPV/CSD 患者尚不明确在什么情况下会出现这种独特的摇摆模式。然而,这表明 PPV/CSD 的病理生理学机制可能是在日常生活中持续使用高风险姿势调控策略。而且,姿势与眼动调控系统失调不能适应日常运动需求,可解释 PPV/CSD 的两个主要特征:传出端引起姿势不稳感和头晕和输入端对运动刺激高度敏感性。

　　图 30.7 是躯体摇摆模式的示意图。触发事件是引起急性反应的必要因素。对于大多数患者来说,神经耳科的、药物的和行为的恢复需要一个

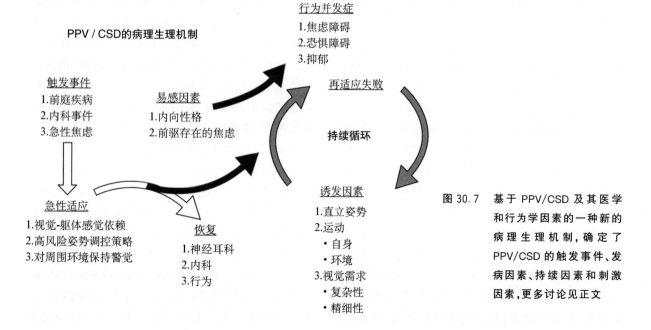

图 30.7　基于 PPV/CSD 及其医学和行为学因素的一种新的病理生理机制,确定了 PPV/CSD 的触发事件、发病因素、持续因素和刺激因素,更多讨论见正文

时间过程,而这个过程由触发事件的性质决定。如果患者自身具有诱发因素(如焦虑性格、内向性格或严重焦虑),可放大急性反应,限制再适应,并使它们无限循环,进而加剧患者对运动刺激的反应,并且持续使用高风险姿势调控策略,使先前的良性反应逐渐恶化。相同的诱发因素使 PPV/CSD 患者有行为学因素共病的风险,该综合模型将其 PPV/CSD 置于神经耳科和神经病学的交界。可见,行为学因素是 PPV/CSD 病理生理学机制的主要组成部分,而非精神心理疾病,即使惊恐发作是触发事件;但是,如果威胁感知系统与平衡系统的神经通路之间的相互作用不可知,则行为学因素不存在。

前庭症状患者行为学因素

如引言中所述,21 世纪应用二分法思维思考前庭症状已经过时。行为学因素在前庭疾病中很常见,对于临床诊断和内外科治疗的影响重大,但常常未被重视或完全被忽略。行为学因素其实很容易被发现,而且患者也很愿意将其作为综合治疗的一部分。这种开放性与以前患者对行为学因素的排斥形成一种鲜明的对比。长期以来,患者特别抗拒将躯体症状与心理因素联系起来,他们反对行为学因素是眩晕、不稳感和头晕的主要组成部分,而非一种独立现象。神经科和耳科医师曾经疑惑为什么要将行为学因素纳入到疾病的鉴别诊断中,然而答案很简单,就是患者情况确实如此。

图 30.2 提供了完整的综合诊疗计划,包括诊断评估、治疗和患者教育。病变部位可以是外周、中枢、行为或者两个及以上同时存在。治疗计划包括内科、外科和行为干预(包括物理治疗)。行为学因素检查的关键在于患者的临床病史。鉴别躯体和行为疾病的关键点是如下 3 个问题。①患者是否存在外周性或中枢性的前庭损伤?②前庭损害(如果存在)能够解释患者的症状吗?③患者是否描述过情绪困扰或行为改变?

第一个问题重点是将关注当前的症状归因于当前的疾病(即患者现在患有的,而不是既往患有的)。一名有 4 年前庭疾病病史的男性,发病前两周出现急性眩晕和共济失调,后来发展为每天频繁头晕,运动时加重,直立行走时最严重,所以他

早先患有前庭神经炎,但是现在患有 PPV/CSD。第二个问题摒弃了二分法思维,取而代之的是一个综合的思维过程,对患者病情进行全面审查。一名 Dix-Hallpike 试验阳性、患有位置性眩晕的妇女,3 个月以来一直不敢出门,因为其患有 BP-PV 和恐惧症(广场恐惧症)。最后一个问题是让临床医师关注患者在病史中可能透露出来的行为学因素。一名患有 MD 的妇女伤心地说,她从来没有好好地抱过她的孙子,因为她害怕自己头晕将孙子摔倒,她描述的不是其眩晕症状,而是一种恐惧症(害怕眩晕)。

相比于慢性头晕患者,体格检查和前庭功能检查容易发现急性发作或近期复发前庭症状患者的前庭损害。相比于不稳感、头晕或非特异性视觉变化的患者,眩晕、共济失调、复视或振动幻视患者的实验室检查出现阳性的可能性更大。如果体格检查结果为阳性,可诊断前庭功能损害,但并不排除行为学因素的发病,除非问题②的答案是"是",而问题③的答案是"否"。一个有趣的发现是有前庭症状的患者是很少会装病的,但功能性神经功能障碍患者却可能表现出与躯体疾病不相符的临床症状。因为功能性疾病可能会与躯体疾病共存,所以临床诊断中需要摒弃二分法思维。

表 30.2 描述了 6 份经过验证的自我报告问卷,这些问卷可用于检查前庭症状患者的行为学因素。它们都非常的简短,并且很容易评分,已用于神经耳科环境下的研究。最简单的方法就是将一份或多份问卷纳入到病史采集中,大多数临床医师要求患者在去神经耳科就诊前填写这些问卷。这些问卷并不用于精神疾病的诊断,但眩晕残障量表(dizziness handicap inventory,DHI)的功能或情绪分量表、VSS 自主神经/焦虑分量表、医院焦虑/抑郁量表(hospital anxiety & depression scale,HADS)、患者健康问卷(oatient health questionnaire,PHQ-9)、广泛性焦虑障碍问卷(generalized anxiety disorder questionnaire,GAD-7)的高评分可为行为学因素发病率提供定量数据。选择 DHI 或 VSS 和 HADS 或 PHQ-9/GAD-7 是完全合理的。特定活动平衡信心量表(activities-specific balance confidence scale,ABC)主要由物理治疗师填写。前庭功能损伤、行为学因素或两者共存都可能导致低评分,因此筛

查 ABC 评分较低的患者对行为学因素发病率的评估是非常必要的。梅奥诊所于 2008 年起将 DHI 和 HADS 量表用于神经耳科综合诊疗中,并在新患者的病史中记录。DHI 和 HADS 的评分应连同其他检查结果一起提交给临床医师。HADS 被广泛应用,但很快被 PHQ-9/GAD-7 取代,因为后者被认为是医疗机构抑郁和焦虑筛查的标准化工具量表。至今,PHQ-9/GAD-7 已在全球的初级保健机构和精神病学研究中应用数十年,并且初级保健临床医师对于它们已经非常熟悉。

表 30.2　前庭症状患者行为学因素发病调查问卷

工具	描述	优势及劣势
眩晕残障量表(DHI)	• 包括关于头晕患者的躯体、功能和情绪症状共 25 个问题 • 通过功能和情绪量表评估行为症状 • 多种语言版本	• 眩晕研究中广泛应用 • 定量研究,可用于随访跟踪 • 相比于分量表,总评分更有用 • 与平衡功能试验之间的联系有限
眩晕症状量表(VSS)	• 两个分量表,一个关于前庭症状的眩晕量表,一个关于焦虑症状的自主/焦虑量表,共 36 个问题 • 多种欧洲语言版本	• 不如 DHI 广泛使用,但分量表具有良好的心理测量特性 • 与前庭症状的客观性测量和心理症状的标准率相关
特定活动平衡信心量表(ABC)	• 自我评价日常生活活动信心共 16 个问题	• 在老年人中开发与验证 • 与 DHI 和动态步态指数(DGI)具有相关性
患者健康问卷(PHQ-9)	• 包括抑郁症状共 9 个问题 • 多种语言版本	• 识别明显的抑郁症状 • 定量研究,可用于随访跟踪 • 免费下载网址:http://www. phqscreeners. com
广泛性焦虑障碍问卷(GAD-7)	• 7 项焦虑症状的自我报告,不仅限于广泛性焦虑 • 多种语言版本	• 识别明显的焦虑症状 • 定量研究,可用于随访跟踪 • 免费下载网址:http://www. phqscreeners. com
医院焦虑/抑郁量表(HADS)	• 14 项焦虑和抑郁症状自我报告 • 多种语言版本	• 识别临床有意义的症状 • 定量研究,可用于追踪进度 • 请求使用权限:@gl-assessment. co. uk

前庭疾病患者行为干预治疗

目前,尚未对前庭疾病患者的行为因素发病率进行大规模、随机、对照试验。然而,越来越多的药物试验和中等规模的康复和心理治疗研究调查正在公布。表 30.3 列出了在美国和日本进行的 7 项关于血清素抗抑郁药的开放标签试验。这些研究主要应用于 PPV/CSD 患者的治疗,但是他们不同的设计包括其他前庭疾病的患者群体,如 VM、各种原因引起的外周性前庭功能损害、创伤性脑损伤和自主神经功能紊乱。总的来说,这些研究表明选择性 5-羟色胺再摄取抑制药(selective serotonin reuptake inhibitors,SSRIs)和 5-羟色胺去甲肾上腺素再摄取抑制药(serotonin norepinephrine reuptake inhibitors,SNRIs)是安全的,且前庭疾病患者的耐受性良好;同时表明 SSRIs 和 SNRIs 对 PPV/CSD 患者也有很大的益处。经过 8～12 周的治疗发现,所有完成预实验的患者有效率达 80% 以上,所有入组的患者有效率达 65% 以上。尽管研究结果有效率存在差异,但试验结果并不取决于是否合并焦虑与抑郁。美国的两项研究显示,单纯性 PPV/CSD 或合并焦虑或抑郁患者的有效率并无差异。日本的两项研究显示,焦虑和抑郁评分较低患者的慢性前庭症状改善不明显。相比于单纯的 PPV/CSD 和 VM 患者,文拉法辛对合并焦虑障碍的患者的疗效更佳。综上所述,SSRIs 和 SNRIs 对单纯 PPV/CSD 患者及合并焦虑和抑郁的其他前庭疾病患者是安全有效的,但是对功能性神经障碍一般无效。

表 30.3 用于治疗慢性头晕的血清素抗抑郁药

作者	药物分类	药物	研究描述
Staab et al,2002	选择性 5-羟色胺再摄取抑制药(SSRIs)	多种	回顾性研究:60 例 CSD 合并或不合并精神心理疾病
Horii et al,2004		帕罗西汀	前瞻性开放性试验:47 例慢性头晕合并或不合并神经或精神心理疾病
Staab et al,2004		舍曲林	前瞻性开放性试验:20 例 CSD 合并或不合并精神心理疾病
Simon et al,2005		氟西汀	前瞻性开放性试验:3 例 CSD 患者和 2 例外周性前庭功能损害患者
Horii et al,2007		氟伏沙明	前瞻性开放性试验:60 例慢性头晕合并或不合并神经或精神心理疾病
Staab,2011	去甲肾上腺素在摄取抑制药(SSRIs)	文拉法辛	回顾性研究:32 例 CSD＋VM 伴或不伴有焦虑症
Horii et al,2008		米那普仑	前瞻性开放性试验:40 例慢性头晕合并或不合并神经或精神心理疾病

CSD.慢性主观性头晕。

表 30.4 列出了前庭与平衡康复治疗(vestibular and balance rehabilitation therapy,VBRT)和认知行为疗法(cognitive behaviour therapy,CBT)治疗慢性头晕的临床试验。其中,VBRT 有助于外周性和中枢性前庭功能损伤代偿(见第 17 章)。然而,大多数 VBRT 的临床试验是在慢性前庭疾病代偿后进行的。而且,研究受试者多为 PPV/CSD 患者,仅少数人为慢性非代偿性前庭功能损害患者。所有试验中焦虑和抑郁症通常不被检测,除了 Meil 及其同事的研究显示,VBRT 是治疗慢性头晕患者行为发病率的有效方法,可减少焦虑和抑郁。总的来说,这些研究证实了 VBRT 对慢性前庭症状患者的疗效,但是 VBRT 最有可能的作用机制是行为脱敏,而不是前庭代偿。

表 30.4 慢性头晕的康复疗法和行为疗法

治疗	作者	研究的描述
前庭平衡康复疗法(VBRT)	Jacob et al,2001	试验性研究:9 例患者经 2 周的自我暴露疗法治疗和 8～12 周的 VBRT 疗法治疗
	Yardley et al,2001	随机对照试验:33 例患者接受自我暴露疗法治疗和 43 例未治疗的对照受试者
	Cohen 和 Kimball,2003	53 例慢性前庭症状患者经 3 种不同的家庭康复疗法治疗
	Pavlou et al,2004	平行分组研究:20 例患者经 VBRT 治疗和 20 例经 VBRT 联合视觉运动刺激仪进行的脱敏训练治疗
	Yardley et al,2004	随机对照试验:83 例患者由初级保健护士指导的家庭 VBRT 和 87 例患者经常规初级护理结果

（续　表）

治疗	作者	研究的描述
	Meli et al,2007	随机对照试验:40 例患者经 VBRT 治疗和 40 例未经治疗的患者生理和心理结果
认知行为疗法(VBT)	Johansson et al,2001	对照研究:9 例老年人经 CBT 联合 VBRT 治疗与 10 例未经治疗的老年人
	Holmberg et al,2006	对照研究:16 例患者经 CBT 治疗和 15 例患者经自我暴露疗法治疗
	Holmberg et al,2007	对作者 2006 年的研究进行 1 年随访(上文)

　　一项小样本的对照试验表明,CBT 可在短时间内改善头晕、行为因素发病率和相关的功能障碍。然而,急性治疗结束后,经 CBT 治疗患者的获益随着时间推移逐渐减退,1 年后随访不再显示。将 VBRT 与 CBT 各个部分结合起来,从理论上讲,CBT 可以解决前庭症状与行为学因素的共病情况,VBRT 可减轻躯体症状,小样本的初步研究支持这一观点。

结论

　　行为学因素无处不在。大脑威胁感知系统在多个层面上与姿势和眼动调控密切相关,并影响平衡功能。在过去的二三十年间,诸多研究为神经耳科的临床护理、基础研究和学术交流的发展奠定了理论基础。虽然实现这一目标困难重重,但最大的障碍却仅需要最少的资源(关注行为学因素)就可以解决。这里,我们需要摒弃长期以来形成和关注的观念,如二分法思维的产物——"心因性头晕"。在神经耳科学中,20 世纪医学常忽略一些常见的、可治的前庭疾病;这不仅损害患者的健康,也阻碍了该领域的发展。

　　焦虑障碍(尤其是惊恐障碍和广泛性焦虑障碍)可能是导致前庭症状的主要原因。相反,前庭疾病也会导致新的焦虑症状或加重已有的焦虑症状。焦虑影响前庭疾病的临床表现,如果不能被识别并纳入多模式的干预方案,可能会干扰内外科治疗的有效性。

　　25 年前,PPV 首次被提及;基于反复的临床验证,2007 年被称为 CSD;现今,结合德国、美国及其他相关国际研究对 PPV/CSD 的定义进行归纳总结,同时结合其临床病程、诱发因素、触发事件及临床治疗的研究,使全球神经耳科医师充分认识这种疾病。PPV/CSD 被认为是全球医疗机构中第二大临床问题,但很遗憾,许多患者并没有得到诊断或治疗。

参 考 文 献

[1]　Staab JP(2009). Psychological aspects of vestibular disorders. In Eggers SDZ, Zee DS(Eds) Vertigo and Imbalance:Clinical Neurophysiology of the Vestibular System, Handbook of Clinical Neurophysiology, Vol. 9, pp. 502-22. Philadelphia, PA:Elsevier Health Sciences.

[2]　Brown LA, Gage WH, Polych MA, Sleik RJ, Winder TR(2002). Central set influences on gait. Age-dependent effects of postural threat. Exp Brain Res, 145, 286-96.

[3]　Adkin AL, Frank JS, Carpenter MG(2002). Fear of falling modifies anticipatory postural control. Exp Brain Res, 143, 160-70.

[4]　Gage WH, Sleik RJ, Polych MA, McKenzie NC, Brown LA(2003). The allocation of attention during locomotion is altered by anxiety. Exp Brain Res, 150, 385-94.

[5]　Hallam RS, Hinchcliffe R(1991). Emotional stability; its relationship to confidence in maintaining balance. J Psychosom Res, 35(4-5), 421-30.

[6]　Lepicard EM, Venault P, Perez-Diaz F, et al. (2000). Balance control and posture differences in the anxious BALB/cByJ mice compared to the non anxious C57BL/6J mice. Behav Brain Res, 117, 185-95.

[7]　Lepicard EM, Venault P, Negroni J, et al. (2003). Posture and balance responses to a sensory challenge are related to anxiety in mice. Psychiatry Res,

118,273-84.

[8] Venault P,Rudrauf D,Lepicard EM,Berthoz A,Jouvent R,Chapouthier G(2001). Balance control and posture in anxious mice improved by SSRI treatment. Neuroreport,12,3091-4.

[9] Balaban CD(2002). Neural substrates linking balance control and anxiety. Physiol Behav,77,469-75.

[10] Jacob RG,Redfern MS,Furman JM(2009). Space and motion discomfort and abnormal balance control in patients with anxiety disorders. J Neurol Neurosurg Psychiatry,80,74-8.

[11] Hoffman DL,O'Leary DP,Munjack DJ(1994). Autorotation test abnormalities of the horizontal and vertical vestibulo-ocular reflexes in panic disorder. Otolaryngol Head Neck Surg,110,259-69.

[12] Jacob RG,Furman JM,Durrant JD,Turner SM (1996). Panic,agoraphobia,and vestibular dysfunction. Am J Psychiatry,153,503-12.

[13] Jacob RG,Furman JM,Durrant JD,Turner SM (1997). Surface dependence:a balance control strategy in panic disorder with agoraphobia. Psychosom Med,59,323-30.

[14] Sklare DA,Stein MB,Pikus AM,Uhde TW(1990). Dysequilibrium and audiovestibular function in panic disorder:symptom profiles and test findings. Am J Otol,11,338-41.

[15] Swinson RP,Cox BJ,Rutka J,Mai M,Kerr S,Kuch K(1993). Otoneurological functioning in panic disorder patients with prominent dizziness. Compr Psychiatry,34,127-9.

[16] Tecer A,Tukel R,Erdamar B,Sunay T(2004). Audiovestibular functioning in patients with panic disorder. J Psychosom Res,57,177-82.

[17] Perna G,Dario A,Caldirola D,Stefania B,Cesarani A,Bellodi L(2001). Panic disorder:the role of the balance system. J Psychiatr Res,35,279-86.

[18] Yardley L,Britton J,Lear S,Bird J,Luxon LM (1995). Relationship between balance system function and agoraphobic avoidance. Behav Res Ther,33,435-9.

[19] Perna G,Alpini D,Caldirola D,Raponi G,Cesarani A,Bellodi L(2003). Serotonergic modulation of the balance system in panic disorder:an open study. Depress Anxiety,17,101-6.

[20] Cevette MJ,Puetz B,Marion MS,Wertz ML,Muenter MD(1995). Aphysiologic performance on dynamic posturography. Otolaryngol Head Neck Surg,112,676-88.

[21] Redfern MS,Furman JM,Jacob RG(2007). Visually induced postural sway in anxiety disorders J Anxiety Disord,21,704-16.

[22] Erez O,Gordon CR,Sever J,Sadeh A,Mintz M (2004). Balance dysfunction in childhood anxiety:findings and theoretical approach. J Anxiety Disord,18,341-56.

[23] Mian ND,Wainwright L,Briggs-Gowan MJ,Carter AS(2011). An ecological risk model for early childhood anxiety:the importance of early child symptoms and temperament. J Abnorm Child Psychol,39,501-12.

[24] Staab JP,Newman-Toker DE,Carey JP,Bisdorff AR (in press). Progress in the Development of an International Classification of Vestibular Disorders. Otol Neurotol .

[25] Eckhardt A,Tettenborn B,Krauthauser H,et al. (1996). Vertigo and anxiety disorders—results of interdisciplinary evaluation. Laryngorhinootologie,75,517-22.

[26] Eckhardt-Henn A,Breuer P,Thomalske C,Hoffmann SO,Hopf HC(2003). Anxiety disorders and other psychiatric subgroups in patients complaining of dizziness. J Anxiety Disord,17,369-88.

[27] Staab JP,Ruckenstein MJ (2003). Which comes first? Psychogenic dizziness versus otogenic anxiety. Laryngoscope,113,1714-18.

[28] Staab JP,Ruckenstein MJ(2007). Expanding the differential diagnosis of dizziness. Arch Otolaryngol Head Neck Surg,13,170-6.

[29] National Institutes of Mental Health Statistics. http://www/nimh. nih. gov/statistics/index. shtml (accessed 9 July,2011).

[30] Staab JP(2006). Chronic subjective dizziness:The interface between psychiatry and neurootology. Curr Opin Neurol,19,41-8.

[31] American Psychiatric Association(2000). The Diagnostic and Statistical Manual of Mental Disorders,4th edition,text revision. Washington,DC:American Psychiatric Association.

[32] American Psychiatric Association. DSM-5 Development J 03 Functional Neurological Disorder(Conversion Disorder). http://www. dsm5. org/Proposed Revision/Pages/Proposedrevision. aspx? rid = 8

(accessed 9 July, 2011).

[33] Honaker JA, Gilbert JM, Staab JP (2010). Chronic subjective dizziness versus conversion disorder: discussion of clinical findings and rehabilitation. Am J Audiology, 19, 3-8.

[34] Clark DB, Hirsch BE, Smith MG, Furman JM, Jacob RG (1994). Panic in otolaryngology patients presenting with dizziness or hearing loss. Am J Psychiatry, 151, 1223-5.

[35] Grunfeld EA, Gresty MA, Bronstein AM, Jahanshahi M (2003). Screening for depression among neuro-otology patients with and without identifiable vestibular lesions. Int J Audiol, 42, 161-5.

[36] Persoons P, Luyckx K, Desloovere C, Vandenberghe J, Fischler B (2003). Anxiety and mood disorders in otorhinolaryngology outpatients presenting with dizziness: validation of the selfadministered PRIME-MD Patient Health Questionnaire and epidemiology. Gen Hosp Psychiatry, 25, 316-23.

[37] Ruckenstein MJ, Staab JP (2001). The Basic Symptom Inventory-53 and its use in the management of patients with psychogenic dizziness. Otolaryngol Head Neck Surg, 125, 533-56.

[38] Evans DL, Staab JP, Petitto JM, et al. (1999). Depression in the medical setting: Biopsychological interactions and treatment considerations. J Clin Psychiatry, 60 (suppl 4), 40-55.

[39] Eagger S, Luxon LM, Davies RA, Coelho A, Ron MA (1992). Psychiatric morbidity in patients with peripheral vestibular disorder: a clinical and neuro-otological study. J Neurol Neurosurg Psychiatry, 55, 383-7.

[40] Kammerlind AS, Ledin TE, Skargren EI, Odkvist LM (2005). Long-term follow-up after acute unilateral vestibular loss and comparison between subjects with and without remaining symptoms. Acta Otolaryngol (Stockh), 125, 946-53.

[41] Godemann F, Schabowska A, Naetebusch B, Heinz A, Strohle A (2006) The impact of cognitions on the development of panic and somatoform disorders: a prospective study in patients with vestibular neuritis. Psychol Med, 36, 99-108.

[42] Coker NJ, Coker RR, Jenkins HA, Vincent KR (1989). Psychological profile of patients with Meniere's disease. Arch Otolaryngol Head Neck Surg, 115, 1355-7.

[43] Celestino D, Rosini E, Carucci ML, Marconi PL, Vercillo E (2003). Meniere's disease and anxiety disorders. Acta Otorhinolaryngol Ital, 23, 421-7.

[44] Takahashi M, Ishida K, Iida M, Yamashita H, Sugawara K (2001). Analysis of lifestyle and behavioral characteristics in Meniere's disease patients and a control population. Acta Otolaryngol (Stockh), 121, 254-6.

[45] Savastano M, Maron MB, Mangialaio M, Longhi P, Rizzardo R (1996). Illness behaviour, personality traits, anxiety, and depression in patients with Meniere's disease. J Otolaryngol, 25, 329-33.

[46] Onuki J, Takahashi M, Odagiri K, Wada R, Sato R (2005). Comparative study of the daily lifestyle of patients with Meniere's disease and controls. Ann Otol Rhinol Laryngol, 114, 927-33.

[47] Eggers SDZ, Staab JP, Neff BA, Goulson AM, Carlson ML, Shepard NT (2011). Investigation of the coherence of definite and probable vestibular migraine as distinct clinical entities. Otol Neurotol, 32, 1144-51.

[48] Best C, Eckhardt-Henn A, Tschan R, Dieterich M (2009). Psychiatric morbidity and comorbidity in different vestibular vertigo syndromes. Results of a prospective longitudinal study over one year. J Neurol, 256, 58-65.

[49] Boleas-Aguirre MS, Sánchez-Ferrandiz N, Guillén-Grima F, Perez N (2007). Long-term disability of class A patients with Ménière's disease after treatment with intratympanic gentamicin. Laryngoscope, 117, 1474-81.

[50] Committee on Hearing and Equilibrium of the American Academy of Otolaryngology-Head and Neck Surgery (1995). Guidelines for the diagnosis and evaluation of therapy in Ménière's disease. Otolaryngol Head Neck Surg, 113, 181-5.

[51] Yardley L, Masson E, Verschuur C, Luxon L, Haacke NP (1992). Symptoms, anxiety and handicap in dizzy patients: development of the Vertigo Symptom Scale. J Psychosom Res, 36, 731-41.

[52] Jacobson GP, Newman CW (1990). The development of the Dizziness Handicap Inventory. Arch Otolaryngol Head Neck Surg, 116, 424-7.

[53] Staab JP, Ruckenstein MJ (2005). Chronic dizziness and anxiety: Effect of course of illness on treatment outcome. Arch Otolaryngol Head Neck Surg, 131,

675-79.

[54] Brandt T,Dieterich M(1986). Phobischer Attacken-Schwank-schwindel, ein neues Syndrom? Munch Med Wschr,28,247-250.

[55] Brandt T(1996). Phobic postural vertigo. Neurology,46,1515-19.

[56] Huppert D,Strupp M,Rettinger N,Hecht J,Brandt T(2005). Phobic postural vertigo—a long-term follow-up(5 to 15 years)of 106 patients. J Neurol,252,564-9.

[57] Kapfhammer HP,Mayer C,Hock U,Huppert D,Dieterich M,Brandt T(1997). Course of illness in phobic postural vertigo. Acta Neurol Scand,95,23-8.

[58] Staab J,Eggers S,Neff B,Shepard N,Goulson A,Carlson M(2010). Validation of a clinical syndrome of persistent dizziness and unsteadiness,J Vest Res,149-268.

[59] Staab JP,Ruckenstein MJ,Solomon D,Shepard NT(2002). Serotonin reuptake inhibitors for dizziness with psychiatric symptoms. Arch Otolaryngol Head Neck Surg,2002,128,554-60.

[60] Staab JP,Ruckenstein MJ,Amsterdam JD(2004). A prospective trial of sertraline for chronic subjective dizziness. Laryngoscope,114,1637-41.

[61] Staab JP(2011). Clinical clues to a dizzying headache. J Vest Res,21,331-40.

[62] Shepard NT,Solomon D,Ruckenstein M,Staab J(2003). Evaluation of the vestibular(balance) system. In Snow JB,Ballenger JJ(Eds)Ballenger's Otorhinolaryngology Head and Neck Surgery (16th ed),pp. 161-94. Hamilton,ON:BC Decker.

[63] Guidetti G,Monzani D,Civiero N(2002). Head-shaking nystagmus in the follow-up of patients with vestibular diseases. Clin Otolaryngol,27,124-8.

[64] Bisdorff A,von Brevern M,Lempert T,Newman-Toker,DE(2009). Classification of vestibular symptoms:towards an international classification of vestibular disorders. J Vestib Res,19,1-13.

[65] Costa PT,McCrae RR(1992). NEO Personality Inventory Revised(NEO-PI-R™). Lutz,FL:Psychological Assessments Resources,Inc.

[66] Staab J,Rohe D,Eggers S,Shepard N(2009) Anxious,introverted personality traits in chronic subjective dizziness. Abstracts of the 56th Annual Meeting of the Academy of Psychosomatic Medicine,Las Vegas,NV,November 12,2009,hettp://www. apm.

apm. org/ann-mtg/2009/index. Shtml(accessed 16 July,2011).

[67] Karg K,Burmeister M,Shedden K,Sen S(2011). The serotonin transporter promoter variant(5-HT-TLPR),stress,and depression meta-analysis revisited:evidence of genetic moderation,Arch Gen Psychiatry,68,444-54.

[68] Pollak L,Klein C,Rafael S,Vera K,Rabey JM(2003). Anxiety in the first attack of vertigo. Otolaryn Head Neck Surg,128,829-34.

[69] Carpenter MG,Frank JS,Adkin AL,Paton A,Allum JH(2004). Influence of postural anxiety on postural reactions to multi-directional surface rotations. J Neurophysiol,92,3255-65.

[70] Ohno H,Wada M,Saitoh J,Sunaga N,Nagai M(2004). The effect of anxiety on postural control in humans depends on visual information processing. Neuroscience Lett,364,37-9.

[71] Wada M,Sunaga N,Nagai M(2001). Anxiety affects the postural sway of the antero-posterior axis in college students. Neurosci Lett,302,157-9.

[72] Viaud-Delmon I,Ivanenko YP,Berthoz A,Jouvent R(2000). Adaptation as a sensorial profile in trait anxiety:a study with virtual reality. J Anxiety Dis,14,583-601.

[73] Heinrichs N,Edler C,Eskens S,Mielczarek MM,Moschner C(2007). Predicting continued dizziness after an acute peripheral vestibular disorder. Psychosom Med,69,700-7.

[74] Godemann F,Siefert K,Hantschke-Bruggemann M,Neu P,Seidl R,Strohle A(2005) What accounts for vertigo one year after neuritis vestibularis—anxiety or a dysfunctional vestibular organ? J Psychiatr Res,39,529-34.

[75] Monzani D,Marchioni D,Bonetti S,et al. (2004). Anxiety affects vestibulospinal function of labyrinthine-defective patients during horizontal optokinetic stimulation. Acta Otorhinolaryngol Ital,24,117-24.

[76] Alessandrini M,D'Erme G,Bruno E,Napolitano B,Magrini A(2003). Vestibular compensation:analysis of postural re-arrangement as a control index for unilateral vestibular deficit. NeuroReport,14,1075-9.

[77] Krafczyk S,Schlamp V,Dieterich M,Haberhauer P,Brandt T(1999). Increased body sway at 3. 5-8 Hz in patients with phobic postural vertigo. Neurosci Lett,259,149-52.

［78］ Siegbert Krafczyk S，Tietze S，Swoboda W，Valkovič P，Brandt T（2006）. Artificial neural network：A new diagnostic posturographic tool for disorders of stance. Clin Neurophysiol，117，1692-8.

［79］ Querner V，Krafczyk S，Dieterich M，Brandt T（2000）. Patients with somatoform phobic postural vertigo：the more difficult the balance task，the better the balance performance. Neurosci Lett，285，21-4.

［80］ Horii A，Mitani K，Kitahara T，Uno A，Takeda N，Kubo T（2004）. Paroxetine，a selective serotonin reuptake inhibitor，reduces depressive symptoms and subjective handicaps in patients with dizziness. Otol Neurotol，25，536-43.

［81］ Zigmond AS，Snaith RP（1983）. The Hospital Anxiety And Depression Scale. Acta Psychiatr Scand，67，361-70.

［82］ Spitzer RL，Kroenke K，Williams JBW（1999）. Validation and utility of a self-report version of PRIME-MD—The PHQ primary care study. JAMA，282，1737-44.

［83］ Spitzer RL，Kroenke K，Williams JBW，Lowe B（2006）. A brief measure for assessing generalized anxiety disorder—The GAD-7. Arch Intern Med，166，1092-7.

［84］ Powell LE，Myers AM（1995）. The Activities-specific Balance Confidence（ABC）scale. J Gerontol，50A，M28-34.

［85］ Legters K，Whitney SL，Porter R，Buczek F（2005）. The relationship between the Activitiesspecific Balance Confidence Scale and the Dynamic Gait Index in peripheral vestibular dysfunction. Physiother Res Int，10，10-22.

［86］ Simon NM，Parker SW，Wernick-Robinson M，et al. （2005）. Fluoxetine for vestibular dysfunction and anxiety：a prospective pilot study. Psychosomatics，46，334-9.

［87］ Horii A，Kitahara T，Masumura C，Kizawa K，Maekawa C，Kubo T（2008）. Effects of milnacipran，a serotonin noradrenaline reuptake inhibitor（SNRI）on subjective handicaps and posturography in dizzy patients. Abstracts from the ⅩⅩⅤth Congress of the Barany Society，31 March-3 April，2008，Kyoto，Japan.

［88］ Jacob RG，Whitney SL，Detweiler-Shostak G，Furman JM（2001）. Vestibular rehabilitation for patients with agoraphobia and vestibular dysfunction：A pilot study. J Anxiety Disord，15，131-46.

［89］ Yardley L，Beech S，Weinman J（2001）. Influence of beliefs about the consequences of dizziness on handicap in people with dizziness，and the effect of therapy on beliefs. J Psychosom Res，50，1-6.

［90］ Cohen HS，Kimball KT（2003）. Increased independence and decreased vertigo after vestibular rehabilitation. Otolaryngol Head Neck Surg，128，60-70.

［91］ Pavlou M，Lingeswaran A，Davies RA，Gresty MA，Bronstein AM（2004）. Simulator based rehabilitation in refractory dizziness. J Neurol，251，983-95.

［92］ Yardley L，Donovan-Hall M，Smith HE，Walsh BM，Mullee M，Bronstein AM（2004）. Effectiveness of primary care-based vestibular rehabilitation for chronic dizziness. Ann Intern Med，141，598-605.

［93］ Meli A，Zimatore G，Badaracco C，De Angelis E，Tufarelli D（2007）. Effects of vestibular rehabilitation therapy on emotional aspects in chronic vestibular patients. J Psychosom Res，63，185-90.

［94］ Johansson M，Akerlund D，Larsen HC，Andersson G（2001）. Randomized controlled trial of vestibular rehabilitation combined with cognitive-behavioral therapy for dizziness in older people. Otolaryngol Head Neck Surg，125，151-6.

［95］ Holmberg J，Karlberg M，Harlacher U，Rivano-Fischer M，Magnusson M（2006）. Treatment of phobic postural vertigo：A controlled study of cognitive-behavioral therapy and self-controlled desensitization. J Neurol，253，500-6.

［96］ Holmberg J，Karlberg M，Harlacher U，Magnusson M（2007）. One-year follow-up of cognitive behavioral therapy for phobic postural vertigo. J Neurol，254，1189-92.

［97］ Staab JP（2011）. Behavioral aspects of vestibular rehabilitation. NeuroRehabilitation，29，179-83.

［98］ Horii A，Uno A，Kitahara T，et al. （2007）. Effects of fluvoxamine on anxiety，depression，and subjective handicaps of chronic dizziness patients with or without neuro-otologic diseases. J Vestib Res，17（1），1-8.

彩 图

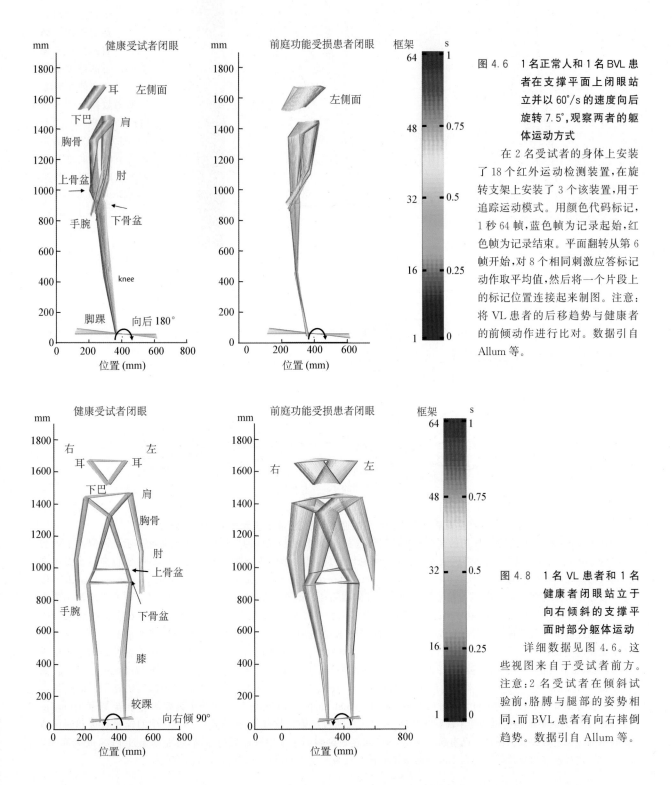

图 4.6　1 名正常人和 1 名 BVL 患者在支撑平面上闭眼站立并以 60°/s 的速度向后旋转 7.5°，观察两者的躯体运动方式

在 2 名受试者的身体上安装了 18 个红外运动检测装置，在旋转支架上安装了 3 个该装置，用于追踪运动模式。用颜色代码标记，1 秒 64 帧，蓝色帧为记录起始，红色帧为记录结束。平面翻转从第 6 帧开始，对 8 个相同刺激应答标记动作取平均值，然后将一个片段上的标记位置连接起来制图。注意：将 VL 患者的后移趋势与健康者的前倾动作进行比对。数据引自 Allum 等。

图 4.8　1 名 VL 患者和 1 名健康者闭眼站立于向右倾斜的支撑平面时部分躯体运动

详细数据见图 4.6。这些视图来自于受试者前方。注意：2 名受试者在倾斜试验前，胳膊与腿部的姿势相同，而 BVL 患者有向右摔倒趋势。数据引自 Allum 等。

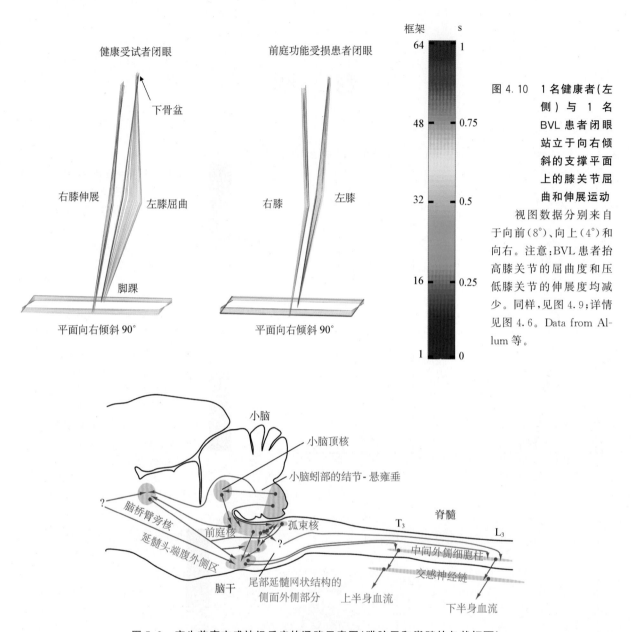

图 4.10 1名健康者(左侧)与1名 BVL 患者闭眼站立于向右倾斜的支撑平面上的膝关节屈曲和伸展运动

视图数据分别来源于向前(8°)、向上(4°)和向右。注意:BVL 患者抬高膝关节的屈曲度和压低膝关节的伸展度均减少。同样,见图 4.9;详情见图 4.6。Data from Allum 等。

图 5.6　产生前庭交感神经反应的通路示意图(猫脑干和脊髓的矢状切面)

　　在产生这些反应中起主要作用的区域和连接用红色表示,调节这些反应的区域和连接用蓝色表示。内侧和下侧前庭核(vestibular nuclei,VN)的尾部区域介导前庭交感神经反应,其为延髓头端腹外侧区(RVLM)的延髓神经元提供直接输入信息,并通过尾部延髓网状结构的外侧部分(lateral portions of the caudal medullary reticular formation,LRF)传递间接输入信息。RVLM 在将前庭信号传递到中间外侧细胞柱(intermediolateral cell column,IML)中的交感神经节前神经元过程中起关键作用,该细胞柱横跨第 3 胸髓节段(T_3)到第 3 腰髓节段(L_3)。反过来,交感神经节前神经元为位于交感神经链中的交感神经节后细胞提供输入。前庭交感反应是模式化的,这从观察到前庭刺激在前肢和后肢血液中产生相反的变化就可以看出。尽管 RVLM 神经元在脊髓中的投射水平不同,但由于 RVLM 神经元对前庭刺激的反应相似,所以很有可能一些目前未被确定的脑干其他区域也参与了将前庭信号传递给交感神经节前神经元的过程。在清醒动物中,RVLM 神经元对前庭刺激的反应减弱,这表明该反应受到目前未被确定的更高级的脑区的调节。前脑神经元对心血管调节的下行影响也可以通过臂旁核(parabrachial nucleus,PBN)介导。尾侧小脑蚓部的结节-悬雍垂(nodulus-uvula,NU)区域的损伤也改变了前庭交感反应,该区域通过小脑顶核(fastigial nucleus,FN)中的连接直接和间接地影响尾部 VN 中神经元的活动。已有研究指出,NU 间接地影响孤束核中神经元的活动,可能是通过 PBN 或尾部 VN 的中继。这些连接可能参与了根据空间中的身体位置或行为背景来调节压力感受器反射的增益。

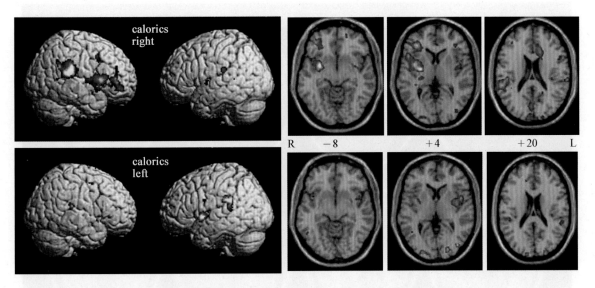

图 7.2 健康受试者单侧前庭刺激过程中正常激活-去激活模式的图示(黄色-红色激活,蓝色-去激活)

为了进行比较,给出了猴脑经过神经生理学研究,确定多感觉前庭区域 6、3aV、2v、7a、b、PIVC 和 VTS 示意图(图 7.1)。在对人进行前庭神经电刺激过程中,激活区域的位置(fMRI;左上方)与猴子相似。对健康右利手受试者右耳进行温水灌注时,激活($H_2^{15}O$-PET)发生在两侧大脑半球的颞-顶-岛区域,但非优势的右侧大脑半球占主导地位(左图:左右大脑半球的表面视图;右图:横断面 $Z=-10,+10,+20mm$),去激活的区域位于两侧视觉皮质区域。引自参考文献[13]。

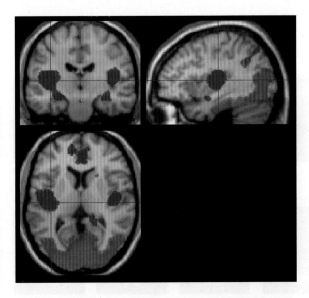

图 7.3 7 名健康受试者在视动刺激过程中的激活区域

尽管激活区域位于两侧的视觉皮质中,但在颞、岛和顶叶皮质区域以及前扣带回皮质中发现了 BOLD 信号减少的区域(激活 $P \leqslant 0.001$;去激活 $P \leqslant 0.0001$)。

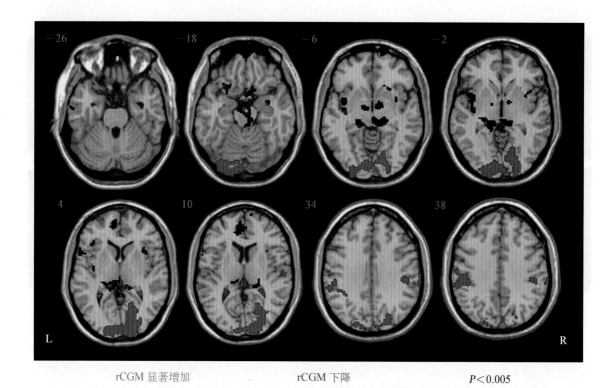

rCGM 显著增加　　　　　　　　rCGM 下降　　　　　　　　$P<0.005$

图 7.4　对 3 个月后右侧前庭神经炎患者与对照组(闭眼,无刺激)进行统计学分析
在对侧(左侧)的前庭皮质、颞上回、海马及两侧丘脑可见局部脑葡萄糖代谢(rCGM)显著增加(红色),在前扣带回也可见较明显的激活。同时,rCGM 降低的区域(蓝色)位于视觉和躯体感觉皮质($P\leqslant0.005$,未校正)。

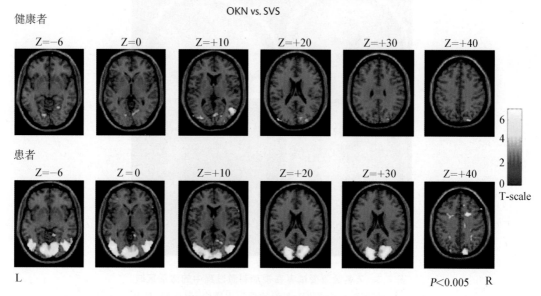

图 7.5　BVF 患者(下图)和年龄匹配的健康对照组(上图)在视动刺激(optokinetic nystagmus,OPK)和静止视觉刺激(stationary visual stimulus,SVS)两种条件下的脑功能成像进行比较($P<0.005$,未校正)
上图在 Dieterich 等基础上修改。

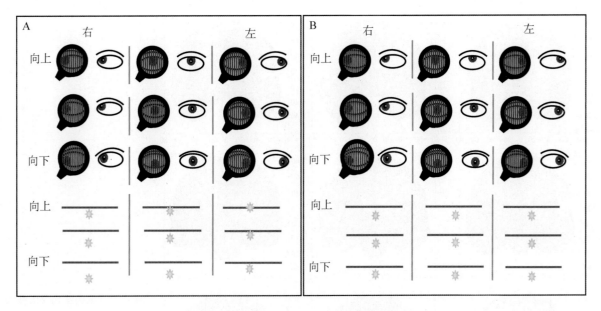

图 12.2 用 Maddox 杆评价眼垂直偏差

上图显示了左眼上斜视，Maddox 杆在垂直于右眼前面，并且比较白光（左眼）和水平红线（右眼）的位置，评估垂直偏斜。上斜肌麻痹引起的上斜视是非协同性垂直偏斜，在向下和远离患侧眼看时垂直偏斜更明显（A）。共同的眼球反向偏斜引起的垂直偏斜，在不同的凝视方向下垂直偏斜不会改变（B）。

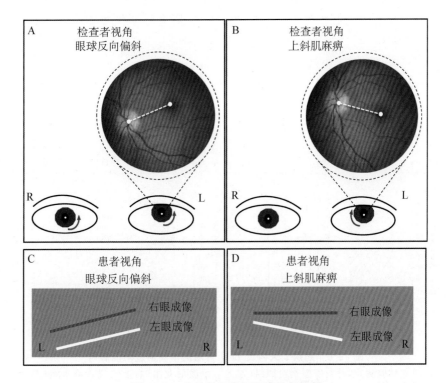

图 12.3 上斜肌麻痹与眼球反向偏斜

图示为左眼上斜视，从检查者的视角看，高位眼扭转的相对方向（黄斑和视神经盘之间的白色虚线）：眼反向偏斜患者的是内旋（A）和上斜肌麻痹患者是外旋（B）。患者描述每侧眼看到的图像相对位置（双 Maddox 杆）：眼球反向偏斜患者，没有或很小的扭转复视（C）。上斜肌麻痹患者，存在扭转复视，图像指向麻痹侧眼（D）。

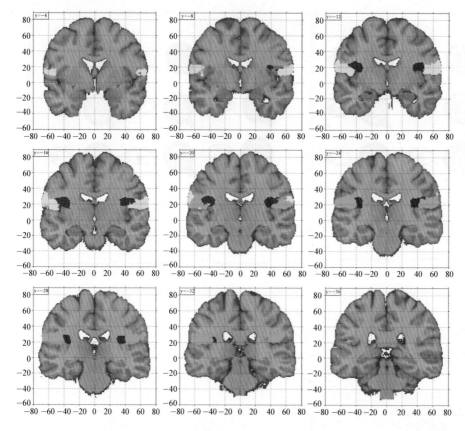

图 15.6 细胞结构最大概率图显示顶盖区四处细胞结构区的位置

标为蓝色的 OP2 区已确认为与初级前庭皮质定位最密切的区域。图片引自 Eickhoff 等。

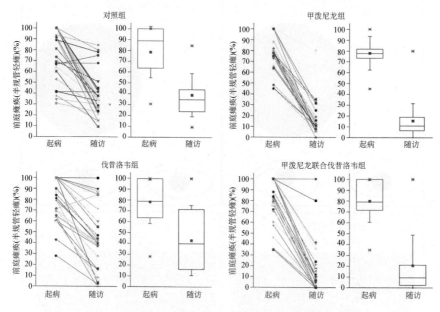

图 19.6 起病 3 天内及 12 个月后的单侧前庭功能障碍

前庭功能由冷热试验测定,针对安慰剂对照组(左上),甲泼尼龙组(右上),伐昔洛韦组(左下),甲泼尼龙加伐昔洛韦组(右下)使用本章前述的公式计算比较患者双侧前庭功能。用箱线图显示每个组的平均值(?)±标准偏差(SD),25%和75%的百分比(箱线图)及1%和99%范围(x)。临床半规管轻瘫被定义为右侧和左侧反应之间不对称比>25%。随访调查显示,所有四组前庭功能均有改善:安慰剂组从 78.9 ± 24.0(平均值±SD)到 39.0 ± 19.9,甲泼尼龙组从 78.7 ± 15.8 到 15.4 ± 16.2,伐昔洛韦组从 78.4 ± 20.0 到 42.7 ± 32.3,甲泼尼龙加伐昔洛韦组从 78.6 ± 21.1 到 20.4 ± 28.4。方差分析显示,甲泼尼龙组和甲泼尼龙加伐昔洛韦组比安慰剂组或伐昔洛韦组有明显改善。双药合用组不优于类固醇单一疗法。摘自文献[96]。

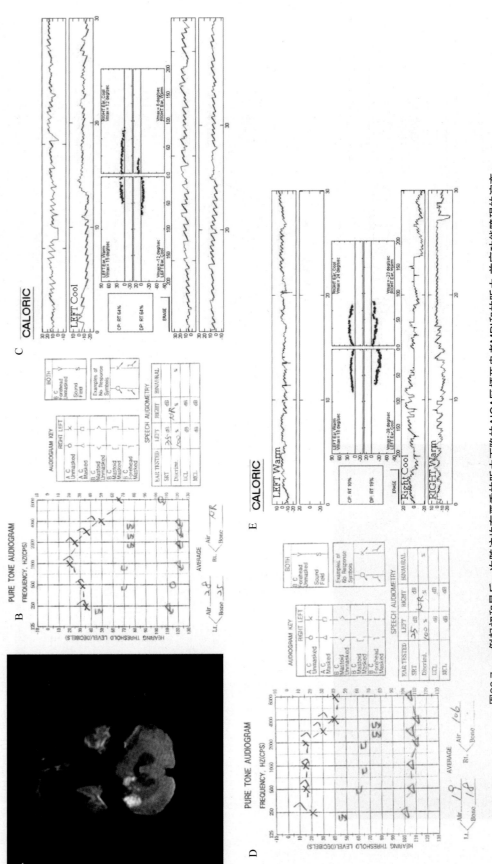

图23.7　一例起初和最后一次随访均有严重的听力下降的AICA区梗死患者MRI和的听力-前庭功能障碍的演变

（A）轴位弥散加权MRI显示右侧小脑中脚和右侧小脑前半球的急性梗死。（B）最初的纯音听力图显示右耳严重听力损失。（C）最初的测音听CP（64%），是以刺激频率用对数标率绘制出的。（D）双温试验的初始视频眼动描记图显示右侧CP（64%）。（D）症状出现6年后进行的测试显示右侧持续性听力损失，同歇期无变化。（E）症状出现6年后进行的温度试验速度显示右侧反应正常。AICA. 小脑前下动脉；CP. 半规管轻瘫；V_{max}. 眼震慢相的最大速率。

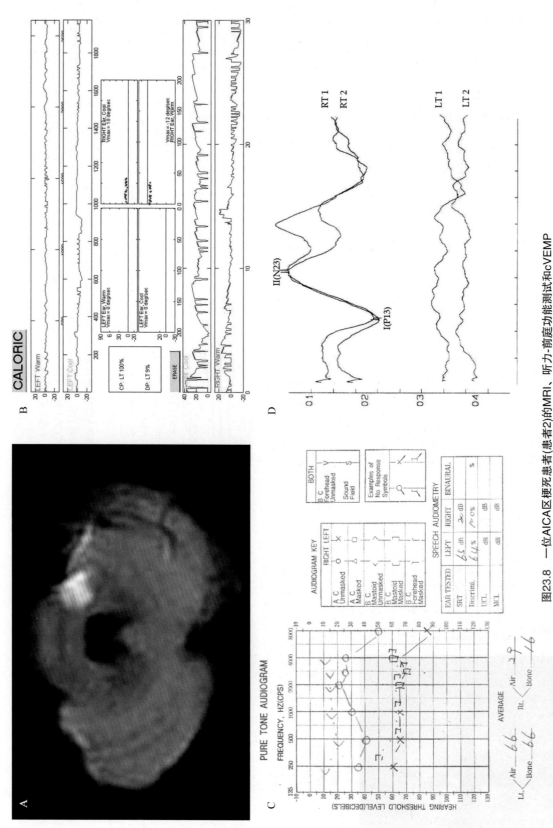

图23.8 一位AICA区梗死患者(患者2)的MRI、听力-前庭功能测试和cVEMP

（A）弥散加权MRI显示了左侧小脑中脚的急性梗死。（B）双温试验视频眼动记录显示左侧CP值为左侧100%。（C）PTA显示左侧听力下降严重（66dB），语音识别能力仅有64%。听力图是在一个对数刻度的标准刺激频率上用分贝(dB)（美国国家标准研究所，1989）标绘的。（D）cVEMP显示病变侧无波形。AICA.小脑前下动脉；CP.半规管轻瘫；PTA.纯音听力图；VEMP.前庭诱发性肌源电位；Vmax.眼震慢相最大速率。

缩写词中英文对照

3

3D：three-dimensional　　　　　　　　　　　三维

A

AAO-HNS：American Academy of Otolaryngology-Head and Neck Surgery　　美国耳鼻咽喉头颈外科学会

AC：anterior canal　　　　　　　　　　　　前半规管

AC：air conduction　　　　　　　　　　　　气导

ADL：activity of daily living　　　　　　　　日常生活活动

AED：antiepileptic drug　　　　　　　　　　抗癫痫药物

AICA：anterior inferior cerebellar artery　　　小脑前下动脉

AN/AD：auditory neuropathy/auditory dys-synchrony　　听神经病变/听同步不良

AP：action potential　　　　　　　　　　　　动作电位

APV：acute peripheral vestibulopathy　　　　急性外周前庭病变

AVA：anterior vestibular artery　　　　　　　前庭前动脉

aVOR：angular vestibulo-ocular reflex　　　　角前庭眼反射

B

BA：Brodmann area　　　　　　　　　　　　Brodmann 区

BC：bone conduction　　　　　　　　　　　　骨导

BCV：bone-conducted vibration　　　　　　　骨导振动

BOLD：blood oxygen-level-dependent　　　　　血氧水平依赖

BOS：base of support　　　　　　　　　　　　支座

BPPV：benign paroxysmal positional vertigo　　良性阵发性位置性眩晕

BRV：benign recurrent vertigo　　　　　　　　良性复发性眩晕

BVF：bilateral vestibular failure　　　　　　　双侧前庭功能低下

BVL：bilateral vestibular loss　　　　　　　　双侧前庭功能丧失

C

CAPD：central auditory processing disorder　　中枢听觉处理障碍

CBT：cognitive behaviour therapy　　　　　　认知行为疗法

CISS：constructive interference in the steady state　　稳态构成干扰

CMT：Charcot-Marie-Tooth　　　　　　　　　腓骨肌萎缩症

CNS：central nervous system   中枢神经系统
COM：centre of mass   质心
CoM：centre of mass   质心
CPA：cerebellopontine angle   桥小脑角
CRP：canalith repositioning procedure   耳石复位治疗
CSD：chronic subjective dizziness   慢性主观性头晕
CSF：cerebrospinal fluid   脑脊液
cVEMP：cervical vestibular evoked myogenic potential   颈源性前庭诱发肌源电位

D

dB：decibel   分贝
DBN：downbeat nystagmus   下跳性眼震
DBS：deep-brain stimulation   大脑深部刺激
dePa：dekapascal   分帕（压力单位）
DLPN：dorsolateral pontine nuclei   脑桥背外侧核
DSM：diagnostic and Statistical Manual of Mental Disorders   精神障碍诊断和统计手册
DVA：dynamic visual acuity   动态视敏度

E

EA：episodic ataxia   偶发共济失调
EAAT：excitatory amino acid transporter   兴奋性氨基酸转运蛋白
EAM：external auditory meatus   外耳道
ECG：electrocardiography   心电图
ED：emergency department   急诊科
EEG：electroencephalography   脑电图
ENG：electronystagmography   眼震电图

F

FDG：fluorodeoxyglucose   氟脱氧葡萄糖
FHM：familial hemiplegic migraine   家族性偏瘫型偏头痛
fMRI：functional magnetic resonance imaging   功能性磁共振成像
FNL：flocculonodular lobe   绒球小结叶

G

GABA：gamma-aminobutyric acid   γ-氨基丁酸
GIF：gravitoinertial force   重力
GST：gaze stabilization test   注视稳定测试

H

HDNE：head-down neck extension   低头颈伸
HDNF：head-down neck flexion   低头颈屈
HIS：International Headache Society   国际头痛学会

HIT：head impulse test 头脉冲试验
HL：hearing level 听力水平
HSMN：hereditary sensorimotor neuropathy 遗传性感觉运动神经病变
HSN：head-shaking induced nystagmus 摇头诱发性眼球震颤
HSN：head-shaking nystagmus 摇头眼震

I

IAA：internal auditory artery 内听动脉
IAC：internal auditory canal 内听道
ICHD：International Classification of Headache Disorders 头痛障碍国际分类
ICVD：International Classification of Vestibular Disorders 前庭障碍国际分类
INC：interstitial nucleus of Cajal 中介核
INO：internuclear ophthalmoplegia 核间眼肌麻痹
IPL：inferior parietal lobule 顶下小叶

L

LARP：left anterior，right posterior 左前、右后
LC：lateral canal 外半规管
LGN：lateral geniculate nucleus 外侧膝状体核
LMI：lateral medullary infarction 外侧延髓梗死

M

MARD：migraine-anxiety dizziness 偏头痛-焦虑性眩晕
MD：Ménière's disease 梅尼埃病
MLF：medical longitudinal fasciculus 内侧纵束
MMI：medial medullary infarction 内侧延髓梗死
MRA：magnetic resonance angiography 磁共振血管成像
MS：multiple sclerosis 多发性硬化
MVC：muscle vasoconstrictor 肌肉血管收缩剂

N

NMDA：N-methyl-D-aspartate N-甲基-D-天冬氨酸
NPH：nucleus prepositus hypoglossi 舌下神经前置核
NRTP：nucleus reticularis tegmenti pontis 脑桥网状被盖核
NTS：nucleus tractus solitarius 孤束核

O

OAE：otoacoustic emission 耳声发射
OKN：optokinetic nystagmus 视动性眼震
OTR：ocular tilt response 眼倾斜反应
OVAR：off-vertical axis rotation 偏离垂直轴旋转
oVEMP：ocular vestibular evoked myogenic potential 眼源性前庭诱发肌源电位

P

PC：posterior canal	后半规管
PD：Parkinson's disease	帕金森病
PET：positron emission tomography	正电子发射断层扫描
PICA：posterior inferior cerebellar artery	小脑后下动脉
PIVC：parieto-insular vestibular cortex	顶-岛前庭皮质
PL：proprioceptive loss	本体感受丧失
PMT：paramedian tract	旁中束
PN：peripheral neuropathy	周围神经病
PONV：postoperative nausea and vomiting	术后恶心呕吐
PPN：paroxysmal positional nystagmus	阵发性位置性眼球震颤
PPRF：paramedian pontine reticular formation	旁中脑桥网状结构
PPV：phobic postural vertigo	恐惧症姿势性眩晕
PSP：progressive supranuclear palsy	进行性核上性麻痹
PTA：pure tone audiometry	纯音测听

R

RALP：right anterior，left posterior	右前，左后
rCGM：regional cerebral glucose metabolism	区域性脑葡萄糖代谢
riMLF：rostral interstitial nucleus of the medical longitudinal fasciculus	内侧纵束颅侧中介核
RIS：retinal image speed	视网膜成像速度
RVLM：rostral ventrolateral medulla	延髓头端腹外侧区

S

SCA：spinocerebellar ataxia	脊髓小脑共济失调
SCC：semicircular canal	半规管
SD：standard deviation	标准差
SNHL：sensorineural hearing loss	感音神经性听力损失
SOT：Sensory Organization Test	感觉统合测试
SP：summating potential	总和电位
SPV：slow-phase velocity	慢相速度
SRO：Steele-Richardson-Olszewski［syndrome］	Steele-Richardson-Olszewski 综合征（进行性核上性麻痹）
STG：superior temporal gyrus	颞上回
SVV：subjective visual vertical	主观视觉垂直线

T

TBI：traumatic brain injury	创伤性脑损伤
TEOAE：transient-evoked otoacoustic emission	瞬态诱发性耳声发射
TIA：transient ischaemic attack	短暂性脑缺血发作

TM：tympanic membrane 鼓膜

TND：transient neurological deficit 短暂性神经功能缺损

tVOR：translational vestibulo-ocular reflex 直线前庭眼反射

U

uVD：unilateral vestibular deafferentation 单侧前庭传入神经障碍

UVL：unilateral vestibular loss 单侧前庭功能丧失

V

VBRT：vestibular and balance rehabilitation therapy 前庭和平衡康复治疗

VEMP：vestibular-evoked myogenic potential 前庭诱发肌源电位

Vim：ventro-oralis intermedius 腹-口间

VIP：ventral-intraparietal area 顶内腹侧区

VL：vestibular loss 前庭功能丧失

VM：vestibular migraine 前庭性偏头痛

VN：voluntary nystagmus 随意性眼震

VNG：videonystagmography 眼震视图

VOR：vestibulo-ocular reflex 前庭-眼反射

VS：vestibulospinal 前庭脊髓

VSR：vestibulospinal reflex 前庭脊髓反射

VTS：visual temporal sylvian 视觉颞叶

W

WBV：whole-body vibration 全身振动

WHO：World Health Organization 世界卫生组织